TRAVAUX DE LA DEUXIÈME

CONFÉRENCE INTERNATIONALE

POUR

L'ÉTUDE DU CANCER

TENUE A PARIS

DU 1er AU 5 OCTOBRE 1910

PUBLIÉS SOUS LA DIRECTION DE MM.

le Pr Pierre DELBET et le Dr R. LEDOUX-LEBARD

SECRÉTAIRE GÉNÉRAL

SECRÉTAIRE

DE L'ASSOCIATION FRANÇAISE POUR L'ÉTUDE DU CANCER

I. — RAPPORTS PRÉSENTÉS PAR

MM. LE PROF. BEEBE — LE PROF. AGR. BERARD — LE Dr BORREL — LE PROF. BORST — LE Dr BRAULT — LE PROF. BUDAY — LE Dr J. CLUNET — LE PROF. PIERRE DELBET — LE PROF. DOLLINGER — LE PROF. VON DUNGERN — LE Dr FAROY — LE PROF. GAYLORD — LE PROF. VON HANSEMANN — LE Dr HERRENSCHMIDT — LE PROF. JENSEN — LE PROF. KORTEWEG — LE Dr R. LEDOUX-LEBARD — LE PROF. PIERRE MARIE — LE PROF. AGR. MENETRIER — LE PROF. GEORGE MEYER — LE PROF. AGR. MONOD — LE Dr OTTO — LE PROF. PALTAUF — MLLE LA DOCT. M. PLEHN — LE Dr RÉCAMIER — LE PROF. ROVSING — LE PROF. SEGOND — LE PROF. THIEM — LE Dr E. VIDAL — LE Dr WEINBERG — LE PROF. WINTER

II. — DISCUSSIONS

LIBRAIRIE FÉLIX ALCAN

ANCIENNE LIBRAIRIE GERMER BAILLIÈRE ET Cie

108, BOULEVARD SAINT-GERMAIN, 108

PARIS (6e)

TRAVAUX DE LA DEUXIÈME

CONFÉRENCE INTERNATIONALE

POUR

L'ÉTUDE DU CANCER

COULOMMIERS

IMPRIMERIE PAUL BRODARD.

TRAVAUX DE LA DEUXIÈME

CONFÉRENCE INTERNATIONALE

POUR

L'ÉTUDE DU CANCER

COULOMMIERS

IMPRIMERIE PAUL BRODARD.

TRAVAUX DE LA DEUXIÈME
CONFÉRENCE INTERNATIONALE
POUR
L'ÉTUDE DU CANCER

TENUE A PARIS
DU 1ᵉʳ AU 5. OCTOBRE 1910

PUBLIÉS SOUS LA DIRECTION DE MM.

le Pʳ Pierre DELBET   et   **le Dʳ R. LEDOUX-LEBARD**

SECRÉTAIRE GÉNÉRAL   SECRÉTAIRE

DE L'ASSOCIATION FRANÇAISE POUR L'ÉTUDE DU CANCER

I. — RAPPORTS PRÉSENTÉS PAR

MM. LE PROF. BEEBE — LE PROF. AGR. BÉRARD — LE Dʳ BORREL — LE PROF. BORST — LE Dʳ BRAULT — LE PROF. BUDAY — LE Dʳ J. CLUNET — LE PROF. PIERRE DELBET — LE PROF. DOLLINGER — LE PROF. VON DUNGERN — LE Dʳ FAROY — LE PROF. GAYLORD — LE PROF. VON HANSEMANN — LE Dʳ HERRENSCHMIDT — LE PROF. JENSEN — LE PROF. KORTEWEG — LE Dʳ R. LEDOUX-LEBARD — LE PROF. PIERRE MARIE — LE PROF. AGR. MENETRIER — LE PROF. GEORGE MEYER — LE PROF. AGR. MONOD — LE Dʳ OTTO — LE PROF. PALTAUF — MLLE LÁ DOCT. M. PLEHN — LE Dʳ RÉCAMIER — LE PROF. ROVSING — LE PROF. SEGOND — LE PROF. THIEM — LE Dʳ E. VIDAL — LE Dʳ WEINBERG — LE PROF. WINTER

II. — DISCUSSIONS

PARIS
LIBRAIRIE FÉLIX ALCAN
ANCIENNE LIBRAIRIE GERMER BAILLIÈRE ET Cⁱᵉ
108, BOULEVARD SAINT-GERMAIN, 108

—

1911

INTRODUCTION

ORGANISATION ET COMPTE RENDU

DE LA

CONFÉRENCE INTERNATIONALE POUR L'ÉTUDE DU CANCER

TENUE A PARIS DU 1er AU 5 OCTOBRE 1910.

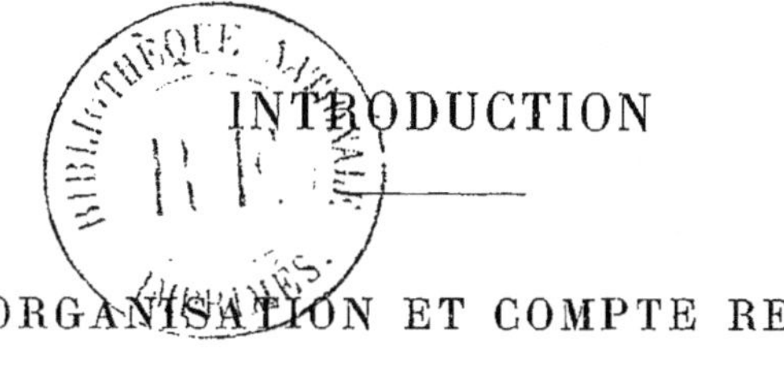

I

A la demande de l'Association Française pour l'Étude du Cancer qui lui était transmise par M. le Dʳ Borrel, le bureau de l'Association Internationale pour l'Étude du Cancer décida, dans sa réunion d'avril 1909, que la prochaine Conférence Internationale pour l'Étude du Cancer aurait lieu à Paris en octobre 1910.

Après un échange de vues entre les comités de Berlin et de Paris et la mise à l'étude d'un programme provisoire, une réunion du bureau de l'Association Internationale se tint à la Faculté de Médecine de Paris, dans le foyer des professeurs, le 9 octobre 1909. Les décisions suivantes relatives à l'organisation de la Conférence projetée y furent adoptées :

1) Tous les membres des Comités nationaux affiliés à l'Association internationale pourront être membres de la conférence.

Chaque comité national a le droit d'inviter, sous sa propre responsabilité, les personnes qui ont déjà publié des travaux sur le cancer ou qui s'intéressent à la question.

2) Il sera demandé au ministère français des affaires étrangères de vouloir bien inviter les divers gouvernements étrangers à se faire représenter à la conférence par des délégués, en faisant valoir que le Ministre français de l'Instruction Publique a accepté la Présidence d'Honneur de la Conférence.

Cancer, Conférence 1910.   *a*

3) La Conférence se tiendra du 1er au 5 octobre 1910.

Les langues officiellement admises à la conférence sont l'Allemand, l'Anglais et le Français.

4) Les manuscrits des rapports devront parvenir au bureau de l'Association internationale avant le 10 août 1910 et être accompagnés d'un résumé rédigé dans les deux autres langues officielles. Les travaux de la conférence seront imprimés dans la « Zeitschrift für Krebsforschung » ou dans le « Bulletin de l'Association française ».

5) Les membres de la conférence internationale pour l'étude du cancer paieront une cotisation dont le prix est fixé à 25 francs.

6) Une commission composée de MM. BORREL, V. HANSEMANN, LEDOUX-LEBARD et GEORGE MEYER est nommée pour établir le programme scientifique de la conférence.

7) Les projets de feuille d'enquête statistique, portant les propositions faites par la commission nommée dans la séance du bureau du 16 avril 1909, seront envoyés aux divers comités nationaux afin que ceux-ci puissent se faire une opinion sur le sujet et les renvoyer, accompagnés de leurs propositions ou remarques, au bureau international. Tous ces divers projets seront élaborés et soumis à la conférence internationale et serviront de base à l'établissement d'une statistique internationale.

8) Le bureau de l'Association internationale transmet à l'Association française pleins pouvoirs pour tout ce qui concerne l'organisation locale de la Conférence internationale qui doit se tenir à Paris en 1910.

A la suite de ces décisions, l'Association française pour l'Étude du Cancer chargea son secrétaire général le Pr Pierre DELBET et son secrétaire le Dr R. LEDOUX-LEBARD de l'organisation de la conférence et fit publier, après l'élaboration d'un programme des travaux par la Commission qui en avait été chargée, des circulaires dont nous reproduisons ici la dernière et la plus complète qui faisait connaître définitivement la réglementation et le programme de la Conférence.

IIᵉ CONFÉRENCE INTERNATIONALE POUR L'ÉTUDE DU CANCER

Qui se tiendra à Paris du 1ᵉʳ au 5 octobre 1910,

Sous le haut patronage de Monsieur le Président de la République.

Président d'honneur : Monsieur le Ministre de l'Instruction Publique.

Comité d'honneur : M. LE MINISTRE DE L'INTÉRIEUR, Président du Conseil ;
M. LE MINISTRE DE L'AGRICULTURE ; M. BELLAN, Président du Conseil Muni-
cipal ; M. Léon BOURGEOIS, Sénateur, Ancien Président du Conseil ; M. le
Dʳ L. LABBÉ, Sénateur, de l'Académie de Médecine ; M. Paul STRAUSS,
Sénateur ; M. LIARD, Vice-Recteur de l'Université de Paris ; M. le Profes-
seur A. GAUTIER, Vice-Président de l'Académie des Sciences ; M. le Pro-
fesseur DIEULAFOY, Président de l'Académie de Médecine ; M. le Professeur
APPELL, Doyen de la Faculté des Sciences ; M. le Professeur LANDOUZY,
Doyen de la Faculté de Médecine ; M. MIRMAN, Directeur de l'Assistance
publique et de l'Hygiène au Ministère de l'Intérieur.
Président : S. E. le Professeur CZERNY.

L'organisation de la Conférence est assurée conjointement par le
Bureau de l'Association Internationale et le Bureau de l'Association
Française pour l'étude du Cancer.

Bureau de l'Association internationale.

Président : S. E. le Professeur CZERNY ;
Vice-Présidents : le Pʳ Pierre MARIE ; le Prof. FIBIGER ; le Pʳ ROSWELL PARK ;
Secrétaire général : le Prof. George MEYER ;
Trésorier : le Prof. VON HANSEMANN.

Bureau de l'Association française :

Président : le Pʳ BOUCHARD, de l'Institut ;
Vice-Président : le Pʳ BARRIER, de l'Académie de Médecine ;
Secrétaire général : le Pʳ Pierre DELBET ;
Secrétaire : le Dʳ R. LEDOUX-LEBARD ;
Trésorier : le Dʳ H. de ROTHSCHILD ;
Archiviste : le Pʳ G. PETIT.
RÉGLEMENTATION. — La Conférence Internationale pour l'étude du

cancer se tiendra à Paris, du 1ᵉʳ au 5 octobre 1910, et siégera à la Faculté de Médecine.

Pourront seuls y prendre part en qualité de membres titulaires les membres des Sociétés ou Comités affiliés à l'Association Internationale qui verseront une cotisation de 25 francs. Toutefois les personnes qui n'appartiennent à aucune organisation de ce genre pourront prendre part à la Conférence avec l'assentiment du Comité National de leur pays (pour la France, l'Association Française pour l'Étude du Cancer), auquel ils devront adresser leur demande d'adhésion avant le 1ᵉʳ septembre au plus tard.

Les inscriptions seront reçues, pour chaque pays, par son Comité National respectif. Pour la France, elles devront être adressées à M. le Dʳ Ledoux-Lebard, 22, rue Clément-Marot, Paris, VIIIᵉ.

Les cotisations seront envoyées, pour tous les pays indistinctement, au Trésorier de l'Association Française, M. le Dʳ H. de Rothschild, 6, rue Saint-Philippe-du-Roule, Paris, VIIIᵉ. Tout membre titulaire recevra un exemplaire complet des publications de la Conférence.

La Conférence se conformera, pour l'usage des langues, aux principes adoptés par les Congrès internationaux, les langues officielles étant le Français, l'Allemand et l'Anglais.

Travaux scientifiques. — La base des travaux de la Conférence Internationale sera formée par une série de Rapports dont nous donnons ci-dessous la liste.

Ces Rapports, consacrés essentiellement aux progrès réalisés durant ces dernières années, surtout depuis 1906, et à l'exposé de l'état actuel des différentes questions traitées, seront imprimés et envoyés à tous les membres avant la Conférence.

Les manuscrits (qui ne pourront pas dépasser quinze pages d'impression in-8°) devront être envoyés avant le 15 août 1910, soit à M. le Prof. George Meyer, Secrétaire Général de l'Association Internationale (13, Bendlerstrasse, Berlin), soit à M. le Prof. Pierre Delbet, Secrétaire Général de l'Association Française (24, rue du Bac, Paris). Ils devront être accompagnés d'un court résumé dans les deux langues officielles autres que celle de leur rédaction. Ceux qui parviendraient après la date susdite ne pourraient pas figurer dans les publications de la Conférence.

Il sera accordé, lors de la Conférence, quinze minutes pour la lecture de chaque Rapport et cinq minutes pour chaque argumentation ou remarque lors de la discussion des Rapports. Toutefois le Président pourra, dans les deux cas, prolonger ce laps de temps de cinq minutes. Mais une seconde prolongation ne pourra être accordée qu'avec la permission de l'Assemblée.

MM. les Membres de la Conférence qui désireraient prendre part à la discussion des Rapports sont priés d'en faire part le plus tôt possible aux secrétaires de leurs Comités Nationaux respectifs en indiquant le ou les rapports en question afin que ces indications puissent être centralisées par le Bureau International.

MM. les Membres de la Conférence qui prendront la parole au cours des discussions recevront un bulletin sur lequel ils voudront bien rédiger un résumé de leur communication qui devra être remis le jour même au secrétaire de la séance, faute de quoi elle pourrait ne pas être reproduite dans les Comptes Rendus.

Ceux-ci seront publiés conjointement par le Bureau de l'Association Internationale et le Bureau de l'Association Française pour l'étude du Cancer.

Il ne sera pas admis à la Conférence de communications ne se rapportant pas à la discussion des rapports.

LISTE DES RAPPORTS

QUI SERONT PRÉSENTÉS A LA CONFÉRENCE INTERNATIONALE.

1re section : *Histologie et diagnostic histologique.*

a. Essai d'une nomenclature internationale des tumeurs : M. le P^r von HANSEMANN (Berlin); M. le Prof. Pierre DELBET, M. le Pr MENETRIER et M. le Dr A. HERRENSCHMIDT (Paris).

b. Technique histologique : M. le Pr Pio FOÁ (Turin).

c. Histogenèse et diagnostic histologique : M. le Dr BRAULT (Paris).

2e section : *Statistique.*

a. Méthodes statistiques et essai de statistique internationale : M. le Pr George MEYER (Berlin); M. le Dr LEDOUX-LEBARD (Paris).

b. Résultats fournis par la statistique : M. le Pr DOLLINGER (Budapest); M. le Pr BUDAY (Kolozsvár).

c. Durée des affections cancéreuses : M. le Dr OTTO (Copenhague).

3e section : *Diagnostic clinique.*

a. Revue théorique des travaux recents : M. le Pr PALTAUF (Vienne).

b. Hémodiagnostic des cancers : M. le Dr WEINBERG (Paris).

c. Chimisme des cancers : M. le Pr BEEBE (New-York).

d. Enseignement professionnel complémentaire et éducation du public : M. le Pr WINTER (Kœnigsberg); M. le P^r agr. MONOD (Paris).

4e section : *Thérapeutique.*

a. Thérapeutique chirurgicale : M. le Pr KORTEWEG (Leyde); M. le Pr Pierre DELBET (Paris).

b. Thérapeutique non chirurgicale : M. le Pr ROVSING (Copenhague).

c. Radiothérapie des tumeurs malignes : M. le Pr Pierre MARIE et M. le Dr CLUNET (Paris).

d. Valeur de la fulguration dans le traitement du cancer : M. le Pr SEGOND (Paris).

e. Sérothérapie des tumeurs malignes : M. le Dr VIDAL (Angers).

f, Traitement des malades inopérables et questions d'assistance : M. le Dr RÉCAMIER (Paris).

5e section : *Etiologie et Pathogénie expérimentale.*

a. Immunité : le Pr von DUNGERN (Heidelberg); M. le Pr GAYLORD (Buffalo).

b. Parasitisme et formation des tumeurs : M. le Dr BORREL (Paris).

c. Traumatismes et tumeurs : M. le Pr THIEM (Kottbus); M. le Pr BÉRARD (Lyon).

d. Théories cellulaires : M. le Pr BORST (Wurzbourg).

6e section : *Pathogénie comparée.*

a. Du cancer chez les animaux domestiques : M. le Pr G. PETIT (Alfort).

b. Du cancer chez les animaux à sang froid : Mlle la Dresse Marianne PLEHN (Munich).

c. Tumeurs vraies chez les végétaux : M. le Pr JENSEN (Copenhague).

PROGRAMME PROVISOIRE DES FÊTES ET RÉCEPTIONS

Le Samedi 1er Octobre. — *Le matin :* Séance solennelle d'Inauguration. *Le soir :* Réception par le Président de la Conférence internationale pour l'étude du cancer, S. E. le Pr CZERNY.

Le Dimanche 2 Octobre. — Réception chez le Dr Henri de ROTHSCHILD, au Château de l'Abbaye.

Le Mardi 4 Octobre. — *L'après-midi :* Réception de MM. les Membres de la Conférence à l'Hôtel de Ville.

Le Mercredi 5 Octobre. — *Le matin :* Excursion à Chantilly et déjeuner offert par le Président de l'Association Francaise pour l'étude du cancer, M. le Pr BOUCHARD. *L'après-midi :* Séance solennelle de clôture. *Le soir :* Dîner par cotisation (le prix et le lieu du dîner seront indiqués ultérieurement).

INTERNATIONALE VEREINIGUNG FÜR KREBSFORSCHUNG
FRANZÖSISCHE VEREINIGUNG FÜR KREBSFORSCHUNG

II. INTERNATIONALE KONFERENZ FÜR KREBSFORSCHUNG

Zu Paris vom 1. bis 5. Oktober 1910,

Unter dem hohen Protektorat des Herrn Präsidenten der Französischen Republik.

Ehrenvorsitzender : Seine Exzellenz der Herr Minister des Öffentlichen Unterrichts.

Ehrenkomitee : Seine Exzellenz der Herr MINISTER DES INNERN; Seine Exzellenz der Herr MINISTER DER LANDWIRTSCHAFT; Herr BELLAN, Vorsitzen der des Conseil Municipal; Herr Léon BOURGEOIS, Senator; Dr Léon LABBÉ, Senator; Herr Paul STRAUSS, Senator; Herr LIARD, Stellvertretender Rektor der Universität Paris; Professor Dr A. GAUTIER, Vize-Vorsitzender der Akademie der Wissenschaften; Professor Dr DIEULAFOY, Vorsitzender der Akademie der Medizin; Professor APPELL, Dekan der Philosophischen Fakultät; Professor Dr LANDOUZY, Dekan der Medizinischen Fakultät; Herr MIRMAN, Direktor der Abteilung für Öffentliche-Gesundheits-und Kranken-pflege im Ministerium des Innern.

Vorsitzender : Seine Exzellenz Professor Dr V. CZERNY.

Der Vorstand der Internationalen Vereinigung für Krebsforschung und der Vorstand der Französischen Vereinigung für Krebsforschung haben gemeinschaftlich die Vorbereitung der Konferenz übernommen.

Vorstand der Internationalem Vereinigung :

Vorsitzender : Seine Exzellenz Pr Dr CZERNY (Heidelberg).

Stellvertretender Vorsitzender : Pr Dr Pierre MARIE (Paris); Pr Dr FIBIGER (Kopenhagen); Pr Dr ROSWELL PARK (Buffalo).

Generalsekretär : Pr Dr George MEYER.

Schatzmeister : Pr Dr von HANSEMANN.

Vorstand der Franzosischen Vereinigung :

Vorsitzender : Pr Dr BOUCHARD, vom Institut.

Stellvertretender Vorsitzender : Pr Dr BARRIER, vom der Akademie der Medizin.

Generalskretär : Pr Dr Pierre DELBET.

Sekretär : Dr R. LEDOUX-LEBARD.

Schatzmeister : Dr Henri de ROTHSCHILD.

Archivar : Pr Dr Gabriel PETIT.

BESTIMMUNGEN FÜR DIE II. INTERNATIONALE KONFERENZ FÜR KREBSFORSCHUNG. — Die II. Internationale Konferenz für Krebsforschung findet zu Paris vom 1. bis 5. Oktober in den Sitzungsräumen der Medizinischen Fakultät statt.

Ordentliches Mitglied der Internationalen Konferenz für Krebsforchung kann jedes einem der Internationalem Vereinigung angeschlossenen Komitee angehörende Mitglied gegen Zahlung eines Beitrages von Fr. 25 werden. Personen, die nicht Mitglieder der Landeskomitees sind, können von diesen als Mitglieder der Konferenz eingeführt werden wenn sie sich bei dem Landeskomitee bis zum 1sten September melden.

Die Meldungen geschehen an das Bureau eines jeden Landeskomitees, für Deutschland an Professor Dr George MEYER, Berlin W., Bendlerstr. 13.

Der Mitgliedsbeitrag ist an den Schatzmeister der Französischen Vereinigung für Krebsforschung, Dr H. de ROTHSCHILD, 6, Rue Saint-Philippe-du-Roule, Paris VIII, einzuzahlen.

Jedes ordentliche Mitglied der Konferenz erhält ein Exemplar der gedruckten Verhandlungen der Konferenz.

Die offiziellen Kongresssprachen sind Französisch, Deutsch und Englisch nach den bei Internationalen Kongressen gültigen Grundsätzen.

WISSENSCHAFTLICHES PROGRAMM. — In folgendem sind die Themata abgedruckt, die auf der II. Internationalen Konferenz für Krebsforschung zur Erörterung gelangen sollen.

Es sollen hauptsächlich die seit dem Jahre 1906 erreichten Fortschritte auf dem Gebiete der Krebsforschung berücksichtigt werden, um ein Bild von dem gegenwärtigen Stand der einschlägigen Fragen zu geben. Neben den in der Diskussion der Referate zu besprechenden Themata sollen weitere Vorträge nicht zugelassen werden. Die Referate werden vor der Konferenz gedruckt und den Mitgliedern der Konferenz zugestellt werden.

Jeder Vortragende hat sein Referat mit kurzen Auszügen in den beiden anderen Kongresssprachen, als der Vortrag gehalten wird, bis zum 15 August 1910 an den Generalsekretär der Internationalen Vereinigung für Krebsforschung, Professor Dr George MEYER, Berlin W., Bendlerstr. 13, oder an den Generalsekretär der Französischen Gesellschaft, Professor Pierre DELBET, 24, rue du Bac, Paris, einzusenden. Bei späterem Eingang des Manuskriptes erlischt das Recht zur Aufnahme des Referates in die Verhandlungen. Die Manuskripte sollen 15 Druckseiten in gr. 8° nicht überschreiten.

Die Dauer der Vorträge soll nicht 15 Minuten, der einzelnen Diskussionsbemerkungen nicht 5 Minuten überschreiten. Der Vorsitzende kann in beiden Fällen diese Zeit um 5 Minuten verlängern. Eine weitere Verlängerung kann nur unter Zustimmung der Versammlung gewährt werden.

Die Redner, die sich an der Diskussion eines der zu Verhandlung kommenden Themata zu beteiligen wünschen, werden gebeten, dies möglichst vorher dem Sekretär ihres Landeskomitees mitzuteilen, welcher die Namen dem Bureau der Internationalen Vereinigung für Krebsforschung übermittelt.

Die Diskussionsredner wollen die Manuskripte ihrer Ausführungen auf von den Sitzungssekretären ihnen übergebenen Zetteln niederschreiben, und den Sekretären noch an demselben Tage übergeben, da sonst eine Aufnahme ihrer Diskussionsbemerkungen in den Verhandlungen nicht mit Sicherheit zugesagt werden kann.

Die Verhandlungen werden vom Vorstand der Internationalen Vereinigung für Krebsforschung in Gemeinschaft mit der Association française pour l'étude du Cancer herausgegeben.

VERZEICHNISS DER REFERATE UND DER REFERENTEN.

I. Abteilung : *Histologie und histologische Diagnose.*

a. Internationale Nomenklatur : Geh. Med.-Rat P^r v. HANSEMANN (Berlin); Pr Dr Pierre DELBET, Pr MENETRIER und Dr A. HERRENSCHMIDT (Paris).

b. Histologische Technik : Pr Dr Pio FOÀ (Turin).

c. Fortschritte in der Histogenese und histologischen Diagnose : Dr BRAULT (Paris).

II. Abteilung : *Statistik.*

a. Methoden der Statistik (Internationaler Fragebogen) : Pr Dr George MEYER (Berlin); Dr R. LEDOUX-LEBARD (Paris).

b. Ergebnisse : Hofrat Pr Dr DOLLINGER (Budapest); Pr Dr BUDAY (Klausenburg).

c. Dauer der Krebskrankheit vom Auftreten der ersten Erscheinungen an : Dr OTTO (Kopenhagen).

III. Abteilung : *Methoden der klinischen Diagnose.*

a. Theoretische Uebersicht : Hofrat Pr Dr PALTAUF (Wien).

b. Haemodiagnostik des Krebses : Dr WEINBERG (Paris).

c. Chemie des Krebses und der Krebskranken : Pr Dr BEEBE (New-York).

d. Fortbildung der Aerzte und Volksaufklärung : Geh. Med.-R. Pr Dr WINTER (Königsberg); Pr Dr MONOD (Paris).

IV. Abteilung : *Behandlung.*

a. Chirurgische : Pr Dr KORTEWEG (Leiden); Pr Dr Pierre DELBET (Paris).

b. Nichtchirurgische : Pr Dr ROVSING (Kopenhagen).

c. Radiotherapie : Pr Dr Pierre MARIE (Paris) und Dr CLUNET (Paris).

d. Fulguration : Pr Dr SECOND (Paris).

e. Serotherapie : Pr Dr VIDAL (Angers).

f. Behandlung der nichtoperablen Kranken (Fürsorgestellen) : Dr RÉCA-MIER (Paris).

V. Abteilung : *Experimentelle Pathologie und Aetiologie.*

a. Immunitat : Pr Dr Freiherr von DUNGERN (Heidelberg); Pr Dr GAYLORD (Buffalo).

b. Parasitismus und Geschwulstbildung : Dr BORREL (Paris).

c. Trauma und Geschwulstbildung : Geh. San.-Rat Pr Dr THIEM (Kottbus); Pr Dr BÉRARD (Lyon).

d. Zelltheorie : Pr Dr BORST (Würzburg).

VI. Abteilung : *Vergleichende Pathologie.*

a. Krebs bei Haustieren : Pr Dr PETIT (Alfort).

b. Geschwülste bei niederen Wirbeltieren : Frl. Dr Marianne PLEHN (München).

c. Echte Tumorbildungen bei Pflanzen : Pr Dr JENSEN (Copenhagen).

VORLÄUFIGES PROGRAMM DER FESTLICHKEITEN

Sonnabend den 1. Oktober. — Vormittags : Eröffnungssitzung.

Abends : Empfang beim Vorsitzenden der Internationalen Konferenz für Krebsforschung Excellenz Pr Dr CZERNY.

Sonntag den 2. Oktober. — Empfang u. s. w. bei Dr Henri de ROTH-SCHILD im Schlosse der Abbaye.

Dienstag den 4. Oktober. — Empfang der Konferenzmitglieder im Rathaus.

Mitwoch den 5. Oktober. — *Vormittags* : Ausflug nach Chantilly. Daselbst Frühstück beim Vorsitzenden der Französischen Vereinigung für Krebsforschung Pr Dr BOUCHARD. *Nachmittags* : Schlusssitzung. *Abends* : Gemeinsames Essen (Preis des Gedeckes u. Ort wird noch bekannt gegeben).

INTERNATIONAL ASSOCIATION FOR CANCER RESEARCH
FRENCH ASSOCIATION FOR CANCER RESEARCH

IId INTERNATIONAL CONFERENCE FOR CANCER RESEARCH.

To be held in Paris from the 1st tho the 5th of october 1910,

Under the high Patronage of the President of the French Republic.

President of honour : His Excellency the Minister for Public Instruction.

Committee of honour : His Excellency THE MINISTER OF THE INTERIOR; His Excellency THE MINISTER OF AGRICULTURE; M. BELLAN, President of the town Council; M. Léon BOURGEOIS, Senator; Dr Léon LABBÉ, Senator; M. Paul STRAUSS, Senator; M. LIARD, Vice-Rector of the Paris' University; Professor Dr A. GAUTIER, Vice-President of the Academy of Sciences; Professor Dr DIEULAFOY, President of the Academy of Medicine; Professor Dr APPELL, Dean of the Faculty of Sciences; Professor Dr LANDOUZY, Dean of the Faculty of Medicine; MIRMAN, Director of the division for public health at the Ministry of the Interior.

President : His Excellency Professor Dr V. CZERNY.

The Committee of the International Association for Cancer Research and the Committee ot the French Association for Cancer Research have undertaken together the preparation of this Conference.

Committee of the International Association :

President : His Excellency Pr Dr CZERNY (Heidelberg).

Vice-Presidents : Pr Dr Pierre MARIE (Paris); Pr Dr FIBIGER (Copen-hague); Pr Dr ROSWELL PARK (Buffalo).

General Secretary : Pr Dr George MEYER (Berlin).

Treasurer : Pr Dr von HANSEMANN (Berlin).

Committee of the French Association.

President : Pr Dr BOUCHARD, of the Institute.
Vice-President : Pr Dr BARRIER, of the Academy of Medicine.
General Secretary : Pr Dr Pierre DELBET.
Secretary : Dr R. LEDOUX-LEBARD.
Treasurer : Dr Henri de ROTHSCHILD.
Registrar : Pr Dr Gabriel PETIT.

REGULATIONS FOR THE IId INTERNATIONAL CONFERENCE FOR CANCER RESEARCH. — The 2nd International Conference for Cancer Research will be held in Paris from the 1st to the 5th of October at the Faculty of Medicine.

Any member of one of the Committees belonging to the International Association for Cancer Research may become ordinary member of the International Conference upon payment of frs 25. Persons not belonging to any such Committee may nevertheless take part in the Conference with the assent of their National Committee to which their demands for admission have to be addressed before the 1st of September.

The membership fee has to be sent to the Treasurer of the Association Française pour l'Étude du cancer : M. le Dr Henri de ROTHSCHILD, 6, rue Saint-Philippe-du-Roule. Every titulary member receives a complete copy of the publications of the conference.

The rules observed in International Congresses concerning the use of languages are to be followed at the Conference, english, french and german being the official languages.

SCIENTIFICAL PROGRAMM. — A list of the reports to be read at the International Conference follows hereafter.

These Reports, chiefly concerned with the progress mode during these last years (and especially since 1906) and with the actual state of the various questions to be treated, will be printed and sent to members before the beginning of the Conference.

Manuscripts are not to exceed in length 15 pages of print (in-8°). They are to be sent in before the 15th of August 1910 either to Pr George MEYER General Secretary of the International Association (Bendlerstrasse, 13, Berlin W.) or to Pr Pierre DELBET, General Secretary of the French Association (24, rue du Bac, Paris). Manuscripts sent after this date will not be included in the printend Records of the Conference.

At the Conference 15 minutes time are to be granted for the delivery of each Report and five minutes for each person discussing the reports. In both cases the President has the right to lengthen this time for five minutes. But a second prolongation is only to be granted with permission of the whole assembly.

Members of the Conference wishing to take part in the discussion of the Reports are kindly requested to state the fact as soon as possible to the secretaries of their respective National Committee. The names will then be forwarded tho the International Association and thus centralised.

Members of the Conference speaking in the Discussions will have to write down a résumé of their Communications is they wish these to be printed in the Proceedings.

The Proceedings of the Conference are to be edited jointly by the Bureau of the International Association and the Bureau of the French Association for Cancer Research.

Communications bearing no relation to the discussion of the Reports will not be admitted at the Conference.

LIST OF REPORTS AND NAMES OF REPORTERS.

1ʳ section : *Histology and histological Diagnosis.*

a. Essay of an International Nomenclature : Pʳ Dʳ von HANSEMANN (Berlin); Pʳ Dʳ Pierre DELBET (Paris); Pʳ MENETRIER (Paris); Dʳ A. HERRENSCHMIDT (Paris).

b. Histological Technique : Pʳ Dʳ Pio FOÁ (Turino).

c. Histogenesis and histological diagnosis : Dʳ BRAULT (Paris).

2ᵈ section : *Statistics.*

a. Statistical Methods and essay of International Statistics : Pʳ Dʳ George MEYER (Berlin); Dʳ R. LEDOUX-LEBARD (Paris).

b. Results of Cancer Statistics : Hofrat Pʳ Dʳ DOLLINGER (Budapest); Pʳ Dʳ BUDAY (Kolozsvár).

c. Duration of cancerous disease : Dʳ OTTO (Kopenhagen).

3ᵈ section : *Clinical Diagnosis.*

a. Theorical Review : Hofrat Pʳ Dʳ PALTAUF (Vienne).

b. Hemodiagnosis of cancer : Dʳ WEINBERG (Paris).

c. Chemistry of Cancer : Pʳ BEEBE (New-York).

d. Complementary professional Instruction and Education of the Public : Pʳ Dʳ WINTER (Königsberg); Pʳ ag. MONOD (Paris).

4ᵗʰ section : *Therapeutics.*

a. Surgical : Pʳ Dʳ KORTEWEG (Leiden); Pʳ Dʳ Pierre DELBET (Paris).

b. Non Surgical : Pʳ Dʳ ROVSING (Kopenhagen).

c. Radiotherapy : Pʳ Dʳ Pierre MARIE (Paris) and Dʳ CLUNET (Paris).

d Fulguration : Pʳ Dʳ SEGOND (Paris).

e. Serotherapy : Dʳ E. VIDAL (Angers).

f. Treatment of inoperable cases. — Assistance of Cancer Patients : Dʳ RÉCAMIER (Paris).

5ᵗʰ : *Experimental Pathology. Etiology.*

a. Immunity : Pʳ Dʳ v. DUNGERN (Heidelberg); — Pʳ Dʳ GAYLORD (Buffalo).

b. Parasites and Tumourformation : Dʳ Borrel (Paris).

c. Traumatism and Tumourformation : Geh. R. Pʳ Dʳ Thiem (Kottbus); Pʳ Bérard (Lyon).

d. Celltheories : Dʳ Bʳ Borst (Würzburg).

6ᵗʰ section : *Comparative Pathology.*

a. Cancer in domestic animals : Pʳ G. Petit (Alfort).

b. Tumors in lower vertebrates : Dʳ Marianne Plehn (Muenchen).

c. Genuine Tumourformations in Plants : Pʳ Dʳ Jensen (Kopenhagen).

PRELIMINARV PROGRAMM OF FESTIVITIES

Saturday the 1ˢᵗ of October. — *Morning* : Opening of the Conference. *Evening* : Reception given by the President of the International Conference for Cancer Research, His Excellency Pʳ Dʳ Czerny.

Sunday the 2ᵈ of October. — Reception given by Dʳ Henri de Rothschild at his Castle of l'Abbaye.

Tuesday the 4ᵗʰ of October. — *Afternoon* : Reception at the Townhall.

Wednesday the 5ᵗʰ of October. — *Morning* : Excursion to Chantilly and luncheon given by the President of the French Association for Cancer Research Pʳ Dʳ Bouchard. *Afternoon* : Terminal Session. *Evening* : Dinner of the members of the Conference (place and price to be given later on).

Pendant ce temps, M. le Ministre des Affaires Étrangères (alors M. S. Pichon) transmettait aux diverses puissances des invitations à se faire représenter officiellement à la Conférence, invitations auxquelles les gouvernements étrangers répondirent dans la plus large mesure, ainsi qu'en témoigne la liste suivante des délégués officiels établie d'après les communications qui avaient été adressées à ce sujet, au fur et à mesure des désignations, par M. le Ministre des Affaires Étrangères.

Liste de MM. les Délégués Officiels des Gouvernements Étrangers à la Conférence internationale pour l'Étude du cancer tenue à Paris du 1ᵉʳ au 5 octobre 1910.

ALLEMAGNE.

S. E. M. le Pʳ Dʳ V. CZERNY, délégué du Ministère de l'Instruction publique du Grand-Duché de Bade.

M. le Pʳ Dʳ KIRCHNER, Conseiller Privé Supérieur de Médecine, conseiller rapporteur près le Ministère royal des Cultes, de l'Instruction publique et des Affaires Médicales de Prusse [1].

M. le Pʳ Dʳ D. von HANSEMANN, Conseiller intime de Médecine, professeur à l'Université de Berlin.

M. le Dʳ KOLB, médecin de District du Gouvernement Royal Bavarois, représentant le ministère Royal d'État de l'Intérieur de Bavière.

M. le Dʳ von REMBOLD, Directeur des Affaires médicales, représentant l'Administration royale médicale de Wurtemberg.

ANGLETERRE.

M. le Dʳ E. Francis BASHFORD, Directeur Général de l'Imperial Cancer Research fund de Londres.

ARGENTINE.

M. le Dʳ Eliseo SEGURA.

AUTRICHE.

M. le Dʳ Julius MANNABERG, Conseiller supérieur de Santé, professeur à l'Université de Vienne.

M. le Pʳ PALTAUF, Conseiller supérieur de Santé, professeur à l'Université de Vienne.

HONGRIE.

M. le Dʳ E. KROMPECHER, professeur à l'Université de Budapest.

M. le Dʳ K. BUDAY, professeur à l'Université de Kolozsvár.

BELGIQUE.

M. le Dʳ Th. DEBAISIEUX, professeur à l'Université de Louvain, membre de la Commission belge d'Études du cancer.

M. le Dʳ Ch. WILLEMS, de Gand, membre de la commission belge d'Études du cancer.

1. N'a pas assisté à la Conférence.

M. le Dr DEPAGE, professeur à l'Université de Bruxelles.
M. le D^r von WINIWARTER, professeur à l'Université de Liège.

BOLIVIE.

M. le Dr L. Velasco BLANCO.

BRÉSIL.

M. le Dr Bezera CAVALCANTI, professeur à la Faculté de médecine de Rio de Janeiro.

BULGARIE.

M. le Dr SLAVTCHEFF, médecin en Chef de la Maternité Marie-Louise.

CHILI.

M. le Dr Guillermo ANWANDTER.
M. le Dr Lucio CORDOVA.

CHINE.

M. S. T. SYAH.

DANEMARK.

M. le Dr Thorkild ROWSING, professeur à l'Université de Copenhague.
M. le Dr C. Oluf JENSEN, professsseur à l'École royale vétérinaire et d'agriculture de Copenhague.

ÉTATS-UNIS.

M. le Dr H. D. GEDDINGS, du service d'hygiène publique et des hôpitaux de la marine.
M. le Pr Dr Reid HUNT, du service d'hygiène publique.

GRÈCE.

M. le Dr KALLIONTZIS [1], professeur à l'Université d'Athènes.

ITALIE.

M. le Dr Pio FOA, professeur à l'Université de Turin, sénateur du Royaume.

JAPON.

M. le Dr MIURA, professeur à la Faculté de médecine de Tokyo.

LUXEMBOURG.

M. le Dr PRAUM, directeur du Laboratoire pratique de bactériologie.

---

1. N'a pas assisté à la Conférence.

MEXIQUE.

M. le Dr Manuel BARREIRO, premier secrétaire de la légation du Mexique à Berlin.

PÉROU.

M. le Dr Abel S. OLACCHEA.

PERSE.

M. le Dr COPPIN.
M. Saïd KHAN, adjoint.

RUSSIE.

M. le Dr PODWYSSODTZKI, professeur à l'Université de Saint-Pétersbourg, membre permanent du conseil médical, directeur de l'Institut pathologique.

SUÈDE.

M. le Dr FORSELL.

TURQUIE.

M. le Dr BESSIM BEY, professeur à la Faculté de médecine de Constantinople.

En outre les gouvernements de l'EGYPTE, du HONDURAS, du MONTENEGRO, des PAYS-BAS, de la ROUMANIE, du SIAM, de la SERBIE et de la SUISSE, ont exprimé tout l'intérêt qu'ils portaient aux travaux de la Conférence et leur regret de ne pouvoir pas s'y faire représenter officiellement.

Enfin le Gouvernement de l'URUGUAY a tenu à montrer l'importance qu'il attachait à l'étude du cancer en faisant parvenir à la Conférence un très intéressant travail de statistique que nous publions plus loin.

Autres Délégations.

ALLEMAGNE.

Délégués du comité central allemand pour l'Étude du Cancer : S. E. le Pr CZERNY, M. le Pr Dr D. von HANSEMANN, M. le Pr Dr George MEYER.

Délégué du Comité Wurtembergeois pour l'Étude du Cancer : M. le Dr WEINBERG.

ESPAGNE.

Délégué : M. le Dr Hans LEYDEN.

ÉTATS-UNIS.

M. le Dr GAYLORD, délégué du New York State Cancer laboratory.
M. le Dr WOGLOM, délégué du Crocker Cancer research fund.

PAYS-BAS.

Association Néerlandaise pour l'Étude du Cancer : M. le Pr Dr SPRONCK.

RUSSIE.

Délégué de l'Université de Moscou : M. le Privat docent Dr BRAUNSTEIN.

SUISSE.

M. le Dr ODIER.
M. le Pr TAVEL.

Malgré la réglementation volontairement prohibitive de la Conférence, un grand nombre de demandes d'adhésions furent reçues et 179 membres actifs purent prendre part à ses travaux et assurer l'éclat d'une réunion qui fut en réalité — et malgré sa désignation de 2ᵉ — la première de son espèce, puisque celle qui se tint à Heidelberg en 1906 (1ʳᵉ Conférence internationale pour l'étude du cancer) eut lieu exclusivement sur invitations et à une époque où l'Association internationale pour l'étude du cancer n'existait pas encore.

Liste des Membres actifs de la Conférence Internationale pour l'Étude du Cancer tenue à Paris du 1-5 octobre 1910.

ABOULKER (M. le Dr Henri), chef du service des maladies de la gorge, oreilles, nez, à l'hôpital de Mustapha, 8, rue de la Liberté, Alger.

ACHARD (M. le Pr Charles), médecin des hôpitaux, 164, faubourg Saint-Honoré, Paris.

ALEZAIS (M. le Dr H.), professeur à l'École de Médecine, 3, rue d'Arcole, Marseille (Bouches-du-Rhône).

BAGGE (M. le Dr Ivar), Vasagatan 35, Gothembourg, Suède.

BAINBRIDGE (M. le Dr W. Seaman), secrétaire du comité de recherches scientifiques du New York skin and cancer Hospital, 34 Gramercy Park, New-York City, États-Unis.

BARKAN (M. le Dr Adolf), professeur d'Ophtalmologie et d'Otologie au Cooper Medical College, Stanford University, San Francisco, États-Unis.

BARRIER (M. le Pr), directeur de l'École Nationale Vétérinaire d'Alfort, de l'Académie de médecine, 4, rue Bouley, Alfort (Seine).

BEEBE (M. le Dr), professor of Experimental Therapeutics, Cornell University, 414, East 26 St., New York (États-Unis).

BECLERE (M. le Dr Antoine), médecin de l'hôpital St-Antoine, de l'Académie de médecine, 122, rue La Boétie, Paris.

BERARD (M. le Pr agrégé), 1, quai de l'Hôpital, Lyon (Rhône).

BERG (M. le Dr John), Stockholm.

BERGONIE (M. le Pr), correspondant de l'Académie de médecine de Paris, 6 *bis*, rue du Temple, Bordeaux (Gironde).

BERTRAND (M. le Dr Léon), chef du service de bactériologie et d'anatomie pathologique des hôpitaux civils d'Anvers, 9, rue Kiliaen, Anvers (Belgique).

BLUMENTHAL (M. le Pr Ferdinand), am Karlsbad 26, Berlin (Allemagne).

BORREL (M. le Dr), de l'Institut Pasteur, 25, rue Dutot, Paris.

BORST (M. le Pr Dr Max), Prinzregentenstrasse, 11, Munich (Allemagne).

BOUCHARD (M. le Pr Charles), de l'Institut, de l'Académie de médecine, 174, rue de Rivoli, Paris.

BRAULT (M. le Dr Albert), médecin des hôpitaux, 18, rue de l'Arcade, Paris.

BRAUNSTEIN (M. le Dr), privat docent à l'Université de Moscou (Délégué de l'Université de Moscou) 4, Ayasnitzky projesd, Moscou (Russie).

BREWER (M. le Dr George Emerson), professor of clinical Surgery, Columbia University New-York (Etats-Unis).

Bridré (M. le Dr J.), chef du service de microbiologie vétérinaire à l'Institut Pasteur d'Algérie, Mustapha-Alger (Algérie).

Broussolle (M. le Dr), professeur à l'Ecole de médecine, chirurgien de l'Hôpital, 109, rue J.-J. Rousseau, Dijon (Côte-d'Or).

Buday (M. le Dr Kálmán), professeur à l'Université, Kolozsvár (Hongrie).

Caan (M. le Dr Albert), Assistant au Samaritherhaus, Vossstrasse 3, Heidelberg (Allemagne).

Chantemesse (M. le Pr), de l'Académie de médecine, 30, rue Boissy d'Anglas, Paris.

Chauveau (M. le Pr A.), de l'Institut, 4, rue du Cloître-Notre-Dame, Paris.

Chavannaz (M. le Dr Georges), professeur de clinique gynécologique, chirurgien des hôpitaux, 5, rue Huslin, Bordeaux (Gironde).

Chevassu (M. le Pr agrégé Maurice), chirurgien des hôpitaux, 66, rue de Rennes, Paris.

Clunet (M. le Dr Jean), 21, quai de la Tournelle, Paris.

Coley (M. le Dr Bradley William), Five, Park Avenue, New-York (Etats-Unis).

Combemale (M. le Pr), doyen de la Faculté de Médecine, professeur de clinique médicale, 128, boulevard de la Liberté, Lille (Nord).

Contamin (M. le Dr Antoine), 2, rue des Marronniers, Lyon (Rhône).

Courmont (M. le Pr Jules), médecin des hôpitaux, 34, quai Gailleton, Lyon (Rhône).

Courmont (M. le Pr agrégé Paul), médecin des hôpitaux, 33, rue Sainte-Hélène, Lyon (Rhône).

Cramer (M. le Dr), Edimbourg (Ecosse).

Czerny (S. E. M. le Pr Dr Vincent), Ziegelheimer Landstrasse, 23, Heidelberg (Allemagne).

Darier (M. le Dr Jean), médecin de l'Hôpital St-Louis, 77, boulevard Malesherbes, Paris.

Debaisieux (M. le Dr), professeur à l'Université de Louvain, Président de l'Académie Royale de Médecine de Belgique, Président de la Commission Belge pour l'étude du Cancer, 14, rue Léopold, Louvain (Belgique).

Degive (M. le Dr Alphonse), directeur émérite de l'Ecole de Médecine vétérinaire de l'Etat, Membre de l'Académie Royale de Médecine de Belgique, Membre de la Commission nationale pour l'étude du Cancer, 109, rue de la Source, Bruxelles (Belgique).

Degrais (M. le Dr Paul), 91, rue de Monceau, Paris.

Delbet (M. le Pr Pierre), chirurgien de l'hôpital Necker, 24, rue du Bac, Paris.

Desnos (M. le Dr E.), 59, rue La Boëtie, Paris.

Desplats (M. le Dr René), 181, rue Nationale, Lille (Nord).

Dollinger (M. le Pr Jules), conseiller à la Cour Royale de Hongrie, professeur de clinique chirurgicale et directeur de la première clinique chirurgicale de l'Université Royale Hongroise de Budapest, avenue de Rákóczi, 52, Budapest (Hongrie).

DOMINICI (M. le D^r), 37, rue du Général-Foy, Paris.

DUNGERN (M. le Pr Dr E. Freih. von), Heidelberg (Allemagne).

DURANTE (M. le Dr G.), chef de laboratoire à la Maternité, 32, avenue Rapp, Paris.

EISELSBERG (M. le Pr Anton von), Vienne (Autriche).

ERNST (M. le Dr N. P.), médecin en chef de l'hôpital Ste-Elisabeth, Copenhague S. (Danemark).

EVANS (M. le Dr J. Howell), M. A.; M. B.; M. CH. (Oxford), F. R. C. S. (Engl.); Cole Hunterian Professor of Surgery, 25, Berkeley Square, Londres W. (Angleterre).

EWING (M. le Dr James), 256, West Fifty-seventh Street, New-York (Etats-Unis).

FAIX (M. le Dr A.), chef des travaux de médecine opératoire à l'Ecole de Médecine de Tours, 20, rue Jules-Simon, Tours (Indre-et-Loire).

FICHERA (M. le Dr Gaetano), chef de clinique chirurgicale, agrégé de l'Université, R. Clinica-Chirurgica. Policlinico, Rome (Italie).

FORSSELL (M. le Dr Gösta), chef du Service radiologique de l'hôpital Royal des Séraphins, 10, Schietegastrasse, Stockholm (Suède).

GAUD (M. le Dr Raoul), 41, rue d'Artois, Paris.

GAYLORD (M. le D^r), directeur du New-York State Cancer Laboratory, 113, High Street, Buffalo, N. Y. (Etats-Unis).

GENTIL (M. le Pr Francisco), chirurgien des hôpitaux de Lisbonne, 29, rue Maria, Bairro Andrade, Lisbonne (Portugal).

GIRARD-MANGIN (Mme), docteur en médecine, licenciée ès sciences, co-directeur de l'Office anti-tuberculeux Siegfried-Robin, 176, boulevard St-Germain, Paris.

GRANJUX (M. le D^r), 18, rue Bonaparte, Paris,

GROSS (M. le D^r), professeur de clinique chirurgicale, chirurgien des hôpitaux, 19, rue Isabey, Nancy (Meurthe-et-Moselle).

GUIART (M. le Pr Jules), 36, quai Gailleton, Lyon (Bouches-du-Rhône).

GUILLEMINOT (M. le D^r), vice-président de la Société de Radiologie médicale de Paris, 184, rue de Rivoli, Paris.

GURGOLOFF (M. le D^r), St-Pétersbourg (Russie).

HAALAND (M. le Dr Magnus), Imperial Cancer Research Fund Examination Hall, Victoria Embankment, London (Angleterre).

HALLOPEAU (M. le Dr P.), chef de clinique à l'hôpital Necker, 18, rue Georges-Bizet, Paris.

HALLOPEAU (M. le P^r agrégé Henri), de l'Académie de Médecine, 91, boulevard Malesherbes, Paris.

HANSEMANN (M. le D^r von), professeur, Geheimer Medizinalrat, délégué par le Ministre de l'Instruction publique et des Cultes de Prusse à la Conférence Internationale, Grünewald bei Berlin (Allemagne), Winklerstrasse, 27.

HARTMANN (M. le Pr Henri), chirurgien des hôpitaux, 4, place Malesherbes, Paris.

HERRENSCHMIDT (M. le Dr André), chef de laboratoire de la Faculté de Médecine à l'hôpital Necker, 23, rue Franklin, Paris.

HENROT (M. le Dr H.), directeur de l'Ecole de Médecine, 73, rue Gambetta.

ROCHE (M. le P^r), 16, rue Sainte-Cécile, Nancy (Meurthe-et-Moselle).

HUTTEN-CZAPSKI (M. le Comte de), sénateur du royaume de Prusse, 2, Hohenzollernstrasse, Berlin (Allemagne).

JAUGEAS (M. le Dr F.), assistant de radiologie à l'hôpital Saint-Antoine, 41, rue de Rome, Paris.

JENSEN (M. le Dr C. O.), directeur de l'Institut sérothérapique de l'Ecole Vétérinaire, Président du Comité Danois pour l'Etude du Cancer, 27, Bulowsvej, Copenhague (Danemark).

JONG (M. le Dr D. A. de), professeur de pathologie comparée à l'Université, 3, Morschsongel Leyde (Pays-Bas).

DE JOSSELIN DE JONG (M. le Dr R.), prosecteur et bactériologiste à l'hôpital Municipal de Rotterdam, délégué du Comité National Néerlandais pour l'Etude du Cancer, 122, West Jeedyk, Rotterdam (Pays-Bas).

KALLIONZIS (M. le Pr E.), chirurgien de l'hôpital Aretucos, délégué du gouvernement Hellénique 79, rue de l'Université, Athènes (Grèce).

KEATING-HART (M. le D^r de), 45, avenue Kléber, Paris.

KOCHER (M. le Pr Théodore), Laupenstrasse, 25, Berne (Suisse).

KOLB (M. le Dr Karl), secrétaire du Comité Bavarois pour l'Etude du Cancer, 9, Konradstrasse, Munich (Bavière), Délégué du Gouvernement. Allemand.

KORTEWEG (M. le Dr J. A.), professeur de Chirurgie, 19, Breestraat, Leyde (Hollande).

KROMPECHER (M. le Dr E.), professeur d'Anatomie Pathologique, Üllöi-uti Klinika, Budapest (Autriche-Hongrie).

LABBÉ (M. le Dr Léon), de l'Institut, de l'Académie de Médecine, sénateur, 117, boulevard Haussmann, Paris.

LABORATOIRE pratique de Bactériologie de Luxembourg (cf. à Praum).

LANDOUZY (M. le P^r), doyen de la Faculté de Médecine de Paris, médecin de l'hôpital Laennec, de l'Académie de Médecine, 15, rue de l'Université, Paris.

LANGE (M. le Dr Gustave), Ober Regierungsrat, Vorstand des Grossherzoglich Badischen Statistischen Landesamts, Karlsruhe, Bade (Allemagne).

LE DENTU (M. le P^r), chirurgien honoraire des hôpitaux, de l'Académie de Médecine, 31, rue de Lisbonne, Paris.

LEDOUX-LEBARD (M. le Dr R.), secrétaire de l'Association Française pour l'Etude du Cancer, 22, rue Clément-Marot, Paris.

LEGUEU (M. le P^r agrégé Félix), chirurgien de l'hôpital Laënnec, 29, rue de Rome, Paris.

LEJARS (M. le P^r agrégé Félix), chirurgien de l'hôpital St-Antoine, Paris.

LEYDEN (M. le Dr H.), délégué de la Commission centrale de l'Association Espagnole pour l'Etude du Cancer, 147, Uhlandstrasse, Berlin W. 15 (Allemagne).

LION (M. le Dr Gaston), médecin des Hôpitaux, 27 bis, quai d'Orsay, Paris.

LOEWENSTEIN (M. le D^r), Assistenzarzt am Städt. Siechenhaus Sachsen-busen, Francfort sur le Mein (Allemagne).

LOMBARD (M. le Dr Etienne), oto-rhino-laryngologiste des hôpitaux, 49, rue de Rome, Paris.

LUCAS-CHAMPIONNIÈRE (M. le Dr J.), chirurgien honoraire de l'Hôtel-Dieu, membre de l'Académie de Médecine, 3, avenue Montaigne, Paris.

LUYS (M. le Dr Georges), 20, rue de Grenelle, Paris.

MAGALHAES (M. le Dr J. de), 27, Cumeada, Coimbre (Portugal).

MALHERBE (M. le Dr Albert), directeur de l'Ecole de Médecine, Chirurgien en Chef des hôpitaux, 7, rue Bertrand-Geslin, Nantes (Loire-Inférieure).

MANNABERG (M. le P^r), délégué du Gouvernement Autrichien, Vienne (Autriche).

MARIE (M. le Pr Pierre), médecin des hôpitaux, Vice-Président de l'Association Internationale pour l'Etude du Cancer, 219, boulevard Saint-Germain, Paris.

MASSION (Mlle A.), membre adhérent de l'Association Française pour l'Etude du Cancer, 3, Rond-Point des Champs-Elysées, Paris.

MASSON (M. le Dr Pierre), 59, boulevard Pasteur, Paris.

MAUGEAIS (M. le Dr Georges), membre correspondant de l'Association Française pour l'Etude du Cancer, 11, rue Sadi-Carnot, Caen (Calvados).

MENETRIER (M. le P^r agrégé), médecin de l'hôpital Tenon, 59, boulevard Saint-Michel, Paris.

METCHNIKOFF (M. le P^r), sous-directeur de l'Institut Pasteur, 25, rue Dutot, Paris.

MEYER (M. le Pr Dr George), secrétaire général de l'Association Internationale pour l'Etude du Cancer, 13, Bendlerstrasse, Berlin W. (Allemagne).

MILIAN (M. le Dr G.), médecin des hôpitaux, 45, rue de Berlin, Paris.

MONOD (M. le P^r agrégé Charles), de l'Académie de Médecine, 121, avenue de Wagram, Paris.

MOUTIER (M. le Dr François), 95, rue de Monceau, Paris.

NAGELSCHMIDT (M. le D^r), directeur de la Finsenklinik à Berlin, 7 B Trauenzienstrasse, Berlin W. (Allemagne).

NAGONO (M. le D^r) (Japon).

NYSTROM (M. le D^r) Stockholm (Suède).

ODIER (M. le Dr Robert), secrétaire du Comité Suisse pour l'Étude du Cancer, 12, avenue du Mail, Genève (Suisse).

OLACCHEA (M. le Dr Abel S.), délégué du Gouvernement du Pérou (Amérique).

OLIN (M. le Dr Carl-Oscar), 22, Kungsgatan, Stockholm (Suède).

OPHÜLS (M. le D^r), San Francisco (Amérique du Nord).

OTTO (M. le Dr Carl), 10, Vesterbrogade, Copenhague (Danemark).

PACE (M. le D^r de), Brindisi (Italie).

PALLAIN (M. Georges), Gouverneur de la Banque de France, Membre d'honneur de l'Association Française pour l'Étude du Cancer, 3, rue de la Vrillière, Paris.

PALTAUF (M. le P^r), Pr de Pathologie générale, Florianigasse 2, Vienne VIII./I (Autriche).

PAMARD (M. le D^r), Associé national de l'Académie de Médecine à Avignon.

PARODI (M. le Pr Umberto), P^r libre docent d'Anatomie pathologique, Institute die Anatomia Pathologica, 20, Acquasola, Gênes (Italie).

PASTEAU (M. le Dr Octave), ancien chef de clinique de la Faculté de Médecine à l'Hôpital Necker, 13, avenue de Villars, Paris.

PETIT (M. le Pr Gabriel), Ecole Vétérinaire, Alfort (Seine).

PETROFF (M. le D^r), Privat docent de Chirurgie, Saint-Pétersbourg (Russie).

PIERRE-NADAL (M. le D^r), 133, rue Mondenard, Bordeaux (Gironde).

PINKUSS (M. le D^r), Kleiststrasse, 2, Berlin W. 62 (Allemagne).

PIO FOA (M. le P^r), sénateur, Délégué du Gouvernement Italien, 15, Via Esposizione, Turin (Italie).

PLEHN (Mlle D^r), 61, Königinstrasse, Munich (Allemagne).

PODWYSSOTZKI (M. le P^r), directeur de l'Institut impérial de Médecine expérimentale, à l'Institut de Médecine Expérimentale, Saint-Pétersbourg (Russie).

POZZI (M. le P^r), chirurgien des hôpitaux, de l'Académie de Médecine, 47, avenue d'Iena, Paris.

PRAUM (M. le D^r), directeur du Laboratoire pratique de Bactériologie de Luxembourg (Grand Duché de Luxembourg).

RAMI (M. le D^r), Vienne (Autriche).

RASSIH (M. le D^r), Constantinople (Turquie).

RAULOT-LAPOINTE (M. le D^r), 75, rue de Chaillot, Paris.

RÉCAMIER (M. le D^r), chirurgien de l'hôpital St-Michel, 1, rue du Regard, Paris.

REID-HUNT (M. le P^r), délégué du Gouvernement des Etats-Unis.

REMBOLD (M. le Dr Sigmund von), kgl. Würtembergischer Medizinaldirektor, I B Marienstrasse, Stuttgart (Allemagne).

RENAUT (M. le D^r), chef de Laboratoire de la Faculté de Médecine, 10, avenue Kléber, Paris.

RENON (M. le P^r agrégé Louis), médecin des hôpitaux, 53, avenue Montaigne, Paris.

ROBIN (M. le Pr Albert), médecin des hôpitaux, de l'Académie de Médecine, rue Beaujon, Paris.

ROSWELL PARK (M. le D^r), 510, Delaware avenue, Buffalo, New-York (Etats-Unis).

ROTHSCHILD (M. le Dr Henri de), trésorier de l'Association Française pour l'étude du cancer, 33, faubourg St-Honoré, Paris.

ROUSSY (M. le P^r agrégé), chef des travaux d'Anatomie Pathologique à la Faculté de Médecine, 31, avenue d'Antin, Paris.

ROUX (M. le D^r), directeur de l'Institut Pasteur, membre de l'Institut, à l'Institut Pasteur, 25, rue Dutot, Paris.

Rovsing (M. le Dr Frorkild), Pr de clinique chirurgicale à la Faculté de Médecine, Juliane Maries Vej. 2, Copenhague (Danemark).

Rubens-Duval (M. le Dr Henri), 8, rue des Saints-Pères, Paris.

Sabrazès (M. le Pr agrégé), médecin des hôpitaux, chef du Laboratoire des Cliniques, 26, rue Boudet, Bordeaux (Gironde).

Sachs (M. le Dr Ernst), assistant à la clinique gynécologique du Pr Winter, 24 Drummstrasse, Koenigsberg.

Santoro (M. le Dr), Naples (Italie).

Schone (M. le Dr), Privat docent de chirurgie, Chirurgische Klinik, Marburg (Allemagne).

Schuckmann (M. le Dr Waldemar von) (phil.), Assistent am Institut für Krebsforschung, Bergheimerstrasse 36, Heidelberg (Allemagne).

Segond (M. le Pr), chirurgien des hôpitaux, de l'Académie de Médecine, 4, quai de Billy, Paris.

Spronck (M. le Pr), Président et délégué du comité néerlandais pour l'étude du cancer, 61 Maliebaan, Utrecht (Hollande).

Sticker (M. le Pr Dr Anton), Oberassistent der kgl. Chir. Universitätsklinik, Berlin N. W. 23 (Allemagne).

Stockard (M. le Dr), New-York (États-Unis).

Syah (M. le Dr), délégué du Gouvernement chinois, 85, rue Vaneau, Paris.

Tapie (M. le Dr Jean), Médecin de l'hospice du Calvaire, 3, rue Maublanc, Paris.

Tavel (M. le Pr Dr), chirurgien de l'hôpital de l'Isle, président du Comité Suisse pour la lutte contre le cancer, 19 Effingerstrasse, Berne (Suisse).

Theilhaber (M. le Dr A.), Hofrat, Pottenkoferstrasse 25, Munich (Allemagne).

Thomas (M. le Dr Joseph), 73, rue Ampère, Paris.

Vanverts (M. le Pr J.), agrégé, chirurgien des hôpitaux, 235, rue Solférino, Lille (Nord).

Vidal (M. le Dr E.), 11, rue Leneveu, Angers (Maine-et-Loire).

Villaret (M. le Dr G.), 2, rue Vézelay, Paris.

Villaret (M. le Dr Maurice), 74, rue Miromesnil, Paris.

Viron (M. le Dr), pharmacien en chef de la Salpêtrière, 47, boulevard de l'Hôpital, Paris.

Walther (M. le Pr), agrégé, chirurgien des Hôpitaux, 68, rue de Bellechasse, Paris.

Weinberg (M. le Dr Wilhelm), secrétaire du Comité Wurtembergeois pour l'étude du cancer, 7 Johannestrasse, Stuttgart (Allemagne).

Weinberg (M. le Dr Michel), 159, rue de la Convention, Paris.

Wickham (M. le Dr Louis), 4, rue St-Philippe-du-Roule, Paris.

Widal (M. le Pr Fernand), médecin des hôpitaux, de l'Académie de Médecine, 153, boulevard Haussmann, Paris.

Willems (M. le Pr Ch.), agrégé de l'Université de Gand, médecin en chef de l'hôpital La Biloque, délégué de la commission belge pour l'étude du cancer, 6, place saint-Michel, Gand (Belgique).

Winslow-Anderson (M. le Dr).

Winter (M. le Pr Dr), Direktor der Königl. Universitätsfrauenklinik, Copernicusstrasse, Koenigsberg (Allemagne).

Woglom (M. le Dr H.), délégué du George Crocker Special Research Fund Columbia University, New-York, St-Lukes Hospital, West 113th Street, New-York (États-Unis).

Wolff (M. le Dr Jacob), Sanitätsrat, Alt Moabit 84 b. Berlin (Allemagne).

Wyss (M. le Dr Oscar), Privat docent de Chirurgie, secrétaire du Comité Suisse pour l'étude du cancer, 23 Seefeldstrasse, Zurich (Suisse).

Zimmern (M. le Pr), agrégé, 19, rue de Bassano, Paris.

De nombreuses dames, femmes ou filles des membres actifs, assistèrent aux travaux ou aux fêtes de la Conférence et contribuèrent à son éclat. Nous nommerons Madame Bashford, Madame Blumenthal, Madame Cramer, Madame von Hansemann, Madame Reid Hunt, Madame Jensen, Madame Korteweg, Mademoiselle von Rembold.

II

Ainsi qu'on a pu le voir par la réglementation reproduite ci-dessus, les travaux de la Conférence devaient être exclusivement constitués par l'étude et la discussion d'une série de rapports dont les circulaires donnaient la liste (cf. p. V). Ces rapports groupés en un fort volume de 524 pages avaient été imprimés avant la réunion et furent distribués à l'ouverture même de la conférence. Seuls ceux de MM. von HANSEMANN, Pio FOA, PALTAUF, BEEBE, GAY-LORD et BORST furent prêts trop tardivement pour permettre de les imprimer avant sa réunion, mais on les trouvera dans le présent volume à la seule exception de celui de M. P. Foà, qui n'a pas été présenté à la conférence. Sur un total de *trente* rapports projetés *vingt-neuf* sont réunis ici et ce résultat peut se passer de tout commentaire.

Par suite de la nécessité de publier les rapports avant la conférence, il avait fallu les imprimer dans l'ordre de leur arrivée et sans tenir compte de leur classement par sections. Des nécessités matérielles nous ont obligé à conserver la disposition adoptée à ce moment et l'on retrouvera donc, dans la première partie de ce volume, l'ensemble des rapports tels qu'ils se présentaient dans le tome distribué à l'ouverture de la conférence, à quelques corrections près, avec en plus, et imprimés à la suite, ceux d'entre eux dont les manuscrits n'avaient pas été envoyés. Les diverses tables de matières et de noms d'auteurs que nous donnons remédient aisément, croyons-nous, au petit inconvénient de ce manque de classement.

La deuxième partie de notre volume comprend l'ensemble des discussions auxquelles ont donné lieu les rapports, discussions qui ont été l'heureux prétexte de toute une série de communications originales du plus vif intérêt. Nous avons cru préférable de grouper ainsi rapports et discussions plutôt que de les scinder en deux tomes distincts, ce qui eût rendu l'ouvrage beaucoup moins commode à consulter.

Enfin nous avons placé aussitôt après cette introduction et en tête du volume, auquel elle sert en quelque sorte de *Préface*, le compte rendu de la séance d'inauguration. Des tables que nous avons faites aussi complètes qu'il nous a été possible permettent de se reporter immédiatement aux sujets que l'on cherche.

III

La conférence s'est ouverte le samedi 1ᵉʳ octobre 1910 à dix heures du matin, par une séance tenue dans le grand amphithéâtre de la Faculté de Médecine de Paris, sous la présidence effective de M. DOUMERGUE, Ministre de l'Instruction Publique. On trouvera plus loin le compte rendu de cette séance et le texte des discours qui y furent prononcés. M. le PRÉSIDENT DE LA RÉPUBLIQUE qui avait bien voulu accepter la présidence d'honneur de la Conférence n'avait pu, se trouvant encore à Rambouillet, venir assister lui-même à l'ouverture de la Conférence et s'était fait excuser.

La veille au soir, le président de la Conférence, S. E. M. le Pʳ CZERNY avait réuni tous les membres présents à Paris en une brillante réception donnée dans les salons du Palais d'Orsay.

A la séance d'ouverture succéda le samedi après-midi une longue séance de travail tenue dans le grand amphithéâtre de la Faculté de Médecine et qui fut entièrement consacrée à l'exposé et à la discussion des rapports des deux premières sections (anatomie pathologique et statistique).

Le lendemain, le dimanche 2 octobre, quelques démonstrations eurent lieu le matin dans les laboratoires d'anatomie pathologique du Pʳ Pierre MARIE à l'École Pratique, tandis que l'après-midi réunit les membres de la Conférence au château des Veaux de Cernay où les avaient invités le Dʳ Henri de ROTHSCHILD, trésorier de la conférence, et la baronne HENRI DE ROTHSCHILD.

Le lundi 3 octobre, les séances eurent lieu le matin et l'après-midi à l'hôpital Necker, dans l'amphitéâtre de la clinique chirurgicale du Pʳ Pierre DELBET. Extrêmement chargées, elles furent consacrées à l'exposé et à la discussion des rapports de la 3ᵉ et de la 4ᵉ section (diagnostic et thérapeutique).

Le mardi 4 octobre, les séances eurent lieu le matin et l'après-midi dans le grand amphithéâtre de l'institut Pasteur, où le Pʳ METCH-NIKOFF souhaita la bienvenue aux membres de la Conférence. Elles furent consacrées à l'exposé et à la discussion des rapports de la 5ᵉ et de la 6ᵉ section (Étiologie. Pathogénie. Pathologie comparée).

A la suite de la séance de l'après-midi, les membres de la Conférence furent reçus à l'Hôtel de Ville, où MM. BELLAN, président du Conseil municipal, et LÉPINE, préfet de police, leur souhaitèrent éloquemment la bienvenue au nom de la Ville de Paris. MM. le Pʳ CZERNY, président de la Conférence, et le Pʳ Pierre DELBET, secrétaire général de l'Association française pour l'étude du cancer, prirent ensuite la parole.

Le mercredi 5 octobre M. le Pʳ BOUCHARD, président de l'Association française pour l'Étude du cancer, réunissait les congressistes à Chantilly et les faisait recevoir par l'Institut de France dans ce beau domaine où les guida l'aimable érudition de M. MACON. Cette fête était anoblie et magnifiée par le souvenir de tout un passé glorieux que l'art rendait présent et comme vivant. A l'issue du déjeuner qui le termina, M. BOUCHARD, puis MM. le Pʳ CZERNY, président de la Conférence, le Pʳ BARRIER, vice-président de l'Association française pour l'étude du cancer, et de nombreux autres orateurs prirent la parole.

Dans l'après-midi la Conférence se réunit en une dernière séance pour clore ses travaux scientifiques (6ᵉ section : Pathologie comparée) et M. le Pʳ Czerny prononça un discours que l'on trouvera reproduit dans ce volume.

Le soir, un banquet réunissait au Palais d'Orsay la plupart des membres de la Conférence et de nombreux toasts furent portés glorifiant cette réunion.

SÉANCE SOLENNELLE D'OUVERTURE

TENUE LE SAMEDI 1er OCTOBRE 1910
A 10 HEURES DU MATIN
DANS LE GRAND AMPHITHÉÂTRE DE LA FACULTÉ DE MÉDECINE DE PARIS.

La séance solennelle d'ouverture de la 2e Conférence internationale pour l'Étude du cancer s'est tenue le samedi 1er octobre 1910 à dix heures du matin dans le grand Amphithéâtre de la Faculté de Médecine de Paris, sous la présidence d'honneur de M. Doumergue, ministre de l'instruction publique.

Cette Conférence tire une particulière importance de la gravité de la maladie qu'elle se propose d'étudier et de combattre, et qui vient immédiatement après la tuberculose par le nombre des décès qu'elle occasionne chaque année dans tous les grands États. Aussi vingt-trois gouvernements s'étaient-ils fait représenter par des délégués et avaient-ils répondu à l'invitation que le ministre des affaires étrangères leur avait transmise, et M. le président de la République avait bien voulu accorder à la Conférence son haut patronage.

La séance est ouverte par le discours de M. le Ministre de l'Instruction publique que nous reproduisons ci-dessous.

Discours de M. Doumergue.

Messieurs,

En acceptant d'être le président d'honneur de la Conférence internationale du cancer qui se réunit cette année à Paris, je n'ai pas seulement obéi à l'un des devoirs de ma charge, très agréable en l'espèce à remplir : j'ai cédé aussi au très vif sentiment de sympathie que m'inspirent à la fois et l'œuvre si belle et si ardue que poursuit cette conférence et le haut mérite des savants, des professeurs et des praticiens qui la composent et dont la science et le dévouement notablement désintéressé sont un bon augure de succès.

C'est de cette sympathie en même temps que de l'intérêt profond que le gouvernement de la République porte à vos travaux que je suis venu vous apporter le témoignage à cette séance inaugurale. A ce témoignage, permettez-moi d'ajouter un très cordial salut de bienvenue pour messieurs les congressistes étrangers. Leur nombre, et plus encore leur savoir et la situation qu'ils occupent dans le corps enseignant ou médical de leur pays, disent éloquemment le caractère d'utilité mondiale de votre œuvre, son urgence et aussi ses difficultés.

Il ne sera pas trop des efforts de tous pour mener à bien la lutte entreprise contre la terrible et encore mystérieuse maladie. Des statistiques intelligemment établies et méthodiquement poursuivies commencent à en révéler les sérieux ravages, en même temps que des études plus précises et une science plus avancée font apparaître ce mal comme la vraie cause de nombre de décès qu'on attribuait autrefois à d'autres affections.

Dans beaucoup de pays, — vingt-deux sont ici représentés, — cette lutte a été commencée depuis plusieurs années soit par des initiatives individuelles, soit par des actions collectives, qui se sont traduites, ici par des créations de laboratoires comme ceux de Gaylord, à Buffalo, d'Ehrlich, à Francfort, là par d'importantes organisations comme celle de Son Excellence le Pr Czerny, l'actuel et très distingué président de la Conférence internationale, ailleurs par d'admirables instituts comme celui de Londres qui s'occupe exclusivement de recherches expérimentales et que dirige avec tant de science et de zèle l'honorable Dr Bashford dont la présence est ici tout à la fois une bonne fortune pour les travaux de la Conférence et un grand plaisir pour nous tous.

En France, Messieurs, des tentatives d'organisation dont le mérite revient à MM. les P^{rs} Verneuil et Duplay avaient été faites en 1892. Reprises en 1906 par le regretté Pr Poirier, dont c'est bien le lieu de rappeler le souvenir et de saluer la belle mémoire, la mort de ce dernier les avait encore interrompues. Mais peu de temps après elles furent continuées et conduites jusqu'au succès définitif par le très distingué et très actif Pr Pierre Delbet, qui est devenu le secrétaire général de l'Association française pour l'étude du cancer.

Le caractère de cette Association, son autorité, les espérances que l'on peut mettre en elle, la haute valeur scientifique et morale de son président, M. le Pr Bouchard, le mérite reconnu de ses membres et la considération justifiée dont ils jouissent dans le monde médical, l'ardeur généreuse pour la science et pour le bien de son secrétaire général sont là pour en témoigner.

Messieurs les congressistes étrangers en verront la preuve dans l'empressement qu'elle a mis à collaborer à la Conférence internationale et dans la grande joie qu'elle éprouve à la recevoir aujourd'hui dans notre vieille et glorieuse Faculté de Médecine.

Ce sera un fait caractéristique de notre époque que toutes les grandes œuvres qui ont pour but de soulager soit des misères physiques, soit des misères sociales, soit des misères morales, aient spontanément réuni des concours nombreux et ardents dans tous les pays civilisés et rapproché dans une collaboration étroite et réconfortante à voir, sans souci des frontières, sans aucune arrière-pensée politique ni calcul intéressé, toutes les compétences et toutes les bonnes volontés éparses par le monde.

Le sentiment de la solidarité humaine, qui de plus en plus se développe, et la moralité générale qui ne cesse de progresser sous l'influence d'un savoir toujours plus étendu, expliquent sans doute ce mouvement; mais quand il s'agit de la recherche scientifique, il faut ajouter à cette explication les nécessités mêmes de cette recherche, les exigences des méthodes modernes, les impatiences des curiosités les plus éveillées, le besoin très accru de solutions plus certaines et, partant, mieux contrôlées.

Il n'est plus possible aujourd'hui aux savants non seulement d'un même pays, mais de tous les pays, de travailler en s'isolant les uns des autres. Partout et presque en même temps s'entreprennent et se poursuivent les mêmes recherches. Des milliers d'yeux observent les mêmes phénomènes que de nombreuses intelligences dans les vieux et les nouveaux mondes s'efforcent de comprendre et d'expliquer. Ces observations, ces recherches, les réflexions qu'elles suggèrent, il est dans l'intérêt de tous de les connaître rapidement et complètement, car elles accroissent le champ de la connaissance personnelle et multiplient indéfiniment les chances de la découverte. Aussi l'intérêt individuel d'un succès à obtenir ou d'une découverte à faire s'allie étroitement à l'intérêt collectif qui doit en profiter.

Nul ne se dissimule, Messieurs parmi vous, que l'étude que vous avez entreprise et que la découverte à laquelle elle doit conduire, autant pour l'honneur de la science que pour le bien de l'humanité, ne seront ni l'œuvre d'un congrès, ni peut-être celle d'un seul savant.

. Vous en êtes encore à la période des tâtonnements et des hésitations. Il est possible même que les échanges de vues et les communications de travaux auxquels vous allez vous livrer accroissent des hésitations et augmentent votre incertitude.

Mais la foi qui vous anime, le souvenir et l'exemple de tant de problèmes longtemps réputés insolubles et à la solution desquels cependant ont conduit les procédés et les méthodes modernes de la recherche scientifique, la probité de ces méthodes, et aussi la confiance que vous donne le travail solidarisé ou mutuellement contrôlé dans des réunions comme celle-ci, vous défendront contre tout découragement, et achemineront vos efforts, j'en ai la forte conviction, sur la voie du succès final.

En attendant, Messieurs, la publicité très étendue et de très bon aloi que la Conférence internationale donne à vos efforts et à vos travaux produit déjà un premier et appréciable résultat en appelant l'attention générale sur le but vers lequel ils tendent et sur l'importance de ce but pour l'humanité tout entière. Elle vous amènera en même temps, j'en suis convaincu, une très utile et je dirai même une indispensable collaboration, celle du public et même encore celle des malades eux-mêmes.

Que le public et que les malades surtout soient les meilleurs auxiliaires des médecins dans la lutte engagée par ceux-ci contre la maladie quelle qu'elle soit, ce n'est pas à vous, Messieurs, qu'il faut essayer de l'apprendre; mais c'est une vérité qu'il faut, bien qu'évidente, faire pénétrer tout d'abord et profondément dans l'esprit du public et du malade. Cette nécessité est encore plus impérieuse quand il s'agit d'une maladie aussi dangereuse et encore aussi mal connue que le cancer, que beaucoup de médecins pendant longtemps n'ont guère aimé à diagnostiquer, qu'on n'avoue pas dans tout les cas bien volontiers à celui qui en est atteint et que celui-ci, tant il la redoute, est souvent le plus obstiné à ne pas vouloir reconnaître.

De combien de décès ce parti pris d'ignorer ou cette peur de savoir n'ont·ils pas été la cause? Combien d'affections qui, prises à l'origine,. auraient été guérissables! Cela, Messieurs, vos travaux, vos communications et vos débats pourront le faire connaître. Ils donneront aussi à ceux qui hésitaient la volonté de se soigner et l'espérance de se guérir. Ils apprendont, en même temps, à tout le monde que ce n'est pas seulement la peur de la souffrance, la crainte de la mort ni l'instinct égoïste et puissant de la vie qui doivent nous faire accepter certaines disciplines un peu dures pour obtenir la guérison du mal, mais que nous y sommes contraints aussi par un devoir supérieur, non seulement envers ceux au milieu desquels nous vivons, mais aussi envers les générations qui viendront après nous et devant lesquelles nous serons responsables des tares que nous leur auront léguées, sans avoir fait aucun effort sérieux pour essayer de nous en guérir.

Messieurs, tels sont les vœux que je forme pour votre Conférence internationale. Pour me convaincre qu'ils ne sont point téméraires, il me suffit de constater le grand nombre de pays qui y prennent part, de me rappeler vos mérites et, en même temps, les services éminents que quelques-uns d'entre vous ont déjà rendus à la science médicale. Ces mérites m'imposent de ne pas trop longtemps garder la parole, que je n'avais prise, au reste, que pour vous dire la sympathie du gouvernement et la mienne, et pour souhaiter la plus cordialé et la plus sincère bienvenue à Messieurs les congressistes étrangers.

Discours du Professeur Czerny,

Président de l'Association Internationale pour l'Étude du Cancer.

Monsieur le président, Messieurs,

La première conférence internationale pour l'étude du cancer, qui, convoquée par le Comité central allemand pour l'étude du cancer, s'est réunie à Heidelberg et Francfort à la fin du mois de septembre 1909, avait chargé le comité de ladite conférence d'organiser une association internationale pour l'étude du cancer. Les délégués de treize différents pays se réunirent sous la présidence de

Son Excellence von Leyden à Berlin et prirent la décision de convoquer tous les trois ans les savants s'occupant de la question du cancer, dans le but de chercher les meilleurs moyens de combattre cette maladie, ce terrible fléau de l'humanité, qui arrache les hommes à la vie en les faisant souffrir d'horribles tourments, juste à l'âge où ils sont le plus capables de rendre des services à leur famille, à leur commune, à leur pays; juste à l'âge où, enrichis de nombreuses expériences, ils pourraient utiliser les fruits de leurs travaux.

Selon le désir des délégués français, on choisit Paris comme siège de la seconde conférence internationale. Le Comité de l'Association internationale pour l'étude du cancer m'a fait l'insigne honneur de m'en nommer président, et m'a chargé des préliminaires. Le bureau représenté par le secrétaire général, M. le Pr Georges Meyer, s'est mis en communication avec l'Association française pour l'étude du cancer; celle-ci a pris en main les invitations et les préparatifs locaux de cette seconde conférence, dont elle a par ce seul fait assuré le succès éclatant. Car, nous le savons, la fondation de l'Association française pour l'étude du cancer a été, dans ce domaine, l'événement le plus important des dernières années et celui qui a obtenu le plus de succès. Nous lui adressons, avec nos meilleurs vœux pour son développement à venir, nos remerciements les plus chaleureux pour sa collaboration à la présente conférence.

Messieurs, permettez-moi d'exprimer ici, au nom de l'Association internationale pour l'étude du cancer, notre bien sincère reconnaissance, tout d'abord envers le vénérable Président de cette glorieuse République, qui nous a fait le grand honneur d'accepter le haut patronage, puis envers l'administration de Paris, la Ville lumière, qui offre dans ses murs une si généreuse hospitalité à toutes les nations.

Grâce à Son Excellence le ministre de l'Instruction publique, notre président d'honneur, et au ministre des Affaires étrangères, il a été possible d'inviter à cette seconde Conférence internationale les gouvernements étrangers, qui nous ont prouvé le profond intérêt qu'ils portent à nos délibérations en nous envoyant des représentants officiels. L'Académie des sciences, l'Université et la Faculté de médecine ont ouvert largement leurs portes et mis généreusement à notre disposition les salles et leurs Instituts.

Les chefs des ministères de la République et ceux des corporations savantes nous ont fait le plus grand honneur en entrant dans le comité de notre Association internationale. Mes remerciements s'adressent à tous ceux qui ont contribué, par leur travail et par leur présence, au succès de notre Congrès, mais surtout aux illustres savants de toutes nations qui se sont empressés de venir mettre à notre disposition leurs connaissances et les résultats de leurs études, dans le but humanitaire de combattre la terrible maladie qui, de plus en plus, menace d'envahir les peuples.

Messieurs, les résultats de la statistique des dernières dix années semblent prouver que le cancer augmente et que, surtout dans les pays civilisés, il prend déjà le second rang parmi les causes de la mortalité chez les adultes. La statistique du cancer pour le Grand-Duché de Bade, que M. Werner a rédigée au nom du Comité national badois pour l'étude du cancer, montre que chez nous aussi cette maladie a fait depuis vingt-cinq ans, abstraction faite de certaines fluctuations locales et temporaires, un progrès considérable, progrès qui, du moins en grande partie, n'est pas apparent, mais bien réel. De 1883 à 1907, les cas de mort causés par le cancer ont augmenté de 30 0/0 ; leur fréquence est montée de 7,8 à 10,2 par 10 000 habitants ; dans douze localités du pays heureusement aucun cas de mort par le cancer n'a été constaté depuis vingt-cinq ans, tandis que, dans beaucoup d'autres, le nombre des cas est plusieurs fois multiple de la moyenne. Il ressort en tout cas de cette statistique et des conséquences qu'on en a tirées avec précaution que, dans les questions d'augmentation de la fréquence, de contagion, d'hérédité et d'étiologie, nous n'arriverons à des conclusions certaines que si nos recherches s'étendent aux circonstances des communes, des maisons, voire même de chaque famille en particulier. C'est pourquoi l'assistance des médecins des différents districts, qui depuis des dizaines d'années connaissent les localités et les familles, nous est indispensable. C'est donc avec un sentiment de reconnaissance que nous voyons le Comité français se mettre en relation directe avec les praticiens et avoir recours à leur collaboration.

Par la constatation de cas fréquents de cancer au même pays, dans le même organe, par exemple dans l'estomac, dans l'œsophage, dans la vessie, et, en outre, par une étude approfondie de l'entourage et des circonstances dans lesquelles vivent les malades, nous arriverons peut-être à faire des progrès plus rapides que par la statistique générale et universelle qu'organisent les grands pays.

L'accumulation endémique de cas de cancer dans certaines localités, dans certaines maisons, qui a été signalée d'abord en France, puis en Allemagne et en Angleterre, parle certainement pour une cause parasitaire de beaucoup de cancers, bien que les efforts d'innombrables savants pour découvrir cette cause soient, jusqu'ici, restés sans succès.

Depuis notre dernière séance à Heidelberg et Francfort, de nouvelles expériences sont venues à l'appui de la théorie de l'irritation. Comme M. Bernhard Fischer par l'emploi du rouge écarlate, M. Stäber a réussi, par des injections d'indol, de scatol et de pyridine, c'est-à-dire de substances formées dans le corps humain par la décomposition des corps albumineux sous l'action des microbes, à produire sur l'oreille du lapin, une fois même sur la peau d'un pied humain, des pullulations atypiques de l'épithélium, dont l'aspect histologique ne saurait être distingué de celui des vrais cancers épithéliaux, même par un histologiste des plus expérimentés.

Si nous admettons que certains microbes, qui par la décomposition de l'albumine produisent dans l'organisme des substances irritantes et excitant la croissance, se trouvent en symbiose avec les cellules du cancer et se transplantent avec elles, cette hypothèse pourrait nous fournir l'explication la plus plausible, peut-être, de la transformation des cellules normales cancéreuses pullulant atypiquement et de leur métastase dans l'organisme.

Il serait possible aussi que ces substances irritantes se formassent sous l'action de procédés physiques et chimiques. En effet, les voix deviennent toujours plus nombreuses, qui prétendent que les cancers peuvent avoir des causes diverses et que de cette diversités des causes résulte également une diversité des propriétés biologiques. Les cancers de la vessie des ouvriers travaillant l'aniline sont toujours précédés d'une irritation inflammatoire diffuse. Il faut encore que quelque chose vienne s'ajouter à celle-ci pour produire un cancer localisé, qui ne se répande que plus tard dans l'organisme.

La bilharzia (distoma hæmatobium) paraît également ne faire que préparer le terrain pour le cancer par une inflammation et une ulcération chroniques, de même que nous voyons naître la disposition locale par des ulcères de l'estomac et des inflammations occasionnées par des calculs biliaires et par le lupu s.

M. Löwenstein a trouvé dans le rat blanc un ver (trichosoma spec.) dont les œufs et les embryons peuvent produire des pullulations épithéliales dans les reins et des papillomes dans la vessie, comme le montrent dans notre exposition ses préparations et ses microphotographies. Il suppose que ce sont les sécrétions chimiques de ce ver qui produisent ces pullulations dans les tissus, ayant constaté plusieurs fois des papillomes dans la vessie, tandis que le ver et ses œufs ne se trouvaient que dans les reins et le bassinet des reins.

M. Eugen Bircher a pu, au moyen de certaines sources, faire pousser des goitres à des rats; en outre, il a prouvé que l'eau passée au filtre Berkefeld ne perd pas sa propriété de produire des goitres.

Puisque, d'après les expériences de M. Starling, il semble probable que des excroissances aussi colossales que la ramure du cerf peuvent être occasionnées en peu de mois par des substances chimiques irritantes, il ne faut pas beaucoup d'imagination pour chercher à expliquer également la pullulation des cellules cancéreuses par des substances irritantes engendrées ordinairement par des microbes pathogènes. La prédisposition locale peut être amenée, ou bien par des débris de tissus dispersés, soit dès l'état embryonal, soit en conséquence d'une inflammation, ou bien par un traumatisme simple ou répété. De même certaines maladies antécédentes, telles que la syphilis, l'influenza, peuvent réduire la force protectrice contre le virus supposé et provoquer les transformations précancéreuses de l'organisme, préparant ainsi le terrain sur lequel se développera plus tard le cancer.

Mieux nous connaîtrons les causes du cancer, mieux il nous sera possible d'éviter cette maladie et de la combattre avec succès. Le fait que, dans les classes où l'on est accoutumé de soigner le teint, le cancer du visage est extrêmement rare, semble justifier cet espoir. Le cancer de la lèvre inférieure est moins fréquent, depuis que l'usage de la pipe a diminué. Mais quant à l'habitude de fumer, qui, sans doute, a une certaine part à l'origine du cancer, de la cavité orale et de l'œsophage, il sera aussi difficile à la race blanche de s'en défaire qu'aux Malais de renoncer à mâcher le béthel. En tout cas nous avons lieu d'espérer que, par un échange régulier d'opinions entre les savants de tous pays, qui voient naître cette maladie dans les conditions les plus diverses, nous approcherons de plus en plus de la solution de ces importantes questions. C'est pourquoi nous acceptons avec reconnaissance le support qu'ont trouvé nos tentatives auprès du gouvernement de ce pays hospitalier et auprès de Messieurs les nombreux délégués de l'étranger. Quant à la guérison du cancer, on ne saurait répéter assez souvent et avec assez d'énergie que, dans ses premiers commencements, cette maladie est presque toujours localisée et peut alors dans la plupart des cas être guérie facilement et d'une manière radicale. Malheureusement il arrive souvent qu'on ne la reconnaît pas dès ces premières phases, ou que les malades évitent de consulter le médecin, de peur d'une opération. Et cependant le mal naissant peut être vaincu sans douleur au moyen de l'anesthésie locale, et sans perte de sang, soit par les anciennes méthodes de cautérisation, soit par la méthode plus moderne de l'électrocoagulation. Même quand de profondes dévastations ou des affections des glandes lymphatiques prouvent la malignité de la maladie, la chirurgie moderne peut encore obtenir des guérisons ; mais celles-ci sont d'autant plus rares que la maladie est plus avancée. C'est pourquoi les médecins et les chirurgiens ont constamment cherché de nouveaux moyens d'accroître les forces protectrices de l'organisme contre le cancer et d'éviter le danger qui amène l'introduction de germes de tumeur dans les plaies ouvertes.

Le fait qu'il existe une force protectrice contre le cancer est suffisamment établi par les expériences sur les animaux.

Je vois dans les récidives se présentant après de longues années une preuve clinique de leur existence. Les germes restés dans le corps, incapables de se développer tant que les forces protectrices sont efficaces, ne commencent à pulluler que lorsque ces forces sont épuisées par une cause quelconque, comme la vieillesse ou les maladies affaiblissantes. La guérison du cancer, bien qu'assez rare après une opération incomplète, la disparition de certaines tumeurs après l'usage des rayons X et la sérothérapie prouvent, comme je. crois, l'existence de cette force protectrice de l'organisme. Depuis les expériences de MM. Richet et Héricourt, on s'est donné une peine infinie pour augmenter ces forces par des moyens artificiels et pour les utiliser dans la thérapie; cependant, malgré quelques succès isolés, on n'a pas encore pu arriver à une méthode thérapeutique universellement reconnue. Certains cancers peuvent être attaqués par des toxines, d'autres ne le peuvent pas. Bien que nous ne soyons, sans doute, qu'au commencement des études bio-chimiques, on a déjà obtenu des résultats utiles pour le diagnostic, pour le pronostic et même pour la thérapeutique du cancer. Un champ fertile s'ouvre à nos études, qui fait espérer une abondante récolte. Les succès obtenus au moyen de la stérilisation sur les maladies spirochétiques nous encouragent d'une manière décisive à chercher aussi des désinfectants efficaces contre le cancer.

Un secours inattendu a été amené dans la thérapeutique des cancers par l'emploi des rayons X et du radium. Ils produisent jusqu'à un certain degré une destruction élective sur les cellules cancéreuses, peuvent, au commencement de la maladie, remplacer parfois le bistouri et sont encore de grande utilité aux pauvres malades, alors qu'une opération n'est plus possible. Cependant, les espérances exagérées qu'on avait fondées d'abord sur ces moyens ne se sont pas réalisées.

Pour éviter le danger de la récidive par implantation après les opérations sanglantes, les anciennes méthodes de cautérisation ont trouvé une amélioration et un nouvel essor dans l'emploi des courants électriques à haute fréquence. Dans le procédé de la fulguration, l'étincelle à grande longueur n'agit pas seulement par la chaleur, mais encore elle détruit le protoplasma mou des jeunes cellules et décompose des alliages chimiques, effet sur lequel est basée, comme nous savons, la séparation du nitrogène de l'air atmosphérique.

Au moyen de l'arc voltaïque de l'aiguille de Forest on peut extirper des tumeurs aussi vite et aussi radicalement que par l'emploi du bistouri; la plaie est en ce cas cautérisée à la surface, ce qui permet encore même la guérison *per primam*. Par la diathermie et par la cautérisation et la coagulation électriques, on peut, en se servant d'électrodes appropriées, détruire en une minute à la profondeur d'un centimètre et plus de petites tumeurs, sans perte de sang et sans douleur. Les malades se décident plus facilement à subir une de ces cautérisations électriques qu'une opération sanglante.

Les méthodes devront encore se perfectionner au point de vue de la technique. Leurs indications et les succès obtenus ne sont évidemment qu'à l'état de recherches. On aurait tort, cependant, si, parce qu'au lieu de résoudre entièrement le problème thérapeutique du cancer, elles ne représentent que de légers progrès dans le traitement de certaines formes de cette maladie, on aurait tort, dis-je, de vouloir les abandonner sans les examiner suffisamment. En tout cas, ces méthodes peuvent servir non seulement à détruire de petits cancers dans leur commencement, mais aussi à guérir, du moins pour quelque temps, les cancers diffus de la poitrine qui, autrement, récidivent après chaque opération par le bistouri. Il est impossible de dire déjà maintenant si ces guérisons seront durables. Contre les tumeurs cancéreuses récidivantes, saignantes et douloureuses, ces méthodes sont plus efficaces que tout ce dont nous disposons jusqu'à présent, bien que, comme il est naturel pour ces cancers avancés, les succès par elles n'aient été que passagers.

Quoi qu'il en soit, ce résumé succinct des derniers progrès faits dans la thérapie du cancer prouve que nous ne manquerons pas de matière pour nos délibérations. Puissent-elles mettre en lumière une abondance de faits et résultats nouveaux et nous donner le droit d'inscrire avec plus de raison encore que jusqu'à présent sur les portes de nos instituts la devise :

Cancer curabilis.

Discours du Professeur Landouzy,

Doyen de la Faculté de Médecine.

Monsieur le Ministre, Monsieur le Président, Messieurs,

Parmi les devoirs de ma charge il en est, comme ce matin, de réconfortants.

D'une pierre blanche, je marquerai les journées d'hospitalité que la Faculté de Médecine de Paris a l'honneur d'offrir à la deuxième Conférence internationale du cancer.

En cette Maison, soient cordialement accueillis tous ceux qui, des deux mondes, s'acheminant vers la Patrie de Laënnec et de Cruveilhier, de Claude Bernard et de Pasteur, de Becquerel et de Curie, viennent de l'illustre Université d'Heidelberg, viennent du pays de Finsen, de Röntgen, de lord Kelvin et de Ramsay... mettre leur dévouement scientifique au service de la lutte mondiale anti-cancéreuse.

Ce n'est pas sans fierté que ces voûtes élevées naguère à la réconciliation de l'Académie de Chirurgie et de la Faculté de Médecine, ce n'est pas, dis-je, sans fierté, que ces murs — puisqu'ils ont des oreilles — tressailleront au bruit de vos discussions.

Pendant deux siècles, de Littre et de Ledran à Charles Robin et à Cornil, cet amphithéâtre n'a-t-il pas entendu, sur le cancer, les leçons de Laënnec, de Dupuytren, de Cruveilhier, de Verneuil et de Broca ? En même temps qu'à cet amphithéâtre parvenait l'écho retentissant des idées et des travaux de Wardrop, de Reckling-hausen, de Köster, de Waldeyer, de Rokitansky, de Lobstein et de Virchow, tous, ou presque tous, défendant la thèse de l'hétéro-plasie.

Celle-ci, après des fortunes diverses, ralliait chacune des Ecoles à la doctrine primitive de Laënnec, vivifiée par la géniale con-ception de Virchow : *omnis cellula e cellula*.

Le xixe siècle finissant voyait, chez nous aussi, toute une série de travaux anatomo-cliniques préciser l'histogenèse du cancer.

Sur ce terrain, l'union se fait complète ; dans les deux mondes, les Ecoles anatomo-cliniques et histologiques montrent que le cancer naît toujours d'une cellule appartenant, soit aux tissus nor-maux de l'organisme, soit à des reliquats embryonnaires.

En effet, les histologistes, en partant d'une cellule normale, ont pu suivre tous les stades de la cancérisation de la cellule. De la cellule pavimenteuse linguale, par exemple, ils voient, chez le syphilitique, naître la plaque leucoplasique (histologiquement simple papillome, et tumeur bénigne). Cette plaque leucoplasique, étape précancéreuse, ils la surprennent muer en épithéliome. Le microscope peut donc surprendre chacun des stades de transition entre la cellule normale et la tumeur la plus maligne.

Ce qui se perçoit si nettement sur la langue a été vu sur la plupart des tissus, notamment, par Menetrier, sur la muqueuse gastrique.

De même, par la transformation de *reliquats embryonnaires* en cancer, on explique la genèse de nombre de tumeurs dont l'origine était naguère incompréhensible : tels, les branchiomes du cou et de la parotide ; les hypernéphromes du rein ; les embryomes du testicule et de l'ovaire de Wilms ; les tumeurs lombaires et sacro-coccygiennes de O. Lannelongue.

Après avoir fixé l'origine des tumeurs, l'Ecole histologique précise les caractères de la cellule cancéreuse.

Au statisme, qui fut l'unique préoccupation de la médecine d'hier, l'école moderne ajoute la notion féconde du dynamisme cellulaire. Elle ne définit plus la cellule cancéreuse par sa forme figée, mais par sa vie désordonnée et par son orientation désharmonique :

Désharmonie des éléments composants de la cellule entre eux (déséquilibre du protoplasme et du noyau, déséquilibre des karyosomes constituant la karyokinèse multipolaire) ;

Désharmonie des cellules entre elles ;

Désharmonie des tissus entre eux, aboutissant à la destruction de la basale des muqueuses, à l'essaimage des cellules épithéliomateuses dans le tissu conjonctif et dans les fentes lymphatiques.

L'histologie pathologique surprenant ainsi sur le vif l'évolution *anarchique* des tissus cancéreux complète l'idée première de Laënnec et de Virchow, que je puis résumer en la formule nouvelle : *omnis cellula seditiosa e cellula concorde.*

L'Histologie encore poursuit la cellule cancéreuse dans son envahissement de l'organisme. Elle la voit pénétrant dans les vaisseaux lymphatiques ; proliférant dans les ganglions, qui, pour un temps au moins, arrêtent l'invasion. L'histologiste, enfin, voit les cellules cancéreuses, cette barrière franchie, gagner le torrent sanguin pour jeter au loin les noyaux métastatiques, et, parfois, semer la carcinose aiguë. Ne parvenons-nous pas, dans le sang circulant, à surprendre la cellule cancéreuse en migration ?

L'Histogenèse du cancer est donc, maintenant, bien connue dans tous ses détails, grâce aux efforts des savants des deux mondes.

Par contre, si, aujourd'hui, nous savons *comment et d'où* naît le cancer, nous ignorons son *pourquoi*. Cliniciens et Histologistes, d'accord sur le terrain pathogénique, sont loin de s'entendre sur la solution du problème passionnant, car, pour le cancer, comme pour la syphilis et la tuberculose, la découverte de la cause laisse entrevoir tout un monde d'atténuation, d'immunisation et de sérothérapie anticancéreuses.

Entre les savants des deux mondes, les discussions sur la cause cancérigène restent ouvertes. Deux conceptions, en effet, s'opposent, s'appuyant sur des raisons également puissantes.

Les uns croient à la spéficité d'un virus néoplasique : bactéries blastomycètes, sporozoaires, coccidies... ou germes inconnus.

D'autres savants tiennent pour la non-spécificité du processus cancérigène. D'après eux, toutes causes irritatives accumulées (traumas; rayons X; inflammations microbiennes, syphilis et tuberculose; intoxications arsenicales) modifiant le dynamisme cellulaire provoquent la désharmonie tissulaire, aboutissent au cancer.

En dépit de tant d'études, et malgré les clartés jetées sur la question par une expérimentation pleine de promesses, le problème reste obscur. Aussi faut-il reconnaître qu'aujourd'hui, pour le cancer, nous sommes moins avancés que pour la tuberculose, il y a un demi-siècle, au lendemain de la découverte de Villemain. « L'inoculation du tubercule, pouvait-il écrire, n'agit pas par la matière visible qui entre dans ce produit pathologique, mais en vertu d'un agent plus subtil qui s'y trouve contenu, et qui échappe à nos sens. »

Par Villemin nous apprenions donc que, pour la tuberculose, il s'agissait d'un virus. N'en était-il pas de même pour la syphilis, avant la découverte de Schaudinn ?

Au contraire, c'est à peine si, sur l'ETIOLOGIE du cancer, nous entrevoyions quelques lueurs.

Pourtant, avec l'Expérimentation, s'ouvre une ère nouvelle : Moran, Jensen ont le bonheur de découvrir des souris cancéreuses, et de réaliser la transmission du cancer de souris à souris.

Si l'étude de cancers de la souris n'apporte pas la solution de la spécificité ou de la non-spécificité cancérigène, du moins, par les travaux de Jensen, d'Haaland, de Bashford, de Borrel, de Gaylord et d'Ehrlich, éclaire-t-elle la question du TERRAIN, propice ou défavorable à la germination cancéreuse.

Par un détour inattendu, nous nous retrouvons placés en face de l'idée de la diathèse cancéreuse, transmissible héréditairement. La Médecine ancienne ne dénonçait-elle pas certaines familles particulièrement cancéreuses, tandis que d'autres ignoraient le mal? L'Expérimentation dénonce même fait curieux ; elle n'a pu inoculer à des souris de Berlin le cancer des souris de Copenhague !

Pareilles révélations conduisent à penser que la diathèse cancéreuse héréditaire de l'ancienne Médecine pourrait être au moins pour une part affaire de terrain... comme la chose, du reste, est établie pour la Tuberculose.

C'est là une doctrine consolante, puisqu'elle fait entrevoir, par l'amendement des terrains, une des possibilités d'éviter le cancer.

L'Expérimentation, sur ce point, nous met en singulières suggestions. Elle montre qu'une souris, qui résiste à une première inoculation d'un greffon cancéreux de souris, devient immunisée ; le greffon dote la souris inoculée de privautés humorales, organiques et fonctionnelles, qui ont créé, chez cet animal, un nouveau terrain.

Encore, ce terrain réfractaire semble-t-il devoir son immunité non pas exclusivement à la qualité cancéreuse du greffon, mais à la substance même introduite. Bashford, Borrel, Ehrlich, Moreshi n'ont-ils pas montré qu'on obtenait sur la souris semblable immunité en greffant, non plus du cancer de souris, mais des tissus normaux de souris : embryons, glandes mammaires en lactation, globules sanguins ?

Le greffon cancéreux ne déterminerait donc pas une immunité spécifique, comme le faisait entre les mains de Pasteur la moelle rabique, mais semblerait agir en renforçant le terrain de la souris, les tissus de l'animal possédant, pour assurer la conservation de l'Espèce, la tendance à maintenir l'humorisme cellulaire. L'inoculation de tissus de souris, mêlant un peu de nouveau *limon* au terrain primitif de cette souris, accroît ses tendances défensives. Alors qu'avant l'inoculation de tissu normal ou de tissu cancéreux, l'animal n'était pas assez fort pour détruire les cellules cancéreuses implantées, la souris, après l'inoculation, possédant au double les propriétés de l'ESPÈCE, s'oppose à la germination du cancer, et maintient l'harmonie tissulaire de l'INDIVIDU.

Cette fois encore, soit dit en passant, les réactions humorales, organiques et fonctionnelles de l'animal immunisé se chargent de nous révéler ce que le microscope et le chimiste ne peuvent ni apercevoir, ni analyser.

L'Expérimentation permet encore de pénétrer le mécanisme de la prédisposition cancéreuse; elle indique que les humeurs de l'organisme cancérisé se prêtent à la germination cancéreuse : Leyden, Bergell et Lewin n'ont-ils pas montré que le foie d'un animal sain possède des ferments détruisant les cellules cancéreuses, alors que le foie des rats cancéreux est devenu incapable de pareille cytolyse défensive?

L'Expérimentation, enfin, explique l'intoxication cancéreuse, puisqu'elle décèle dans la cellule cancéreuse divers ferments. Neuberg, Blumenthal n'ont-ils pas montré que les cellules cancéreuses possèdent un ferment protéolytique capable de solubiliser non seulement l'albumine du tissu environnant, mais encore celle de tous les organes? La démonstration de ce ferment destructeur n'apporte-t-elle pas la preuve de la malignité du cancer?

D'après toutes ces études si suggestives, d'après toutes ces acquisitions fécondes, on voit combien on peut attendre de la Médecine expérimentale; on saisit la nécessité de la création et de la dotation d'Instituts comme ceux d'outre-Mer, d'outre-Manche et d'outre-Rhin, comme l'Institut Pasteur, où vous cherchez, Messieurs, où vous trouverez la solution du problème angoissant.

Parallèlement à ces études expérimentales, les Cliniciens, appliquant au cancer les rayons X, obtiennent, par la Röntgenthérapie, la guérison des cancers superficiels. En même temps, ce que ne pouvait faire la Röntgenthérapie pour les cancers profonds, la Radiumthérapie parvenait, quelquefois, à le réussir. Les tentatives si curieuses de Pierre Delbet et de Dominici, l'enfouissement de tubes de radium dans la profondeur des tumeurs inopérables n'ont-ils pas déjà soulagé bien des malades, et provoqué bien des régressions cancéreuses inespérées?

Alors qu'hier encore, l'exérèse précoce et totale était l'unique chance de sauver le patient, Röntgenthérapie et Radiumthérapie, associant leurs mystérieux effets à l'action chirurgicale, assurent des guérisons complètes, retardent et empêchent les récidives.

Le mérite de la Médecine du xxᵉ siècle aura été, par l'alliance de toutes les méthodes biologiques (diagnostics précoces et affinés; techniques chirurgicales opportunes) avec les méthodes physiques

(Radio et Radiumthérapie), de soulager, d'atténuer et souvent de guérir ce qu'elle n'a pu encore empêcher.

Le XX⁰ siècle, à la désespérance ancienne, à la fatalité des tumeurs de mauvaise nature, aura, par l'orientation mondiale scientifiquement donnée à la Lutte anticancéreuse, substitué l'Espérance.

Aujourd'hui, l'idée d'une Prophylaxie bienfaisante n'est plus qu'audacieuse, de chimérique qu'elle apparaissait hier. Il est certes permis d'entrevoir l'heure où, par la Prophylaxie et la Sérothérapie, la Médecine, repoussant loin de nous le spectre du fléau séculaire, fera, du cancer fatal, une affection curable, une maladie évitable.

Discours de M. le Professeur BOUCHARD,

Président de l'Association française pour l'Étude du Cancer.

Monsieur le Ministre, Mesdames, Messieurs,

Je ne veux dire que deux mots au nom de l'Association française pour l'Étude du cancer, deux mots de bienvenue à nos hôtes, aux délégués des Gouvernements étrangers qui s'intéressent à cette grande question, aux représentants des Associations Nationales, qui sont venus à nous d'au-delà des mers, des fleuves et des monts.

J'aurai une parole de gratitude particulière pour M. le Président de la République, qui nous a autorisés à inscrire son nom en tête de nos actes.

Je remercie aussi M. le ministre de l'Instruction publique qui nous a apporté le concours de sa présence, de sa participation personnelle, de sa parole convaincue, autorisée, pénétrante, renseignée, telle que bien peu parmi nous auraient pu en si peu de mots donner de cette question compliquée une idée plus exacte et plus juste. (*Applaudissements.*)

Je dois aussi adresser un mot de gratitude à la Municipalité de la Ville de Paris, qui s'est jointe à nous et dont vous connaîtrez l'hospitalité. Son chef n'est pas parmi nous aujourd'hui, il est retenu hors de France pour le service de la France.

Je remercie, toujours au nom de notre Association, la Faculté de Médecine de Paris, qui nous donne l'hospitalité, et notre Doyen le Pr Landouzy près duquel nous sommes en quelque sorte en location. Il nous a recueillis le jour de notre formation et nous reçoit aujourd'hui avec magnificence. Il sait que nous sommes de bons locataires, des locataires qui paient par leur travail en honneur plus qu'en profits.

En terminant, je vous demanderai de jeter un coup d'œil sur notre programme, de parcourir nos rapports. Vous n'en trouverez pas un, qu'il soit signé par un Français ou par un étranger, où ne se trouve à la base l'anatomie pathologique fille de l'histologie, la pathologie expérimentale qui procède de la physiologie. C'est sur ces quatre sciences que repose toute étude du cancer comme aussi de toute recherche pathologique. Ne vous étonnez donc pas qu'elles soient inscrites dans nos programmes d'Études. Comprenez enfin que j'aie voulu les exiger de ceux qui prétendent se vouer à l'enseignement.

Vous me pardonnerez cette petite note personnelle en raison de mon obstination bien connue, en raison aussi de l'expérience que m'ont value quarante-trois années d'enseignement.

Je m'arrête en disant à tous nos hôtes : Écoutez avec bienveillance nos communications, nous entendrons avec respect vos enseignements. (*Vifs applaudissements.*)

MM. les délégués officiels des gouvernement étrangers ont alors pris la parole et, successivement,

M. le D^r von Rembold, délégué de l'Allemagne.
M. le Dr Bashford, — de l'Angleterre.
M. le Pr Mannaberg, — de l'Autriche.
M. le Pr Krompecher, — de la Hongrie.
M. le Dr Willems, — de la Belgique.
M. le Dr Blancs, — de la Bolivie.
M. le Dr Slavtcheff, — de la Bulgarie.
M. le Dr Cordova, — du Chili.
M. Syah, — de la Chine.
M. le Pr Jensen, — du Danemark.
M. le Pr Miura, — du Japon.
M. le Dr Prauen, — du Luxembourg.

M. le Dr Barreiro,   —   du Mexique.
M. le Dr Olacehea,   —   du Pérou.
M. le Dr Coppin,   —   de la Perse.
M. le Pr Podwyssodzki,   —   de la Russie.
M. le Dr Forsell,   —   de la Suède.
M. le Pr Bessim Bey,   —   de la Turquie.

ont prononcé des allocutions très applaudies. Nous reproduisons ici le texte de celles dont les manuscrits nous ont été transmis.

Allocution de M. le Dr von REMBOLD *(Stuttgart),*
délégué de l'Allemagne.

Eure Exzellenzen! Hochverehrte Damen und Herrn!

Mir ist der überaus ehrenvolle Auftrag geworden, im Namen der Regierung des Deutschen Reiches diese auserlesene Versammlung glänzender Forscher und Gelehrter aus allen Teilen, Ländern und Völkern der Welt zu begrüssen und ihrer so bedeutsamen Tagung die reichsten Erfolge zu wünschen. Dieser Aufgabe unterziehe ich mich um so lieber als ich damit sogleich verbinden darf den Ausdruck auch unseres aufrichtigsten Dankes an alle diejenigen, die zum Teil aus so weiter Ferne hierhergeeilt sind, ihre Kräfte, Mühe und Arbeit in der uneigennützigsten Weise in den Dienst einer für die ganze Menschheit so wichtigen Sache zu stellen; des ehrerbietigsten Dankes aber vor allem an die Regierung dieses herrlichen Landes das die Versammlung in so gastlicher Weise aufgenommen hat, sie in so tatkräftiger Weise fördert, und für ihre Versammlungen diese Räume zur Verfügung gestellt die geweiht sind durch so manche überragenden Erfolge der ärztlichen Wissenschaft, altberühmt durch die Namen so vieler Gelehrten, die noch nach Jahrhunderten in der Geschichte der Medizin strahlen werden.

Meine Herrn! Wenn die Deutsche Regierung sich von Anfang an so lebhaft für die Internationalen Konferenzen für Krebsforschung interessiert hat und heute noch interessiert, so erfüllt sie damit zugleich eine Pflicht gegen das eigene Volk, denn so wenig wie das irgend eines anderen Landes, ist es verschont von der furchtbaren Krankheit; ja fast scheint es, als ob einzelne Teile des

Reiches in ganz besonderer Weise ihren Schrecken unterworfen seien. Und wenn man aufrichtig sein will so muss man gestehen, dass wir in der Bekämpfung derselben noch keine allzu grossen Fortschritte gemacht haben. Immer noch scheint im Messer das einzige Heil; allenfalls tritt nach dem alten Spruche : « Quod ferrum non sanat ignis sanat » das Feuer der Neuzeit an seine Seite, die Fulguration, die Röntgenstrahlen, das Radium, diese neuen Formen des Feuers, welche die Wissenschaft der Jahrhundertwende, ein moderner Prometheus der Natur entrissen. Aber das Hauptziel, der zweifelsfreie Einblick in die eigentlichen Ursachen, in das innerste Wesen der Krebskrankheit ist noch nicht erreicht, und damit die letzte Schranke noch nicht gefallen, die uns trennt von dem Standpunkt von dem aus auch die Regierungen werktätig in den Kampf gegen diesen unversöhnlichen Gegner der Menschen würden eingreifen können.

Aber ein Grund deshalb zu verzagen, liegt nicht vor, und nachdem die Internationale Wissenschaft sich in so kraftvoller Weise des Problems angenommen, wird sie es sicher auch lösen. Und warum sollte sie uns nicht Männer schenken wie die einer eben erst hingegangenen Generation, die uns so gewaltige Wafen zur Bekämpfung der Infektionskrankheiten an die Hand gegeben, einen Louis Pasteur an dessen Arbeitsstätte wir in diesen Tagen in ehrfurchtsvoller Erinnerung an unübertroffene Grosstaten der Wissenschaft wallen werden, einen Josef Lister, den alltäglich tausende, wenn auch unbewusst als ihren Retter segnen, einen Robert Koch, um dessen jähen Hingang heute noch frische Wunde blutet. Hat hier die internationale Wissenschaft zum Siege geführt, so wird sie ihn auch finden auf ihren Wegen zur Erforschung und Bekämpfung des Krebses. Und dass auch die heutige Konferenz weitere, weithin blinkende Marksteine setzen möge auf diesen Wegen sei mein nochmals ausgesprochener herzlicher Wunsch.

Allocution de M. le Dr BASHFORD, Délégué de l'Angleterre.

Mr. President, Ladies and Gentlemen,

I have the great honour to be present at this assembly as a representative of the British Government. You all know how much is being done in England as in France, in Germany, in America, in practically all countries in the hope of advancing the investigation of cancer. In England we are fortunate in having a truly national organization, the Imperial Cancer Research Fund, for this purpose, and many other institutions working to this end. We have been fortunate in the support His late Majesty King Edward, gave to awakening interest in Great Britain, in its Colonies and Dependencies, as to the great importance of solving the problems of cancer, and to King George must be assigned great credit for the part he has played in stimulating and maintaining that interest, and in doing all he can to make our work progress. Cancer research enjoys, in consequence, in England a very large measure of official and public support, and my presence here to-day is a sign of British sympathy with your efforts. The presence of an official representative of the British Government is due to the importance attached in all quarters in England, from the highest to the lowest, to the study of cancer; on the one hand it is an official recognition of the success with which this study has been organised in Great Britain by a number of institutions in addition to the Imperial Cancer Research Fund, of which I am privileged to be the Director, on the other hand, the presence of an official representative of the British Government is evidence of the interest all in England take in the proceedings of the International Association, and in particular in this the Second International Conference.

I have also much satisfaction in the knowledge that I am here to-day as the guest of the French Association for Cancer Research, as in the past I have been the guest of the German Cancer Association in Berlin and Heidelberg. And, perhaps, there is some reason why I should emphasize that I am here as the representative of the British Government at the invitation of the French Foreign Office, and therefore not as an actual member of the International Association, but rather as a guest of the French Association. In Great Britain we have not a society or committee modelled upon the lines of those affiliated to the International Association, and as is well known to my fellow delegates, Great Britain has hitherto held aloof from the International Association. That abstention has no political or national significance what so ever. No matter what may have been inferred to the contrary, it is based upon purely scientific reasons only. Although in England we incline to the belief that the present is rather a time for work — much work — in the hope of advancing knowledge of a disease of which we know practically nothing and can do nothing to prevent, rather than a time for holding congresses, which we consider as premature, since there is nothing revolutionary to agree upon or to discuss, still, we believe that such conferences as the one being held to-day may have, and my presence proves that I hope it will fulfil, a very useful purpose. Conferences and the deliberations of committees may arouse public attention and stimulate or supervise investigation; but, as it has been in the past in regard to other matters, so it is to-day and will be in the future with regard to cancer, advance in knowledge will come from individual investigators, from their persistent work, and not from the deliberations and recommendations of Committees. Hence in Great Britain, we wish for the present, not to be committed to any plan of investigation, or to participation in any organization for the investigation or prevention of a disease of which we are so profoundly ignorant, and on which so much difference of opinion prevails. Like you, we are doing all we can to find out how to prevent cancer, but not knowing with certainty how cancer is to be diminished, it is futile till we do, to proclaim to the public, a crusade for its prevention. Although in the meantime we do not want to be affiliated to the International Association, this attitude does not signify that we have not actively and usefully collaborated with you in other ways in the past, wherever practicable, nor that we shall not be equally willing to collaborate with you again in the future. On the contrary, it is the common knowledge of my fellow delegates how materially British investigators have assisted the investigators of other nations, and we shall continue to do so. Although we do not feel any necessity for being affiliated to the International Association we shall render it and the Committees and individual workers of all countries ungrudging service wherever we can. Mr. President, Ladies and Gentlemen, I thank you for the great honour of being privileged to address you.

Allocution de M. le Dr WILLEMS, Délégué de la Belgique.

Messieurs,

Je ne m'attendais pas à l'honneur de prendre la parole dans cette réunion. Cet honneur revenait à M. le Pr Debaisieux, de Louvain, Président du Comité Belge pour l'étude du Cancer. M. Debaisieux, je viens de l'apprendre, est indisposé; vous voudrez donc bien excuser mon manque absolu de préparation.

La Belgique, Messieurs, est entrée tard dans la lutte anti-cancéreuse; il y a seulement deux ans que le Gouvernement de notre pays a constitué une Commission officielle. Cette Commission était pourvue des pouvoirs les plus étendus; elle a commencé ses travaux en jetant les bases d'une statistique belge du cancer. Je ne peux rien vous en dire, car cette statistique n'est pas encore terminée.

La Commission a entamé la lutte contre le cancer en mettant ou en essayant de mettre les praticiens à même de diagnostiquer le cancer et de leur apprendre les résultats des opérations précoces. C'est à ces deux grands travaux que s'est bornée, jusqu'ici, l'activité de la Commission belge du cancer ; c'est vous dire, Messieurs, que notre participation à cette conférence sera plutôt une participation d'auditeurs. Nous venons apprendre chez vous, persuadés que nous retirerons de vos travaux le meilleur profit au point de vue de nos études.

Allocution du Délégué de la Bulgarie.

Monsieur le Ministre, Monsieur le Président, Mesdames, Messieurs,

Au nom du Gouvernement royal Bulgare, que j'ai l'honneur de représenter, je salue bien respectueusement les promoteurs de cette Conférence à laquelle je souhaite le plus vif succès.

Allocution du Délégué du Chili.

Monsieur le Président, Messieurs,

Le Gouvernement du Chili m'a prié, à l'occasion de cette Conférence, de vous exprimer les sentiments d'admiration que nous éprouvons pour la France. Je me fais également l'interprète de mon Collègue en adressant à nos frères français nos plus chaleureuses salutations.

Allocution du Délégué du Grand-Duché du Luxembourg.

Messieurs,

Le Gouvernement Grand-Ducal est heureux d'être représenté à

une Conférence poursuivant le noble but d'enrayer un fléau qui décime notre race d'une façon aussi cruelle que continue. Le Luxembourg, pays voisin et ami de la France, suit avec un vif intérêt vos travaux, pour en appliquer chez lui les bienfaisants résultats.

En son nom, je vous apporte les meilleurs vœux pour l'œuvre si éminemment humanitaire que vous avez entreprise.

Allocution du Délégué de la Russie.

Monsieur le Ministre, Mesdames, Messieurs.

Au nom du Gouvernement russe et du Comité National russe pour l'Etude du Cancer, je salue la seconde Conférence Internationale du Cancer réunie au sein si chaud de la grande nation amie. J'espère que les travaux scientifiques d'un Congrès si éminemment représenté par le monde entier donneront de nouveaux principes dirigeants pour l'étude scientifique dans la pathogénèse, dans l'histologie du cancer, et nous mèneront à une unification des mesures employées pour lutter contre cet ennemi cruel.

Bien que beaucoup de recherches scientifiques n'aient pas encore été couronnées de succès, de grands progrès ont été obtenus. Pour ne parler que de mon pays, la Russie, j'ai le plaisir de vous faire savoir que la Société Nationale Russe pour l'Etude du Cancer est arrivée à réaliser de grands progrès dans la lutte contre le cancer par le diagnostic précoce, ainsi que par la vulgarisation, dans le public, des moyens de lutter contre le cancer.

A Saint-Pétersbourg, des cours gratuits ont été organisés partout pour faciliter le diagnostic du médecin, pour faire comprendre la nécessité d'une intervention chirurgicale opportune. J'espère vous présenter à la prochaine Conférence des travaux très intéressants. Malheureusement, je dois reconnaître que l'épidémie de choléra qui ravage depuis quelques années notre pays, nous empêche de déployer, relativement au cancer, toute l'énergie nécessaire.

Avant de terminer, je me permets d'adresser un hommage, de la part de l'Institut Impérial, à l'Association Française pour l'Etude du Cancer et à son illustre Président, M. Bouchard, en même temps que je salue la Faculté de Médecine de Paris qui nous a réunis ici tous, sous cette petite mais glorieuse coupole.

BERICHT ÜBER DIE TÄTIGKEIT DER INTERNATIONALEN VEREINIGUNG FÜR KREBSFORSCHUNG. ERSTATTET VON GENERALSEKRETÄR PROFESSOR Dr GEORGE MEYER.

Nach Begründung der Internationalen Vereinigung für Krebsforschung am 23. Mai 1908 wurde zunächst die Herausgabe des Sitzungsprotokolls und der in der begründenden Sitzung angenommenen Satzung gefördert. Nach dieser ist bestimmt, dass mindestens ein mal im Jahre eine Sitzung des geschäftsführenden Ausschusses und des Vorstandes der Internationalen Vereinigung stattzufinden hat. Es wurde daher beschlossen zum 4. Januar 1909 eine Sitzung des geschäftsführenden Ausschusses der Internationalen Vereinigung nach Berlin einzuberufen. Einladung zu dieser Sitzung erhielten auch die deutschen ordentlichen Mitglieder der Internationalen Vereinigung.

In dieser Sitzung wurden neben geschäftlichen Erörterungen besonders Anregungen über die Art der Aufklärung des Publikums über die Krebskrankheit durch Flugschriften, Flugblätter u. s. w. und die Fortbildung der Aerzte über die neueren wissenschaftlichen Errungenschaften bezüglich der Diagnose des Krebses besprochen.

Am 16. April 1909 fand zu Berlin eine Vorstandssitzung der Internationalen Vereinigung unter reger Beteiligung statt. Das Protokoll dieser Sitzung ist im « Cancer » veröffentlicht.

Es wurde in dieser Sitzung die Einladung des Vertreters der Association française pour l'étude du Cancer angenommen, die II. Internationale Konferenz für Krebsforschung in Paris zu veranstalten.

Ferner erklärte sich der Vorstand mit dem Vertrage mit den Verlegern der Monatschrift « Cancer » einverstanden.

Einen breiten Raum der Beratung nahm die Erörterung über die Beratungsgegenstände für die Internationale Konferenz ein.

Für die Förderung einer internationalen Krebsstatistik wurde eine Kommission bestehend aus den Herren *Behla, Kolb, Prinzing, Rahts, Werner, Weinberg* und dem *Generalsekretär* gewählt.

Eine lebhafte Erörterung fand über die Errichtung von Stellen für Untersuchung krebsverdächtigen Materials zur Erleichterung der Frühdiagnose statt. Ferner wurde die Frage der Fürsorgestellen erörtert und die Schaffung von Cancer-Museen in den einzelnen Ländern besprochen.

Zur weiteren Beratung für die II. Internationale Konferenz wurde eine zweite Vorstandssitzung am 9. Oktober 1909 in Paris erforderlich, wo die Bestimmungen, das Programm und die Tagesordnung beraten wurden. Zur Aufstellung des wissenschaftlichen Programms wurde eine Kommission bestehend aus den Herren *Borrel, Ledoux-Lebard, v. Hansemann* und *Generalsekretär* gewählt, die am 10. Oktober 1909 im Institut Pasteur zu einer Sitzung zusammentrat.

Die weitere Bearbeitung der von der vorläufigen Kommission bearbeiteten Fragebegen wurde erörtert und beschlossen, die Fragebögen mit den Vorschlägen der Kommissionsmitglieder den einzelnen Landeskomitees zur Rückäusserung zuzuenden. Dann sollten die Vorschläge an das Bureau der Internationalen Vereinigung gesendet, bearbeitet und der Internationalen Vereinigung bei der Internationalen Konferenz vorgelegt werden. Ausserdem erteilte die Internationale Vereinigung für Krebsforschung der Association française pour l'étude du Cancer Vollmacht für die örtliche Organisation der II. Internationalen Konferenz.

Dieser Beschluss wurde ausgeführt indem am 2. November 1909 an die der Internationalen Vereinigung angeschlossen Komitees der Fragebogen mit den Vorschlägen der in der Vorstandssitzung der internationalen Vereinigung erwählten Kommission mit der Bitte gesendet wurde Abänderungsvorschläge zu machen mit dem Bemerk, dass, falls bis zum 31. Januar 1910 keine Antwort erfolgte, angenommen wurde, dass die Betreffenden mit der in der ersten Spalte der Vorschläge enthaltenen Fragestellung einverstanden seien.

Sechs der Landskomitees, von Belgien, Japan, Niederland, Russland, Spanien, Vereinigte Staaten von Amerika sandten die Bogen mit Abänderungsvorschlägen dem Bureau der Internationalen Vereinigung zurück. Zug aber vom Vorstande der Internationale Vereinigung gewählte Kommission in Paris am 10. Oktober 1909 wurde die Herren *Ledoux-Lebard* und *George Meyer* zu Referanten für das Thoma « Statistik » bestimmt mi dem Ersprochen die Fragebogen mit den Vorschlägen für den Entwurf ihres vorzulehende Fragebogens zu benutzen.

Die Zusammensetzung der Internationalen Vereinigung ist zur Zeit folgende : es sind die Komitees von 16 Staaten und die Regierung eines Staates (Argentinien) der Internationalen Vereinigung angeschlossen. Zu diesen 17 Komitees kommen noch hinzu 6 deutsche Landeskomitees für Krebsforschung.

Die Zahl der ordentlichen Mitglieder der genannten 17 Komitees bei der Internationalen Vereinigung beträgt 55, ferner sind 36 ausserordentliche und 21 Ehrenmitgleider vorhanden. Die Verteilung dieser Mitglieder auf die einzelnen Länder zeigt die beifolgende Tafel.

Mitglieder der Internationalen Vereinigung für Krebsforschung [1].

NAME.	EHREN-MITGLIE-DER.	ORDENTL. MITGLIE-DER.	AUSSEROR-DENTL. MITGLIE-DER.	ZUR GANZEN.
1. Argentinien		1		1
2. Belgien		2		2
3. Dänemark	1	2	2	5
4. Deutschland	14	5	28	47
5. Frankreich	1	5		6
6. Griechenland		2	3	5
7. Italien		5		5
8. Japan		5	3	8
9. Niederlande		2		2
10. Oesterreich	1	5		6
11. Portugal		2		2
12. Russland		5		5
13. Schweden		3		3
14. Schweiz		2		2
15. Spanien	2	3		5
16. Ungarn	1	4		5
17. Vereinigte Staaten von Amerika	1	5		6
INSGESAMT	21	58	36	115

In den einzelnen Landeskomitees sind insgesamt vorhanden :

144 Vorstandsmitglieder,
29 Ehrenmitglieder,
73 ausserordentliche und
1029 ordentliche Mitglieder

Zusammen 1275 Mitglieder,

deren Verteilung auf die einzelnen Länder folgende Zahlentafel ergiebt :

1. *Anmerkung während des Druckes.* In dieser Zusammenstellung sind seit der Internationalen Konferenz in Paris bereits wieder wesentliche Aenderungen zu verzeichnen.

Mitglieder der Komitees der einzelnen Länder.

NAME.	VORSTANDS-MITGLIEDER.	EHREN-MITGLIEDER.	ORDENTL. MITGLIEDER.	ZU-SAMMEN.
1. *Argentinien.* — Regierung.....			1	1
2. *Belgien.* — Belgisches Komitee für Krebsforschung	17			17
3. *Dänemark.* — Dänisches Komitee für Krebsforschung......	(2 + 6)8		25	33
4. *Deutschland.* — Deutsches Zentralkomitee für Krebsforschung.	14	8	110	132
I. Badisches Landeskomitee für Krebsforschung	3		30	33
II. Bayrisches Landeskomitee für Krebsforschung...............	2		28	30
III. Elsass-Lothringisches Landeskomitee für Krebsforschung....	1		12	13
IV. Hamburgisches Landeskomitee für Krebsforschung........	2		17	19
V. Lübeckisches Landeskomitee für Krebsforschung............			4	4
VI. Württembergisches Landeskomitee für Krebsforschung ...	(3 + 13)16		34	50
			29	281
5. *Frankreich.* — Französische Vereinigung für Krebsforschung .	6	20	73	128
6. *Griechenland.* — Griechisches Komitee für Krebsforschung...	2		9	11
7. *Italien.* — Italienisches Komitee für Krebsforschung..........	5		24	29
8. *Japan.* — Japanische Gesellschaft für Krebsforschung......	(2+8+25)35		182	217
9. *Niederlande.* — Niederländisches Komitee für Krebsforschung....	2		10	12
10. *Oesterreich.* — Oesterreichische Gesellschaft zur Bekämpfung und Erforschung des Krebses..	7			7
11. *Portugal.* — Portugiesisches Komitee für Krebsforschung...	2		6	8
12. *Russland.* — Russische Gesellschaft zur Bekämpfung des Krebses..................	3		etwa 300	303
13. *Schweden.* — Schwedischer Landesverein für Krebsbekämpfung und Krebsforschung	9		30	39
14. *Schweiz.* — Schweizerisches Komitee für Krebsforschung...	5		9	14
15. *Spanien.* — Spanisches Komitee für Krebsforschung	4	1	6	11
16. *Ungarn.* — Komitee für Krebsforschung des Budapester Aerztevereins............	1		74	75
17. *Vereinigte Staaten von Amerika.* — Amerikanische Vereinigung für Krebsforschung......	7		82	89
INSGESAMT........ ..	151	29	1 095	1 275

Die Anzahl der Mitglieder der einzelnen Komitees schwankt zwischen 4 bis 300. Eine Anzahl schwerer Verluste haben die Komitees durch das Hinscheiden von Mitgliedern zu beklagen. Ich nenne hier die Namen *von Renvers, Guttstadt, Hirschberg, von Dollinger, von Elischer*, Excellenz *Holle, Chyser, Lenhartz, Robert Koch.*

Folgende Komitees sind seit der Begründung der Internationalen Vereinigung für Krebsforschung, in Mai 1908, neu errichtet worden : Durch königliche Verordnung vom 25. September 1908 wurde eine belgische Kommission für Krebsforschung begründet. Bald darauf folgte Niederland und in diesem Jahre ist vor wenigen Monaten ein schweizerisches Komitee für Krebsforschung begründet worden.

Umänderungen haben das schwedische Komitee für Krebsforschung, das in einen « Schwedischen Landesverein für Krebsbekämpfung und Krebsforschung » umgewandelt wurde und das österreichische Komitee erfahren. Letzteres nahm den Namen Oesterreichische Gesellschaft für Erforschung und Bekämpfung der Krebskrankheit an.

Von den neu begründeten Instituten ist besonders das Institut in Mailand zu nennen. Ausserdem sind zwei neue Landeskomitees in Deutschland begründet worden.

Die Vorsitzenden der einzelnen Landeskomitees nach dem Alphabet der französischen Sprache sind folgende Herren : *Orth, v. Eiselsberg, Willems, Jensen, Gaylord, Bejarano, Bouchard, Kallionzis, Dollinger, Katsura, Golgi, Spronck, Jorge, v. Podwyssotzki, Berg, Tavel,* ausserdem ist der Vertreter Argentiniens Herr *Mariño.*

Zwei Länder, in welchen Komitees für Krebsforschung bestehen, sind der Internationalen Vereinigung nicht beigetreten.

Die Komitees haben in allen Ländern eine rege Tätigkeit entfaltet. In entsprechenden Zwischenräumen haben wissenschaftliche und geschäftliche Sitzungen stats gefunden, besonders hat auch die Association française pour l'Etude du Cancer eine grosse Zahl von Sitzungen jährlich veranstaltet und über diese in ihrem eigenen von Herrn Ledoux-Lebard redigierten Bulletin Bericht erstattet.

Ausser der Tätigkeit, die die Internationale Vereinigung nach den in den Protokollen der Sitzungen des geschäftsführenden Ausschusses und des Vorstandes dargelegten Gesichtspunkten entfaltete, ist die Begründung neuer Komitees und die Herausziehung aller Kräfte, die mit der Krebsforschung sich wissenschaftlich befassen oder sonst sich für sie interessiert stets gefördert worden.

Besonders gepflegt wurden die Beziehungen zu den Behörden und zum Aerztestande.

Neben der wissenschaftlichen Krebsforschung ist die soziale Seite der Frage nicht vernachlässigt worden, wie sich dies in den Namen der einzelnen Komitees, die die Bekämpfung der Erkrankung in der Bezeichnung mit zum Ausdruck gebracht haben, zeigt.

Abgesehen hiervon wurde die wissenschaftliche Forschung noch durch Zeitschriften gefördert. Ausser dem « Bulletin de l'Association Française pour l'Etude du Cancer » besteht die deutsche « Zeitschrift für Krebsforschung » und die japanische Zeitschrift « Gann ». In Russland ist die Herausgabe einer Zeitschrift ins Auge gefasst.

Ein Austausch der Gedanken, wie er in einer internationalen Vereinigung möglich ist, ist sicherlich auf anderem Wege kaum erreichbar. Es hat sich das bei den Vorarbeiten für diese Konferenz gezeigt. Diese wurden durch das Zusammenwirken der Internationalen Vereinigung mit der Association française zweckentsprechend erledigt.

Es hat sich jetzt in fast allen Ländern der Gedanke Bahn gebrochen, dass die Krebsfrage nicht wieder von der Tagesordnung verschwinden darf und wenn es einst gelungen ist, die Ursache der Krebskrankheit einwandsfrei darzulegen , dann wird der Nutzen der Komitees besonders klar zu Tage treten, weil dann erst die Bekämpfung der Krebskrankheit mit umso grösserem Nachdruck beginnen kann.

So müssen wir weiter fortschreiten auf dem begonnenen Wege, um immer mehr die wissenschaftliche Forschung zu fördern und für die Menschheit Nutzbringendes zu schaffen.

Wenn jetzt unter dem hohen Protektorat des Herrn Präsidenten der französischen Republik sich fast alle Nationen zusammengeschlossen haben, um dem verderblichsten Feinde der Menschen entgegenzutreten , so ist das wohl sicherlich ein Beweis für die Schwierigkeit der Aufgabe und der ernsten Auffassung von der Wichtigkeit der Frage für die gesamte Menschheit, die die Internationale Vereinigung zu lösen in die Hand genommen hat.

RAPPORT DE M. LE Pr PIERRE DELBET,

Secrétaire général de l'Association française pour l'Étude du cancer.

La réunion scientifique que M. le Ministre de l'Instruction publique nous a fait l'honneur d'ouvrir est le fruit de la collaboration de l'Association internationale et de l'Association française pour l'étude du cancer.

Nous l'avons appelée conférence pour bien marquer que c'est une réunion fermée. Dans un Congrès ouvert, le but scientifique et social que nous nous proposons aurait pu être manqué par des communications dont ni la science ni les malades n'auraient tiré profit.

L'état d'esprit du public vis-à-vis du cancer est singulier. Tout le monde déclare que c'est un mal incurable, et cependant les officines des prétendus guérisseurs sont fort bien achalandées.

Ceux qui n'ont point été disciplinés par une forte éducation scientifique sentent mal la piqûre des contradictions. Ils flottent au hasard des impressions, et, en même temps qu'ils déclarent le cancer incurable, ils sont prêts à faire confiance aux illuminés ou aux imposteurs qui prétendent le guérir.

D'ailleurs, pour les malades, la médecine est encore du domaine de la foi. Le thaumaturge inspire plus aisément confiance que le savant, et ce sont surtout les cancéreux qui pourraient dire en parlant des remèdes : *credo quia absurdum.*

Si le cancer était réellement incurable, nos associations ne s'occuperaient ni des dupeurs ni des dupes. Le métier de dupe a parfois des avantages.

La confiance entretient l'espérance, suprême consolation qu'il faut donner surtout à ceux qui n'y ont point droit.

Mais le cancer est curable. Une opération faite à temps et bien faite peut donner la guérison. Or, la crédulité du public, sa confiance instinctive dans le charlatan a pour résultat de retarder des opérations qui, précoces, pourraient être curatrices, de telle sorte qu'elle fait des victimes par milliers.

C'est là un danger social pressant. Il est si vivement senti par tous ceux qui s'occupent du cancer que plusieurs rapporteurs et ceux-là mêmes qui sont chargés d'étudier le traitement non chirurgical ont considéré comme un devoir d'affirmer qu'à l'heure actuelle le traitement chirurgical est le seul qui ait fait ses preuves.

Si cette affirmation était entendue, des milliers d'existences seraient sauvées, et cette conférence aurait déjà rendu un énorme service.

Son mode de constitution est bien fait pour lui donner l'autorité qu'il faut en ces graves questions à la fois scientifiques et sociales.

Seuls peuvent y prendre part les membres des associations rattachées à l'Association internationale, leurs invités et les délégués officiels des gouvernements étrangers. Tous les adhérents unissent donc l'honorabilité à la compétence. Aussi toutes les paroles qui seront prononcées à cette conférence mériteront d'être écoutées.

Vingt-trois gouvernements étrangers sont officiellement représentés par des délégués éminents. Pour nous, ce n'est pas seulement un honneur, c'est une force. Leur présence permet d'espérer que la conférence pourra préparer, mûrir et peut-être solutionner d'importantes questions qui intéressent tous les pays, la nomenclature et la statistique internationale, l'enseignement du public et l'étude de tous les moyens qui pourront amener les cancéreux à se faire opérer en temps utile. La conférence compte 179 membres. Ce nombre dépasse nos prévisions.

L'empressement qu'on a mis à répondre à notre appel montre qu'elle place tient le cancer dans les préoccupations de ceux qui ont charge de la santé, place trop légitime, car, si l'on excepte la tuberculose, le cancer est le plus grand tueur d'hommes, et sa manière de tuer est particulièrement atroce. On ne peut soigner des cancéreux inopérables sans éprouver une immense pitié, et à notre époque, où le sentiment de la solidarité humaine tient une place de plus en plus grande dans les cœurs, la pitié n'est plus simplement contemplative. Elle a un réflexe : elle commande l'effort, l'effort pour soulager, sinon pour guérir.

C'est pour cela que nous, sans cesse angoissés par le spectacle des cancéreux devenus incurables, nous faisons pour leur venir en aide beaucoup de tentatives, parfois un peu anarchiques, et qui ne sont pas toujours approuvées par les expérimentateurs.

Aussi est-il bon que ceux qui travaillent dans la sérénité des laboratoires échangent leurs idées avec ceux qui sont entraînés par l'ardeur de la lutte contre la misère humaine.

Précisément, biologistes, zoologistes, médecins, chirurgiens, vétérinaires, presque tous les savants du monde entier qui se sont occupés du cancer sont ici réunis. De l'association de leurs efforts ne peut résulter qu'un grand bien, et ce n'est pas assez de dire que les paroles qui seront prononcées ici mériteront d'être écoutées, elles mériteront d'être méditées et retenues.

Le programme de la conférence a été volontairement limité aux questions d'ordre général.

Trente-deux rapporteurs ont été nommés, et ils ont eu hautement conscience de l'importance de leur mission, car 34 rapports m'ont été envoyés.

Malheureusement, beaucoup sont arrivés bien tard. M. Ledoux-Lebard, secrétaire de notre association, a passé ses jours et ses nuits à corriger les épreuves. Malgré son dévouement, le gros volume qu'ils forment n'a pu être distribué avant la conférence. Mais nous en avons aujourd'hui un nombre d'exemplaires suffisant pour que chacun de vous, Messieurs, puissent consulter les rapports qui l'intéressent particulièrement avant qu'ils ne soient discutés.

Ce volume, de près de 600 pages, constitue un ensemble unique sur le cancer. Ainsi, avant même que les discussions n'aient commencé, au moment où elle s'ouvre, la conférence a déjà été utile.

Dans ces rapports, toutes les questions d'ordre général qui concernent le cancer sont mises au point. C'est là un travail utile. Il est bon de mesurer de temps en temps l'étape franchie pour qu'elle devienne le point de départ solide d'étapes ultérieures.

En outre, beaucoup de points de vue nouveaux sont exposés.

De tous ces rapports, que j'ai eu la chance de lire avant vous, se dégage l'impression que partout les préoccupations sont de même ordre et cela est d'un heureux présage.

Il est rare que les grandes découvertes éclatent brusquement comme le coup de foudre dans un ciel serein. Beaucoup entrevoient la vérité avant celui qui la découvre tout entière et la rend utilisable.

La concordance, dans les efforts d'une ou de plusieurs générations successives, crée une sorte d'ambiance où se fait la gestation des découvertes futures. Aussi cette conférence qui a déjà rendu des services par l'élaboration de tous ces rapports, qui en rendra certainement par les discussions qui vont suivre, est encore toute remplie de promesses pour l'avenir.

PREMIÈRE PARTIE

———

RAPPORTS

THÉRAPEUTIQUE CHIRURGICALE DU CANCER

Par M. le Professeur J. A. KORTEWEG (de Leyde).

L'invitation à donner un aperçu de ce qui a été réalisé, ces dernières années, dans le domaine du traitement chirurgical du cancer, ne peut certainement pas supposer l'énumération des progrès de la technique opératoire, tels que la belle méthode de Kocher pour rendre plus facilement accessible le cancer de la langue, par le clivage médian de la mâchoire inférieure et du fond buccal.

Je pourrais peut-être vous exposer les moyens par lesquels on tâche de combattre le cancer jusque dans les recoins les plus cachés de l'organisme, comment par exemple, l'on s'est efforcé dans ces dernières années de donner au traitement du cancer de l'œsophage inférieur une solution plus heureuse que celle obtenue jusqu'à présent au moyen de la gastrostomie. Cela vous intéresserait d'être mis au courant du génie et de la persévérance avec lesquels on apporte des matériaux abondants pour la solution de ce problème si difficile.

Je craindrais pourtant, en le faisant, d'abuser de votre temps et de détourner votre attention du grand but de cette réunion, qui est de former par des efforts réunis une idée plus exacte du caractère essentiel du cancer.

Dans la chirurgie pratique le besoin de mieux connaître le cancer se fait aussi profondément sentir, d'autant plus que les moyens puissants de la chirurgie moderne nous rendent possible une plus grande exactitude dans notre travail opératoire.

Il va de soi que nous autres chirurgiens, nous cherchons plus de lumière à cette question si obscure du cancer dans une autre direction et que nous nous proposons provisoirement un autre but, que par exemple l'expérimentateur et que nous disposons aussi d'autres moyens. Mais c'est pour cela qu'il est utile qu'un chirurgien soit invité à vous faire un rapport sur les recherches faites au point de vue chirurgical sur la nature du cancer.

Notre grande préoccupation à nous, chirurgiens , c'est la *récidive*. C'est pourquoi les causes de la récidive nous intéressent plus particulièrement. Jadis, il nous arrivait parfois de nous persuader qu'il s'était formé un nouveau carcinome. Mais depuis que notre conscience scientifique s'est éveillée de plus en plus et que nous cherchons avec plus d'exactitude, nous sommes convaincus que même si la récidive ne se montre qu'au bout de plusieurs années, il s'agit pourtant d'une récidive, aussi bien lorsqu'elle se présente dans la cicatrice, que lorsqu'elle se déclare comme métastase tardive dans les ganglions, dans les os ou dans le cerveau. Nous n'admettrons la possibilité d'une nouvelle formation du cancer que lorsque, près de l'endroit opéré, il persiste un état précarcinomateux, comme par exemple dans la leucoplasie de la langue. C'est alors qu'une répétition du même processus est à prévoir. Mais la véritable récidive frappe d'autant plus qu'elle se présente plus tardivement et lorsque nos bons espoirs de guérison étaient plus près de se réaliser.

L'incertitude du succès pèse encore plus douloureusement sur nous.

Une petite tumeur à la glande mammaire, aperçue depuis peu de jours, ressemblant à peine à un carcinome par un peu de fixation dans le sein, mais sans adhérence avec la peau ou le fascia, rien dans l'aisselle, est amplement extirpée, ainsi que toute la glande avec le muscle pectoral et le contenu de l'aisselle, en une seule masse cohérente. Et pourtant au bout de quelques mois, une vaste récidive se déclare; presque aussitôt se montrent des métastases et la mort suit au bout de six mois.

La statistique de Finsterer entre autres, prouve que ce cas n'est pas cité à la légère. Sur 14 cas semblables, avec des ganglions de l'aisselle anatomiquement libres, opérés de la même façon, il n'y eut que trois guérisons (*Deutsche Zeitschrift für Chirurgie*, 1907, 89, 210).

Au contraire un carcinome rectal, difficile à atteindre, opéré avec des difficultés inouïes, en apparence bien incomplètement, guérit définitivement.

Il peut arriver que l'examen histologique nous ait déjà préparé quant aux suites; dans la première tumeur il existait par exemple des foyers cancéreux très éloignés du centre, tandis que le deuxième carcinome était enveloppé de tous côtés par un œdème inflammatoire. Mais parfois l'examen histologique lui-même ne donne pas d'indications permettant de prévoir la suite défavorable. Sans doute il y a encore beaucoup de facteurs, qui déterminent le degré de malignité du cancer et que jusqu'ici nous ignorons.

Cependant, lorsqu'il y a une *prédisposition héréditaire*, le carcinome se fait remarquer régulièrement par sa grande malignité. Une mère vient me consulter ayant un cancer très avancé du sein, sa fille a au même endroit une petite tumeur mobile; la grand'mère était morte d'un cancer du sein du même côté. Après extirpation l'examen démontre que la tumeur de la fille est un adénome avec un état épithélial complètement régulier. Pourtant au bout de six mois, des ganglions axillaires se montrent; extirpés ils contiennent un carcinome acineux. On examine de nouveau la tumeur de la mamelle, mais le diagnostic histologique est encore une fois adénome. Quelques mois après cette seconde opération, récidive dans les ganglions supra-claviculaires et ceux de la nuque; la malade succombe dans le courant de l'année à une métastase vertébrale.

De même les tumeurs des *naevi* sont connues pour leur grande malignité; la guérison reste une exception malgré l'extirpation précoce et large.

Y a-t-il à côté de cette prédisposition héréditaire et congénitale quelque chose qui puisse expliquer la différence de malignité entre un cancer et un autre.

Petersen (*Brun's Beiträge*, 1902, 32) a réussi à démontrer que l'un des cancers se développe tout différemment de l'autre. Il se demandait si les îlots de cellules cancéreuses que nous fait voir chaque coupe microscopique, sont en effet des métastases, sorties d'une seule cellule cancéreuse entraînée par les voies lymphatiques; ou si ces îlots sont des coupes de ramifications, étant issus d'un centre unique comme les branches d'un arbre; alors cet ensemble cohérent serait plus susceptible d'une extirpation totale.

Un carcinome au début fut divisé en une série de coupes et chaque coupe fut dessinée sous le microscope.

D'après ces modèles on fit des plaques de cire, d'une épaisseur proportionnelle; toutes ces plaques furent superposées et enfin collées ensemble. On obtint ainsi une imitation matérielle agrandie du néoplasme évoluant.

Bien qu'il ne fût pas facile de s'orienter à travers les embranchements, un examen minutieux fit voir qu'une fois en effet on se trouvait devant un ensemble cohérent. Une autre fois on constata la présence de plusieurs néoplasmes se développant individuellement à côté et à travers les uns des autres ; ceux du milieu étaient les plus grands ; vers le bord ils devenaient plus petits et, apparemment, ils étaient aussi plus jeunes. Une troisième fois, on vit que le très petit carcinome était déjà entouré de plusieurs foyers isolés.

La grande différence en malignité parmi les cancers, que la clinique avait fait supposer depuis longtemps, fut rendue visible dans ces préparations par le développement *unicentrique, multicentrique* et *alvéolaire*.

Car là où la cellule cancéreuse est entraînée ailleurs, il faut s'attendre à ce que cela se fasse aussi à très grande distance, tandis que là où le carcinome a un développement multicentrique, il a un point d'origine plus large, qui sera plus difficile à extirper dans toute son étendue, surtout parce qu'il faut s'attendre à ce que, dans le cas où le carcinome manifeste est multiple, le terrain environnant se trouve déjà loin dans un état précarcinomateux. Cependant il faut se garder aussi de la première forme, celle avec un développement unicentrique ; qu'elle soit de sa nature la plus bénigne, ses ramifications, si minces qu'elles soient, peuvent être assez longues, pour s'étendre, elles aussi, loin au delà des limites perceptibles.

Il va de soi que ces préparations n'ont qu'un intérêt théorique ; elles proviennent de cancers triés et qui ne sont qu'au début.

C'est pour cela que Petersen et Colmers se sont encore demandé si l'on peut tirer une conclusion pour le pronostic d'une seule coupe microscopique du groupement des cellules ; par exemple, si le carcinome se présente encore sous la forme de canaux glandulaires ou bien simplement comme des masses de cellules solides et compactes ?

Dans l'intention de se former là-dessus une opinion, Petersen et Colmers (*Brun's Beiträge*, 1904, p. 43) prenaient le plus de renseignements possibles sur le sort des malades opérés pour cancer de l'estomac et de l'intestin depuis bien des années dans la clinique de Heidelberg, et en même temps ils examinaient de nouveau les pièces anatomiques provenant de ces malades.

C'est ainsi qu'ils trouvèrent que l'extirpation du carcinome solide de l'estomac avait amené 25 p. 100 de guérisons durables ; mais quant au rectum, il n'y avait que des récidives ; là les guérisons ne s'étaient produites que parmi les formes adénomateuses. On ferait donc bien de déterminer par une biopsie le caractère du cancer dans le carcinome du rectum, et dans le carcinome solide on se bornerait à faire un anus artificiel.

Cette conclusion invita Zinner de Vienne à contrôler ces recherches, ce qu'il fit pour les carcinomes rectaux suivant absolument la même méthode et sur une très large échelle (*Langenbeck's Archiv*, 1909, p. 90).

Zinner met en avant que la classification des cancers selon leur structure est très difficile, à cause du grand nombre de formes transitoires et mixtes. On finit par se tracer un chemin à sa façon au travers de ces difficultés, mais on a la conviction qu'un autre aurait classé ces mêmes préparations autrement. Cet aveu affaiblit déjà beaucoup la conclusion de Petersen ; sa valeur diminue encore depuis que Zinner trouve des guérisons et des récidives à peu près également proportionnées dans toutes les formes de cancer.

Mais l'ancienne classification en *cancers médullaires, squirrhes, carcinomes colloïdes et carcinomes simples,* fondée comme elle l'est, d'un côté sur les différences de réaction du tissu conjonctif enveloppant les cellules cancéreuses, de l'autre sur le mode de dégénérescence de ces cellules, nous donne-t-elle dans les statistiques récentes des bases plus sérieuses, quant au pronostic ? Nous mentionnerons plus spécialement les enquêtes sur les cancers *colloïdes* réputés depuis longtemps comme étant très bénins.

Petersen trouvait 12 récidives dans 12 cas de cette affection siégeant au rectum, tandis que Zinner reconnut 7 guérisons sur 17 cas de cancer colloïde du rectum. Graabe (*Bruns Beiträge*, 1908, p. 60) fit une enquête étendue sur le cancer colloïde du sein ; il trouva qu'en général celui-ci a une évolution lente ; après extirpation, les récidives se présentaient tard et elles aussi ont une marche lente ; toujours 50 p. 100 des opérés étaient restés guéris, dont plusieurs avaient été traités bien des années auparavant par une opération très restreinte. Schröder (*Bruns Beiträge*, 1905, p. 45 et p. 665) a affirmé également la bénignité du cancer colloïde dans son travail *sur la guérison durable des cancers du sein* (clinique de Rostock, 1875-1901), mais il fait observer aussi, que c'est justement dans cette forme bénigne que les récidives peuvent se montrer même très tard, plusieurs fois après plus de trois ans. A l'American surgical Association de 1907, la question du cancer a été discutée amplement; ici aussi le cancer colloïde du sein figure avec 66 p. 100 de guérisons (Massachusett's general Hospital).

Le carcinome colloïde est donc considéré généralement, en contradiction avec Petersen, comme une forme de cancer assez bénigne, autant quant au pronostic d'une guérison durable que quant à la lenteur de croissance, de même avant l'opération qu'après celle-ci quant à l'apparition tardive de la récidive.

Certes, chance de guérison et lenteur de croissance sont des qualités de bénignité toutes différentes. C'est ce que nous apprennent les recherches récentes sur le pronostic du *carcinome médullaire* et du *squirrhe*.

La première forme, bien qu'on continue à la considérer comme la plus rapide et la plus pernicieuse, peut pourtant fournir maintes guérisons, par exemple elle figure dans les chiffres du Massachusett's hospital (*Annals of Surgery*, 1907, 2-23) avec 16 p. 100 de guérisons.

Le squirrhe au contraire a beau passer généralement pour la forme la plus bénigne, depuis longtemps déjà on commence à le considérer comme moins bénin qu'il n'en a la réputation. A la susdite American surgical Association, Jacobson rappelait énergiquement que le squirrhe a souvent une évolution très pernicieuse et rapide (*Annals of Surgery*, 1907, p. 243 et 48). Mais surtout, quand il prend son cours habituel et lent, il conduit, quoique plus lentement et par cela même sous l'apparence de plus de bénignité, presque aussi souvent à la récidive que le carcinome médullaire.

Les recherches de Handley (*Cancer of the breast*, 1906) nous expliquent clairement cette contradiction : le grand danger de récidive, malgré son cours en apparence bénin et lent.

Handley nous démontre comment les cellules cancéreuses pénètrent dans les vaisseaux lymphatiques au moyen de ce qu'il nomme *perméation* et y prolifèrent contre le courant en masse compacte et ininterrompue, elles atteignent ainsi à travers le réseau capillaire l'aire lymphatique avoisinante, comme par exemple le plexus subpéritonéal par le fascia pectoralis à travers le scrobiculum cordis et la ligne blanche; ainsi elles occasionnent les métastases du foie et, par échappement dans la cavité séreuse et par implantation transséreuse les métastases si fréquentes de l'abdomen. (Voyez encore : Lejars, *Semaine médicale*, 1910, p. 340, et Rosenstern, *Langenbeck's Archiv*, 1910, p. 194).

Ces vaisseaux lymphatiques se remplissent complètement à la suite de ces poussées cancéreuses et cela au début sans réaction; les lymphatiques distendus finissent par se rompre, c'est alors que la réaction inflammatoire déjà commencée s'intensifie et que se développe une infiltration leucocytaire étendue. C'est par ce mécanisme que les cellules cancéreuses sont tuées sur place assez régulièrement; après, cette réaction inflammatoire disparaît et il s'en suit une guérison locale. Des lymphatiques il ne reste qu'un réseau de filaments fibreux, qui se contracte comme du tissu de cicatrice. Cette contraction des tissus est donc la seule chose qui indique l'endroit où il y a eu une semblable guérison. On pourrait dire qu'il y a eu guérison clinique, s'il ne restait pas, par ci par là, des cellules cancéreuses victorieuses, comme en témoignent les pullulations de nodules isolés çà et là par toute l'aire attaquée. En outre, le processus de la *perméation* continue d'avancer vers la périphérie toujours plus loin, jusqu'à ce qu'enfin les cellules trouvent un endroit propice à leur développement, soit dans le foie, soit dans les ovaires, soit dans la moëlle des os.

Ces recherches de Handley nous font comprendre comment le squirrhe, à croissance lente, est néanmoins d'ordinaire déjà incurable au moment de l'opération. Qu'on fasse alors l'opération la plus large, le squirrhe continuera tout de même son cours lent et sûr, en préparant des métastases tardives.

Plus encourageantes sont ces recherches en ce qui concerne plus spécialement le processus de guérison. La guérison, ne fût-elle que partielle, vaut bien la peine néanmoins qu'on y prête attention.

Pour cela nous allons ajouter encore l'opinion de Handley, que l'épaississement de la peau dans le cancer en cuirasse n'est pas une infiltration cancéreuse, mais simplement la suite de la destruction du plexus lymphatique profond de la peau, où, après le processus de la *perméation* par les cellules cancéreuses et la guérison succédante, la sclérose s'est établie. Cela explique pourquoi dans cette peau épaisse et durcie, il n'y a jamais d'ulcères.

En 1897, Goldmann (*Bruns Beiträge*, 1897, p. 18) démontrait que dans maint carcinome, il y a invasion du néoplasme dans les veines.

Il exprimait son étonnement de ce que les métastases se dissémi-naient si rarement par la voie sanguine.

M. B. Schmidt (*Die Verbreitungswege der Carcinome*, 1903) nous en apporte la solution. Vraiment on trouve à l'autopsie dans les poumons de nombreuses embolies cancéreuses, mais les cellules néoplasiques sont fortement dégénérées et encapsulées, dans un thrombus en voie d'organisation. Handley (*l. c.*, pag. 12) remarque que ces multiples métastases pulmonaires finissent évidemment presque sans exception par une guérison, car il est rare de trouver sur ces cadavres morts de carcinome, chez lesquels donc le carcinome était tout développé, des métastases pulmonaires manifestes.

Les recherches de Petersen *sur le processus de guérison du carci-nome* (*Brun's Beiträge*, 1902, p. 34) sont complètement d'accord avec ces constatations.

L'examen histologique d'un carcinome alvéolaire du scrotum lui fit trouver dans la périphérie de la tumeur quantité de petits groupes de cellules cancéreuses entourées de cellules géantes. Et ces cellules cancéreuses étaient tellement dégénérées qu'il trouva tout naturel que l'on eût pris de pareilles métastases avortées pour des nodules tuberculeux. Déjà depuis 1894, les cellules géantes qu'on trouve autour de l'épithéliome ont attiré l'attention. Toute une litté-rature se formait qui discutait leur signification, ce qui prouve que si l'explication de Petersen est exacte, ce moyen de défense contre le carcinome entre assez souvent en action.

Mais a-t-on observé en réalité des guérisons spontanées et complètes?

Handley nous raconte l'histoire d'une malade, opérée pour la première fois en mai 1890 : ablation d'un squirrhe du sein, déclaré à l'examen histologique par deux personnes compétentes comme un squirrhe typique. Juillet 1892, curage de l'aisselle. Février 1894, troisième opération pour des récidives locales. Décembre 1894, même opération. La malade souffrait de dyspnée et fut admise à la salle des cancéreux incurables au Middlesex Hospital. Elle y resta comme ayant un cancer typique très avancé jusqu'à novembre 1895. C'est alors que, sur sa demande, on la laissa sortir. En juin 1896, à un examen minutieux, on ne découvrit plus chez elle qu'un seul nodule cancéreux au-dessus de la cicatrice. Pas de dyspnée. La grande masse dure de ganglions et les nombreux nodules de la peau qui en

1895 l'avaient fait déclarer inopérable, avaient disparu. En 1899 toutes les cicatrices étaient souples et il n'y avait plus rien qui pût indiquer un carcinome. Par deux fois on la présenta à la Clinical Society.

Comme pendant de ce cas, on peut citer celui de M. Guinard; la malade fut présentée à la séance de la Société de chirurgie du 13 janvier 1904. Chez cette malade, ayant un carcinome très développé du sein avec des ganglions déjà visibles dans l'aisselle, on avait ôté l'utérus fibromateux et les ovaires, trois mois auparavant. Depuis, la tumeur du sein avait beaucoup diminué et les ganglions avaient complètement disparu; le 26 décembre 1903 on avait pratiqué une biopsie pour l'examen histologique et cette vérification avait montré qu'il s'agissait bien d'un squirrhe. Lorsqu'on présenta de nouveau la malade dans la séance du 23 mars, la tumeur à la mamelle avait complètement disparu. Mais alors trois petits nodules commençaient à se développer dans la peau à côté du mamelon.

De même il faut mentionner les cas de Reynès (de Marseille) et de Thiéry (de Paris) tous deux traités par la castration. La malade de Reynès était atteinte d'un double cancer mammaire inopérable; une ulcération au niveau du sein droit était déjà cicatrisée deux mois après l'opération, peu à peu les deux mamelles s'atrophièrent et la malade resta guérie pour trois ans; vers la fin de la quatrième année une récidive se produisit. Chez la malade de Thiéry les lésions mammaires : cancer du sein droit et à gauche une récidive d'un cancer du sein gauche rétrocédaient tellement qu'on put parler d'une guérison (*Semaine médicale*, 1903, p. 350; 1904, p. 342; 1907, p. 490). J'insiste sur ce point qu'il faut regarder les améliorations et les guérisons dans ces cas opérés par la méthode de Beatson, comme une victoire de l'organisme lui-même sur les cellules néoplasiques, une victoire remportée par les moyens de défense naturels, aussitôt que les circonstances leur furent plus favorables.

Il se peut que les guérisons spontanées et complètes soient très rares, d'un autre côté chaque chirurgien voit lui-même dans sa pratique personnelle des guérisons complètes ou du moins localement complètes après une opération incomplète.

Czerny (*Zeitschrift für Krebsforschung*, 1907, p. 29) a cité plusieurs de ces cas à la première réunion de cette Association à Heidelberg. Petersen (*Bruns' Beiträge*, 1904, p. 43 et 172) nous fait connaître le cas suivant : En août 1900, pendant une résection du pylore plusieurs ganglions cancéreux sont enlevés, tandis qu'on était obligé d'en laisser beaucoup d'autres, tout à fait semblables. Tous ceux qu'on avait extirpés contenaient des métastases, prouvées par l'examen histologique. A peu près trois ans plus tard la mort survenait causée par un ileus. A l'autopsie on vit que tous ces ganglions avaient disparu.

(Voir aussi Makkas, *Mittheilungen aus dem Grenzgebiete*, *Tome Mikulicz* 1906 p. 1052).

Pendant bien des années je m'informai toujours anxieusement de l'état d'une malade, chez qui, comme le fit voir la pièce anatomique du sein excisé, il était resté un bord mince très distinct de tissu cancéreux. Pendant les premières années j'ai examiné la malade souvent et minutieusement. Aujourd'hui l'opération date d'il y a plus de dix ans et il y a encore peu de temps, j'ai eu les nouvelles les plus rassurantes.

Quel chirurgien n'a pas été étonné de voir des malades à qui il avait fait le curage profond de l'aisselle et auxquels il avait ensuite enlevé encore avec beaucoup de peine, tout en haut de la veine sous-clavière, un dernier petit ganglion dur qu'après examen on reconnut comme carcinomateux, ne présenter aucune récidive locale, ni axillaire, ni supraclaviculaire, ni médiastinale, mais mourir bien des années après de métastases abdominales?

Mais lorsque des guérisons cliniques spontanées, partielles, ont été constatées plusieurs fois, lorsque dans l'examen histologique de chaque cancer on reconnaît des processus de guérison, lorsqu'il est donc certain que l'organisme humain ne se défend pas sans succès contre le cancer, alors il faut se demander si cette tendance à la guérison spontanée ne doit pas être prise en considération dans le jugement des causes du succès de notre traitement opératoire.

Pour éclaircir ce que j'entends dire et non pas pour établir une comparaison, je rappelle ici la part que prend l'organisme humain dans la lutte contre les microbes pathogènes. Après une ostéomyé-lite de croissance, nous observons souvent bien des années plus tard que des bactéries, qui, probablement enveloppées d'un tissu conjonctif solide, étaient restées inoffensives pendant tout ce temps, redeviennent tout à coup actives. J'ai opéré un homme de soixante-dix ans d'un abcès osseux du fémur, qui lui était resté comme suite

d'une ostéomyélite qu'il avait eue étant enfant et dont il n'avait
jamais souffert que depuis quelques mois.

Ne pourrait-on expliquer de la même manière la récidive tardive
du cancer, en tenant compte de cette particularité, qui se présente
régulièrement, que le carcinome au cours rapide et malin en récidivant représente immédiatement cette même malignité, quelque
temps que la guérison apparente ait duré. Citons comme exemple
la malade à qui M. Potherat opérait les deux seins pour cancer,
l'un peu après l'autre. Cette malade resta guérie vingt-trois ans
et au bout de ce temps fit une récidive à petite distance. Dans la
séance du 20 octobre 1909 de la Société de Chirurgie, M. Potherat
présentait un lambeau de peau parsemée de nodules de carcinome
multiples et durs, provenant de la région présternale et épigastrique de cette malade. M. Potherat attira l'attention sur ce que la
carcinose cutanée n'est pas toujours un fait d'inoculation opératoire; pour nous c'est la forme aiguë après vingt-trois ans de
repos, qui nous intéresse.

Je demande ensuite : Depuis que nous savons que le carcinome
se développe souvent sur une étendue plus vaste qu'aucun symptôme ne l'indique; — aussi que mainte opération, si largement
faite soit-elle, reste trop restreinte pour éliminer toutes les cellules
cancéreuses, disséminées à distance; — de plus que l'organisme
lutte toujours avec ténacité et non sans succès contre les éléments
néoplasiques; — eh bien, depuis que nous savons tout cela je
demande s'il serait improbable que les moyens de défense naturels
ne réussissent quelquefois à vaincre les quelques cellules cancé
reuses qui étaient restées, ou bien à les maîtriser du moins temporairement en les enveloppant d'une couche fibreuse?

Vraiment, nous ne pourrions jamais alors, pas plus que dans les
cas de tuberculose, parler avec assurance de guérison et il n'y
aurait pas de limite entre guérisons et récidives retardées, retardées
peut-être pour toute la vie. Si nous considérons ce problème ainsi,
nous ne saurons s'il faut s'étonner davantage des guérisons ou des
récidives; c'est de la même manière que M. Faure attira déjà
en 1904 l'attention sur la signification douteuse du mot guérison.
(Séance de la Société de Chirurgie du 23 mars 1904).

Sans doute cette conception est-elle d'accord avec la réalité. Car
depuis que la récidive retardée a attiré l'attention, sa fréquence

est de plus en plus prouvée. Environ 20 à 30 p. 100 des malades qui ont passé la période de trois ans succombent à une récidive; on constate des récidives même après trente années (Labhardt, *Brun's Beiträge*, 1902, 33, et Bircher, *Centralblatt für Chirurgie*, 1907, 757). Et combien ce pourcentage serait plus élevé, s'il était possible de classer à part les cas qui sont opérés vraiment radicalement, c'est-à-dire les cas qui sont largement opérés au début d'un carcinome bénin, chez lesquels donc toutes les cellules cancéreuses furent extirpées effectivement, de sorte qu'après l'éliminination de ces cas sûrs il ne resterait que les cas où la guérison fut obtenue pour ainsi dire à tout hasard et seulement avec le concours des moyens de défense de l'organisme.

En théorie, on pourrait donc diviser les opérés en quatre groupes :

1° Ceux chez qui les cellules cancéreuses subsistantes continuent immédiatement leur pullulation et chez lesquels le moment de la manifestation de la récidive ne dépend que de la rapidité de la croissance;

2° Ceux chez qui les cellules cancéreuses sont temporairement enveloppées et restent latentes jusqu'au moment propice à leur retour à la vie;

3° Ceux chez qui les moyens de défense de l'organisme ont réussi, après l'opération, à vaincre les cellules cancéreuses subsistantes;

4° Ceux qui par l'opération furent délivrés de suite de toutes les cellules cancéreuses.

Si je ne me trompe, la plupart des cas où la guérison se prouve durable, appartiennent à ce dernier groupe. Je crois qu'il faut déduire ceci du fait que la période écoulée entre le début de la tumeur et l'opération, ne paraît pas du tout être le facteur le plus important pour la guérison définitive.

Si la bénignité du carcinome est quelque chose de spécifique, c'est-à-dire que si le carcinome, qui est bénin à son début, reste bénin, ne s'ensemence pas et n'a pas de longues ramifications, alors il est certain que dans ces quelques cas la guérison doit s'obtenir facilement, même si le carcinome existe déjà depuis quelque temps.

Veuillez prêter votre particulière attention à l'explication de l'opinion que j'ai acquise à ce sujet.

L'observation clinique a constaté depuis longtemps qu'il existe des carcinomes bénins et des carcinomes malins. (Voir : Jordan, *Langenbeck's Archiv*, 1904, 74, 380; Massachusett's Hospital, *Annals of Surgery*, 1907, 2, 24; Oliver, *Annals of Surgery*, 1907, 2, 54 et 55; Boas, *Deutsche medicinische Wochenschrift*, 1908, 8; Jacobson et Dennis, *Semaine médicale*, 1907, 457 et 459; Korteweg, *Langenbeck's Archiv*, 1880, 25; 1889, 38; *Verhandlungen der Deutschen Gesellschaft für Chirurgie*, 1902, 1, 74; *Compte rendu du deuxième congrès international de Chirurgie*, 1, 257).

Certains organes sont attaqués fréquemment par les formes malignes, d'autres plutôt par les formes bénignes. C'est ainsi seulement que peut s'expliquer par exemple le pronostic remarquablement favorable des carcinomes du gros intestin, où il y a un pourcentage de 50 p. 100 de guérisons (W. Denk, *Langenbeck's Archiv*, 1909, 89; T. Wette, *Langenbeck's Archiv*, 1910, 91). Certes, les carcinomes de l'intestin ne sont opérés que tardivement, généralement pas avant que des symptomes de sténose se soient développés par la constriction circulaire de l'intestin, malade dans tout son pourtour, et il va de soi qu'en ce qui concerne le mésentère et les ganglions, ils sont opérés sobrement. Pourtant les chances de guérison sont ici à peu près deux fois plus élevées que dans le carcinome du sein, qui se présente cependant dans des conditions plus favorables pour un diagnostic précoce; de plus il n'y a aucun organe qu'on puisse opérer plus largement.

Pour plus de simplicité nous nous bornerons dans les considérations suivantes au carcinome d'un seul organe, celui du sein.

Autrefois, avant le traitement antiseptique, on commençait par attendre patiemment l'évolution de la tumeur de la mamelle, craignant les dangers inhérents à toute opération. On observait la tumeur jusqu'à ce que se déclarassent la rétraction du mamelon, l'adhérence à la peau et la tuméfaction des ganglions. Lorsqu'alors le diagnostic du carcinome était apparent, la question se posait de savoir si la tumeur était opérable. Des métastases lenticulaires et multiples de la peau comptaient comme une contre-indication, de même des adhérences larges et profondes. C'est pourquoi dans maint cas aigu, l'opération n'avait pas lieu, d'autant plus que le public ne s'adressait pas vite au chirugien ou bien se résignait très facilement à cette observation flegmatique, craignant la grande mortalité et les souffrances inhérentes à l'opération et au traitement consécutif et sachant qu'une récidive se présenterait presque inévitablement. C'est seulement lorsque la rétraction du mamelon ou l'adhérence de la peau étaient très manifestes, tandis que les adhérences profondes manquaient encore, quand la tumeur était bien circonscrite et qu'il n'y avait pas trop de ganglions, c'est alors seulement que le chirurgien commençait à imposer une opération et insistait d'autant plus que l'état de la tumeur restait plus longtemps stationnaire.

Ainsi on voyait alors se présenter à l'opération aussi les cas bénins après un délai beaucoup trop long, quand les douleurs et les craintes commençaient à devenir alarmantes. Ainsi le degré de la bénignité peut être déduit du temps qui s'écoulait pendant l'observation.

En effet il résulte de ces anciennes statistiques que, si l'opération se faisait promptement, c'est-à-dire si les symptômes cancéreux s'étaient déclarés promptement et clairement, par exemple en trois mois, qu'alors il y avait bientôt récidive ; ces malades mouraient en moyenne au bout d'un an.

Si au contraire, on avait retardé longtemps l'opération, pendant deux ans par exemple, à cause de l'incertitude du diagnostic, la récidive ne se déclarait que très tard, avait une marche lente et après l'opération les malades vivaient encore une moyenne de deux ans.

Je cite ici les cas extrêmes, mais entre ces extrêmes il y a une série continue ; plus la malade était opérée tard, plus longtemps elle survivait à l'opération.

Toutes les anciennes statistiques sont d'accord sur ce résultat, comme celles de Billroth (1867-1876), celle d'Esmarch (1850-1878), celle de Volkmann (1874-1878) et celle de König (1875-1885).

Où faudra-t-il chercher dans ces temps passés, où l'on n'opérait que tard et d'une façon restreinte, les cas de ceux qui guérissaient quand même? Pas chez ceux qui étaient opérés promptement, car un cancer bénin ne se faisait connaître comme cancer qu'au bout de quelque temps ; pour une simple tumeur on n'opérait pas alors. En effet il ressort des données de Billroth que chez ceux qui ont été guéris, le temps moyen d'observation avait duré six mois de plus qu'à l'ordinaire, c'est-à-dire vingt et un mois, pendant que chez Esmarch cette durée moyenne ne fut pas inférieure à vingt-trois mois et demi, c'est-à-dire à presque deux années.

A notre époque tout cela a changé. Aussitôt que les malades se présentent au chirurgien, la décision est prise; si la tumeur n'est pas indiscutablement bénigne, on préfère faire de suite l'opération. Aujourd'hui donc il ne s'agit plus d'une période d'observation médicale. Cependant il reste toujours l'observation secrète que la malade fait elle-même. Car aujourd'hui encore si la croissance de la tumeur est rapide, la malade montrera plus d'inclination à s'adresser au chirurgien que lorsqu'en apparence la tumeur ne change pas. Dans ce dernier cas beaucoup de personnes s'habitueront à leur situation et ne viendront demander conseil que lorsqu'enfin la tumeur sera devenue plus grande ou que le mamelon se sera enfoncé très visiblement. Voilà pourquoi on retrouve encore quelquefois, dans les statistiques d'à présent, des traces de ces proportions caractéristiques, surtout pour les cliniques, où les malades viennent de loin et de pays moins civilisés.

C'est ainsi que la statistique de Eiselsberg à Königsberg (*Langenbeck's Archiv*, 1901, 63, 587) donne pour ceux qui sont guéris un temps d'observation de onze mois en moyenne contre dix mois pour la totalité des malades.

Finsterer (*Deutsche Zeitschrift für Chirurgie*, 1907, 89, 210) calcule qu'à Vienne il y eut 12 p. 100 de guérisons parmi ceux qui furent opérés dans la même année et 14 p. 100 parmi ceux qui furent opérés après une année de délai. C'est-à-dire qu'il y eut à Königsberg comme à Vienne autant de guérisons chez ceux qui furent opérés promptement et chez ceux qui le furent plus tardivement.

Warren (*Annals of Surgery*, 1904, 2, 811) divise les opérées en trois groupes : le premier groupe contient les cas de début quant à l'extension du cancer, c'est-à-dire ceux où la tumeur est encore assez petite, sans adhérences et où il n'y a que quelque petit ganglion dans l'aisselle. Trois de ces cas furent opérés au bout de quelques semaines seulement et tous les trois présentèrent une récidive. Sur 28 cas où le carcinome avait la même étendue que dans les précédents mais qui ne furent opérés qu'au bout de un à dix mois d'observation, il y eut 10 guérisons, c'est-à-dire 36 p. 100. Et enfin sur les 14 cas où après toute une année d'observation la tumeur avait conservé la même étendue restreinte, il y eut 8 cas de guérison c'est-à-dire que chez ces malades opérés tard, 58 p. 100 guérirent définitivement. Le deuxième et le troisième groupe de Warren, avec adhérence à la peau et une aisselle positive, ne contiennent pour ainsi dire que des cas négligés et où, bien entendu, la chance de guérir est très faible. Steinthal (*Brun's Beiträge*, 1905, 47, 33) fait une division analogue et obtient pour les cas de croissance lente et de peu d'étendue 78 p. 100 de guérisons (11 guérisons contre 3 récidives).

De ces chiffres il résulte clairement qu'avec une étendue anatomique semblable, les cas dont on peut constater la bénignité au bout d'un temps d'observation assez long, guérissent pour plus de la moitié, tandis que dans les cas où, sans ce triage, on fait l'opération tout de suite, il se présente généralement des récidives. C'est ainsi qu'il faut s'expliquer que Finsterer (*Deutsche Zeitschrift für Chirurgie*, 1907, 89, 210) ne put constater que 3 guérisons sur 14 cas avec étendue anatomique très restreinte. Mais alors il en résulte aussi que le plus grand nombre des cas opérés aujourd'hui — c'est-à-dire la plupart des cancers du sein, car on les opère presque tous — appartiennent à la classe des carcinomes pernicieux. Car c'est seulement ainsi qu'il est possible d'expliquer pourquoi les cas qui sont opérés tôt quant au temps et quant à l'étendue, donnent un pronostic si défavorable.

Voilà comment on s'explique aussi que pour les années 1882-1887, lorsqu'on opérait déjà largement même dans les cas de peu d'étendue, mais lorsque pourtant les malades hésitaient encore assez longtemps pour que les cas les plus malins devinssent inopérables, von Bergmann obtint un pourcentage de guérisons de 32, un chiffre qui n'a été surpassé par aucune des statistiques modernes bien que l'opération se fasse sans doute généralement plus tôt et plus largement. Gebele donne pour Munich le chiffre de 16 p. 100 (*Brun's Beiträge*, 1901, 29), Rosenstein pour Königsberg 23 p. 100 (*Langenbeck's Archiv*, 1901, 63) Scheu pour Breslau 20 p. 100 (*Grenzgebiete*, *Mikulicz*-Band 1906) et Steinthal pour Stuttgart comme nouveau record 30 p. 100 (*Brun's Beiträge*, 1905, 47, et 1909, 61).

Pour prévenir tout mal entendu, remarquons encore expressément, que si le pourcentage des guérisons a été abaissé par l'opération régulière et précoce des cancers malins, le total des guérisons, à présent qu'on opère tellement plus, a bien entendu considérablement augmenté. Donc, que chacun se fasse opérer aussitôt qu'il se découvre une tumeur, alors guériront tous ceux qui, grâce aux ressources actuelles si puissantes, sont guérissables.

Je ne veux traiter que d'une manière générale la question de savoir de quelle largeur doit être l'exérèse : Mais avant d'arriver là, puisse une autre question être posée d'abord : à quel moment le carcinome en formation a-t-il passé l'état nommé précarcinomateux et est-t-il devenu carcinome?

Cette question est toute d'actualité pour le chirurgien moderne, même elle devient de jour en jour plus actuelle.

A mesure que les opérations perdaient de leurs dangers et de leurs difficultés, on opérait de plus en plus promptement et toujours plus radicalement. Ainsi le pathologiste avait à examiner un nombre toujours croissant de produits morbides, toujours pris plus au début de la maladie et plus largement extirpés. Les opérations de la cholélithiase furent combinées avec la cholécystectomie, l'ulcère du pylore fut de plus en plus excisé, l'opération de Bottini et l'opération sexuelle furent remplacées par la prostatectomie. Souvent le chirurgien demandait, en envoyant ses pièces, s'il y avait un carcinome au début. La balle, que le chirurgien avait lancée, lui fut rejetée avec force. Dans la vésicule biliaire on trouvait des végétations glandulaires suspectes ainsi que dans l'ulcère d'estomac réséqué. Ce qui fut une surprise, ce fut le carcinome de l'appendice. La prostate hypertrophiée était au moins compliquée d'un adénome, quelquefois d'un adénome-carcinome. La mamelle chroniquement enflammée contenait aussi des pullulations épithéliales assez étranges et suspectes. Dans le kyste mammaire, jusqu'ici considéré comme inoffensif, des végétations papillaires ou des épaississements des parois avec développement suspect de l'épithélium attiraient l'attention. Souvent on trouvait un carcinome évident à côté de l'affection chronique.

Jusqu'ici on ne s'attendait à trouver régulièrement un état précarcinomateux que dans la leucoplasie de la langue et dans les verrues séniles, tandis qu'à présent il devient de plus en plus clair que dans tous les organes susdits il s'agit d'un adénome comme précurseur du carcinome. Il est donc tout naturel que le chirurgien continue à poursuivre la voie opératoire et que, plutôt que de se trouver embarrassé par les doutes de l'anatomo-pathologiste concernant le caractère d'un kyste mammaire enlevé d'une manière restreinte, il préfère extirper tout le sein.

Voilà où en sont les choses.

Ce n'est pas sur ma route de m'attarder à ces questions si difficiles de la pathologie.

Mais c'est bien mon devoir d'indiquer des malentendus qui me
paraissent menaçants.

Ce que tel chirurgien nomme déjà carcinome, un autre, en
accord avec le « verba valent usu », ne l'appelle pas encore carcinome et en tous cas ne le classe pas parmi les carcinomes cliniques,
c'est-à-dire ne le compte pas parmi les cas opérés pour carcinome. Voilà pourquoi la statistique de carcinome du sein de von
Bergmann, qui n'a rapport qu'à des carcinomes francs et très apparents, ne peut être comparée avec celle de Halsted qui lui fait une
opération complète, c'est-à-dire même avec curage du creux supraclaviculaire dans des cas où la plupart de ses aides ne peuvent
même pas trouver le moindre symptôme d'un cancer (Halsted,
Annals of Surgery, 1907, 2, 13 et 14). Et ces deux statistiques sont
encore moins comparables, lorsque nous savons que celle de von
Bergmann contient plusieurs de ces carcinomes antiques du temps
passé (*Langenbeck's Archiv*, 64, 552), tandis que Halsted au contraire
ne rayait de sa statistique pas moins de 65 cas, parce que pendant
l'opération, on s'apercevait qu'une extirpation complète était impossible. Rien qu'en apportant une correction dans ce sens, le chiffre
de pourcentage des guérisons chez Halsted baisse de 35 à 26, donc
beaucoup au-dessous de celui de von Bergmann. (Voyez pour
d'autres objections ma communication au Congrès international de
chirurgie à Bruxelles, 1908, compte rendu 1,257). Les résultats de
Halsted me semblent donc plaider plutôt contre que pour ces très
grandes opérations précoces (voyez aussi les résultats de Dollinger,
obtenus par le procédé Halsted avec 24 p. 100 de guérisons durables;
Compte rendu du Congrès de Bruxelles, 1,248, et *Archives générales
de chirurgie*, 1909, p. 1006).

A présent, après cette observation, examinons la question de la
largeur désirable de l'exérèse. Il va de soi qu'il est naturel d'opérer
de plus en plus largement tant que des récidives se présentent
encore, du moins aussi longtemps que les dangers de l'opération et
la mutilation[1] ne nous posent pas de limites, car même dans la sup-

1. Pour ce qui concerne la mutilation, l'œdème du bras après le curage
de l'aisselle, voir les discussions de l'American surgical Association de 1907,

position que quelques parties cancéreuses restées dans la plaie sont susceptibles de guérir spontanément, on préférera pourtant les extirper d'un coup.

Néanmoins il est permis de supposer que ce raisonnement puisse être inexact. Admettons pour plus de simplicité qu'il y ait deux espèces de carcinomes, une espèce bénigne et une espèce maligne, rigoureusement limitées; les tumeurs bénignes gardent toujours une croissance locale très restreinte et ne causent jamais de métastases; les tumeurs malignes, lorsqu'elles sont cliniquement reconnaissables, ont déjà percé de si longues ramifications et causé des métastases à si grande distance, qu'aucune opération, si large fût-elle, ne pourrait plus enlever tout le carcinome. Ceci supposé, il est clair que l'on obtiendrait également la guérison ou la récidive, l'opération fût-elle restreinte ou large, et qu'il serait donc préférable de se borner à une opération restreinte.

Pourtant le problème n'est pas si simple. Sans aucun doute il y a toute une série d'espèces intermédiaires entre le cancer le plus bénin et le cancer le plus malin. Mais ce qui serait possible c'est que ce qu'on aurait gagné d'un côté au prix d'une large opération, fût perdu de l'autre, parce que la trop grande intervention aurait paralysé les moyens de défense de l'organisme. Car ne sommes-nous pas arrivés à la conclusion que la guérison des cancers malins doit être considérée moins comme une guérison réelle que comme une récidive retardée indéfiniment; on se souvient de la division que nous avons donnée des récidives en récidives immédiates et en récidives tardives, où des cellules cancéreuses sont maîtrisées par l'organisme pour un temps plus ou moins long. Alors, à ce point de vue, nous ne pouvons jamais trop veiller à ménager la résistance de chaque malade opéré d'un cancer.

Ici il importe de mentionner encore les récidives nommées « par greffe ».

Peu de mois après l'opération, — dans les cas de carcinome à marche lente, le fait se produit bien entendu plus tard, — il se présente dans et autour de la cicatrice, à la surface et dans la profondeur, de

---

Semaine médicale, 1907, 458. Quant à la mortalité, on trouve encore 15 morts sur 416 opérations faites de 1894 à 1904 dans le Massachusset's Hospital : 6 morts de pneumonie, 4 morts de shock et de perte de sang et 3 morts d'infection septique. *Annals of Surgery*, 1907, 2, 21.

multiples nodules de carcinome, qui ont l'apparence de s'être tous développés par greffe dans la surface même de la plaie faite par l'opération.

Pour plusieurs cas, par exemple la greffe de la paroi abdominale après l'extirpation d'un cancer intra-abdominal, cette explication est tout à fait suffisante.

Pourtant si pendant l'opération le carcinome, c'est-à-dire la tumeur, n'a pas été ouverte, on voit quelquefois encore se former de ces remarquables nodules, alors d'autant plus remarquables, puisque dans ces conditions on ne peut se figurer que ce soient vraiment des greffes de la tumeur excisée. C'est pour cela qu'on fait la supposition que ces récidives locales multiples sont causées par la lymphe, qui, chargée de cellules cancéreuses, fut exprimée des tissus environnants au moment de l'opération ; c'est que ces cellules ont trouvé dans la plaie opératoire un terrain de culture favorable.

De cette manière on explique pourquoi il se forme bien une récidive dans l'aire même de la plaie, mais pas une à plus grande distance, d'où cette lymphe venait.

Le cas de M. Potherat, dans lequel une telle récidive, comme par greffe, ne s'est montrée que vingt-trois ans après l'opération, fait supposer encore qu'il est possible que ces germes cancéreux après leur greffe dans la plaie, soient maîtrisés de nouveau par les tissus environnants et y restent latents jusqu'à nouvel ordre.

Connaissons-nous des moyens pour tâcher de prévenir ces récidives par greffe ?

On conseille parfois de traiter à ciel ouvert après cautérisation superficielle, toute plaie opératoire après extirpation du cancer. Ce serait vraiment le moyen le plus rationnel si la greffe venait de l'extérieur, c'est-à-dire de la tumeur elle-même.

Au contraire, dans la supposition que la greffe est causée par la lymphe de reflux, il faudrait condamner rigoureusement tout maltraitement de la plaie, parce que les moyens de défense en seraient encore diminués.

De plus, dans cette supposition on peut se figurer qu'un état de collapsus de plus longue durée ait de l'influence sur le développement de la greffe. Quelques jours, quelques heures même de libre développement des cellules cancéreuses, retournées dans la plaie, suffisent peut-être pour décider de leur survie. Il se pourrait aussi que dans les autres parties du corps et surtout dans la proximité de la plaie, le traumatisme de l'opération rende le terrain plus favorable pour le développement des germes néoplasiques ; et plus favorable après une grande opération qu'après une opération moins importante. En tous cas les récidives dites par greffe, localisées dans l'aire de la plaie, nous donnent à fortement penser que la diminution locale et temporaire de la résistance des tissus n'en soit la cause.

Et alors plus la plaie sera large, et plus ces récidives seront à craindre.

Mais c'est encore la même chose en ce qui regarde les métastases. Plus la résistance générale est diminuée et plus les métastases sont à craindre.

Certes, la statistique de Greifswald est remarquable sur ce point. (Joerss, *Deutsche Zeitschrift für Chirurgie*, 1896, 44).

Jusqu'en 1890, 42 p. 100 des opérées n'avaient pas de récidive locale. En 1890 fut introduit le procédé de Heidenhain, c'est-à-dire l'extirpation régulière du fascia pectoralis et alors, après 1890, 60 p. 100 des opérés n'eurent pas de récidive locale. Mais à cause du plus grand nombre des métastases à distance, le chiffre de ceux qui restaient guéris baissait de 30 p. 100 avant 1890, à 29 p. 100 après 1890.

M. Mauclaire (cité par Fidelin, *Archives générales de chirurgie*, 1909-1000) a constaté l'opinion que depuis les exéréses larges les récidives à distance sont plus fréquentes (récidives gastriques, utérines, métastases osseuses ou cutanées très éloignées).

Mais ces avertissements de ne pas exagérer la largeur de l'opération, je les donne avec grande réserve. Le principe qu'il faut faire l'opération aussi large que possible sans trop grande perte de sang et de temps, n'est que trop rationnel.

Cependant tout ce que nous avons exposé spécialement pour le cancer du sein, prend plus d'importance en délibérant s'il y a utilité dans l'extension de l'opération du carcinome de l'utérus selon le procédé de Wertheim, extension qui fait accroître de 10 à 30 p. 100 la mortalité causée par les suites directes de l'opération. Comme je ne pratique pas moi-même d'opérations gynécologiques, je crois devoir m'abstenir d'un jugement sur ce problème technique si compliqué et encore plus embarrassant eu égard aux considérations théoriques ci-dessus. Je résume mes conclusions :

1° Dans la période de maladie chronique, qui tend vers un état précarcinomateux, les extirpations des organes doivent être faites aussi souvent que possible et assez largement, chaque fois que cela peut se faire sans danger appréciable et sans une mutilation gênante. Ceci s'applique surtout à la mamelle et à l'utérus, mais aussi à la glande prostatique, à la vésicule biliaire et à l'ulcère du pylore.

2° Le pronostic de l'opération du cancer est dominé surtout par l'espèce du cancer et en second lieu seulement par le temps de l'opération.

La tendance rationnelle d'élargir de plus en plus la largeur de l'exérèse, doit être soumise à une critique sévère.

Résumé.

An der Hand der neueren Arbeiten wird die Unsicherheit der Vorhersage jeder Krebsoperation sowohl in Betracht der histologischen als der klinischen Formen des Krebses hervorgehoben. Die Schnellheit des Wachsthums, wie beim Medullärkrebs, und die weite Verbreitung, wie beim langsam wachsenden Scirrhus, werden als nicht ganz verchiedene Ausserungen der Bösartigkeit nebeneinauder gestellt.

Die Heilungsprocesse, welche bei jedem Krebse anatomisch wie klinisch nachweisbar sind, sollen mehr Beachtung finden. Bei jedem Krebse wird nicht ganz ohne Erfolg vom Organismus Kampf geliefert; in sehr einzelnen Fällen wird der Krebs spontan ganz überwunden; mehrmals werden nach lokal-unvollständigen Operationen lokale Heilungen, dann und wann auch vollständige Heilungen erzielt.

Latenz der zurückgebliebenen Krebsheime für mehrere Jahre, wahrscheinlich in derselben Art wie Bacterien von einem festen Bindegewebskapsel umschlossen, ist keine Seltenheit. Vermeinte Heilungen lassen sich oft als verspätete Recidiven kennen; aber dann giebt es auch unter den geheilt bleibenden Fällen gewiss mehrere, wo Krebskeime schon vor der Operation metastasierten, aber entweder ganz überwunden oder mit Bindegewebe umwachsen und zur Latenz gebracht wurden. Wenn also die Wekskraft des Körpers auch bei dem Krebse eine grosse Rolle spielt, dann fragt es sich ob die sehr ausgiebigen Operationen am Ende nicht mehr schaden als nützen.

Jeder Krebs hat seine eigene Art, welche, wenn Recidiv folgt , vor und nach der Operation dieselbe ist. Auch nach langjähriger Latenz zeigt das Recidiv eines bösen Krebses, sofort dieselbe Bösartigkeit.

Die grössere Zahl der wirklichen Heilungen werden erreicht bei gutartigen Krebsen. Die Mehrzahl der Brustkrebse, wohl 70 0/0, sind so bösartig, dass schon bei der frühesten Erkennung selbst durch die grösste Operation keine Heilung mehr möglich ist.

Referring to the recent investigations, the author points out the incertitude in the prognosis of any operation for cancer, as well in regard to the anatomical as to the clinical forms. The rapid growth ot the medullary cancer and the large extension of the slow-growing scirrhus are compared as two different signs of malignity.

In every cancer there can be seen the marks of the struggle of the organism against the neoplastic cells. In rare cases the cancer is conquered by the resistance of the organism alone; in some cases there is success, though the operation itself has been incomplete. Supposed cures prove often to be only delayed retuns; but then latency of cancer-germs, left behind at the operation and afterwards probably encapsulated, waiting thus for a more prosperous time, must be of common occurrence. When freed, these germs prove to possess still the old malignity, though they may have been imprisoned during a good many years.

Every cancer has its own course as well after a failed operation as before. The cures are for the greater part obtained only in cases of more benignant cancer. It is more the sort of cancer than the time of operation that decides the success. The greater part of the breast-cancers, nearly 70 0/0, have such a great malignity that as they give sufficient warnings, they prove to be incurable even by the largest operation.

Contesting the usefulness of large operations, the author believes it disputable that the later fashion of operating is doing more harm than good, because these very large operations paralise for a longer time as well the general resistance of the wound and, if this be only for some hours more, thereby favours the inoculation of cancer-germs, refluxed with the lymphe.

ENSEIGNEMENT PROFESSIONNEL COMPLÉMENTAIRE
ET ÉDUCATION DU PUBLIC

Par M. Ch. MONOD

Professeur agrégé à la Faculté de médecine de Paris.

L'Association Internationale pour l'Étude du Cancer me demande de vous présenter quelques considérations sur l'intérêt qu'il y aurait, dans la lutte entreprise contre le cancer, à *compléter l'enseignement professionnel du médecin* et à *faire l'éducation du public.*

Il n'est pas besoin de beaucoup de paroles pour montrer l'utilité des efforts qui seraient faits dans cette double direction. Ils auraient pour résultat d'obtenir que le cancer fût reconnu et combattu en temps opportun, alors que, dans la grande majorité des cas, on intervient trop tard.

De ce fait, dont les conséquences sont désastreuses, deux parties sont responsables : le médecin et le malade — le médecin qui, par ignorance ou par légèreté, n'a pas su au moment propice prendre les décisions nécessaires ; — le malade qui tarde à demander avis, ou qui s'adresse à des incompétents ou bien encore qui refuse l'intervention proposée.

ENSEIGNEMENT COMPLÉMENTAIRE DU MÉDECIN.

J'ai parlé du médecin ignorant. Je veux croire qu'il n'existe pas.

Mais combien nombreux, par contre, sont les négligents, les trop pressés, ceux que les nécessités d'une clientèle surabondante entraînent à des examens superficiels et à une thérapeutique sommaire, purement symptomatique ! N'arrive-t-il pas trop souvent, dans ces conditions, que l'on parle d'hémorroïdes alors que le toucher permettrait de reconnaître un cancer du rectum ; de « retour d'âge » alors que le spéculum ou le doigt décéleraient un cancer de col au début ; de gastrite, de dyspepsie banale, de constipation opiniâtre, alors que ces troubles du tube digestif ne sont que les premiers phénomènes d'un néoplasme de l'estomac ou de l'intestin ; d'hématurie essentielle et sans importance, alors que le pissement sanguin dépend d'un cancer de la vessie ou du rein... j'en passe et des plus affligeants.

Mais est-il besoin pour corriger ces mauvaises mœurs médicales d'un véritable enseignement complémentaire? Ne suffit-il pas de rappeler à ces confrères coupables — je répète le mot — les règles de la saine clinique, dont le médecin digne de ce nom ne devrait en aucune circonstance se départir? Elles se résument à ceci : ne jamais quitter le malade auprès duquel on est appelé sans avoir posé un diagnostic ferme ou, si cela n'est pas possible, sans avoir du moins procédé à un examen vraiment complet.

Je ne puis guère préciser davantage dans cette note nécessairement sommaire.

Il est cependant certaines notions concernant la prophylaxie du cancer, son diagnostic précoce et, par suite, son traitement en temps utile, qui, toutes connues qu'elles soient, sont bonnes à rappeler.

Je ne ferai que signaler en passant, au point de vue de la prophylaxie du cancer, les tentatives faites pour couper le mal à sa racine par voie d'immunisation. Ces recherches, qui ont abouti à quelques résultats chez les animaux, sont encore sans application pratique chez l'homme [1]. Souhaitons que les communications que suscitera le présent Congrès nous apportent une note moins décourageante.

Mais n'est-il pas des individus prédisposés au cancer qu'il serait utile de surveiller de plus près que d'autres?

Ces prédispositions existent certainement. Elles sont générales et locales.

Parmi les premières, figure en tête la prédisposition dite héréditaire. Je sais bien que l'hérédité du cancer est aujourd'hui sérieusement contestée [2]. Je me garde d'aborder cette question délicate. Je

1. Voyez P. Menetrier. Art. CANCER in *Nouveau traité de médecine et de thérapeutique* de Gilbert et Thoinot, Paris, 1908-9, p. 591.

2. Voyez P. Menetrier. *Le Cancer, trav. cité*, p. 501 et suiv. — R. Ledoux-Lebard. Rapport sur la question de l'hérédité du cancer. *Bull. de l'Associat. fr. pour l'étude du cancer*, séance du 16 novembre 1908, I, 92-112. — M. Guillot (du Havre). Le problème de l'hérédité cancéreuse en Normandie, *Ibid.*, 112-120. — R. de Bovis. L'hérédité en tant que facteur étiologique du cancer. *La Semaine médicale*, 22 juin 1910, p. 289-292. — A. H. Collomb. *De l'Hérédité cancéreuse.* Th·

me contente de dire que, en pratique, le médecin, quelle que soit son opinion scientifique sur ce point controversé, doit considérer le cancer comme pouvant être héréditaire, c'est-à-dire compter parmi les suspects tout malade à manifestation de nature douteuse, ayant dans son ascendance un cas de cancer avéré.

Il va sans dire — et j'y reviendrai dans un instant — que ce sentiment le médecin le gardera pour lui; qu'au malade il tiendra un tout autre langage, faisant bénéficier celui-ci de l'opinion inverse, partagée d'ailleurs par les meilleurs esprits.

Suspects aussi, comme le montrait récemment le professeur Hochenegg, d'après quelques cas personnels [1], ceux qui ont été antérieurement atteints et opérés de cancer — non pas seulement à cause d'une récidive locale possible, mais parce que, par une sorte de véritable prédisposition, ils sont plus que d'autres exposés au développement d'une affection semblable de siège tout différent.

Que dirai-je de ce que l'on pourrait appeler des prédispositions acquises, de l'influence que les conditions extérieures de milieu ou encore le mode d'alimentation peuvent avoir pour provoquer ou faciliter l'apparition du mal — maisons à cancer [2], habitation dans de s lieux humides [3], contagion possible [4], aliments défectueux ou incorrectement préparés [5], l'exercice de certaines professions [6], etc., questions d'ordre encore purement scientifique dont le praticien averti, soucieux de ne laisser échapper aucun indice pouvant l'aider à dépister à temps l'ennemi caché, devra cependant, en quelque mesure, tenir compte [7].

de Lyon, juillet 1910, in-8°, 54 p. — Duroux et M. Malègue (de Lyon). *La Province médicale*, 15 juillet 1910, p. 313-314.

1. J. Hochenegg. Notwendigkeit prophylaktischer Massnahmen bei erwiesener Karzinomdisposition. *Antritts-Rede anlässlich der Uebernahme der II. chir. Klin. zu Wien am 13 mai 1904.* Vienne, 1904, p. 16-27.

2. Juillerat. Les maisons à cancer de Paris. *Bull. de l'Assoc. fr. pour l'étude du cancer*, séance du 21 février 1910, III, 61-66. — Cf. Menetrier. Le Cancer, *trav. cité*, p. 507 (ind. bibl.).

3. Haviland in Menetrier. Le Cancer, *trav. cité*, p. 500. — M. Foucault (de Fontainebleau). Étude statistique sur la mortalité cancéreuse. Rapport par Ch. Perier. *Bull. de l'Acad. de médec.*, 1904, 3ᵉ sér., LI, 449-455. — K. Kolb. *Der Einfluss von Boden und Haus auf die Häufigkeit des Krebses nach Detailuntersuchungen in Bayern.* Munich, 1904, 146 p., mit 9 Karten-skizzen.

4. Cf. P. Menetrier. Le Cancer, *trav. cité*, p. 507.

5. C. B. Keetly. The prevention of cancer regarded as a practical question ripe for solution. *The Lancet*, 1906, 993-995.

6. R. Behla. Krebs und Tuberkulose in beruflicher Beziehung. *Medizinalstatistsche Nachrichten*, Berlin, 1910, Hft I, 114-248, avec 20 tabl. et 12 graphiques.

7. On consultera avec intérêt, à ces divers points de vue, le travail ci-dessus

Mieux démontrées sont les prédispositions locales.

Et tout d'abord les états morbides précancéreux dont nos savants collègues Menetrier et Darier, dans deux remarquables communications faites, en 1908, à notre Association [1], se sont efforcés d'établir scientifiquement l'existence — sous bénéfice des réserves d'ordre théorique présentées par Pierre Delbet [2].

Pour Menetrier « le cancer n'est pas une forme morbide primitive, mais un aboutissant d'états pathologiques multiples, antérieurs et préparatoires ».

Le fait paraît démontré pour la leucoplasie bucco-linguale, comme aussi pour certains papillomes cutanés, pour les nævi, pour les adénomes glandulaires (ceux du sein en particulier), pour les poly-adénomes gastriques, pour l'ulcère simple de l'estomac, etc.

Bien plus, toute lésion inflammatoire chronique, toute irritation locale, mécanique, chimique ou physique — ulcérations ou ulcères divers, anciens trajets fistuleux, dermites professionnelles — semble pouvoir être le point de départ d'une prolifération qui, par des degrés insensibles, peut aboutir au cancer.

D'où cette conclusion pratique, pour les médecins de famille, que toute manifestation chronique locale doit être prise en sérieuse considération, surtout dans la seconde moitié de la vie ; guérie si possible, fût-ce au prix d'une intervention chirurgicale ; en tout cas, surveillée de près et opérée au moindre signe de modification offensive, quelque peu importante que la lésion ait paru jusqu'alors.

Menetrier écrivait que « dans une certaine mesure, on peut dire que toute tumeur bénigne enlevée est un cancer possible guéri [3] ». Avec la même réserve, on pourrait donner à ce précepte une plus grande extension en l'appliquant à tout processus pathologique local, quels que soient son siège et sa nature [4].

cité de Behla, dans lequel l'auteur, en s'appuyant sur de nombreux relevés statistiques, étudie l'action que les circonstances extérieures et en particulier les professions peuvent avoir pour favoriser le développement du cancer.

1. P. Menetrier. Des états morbides précancéreux et de la formation du cancer à leurs dépens. *Bull. de l'Associat. fr. pour l'étude du Cancer*, 1908, I, 29-57. — J. Darier. Des affections précancéreuses de la peau et des muqueuses. *Ibid.*, 59-71.

2. Pierre Delbet. Remarques sur les états précancéreux et leur traitement. *Ibid.*, 71-76.

3. P. Menetrier. Le Cancer, *trav. cité*, p. 589.

4. Cf. L. Longuet (de Rouen). Chirurgie préventive de l'épithéliome appendiculaire et de l'épithéliome mammaire. *Progrès méd.*, 1907, XXIII, 67.

Gardons-nous cependant de toute exagération. Il ne peut d'ailleurs s'agir ici que d'indications très générales. En fait, médecin et chirurgien sauront et devront, en toute science et toute conscience, ne conseiller l'intervention que si elle leur paraît vraiment indiquée.

Je n'ai envisagé jusqu'ici que les états précancéreux. Faisons un pas de plus. Supposons le médecin en présence non d'une affection évidemment bénigne dont la transformation en cancer est possible, mais d'une lésion mal précisée qui est peut-être néoplasique.

Quels sont les moyens dont il dispose pour asseoir son diagnostic?

On sait les tentatives faites pour découvrir quelque réaction biologique qui permettrait d'affirmer l'existence d'un cancer caché ou incertain — tentatives jusqu'ici toutes infructueuses [1].

Nous ne sommes pas cependant, pour ces cas obscurs, complètement désarmés.

La biopsie sous ses diverses formes est depuis longtemps, à cet égard, une précieuse ressource. Peut-être n'y a-t-on pas assez souvent recours.

Et je ne parle pas seulement ici des cas les plus simples, du prélèvement au bistouri ou aux ciseaux d'un fragment de tumeur suspecte, ou encore de l'ablation avec un trocart emporte-pièce ou avec l'aiguille coupante de Tuffier [2] d'un débris de tissu suffisant pour que l'étude sous le microscope puisse en être faite — mais aussi de l'analyse minutieuse des produits de sécrétion et d'excrétion des organes ou des tissus malades — ou encore des examens de raclage d'une plaie ulcéreuse ou du curettage d'une cavité.

Je songe en particulier, pour ce dernier point, à l'examen histologique des curettages utérins [3] auquel le Dr A. Pettit a consacré un important travail.

1. Voyez cependant : Ascoli et Isar. Die Meiostagminreaktion bei bösartigen Geschwülsten. *Münch. Med. Wochens.*, 1910, 22 févr., n° 8, p. 403-405.

2. Th. Tuffier et A. Mauté. La ponction exploratrice des tumeurs solides. *Presse méd.*, 1907, 690.

3. Qu'il me soit permis à ce sujet de rapporter un fait personnel à la fois démonstratif et bien encourageant. J'ai eu l'occasion d'opérer par hystérectomie vaginale, à la demande de mon ami le professeur Bar, une dame, ayant d'ailleurs toutes les apparences de la santé et ne présentant au col aucune lésion appréciable, chez laquelle l'étude microscopique des produits d'un curettage, fait antérieurement pour des métrorragies répétées, avait établi l'existence d'un cancer intra-utérin. Sur l'organe enlevé, le Dr Macaigne, alors mon chef de laboratoire, reconnut qu'il s'agissait bien d'un carcinome épithélial de la muqueuse, mais ayant déjà envahi le muscle utérin. L'opération est du 8 mai 1900. La

Des renseignements importants peuvent être également fournis par l'examen des crachats surtout des crachats sanglants qui coïncident parfois avec l'expulsion de fragments de tissu néoplasique, comme dans un cas publié par Menetrier[1]; par celui du liquide de ponction d'épanchements pleurétiques ou péritonéaux, comme dans un autre cas de même auteur[2]; par celui des urines sanglantes qui peuvent aussi renfermer des cellules révélatrices d'un cancer de la vessie, des uretères ou du rein (Menetrier)[3].

Dans le même ordre d'idées, le conseil a été donné, non sans raison, de savoir se décider dans certains cas douteux de néoplasme gastrique ou intestinal, à pratiquer une laparotomie exploratrice, — l'intervention — sans danger, d'ailleurs, lorsqu'elle se borne à l'ouverture du ventre — étant poussée plus loin si elle conduit à la découverte d'une lésion qui puisse être enlevée dans de bonnes conditions.

En somme, on pourrait dire que pour le médecin la crainte du cancer est le commencement de la sagesse. Préoccupation intime, personnelle, bien entendu, dont il ne laissera rien paraître à son malade. « Y penser toujours et n'en parler jamais »... à moins qu'on ne puisse parler à bon escient et que le moment soit venu d'imposer un parti définitif.

Tels sont les faits et les idées dont il importerait de répandre la connaissance dans le monde médical.

Il ne faut guère compter pour cela sur l'enseignement didactique dans les facultés et écoles de médecine. La jeunesse né prêterait pas au reste à ces avertissements une oreille assez attentive. C'est aux médecins déjà aux prises avec les difficultés et les angoisses de la pratique que la bonne parole doit être portée — soit dans ces excellents cours de vacances dont le nombre va se multipliant, destinés à

---

malade est aujourd'hui, plus de dix ans plus tard, vivante et bien portante. Sans la précaution prise par M. Bar de faire examiner les débris obtenus par le curettage, cette opération précoce, et par suite vraiment efficace, n'eût certainement pas été pratiquée. — A. Pettit. *Le diagnostic histologique des curettages utérins.* Thèse de Paris, 1900-1, n° 112, 120 p., 4 pl.

1. P. Menetrier. Cancer primitif du poumon. *Bull. de la Soc. anatom.*, 1886, 4e sér., XI, 643.

2. P. Menetrier. Kystes multiloculaires des ovaires; généralisation; productions secondaires dans l'estomac, le péritoine et la plèvre; pleurésie hémorragique cancéreuse. *Comm. à la Soc. clin.; France médic.*, 1886, I, 37 et 50.

3. Menetrier. Le Cancer, *trav. cité*, p. 138.

compléter l'éducation professionnelle des praticiens à une époque de
l'année où ils disposent de quelques loisirs, soit en de courts
opuscules à eux spécialement adressés.

Un important mouvement en ce sens s'est dessiné, dans ces
derniers temps, en Allemagne, — à propos de la campagne entreprise contre le cancer de l'utérus, — à l'instigation de Winter qui le
premier, croyons-nous, a engagé la lutte d'une façon pratique.[1]
Pour ce qui est en particulier des instructions à donner aux médecins, Winter adressait à tous ceux de sa région (Prusse orientale)
une brochure qui pourrait servir de modèle pour toute entreprise
de même genre [2].

Et ce n'est pas aux médecins seulement qu'il fait appel mais aussi
sages-femmes. Mieux vaudrait assurément pour celles-ci obtenir
qu'elles ne donnent aux femmes aucun soin en dehors de la grossesse ou de l'accouchement; mais comme il sera sans doute toujours
impossible de s'opposer à ce véritable exercice illégal de la médecine, comme toujours aussi il y aura des malades qui s'adresseront de
préférence aux sages-femmes, adjurons du moins celles-ci d'envoyer
aussitôt au médecin toute malade venant à elles avec un écoulement
vaginal suspect. C'est le thème que Winter développe en une plaquette, adressée aussi à toutes les sages-femmes de la Prusse orientale [3].

En Angleterre, la *British medical Association* mettait dans sa
session de 1907, la question à son ordre du jour en 1908, nommait
une commission qui rédigea un appel aux médecins et un appel aux
sages-femmes et aux *Nures*, en vue d'obtenir le diagnostic précoce
du cancer de l'utérus. De son côté la *Central midwives Board*, la

---

1. G. Winter. *Die Bekämpfung des Uteruskrebses. Ein Wort an alle Krebsope-
rateure.* Broch. in-8°, 76 p., Stuttgart, 1904, F. Enke édit.
   Voyez aussi : Stratz, *Die rechtzeitige Erkennung der Uteruskrebses. Ein Wort
an alle praktischen Aerzte.* |Broch. in-8°, 54 p., 25 fig. et 1 pl. col., Stuttgart,
1904, F. Enke, édit. — N.-P. Ernst. La lutte contre le cancer de l'utérus. *Comm.
à la Soc. de gynéc. et d'obstétrique de Copenhague,* Ugeskr. f. Laeger, 1905, n° 2/3,
p. 211 (en danois). — Grimoud. *La lutte contre le cancer de l'utérus; état actuel
de la question.* Paris, 1906, in-8°, 295 p., Maloine, édit. — M. Lance. Le diagnostic
précoce du cancer de l'utérus. *Gaz. d. Hôpit.,* 1910, 16 juin, n° 68, 983-985.
   2. Cette brochure est reproduite en entier dans le travail ci-dessus cité de
Winter (p. 19-32).
   3. Le texte de cette plaquette est aussi reproduit dans le travail de Winter
(p. 37-40) — Voyez aussi : Soli. *Du rôle des sages-femmes dans la lutte contre le
cancer,* anal. in *Clinique gynécologique de Turin,* 1910.

même année, publiait un avis analogue adressé aux sages-femmes tiré à 25 000 exemplaires [1].

Depuis, le débat s'est élargi. Ce n'est plus le cancer de l'utérus qui est seul visé, mais le cancer en général, quel que soit son siège.

Est-il besoin de rappeler, à cet égard, la remarquable thèse de notre collègue Ledoux-Lebard sur *La lutte contre le cancer* [2], où la question est traitée sous toutes ses faces et dont on ne saurait trop recommander la lecture — et le travail de Keetly sur *La prévention du cancer*, paru en Angleterre vers la même époque [3].

Ces importants mémoires ont provoqué l'apparition en France et à l'étranger d'un grand nombre de travaux analogues, de valeur d'ailleurs inégale, dont nous nous contentons de donner ci-dessous l'énumération, sans doute très incomplète [4].

Nous attirons en particulier l'attention, au point de vue où nous nous plaçons ici, sur la *Notice* rédigée par le D^r Ch. Willems (de Bruxelles), à la demande de la *Commission nationale belge du Cancer* et approuvée par elle [5]. Après avoir établi que le cancer est curable, le Dr Willems rappelle en quelques mots, pour les organes les plus

1. Le texte de ces trois documents est reproduit *in extenso* dans un article de Cuthbert Lockyer (the treatment of Cancer uteri. *The Practitionner*, 1910, n° 1, 74, 77, 81 et 82). Voyez aussi : Lewers. *Cancer of the uterus, its diagnosiis and treatment*. Londres 1910, 1 vol. in-8°, 3 pl. en coul., 51 fig. Lewis and C°, édit.

2. R. Ledoux-Lebard. *La lutte contre le cancer*. Broch. in-8°, 104 p., Paris, 1906, Masson, édit.

3. C.-B. Keetly. *The prevention of cancer and its relation to that of some other diseases and calamities*. Broch. in-8°, 40 p., Londres, 1907.

4. P. Kubinyi. Prophylaxie des maladies cancéreuses dans les états civilisés. *Gynæcologia*, Budapest, 1906, 165-184 (en hongrois). — R. Millon. La lutte contre le cancer. *Rev. intern. de méd. et de chir.*, 1906, XVII, 384-386. — R. Tesson. La lutte contre le cancer. *Arch. méd. d'Angers*, 1906, X, 353-364. — E. Ash. The prevention of cancer. *Med. Times and Hosp. Gaz.*, 1907, XXXV, 700. — P. Desfosses. La lutte contre le cancer, *Presse méd.*, 1906, XIV, annexes, 757-759. — R. Bell. The pathogenesis and therapeutics of cancer. *New York med. Record*, 13 oct. 1906. — Du même. The approaching conquest of cancer. *Même recueil*, 1907, LXXI, 253-261 et *Med. Times and Hosp. Gaz.*, Londres, 1907, XXV, 14-17. — J. Bravo y Coronado. La lutte contre le cancer. *Siglo medico*, Madrid, LIV, 22-26 (en espagnol). — J. Jaworski. La lutte contre le cancer. *Kron. Lek.*, Varsovie, 1907, XXVIII, 385-392 (en polonais). — Mc Graw. The prophylaxis of cancer. *Detroit med. J.*, 1908, XXII, 294-310. — A.-M. Perez. État de la lutte contre le cancer. *Rev. de med. y cir. pract.*, Madrid, LXXXII, 209-213 (en espagnol). — J.-M. Wainright. The campaign against cancer. *Penn. med. J.*, Athens, Pa., 1909, XII, 924-930. — Jacobs. La lutte contre le cancer. *Progrès méd. belge*, Bruxelles, 1909, XI, 137-141.

5. Ch. Willems. *Notice sur le cancer*. Publicat. de la Commission nationale du Cancer au Ministère de l'Intérieur (Service de Santé et d'Hygiène. Bruxelles, 1909, broch. in-8°, 11 p.

fréquemment atteints — peau, lèvres, langue, larynx, sein, estomac, intestin, rectum, rein, vessie, utérus — les signes qui caractérisent le mal à son début.

Cette brochure d'une dizaine de pages a dû, par les soins de l'Administration du Service de Santé, être adressée à tous les médecins belges. Je souhaiterais que, sous une forme ou sous une autre, elle fût aussi parmi nous très largement répandue.

Ces publications concernent surtout le diagnostic précoce et l'opération rapide du cancer. L'accord sur ce point est universel. Mais combien en pratique ce but idéal est-il difficile à atteindre!

Ledoux-Lebard rappelle que, pour parer en partie à ces difficultés, Boas[1] (de Berlin) a proposé de créer des *stations d'examen pour les sujets suspects du cancer*. Je ne sais si cette idée a été mise à exécution. Elle méritait, du moins, d'être signalée à nouveau.

Bref, de toutes parts et partout l'attention des médecins est mise en éveil. Inexcusables seraient aujourd'hui eeux qui dans leur sphère et suivant leur capacité ne sauraient ou ne voudraient prendre part à la vigoureuse campagne ouverte contre le cancer.

Voyons maintenant dans quelle mesure et par quels moyens, au même effet, l'*éducation du public* peut ou doit être faite.

ÉDUCATION DU PUBLIC.

Une question préalable se pose. Jusqu'à quel point est-il opportun d'éclairer les non-malades sur le danger qu'ils courent? Ne sera-ce pas créer chez beaucoup la hantise d'une affection, fréquente assurément, mais à laquelle, heureusement pour l'humanité, la plupart échapperont?

La réponse n'est pas douteuse. Le péril n'est pas certain, cela est vrai, mais il suffit qu'il existe et, surtout, que combattu à temps il puisse être conjuré, pour qu'il importe d'avertir ceux qu'il peut menacer. Si cet avertissement est discret, donné de façon non à susciter de fausses terreurs, mais simplement à amener les gens à s'occuper de leur santé, nul n'y pourra contredire.

Aussi bien, ceux à qui nous avons à nous adresser se groupent-ils

---

1. J. Boas, Ueber Untersuchungsstationen für Krebsverdächtige, *Deuts. mediz. Wochens.*, 1902, 798, et Ledoux-Lebard, *trav. cité*, p. 86.

en deux catégories, ceux qui savent, qui du moins songent à l'avenir qui leur est réservé ; ceux qui ne savent pas, qui du moins demeurent en ce qui regarde leur santé future dans la plus complète insouciance.

Les premiers se rencontrent surtout parmi les intellectuels, parmi ceux qui, de par la tendance moderne à la vulgarisation scientifique et particulièrement à la diffusion de notions médicales, superficielles et mal comprises, se découvrent facilement des maux qui n'existent pas et se créent des soucis purement imaginaires. Et combien plus, en matière de cancer, s'ils se connaissent à un degré quelconque un cancéreux dans leur famille [1]. Ils ignorent, ces pseudo-savants, que le dogme de l'hérédité du cancer est aujourd'hui, comme je le disais il y a un instant, fortement battu en brèche. Cette hérédité est pour eux certaine et ils se croient fatalement voués à la terrible maladie.

Pour gens de cette espèce un enseignement préventif, mettant en lumière les signes prémonitoires de cancer serait évidemment fâcheux ; il ne pourrait qu'augmenter le trouble de leur esprit. Il est bien certain au reste que ceux-là sauront recourir au médecin à la moindre alerte.

De tels malades sont l'exception. Légion, au contraire, sont les ignorants et les indifférents dont l'éducation doit être faite. Mais encore faut-il, comme je le disais, y apporter mesure et discrétion.

Il suffit au reste de faire pénétrer dans les esprits quelques notions bien simples.

Et tout d'abord celle-ci que, contrairement à l'opinion courante, le cancer est une maladie curable ; qu'il est au début une lésion locale qui peut être complètement enlevée ; mais, d'autre part, que cette période favorable est courte ; qu'il importe donc de reconnaître le mal dès son apparition [2].

1. Je voyais, ce dernier hiver, entrer dans mon cabinet une dame jeune encore, resplendissante de santé, ne se plaignant d'ailleurs d'aucun trouble physique ou fonctionnel quelconque. Mais sa mère était morte d'un cancer utérin, et, elle venait me demander si je ne pourrais découvrir chez elle en quelque point du corps et particulièrement du côté de l'utérus un indice si faible qu'il fût permettant de supposer que l'affection qu'elle devait fatalement tenir de sa mère n'était pas en évolution ou en germe. Je pus heureusement la rassurer, ajoutant, par surcroît, que l'hérédité de cancer n'était pas vérité aussi démontrée qu'elle semblait le penser.

2. Cette manière de voir a été particulièrement mise en relief dans ces derniers temps. Voyez entre beaucoup d'autres publications :

A. W. Mayo Robson. The Bradshawlecture on the treatment of cancer. *Brit. med. J.*, 3 déc. 1904. — C. Willems. Le cancer est curable s'il est reconnu et opéré

A cet effet, sans entrer dans le détail de la symptomatologie du cancer des divers organes ou régions, on se bornerait à exhorter hommes et femmes à tenir leur corps en bon état, à ne pas se désintéresser de telle petite plaie d'apparence insignifiante, de tel « bobo » qui tarde à guérir; à ne pas laisser s'éterniser des écoulements muqueux ou purulents, se renouveler des hémorragies, s'accentuer quelque saillie anormale, etc., sans consulter non la commère voisine, ni le charlatan du coin, mais le médecin, seul compétent; à ne pas attendre pour cela que « ça fasse mal » ou que l'état général soit atteint, les maux les plus graves pouvant évoluer un certain temps sans douleur et sans altérer la santé.

En somme, combattre une idée fausse — ou qui doit, du moins en pratique, être considérée comme fausse — l'hérédité du cancer; montrer que le moindre trouble de santé, pour peu qu'il se prolonge, vaut que l'on s'en occupe; et, enfin, si l'on parle de cancer, affirmer qu'une opération complète et faite à temps·peut procurer une guérison définitive — à ces quelques termes doit selon nous se borner l'éducation du public.

Le jour où ces vérités seront suffisamment répandues, la lutte contre le cancer aura fait un grand pas.

Et que l'on ne se laisse pas arrêter par la crainte de créer la phobie du cancer. Assurément le mot devra souvent être prononcé. Il vaut presque mieux qu'il le soit, ne fût-ce que pour souligner l'importance des conseils donnés.

Mais ceux-ci ne dépassent pas, on l'a vu, les bornes d'une hygiène rigoureuse. Que demandons-nous en somme, sinon la prise au sérieux du vieux dicton, *mens sana in corpore sano*, c'est-à-dire se mettre l'esprit en repos en veillant à l'intégrité du corps?

A quoi bon en dire plus? Pourquoi, comme pour la tuberculose, parler de contagion ou d'inoculation possibles, — ou encore de l'influence peut-être nocive de certains aliments? Il s'agit là de points encore mal connus, dont le médecin, je l'ai dit, peut en quelque mesure tenir compte dans les avis à donner à ses clients, mais dont il est vraiment inutile d'entretenir ceux-ci.

Reste à savoir par quels moyens ces notions doivent être mises à la portée du public.

à temps. *Presse méd. belge*, 1909, 967-975. — C. Childe. *The control of a scourge; or how cancer is curable*. Broch. in-8°, Londres, 1910, Methuen, édit.

Pour fixer les idées à cet égard, il m'a semblé que nous pourrions chercher à nous rendre compte de ce qui a été fait, dans une voie parallèle, par la Société dite de *Préservation contre la tuberculose* avec ce sous-titre, dans l'espèce particulièrement suggestif : *Education populaire.*

J'ai obtenu sur ce point de l'actif et bienveillant secrétaire général de cette société, le Dr Weill-Mantou, tous les renseignements désirables.

Il ne s'agit évidemment pas, la situation étant différente, d'une imitation servile,

La Société de préservation contre la tuberculose nè craint pas, par exemple, de s'adresser aux jeunes enfants, cherchant à obtenir que les idées défendues par elle trouvent place dans les programmes d'étude des écoles primaires. Nous ne pouvons songer à faire de même. Le cancer n'est heureusement pas, à de rares exceptions près, une maladie de l'enfance, et les principes d'hygiène qu'il est bon d'inculquer dès le premier âge ne peuvent guère être enseignés dans les écoles sous la rubrique cancer.

Il en est autrement pour l'enseignement secondaire. Il y aurait assurément avantage à ce que, dans les lycées, jeunes hommes et jeunes filles, pussent acquérir sur le cancer, comme sur la tuberculose, quelques notions pratiques. Cet enseignement donné à des jeunes gens, qui apprendraient en même temps que nul danger ne les menace actuellement, ne risquerait pas de faire naître des craintes imaginaires. Ils emporteraient seulement avec eux quelques idées justes sur l'hygiène et sur l'état de santé parfaite dans lequel le corps doit être maintenu — idées dont, plus tard, au cours de la vie, ils pourraient, à l'occasion, faire utile application.

On a justement fait remarquer qu'il importait tout particulièrement d'avertir les jeunes filles, dès le début de la vie génitale, que tout trouble de la menstruation, tout écoulement vaginal méritent attention.

Il ne faut pas, cependant, pas plus pour le cancer que pour la tuberculose, compter, comme me le faisait remarquer M. Weill-Mantou, que l'on tirera grand profit de ce mode de pénétration du public. Les programmes sont si chargés, les maîtres sont en matière d'hygiène ou de notions médicales souvent si incompétents, que l'enseignement dans l'école restera sans doute longtemps encore sans action véritable.

C'est en dehors de l'école, après elle, sur les adultes déjà engagés dans la vie, que l'effort doit surtout porter — et cela, croyons-nous, de trois façons principales : par des conférences, par des brochures, par des articles dans la grande presse.

L'exemple nous vient encore ici de l'Allemagne. Winter[1] et, après lui, Runge[2] n'ont pas craint, pour le cancer de l'utérus, de s'adresser directement aux femmes dans des conférences, publiées ensuite en brochures, largement distribuées. Le sujet était assurément délicat à traiter ; il semble qu'il l'ait été à souhait.

Runge a eu, de plus, l'idée d'ajouter à sa brochure quelques feuillets faciles à détacher où, en une courte page, il résume les instructions pratiques qui découlent de son exposé de la question. Il exhorte ses lectrices à répandre ces feuillets autour d'elles, parmi les femmes du peuple, ouvrières, domestiques, journalières, etc., en ville et surtout à la campagne, où toutes les idées fausses trouvent si facilement créance[3].

Winter a eu la preuve que de tels efforts ne restent pas stériles : quatre fois il a opéré de cancer utérin tout à fait au début des malades reconnaissant n'avoir eu idée de prendre avis médical qu'après lecture de son appel.

1. L'adresse de Winter aux femmes : *Ueber die Gefahren des Unterleibskrebses ; Ein Mahnwort an die Frauenwelt*, est reproduite dans le travail déjà cité de cet auteur (p. 49-60).

2. M. Runge. *Der Krebs der Gebärmutter ; Ein Mahnwort an die Frauenwelt.* Berlin, 1905, 22 p.

3. Fritz Müller (de Königsberg) a récemment publié (*Münch. med. Wochens.*, 1910, 24 mai, n° 21, p. 1127) le texte d'une carte qu'il distribue dans sa clientèle — le même texte étant imprimé au verso des fiches d'identité qu'emportent avec elles toutes les malades de sa policlinique. Je le reproduis ci-dessous à titre de renseignement :

Avis.

Les troubles se rattachant au cancer de la matrice qui doivent décider une femme à se faire de suite examiner par un médecin sont :

1. *Des hémorragies irrégulières* surtout à l'époque de la ménopause et après cessation des règles.

2. *Des hémorragies survenant après rapports conjugaux.*

3. *Des écoulements d'eau rousse*, plus ou moins mélangés de sang et de pus, et de mauvaise odeur.

4. Les douleurs peuvent au début manquer ou être très faibles.

Le cancer de la matrice est curable, mais seulement par une opération, lorsque l'intéressée est soignée en temps opportun, c'est-à-dire le plus tôt possible.

Il a pu d'autre part constater que, dans la Prusse orientale, grâce à l'action exercée tant sur les médecins que sur les malades, le nombre des femmes atteintes de cancer reconnu opérable de l'utérus a augmenté, au cours d'une année, dans une proportion de 62 à 74 p. 100[1].

Pour le cancer en général — en dehors de quelques articles parus, en Angleterre et en Amérique, dans les journaux médicaux et s'adressant par suite à un public restreint[2] — je ne connais, en vue de l'éducation du public par voie d'imprimés, que le *projet d'avertissement au public* dont Pierre Delbet[3] a donné lecture dans u ne des premières séances de l'Association française pour l'Étude du cancer — projet qui n'a encore été suivi d'aucune mesure pratique — et l'initiative prise par Dollinger (de Buda-Pest) qui doit avoir eu des imitateurs[4]. Dollinger fait remettre à tout malade se présentant à son hôpital ou à sa clinique une circulaire où sont exposés les dangers de la temporisation, les avantages de l'opération précoce, les signes du cancer dans les divers organes, la sottise de ceux qui perdent un temps précieux à courir après les charlatans.

En France nous possédons, mais pour la tuberculose seulement, une brochure vraiment populaire du Dr Weill-Mantou, dont il importe ici de signaler le succès — plus de cent mille exemplaires distribués à ce jour. C'est une série de conversations dialoguées entre M. *Quicé* et M. *Sépas*, où l'histoire sommaire de la tuberculose

---

1. Pour le cancer en général, les statistiques communiquées au Congrès de la Soc. int. de Chirurgie tenues à Bruxelles en 1908, auraient, d'après Ch. Willems (trav. cité, p. 5), établi sans conteste les progrès réalisés de ces dernières années au point de vue de la survie postopératoire. Pour le cancer de la face et des lèvres la proportion des guérisons durables (guérisons constatées au bout de trois ans), se serait élevée de 28 à 65 et même à 80 p. 100; pour le rectum de 15 à 30 et même à 50 p. 100; pour le sein de 4 à 40 et même à 48 p. 100; pour la langue, où la récidive était la règle, cette proportion atteindrait 10, 11, 14 et même 30 p. 100.

2. C. Childe. The educational aspect of the cancer question. *Brit. med. J.*, 1907, II, 135-138. — C. M. Echols. Popular enlightenment of the cancer problem. *Milwaukee M. J.*, 1908, XVI, 357-360. — Leigh. Education of the public on the cancer problem. *Virginia M. Semi-monthly*, 1909-10, XIV, 469-471.

3. Pierre Delbet, Projet d'avertissement au public; reproduit *in* Dauthuile : *Contribution à l'Étude du Cancer*, th. Lille, 1908, in-8°, 125 p., 1 plan dépl., cf. p. 99-105, et *Journ, de vulgarisation des Sc. médicales.* Delbet a fait aussi une conférence sur la lutte contre le cancer, à la polyclinique H. de Rothschild.

4. J. Dollinger, *Aufforderung....* Je ne connais cette circulaire que par une analyse parue dans le *J. of the amer. med. Assoc.*, 1907, XLVIII, 1148.

et les moyens de s'en préserver sont exposés sous une forme à la fois claire et plaisante [1]. Pourquoi ne ferait-on pas pour le cancer un opuscule du même genre, bien propre à répandre dans les masses les idées que nous voudrions y faire pénétrer ?

L'initiative pourrait être prise par les conseils supérieurs d'hygiène des divers pays. Le conseil impérial de santé, en Allemagne, a fait établir pour diverses maladies évitables ou qu'il importe de reconnaître en temps utile — alcoolisme, diphtérie, typhus, dysenterie, ver solitaire, trichine, etc... des feuilles d'avis, que leur bon marché permet de répandre à profusion [2]. Je ne sache pas qu'il en existe pour le cancer; mais cette lacune sera sans doute bientôt comblée. On pourrait, me semble-t-il, faire quelque chose de semblable chez nous et ailleurs [2].

C'est dans cette voie du moins — tracts, brochures populaires, conférences faites dans le grand public ou dans les milieux ouvriers — qu'il serait possible et utile de s'engager [3].

J'ai parlé aussi d'articles dans les revues et dans les journaux non médicaux. Je ne connais en ce genre que le remarquable travail de M. Burnet, paru dans la *Revue de Paris* en 1906 [4]. Il y aurait lieu d'en provoquer de semblables. Nos grands journaux politiques possèdent tous des rédacteurs scientifiques, médecins pour la plupart, qui consentiraient, sans doute, dans les articles de vulgarisation dont ils sont chargés, à parler parfois du cancer, envisagé au point de vue de la défense sociale. Ces articles écrits d'une plume alerte et compétente, très goûtés du public, contribueraient pour une grande part au succès de la campagne engagée contre le cancer.

La Société de préservation contre la tuberculose a encore recours à de petits moyens que je dois signaler en terminant — brefs appels qu'elle fait afficher dans les lieux publics, gares et

1. J. Weill-Mantou. *Les dix conversations de Quicé et Sépas (dialogues populaires sur la tuberculose).* 2e tirage revu et corrigé, Paris, 1908, Soc. de préserv. contre la tuberculose, 33, rue Lafayette.

2. Ces feuilles d'avis (Merkblätter) sont vendues à raison de 5 Pf. l'exemplaire, de 3 M le cent et de 25 M le mille, ce qui les met à environ 5 et 3 centimes l'un.

3. On a vu plus haut qu'en Belgique le service de Santé et d'Hygiène par l'organe de la Commission nationale du Cancer a, pour le cancer fait paraître une *Notice sur le Cancer*, due à la plume autorisée de Willems, qui répond en partie au vœu que nous exprimons ici. Mais cette brochure s'adresse aux médecins seulement.

4. Et. Burnet, Le Cancer, *Rev. de Paris*, 1906, n° 2, 15 janvier, 225-250.

chemins de fer, écoles, mairies, salles de consultations des hôpitaux, etc., qui font partie des « dix commandements » de l'hygiène antituberculeuse : *Ne crache jamais par terre*; *Ne balaye jamais à sec*; *Fais bouillir ton lait*; *Fais désinfecter l'appartement dans lequel tu entres*; *N'achète rien d'occasion qui ne soit désinfecté*, etc. Y aurait-il lieu pour nous de faire quelque chose d'analogue? La question serait à étudier.

Aussi bien les diverses propositions que je viens de formuler auraient-elles toutes besoin d'être revues et mûries. Il conviendrait même, me semble-t-il, qu'une commission composée d'hommes compétents choisis par votre bureau, fût chargée, après avoir pris connaissance de tout ce qui a pu être fait en ce sens dans les divers pays civilisés, de nous apporter un plan précis de conduite.

Ce qui est certain c'est qu'il y a quelque chose à faire. L'augmentation constante des cas de mort par cancer[1] nous impose le devoir, toute fausse sentimentalité mise de côté, d'informer le public, en le conviant du même coup à lutter avec nous contre le fléau. Médecins et malades doivent unir leurs efforts pour le combattre. Sans doute il ne sera jamais vaincu. Cherchons du moins à diminuer le nombre de ses victimes. Nous aurons ainsi bien mérité à la fois de la science et de l'humanité.

1. Dans une récente communication faite à la session annuelle de la *Soc. de médecine de New-York* (The duty of the medical profession towars the woman with cancer, *Medic. Record*, 1910, LXXVII, n° 6, p. 251), le Dr W. B. Chase (de Brooklyn), montre que les statistiques établissent que 1 femme sur 11 succombe au cancer — ce chiffre atteignant 1 sur 9 pour celles qui ont dépassé l'âge de trente-cinq ans.

Lance dans un article que nous avons déjà eu occasion de citer (*Gaz. des Hôpitaux*, 1910, n° 68, p. 983) rappelle, pour le cancer de l'utérus en particulier, que sa fréquence serait 4 fois plus grande en Angleterre aujourd'hui qu'il y a 40 ans (Roger Williams); que sur 6 236 femmes examinées par Weyenberg, en Belgique, 66 (10,6 p. 100) étaient atteintes du cancer utérin; qu'en Allemagne il meurt chaque année plus de 2 600 femmes du cancer de l'utérus (Oürrhsen).

UEBER FORTBILDUNG DER AERZTE
UND VOLKSAUFKLÄRUNG

VON

Professor Dr. G. WINTER, Königsberg i. Pr.

Der Erfolg einer Behandlung des Krebses hängt in erster Linie von der Ausbreitung desselben ab. So lange sich der Krebs nur am Ort seiner primären Entstehung findet, sind die Chancen für die Dauerheilung desselben nicht schlecht; sie sinken, wenn das Gebiet der regionären Lymphdrüsen ergriffen ist, und sie verschwinden, wenn er sich auf dem Wege der Blutgefässe generalisiert hat. Diese Erfahrung gilt vor allem für die operative Behandlung; sie gilt in gleicher Weise für die Heilungsversuche mit Electricität Bestrahlung und chemischen Mitteln, und sie wird auch ihre Geltung behalten, wenn wir dereinst befähigt sind mit spezifischen Gegenmitteln den Krebs zu bekämpfen.

Für alle Zeiten wird es deshalb unser Bestreben sein müssen, den Krebs so früh als möglich einer erfolgreichen Behandlung zuzuführen. Jeder Arzt, welcher sich mit der Behandlung des Krebses befasst weiss wie unendlich weit wir von diesem Ideal entfernt sind und macht bei der erdrückenden Ueberzahl seiner Kranken die Erfahrung, dass seine weitgehendsten Heilversuche keinen oder nur einen vorübergehenden Erfolg haben, weil seine Hilfe zu spät in Anspruch genommen ist.

Und warum das? Wer, wie ich es bei jedem Krebs seit zwei Jahrzehnten getan habe, sich die Mühe nimmt, die Gründe festzustellen, warum der Krebskranke den nach unseren heutigen Anschauungen einzig richtigen Weg zum Operateur so spät angetreten hat, wird erstaunen über die Fülle derselben. Wie eine Mauer türmen sich die Hindernisse zwischen dem Kranken und seinem Retter. Zunächst liegen sie im Inneren des Kranken selbst.

Es dauert oft lange bis der Kranke überhaupt erkennt, dass etwas von den normalen Funktionen abweicht, und noch länger bis er es der Beachtung für wert hält-Dann kommt der dem ärztlichen Wirken stets hinderliche menschliche Optimismus, welcher eine baldige, spontane Besserung hofft, oft noch begleitet von einer religiös gefärbten Schikung in das Unvermeidliche. Wird der Kranke endlich mit sich selbst fertig, so stösst er auf denselben Optimismus bei Bekannten, denen er sein Leid klagt-Nimmt er nun endlich den Weg zum sachverständigen Ratgeber, so ist er noch lange nicht seiner Rettung sicher. Die Erfahrung hat leider ergeben, dass auch das sachgemässe, staatlich geprüfte, Heilpersonal, sowohl in Gestalt des niederen, z. B. Hebammen, als auch des ärztlichen, leider oft versagt und das nicht etwa deshalb, weil alles menschliche Erkennen eine Grenze hat, sondern oft in unverständlicher Nichtbeachtung allgemein bekannter Tatsachen. Unkenntnis, noch häufiger Nachlässigkeit und leider auch Fahrlässigkeit seitens des offiziellen Heilpersonals haben mancher Krebskranken ihr Ende bereitet. Krebskranke, welche an einer unterlassenen Operation sterben, sind viel zahlreicher, als die Opfer der Operation selbst.

Die ganze Zukunft unserer Krebstherapie, in erster Linie der operativen, hängt von der Ueberwindung dieser Hindernisse ab.

Als eine Idealforderung muss man es hinstellen, dass ein Krebskranker, sobald er die ihm verdächtig erscheinenden Funktionsstörungen bemerkt, unverzüglich einen ärztlichen Ratgeber aufsucht, dass dieser mit allen ihm zu Gebote stehenden Mitteln die Diagnose auf ein krebsartiges Leiden richtig stellt und den Kranken sofort zum Operateur schickt. Wenn man alle, auch bei diesem schnellen Gang mitwirkenden Verzögerungen in Rechnung setzt, z. B. das verspätete Erkennen der bestehenden Krankheitserscheinungen, der Entschluss zur Konsultation, Verzögerung in der Diagnosenstellung, z. B. durch mikroskopische Untersuchung; häusliche Vorbereitung zur Operation, Verzögerung des Eingriffs im Krankenhause, so muss man als eine Idealforderung hinstellen, *dass der Kranke spätestens einen Monat nach dem Auftreten der ersten Symptome operiert sein muss.* Damit würde unendlich viel,, aber nicht alles erreicht sein. Der Zeitraum zwischen dem Beginn der anatomischen Entwickelung bis zum ersten Auftreten der

Symptome wird immer ungenützt bleiben müssen, wenigstens bei den an inneren Organen sich enwicke lnden Krebsen. Ein grosser Unterschied in der Heilungschance wird demnach stets bestehen bleiben müssen zwischen den unter dem Auge sich entwickelnden Krebsen, z. B. denen der Haut oder den nach aussen Symptome erzeugenden, z. B. des Uterus und Mastdarms und den in den Tiefen innerer Organe entstehenden, z. B. Hirn, Lunge, Darm, Eierstock.

Wenn demnach eine Frühoperation für einzelne Krebse fast unmöglich zu sein scheint, so kann man doch die Idealforderung, dass zum mindesten ein Monat nach dem Auftreten der ersten Symptome der Krebs beseitigt ist, für die Mehrzahl der Krebse gelten lassen, vo allem für die Krebse der Haut, der Mundhöhle, des Kehlkopfes, der Mamma und des Uterus. Die Erfüllung dieser Forderung hängt nun von zwei Vorbedingungen ab:

1° dass der Kranke die Symptome des Krebsleidens bemerkt, beachtet und für wichtig genug hält, sich sachgemässen Rat zu erbitten;

2° dass der Ratgeber (am besten der Arzt) genügende Kenntnisse von den Frühsymptomen des Krebsleidens besitzt, bei den auf Krebs verdächtigen Fällen mit allen ihm zu Gebote stehenden Mitteln die richtige Diagnose stellt und alle als Krebs erkannten Fälle rechtzeitig dem Operateur überweist.

Keine dieser Vorbedingungen weder bei den Kranken, noch bei dem Arzt ist in einer dem Ernst der Sache entsprechenden Vollkommenheit genügt, und da es deren viele sind, so wird nicht häufig ein Krebs operiert werden, wo nicht diese oder jene eine Verzögerung bereitet hat.

Die Forderung, welche man im Interesse einer Frühoperation stellen muss, liegt auf der Hand :

Ausbildung der Aerzte und

Volksaufklärung

sind die Mittel, welche uns dem Ziel nahe führen können.

Wie sind dieselben zu gestalten?

Ehe ich die Forderungen für die sachgemässe Ausbildung der Aerzte auseinandersetze, muss ich auf Grund unserer Erfahrung feststellen, welche Fehler derselben die Erreichung unserer Idealforderung bis jetzt gehindert haben.

Der Anfang des fehlerhaften Verhaltens liegt in der falschen
Bewertung der Symptome, welche ihm der Kranke klagt. Ebenso
wie der Kranke neigt auch er dazu dieselben für einfache Funktionsstörungen zu halten ohne an die allerdings viel entfernter
liegende Möglichkeit eines Krebses als Ursache derselben zu
denken. So z. B. werden die unregelmässigen Genital-blutungen
für Störung der Menstruation oder des Klimakteriums, die Mast-
darmblutungen für Hämorrhoidalblutungen, Symptome des Kehl-
kopfkrebses für chronische Laryngitis oder Lähmungen gehalten
und dementsprechend behandelt. Da nun die Frühsymptome des
Krebses sich von einfachen Funktionsstörungen in der Tat kaum
unterscheiden, so wird der Arzt, welcher nur aus Symptomen
diagnostiziert, niemals vor Fehlern sicher sein. Die Diagnose aus
den Symptomen in Verbindung mit einem gewissen Optimismus
in der Bewertung derselben ist einer der grössten Fehler, welcher
namentlich in der Hand alter, viel beschäftigter und zur Bequem-
lichkeit neigender Aerzte den krebskranken Frauen zum Unglück
gerät.

Ein weiterer sehr verhängnissvoller Fehler der konsultierenden
Aerzte liegt in der Unzulänglichkeit ihrer diagnostischen Methoden.
Da ein Krebs aus Symptomen niemals sicher zu diagnostizieren ist,
so müssen die erkrankten Organe zum wenigsten untersucht
werden. Wie ungenügend dieser doch selbstverständlichen Forderung in der Praxis entsprochen wird, will ich für den Uteruskrebs auf Grund meiner Erfahrungen feststellen :

1891 stellte ich am Berliner Material fest, dass 32 0/0 also 1/3
der konsultierten Aerzte die krebskranken Frauen nicht untersucht
hatte.

1902 stellte ich am Königsberger Material fest, dass 14 0/0
denselben Fehler begangen hatten und diese seitdem an den
verschiedensten Stellen ausgeführten Nachuntersuchungen haben
ergeben, dass allerorten 10-15 0/0 der Aerzte dieser Grundforde-
rung jeder Diagnose nicht genügt haben. Die Gründe für diese
Unterlassungssünde hier auseinanderzusetzen würde zu viel Zeit
in Anspruch nehmen; ich verweise auf meine Schrift : « Die
Bekämpfung des Uteruskrebses. »

Einfache Digitaluntersuchungen sind nun im allgemeinen noch
die Domäne des praktischen Arztes; handelt es sich aber um die

Anwendung komplizierterer Untersuchungsmethoden z. B. der verschiedenen Spiegel-und Beleuchtungsmethoden oder gar um die mikroskopische Untersuchung excidirter Partikel, so wird immer häufiger unterlassen, was zur Klarstellung der Diagnose nötig ist. Das grösste Hinderniss für die Diagnose ist aber die Einholung spzialistischen Rates; der Unlust dazu ist manche Kranke zum Opfer gefallen. Nur derjenige Arzt, welcher alle diagnostischen Methoden von der einfachen Palpation bis zur mikroskopischen Untersuchung anzuwenden gewillt und befähigt ist, kann seine Aufgabe in dem Kampf gegen den Krebs richtig erfüllen.

Selbst nach der vollständigen Sicherung der Diagnose ist die Möglichkeit des ärztlichen Fehlens nicht ausgeschlossen. Jetzt liegt sie auf dem Gebiet der Behandlung. Die Tatsache, dass der Krebs heute nur durch eine Operation sicher heilbar ist, ist kaum Gemeingut aller Aerzte; selbst wenn wir von den, Outsidern absehen, welche durch Naturheilmethoden heilen wollen, sind Aerzte nicht selten, welche an der operativen Heilbarkeit des Krebses überhaupt zweifeln oder wegen der Gefahr des Eingriffs unschädliche Methoden z. B. Röntgen und Radiumbestrahlung, Electricität vorziehen. Die nicht operative Behandlung operabler Fälle hat viel Menschenleben gekostet.

Auch durch eine gewisse Langsamkeit seiner Eingriffe und Anordnungen kann der Arzt viel schaden. Nicht allein richtig, sondern schnell gegeben und schnell befolgt müssen seine Ratschläge sein. Der Kranke ist ohnehin in allem langsam, nur der Druck des Arztes beflügelt seine Schritte.

Die sachgemässe und schnelle Abwickelung dieses diagnostischen Ganges hängt nicht allein von den Kenntnissen, sondern auch von dem Charakter des Arztes ab. Manches Schlimme in dem Verhalten des Arztes soll unausgesprochen bleiben; dass aber Ernst, Sorgfalt und Gewissenhaftigkeit unabweisliche ethische Forderungen fü die Erreichung unseres Ziels sind, muss nachdrücklich betont werden.

Aus der Aufzählung der Fehler, welche die tägliche Erfahrung in dem Verhalten des Arztes gelehrt hat, ergibt sich schon die Forderung, welche man an ihn für die Bekämpfung des Krebses erheben muss von selbst. Ich kann aber nicht darauf verzichten sie im einzelnen aufzuführen und zu begründen.

Der Arzt muss zunächst durchdrungen sein von der Ueberzeugung, dass heute der Krebs nur dauernd geheilt werden kann durch eine Operation, und dass keine andere Behandlung im Stande ist, denselben Erfolg zu erzielen. Er muss wissen, dass ein Dauererfolg der Operation nur dann erreicht werden kann, wenn der Krebs in seinen frühesten Stadien derselben unterworfen wird. Sein Axiom muss sein, dass Frühoperation ohne Frühdiagnose unmöglich ist, und dass letztere in erster Linie von seinem eigenen Verhalten abhängig ist. Der Arzt muss wissen und stets beherzigen, dass die Diagnose des Krebses aus Symptomen unmöglich ist, weil der Krebs keine pathognomonischen Erscheinungen macht. Einzelne Symptome des Uteruskrebses, d. s. Blutungen nach der Cohabitation und Blutungen in der Menopause erregen wohl den höchsten Verdacht auf Krebs, sichern aber nicht die Diagnose. Die Diagnose erwächst nur aus einer genauen Untersuchung des erkrankten Organs. Zu den diagnostischen Methoden gehört in erster Linie die Palpation, z. B. der weiblichen Genitalien, des Mastdarms, der Abdominalorgane; ferner bei allen in Höhlen sich entwickelnden Carcinomen, die Besichtigung derselben mittelst Specula; die Anwendung der Genital-und Mastdarmspecula, der Laryngoskopie, der Cystoskopie ist ein unbedingtes Erfordernis für jeden Arzt. Wer eine dieser technischen Methoden nicht beherrscht, muss einen Facharzt konsultieren. Wenn diese einfachen Methoden eine sichere Diagnose nicht ermöglichen, so muss die mikroskopische Untersuchung des erkrankten Gewebes vorgenommen werden. Die Beschaffung desselben ist nicht immer leicht; während die Ausschabung des Uterus und die Excision aus dem Collum von jedem Arzt unschwer erlernt werden kann, ebenso wie die in der Mundhöhle, verlangt die Excision aus dem Kehlkopf meist einen Spezialisten. Die histologische Untersuchung der Gewebspartikel stellt schon grössere Anforderungen. Wenn die Deutung eines typischen Bildes auch von jedem modernen Arzt verlangt werden kann, gibt es doch bei allen Organen, namentlich beim Uterus, Uebergangsbilder zwischen malign und benign, deren richtige Deutung dem Arzt nicht immer möglich sein wird. Hier müssen die pathologischen Institute, Untersuchngsstationen, klinische Laboratorien helfen. Wenn der Arzt mit Hilfe seiner Methoden zu einer sicheren Diagnose nicht zu kommen vermag, so muss er einen erfahrenen Facharzt oder die Klinik zu Rate ziehen. Der diagnostische Gang des Carcinoms durch alle Stadien bis schliesslich zur Konsultation des entscheidenden Ratgebers muss so sicher sein, dass kein Zweifel bei der Deutung des Leidens bleibt. « Krebs oder Nicht Krebs », ein anderes Urteil darf es nicht geben.

Mit der Stellung der Diagnose ist die Aufgabe des Arztes nicht erledigt. Er soll jetzt den Rat zur sofortigen Operation geben und durch seine Autorität die schleunigste Befolgung desselben zu erreichen suchen. Er soll die Furcht vor der Operation bekämpfen und alle persönlichen und sachlichen Einwände gegen dieselbe beseitigen. Seine Aufgabe ist erst beendigt, wenn die Kranke beim Operateur ist. Die Tätigkeit des Arztes in der Bekämpfung des Krebses ist eine ausserordentlich wichtige und umfangreiche. Die ganze chirurgische Therapie versagt, ohne seine Mithilfe.

In welcher Weise soll nun der Arzt für diese Aufgabe befähigt werden?

In allererster Linie wird der klinische Unterricht dazu berufen sein, dem Arzt das für diesen Kampf nötige Rüstzeug zu geben. Der Chirurg, der Internist, der Gynäkologe, kurz jeder Lehrer einer Disziplin, welcher überhaupt mit Krebsen zu tun hat, muss in der Frühdiagnose des Krebses eine der vornehmsten Aufgaben seiner Tätigkeit sehen. Die diagnostischen Methoden müssen erläutert, gewürdigt und in ihrem Wert an einschlägigen Fällen demonstriert werden. Vor allem muss die Notwendigkeit der lokalen Untersuchung bei allen krebsverdächtigen Fällen immer wieder betont werden. Der Schüler muss auch schon auf die Schwierigkeiten hingewiesen werden, welche z. B. beim Uteruskrebs der inneren Untersuchung entgegenstehen und muss lernen, wie er dieselben überwindet. Er muss vor allem vor den Nachlässigkeiten, welche die Praxis erzeugt, eindringlich gewarnt werden. Ein besonders wertvolles Material waren mir z. B. immer die Fälle, bei welchen durch eclatante Vernachlässigung oder Fehldiagnosen der Aerzte der Krebs inoperabel geworden war. Um dem jungen Arzt Erfahrung auf den Weg zu geben, müssen alle Krebsfälle, namentlich die Frühfälle, demonstriert und die Differentialdiagnose gegen ähnliche Bilder eingehend besprochen werden (z. B. an der Portio vaginalis gegen Erosionen u. a.). Die Bedeutung der Frühdiagnose für die Symptome muss erläutert und demonstriert werden.

Ferner muss den Aerzten die Ueberzeugung von der Heilbarkeit des Krebses und zwar nur durch eine Operation beigebracht werden an der Hand von Fällen, welche vor vielen Jahren der Operation unterzogen wurden, Warnungen vor unberechtigten Heilversuchen mit äusseren und inneren Mitteln müssen an der Hand von hierdurch verschleppten Fällen erteilt werden. Die Technik der Operation hat für den Arzt wenig Bedeutung, wohl aber die Belehrung über primäre Resultate und Folgezustände der eingreifenden Operationen, damit er aus eigener Ueberzeugung die Scheu des Publikums vor der Operation bekämpfen kann. Der anatomische Unterricht ist nötig, um Vorstellungen über Histologie und Verbreitungswege des Krebses zu schaffen. Noch wichtiger sind die mikroskopisch-diagnostischen Untersuchungskurse; je nach der Bedeutung, welche die histologische Diagnose bei den einzelnen Krebsarten hat, muss dieselbe an den Kliniken ebenfalls gelehrt werden. Da dieselbe in der Gynäkologie eine besonders grosse Rolle spielt, habe ich schon seit Jahren mikroskopisch-diagnostische Kurse in meiner Klinik halten lassen, welche sich stets wachsenden Beifalls erfreuen.

Die Früchte dieses modernen klinischen Unterrichts reifen natürlich langsam; denn die Zahl der Aerzte, welche eines solchen nicht teilhaftig geworden sind, wird noch Jahrzehnte lang in der Ueberzahl sein. Desshalb soll in den z. B. in Deutschland weit verbreiteten Fortbildungskursen, wie sie an den Universitäten und Akademien für Zivil-und Militärärzte gehalten werden, der Unterricht in ähnlicher nach dem Standpunkt des Empfängers etwas modifizierter Weise abgehalten werden; sie werden auch den im modernen Unterricht erzogenen Aerzten eine willkommene Gelegenheit zur Auffrischung verblasster Erinnerungen sein. Persönliche Belehrung und Publizistik seitens der Kliniker wird mithelfen.

Die grosse Zahl der praktischen Aerzte, welche weder modern erzogen, noch Gelegenheit zur Fortbildung suchen oder gehabt haben, würde nun nach wie vor für alle Mitarbeit in der Bekämpfung des Krebses unbrauchbar sein. Dieselbe wird noch lange das Gros der Aerzte überhaupt sein, und nach wie vor würde der Schaden, welcher von diesen ausgeht, unberechenbar sein, wenn man sich der Einwirkung auf diese gänzlich begeben würde. Der Weg zu diesen Ratgebern kann nur in einer direkten Belehrung bestehen und zwar durch eine eigens für sie bestimmte Schrift. Ich habe eine solche Broschüre, welche alle von mir vorher erörterten Gesichtspunkte enthält, im Jahre 1902 verfasst und sie, ca. 800 an der Zahl, an alle Aerzte der Provinz Ostpreussen mit einem entsprechenden Anschreiben versandt. Der Erfolg dieses Unternehmens, welchen ich durch eine genaue Enquête aller bald darauf an meine Klinik und zu den übrigen ostpreussischen Operateuren gelangenden Uteruskrebse festgestellt habe, war ein unerwartet grosser. Kein Arzt hatte durch Unterlassung der inneren Untersuchung den Krebs verschleppt; die mikrsokpische Untersuchung wurde in weitem Umfang angewandt und die Zahl der operablen Fälle hob sich um ein Beträchtliches. Die direkte Einwirkung auf den Arzt der Praxis durch Uebermittelung einer schriftlichen Belehrung muss demnach als ein erfolgreiches Mittel für die Bekämpfung der Gebärmutterkrebses angesehen und eine Verallgemeinerung meines Verfahrens erstrebt werden ; denn beim Krebs anderer Organe, namentlich des Kehlkopfes, der Mamma, des Mastdarms sind die ärztlichen Fehler ganz ähnliche.

Eine solche Broschüre ist in Wien von einem aus der Mitte der K. K. Geselschaft der Aerzte gewählten Carcinom-Komitée verfasst. und durch das Ministerium an alle Aerzte Nieder-Oesterreichs verschickt worden-Hierin muss das Vorbild für weitere Unternehmungen gesehen werden.

Der Erfolg einer solchen Belehrung wird natürlich von der Autorität abhängen, welche der Belehrende bei den Aerzten geniesst. Privatpersonen, selbst von grossem Ansehen, sind nicht dafür geeignet und unterliegen dem Verdacht eigennützigen Vorgehens; selbst offizielle Personen sind davon nicht verschont geblieben. Fachgesellschaften haben immer nur ein beschränktes Ansehen und eine lokale Autorität. Die Stelle, von welcher am meisten Erfolg zu hoffen, ist der Staat in Gestalt seiner obersten Medizinal behörde. In ihrem Schoss wäre eine Schrift belehrenden Inhalts auszuarbeiten und von staatswegen mit einem entspre-

chenden Anschreiben zu versenden. In Ländern, deren Regierung
weniger als in Deutschland für die Gesundheit seiner Bewohner
sorgt, müssten grosse ad hoc gebildete Gesellschaften die Belehrung
der Aerzte in die Hand nehmen.

Ausbildung des niederen Heilpersonals.

Neben den Aerzten tritt das niedere Heilpersonal mit den Kranken
in Berührung; d. s. Heilgehilfen, Krankenpflegerinnen, Schwestern,
Hebammen. Wenn denselben auch vom Staate durch bestimmte
Umgrenzung ihres Arbeistgebietes das Anrecht auf Erkennung
und Behandlung von Krebs nicht zugestanden wird, so wird das
Publikum in Unkenntnis über die Grenzen ihrer Ausbildung doch
nicht selten bei ihnen Hilfe suchen; sie stehen dem Empfinden des
niederen Volkes näher, verlangen geringere Entchädigungen für
ihre Hilfeleistungen und sind meist leichter erreichbar als die
Aerzte. In erster Linie gilt dies von den Hebammen; da dieselben
das Vertrauen von Entbindungen her besitzen, ausserdem weibliche
Ratgeber sind und in jedem Dorf leicht zu haben sind, spielen sie
bei der Frühdiagnose des Uteruskrebses eine grosse Rolle.

Man würde in der Bekämpfung des Uteruskrebses eine Lücke
lassen, wenn man das niedere Heilpersonal ganz ausser Acht
liesse. In Deutschland haben wir nun zwei Kategorien desselben
d. s. das Krankenpflegepersonal (Heilgehilfen, Pflegerinnen,
Schwestern) und Hebammen. Beiden misst der Staat sehr verschiedene Aufgaben zu; erstere werden nur für die Pflege von
Kranken ausgebildet und jede selbständige Untersuchung und
Behandlung seitens derselben ist eine Ueberschreitung ihrer
staatlich begrenzten Funktionen und ev. strafbar. Anders steht
es bei den Hebammen. Natürlich kommt hier nur der Gebärmutterkrebs in Frage; mit diesem werden sie aber im Unterricht
bekannt gemacht und sollen ihn zum wenigsten an den Schwan-
geren und Gebärenden erkennen. Da die Hebammen nun wegen
aller Genitalleiden, namentlich von der Landbevölkerung häufig
um Rat angegangen werden, so wird das Schicksal mancher
Krebskranken von dem Verhalten derselben abhängen. Meine
Erhebungen haben ergeben, dass 10-20 0/0 krebskranker Frauen
sich zuerst an eine Hebamme wandten.

Die Gefahr dieses Schrittes liegt darin, dass die Hebamme bei ihrer immerhin sehr ungenügenden Ausbildung den Krebs nicht erkennt, und das sie aus niederer Geldgier, entgegen ihrer Instruktion, die Kranken in Behandlung nahmen. Ich habe nachweisen können, dass 54 0/0 der Hebammen in dieser Weise verfahren sind. Am sichersten würde man für die Krebskranken sorgen, wenn man die Hebammen gänzlich ausschalten könnte. Die Folge würde aber sein, dass Frauen des platten Landes dann, anstatt dieses ihnen so bequemen Rates, gar keinen oder sehr spät ärztlichen Rat einholten. Deshalb ist es vorteilhafter auf die Hebammen dahin einzuwirken, dass eine Verschleppung durch sie unmöglich wird. Eine richtige Diagnose des Krebses ist nun von einer Hebamme kaum zu erwarten, deshalb soll sie es auch garnicht versuchen, sondern jede Kranke, welche mit gynäkologischen Symptomen zu ihr kommt, sofort zum Arzt schicken, oder um jede Verzögerung zu vermeiden, am besten selbst hinführen. Um ihrem Rat den nötigen Nachdruck zu geben, ist es erwünscht, dass die Hebammen von den krebsverdächtigen Symptomen Kenntnis haben. Ich habe mit den entsprechenden Belehrungen diesen Standpunkt den Hebammen Ostpreussens durch Zusendung eines Flugblattes (c. 1100 Exemplare) beigebracht und habe mich von dem ausgezeichneten Erfolg desselben überzeugen können. Denn die Zahl der unrichtig handelnden Hebammen sank von 54 0/0 *vor*, auf 14 0/0 *nach* dem Flugblatt. Die Unterweisung der Hebammen über ihr Verhalten bei gynäkologischen Krankheiten, insbesondere bei Verdacht auf Krebs hat inerster Linie im Unterricht zu erfolgen. Eine direkte Einwirkung auf alle älteren Hebammen in der Praxis wie bei den Aerzten, erscheint nicht notwendig, da dem Kreisarzt durch die alle drei Jahre stattfindenden Nachprüfungen und den Hebammenlehrern durch die Wiederholungskurse Gelegenheit gegeben wird, alle Hebammen zu beeinflussen, Disziplinarbes trafung bei trotzdem Vorkommenden Verfehlungen würde gewiss erziehend auf das Gros der Hebammen einwirken.

II. — *Volksaufklärung.*

Die alltägliche Erfahrung lehrt, dass Hilfe fast niemals beim Auftreten der ersten Krankheitserscheinungen erbeten wird.

Wenn gefahrdrohende Situationen durch Verletzungen, Vergif-
tungen, beim Eintreten akuter Infektionskrankheiten auftreten,
wird der Helfer meist schnell begehrt; bei allen langsam sich
entwickelnden Krankheiten pflegt viel Zeit ungenutzt zu verstreichen. Der Gründe, dafür sind viele. Zunächst vergeht häufig
Zeit bis der Kranke die Abweichungen von der Norm überhaupt
bemerkt und der Beachtung für wert hält. Indolenz, das Uebermass
täglicher Arbeit und Sorge, Gleichgültigkeit gegen den eigenen
Körper lassen das Bewusstsein einer Krankheit nicht aufkommen,
und wenn es dem Kranken endlich klar wird, so hofft er zunächst
lange auf eine spontane Besserung. Zum Arzt fehlt ihm überdies
oft die Zeit und das Geld; er scheut sich vor seinen Untersuchungen und Operationen. Unsachgemässe Ratgeber, welche ohne
grosse Kosten und Schmerzen Heilung versprechen, sind ihm
häufig lieber. Dieser Zeitverlust wird sich an dem Kranken schwer
rächen, wenn es sich um die Entwickelung ernster Krankheit
handelt und bei keiner mehr als beim Krebs. Da der Krebs, namentlich innerer Organe, stets unter dem Bilde leichter und einfacher
Funktionsstörungen beginnt, so wird nicht leicht ein Kranker
bei den ersten Erscheinungen ärztliche Hilfe erbitten. An dem
Beispiel des Uteruskrebses will ich auf Grund meiner Erfahrungen zeigen, wieviel Zeit die Kranken unnütz verstreichen
lassen.

Von 1062 Frauen mit Uteruskrebs warteten nach dem ersten
Auftreten von Symptomen bis zur Inanspruchnahme sachgemässen Rates :

Bis zu 1. Monat.. 13 0/0.
Länger als 1. Monat.. 30 0/0.
Länger als 1/4 Jahr.. ...... 27 0/0.
Länger als 1/2 Jahr... . 11 0/0.
Länger als 3/4 Jahr.. 2 0/0.
Länger als 1 Jahr........... : .... 7 0/0.

Wenn man der Kranken 1 Monat Zeit lässt für die Beachtung und
ernste Bewertung der Krankheitserscheinungen und für die Ueberwindung aller inneren und äusseren Hindernisse bis zur Inanspruchnahme sachgemässen Rates, so haben 87 0/0 aller krebskranken Frauen ihr Leiden unnötig verschleppt und dami die Unheil-
barkeit ihres Leidens mitverschuldet. Für das Verhalten der
Kranken bei Krebsen anderer Organe liegen keine Zahlen vor; es

ist aber zweifellos, dass es bei einzelnen Krebsarten, z. B. des Mastdarms und der Mamma nicht anders sein wird.

Diese Tatsache zwingt uns dazu, den Kranken durch das Licht der Aufklärung die Möglichkeit zur Erhaltung ihrer gefährdeten Gesundheit zu verschaffen.

Worin soll nun die Volksaufklärung bestehen?

I. Der wichtigste Teil der Volksaufklärung muss *die Bekanntschaft mit den krebsverdächtigen Symptomen und Befunden sein.* Da wir den Idealzustand, dass die Kranken bei jeder, auch einer leichten Gesundheitssörung, sofort ärztliche Hilfe erbitten, niemals erreichen werden, so müssen wir ihn befähigen aus dem Auftreten bestimmter Symptome und Befunde den Verdacht auf die Entwickelung eines Krebses zu schöpfen. Leider beginnt nun der Krebs der meisten Organe mit Symptomen, welche sich von einfachen Funktionsstörungen nicht unterscheiden, so z. B. hat der Krebs des Magendarmkanals, des Ovariums und anderer Abdominalorgane anfangs so unbestimmte Symptome, dass hier eine entsprechende Belehrung fruchtlos wäre; besser steht es schon mit den Krebsen der Harnapparate und des Mastdarms, welche durch Blutabgang mit dem Urin und Stuhlgang allarmieren; besonders günstig steht es mit dem Uteruskrebs, welcher mit so eigenartigen Blutungsformen beginnt, dass von der Kenntnis und Beachtung dieser Erscheinungen eine sehr frühe Inanspruchnahme ärztlichen Rates erwartet werden kann. Für den Uteruskrebs kann ich den Erfolg einer auf Kenntnis dieser krebsverdächtigen Symptome gerichteten Aufklärung schon beweisen. Während vor derselben nur 32 0/0 aller Kranken sich innerhalb des ersten Vierteljahrs nach dem Auftreten der Symptome Rat einholten, hat sich diese Zahl nach meiner Aufklärung auf 57 0/0 gehoben, Neben den krebsverdächtigen Symptomen muss das Publikum über krebsverdächtige Befunde belehrt werden. Verdächtige Knötchen und Geschwüre in der Haut und Mundhöhle, Knoten und Verhärtung an der Brust sollen ebenfalls sofort einem Arzt zur Begutachtung unterbreitet werden. Der Grundgedanke dieser Aufklärung ist der, dass der Kranke die Möglichkeit einer Krebsentwickelung stets im Auge haben soll, wenn Symptome oder

Befunde der genannten Art sich bei ihnen einstellen. Er soll keineswegs durch Furcht vor einem Krebs zu einem beständigen Untersuchen auf Knoten und zu einem argwöhnischen Beobachten aller körperlichen Funktionen veranlasst werden. Er soll nur diese ihm sich darbietenden Störungen beachten und dem Arzt zur Beurteilung vorlegen. Als Folgen der Belehrung über die krebsverdächtigen Symptome und Befunde wird eine gewisse Krebsfurcht nicht zu vermeiden sein; in Bezug auf Mamma und Uterus besteht sie zweifellos heute schon; in Bezug auf den Kehlkopf bestand sie im Jahre 1888 in hohem Masse. Das ist auch kein Unglück; denn der Krebsfurcht verdankt manche Kranke ihr Leben. Die beruhigenden Aussrpüche des vertrauenswürdigen Arztes werden, wenigstens bei vernünftigen Menschen, sie sofort beseitigen; überängstliche, hysterische oder hypochondrische Persone werden nicht immer leicht zu beruhigen sein und dauernde Krebsfurcht kann hier wohl das psychische Wohlbefinden längere Zeit zerstören. Der Nachteil aber einer weiteren krankhaften Idee bei einer psychisch doch nicht gesunden Person ist zu gering im Vergleich zu dem enormen Nutzen der Aufklärung, sodass sie den grossen Wert derselben zu beeinträchtigen nicht imstande ist. Die Aufklärung über die Krebs-Symptome und Befunde ist das wichtigste Hilfsmittel zur Erreichung der Frühdiagnose und Krebsoperation; sie ist wichtiger als die Fortbildung der Aerzte und Hebammen und eine Bekämpfung des Krebses ohne Zuhilfenahme derselben ist von vornerherein aussichtslos.

Die Volksaufklärung muss sich nun aber noch auf andere Dinge erstrecken.

2. *Das Publikum muss von der Heilbarkeit des Krebses überzeugt werden.* — Der Glaube, dass der Krebs unheilbar sei, ist noch vielfach verbreitet und findet durch den schnellen tödlichen Verlauf der nicht rechtzeitig behandelten Fälle täglich neue Nahrung. Die Dauerresultate der Krebsoperation sind leider auch heute noch so ungenügend, dass sie im Publikum ein Vertrauen zu der operativen Heilbarkeit nicht aufkommen lassen. Dementgegen muss darauf hingewiesen werden, dass die Krebsrückfälle überwiegend häufig die Folge verspäteter Hilfeleistung sind, und dass von den Kranken, welche bei dem ersten Auftreten von Symptomen operiert werden, ein grosser Bruchteil dauernd geheilt wird.

3. *Das Publikum muss ferner wissen, dass die Operation heute die einzige Möglichkeit bildet, einen Krebs dauernd zu heilen.* — Bei der grossen Furcht vor ausgedehnten Krebsoperationen ist es begreiflich, dass die Kranken jedem, der ihnen Hilfe ohne Operation verspricht, willig folgen. Die Veröffentlichung von Krebsheilung durch nicht operative Behandlung, Z. B. durch Röntgen-und Radiumstrahlen, Electricität usw-hat, wenn auch der einzelne Erfolg unbestritten ist, sehr grosse Bedenken weil er vom Publikum verallgemeinert wird und Kranke von der Operation zurückhält. Noch gefährlicher wirken die Kurpfuscher, Naturheilkundigen usw., weil sie sich schindelhafter Reclame bedienen und sich auf geheilte Fälle stützen, welche garkein Krebs waren. Allen diesen berechtigten und unberechtigten Heilversuchen gegenüber muss auf das bestimmteste betont werdem, dass allein die Operation einen Krebs zu heilen imstande ist. Um die Furcht vor der Operation zu vermindern, soll das Publikum mit den vorzüglichen Primärresultaten unserer Krebsoperation bekannt gemacht werden und ferner darüber belehrt werden, dass auch die ausgedehntesten Operationen keine Störung des Organismus zurückzulassen pflegen,

4. *Das Publikum muss ferner darüber belehrt werden, wo es sich den sachgemässesten Rat holen kann.* — Obenan stehen die Fachkliniken und die Fachärzte. Die prinzipielle Untersuchung des erkrankten Organs und die sichere Anwendung aller diagnostichen Methoden lassen hier eine Verschleppung als ausgeschlossen erscheinen. Diese Tatsache wird dem Kranken immer mehr vertraut. Nur die Scheu vor dem Massenbetrieb und dem Lehrzweck der Klinik, sowie die Furcht vor den Kosten des Facharztes führen ihn immerwieder zum praktichen Arzt, namentlich, wenn er ihm vertraut ist. Wenn auch der Hausarzt sich bislang seiner Aufgabe in der Frühdiagnose des Krebses keineswegs immer gewachsen gezeigt hat, so soll man das Bestreben des Publikums, sich an den Arzt seines Vertrauens zu wenden, heineswegs untergraben, sondern, nur bestärken. Der Arzt muss aber durch geeignete Belehrung (siehe oben) für seine Aufgabe befähigt werden.)

Anders steht es mit dem niederen Heilpersonal. Nur eine Kategorie desselben, die Hebammen, empfängt eine, sehr beschränkte, Belehrung über die Erkennung des Krebses, welche sie keineswegs befähigt, denselben nur annähernd sicher zu beurteilen. Da die Hebammen aber für ihre Aufgabe bei der Bekämpfung des Krebses durch entsprechende Belehrung zu gewinnen sind, da sie stets durch ihre Vorgesetzten in der Kontrolle zu halten sind, so wird man ihnen die Qualifikation eines halbwegs sachgemässen Beraters in den Augen des Publikums geben dürfen. Anders steht es mit den Schwestern, Heilgehilfen, Pflegern, welche von einer Erkennung des Krebses garnichts verstehen und für eine Mitarbeit bei der heutigen Umgrenzung ihrer Tätigkeit nicht zu gewinnen sind; das Publikum ist von der Inanspruchnahme dieser Personen zurückzuhalten. Noch viel energischer sind die Kranken vor den Kurpfuschern und Naturärzten zu warnen, weil dieselben von dem heutigen Standpunkt der Wissenschaft, d.h. der operativen Heilung des Krebses, sich so sher entfernen, dass jeder Krebskranke, welcher sich an ihre Hilfe wendet, verloren ist. Zu den falschen Ratgebern muss man leider auch die guten Freundinnen und Bekannten rechnen; denn nur selten erhält eine Krebskranke den Rat zur sofortigen Konsultation eines Arztes, sondern wird meistens durch allerhand tröstende und hinhaltende Ratschläge um wertvolle Zeit betrogen. Am sichersten ist die Kranke geborgen, welche ohne viel zu überlegen und zu fragen auf dem schnellsten Wege zum Arzt geht.

Wie soll num die Volksaufklärung bewerkstelligt werden?

Wenn man das Ziel verfolgt, eine *jede* Kranke über die oben erörterten Dinge zu orientieren, muss man zu ungewöhnlichen und weitgehenden Massnahmen greifen. Alle gelegentlichen und weitgehenden Belehrungen durch Hausärzte, öffentliche Vorträge haben einen beschränkten und sehr vorübergehenden Erfolg. Das geschriebene Wort wirkt nachaltiger, denn seine Wirkung kann durch wiederholte Lektüre jeden Augenblick erneuert werden. Der Leserkreis muss natürlich ein möglichst allgemeiner sein. Deshalb kommen in erster Linie die Tagespresse, Familienzeitschriften, Volkskalender, Volksfreunde und andere periodisch erscheinende Blätter in Betracht. Diese Organe müssen ganz nach dem Bildungsgrade des aufzuklärenden Publikums ausgewählt werden. Die grossen Zeitungen finden ihren Weg nur zu den Ganz-und Halbgebildeten; die kleinen Zeitungen (in Preussen die Kreisblätter) beherrschen die kleinen Städte; auf dem Lande kommen wesentlich Kalender in Betracht. In einem Lande, wo, wie in Deutschland, Analphabeten selten sind, gibt es überall einen Weg für das geschriebene Wort.

In Bezug auf den Uteruskrebs liegen über den Modus der Volksaufklärung und über ihren Erfolg schon Erfahrungen vor. Ich selbst habe vor 7 Jahren gleichzeitig in allen grossen Zeitungen Ostpreussens einen aufklärenden Aufsatz erscheinen lassen, welcher einen unerwarteten Erfolg gehabt hat. Ich konnte nachweisen, dass die Zahl der Fauen, welche rechtzeitig Hilfe nachsuchte, beträchtlich gewachsen ist, und habe in unmittelbarem Anschluss an die Veröffentlichung des Aufsatzes eine Reihe von Krebskranken gesehen, welche nur durch denselben veranlasst wurden, rechtzeitige Hilfe in Anspruch zu nehmen. (Ich erwähne, dass ich nur von 2 Fällen leicht vorübergehender Krebs furcht Kenntnis bekommen habe).

Die Wirkung des geschriebenen Wortes wird nun leider ebenfalls keine dauernde sein. Trifft sie zeitlich zusammen mit dem Bestehen verdächtiger Symptome, so ist der Erfolg ein unmittelbarer. Wenn aber die Aufklärung von Gesunden gelesen wird, so werden ihre Lehren in den Wind geschlagen und bald vergessen. Das habe ich leider schon nach 2 Jahren nachweisen können, und heute, 7 Jahre nach meinem Unternehmen, bekomme ich nur noch selten etwas von seiner Wirkung zu sehen. Es ist deshalb unerlässlich, die Aufklärung zu wiederholen oder besser noch eine Form zu wählen, welche der Frau die dauernde Kenntnis des richtigen Verhaltens ermöglicht : Das ist das *Merkblatt*. Ein Blatt, welches mit kurzen und präcisen Worten Belehrung gibt über die krebsverdächtigen Symptome und über das richtige Verhalten beim Auftreten derselben, soll einer jeden Frau, namentlich den Nichtzeitunglesenden, ausgehändigt, von diesen aufgehoben und zeitweise immer wieder gelesen werden. Auf diese Weise soll erreicht werden, dass die Frau im Augenblick des Ausbrechens einer Krebskrankheit über Symptome und Verhalten vollständig orientiert ist. Dieser Weg der Volksaufklärung hat sich als gangbar bewiesen. Ich habe in der Provinz, Ostpreussen 150 000 Merkblätter innerhalb eines Vieteljahrs zur Verteilung gedracht und ausserdem in den kleinen Provinzblättern von Zeit zu Zeit abdrucken lassen. Trotz dem ich mich davon habe überzeugen müssen, dass die Verteilung der Merkblätter keine ganz vollständige gewesen ist und trotzdem ich von den Kranken selbst verschleppte Fälle von Uteruskrebs leider immer noche sehe, so erblicke ich dennoch in diesem Modus das Non plus ultra.

Die Ausdehnung, welche man der Volksaufklärung geben muss, bewirkt, dass sie den Händen eines Einzelnen entwächst. Eine einzelne Person käme nur dann in Frage, wenn sie eine unbegrenzte Autorität bei Publikum genösse; denn nur der volle Glaube an die Wahrheit der aufklärenden Worte kann den Erfolg garantieren. Auch die Reinheit der Absicht muss klar zutage liegen. Jeder persönliche Vorteil für den Aufklärenden würde sofort die Opposition auf die Schanzen rufen und das aufklärende Werk zerstören.

(Für meine Volksaufklärung in Ostpreussen durfte ich bei meiner staatlichen Stellung von vorneherein auf volles Verständnis im Publikum rechnen. Die Aerztewelt allerdings wurde durch das ungewöhnliche Unternehmen stutzig gemacht; trotzdem ich meine Person und meine Klinik vollständig zurücktreten liess, wurde mir von mancher Seite eine übelwollende Beurteilung und auch gelegentlich ein versteckter Angriff zuteil. Später hat sich Alles beruhigt und nicht nur die Richtigkeit, sondern auch die Uneigennützigkeit des Unternehmens wurde eingesehen).

Die Aufklärung muss von einer Stelle ausgehen, welche unbegrenzte Autorität besitzt und zugleich die Macht umfassender Publikation in der Hand hat. *Das ist der Staat.* Alle Wohlfahrtsausschüsse, Wohltätigkeitsvereine und andere gemeinnützige Unternehmungen können wegen der engen Umgrenzung ihres Wirkungskreises und ihrer Machtmittel mit dem Staate nicht konkurrieren.

(In Ostpreusen ist es mir gelungen, das Interesse des für die Gesundheit der Provinzbevolkerung sehr besorgten derzeitigen Oberpräsidenten von Windheim wachzurufen. Derselbe hat auf meinen Antrag die Verteilung der Merkblätter unter Zuhilfenahme der Landratsämter durch die Gemeindevorstände bewerkstelligen lassen. Es ist dem weitsichtigen Entgegenkommen der Provinzialregierung zu verdanken, dass heute die Mehrzahl der Frauen niederer Stande mit dem Merkblatt versehen ist.)

Neben dem Staat wird man am meisten Interesse bei den Krankenkassen voraussetzen dürfen, welche ja heute schon den grössten Teil des aufzuklärenden Publikums umschliessen. Die
Verbreitung von Merkblättern lässt sich durch ihre Zentrale leicht
bewerkstelligen.

Die Merkblätter müssten ungefähr folgende Punkte enthalten :

1. Bedeutung und Verbreitung der Krebskrankheit ;

2. Aufklärung über operative Heilung und über die Wichtigkeit
der Frühoperation ;

3. Abhängigkeit der Frühdiagnose von dem Verhalten der
Kranken ;

4. Belehrung über verdächtige Symptome und Befunde aller
Krebsarten ;

5. Warnung vor unsachgemässen Ratgebern.

6. Bekämpfung innerer Hindernisse, z. B. Geldmangel, weibli-
ches Schamgefühl u. a. Verhütung von Krebsangst.

Zum Schluss fasse ich noch einmal meine Vorschläge für die
Bekämpfung des Krebses zusammen :

I. Ausbildung der Aerzte :

a) Vervollkommnung der klinischen Unterrichts ;

b) Fortbildungskurse ;

c) Verteilung von Broschüren;

(Ausbildung des staatlich approbierten niederen Heilpersonals,
soweit es bei der Konsultation seitens des Publikums nicht zu
umgehen ist; Hebammen).

II. Volksaufklärung :

a) Durch Aufsätze in den politischen Zeitungen, Familienzeitschriften, Kalender, etc.

b) Verteilung von Merkblättern an das nicht Zeitung lesende
Publikum.

c) Druck dieser Merkblätter in den staatlichen Publikations-
organen.

Dieser ganze Apparat der Fortbildung der Aerzte (und Hebam-
mem), sowie die Aufklärung des Publikums ist in die Hände des
Staates zu legen; denn es ist sein Interesse, die Volksgesundheit zu
erhalten und seine Pflicht, den Einzelnen zu schützen, soweit
ihm die Wissenschaft die Mittel dazu an die Hand gibt.

Meine Erfahrungen und Vorschläge beruhen ja wesentlich auf

dem Boden der deutschen Verhältnisse. Die Ausbreitung, welche das von mir vorgeschlagene System zur Bekämpfung des Gebärmutterkrebses auch im Auslande gefunden hat, beweist, dass dasselbe auch fremden Verhältnissen angepasst werden kann. Es würde die Aufgabe der im Auslande einzusetzenden Kormission sein, den Boden für eine allgemeine Bekämpfung zu sondieren und die geeigneten Massnahmen für die Bekämpfung des Krebses auszuarbeiten.

Der von mir vorgeschlagene Weg zur Bekämpfung des Krebses ist mühevoll, aber ein reicher Gewinn an Menschenleben ist sein Lohn.

EXTRACT FROM THE REPORT ON COMPLEMENTARY PROFESSIONAL INSTRUCTION OF DOCTORS AND EDUCATION OF THE PUBLIC.

The cure of cancer, according to the standpoint of the present day, can be effected only by an operation; the operation can, however, only be successful if performed when the disease is at quite an early stage.

Experience teaches that only a small number of those suffering from cancer, undergo operations early; the reasons for this being that :

1) The doctor consulted does not rightly recognize the disease, or puts his patient under a non-operative treatment.

2) The patient, in ignorance of the significance of the symptoms does not consult a doctor in time; or, for fear of an operation, or other reasons, allows the disease to spread until it is beyond cure.

An ideal requisition would be that a patient underwent an operation about one month after the appearance of the disease's first symptoms.

This ideal state of affairs is only to be obtained through further education of doctors and through enlightenment of the people.

I. — *Complementary professional instruction.*

The doctor must, through the employment of all necessary diagnostic methods for this purpose, be capable of rightly recognising the disease at once; he must know that an operation is the only cure, and must bring his patient to it as quickly as possible.

The doctor Should.

1) gain this knowledge through the perfection of the clinical instruction

2) extend and strengthen it by attending courses of medical lectures, or

3) when he has finished his course of study, he should further qualify himself for his work in the struggle against the growth of cancer, by means of an instructive pamphlet (or paper).

Of the inferior among medical-workers, the mid-wives are the only suitable assistants, especially in the case of cancer of the womt.

Through instruction and supervision on the part of the superior, they may be trained to be very useful helpers.

II. — *Education of the public.*

The greatest success in the attainment of an early operation is to be expected from the enlightenment of the people.

This enlightenment must be worked upon the following lines :

1) The patient must be taught what are the symptoms and state of health which may lead him to suspect the development of cancer; at the first appearance of these symptoms, he must consult an experienced adviser. The fear of cancer is rarely a result of further enlightenment, and appears in a harmful form only in the case of people psychically affected.

2) The public must be convinced of the curableness of cancer, and must know that :

3) An operation is the only means, at present, of curing cancer.

4) The public must be warned against inexperienced advisers.

The Education of the public is to be achieved

a) by instructive articles in newspapers and periodicals for the educated,

b) by leaflets for the uneducated public.

These measures which apply to doctors and mid-wives in general, also to the public in general, would be best undertaken by the State, or by important Societies for the Prevention of the Growth of Cancer.

RÉSUMÉ DU RAPPORT SUR L'ENSEIGNEMENT PRO-FESSIONNEL COMPLÉMENTAIRE ET L'ÉDUCATION DU PUBLIC.

La guérison du cancer n'est possible, d'après notre point de vue moderne, que par une opération; mais l'opération ne peut atteindre ce résultat que si elle est entreprise très tôt.

L'expérience nous enseigne que seulement un petit nombre parmi les malades atteints d'un cancer subissent à temps l'opération :

Les raisons consistent en ce que :

1° Le médecin consulté ne reconnaît pas exactement le mal, ou ne le soumet pas à un traitement opératoire.

2° Les malades ignorant l'importance des symptômes de leur mal ne s'adressent pas assez à temps au médecin soit par crainte d'une opération, soit pour d'autres raisons, et traînent la maladie jusqu'à l'incurabilité.

On doit considérer comme idéal qu'un malade soit opéré environ un mois après l'apparition des premiers symptômes.

Il n'est possible d'y arriver que par l'enseignement professionnel complémentaire et l'éducation du public.

I. — *Enseignement professionnel complémentaire.*

Le médecin doit être rendu capable de reconnaître le cancer exactement et immédiatement par l'application de toutes les méthodes diagnostiques nécessaires, il doit savoir qu'une opération seule est capable d'amener la guérison et doit aussitôt que possible en persuader le malade.

Le médecin doit :

1° Acquérir cette connaissance par le perfectionnement de la clinique;

2° Augmenter cette connaissance et l'affermir par des cours complémentaires;

3° S'il ne veut pas suivre ces cours, il doit être familiarisé avec sa tâche en ce qui concerne la lutte contre le cancer par l'envoi d'un écrit instructif sur ce sujet.

Parmi le personnel inférieur de la médecine seules les sages-femmes sont appelées à prendre une part active à la lutte en ce qui concerne le cancer de l'utérus. L'instruction et le sérieux contrôle de la part des supérieurs peuvent en faire des aides capables et habiles.

II. — *Éducation du public.*

C'est surtout par l'*éducation du public* que l'on arrive à ce que l'opération du cancer soit en général faite très tôt. Cette éducation doit porter sur les points suivants :

1° Le malade doit apprendre à connaître les symptômes et les manifestations sensibles au moyen desquelles il peut soupçonner le développement d'un cancer, et dès leur première apparition il doit s'adresser à un conseiller expert en la matière. La peur du cancer est une conséquence rare de l'éducation du public et ne peut amener des désordres que chez des personnes hystériques et hypocondriaques.

2° Le public doit être persuadé de la possibilité de guérison du cancer.

3° Il doit savoir que l'opération est de nos jours le seul moyen de guérir le cancer.

4° Le public doit être mis en garde contre les conseillers inexperts.

L'éducation du public doit s'accomplir :

a) Par des articles instructifs dans des journaux et revues pour les personnes cultivées.

b) Par de petites fiches contenant les instructions nécessaires pour le public non cultivé.

Le mieux est que ces mesures qui s'adressent à tous les médecins, sages-femmes et au public en général soient entreprises par l'État ou par des sociétés ayant pour but la lutte contre le cancer.

SUR L'HISTOGENÈSE DU CANCER

Par A. BRAULT et G. FAROY.

Il semble qu'aujourd'hui l'accord soit à peu près fait sur la façon dont il convient d'envisager le développement des tumeurs au début. Les travaux de J. Müller, de Ch. Robin, de V. Cornil, de Malassez, de Lancereaux, mais plus encore ceux de Thiersch et Waldeyer ont établi sur des bases qui sont devenues par la suite indiscutables, la genèse directe des épithéliomas dans la peau, les muqueuses et les glandes sans qu'il y ait lieu de faire appel à la théorie surannée du retour des éléments à l'état embryonnaire suivant la formule de Virchow ou d'invoquer, en dehors de certains faits assez rares, la théorie de Cohnheim.

Sans revenir sur un historique tant de fois présenté par tous les auteurs que cette étude a pu séduire, nous pensons que l'effort principal de la discussion doit porter actuellement sur ce point précis : les tumeurs peuvent-elles naître au niveau des épithéliums de revêtement et dans les glandes sans que ces parties aient subi de trouble nutritif apparent ou, par contre, est-il indispensable pour qu'une tumeur se manifeste que l'épithélium de revêtement, le cul-de-sac glandulaire ou l'organe quel qu'il soit aient subi une perturbation préalable, d'ordre inflammatoire par exemple et par suite un véritable remaniement?

Nous avons défendu autrefois la première hypothèse, la considérant comme en rapport avec le plus grand nombre des faits, et sur ce point nous nous rencontrons avec Ziegler. D'ailleurs, la théorie proposée n'est pas exclusive puisqu'elle admet l'intervention possible de causes occasionnelles, mais n'ayant qu'une importance de second ordre. Ce en quoi elle se sépare des doctrines soutenues par un grand nombre d'auteurs modernes c'est qu'elle accepte que l'épithélioma apparaît sur des parties qui morpholo-giquement semblent n'avoir subi aucune atteinte.

Dans la seconde, nous trouvons au premier plan les noms de Ribbert et de Ménétrier qui, pour des raisons différentes, consi-dèrent comme indispensable la transformation ou la métamor-phose de la région considérée.

Quelles raisons avons-nous données autrefois favorables à la première hypothèse? C'est que, sans méconnaître la possibilité d'un développement cancéreux sur une partie anciennement irritée, leucoplasie buccale, ulcère de l'estomac, cicatrice d'an-cienne brûlure, papillome ou verrue, il nous a paru que très fré-quemment aussi les épithéliomas prenaient naissance sur des muqueuses ou dans des organes dont la structure s'était main-tenue normale jusqu'au moment où le cancer apparaissait.

En limitant la discussion à la genèse des épithéliomas, notre doctrine est aujourd'hui la suivante : tout épithélium, qu'il soit de revêtement simple, de cul-de-sac glandulaire, de glande composée ou faisant partie de productions plus complexes comme les tumeurs bénignes, papillomes, adéno-fibromes, kystes simples, kystes pro-ligères, kystes dermoïdes, peut être le point de départ d'une végé-tation ultérieure d'abord régionale, bientôt infectante et ce, sans que les modifications biologiques qui en marquent le début soient expliquées par des modifications correspondantes des tissus de soutènement.

C'est ce que nous avons appelé l'origine *directe* et *locale* de l'épithélioma sur des épithéliums sains en apparence. Nous pen-sons toujours que cette opinion est la traduction exacte des faits, et nous l'avons présentée sous cette forme dans différents mémoires. On peut surprendre, avons-nous dit, dans certains cas, l'origine même d'un épithélioma alors que la région où il se développe est à peine déformée. Si un simple examen ne permet pas de discerner le trouble profond dont les épithéliums sont le siège, une étude microscopique plus attentive démontre que l'épithélioma est en marche et que son diagnostic s'impose.

A quoi le reconnaître?

Soit un épithélioma de la peau ou d'une dermo-muqueuse. On le voit tout au début se manifester par une saillie à peine appréciable. Mais, sur des coupes perpendiculaires à la base d'implantation, on note dans le premier cas l'élargissement des prolongements interpapillaires du corps muqueux de Malpighi ; dans le second, au niveau des dermo-muqueuses (col de l'utérus, langue), la pénétration en profondeur de l'épithélium de surface sur une étendue plus ou moins grande n'ayant aucune analogie de disposition avec la simple hypertrophie inflammatoire des mêmes régions qui affecte au contraire volontiers la forme papillomateuse.

Dans les premières phases de l'évolution du cancer, les travées épithéliales néoformées conservent leurs connexions avec les stratifications épidermiques sus-jacentes. A l'examen le plus minutieux on n'observe, dans ces blocs de cellules nouvelles, aucun élément étranger qui s'en distingue, aucune cellule épithéliale d'un type différent adulte ou embryonnaire. Il n'y a pas dans l'organe considéré (peau, langue, œsophage, larynx, utérus, uretère, bassinet) discontinuité entre les cellules de la profondeur et les cellules superficielles, les premières dérivent manifestement des secondes.

Elles présentent les mêmes caractères histologiques, exagérés parfois, ainsi que nous le dirons plus loin. Si l'on envisage le développement de l'épithélioma dans des conditions plus rares, au niveau d'un revêtement malpighien du kyste dermoïde, nous voyons que la néoformation obéit aux mêmes lois d'histogénèse et se propage de la même manière.

On peut ainsi vérifier la loi du développement local des épithéliomas sur toute l'étendue du système tégumentaire et des épithéliums de revêtement, à condition de recueillir des tumeurs de faible volume et de les examiner peu de temps après leur apparition. On a objecté à cela qu'aussitôt la tumeur visible à l'œil nu, il était trop tard pour en apprécier convenablement les modifications initiales. C'est là une exactitude, car, s'il est préférable de faire porter l'examen sur des épithéliomes de très petite dimension, il faut se rappeler que la tumeur ne débute pas par un point virtuel, mais le plus souvent par une plaque extensive sur les bords de laquelle on peut suivre la succession des phénomènes dont nous venons de parler.

Ainsi, pour avoir l'explication logique du développement d'un épithélioma cutané ou dermoïde, il faut considérer tout d'abord les modifications profondes qui se manifestent dans l'intimité

même de ses éléments. Ces modifications sont, d'après nous, suffisantes, il est inutile de faire intervenir d'influence tissulaire de voisinage, plus spécialement d'altérations du tissu conjonctif ou de
transformations plus complexes encore dont nous acceptons simplement la contingence.

Le point de départ des épithéliomas à cellules cylindriques
n'offre pas de plus grandes difficultés d'observation.

L'allongement des glandes, la prolifération intense des épithéliums dans la profondeur, l'effraction plus ou moins rapide de la
muscularis mucosæ au niveau de l'estomac, de l'intestin, du rectum
sont de constatation journalière.

L'un de nous disait à ce propos en 1901 : « Chacun des stades de
cette évolution est indiqué sur les préparations histologiques, car
on trouve les unes à côté des autres des glandes à différents degrés
d'altération. On devra remarquer en effet que les perturbations
nutritives précédant la disposition en épithéliomas se répartissent
sur un certain nombre de glandes à la fois, au lieu de se limiter à
une seule. L'impulsion une fois donnée s'étend à toute une région
dont les dimensions sont appréciables à l'œil nu. Lorsque le noyau
cancéreux a acquis un certain volume, le mouvement de propagation excentrique semble prendre fin, tandis que l'accroissement
se fait en profondeur suivant des règles que nous étudierons plus
tard. »

Dans les organes où les épithéliums ne sont pas disposés sous
une forme aussi caractéristique, la genèse de la prolifération épithéliale se poursuit de la même manière. C'est ainsi qu'au niveau
de la muqueuse utérine, du revêtement de la vésicule biliaire, des
tumeurs kystiques simples ou compliquées (mamelle kystique,
kystes proligères), la transformation épithéliale peut être étudiée
sur des régions très limitées où l'on peut avoir la certitude que
seule l'activité épithéliale entre en jeu sans être stimulée par des
lésions de voisinage.

En fait, car nous ne pouvons multiplier ces exemples sans nous
exposer à franchir les limites qui nous sont assignées dans ce
rapport, nous pouvons avancer qu'il n'existe pas de difficulté
réelle dans l'étude de l'histogenèse des épithéliomas au niveau
d'une surface libre, car la continuité des épithéliums reliant les

végétations profondes de la tumeur aux parties superficielles est de toute évidence et sans analogie d'ailleurs avec les modifications constatées dans les mêmes régions lorsqu'interviennent d'autres processus morbides.

L'étude des épithéliomas observés dans la masse des glandes composées comme le foie, le rein, le pancréas, présente à n'en pas douter des difficultés plus grandes, mais nullement insolubles. Il en sera peu question ainsi que du développement des sarcomes ou des lymphadénomes, parce que ces dernières tumeurs prennent racine dans la trame même des tissus conjonctifs et des appareils lymphoïdes, c'est-à-dire loin des surfaces libres, ce qui rend leur étude extrêmement compliquée. Si nous pouvions nous étendre davantage nous dégagerions de leur examen des conclusions identiques.

Une constatation d'intérêt majeur sur laquelle nous devons revenir, c'est qu'en observant avec de faibles ou de moyens grossissements la prolifération initiale qui conduit au cancer, nous ne la voyons pas limitée à *une seule cellule* ou à un petit nombre de cellules. Elle peut s'étendre et souvent elle s'étend à une surface assez importante des revêtements cutanés et dermo-muqueux, ainsi qu'à de nombreuses glandes juxtaposées quand il s'agit de muqueuses à épithélium cylindrique. Par suite, l'épithélioma résulte d'un ébranlement communiqué à toute une région. Pourquoi, dira-t-on, ce mouvement s'arrête-t-il? On peut répondre qu'il ne s'arrête pas toujours puisque pour certains organes creux, comme l'estomac et la vésicule biliaire, la transformation peut s'étendre à toute la muqueuse, l'infiltration, assez uniformément distribuée, ayant ce résultat que les parois de l'organe ainsi transformé présentent à peu près dans tous les points la même épaisseur.

Réserve faite sur cette dernière remarque qui peut-être nous est personnelle, nous pouvons ajouter que la théorie de l'évolution de l'épithélioma par plaque extensive est, à quelques nuances près, exposée par Ménétrier, Borrel et nombre d'autres dans les mêmes termes.

Elle est en opposition formelle avec la doctrine présentée dans ces derniers temps par Ribbert et Petersen, partisans très convaincus du développement *unicentrique*. On peut la résumer ainsi d'après Lecène. L'épithélioma pavimenteux débute par un seul point, il est unicentrique à son origine et c'est de ce centre unique que la tumeur irradiera pour infiltrer les tissus voisins et les détruire. L'étude des coupes en série met hors de doute ce fait, considéré comme essentiel par Ribbert, que les zones limitrophes de l'épithélioma pavimenteux sont des zones d'envahissement direct des tissus normaux par le néoplasme et non des zones de transformation progressive d'après le mode que nous venons d'exposer.

Bien qu'en dise Ribbert, cela n'a pas quant à la pratique opératoire une grande importance, puisque l'ébranlement propagé dont nous acceptons l'existence n'est pas indéfini, dans le plus grand nombre des cas tout au moins, et que, la plaque une fois constituée, l'épithélioma végète en profondeur.

Mais, du point de vue de l'histogénèse, la différence est considérable, car si l'on accepte avec nous la réalité de cette transformation, il sera possible de poursuivre l'étude de la tumeur sur les bords de la plaque tant qu'elle n'a pas atteint ses dimensions définitives. Il suffit en effet qu'on l'observe pendant sa période de croissance pour que l'on soit assuré de trouver en ces points les mêmes modifications cellulaires que l'on eût constatées au centre.

Quant aux épithéliomas cylindriques, voici comment Petersen en comprend la genèse. Le cancer est d'abord unicentrique, puis bientôt il pénètre les glandes par leurs culs-de-sac et se substitue à elles.

La figure de Petersen reproduite par Lecène ne nous paraît nullement démonstrative. C'est pourquoi nous ne voyons pas quelles objections on pourrait opposer à la description précédente sur la transformation simultanée ou successive d'un grand nombre de glandes en tube, dans les débuts des épithéliomas de l'estomac et de l'intestin, où plus fréquemment qu'ailleurs peut-être le néoplasme prend l'apparence d'une tumeur en nappe.

Les figures que nous avons publiées dans divers recueils, celles de Letulle accompagnant son mémoire de 1907 sur l'Histopathologie générale du cancer, celles de Ménétrier (1909), nous paraissent entièrement favorables à la thèse que nous exposons.

Dans certaines circonstances le début des épithéliomas se fait non pas en un seul point, mais sur plusieurs. La tumeur présente alors un développement pluricentrique. Cette disposition, assez rare sur les muqueuses et le revêtement cutané, est beaucoup plus fréquente dans l'intérieur des glandes composées comme la mamelle, le foie, le pancréas et le rein. C'est dans la mamelle que l'on rencontre les figures les plus démonstratives, de nombreux acini pouvant offrir simultanément la série des proliférations épithéliales annonçant le début du cancer. Cette disposition pluricentrique a été retrouvée par Apolant sur le cancer spontané des souris.

Semblables transformations peuvent être constatées sur les adéno-épithéliomes du foie, chaque lobule agissant pour son compte. On remarquera d'ailleurs qu'au point de vue de l'histogénèse, la prolifération en nappe de nombreuses glandes en tube représente une modification analogue à celle que l'on décrit dans le foie sous le nom de polyadénomes ou d'adéno-épithéliomes infectants.

*
* *

Telles sont les constatations assez grossières que de faibles grossissements permettent de relever dans les premiers stades de l'évolution des tumeurs. On en comprendra l'importance puisqu'il en ressort nettement que le cancer au début prend réellement naissance dans les épithéliums de la peau, des muqueuses, des glandes ainsi que dans les revêtements considérés comme normaux des kystes simples, des kystes composés, des papillomes et des tumeurs plus complexes y compris certains tératomes. Nous verrons plus loin si pour l'explication de quelques-unes de ces figures il est nécessaire de faire intervenir une irritation quelconque.

Ce point une fois fixé, et il était nécessaire d'y revenir, puisque la pathogénie des tumeurs ne peut être abordée avec fruit que si l'histogénèse du cancer est sortie définitivement de la période de discussion, voyons ce que nous révèle l'histologie fine.

A observer très attentivement les prolongements interpapillaires d'un cancer malpighien, les culs-de-sac profonds des glandes à épithélium cylindrique, les acini des glandes mammaires, on note une très grande abondance des cellules dont les noyaux se montrent serrés les uns contre les autres en amas parfois inextricables. En tous ces points, on a l'impression très nette de la tendance des cellules néoformées à pénétrer en profondeur, à distendre et à rompre les culs-de-sac des glandes en tube ou les acini des glandes composées. Toutes ces images révèlent une activité cellulaire et une intensité de prolifération peu communes, en opposition avec l'apparence beaucoup plus régulière et mieux équilibrée des végétations simplement papillaires ou adénomateuses dont les épithéliums forment un revêtement continu, généralement disposé sur une seule assise et dont les éléments sont à l'état de repos.

Si l'on compare les cellules néoplasiques aux cellules normales on voit qu'en général leurs dimensions sont plus accusées. On sait d'ailleurs que c'est en étudiant les cellules des épithéliomas d'origine ectodermique que Ranvier est parvenu à mettre en évidence l'appareil filamenteux dont l'un de nous a depuis étudié les déformations dans les tumeurs. Le protoplasma des cellules néoplasiques est parfois plus clair qu'à l'état normal. Il peut contenir des enclaves chargées de granulations basophiles entourées elles-mêmes de halos clairs et de nombreuses vacuóles à contenu variable, dont la nature parasitaire est actuellement controuvée, surtout depuis les travaux de Borrel, de Fabre Domergue et de tant d'autres.

Cette transparence des protoplasmas et ces vacuoles correspondent assez souvent à la surcharge glycocénique des cellules à laquelle nous attachons une grande importance dans le développement des tumeurs.

Dans les régions où la prolifération est intense le protoplasma apparaît au contraire condensé parce qu'il appartient à des éléments qui n'ont pas encore atteint toute leur croissance.

Ce qui est non moins frappant, ce sont les modifications nucléaires. Il est inutile de s'y arrêter, car elles sont actuellement bien connues. Les noyaux, plus volumineux que d'habitude, sont sensiblement plus riches en chromatine, les nucléoles à réaction basophile sont toujours irréguliers, parfois énormes. Les mitoses sont excessivement nombreuses, Hauser a longuement insisté sur ce point. P. Masson, sur des pièces fixées immédiatement, a pu compter jusqu'à 10 et 20 mitoses sur 100 cellules, ce qui représente une proportion considérable.

Dans les tumeurs qui évoluent normalement, les karyokinèses bipolaires sont de beaucoup les plus nombreuses. Si l'on examine au contraire des cellules cancéreuses dans des régions mal irriguées ou soumises à un processus irritatif quelconque, les karyokinèses irrégulières sont beaucoup plus fréquentes. Elles peuvent présenter de 3 à 30 pôles et même davantage. Dans ces conditions, les chromosomes se répartissent plus ou moins irrégulièrement autour de chacun des pôles.

Si par suite d'une circonstance quelconque, le nombre et la répartition des chromosomes augmente ou diminue, le noyau devient atypique. Nulle part ce phénomène n'est plus accusé que dans le développement du cancer et c'est lui qui rend le mieux compte du polymorphisme parfois extraordinaire que l'on rencontre dans l'évolution des néoplasmes.

Au cours des cinèses multipolaires successives qui s'effectuent dans une même lignée cellulaire l'atypisme ne peut que s'accentuer, le substratum chromatique devient insuffisant et les cellules privées des éléments nécessaires à leur évolution sont appelées à disparaître sans qu'il soit nécessaire de faire intervenir aucune autre influence. P. Masson, s'appuyant sur ce que l'on observe dans des œufs normalement fécondés que l'on soumet à certains agents physiques ou chimiques augmentant la pression intérieure, considère les figures qui précèdent comme des signes de dégénérescence. On sait que dans ces expériences les cinèses multipolaires sont fréquentes et qu'elles sont suivies d'évolutions embryonnaires monstrueuses ou d'avortements.

Les divisions directes à noyaux bourgeonnants de volume énorme auraient à peu près la même signification abortive.

Mais, répétons-le, dans une tumeur vivace à développement régulier quoique rapide, les mitoses bipolaires l'emportent de beaucoup sur les autres. On les rencontre principalement dans les points où la prolifération atteint son maximum d'intensité. C'est, quant à la morphologie, le caractère le plus important et le plus appréciable pour juger de l'activité d'une tumeur, car jamais on ne le trouve porté à un degré pareil dans aucune des réactions inflammatoires connues.

Or c'est dans ces mêmes régions et dans les circonstances identiques que l'on observe les modifications biochimiques sur lesquelles nous avons autrefois attiré l'attention et dont l'expression la plus manifeste correspond à la surcharge glycogénique des cellules néoformées.

Rappelons en quoi elle consiste.

Dès le début de l'apparition d'une tumeur on note dans le territoire même où elle prend naissance une accumulation de glycogène intracellulaire imprégnant le protoplasme, jamais le noyau. Cette disposition est si frappante que nous l'avons proposée comme signe de gravité, elle trouve son application en clinique ainsi que le démontre entre tant d'autres l'exemple suivant : à propos d'une ulcération fongueuse de l'amygdale, de petite dimension d'ailleurs et reconnue depuis peu, on hésitait entre la syphilis et le cancer. Un fragment de cette fongosité prélevé et examiné dans les vingt-quatre heures permit de reconnaître la structure d'un épithélioma ainsi que l'infiltration glycogénique très accusée de toutes les cellules de la tumeur. La conclusion s'imposait. On se trouvait à n'en pas douter en présence d'un épithélioma et l'on pouvait ajouter, d'après l'intensité de la glycogénèse, en pleine activité de développement. En effet, cette petite tumeur à peine appréciable au début fit des progrès rapides, la bouche fut complètement envahie et le malade emporté en quelques mois.

On a voulu contester l'importance de cette réaction et faire de l'infiltration glycogénique un signe de dégénérescence. Nous ne relèverons contre cette assertion que les arguments principaux.

Quand on parle de tumeur au début, il est indispensable de bien établir que l'épithélioma est réellement de date récente et qu'il est en période d'accroissement. Car, si une tumeur nettement visible et facile à observer comme un cancroïde de la lèvre ou de la face compte déjà quelques mois d'existence ou plus encore peut-être, et que depuis un certain temps son volume ne se soit pas modifié, il n'y a aucune raison pour que le glycogène s'y trouve en quantité appréciable.

C'est donc le premier point à établir. En toute autre circonstance, la glycogénèse prend la valeur d'une grande activité cellulaire. Elle est manifeste dans toutes les tumeurs en évolution dès leur début, à plus forte raison quand leur développement s'accélère. Dans une formation tumorale déterminée, soit un globe épidermique, le glycogène se trouvera toujours incorporé aux cellules de la périphérie qui servent de matrice à la néoformation et jamais à celles du centre dont l'évolution est terminée.

La glycogénèse manque constamment dans toutes les parties des tumeurs en voie de ramollissement, d'ulcération, de suppuration ou de gangrène, tandis qu'elle persiste dans les zones d'envahissement. Elle n'est jamais plus évidente que sur les groupes de cellules isolées dans le tissu conjonctif à très grande distance de la tumeur primitive, cellules qui en constituent l'avant-garde.

Lors même que le glycogène est absent de la tumeur primitive, qu'elle soit ancienne ou altérée, on le retrouve en abondance dans les ganglions envahis ou dans les colonies lointaines hépatiques et pulmonaires. Ainsi, la présence du glycogène dans les tumeurs n'est pas le résultat d'une circonstance fortuite, son rôle est des plus actifs au contraire et nous pouvons dire que l'imprégnation des cellules par le glycogène est la manifestation d'actes biologiques importants dont la nature avait été bien longtemps méconnue.

Quand on parle de la glycogénèse comme d'une manifestation de dégénérescence cellulaire, on oublie qu'elle a une signification toute différente dans le foie, qu'elle représente une des fonctions les plus importantes des cellules et des tissus de l'embryon, qu'on la rencontre dans la peau, les glandes, le cartilage, les muscles, les artères, les veines et le tissu conjonctif.

C'est précisément en comparant l'évolution des tumeurs à celle des tissus de l'embryon que nous avons été conduits à entreprendre cette étude comparative. Car on doit toujours retenir que les tumeurs ne sont pas composées de la juxtaposition de cellules indépendantes et sans lien, mais de groupements cellulaires ayant une certaine autonomie. C'est pour ce motif que nous voyons la glycogénèse aussi prononcée dans les sarcomes que dans les tumeurs épithéliales développées au niveau des revêtements épidermiques (peau et muqueuses) des glandes simples à épithélium cylindrique ou des organes plus complexes comme le foie, le pancréas, le rein, le testicule et l'ovaire.

Après avoir poursuivi avec Lœper l'étude de la glycogénèse dans le développement des organismes inférieurs (membrane germinale des kystes hydatiques, nématodes, cestodes, dont en particulier les strongles et les ténias, puis les coccidies, les champignons et les levures), nous avons eu la certitude que la glycogénèse représentait une fonction cellulaire universelle en rapport avec l'évolution de tous ces organismes. La valeur exacte qu'elle prend dans les épithéliomas se trouvait par cette série d'observations singulièrement éclaircie. Nous ne croyons donc pas que les objections qui ont été faites à cette théorie aient une grande portée, car faire le procès de la glycogénèse dans les tumeurs c'est se trouver dans l'obligation de dénier toute importance à la glycogénèse observée chez l'embryon et chez tous les êtres organisés où le phénomène est définitivement établi.

*
* *

Voici en résumé deux faits qui nous paraissent acquis. Les tumeurs débutent pour la plupart localement et d'une façon directe dans des tissus adultes et différenciés, leur activité se manifeste par des mouvements excessifs des noyaux et des protoplasmas en même temps que par l'accentuation de phénomènes biochimiques dont le plus important sans doute est la glycogénèse.

A partir du moment où la tumeur est constituée et végète en profondeur pour envahir les tissus environnants, les vaisseaux lymphatiques, les veines et par elles, les organes, les histologistes s'accordent à reconnaître que l'étude des noyaux secondaires ne présente plus de sérieuses difficultés, car, si les épithéliomas dégénèrent dans leur foyer primitif, il se produit souvent le contraire à grande distance, c'est-à-dire que les tumeurs de généralisation reproduisent très fidèlement le type primitif ce qui indique que la *métatypie* et l'*atypie* ne sont pas des caractères définitifs, mais des dispositions passagères contingentes, tout au plus des incidents d'évolution.

En tout cas, les noyaux à distance observés dans les organes éloignés de la tumeur primitive conservent ou reconstituent les attributs morphologiques des tissus générateurs. C'est ce qui se trouve confirmé par le développement d'un épithélioma à cellules cylindriques pur, consécutif à un cancer colloïde ou à une linite plastique. On devra remarquer du reste que tous les épithéliomes secondaires échoués dans le foie, les ganglions, les os ou ailleurs se développent par leur propre énergie, presque toujours d'après un plan d'évolution déterminé, d'où leur apparence histioïde et très fréquemment comme dans le foie sans déterminer de réaction inflammatoire à leur contact.

Serait-il donc vrai que pour débuter les tumeurs auraient besoin de faire appel à un processus inflammatoire destiné à leur préparer le terrain? Tel est le point que nous allons maintenant examiner.

Déjà, dans les notes qui précèdent nous avons fait pressentir le contraire; mais exposons d'abord les arguments que l'on invoque à l'appui. En présence de cette observation incontestable que les épithéliomas se développent aux dépens des cellules propres des revêtements épithéliaux (peau, muqueuses et glandes), il était naturel de rechercher si la mise en branle de la prolifération ne pouvait s'expliquer par des modifications biologiques et structurales accidentelles ou remontant aux premiers temps de la vie embryonnaire. C'est ce que de nombreux auteurs ont essayé de faire dans ces dernières années.

La plus importante des théories émises à ce sujet est celle qui attribue un rôle prépondérant à l'inflammation des parties, non pas sans doute à une inflammation simple qui suivant son intensité est ou passagère ou destructive, mais à une irritation permanente longtemps prolongée modifiant peu à peu les conditions d'existence des épithéliums et leur communiquant la propriété nouvelle de pouvoir proliférer sans limite. Et, de ce que l'on a pu observer le début d'un épithélioma sur une cicatrice simple ou opératoire (moignon d'amputation), ou accidentelle (brûlure, action des rayons X, destruction par les caustiques), ou pathologique (eczémas chroniques, ulcères variqueux, ulcère chronique de l'estomac, ulcérations tuberculeuses ou syphilitiques de la langue, du larynx, etc.), on en a conclu qu'avant l'apparition de toute tumeur les épithéliums devaient être préparés pour ainsi dire en vue des proliférations ultérieures.

Mais, en regard des faits indiscutables où pareille succession a été constatée, a-t-on songé à dresser la masse imposante d'observations où jamais la moindre altération préalable n'a pu être établie? Il faudrait donc supposer qu'une autre condition est nécessaire à la formation d'un néoplasme. C'est pourquoi un certain nombre d'histologistes, sans nier l'influence possible des facteurs ci-dessus énumérés, à titre occasionnel cela s'entend, ont soutenu que le terrain cellulaire devait être disposé à recevoir l'incitation venue du dehors. L'état préparatoire consiste en une modification originelle des cellules qui a reçu le nom d'*anaplasie congénitale* (Borst, Hansemann, Schwalbe).

La théorie de l'incitation ou de l'inflammation dont on trouve les premiers linéaments dans un grand nombre de travaux a trouvé sa formule définitive, nous pourrions presque dire exclusive, dans la monographie de Ménétrier.

Ici plus d'ambiguïté et, bien que le sujet soit encore à l'étude, l'auteur n'hésite pas à déclarer « que le cancer n'est pas une forme morbide primitive, mais l'aboutissant d'états pathologiques multiples antérieurs et préparatoires ». Au premier rang de ces états se trouve l'inflammation chronique, terme trop compréhensif puisqu'il sous-entend des infections et des intoxications variées dont les manifestations plus ou moins lointaines sont pour la peau le papillome, pour les glandes, l'adénome, états transitoires mais indispensables et conduisant par une route plus ou moins rapide au cancer proprement dit.

Par la même doctrine nous apprenons « que les cellules des cancers, si actives que soient leurs propriétés prolifératives, sont des cellules malades, des cellules pathologiques, et leurs analogies nous devons les chercher non dans les éléments normaux de l'embryon, mais dans les cellules altérées des tissus pathologiques ».

Il en résulte au bout d'un certain temps une véritable sélection cellulaire correspondant à des races adaptées pour ainsi dire à l'évolution tumorale.

On peut être *à priori* très étonné que des causes si nombreuses et si banales en apparence aient pour conséquence des proliférations dont les générations successives conservent une physionomie si particulière, on pourrrait dire spécifique.

Que les épithéliums d'un papillome ou d'un adénome puissent être l'origine d'un épithélioma, ceci, répétons-le, est incontestable. Il en est de même pour bien d'autres productions comme les kystes dermoïdes et les tératomes, mais cette éventualité ne correspond ni à une très grande fréquence, ni même à la règle, et c'est la raison pour laquelle il est difficile d'accepter cette théorie dans toute sa rigueur. Nous voulons dire que le plus grand nombre des papillomes consécutifs soit à des irritations dermiques prolongées, spécifiques ou non, soit à des reliquats embryonnaires ou congénitaux (nævi, verrues, etc.), ne se transforment pas en cancers.

Et encore, que le nombre des ulcères chroniques de l'estomac qui ne sont jamais l'origine d'épithéliomes est beaucoup plus grand que celui où cette succession a été observée. Connaissons-nous d'autre part en pathologie humaine un bouleversement plus extraordinaire du foie que celui qui est déterminé chez le lapin par une coccidiose généralisée à tout l'organe? Or a-t-on publié un seul fait de transformation cancéreuse de cette néoformation si exubérante qui peut d'ailleurs s'éterniser dans les canaux biliaires et aboutir à une atrophie hépatique.

Nous voulons dire par contre que nombreux sont les cancroïdes de la peau, de la langue qui n'ont jamais été précédés par une hypertrophie papillaire, de même qu'une proportion assez notable d'épithéliomas gastriques ont débuté non par des adénomes, mais par de simples hypertrophies glandulaires, comme Letulle et nous-mêmes en avons beaucoup observé, et qui certainement ne présentent pas à ce moment la caractéristique d'une tumeur bénigne ou d'un adénome.

De là à proclamer que les inflammations chroniques ou du moins que certaines d'entre elles, les syphilitiques en particulier, ne modifient pas les tissus de telle sorte qu'ils soient sensibilisés et plus aptes à entrer en prolifération, il y a loin, mais quel est le facteur dont l'action est réellement efficace en pareille circonstance et comment le dégager?

Si l'on veut analyser des faits plus complexes, pourquoi parmi tant de cirrhoses en est-il un si grand nombre où les adénomes n'apparaissent jamais? Pourquoi dans d'autres cas sont-ils si nombreux? Quel est enfin le *quid movens* qui détermine quelques-unes de ces hypertrophies adénomateuses, parfois si bénignes en apparence, à se transformer en véritables épithéliomas infectants?

Dans certains adénomes du foie l'inflammation paraît donc apporter avec elle quelque chose de spécial. Mais, ne nous hâtons pas d'appliquer la formule « cirrhose, adénome, cancer », dans la crainte que dans sa simplicité apparente elle ne dissimule une inconnue. Et d'ailleurs ne savons-nous pas que d'autres variétés de cancer du foie évoluent indépendamment de toute inflammation chronique?

Si devant ces critiques on vient à répondre que l'inflammation chronique ne se résume pas en l'épaississement du tissu conjonctif et le remaniement des épithéliums, mais qu'il peut y avoir des transformations dans la manière de vivre des cellules qui les rendent plus aptes aux proliférations épithéliales, sans que l'on trouve d'induration du tissu conjonctif ou de plaque dermo-muqueuse, le trouble trophique pouvant être beaucoup moins apparent et seulement appréciable au microscope, alors nous pensons qu'il faut se récuser. De pareils arguments appartiennent à la série de ceux dont il reste à faire la preuve. En les acceptant au contraire on se trouve entraîné d'hypothèses en hypothèses à invoquer des influences plus ou moins occultes dont nous dirons un mot par la suite.

A côté de la doctrine de l'inflammation chronique, préparatoire du cancer, par l'intermédiaire obligé ou non du papillome ou de l'adénome, il faut placer parmi les plus importantes celle qui consiste à supposer que cette même cause n'a d'influence sur les épithéliums qu'en les isolant. Ribbert, qui est le promoteur de cette idée, accepte tout d'abord que l'apparition du cancer est précédée par la transformation cellulaire chronique du tissu conjonctif. A cette première phase en succède une seconde caractérisée par la formation de bourgeons épithéliaux analogues à des glandes qui s'enfoncent dans le derme comme des racines.

Enfin, par la pénétration du tissu conjonctif dans la masse néoplasique qui se trouve soulevée et étirée, il y a pour ainsi dire exclusion progressive des bourgeons épithéliaux; alors, les cellules complètement exclues jouissent de toutes leurs propriétés prolifératives, et le cancer est constitué.

Pour rendre plus nettement sa pensée, Ribbert emploie des comparaisons assez pittoresques qui, disons-le, n'entraînent pas la conviction. Les cellules des tissus sains sont assimilées à des animaux enfermés ou retenus en quelque sorte à la chaîne, et, les cellules exclues, aux mêmes animaux devenus libres et pouvant par suite se multiplier sans règle et sans limite.

Entraîné par le raisonnement, l'auteur va jusqu'à écrire à propos des tissus normaux : « L'organisation c'est la limitation de la croissance et en dernier lieu la mort », comme s'il ne serait pas plus exact de dire que les tumeurs représentent l'anomalie et la désorganisation et que par là elles sont vouées à une vie précaire et à toutes les dégénérescences; comme si d'autre part les tissus physiologiques ne vivaient pas d'une vie active et n'étaient pas soumis à des rénovations incessantes, surtout quand on regarde du côté des glandes et des muqueuses.

Quoi qu'il en soit, d'après Ribbert, les cellules exclues deviennent *anaplasiques*, mais cette anaplasie au lieu d'être primitive et congénitale (théorie de Borst, Hansemann et Schwalbe) est toujours secondaire à l'intervention du tissu conjonctif. Il compare le développement du tissu conjonctif dans l'épithélioma à celui qui accompagne la formation des glandes chez le fœtus. Partout où une glande prend naissance, dit-il, le tissu conjonctif prépare la voie à l'épithélium, jamais le bourgeon glandulaire ne pénètre dans un tissu conjonctif normal, mais toujours dans un tissu conjonctif qui a proliféré.

Cette assimilation nous paraît abusive. Qui ne sait que, dans le développement des glandes, ces deux faits sont connexes : végétation d'un tissu conjonctif jeune, riche en cellules, en même temps que les culs-de-sac glandulaires se disposent dans leur ordre définitif. Cela est d'ailleurs vrai pour tous les organes qui procèdent par bourgeonnement. En suivant le développement de l'arbre bronchique, on peut assister à la pénétration des digitations soutenues par un tissu conjonctif dont les cellules sont également très vivantes, puisque cellules connectives et cellules épithéliales sont remplies de glycogène, les dernières, il est vrai, beaucoup plus abondamment.

Or, dans les cancers d'origine cutanée c'est l'inverse qui se produit, il y a prédominance de la végétation épithéliale sur la trame qui l'entoure et c'est la tumeur seule qui est glycogénée.

*
* *

Si la théorie de l'inflammation chronique plus ou moins proliférative et celle dite des « cellules exclues » sont insuffisantes pour nous rendre compréhensible la genèse des tumeurs, à quelle explication faut-il donc se rattacher?

Il est encore deux groupes de théories dont il nous faudrai expliquer le sens. Dans le premier on accepte comme principe des tumeurs une modification primitive, idiopathique des épithéliums, qui les met pour ainsi dire hors la loi, les rend indépendants et par suite libres de proliférer à leur aise. Le second renferme la longue liste des théories parasitaires. De celui-ci nous ne dirons rien parce qu'il est excessivement vaste et qu'il doit être étudié dans un rapport spécial. Nous ne rappellerons que les théories ayant trait à l'histogenèse proprement dite.

Déjà Thiersch et Waldeyer acceptaient que les tumeurs prenaient naissance à l'occasion d'un trouble dans les rapports qui unissent le tissu conjonctif aux épithéliums, sans donner sur ce point d'explication bien satisfaisante. Cette opinion, partagée par un grand nombre d'auteurs, ne repose sur aucune observation décisive. C'est une hypothèse pure et presque une pétition de principe, car la tumeur une fois constituée il est certain que les rapports entre les revêtements épithéliaux et les tissus de soutien sont singulièremenf modifiés; mais qui pourrait soutenir que ces modifications considérées actuellement comme consécutives sont réellement primitives et entraînent de ce fait la déviation épithéliale?

Cette idée a été quelque peu modifiée par Ziegler supposant qu'avec les progrès de l'âge il y avait une sorte de régression ou de résorption spontanée du tissu conjonctif et comme conséquence une prépondérance de l'élément épithélial. C'est, on peut le remarquer, une idée radicalement opposée à celle qui fait débuter l'épithélioma par un papillome, un adénome ou une plaque hypertrophique dermo-muqueuse.

Très voisine de cette manière de voir nous devons signaler celle de Rülf, qui regarde comme principale cause de la transformation épithéliale la tendance qui s'accentue avec l'âge de la désunion physiologique des cellules. C'est le rapport des cellules entre elles qui fait leur différenciation : si la cellule s'exclue, la différenciation disparaît et la cellule après s'être modifiée devient l'origine d'un nouveau développement.

Ne sait-on pas en effet que l'albumine de la cellule cancéreuse a une constitution chimique différente de celle des cellules normales par la façon dont elles se comportent vis-à-vis des ferments peptiques et tryptiques ?

Avec ces différentes théories on ne comprend pas pourquoi les tumeurs conservent la propriété de se multiplier indéfiniment. Toutes nous apparaissent comme des causes qui pourraient être favorisantes, à l'exemple de celle plus ancienne de Rindfleisch invoquant pour expliquer le défaut d'harmonie entre les tissus la suppression de toute connexion nerveuse ou d'un influx nerveux régulateur.

Dans une autre série de faits, l'on suppose que la condition principale de la production des tumeurs n'est pas tant dans les modifications des rapports qui unissent les cellules aux tissus de soulèvement que dans les transformations mêmes de l'énergie cellulaire. Les épithéliums devenus impropres à édifier des tissus normaux (Marchand) resteraient cependant doués d'une activité suffisante pour assurer le développement de néoformations pathologiques. Tout cela est, on le voit, assez obscur.

Les théories anaplasiques n'ont pas beaucoup plus de corps. Hansemann définit l'*anaplasie* une modification complète dans la constitution des cellules ayant pour conséquence la perte de leur différenciation. Il en résulte la formation d'un type nouveau d'éléments dont la constitution se rapproche de celle de l'œuf non différencié. L'idée première d'Hansemann a pris naissance dans l'étude des mitoses asymétriques dont il trouvait des formes très variées dans les néoplasmes. Mais il a été établi depuis qu'il n'existe pas dans les tumeurs de divisions nucléaires hétérotopiques, par réduction à la moitié du nombre normal des chromosomes, comme dans l'évolution karyokinétique de l'ovule fécondé.

L'anaplasie de Borst exige une disposition primitive de la cellule caractérisée par des modifications internes et maladives. Cette disposition spéciale de la cellule est innée ou héréditaire, et le changement biologique qui lui correspond serait inappréciable à nos moyens d'investigation actuels. Pour se bien rendre compte des modifications qui se produisent dans les tissus et les organes, il faudrait accepter qu'elles apparaissent au début de la fécondation ou dès les premières phases du développement fœtal. Les cellules nées dans ces conditions seraient biologiquement anormales.

Ces prémisses posées, rien ne s'oppose, dit Borst, à ce que le traumatisme, les diverses infections, la série des parasites n'interviennent à titre de cause occasionnelle : sous les mêmes influences et pour des raisons de même ordre, les tumeurs bénignes pourraient se transformer en tumeurs malignes.

La preuve que les cellules pour se multiplier sous la forme tumorale doivent présenter cette disposition particulière sur laquelle Borst insiste, c'est que, dit-il, on n'a jamais pu reproduire de vraies tumeurs par inclusion ou transplantation de cellules ou de tissus. Visant plus particulièrement la théorie de Cohnheim, il ajoute que pour donner naissance à une tumeur les débris embryonnaires doivent être qualitativement et primitivement anormaux. Schwalbe défend une idée à peu près analogue.

Il n'est pas certain cependant que les expériences déjà anciennes de Féré, R. Marie et Lecène sur la transplantation des organes, des tissus fœtaux ou des feuillets blastodermiques ne seront pas suivies de résultats plus démonstratifs.

Borst, moins affirmatif dans ses conclusions, reconnaît que la théorie qu'il propose peut ne pas résoudre l'énigme de la formation des tumeurs, car, même si elle est exacte, la question reste toujours pendante de savoir quelle est la cause qui donne naissance à ces variations pathologiques.

Nous n'aurions cité que pour mémoire le travail de Krompecher s'il ne venait jeter un grand trouble dans la conception actuelle des tumeurs. Avec Retterer nous devrions déjà accepter la transformation physiologique de l'épithélium en tissu lymphoïde et en tissu conjonctif ; avec Krompecher, il faudrait regarder comme habituelle la transformation de l'épithélioma en sarcome.

Contre cette idée, dit Krompecher, il n'y a que le dogme de la spécificité absolue des tissus telle qu'elle a été défendue par Bard. Cette théorie de la spécificité cellulaire nous l'avons également soutenue à la même époque. Nous pensons d'ailleurs avec Michaelis et Orth que si la métaplasie ou plutôt la métamorphose indiquée par Krompecher était aussi facilement réalisable, ce serait à reprendre de fond en comble l'étude de l'histologie et surtout celle des tumeurs.

L'histogenèse nous démontre au contraire l'indépendance absolue des épithéliomas considérés dans leurs foyers primitifs et dans leurs métastases, vis-à-vis des tissus connectifs qui les entourent. Il peut y avoir association des deux tissus dans la même tumeur, mais pas transformation de l'un dans l'autre. Quant aux cellules adultes, elles se reproduisent toujours dans leur forme définitive, elles ne peuvent ni se modifier ni faire retour en arrière.

***

Que retenir de théories si dissemblables, sinon que pas une d'entre elles n'est satisfaisante. Trop rapidement on les voit s'écarter de l'objet même de notre étude, qui est l'histogenèse proprement dite, pour se complaire à des considérations purement dogmatiques.

En reprenant l'évolution des tumeurs dès leur origine d'après l'exposé succinct que nous en avons fait, que voyons-nous? Une néoformation qui d'abord très limitée pénètre en profondeur, à moins qu'elle ne soit arrêtée dans sa marche par la réaction efficace du tissu conjonctif. Puis, le plus habituellement, la tumeur gagne les voies lymphatiques et veineuses pour se généraliser dans les ganglions ou les organes.

Les cellules qui sont ainsi transportées par un mécanisme connu de tous sont-elles des cellules *isolées* purement *exclues*, suivant l'expression de Ribbert, ou abandonnées sans aucun frein et pouvant, devenues libres, parce qu'elles sont ou accidentellement ou congénitalement *anaplasiques*, se reproduire indéfiniment dans le désordre le plus profond? Non sans doute, et c'est le point que l'on perd constamment de vue dans l'examen des théories concernant le cancer.

Les cellules dites isolées ou exclues dans les divers organes où le hasard les a essaimées sont capables, avant tout, de se réunir à nouveau ou de rester constamment unies pour constituer des *fédérations* assez longtemps viables.

Quelquefois ces groupements cellulaires ne renferment que des épithéliums comme les globes épidermiques ou des cavités régulières tapissées d'épithélium cylindrique, comme dans les épithéliomas d'un grand nombre de muqueuses : on peut les dénommer alors *histioïdes*. Mais parfois aussi les groupements cellulaires sont plus importants et comprennent des épithéliums, des vaisseaux et du tissu conjonctif, en ce cas ils peuvent être appelés *organoïdes*. On en trouve des représentants nombreux parmi les tumeurs connues. Ce sont, entre autres, les adéno-épithéliomes du foie, ceux du rein, les hypernéphromes, les chorio-épithéliomes, les lymphomes et quantité de tumeurs à tissus multiples.

La question des épithéliomas, ainsi que celle des autres tumeurs, ne peut, on le voit, être réduite à l'étude de la *cellule cancéreuse* plus ou moins modifiée, comme tendent à l'établir les théories que nous venons de passer en revue. Le problème est d'un ordre beaucoup plus général.

Les épithéliums qui doivent assurer la rénovation des revêtements épithéliaux des muqueuses et des glandes sont peut-être capables, en effet, sous certaines influences qu'il s'agit de déterminer, d'utiliser l'énergie qu'ils ont toujours en réserve pour des édifications cellulaires quasi indéfinies. Pourquoi ces proliférations ne se font-elles pas toujours en surface pour être éliminées au fur et à mesure de leur apparition puisqu'elles sont en excès et par suite inutilisables? Par quel mécanisme singulier sont-elles condamnées à végéter en profondeur et à détruire l'organisme dont elles constituent des parties essentielles? Problème des plus troublants auquel il est impossible de trouver une solution logique ou rationnelle. Comment, enfin, se trouve communiquée aux cellules épithéliales et nous pouvons ajouter maintenant à tous les tissus et à toutes les glandes, cette faculté de reproduction dont les résultats sont histologiquement si nettement caractérisés? Est-ce par une sorte de fécondation et d'imprégnation particulière? Cette fécondation eût-elle lieu, il ne paraît pas que son action devrait dépasser en étendue celle du foyer primitif puisque, d'après leurs propriétés originelles, les néoformations secondaires *histioïdes* ou *organoïdes* dérivent naturellement des proliférations qui les ont précédées. Le problème se trouverait ainsi ramené à déterminer par suite de quel processus *parthénogénétique*, des cellules encore très actives seraient incitées à des proliférations aussi excessives que celles qui caractérisent les tumeurs.

Cette manière de voir semblerait donner raison à ceux qui assignent à l'origine des néoplasmes l'intervention nécessaire d'une cause accidentelle comme un traumatisme, une irritation et une infection préalable ou même un véritable parasitisme intra-cellulaire. Mais, l'analyse à laquelle nous avons consacré la plus grande partie de ce rapport nous a prouvé que dans bien des cas aucune de ces influences ne pouvait être invoquée.

Faudrait-il accepter l'idée d'une fécondation possible des cellules épithéliales par d'autres cellules, comme l'indique G. Augier dans une note à la traduction de Ziegler? Voici ce qu'il convient d'entendre. La conjugaison des cellules lymphatiques ou conjonctives jeunes avec des éléments épithéliaux mettrait en mouvement la division nucléaire et protoplasmique en fournissant un apport de potentiel nouveau. Cette hypothèse déjà plus ou moins formulée par Klebs et par Schleich s'est transformée pour devenir la théorie de la fécondation de cellules par d'autres cellules de même espèce. Avec cette nouvelle signification elle a été défendue par J. Roux, Dor et surtout Hallion. Il s'agit pour ce dernier auteur d'une fécondation réciproque des cellules épithéliales par conjugaison, semblable à celle qui a été décrite par Maupas chez les Infusoires dans ses études sur la sénescence et le rajeunissement. C'est la théorie du rajeunissement karyogamique.

Toutes ces théories seraient acceptables en principe si les proliférations néoplasiques étaient toujours inégales, désordonnées et représentées par une *seule espèce cellulaire*. Mais comment les adapter à la genèse des tumeurs histioïdes, organoïdes, mixtes et composées?

D'autre part on sait que, dans le développement normal de l'embryon, les invaginations épithéliales destinées à la formation des glandes sudoripares, sébacées, intestinales et autres s'arrêtent au moment précis où le plan d'organisation est réalisé. De cet arrêt on n'a jamais donné d'explication. Croit-on par suite qu'il soit plus facile de trouver la solution du problème concernant le développement indéfini des tumeurs et la pérennité des cellules cancéreuses?

Notre conclusion provisoire sera donc la suivante : D'après l'histogénèse, le cancer nous apparaît comme une déviation aux lois du développement normal et aux actes qui régissent l'entretien, la rénovation et la réparation des tissus, sans que nous puissions dire exactement quel est le mobile réel de cette métamorphose.

ERGEBNISSE DER STATISTIK

INSBESONDERE

DER STERBLICHKEITS- UND SEKTIONSSTATISTIK
DES KREBSES

Von **K. BUDAY** in Kolozsvár.

Die letzten 10 Jahre, in denen die Erforschung der Krebskrankheit auf so vielen Gebieten mächtig gefördert wurde, bedeuten
auch in der Krebsstatistik einen merklichen Fortschritt. Es wurden
Angaben gesammelt, die an sich zwar noch dürftig und nicht
immer unanfechtbar sind, aber doch die Hoffnung erwecken, dass
die Statistik in absehbarer Zeit auch zur Beantwortung der viel
discutierten Frage betreffs der Zunahme der Krebskrankheit
wesentliches beitragen wird.

Das allgemeine Interesse für die Ergebnisse der Krebsstatistik
findet seine Berechtigung in der grossen Mortalität des Krebses,
welche die Sterblichkeit der Tuberkulose zwar nicht erreicht, aber
auch nicht weit davon übertroffen wird. Es entfielen z. B. die
Todesfälle von 10 000 Lebenden :

	AN TUBERKULOSE	AN KREBS
Deutschland (1907)	18,5	7,4
Frankreich (Städte, 1906)	27,1	10,0
Schweiz (1907)	25,5	12,5
Melbourne (1907)	13,9	9,8

Behufs statistischer Erforschung der Krebskrankheit sind viele
Wege gewählt und ebenso viele Fragen aufgestellt worden. Wie ist
die Krebskrankheit geographisch verbreitet? Giebt es Verschiedenheiten in der Verbreitung, die von den klimatischen Verhältnissen,
oder von der Ernährung, Beschäftigung, Rasse und dem Boden
abhängen? Lassen sich in der Verteilung des Krebses nach primär
erkrankten Organen durchgreifende und beständige Unterschiede

je nach Ländern, Klima und Rasse feststellen; sind solche Unterschiede auch in Bezug auf das Lebensalter vorhanden? Auch die Frage der Vererbung, der Infectiosität, die Bedeutung der chronischen Reizzustände versuchte man statistisch zu beantworten. Endlich erwartet man aus den zu verschiedenen Zeiten erfolgten statistischen Erhebungen Aufschluss darüber, ob die Krebskrankheit in der Tat zunehme, ob die Krebssterblichkeit in einzelnen Gegenden beständig hoch sei; eine in neuerer Zeit etwa erfolgte Verschiebung des Lebensalters und der primär erkrankten Organe sollte auch statistisch dargetan werden.

Zur Lösung all dieser Fragen stehen uns mehrere Wege zur Verfügung : 1° Die Sammelforschung durch Zählung sämmtlicher Krebskranken, welche in einer bestimmten Zeit in ärzlicher Behandlung stehen. 2° Die Mortalitätsstatistik der einzelnen Länder und Städte. 3° Die Krankenhausstatistik der klinischen Abteilungen. 4° Die Sektionsstatistik der pathol. anat. Institute und Krankenhausprosekturen.

Ueber die Vor- und Nachteile dieser verschiedenen Statistiken ist schon so viel diskutiert worden, dass es sich kaum der Mühe lohnt, dieselben im Allgemeinen zu wiederholen. Eine jede derselben kann wertvolle Fingerzeige geben, sie ergänzen sich gegenseitig. Das Hauptmoment, von dem das reelle Ergebniss der Krebsstatistik in erster Reihe abhängt, ist die präzise Formulierung der Fragen und der kulturelle (hygienisch-administrative) Fortschritt des Landes. Der Wert der gesammelten Angaben wird dadurch gewiss erhöht, wenn in irgend einer Frage die erwähnten verschiedenen statistischen Methoden gleichförmige Resultate liefern, oder wenn bei der nach einiger Zeit erfolgten Wiederholung die statistischen Erhebungen dasselbe Ergebniss zu Tage fördern.

Dass die Statistik bei sorgfältiger Erwägung und möglichster Eliminierung etwaiger Fehlerquellen ein sehr wertvolles Mittel der Krebsforschung sein könne, wurde mehrerseits, u. A. von Borrel und Lubarsch betont; es kann gesagt werden, dass die Bestrebungen nach einer guten Krebsstatistik einem allgemeinen Bedürfnisse Genüge leisten wollen.

In Folgendem will ich den Versuch machen, den jetzigen Stand unserer Kenntnisse hinsichtlich einiger der obengenannten Probleme kurz zu schildern. Es ist unmöglich all die gesammten Fragen auch nur kurz zu streifen, darum will ich mich mehr auf die Mortalitätsstatistik beschränken und die Morbidität des Krebses bei Seite lassen.

Was nun zuvörderst *die Häufigkeit der Krebskrankheit* betrifft, so könnten uns darüber hauptsächlich die bisher erfolgten Zählungen der Krebskranken Aufschluss geben. Wie bekannt, wurden in Deutschland und Holland im Jahre 1900, in Spanien i. J. 1902, in Portugal und Ungarn i. J. 1904, in Schweden i. J. 1905, in Dänemark i. J. 1908 solche Sammelforschungen durchgeführt. Ohne die hervorragende Bedeutung dieser Zählungen leugnen zu wollen, sind wir doch genötigt zu behaupten, dass in der Verwertung der bisherigen Zählungsergebnisse (die letzten Zählungen in Schweden und Dänemark vielleicht ausgenommen), die grösste Vorsicht geboten ist. Denn ungeachtet dessen, dass die gezählten Fälle erfahrungsgemäss nur einen kleineren Teil der gesammten Krebserkrankungen bilden, sind Vergleichungen der verschiedenen Landesteile dadurch erschwert, dass in Gebieten, in welchen die Einwohner ärztliche Hilfe weniger in Anspruch zu nehmen pflegen, bedeutend weniger Krebsfälle als anderswo registriert werden.

In der Mortalitätsstatistik sind die Fehlerquellen naturgemäss etwas geringer, obzwar in denjenigen Ländern, wo ein bedeutender Teil der Todesfälle noch nicht ärztlich beglaubigt wird, auch diese viel zu wünschen übrig lässt. Daraus folgt, dass auch für Europa die Verhältniszahlen des Mortalitätsstatistik einen recht verschiedenen inneren Wert haben.

In Folgendem geben wir die Daten der verschiedenen Länder unseres Weltteiles, wo aber z. T. auch andere bösartigen Geschwülste mitgerechnet sind. Es starben in einem Jahre an Krebs von 10000 Lebenden :

Schweiz (1907)	12,5	Oesterreich (1905)	7,5
Dänemark, Städte (1907)	12,2	Deutschland (1907)	7,45
Frankreich, — (1906)	10,0	Ungarn (1904)	7,00
Schweden, — (1890-98	9,96	Italien (1906)	6,09
Holland (1903)	9,9	Belgien (1907)	6,02
Norwegen (1906)	9,75	Spanien (1903)	4,4
England (1907)	9,08	Portugal (1904)	2,37

Bedenkt man aber, dass nach den Sektionsergebnissen etwa 20-25 0/0 der ärztlich beobachteten Krebsfälle klinisch verborgen bleiben, so steigen die angeführten Zahlen noch bedeutender.

Wie ersichtlich, bekommt man in den meisten Ländern von Europa ziemlich hohe Ziffern, besonders in der Schweiz und in den nördlicher Ländern (Dänemark, Schweden, Norwegen); im Süden scheint der Krebs etwas seltener vorzukommen, sogar in den mehr südlichen, wärmeren Teilen desselben Reiches, z. B. von Italien ist die Verhältniszahl geringer als in den mehr nördlich gelegenen Provinzen.

In den grösseren Städten ist die Krebsmortalität eine grössere, als auf dem Lande, z. T. freilich nur scheinbar, indem relativ mehr Krebsfälle als solche erkannt werden; in wiefern gewisse spezielle Noxen in den Städten zu einer wirklichen Vermehrung der Krebsmortalität beitragen, ist noch unentschieden. In Norwegen giebt es ausnahmsweise mehr Todesfälle auf dem Lande, als in den Städten.

Von anderen Weltteilen besitzen wir viel dürftigere Kenntnisse. In den vereinigten Staaten von Amerika starben i. J. 1908 an Krebs 7,65 von 10 000 Lebenden (die Zahl bezieht sich auf 45 Mill. Einwohner), somit noch etwas mehr als in Deutschland. In jenen Teilen von Südamerika, welche ein gemässigtes Klima haben, (Hauptstädte Montevideo und Santiago de Chile), ist auch die Krebsmortalität ziemlich beträchtlich. In Brasilien dagegen sehr gering, 0,41, in Rio de Janeiro 2,81, in den Jahren 1894-98; eine gewiss auffallend niedrige Zahl, auch wenn etwaige Fehlerquellen mitgerechnet sind. Es ist interessant, dass in der gemässigten Zone von Brasilien die Krebsmortalität bedeutend höher ist, als in der tropischen Zone; in Mexiko sollen ebensolche Unterschiede vorkommen (A. Sodré). — Ein anderes hervorzuhebendes Ergebniss in der Krebsstatistik Amerika's ist die geringere Neigung der Farbigen zur Krebserkrankung, in der Sterblichkeitsstatistik der Vereinigten Staaten und auch der Stadt Philadelfia wird das einhellig betont.

In Asien soll der Krebs in Indien und Japan häufig, anderswo nur selten vorkommen. In Japan starben in 1905 von 10 000 Lebenden 5,3 an Krebs; auf den Philippinen ist der Krebs trotz des tropischen Klima's und der ausschliesslich vegetarischen Ernährungsweise, häufiger als in den Vereinigten Staaten von Amerika.

In Afrika sind Egypten, Tunis krebsarm; von den portugiesischen Provinzen wiesen Angola und Mozambik anlässlich der erfolgten Krebszählung äusserst wenig Krebsfälle auf, während in der portugiesischen Guinea und in den naheliegenden Inseln ziemlich viele gezählt wurden (A. Neves). Im Süden, besonders im Kapland soll die Verhältnisszahl der Europäischen naheliegen.

Die Krebsmortalität von Australien und der umgebenden Inseln ist ziemlich hoch. In Tasmanien war dieselbe im J. 1891 schon 5,0, in Neuseeland (i. J. 1907) 9,3, in Victoria-Staat 6,09.

Aus diesen Zahlen geht hervor, dass der Krebs beinahe überall vorkommt, auch in den Tropen, obzwar er hier, ebenso wie in den nördlichen Erdteilen (Island, Siberien) bedeutend seltener ist, als in der gemässigten Zone. Es ist noch unentschieden, ob in der tropischen Zone das Klima selbst, oder gewisse Rasseneigenschaften von Wesen seien, von einer Berücksichtigung des Lebensalters bei der Krebserkrankung in den Tropen ist so gut, wie nichts bekannt.

Eine zweite wichtige Frage, deren Entscheidung wir von der Statistik erwarten, ist die, ob es auf irgend einem Staatsgebiete Provinzen, Bezirke oder Ortschaften gebe, deren Krebsmortalität die Durchschnittszahl bedeutend überschrieten sollte, die also sozusagen endemische Krebsgebiete bilden würden. Es ist natürlich, dass die, oben betonte Vorsicht auch hier sehr am Platze ist um Selbsttäuschungen vorzubeugen, die Angaben verschiedener Landesteile müssen unbedingt eine möglichst gleiche Realität besitzen, um miteinander verglichen zu werden. Wenn die Statistik in den kulturell weniger fortgeschrittenen Teilen eines Landes relativ weniger Krebsfälle feststellt, so lässt sich daraus vorderhand nichts über die relative Krebsimmünität dieses Landesteiles folgern. So ist z. B. in den östlichen Teilen von Ungarn und von Oesterreich die Krebssterblichkeit viel geringer, als in den westlichen Teilen; gerade im diesen östlichen Teilen befindet sich aber die Leichenschau im grösserem Teile noch in den Händen von Laien, während sie in den westlichen mehr von Aerzten ausgeübt wird.

Völlig einwandsfrei ist dagegen erwiesen worden, dass in den Nordalpen, in den angrenzenden Teilen von Württenberg, Bayern, Schweiz, Salzburg und Tirol die Krebssterblichkeit ungewöhnlich hoch sei. So z. B. betrugen in Südbayern (südlich von der Donau) die Krebstodesfälle 11,97 bei Männern, 14,68 bei Weibern, im Kanton Luzern 19,0 bei Männern, 15,5 bei Frauen, im Oberamt Riedlingen (Württenberg) 14,9 bei Männern, 10,9 bei Frauen, in Salzburg 12,4 bei Männern, 14,7 bei Weibern von 10000 Lebenden. Gewiss eine auffallend hohe Mortalität, die sich in diesen Gegenden schon seit mehr als 2 Jahrzenten auf dieser beträchtlichen Höhe erhält (Prinzing, Kolb).

Dagegen weisen einige kulturell hochstehende Provinzen von Preussen z. B. Rheinland und Westfalen eine ziemlich geringe Krebsmortalität und Morbidität auf.

Viel schwerer lässt sich statistisch die Krebssterblichkeit einzelner Ortschaften verarbeiten; es scheint, dass einzelne Ortschaften isoliert eine konstante hohe Krebssterblichkeit zeigen können. Ueber ein solches Gebiet berichtet auch Hvoslef in Norwegen, wo seit längerer Zeit der Krebs endemisch ist, so dass 40 0/0 der über 45 Jahre alten Menschen an Krebs starben. Hier lässt sich durch eine längere Zeit fortgesetzte vorurteilsfreie Beobachtung mehr erreichen, als durch blosse Sammlung von Daten fraglichen Wertes; die genauere Kenntniss solcher endemischer Herde verspricht viel Interessantes zu bieten, vorläufig verfügen wir nur über wenig Aufzeichnungen, welche der Kritik Stand halten würden.

Die neueren statistischen Angaben über das *Lebensalter* der an Krebs verstorbenen bekräftigten von Neuem die wohl bekannte Tatsache, dass der Krebs eine Krankheit des vorgerückten Alters sei; besonders der Krebs des Verdauungstraktes tritt selten vor dem 50. Jahr auf. Der Krebs der weiblichen Genitalorgane pflegt etwas früher vorzukommen, dadurch wird das mittlere Lebensalter der weiblichen Krebskranken etwas nach abwärts verschoben. Betreffs des Lebensalters ergeben sich einige Differenzen in verschiedenen Ländern, indem gegen Norden (Dänemark, Schweden) das mittlere Lebensalter der Krebsigeu etwas höher liegt, als gegen Süden; die Pubertät und auch das Senium tritt eben bei den Völkern des Nordens etwas später ein. In Ungarn, Griechenland und Portugal dagegen entfallen relativ viele Krebskranke auf das jüngere Alter. Nach Bentall kommt der Krebs in Indien in einem viel jüngeren Lebensalter vor, als in

Europa, er führt diese Erscheinung auf den früheren Auftritt der Menopause zurück.

Es ist natürlich, dass das mittlere Lebensalter in Ländern, wo der Krebs der weiblichen Genitalien einen verhältnissmässig grossen Prozentsatz sämmtlicher Krebstodesfälle bildet, relativ niedrig erscheint, sei es, dass er in der Tat recht häufig ist, oder dass er in Folge des mangelhaften Ausweises der Krebse des Verdauungstraktes häufig zu sein scheint.

In Folgendem geben wir von einigen Ländern die Prozentzahlen der mehr als 60 Jahre alten Krebstoten resp. Krebskranken :

Holland	60,5 0/0	Frankreich (Städte)	50 0/0
Dänemark	59 0/0	Oesterreich	48 0/0
Schweden	57 0/0 m. 47 0/0 w.	Japan	47 0/0
Deutschland	52,5 0/0	Ungarn	46,5 0/0
Verein-Staat. v. Amer	52,2 0/0	Portugal	37 0/0

Von Griechenland kann ich nur das 0/0 Verhältniss der mehr als 50 Jahre alten Krebstoten geben : 43 0/0.

Es ist selbstverständlich, dass in der Sterblichkeitsstatistik das mittlere Lebensalter etwas höher liegt, als in der Statistik der Krebskranken.

Die *Geschlechtsverhältnisse* der an Krebs verstorbenen zeigen beinahe überall ein Uebergewicht der Weiber, u. zw. in Folge der grossen Zahl der weiblichen Genitalkrebse. Das Verhältniss der männlichen und weiblichen Krebstoten ist in verschiedenen Ländern ziemlich wechselnd, es kann dagegen in einem Lande in nacheinander folgenden Zeitperioden ziemlich konstant bleiben. Es entfielen z. B. in der Schweiz in den Jahren 1891-98 auf 100 Krebstote männlichen Geschlechtes 102,8 weiblichen Geschl., in den Jahren 1901-906 war dieses Verhältniss 100 : 100,2.

Das Geschlechtsverhältniss in verschiedenen Ländern erhellt aus folgender Tabelle. Es kamen auf 100 Kresbtodesfälle bei Männern :

Verein. Staat. v. Amer	171,0	Krebstodesfälle b. Weibern			(1900)
Schweden	153,8	—	—	—	(1890-98)
England	147,0	—	—	—	(1901-905)
Italien	127,8	—	—	—	(1904)
Ungarn	124,7	—	—	—	(1901-904)
Deutschland	123,0	—	—	—	(1907)
Oesterreich	121,0	—	—	—	(1895-98)
Schweiz	100,2	—	—	—	(1901-906)

Die Zählung der Krebskranken ergab (Schweden ausgenommen) noch höhere Zahlenverhältnisse für das weibliche Geschlecht, gewiss infolge der leichteren Diagnose der Genitalkrebse. So z. B. ergab die Krebszählung in Dänemark 156,7, in Holland 133,3, in Deutschland 173,7, in Spanien 156, in Portugal 165,7, in Ungarn 159 mit Krebs behaftete Weiber auf 100 Männer.

Höchste Beachtung verdient die beinahe gleichmässige Verteilung des Krebses auf beide Geschlechter in der Schweiz, umsomehr, als in der umgrenzenden Zone hoher Krebssterblichkeit die Verhältnisse so ziemlich dieselben sind, so dass z. B. in Tirol auf 100 Männer 94, in Voralberg 81 weibliche Personen entfallen. Im Oberamt Riedlingen (Württemberg) ist die Verhältnisszahl der Weiber bloss 73, gegen 100 Männer. Von der Bedeutung dieser auffallenden Tatsache wird unten noch die Rede sein.

Eine der wichtigsten Aufgaben der Krebsstatistik ist die, festzustellen, *wie sich die Krebsfälle nach den primär erkrankten Organen verteilen.* Der Krebs entsteht zumeist, die seltenen multiplen Krebse nicht gerechnet, von einer umschriebenen Stelle, es ist daher natürlich, dass alle Untersuchungen, welche die formale oder die aetiologische Genese betreffen, immer das primär erkrankte Organ zum Ausgangspunkt der Betrachtungen nehmen müssen. Die verschiedensten Theorieen der Vererbung, der Kontagiosität, der Keimesverirrung müssen ohne Ausnahme die lokalen Verhältnisse beachten. Sogar die Verteilung des Krebses nach Alter und Geschlecht, die Frage der Zunahme der Krebskrankheit, die Existenz der endemischen Krebsherde : all diese Probleme gewinnen an Wert, wenn sie die Ausgangsstelle des Krebses berüksichtigen. Es ist zu bedauern, dass unsere diesbezüglichen Kenntnisse noch sehr lückenhaft sind; die von den einzelnen Staaten veröffentlichten Statistiken der Todesursachen enthalten nur ausnahmsweise ausführliche Angaben über die primär erkrankten Organe. Es wäre wünschenswert, dass in Zukunft, wie es Kolb schon empfohlen hat, die einzelnen Staaten einheitlich vorgehen und ihre Mortalitätsstatistik mit näheren Angaben über die Verteilung des Krebses nach primär erkrankten Organen ergänzen.

Die Schwierigkeiten einer genauen Organstatistik sind bekannt. In den auf Grund der Zählung der Krebskranken zusammengestellten, ebenso wie in den Sterblichkeitsstatistiken sind die schwer zu erkennenden Lungen-, Pankreas-, Gallenblasenkrebse sehr spärlich vertreten, während die meist metastatischen Peritoneal- und Leberkrebse mit einer grossen Prozentzahl unter den primär erkrankten Organen figurieren. In den Sektionsstatistiken dagegen., welche sich ebenso, wie die Krankenhausstatistiken auf ein mehr vom Zufall abhängendes Material stützen, sind die leichter zu heilenden Lippen- und Hautkrebse in verhältnissmässig geringerer Zahl vertreten. Eine Vergleichung dieser verschiedenen Statistiken miteinander führt am ehesten zum richtigen Ziel und macht es möglich die auffallenderen Differenzen in der Organstatistik verschiedener Länder festzustellen, voraus gesetzt immer, dass die Verlässlichkeit der Angaben überall annähernd die gleiche sei. Anderesteil ist es selbstverständlich, dass die durch Zählung der Krebskranken hergestellte Organstatistik eines Landes mit der aus Mortalitätsangaben, oder gar aus Sektionsergebnissen zugammengestellten Organstatistik eines anderen Landes nicht recht zu vergleichen ist.

Die Vergleichung dieser Statistiken verschiedener Herkunft liess gewisse allgemein-gültige Tatsachen feststellen; so z. B. (um bei den Wichtigsten zu bleiben), fand sich bei Männern der Krebs des Verdauungskanals, besonders des Magens am häufigsten, während bei Frauen ausser dem Magen auch die Gebärmutter und die Brustdrüse sehr oft krebsig erkranken. Der Krebs der Unterlippe, der Zunge, des Kehlkopfes, der Speiseröhre und der Lungen kommen bedeutend öfter bei Männern vor, während der Gallenblasenkrebs wieder bei Frauen häufiger gefunden wurde. Die Krebse des Gesichtes und des Darmes verteilen sich auf beide Geschlechter ziemlich gleich.

Dies wären, kurz gesagt, die allgemeinen Züge; bei eingehender Erörterung bemerken wir aber viele interessanten Abweichungen, welche für einzelne Länder, oder kleinere Gebiete charakteristisch sind. Indem ich die auffälligsten Unterschiede der Organstatistik hervorhebe, muss ich nochmals die Unvollkommenheit unserer gegenwärtigen Kenntnisse betonen. Allerdings sind wir mehr berechtigt zu erklären, dass das häufigere Vorkommen eines gewissen Organkrebses für irgend ein Land oder Landgebiet charakteristisch sei, wenn wiederholte statistische Erhebungen

O/O Zahlen der primär erkrankten Organe.

Primär erkranktes Organ	Schweden m	Schweden w	Ungarn m	Ungarn w	Dänemark m	Dänemark w	Deutschland m	Deutschland w	Portugal m	Portugal w	Ungarn 13 Städte m	Ungarn 13 Städte w	Verein. St. v. Amerika m	Verein. St. v. Amerika w	England m	England w	Schweiz m	Schweiz w	Bayern m	Bayern w
Magen	58,1	32,4	17,4	9,0	31,9	16,2	41,3	20,3	16,9	11,3	48,2	28,3	43,6	24,1	21,8	14,0	55,2	36,2	53,9	37,8
Darm	9,4	7,8	7,2	8,8	16,3	7,5	13,2	6,3	»	»	11,3	7,3	5,5	3,5	17,5	12,7	6,2	6,0	11,3	7,6
Speiseröhre	4,6	2,0	1,7	0,1	5,2	1,6	11,3	1,5	»	»	5,4	0,3	?	?	6,3	1,5	12,8	2,7	4,1	1,1
Lippe	7,2	1,2	20,3	1,2	8,4	0,4	7,7	0,8	30,2	2,7	1,2	0,1	»	»	2,0	0,3	0,5	0,2	0,4	»
Zunge	2,0	0,9	5,0	0,4	0,9	0,7	2,1	0,3	5,3	0,8	5,6	0,1	9,5	1,6	5,5	0,5	1,8	0,2	0,4	»
Mundhöhle	1,9	1,7	5,2	»	1,3	0,8	»	»	»	»	1,9	0,1	»	»	1,9	0,2	»	»	1,1	»
Pharynx	0,4	0,3	0,9	0,1	0,7	0,5	»	»	»	»	»	»	»	»	2,1	0,4	»	»	»	»
Leber	1,5	0,8	1,6	1,3	2,9	1,0	4,2	4,2	»	»	12,4	10,4	14,5	12,5	13,2	13,6	9,9	13,3	6,2	7,0
Gallenblase	0,1	0,6	0,2	0,3	»	»	0,3	0,8	»	»	0,1	0,3	»	»	»	»	»	»	0,2	0,8
Pankreas	1,4	0,4	0,2	0,1	»	0,1	0,4	0,3	»	»	0,2	0,3	»	»	1,7	1,1	0,5	0,6	0,6	0,4
Kehlkopf	0,1	»	1,7	0,2	0,9	0,1	1,7	0,2	»	»	3,8	0,4	»	»	1,8	0,4	1,3	0,3	1,0	0,2
Lungen	0,5	0,3	0,1	»	»	»	»	»	»	»	0,3	0,1	»	»	1,2	0,7	0,4	0,3	0,4	0,2
Nasenhöhle	»	»	0,1	»	»	»	»	»	1,3	1,7	»	»	»	»	»	»	»	»	»	»
Nieren	1,1	0,4	0,1	0,1	0,0	»	»	»	»	»	0,5	0,4	»	»	1,1	0,8	0,6	0,4	0,8	0,4
Harnblase	0,5	0,5	0,9	0,2	0,9	0,4	1,5	0,5	»	»	4,0	1,0	2,5	0,6	3,4	0,9	2,0	0,7	3,3	0,8
Penis	1,7	»	0,1	»	1,1	»	1,3	»	2,1	»	0,5	»	»	»	»	»	»	»	0,5	»
Prostata	1,1	»	0,2	»	»	»	0,6	»	»	»	0,4	»	»	»	2,3	»	3,0	»	0,7	»
Hoden	»	»	0,1	»	2,4	»	»	»	»	»	»	»	»	»	»	»	»	»	»	»
Vulva	»	»	»	0,2	»	1,6	»	»	»	»	»	0,1	»	»	»	»	»	»	»	»
Gebärmutter	»	15,3	»	41,7	»	22,4	»	27,0	»	22,2	»	38,3	»	27,6	»	22,8	»	10,6	»	16,8
Ovarien	»	4,7	»	1,0	»	1,7	»	1,6	»	»	»	0,9	»	»	»	1,9	»	2,5	»	1,7
Vagina	»	1,4	»	0,6	»	0,4	»	1,7	»	»	»	0,1	»	»	»	»	»	0,6	»	0,4
Brustdrüsen	0,7	23,9	0,5	22,8	»	28,1	0,4	24,3	»	42,6	0,1	8,1	0,7	5,8	0,2	16,6	»	10,0	0,1	7,9
Haut	»	4,3	20,3	4,6	13,3	9,2	3,1	2,7	23,4	11,3	3,8	2,2	10,4	3,1	3,4	1,8	2,4	2,0	»	»
Bauchhöhle	»	»	»	»	»	»	»	»	»	»	»	»	9,2	7,8	»	»	»	»	»	»
Schilddrüse	»	»	»	»	»	»	»	»	»	»	»	»	»	»	0,2	0,3	1,3	1,3	0,3	0,8

Sektionsstatistiken, 0/0 Zahlen der primär erkrankten Organe.

PRIMÄR ERKRANKTES ORGAN	REDLICH BERLIN, AM URBAN			FEILCHENFELD BERLIN, AM URBAN			RIECHELMANN BERLIN, FRIEDRICHSHAIN			RIECK MÜNCHEN			BUDAY KOLOZSVÁR			LUBARSCH BRESLAU	STEINHAUS BRUXELLES			MARCHAND LEIPZIG			KRASTING BASEL	PÄSSLER BRESLAU	LEX HEIDELBERG	
	M.	W.	S.	M.	W.	S.	M.	W.	S.	M.	W.	S.	M.	W.	S.	S.	M.	W.	S.	M.	W.	S	S.	S.	M.	W.
Magen	39,9	29,6	35,5	39,9	25,2	32,5	46,6	34,1	40,5	39,5	23,8	29,6	39,0	16.4	33.9	33,9	55,1	28,6	42,6	34,7	22,0	30,4	28,6	35,5	41,0	24,6
Speiseröhre	17,3	2,8	11,1	21,3	1,6	11,4	20,0	1,4	10,8	6,5	0,6	4,3	6,2	»	3,0	8,3	11,3	2,8	7,2	18,9	1,3	10,9	9,3	0,5	11,1	1,6
Dickdarm	4,2	6,1	5,0	4,3	4,3	4,3	3,7	3,9	3,7	8,1	2,9	4,8	5,6	1,0	3,3											
Mastdarm	6,7	5,6	6,3	5,1	5,5	5,3	5,1	2,3	3,6	9,4	5,3	6,8	5,6	1,0	3,3	6,7	9,8	10,7	10,1	12,2	9,4	10,9	9,3	6,4	15,7	8,5
Dünndarm	0,3	0,9	0,6	1,2	1,2	1,2	0,6	0,6	0,6	»	»	»	»	»	»											
Pharynx	4,2	»	2,2	1,2	»	0,8	0,6	»	0,6	»	»	»	3,4	1,0	2,2	0,8	»	»	»	1,8	0,0	1,4	0,9	»	1,9	0,2
Zunge	0,3	»	0,2	2,0	»	1,9	1,2	»	0,9	1,8	0,1	0,7	3,9	»	1,9	0,7	1,5	0,5	1,1	1,8	0,3	1,2	0,9	2,0	1,6	0,2
Nasenrachenraum	0,7	»	0,3	7,9	»	»	»	»	»	0,4	»	0,2	1,1	»	0,5	0,2	»	»	»	»	»	»	0,1	0,2	0,5	»
Lungen	9,2	2,3	6,3	1,2	0,8	4,3	5,9	1,8	3,8	1,0	0,8	1,2	5,1	0,5	2,7	1,4	1,5	1,6	1,6	8,9	1,3	5,4	1,7	1,8	1,7	1,6
Kehlkopf	0,3	»	0,2	0,4	»	0,6	2,0	»	0,9	0,9	»	0,3	1,1	»	0,5	0,2	1,5	»	0,8	1,1	»	0,6	0,7	0,8	1,9	0,2
Schilddrüse	0,7	0,4	0,6	0,4	»	0,2	0,3	1,2	0,7	1,1	0,6	0,8	»	0,5	0,3	0,7	»	1,1	0,5	1,1	0,6	0,9	2,7	0,8	1,1	0,5
Lippen	0,7	0,4	0,6	0,4	»	0,2	»	»	»	0,4	0,1	0,2	5,6	»	2,7	»	»	»	»	»	»	»	»	»	0,6	»
Leber	1,4	0,9	1,0	2,0	0,8	1,4	0,3	0,6	0,4	5,3	3,6	6,8	2,8	1,6	2,2	1,4	1,5	2,8	2,1	1,3	0,3	0,9	1,4	1,9	2,0	2,5
Pankreas	3,5	0,9	1,8	2,8	2,4	2,6	3,1	2,3	2,6	2,4	1,1	1,8	2,2	2,6	2,4	1,0	5,1	1,7	3,4	1,6	0,6	1,2	1,7	0,9	3,3	1,4
Gallenblase	3,9	10,8	6,6	1,2	9,1	5,1	3,9	9,5	6,6	1,6	1,2	1,6	1,1	4,2	2,7	4,9	0,5	7,8	4,0	2,4	6,4	4,3	5,4	4,9	3,5	10,8
Harnblase	1,4	»	0,8	2,0	»	1,4	0,8	0,8	0,8	3,1	1,0	2,7	4,5	0,5	2,4	0,7	2,6	»	1,3	3,3	0,6	2,0	1,6	0,8	2,0	0,3
Nieren	2,5	0,9	1,6	»	1,6	0,8	0,6	»	0,3	0,4	0,4	0,4	0,0	0,5	0,3	»	1,0	2,8	1,8	2,7	0,9	1,9	1,3	0,4	0,8	0,2
Ovarien	»	5,1	2,2	»	4,7	2,4	»	4,0	1,9	»	4,3	2,8	»	14,8	7,6	1,6	»	6,7	3,2	»	4,8	2,2	3,7	»	»	5,0
Gebärmutter	»	14,1	7,4	»	17,7	11,3	»	24,6	15,9	»	33,7	20,6	»	44,4	22,9	22,6	»	26,4	12,6	»	32,7	14,9	14,7		»	23,7
Vagina	»	»	»	»	»	»	»	»	»	»	»	»	»	»	»	»	»	»	»	»	0,6	0,3	»		»	1,0
Vulva	»	0,4	0,2	»	1,6	0,8	»	1,1	0,8	»	0,8	0,5	»	2,1	1,1	0,7	»	»	»	»	2,9	1,3	0,4	22,6	»	0,3
Tuben	»	»	»	»	»	»	»	»	»	»	»	»	»	»	»	»	»	»	»	»	0,3	0,1	»		»	»
Brustdrüsen	0,3	12,2	5,4	»	12,6	6,3	0,3	8,3	4,2	»	11,6	7,4	0,5	5,8	3,3	4,9	»	5,0	2,4	»	9,0	4,1	5,8	»	»	10,1
Hoden	»	»	»	»	»	»	»	»	»	»	»	»	»	»	»	»	»	»	»	0,2	»	0,1	»	0,2	»	»
Penis	0,3	»	0,2	0,4	»	0,2	0,6	»	0,3	0,5	»	0,2	0,5	»	0,3	0,7	»	»	»	0,8	»	0,4	0,1	0,4	0,9	»
Prostata	1,1	»	0,4	0,8	»	0,4	0,6	»	0,3	2,1	»	0,8	3,4	»	1,6	0,2	1,5	»	0,8	3,8	»	2,0	1,7	0,2	2,5	»
Haut	2,1	0,9	1,1	1,2	0,4	0,8	1,7	0,6	1,1	1,8	1,0	1,3	2,8	0,5	1,6	1,0	1,5	»	0,8	2,2	1,2	1,7	1,6	0,8	5,0	2,7

diesbezüglich ein gleichlautendes Ergebniss liefern, noch mehr aber, wenn die Ergebnisse der Sterblichkeits-, Krankenhaus-, Sektionsstatistiken und der Sammelforschungen von Krebskranken mit einander harmonieren. Diese Postulate sind wie unten ersichtlich, manchmal erfüllt. Zu bemerken ist noch, dass die Prozente der Organstatistik für Männer und Frauen gesondert berechnet werden müssen; leider vermissen wir in vielen Organstatistiken die Berücksichtigung des Geschlechtes. Neuerlich berechnet man oft die Prozentzahlen der Organe bei Frauen nach Ausschluss der Genitalkrebse, dadurch bekommen wir ein richtigeres Bild über die prozentuelle Verteilung des Krebses auf die einzelnen Abschnitte des Verdauungskanals bei Männern und Weibern.

Im Folgenden will ich versuchen, einige auffallendere Verschiedenheiten auf Grund der beigegebenen Tabellen hervorzuheben. Um Missverständnissen vorzubeugen, muss ich im vornhinein betonen, dass die Prozentzahlen der einzelnen Organe nichts über die absolute Häufigkeit derselben aussagen. Mit anderen Worten, aus der relativ niedrigen Verhältnisszahl des Uteruskrebses in einem Lande kann nicht gefolgert werden, dass der Uteruskrebs hier auch absolut seltener sei, als in einem anderen Lande, wo in der Organstatistik der Uteruskrebs mit einer höheren Prozentzahl vertreten ist. Unsere 0/0 Zahlen beziehen sich teils auf Mortalitäts, teils auf Sektionsstatistiken, teils auf Zählungen der Krebskranken.

In *Deutschlands* Sammelforschung v. J. 1900 ist bei Männern ausser der grossen Zahl der Magenkrebse die beträchtliche Zahl des Speiseröhrenkrebses überraschend. In keinem anderen Staate fand sich anlässlich der Sammelforschungen betreffs des Speiseröhrenkrebses eine derart grosse 0/0 Zahl, welche nur durch den in der Mortalitätsstatistik der Schweiz verzeichneten Prozentsatz übertroffen wird. Der Zungenkrebs ist verhältnissmässig selten. Bei Frauen sind Uterus- und Mammakrebs zahlreich vertreten, beide sind etwas häufiger als Magenkrebs.

In *England* weist der Magenkrebs mit anderen Ländern verglichen bei Männern wie bei Frauen eine relativ niedrige 0/0 Zahl auf. Der Darmkrebs dagegen eine grössere als in irgend einem Lande, besonders bei Männern. Es giebt auch ziemlich viele Lippen-, Zungen- und Pharynxkrebse, so dass die übrigen Teile des Verdauungstraktes mit 33,3 0/0, der Magenkrebs bloss mit

21,8 0/0 vertreten sind; demnach ein Verhältniss zu Gunsten des Magenkrebses, das sich nirgends anderswo findet. Die Zahl des Brustdrüsenkrebses bei Weibern ist von allen Todesstatistiken die höchste.

In *Dänemark* ist bei Männern die 0/0 Zahl der Magenkrebses gering, während der Darmkrebs die Häufigkeit, wie sie England aufweist, beinahe erreicht; sonst ist der Hautkrebs stark, der Zungenkrebs schwach vertreten. Bei Frauen ist der Mammakrebs häufiger als der Uteruskrebs, ein Befund der sich bei den nordischen Völkern öfters feststellen lässt.

In *Schweden* entfallen bei Männern 58,1 0/0 der Krebse auf den Magen, die höchste Prozentzahl aller Sammelforschungen; während der Speiseröhrenkrebs im Verhältniss zu Deutschland selten ist. Auch bei Frauen ist der Magenkrebs häufig, häufiger sogar als der Mammakrebs und der relativ seltene Uteruskrebs.

In *Holland* ist der Mammakrebs ebenfalls häufiger als der Uteruskrebs, sonst verfüge ich betreffs der einzelnen Organe über keine näheren Angaben.

In der *Schweiz* giebt es sehr viele Magen- und Speiseröhrenkrebse bei Männern, auch bei Frauen ist die 0/0 Zahl des Magenkrebses hoch und überragt bedeutend den Mamma- und Uteruskrebs. Der Krebs der Prostata ist auch ziemlich häufig, ebenso der Schilddrüsenkrebs, deren 0/0 Zahl (1,3 0/0) bei Männern ebenso wie bei Frauen bedeutend grösser ist als in anderen Ländern. Die Sektionsstatistik von Krasting aus Basel giebt 2,7 0/0 für Schilddrüsenkrebse, somit auch ein Maximum der Sektionsstatistiken.

Von *Ungarn* stelle ich grösserer Verlässlichkeit halber die Sterblichkeitsstatistik 13 grösserer Städte (4759 Fälle) zusammen. Bei Männern ist der Magenkrebs sehr zahlreich, der Zungen-, Darm-, Harnblasen- und Kehlkopfkrebs kommt auch oft vor, während der Speiseröhrenkrebs in dieser Zusammenstellung, ebenso wie in den Zähl-, und Sektionsstatistiken relativ spärlich vertreten ist. Bei Frauen stellt sich ausser einer beträchtlichen Zahl vom Magenkrebs eine äusserst hohe 0/0 Zahl von Uteruskrebs dar : 38,3 0/0; die Sektions- und Zählstatistiken ergeben ebenso grosse 0/0 Zahlen für den Uteruskrebs, während der Mammakrebs verhältniss mässig schwach vertreten ist.

In *Portugal* soll Magenkrebs selten vorkommen, während Lippen-

und Hautkrebs sehr häufig ist. Die sehr hohe 0/0 Zahl des Mammakrebses (42,6 0/0) in der Zählstatistik wird durch die Krankenhaus- und Mortalitätsstatistik nicht bestätigt, dagegen scheint der Uteruskrebs sehr häufig zu sein (35-37 0/0). Die Genitalkrebse kommen auch bei Männern oft vor.

Meine Angaben über andere Länder Europa's snd entweder zu spärlich, oder nach anderen Gesichtspunkten zusammengestellt, sodass ich dieselben mit den erwähnten nicht gut vergleichen konnte.

In den Vereinigten Staaten von Nordamerika giebt es relativ mehr Magenkrebse als in England, die Darmkrebse sind dagegen seltener. Recht beträchtlich ist die Zahl des Haut- und Mundhöhlenkrebses, ebenso der Krebse der Brustdrüse und weiblichen Genitalien. In Brasilien ist der Magenkrebs nicht sehr häufig; in den 4 grössten Städten war die Mortalität 10,5 0/0 für den Magen- und 22,7 0/0 für den Uteruskrebs.

In Japan ist der Peniskrebs recht häufig; der Krebs der Oberlippe kommt 3-mal so oft vor, als jener der Unterlippe. Interessant ist die Häufigkeit des Mundhöhlenkrebses in Indien; nach Bentall soll er die Folge der Betelkauens sein.

Von der spärlichen Angaben aus Afrika könnte ich die Häufigkeit des Peniskrebses bei den Negern hervorheben. Auf der Insel S. Thiago litten von 24 mit Krebs behafteten Männern 15 an Peniskrebs. Magenkrebs soll dort selten vorkommen.

Vielleicht erhellt es aus diesen wenigen Beispielen, dass hinschtlich des primär erkrankten Organes die Krebskrankheit in den verschiedenen Ländern der Erde namhafte Unterschiede erkennen lässt. Bei Männern beziehen sich diese Unterschiede weniger auf das Verhältniss der Genitalorgane zu dem Verdauungskanal, als vielmehr auf das wechselnde Erkrankungsverhältniss der einzelnen Abschnitte des Verdauungskanals, event. der Lippen und der Haut. Bei Frauen zeigt das Verähltniss der Genitalkrebse zu den Krebsen der Brustdrüse und des Verdauungstraktes die namhaftesten Unterschiede.

Es ist eine schwierige und gewagte Aufgabe das Gesagte in kurzen Sätzen zu verallgemeinern, doch scheint es, als ob z. T. das kältere Klima, z. T. der kulturelle Fortschritt den Krebs des Verdauungstraktes den Genitalkrebsen gegenüber zur Oberhand kommen liesse, bei Frauen scheinen eben diese Faktoren die 0/0 Zahl des Brustdrüsenkrebses dem Uteruskrebse gegenüber zu erhöhen.

Dieselben Schwierigkeiten der Organstatistik zeigen sich, wenn wir die Verteilung des Krebses nach primär erkrankten Organen in den verschiedenen Gegenden ein und desselben Landes prüfen wollen. Es ist voraus zusehen, dass in einem rarbevölkerten, ärmeren, kulturell zurückgebliebenen Teile irgend eines Landes die Verhältniszahl der sogen schwer zugänglichen Krebse kleiner erscheint, ohne in Wirklichkeit so niedrig zu sein, da infolge der Indolenz der Kranken ärztliche Hilfe äher in Fallen äusseren Krebsen zugezogen wird. Es sollte also nach Möglichkeit die Krebsmortalität solcher Provinzen oder Landesteile mit einander verglichen werden, die auf einer nahezu gleichen kulturellen Stufe stehen, vorausgesetzt, dass auch die ärztliche Beglaubigung der Todesfälle eine gleiche sei. Eine in jeder Hinsicht geeignete Grundlage zur Vergleichung gewinnen wir erst, wenn wir z. B. berechnen, wie viel Todesfälle von Magenkrebs in verschiedenen Landesteilen unter zehntausend 50-60-jähr. Einwohnern jährlich vorgekommen sind.

In solch mühsamer Weise berechnete Kolb die Magen, Darm und Uteruskrebsmortalität verschiedener Bezirke Bayerns, es ist nur wünschenswert, dass in Zukunft möglichst viele Nachforschungen auf diese Weise bewerkstelligt werden. Aus Kolbs Forschungen geht hervor, dass die südlichsten Bezirke von Bayern (d. i. Schwaben und Oberbayern) eine viel grössere Magen, Darm und Uteruskrebsmortalität, dagegen eine kleinere Speiseröhren - krebsmortalität haben als die nördlich gelegenen.

Einen der interessantesten Beweise von der nach Landesteilen wechselnden Verteilung bildet die verschiedene Häufigkeit des Speiseröhrenkrebses in verschiedenen Gegenden Deutschlands. Nach der deutschen Krebszählung entfallen bei Männern von 1000 Krebsfällen durchschnittlich 113 auf den Speiseröhrenkrebs, diese Zahl erhöht sich in Preussen auf 131, in Berlin sogar auf 224, während sie in Bayern auf 53, in München auf 33, im Bezirk Oberbayern auf 22 sinkt. Dem entsprechend beträgt die Prozentzahl des Speiseröhrenkrebses der Berliner Prosekturen 20,0 nach Riechelmann und 21,3 0/0 nach Feilchenfeld, während Rieck im

Münchener pathol. Institut nur 6,55 0/0 nachweisen konnte. Versuchen wir die Häufigkeit des Speiseröhrenkrebses in Deutschland kartographisch darzustellen, so fällt auf, dass einige Gebiete Deutschlands, welche sonst eine grosse allgemeine Krebssterblichkeit haben, z. B. Bayern, Mecklenburg, Schleswig Holstein, relativ arm an Oesophaguskrebs sind, während in den Provinzen Rheinland und Westfalen, trotz der im Allgemeinen geringen Krebsmortalität, ziemlich viele Speiseröhrenkrebse gezählt wurden. Diese Tatsache verdient jedenfalls ein sorgfältiges Studium. Angeblich soll der Schnapstrunk die grössere Häufigkeit des Speiseröhrenkrebses in den benannten Provinzen verursachen. Dafür spricht der Umstand, dass der Oesophaguskrebs überhaupt in den Städten öfters vorkommt, und dass derselbe nach den Berufsstatistiken weniger bei den mit Landwirtschaft beschäftigten, als bei den Fabrikarbeitern auftritt.

Einen beinahe überall nachgewiesenen Unterschied in der ländlichen und städtischen Organstatistik bildet die grössere Zahl der Lippen- und Hautkrebse auf dem Lande, und die relative Häufigkeit des Mammakrebses, z. T. auch des Uteruskrebses bei Stadtfrauen.

Dass die Rasseneigenschaften nicht ohne Einfluss in der Organstatistik seien, geht daraus hervor, dass in den Vereinigten Staaten von Nordamerika bei den Farbigen der Magenkrebs seltener, der Uteruskrebs aber häufiger vorkommt, als bei Weissen. In Budapest leiden die Jüdinnen viel seltener an Gebärmutterkrebs als die Christinnen.

Die Forschungen von noch kleineren Gebieten (von Ortschaften und Gruppen von solchen) kann auch viel des Interessanten bieten, obzwar hier, eben in Folge der relativ wenigen Fälle die beweisende Kraft der Zahlen geringer ist; es bedarf viel eher wiederholter oder längerer Beobachtungen, um die Rolle des blossen Zufalles auszuschalten. Nach Köhl sollen im Kanton Zürich die Pharynx- und Kieferkrebse, in Graubünden die Zungen- und Kehlkopfkrebse häufig sein. — In Vikor, einem Bezirk von Norwegen mit etwa 4000 Bewohnern, kamen in den letzten 23 Jahren 73 Krebsfälle vor, meistens Magenkrebse, dagegen kein einziger Fall von Gebärmutterkrebses (Munch Soegard).

Wir bedürfen also einer guten Organstatistik, nach Möglichkeit mit gleichzeitiger Berücksichtigung des Lebensalters, um ein treues Bild über die Krebsterblichkeit eines Landes oder Landesteiles zu erhalten. Ueber die Verteilung des Krebses nach primär erkrankten Organen geben uns die Sektionsstatistiken die wertvollsten Fingerzeige.

Ein besonderer Vorteil dieser Sektionsstatistiken liegt darin, dass sie ganz unabhängig von der eventuellen Mangelhaftigkeit der Leichenschau uns darüber Auskunft geben, wie sich die Krebssterblichkeit einzelner Landesteile nach primär erkrankten Organen verteilt. Es kann nämlich vorausgesetzt werden, dass die Angaben der Prosekturen, wo sie auch immer gelegen seien, hinsichtlich ihrer Verlässlichkeit nicht derart variieren, wie die Mortalitätsstatistiken. Wir haben es erwähnt, dass die Frage selbst ob der Tod überhaupt durch eine maligne Geschwulst verursacht worden sei, auf Grund der Sektionen in um 20-25 0/0 mehr Fällen in positivem Sinne beantworten lässt, als in den bestgeleiten klinischen Abteilungen (Riechelmann, Buday, Lex); die Absonderung der Sarkome von den Karzinomen ist auch oft nur durch die Sektion und die darauf folgende histologische Untersuchung möglich.

Der Wert dieser Sektionsstatistiken wird noch dadurch ungemein erhöht, dass die Lokalisation der primären Geschwulst und der Metastasen sich erst durch die Sektion genauer bestimmen lässt. Mit anderen Worten, die Sektionsstatistiken setzen uns in die Lage, eine verlässliche Organstatistik nach primär erkrankten Organen zusammenzustellen. Das 0/0 Verhältniss einzelner klinisch schwer erkenntlicher (unzugänglicher), Krebse zu den zugänglicheren kann bloss aus den Sektionsstatistiken beurteilt werden, andererseits sind auch die metastatischen Krebse bloss in diesen Statistiken aus der Reihe der primären mit einiger Sicherheit auszufchliessen.

Zur Illustrierung des Gesagten mögen folgende Beispiele dienen.

Wie ersichtlich, erreichen die schwer zu erkennenden Lungen, Gallenblase und Pankreas krebse, die in den Sektionsstatistiken insgesamt zwischen 8-16 0/0 schwanken, in den Mortalitätsstatistiken (selbst in den so vortrefflichen von England, Schweiz

	SEKTIONSSTATISTIK														MORTALITÄTSSTATISTIK							
	REDLICH		FEILCHEN-FELD		RIECHEL-MANN		BUDAY		MAR-CHAND		STEIN-HAUS		LEX		EN-GLAND		SCHWEIZ		BAYERN		UNGARN	
	m	w	m	w	m	w	m	w	m	w	m	w	m	w	m	w	m	w	m	w	m	w
Lunge....	9,2	2.3	7,9	0,8	5,9	1,8	5,1	0,5	8,9	1,3	1,5	1,6	1,7	1,6	1,2	0,7	0,4	0,3	0,4	0,2	0.3	0,1
Pankreas.	3,5	0,9	2,8	2,1	3,1	2,3	2,2	2,6	1,6	0,6	5,1	1,7	3,3	1,4	1,7	1,1	0,5	0,6	0,6	0,4	0,2	0,3
Gallenblase.......	3,9	10,8	1,2	9,1	3,0	9,5	1,1	4,2	2.4	6,4	0,5	7,8	3,5	10,8	»	»	»	»	0,2	0,8	0.1	0,3
Summa...	16,6	14,0	11,9	12,3	12,9	13,6	8,4	7,3	12,9	8,3	7,1	11,1	8,5	13,8	2,9	1,8	0,9	0,9	1,2	1,4	0,6	0,7
Leber	1,4	0,9	2,0	0,8	0,3	0,6	2,8	1,5	1,3	0,3	1,5	2,8	2.0	2,5	13,2	13,6	9,9	13,3	6,3	7,2	12,4	10,4

und Bayern) kaum 3 0/0. Mit anderen Worten figuriert der grösste
Teil dieser Krebsformen nicht unter dem eigenen Namen, sondern
in den Rubriken der Leber und Peritoneumkrebse, oder wird,
wie der der grösste Teil der Lungenkrebse, gar nicht registriert.
Andererseits ist der Leberkrebs in den Sektionsstatistiken höchstens mit 1-2 0/0 vertreten, in den Mortalitätsstatistiken dagegen mit
6 bis 13 0/0. Die Peritoneum, Lymphdrüsen nnd Knochenkrebse
fehlen beinahe völlig in neueren Sektionsstatistiken, da sie keine
oder sehr seltene primäre Erkrankung bilden, in den Sterblichkeits
statistiken sind sie mit einer ziemlich beträchtlichen Verhältnisszahl
vertreten.

Auf die leichter erkennbaren Krebse Bezug nehmend sehen
wir eine ziemliche Kongruenz der Mortalitäts und Sektionsstatistiken, trotzdem das Material der Letzteren mehr vom Zufall
abhängt. So sahen wir z. B. die verschiedene Häufigkeit des Speiseröhrenkrebses in der Schweizer Mortalitäts und Baseler Sektions
statistik; das grosse Mortalitäts 0/0 des Uteruskrebses in Ungarn
kommt auch in der Sektionsstatistik von Kolozsvár zum Vor-
schein. Die auffallenden Unterschiede in der 0/0 Verteilung des
Krebses werden also in der Sektionsstatistiken ziemlich treu wie-
dergegeben.

Manche Fragen der Krebsforschung wurden geradezu durch
die Sektionsstatistiken auf die Tagesordung gesetzt. Sie gab uns
z. B. Aufschluss darüber dass die Lungen den Sitz der häufigeren
primären Krebslokalisationen bilden (9,2 0/0 nach Redlich bei
Männern). Das starke Uebergewicht der Männer beim Lungenkrebs kommt in den Sterblichkeitsstatistiken gar nicht zum
Ausdruck, obzwar auch diese Tatsache geeignet ist, zu aetiologi-

schen Forschungen anzuspornen. Die relativ grosse Zahl des Pan-
kreaskrebses in der Brüsseler Statistik von Steinhaus, wo er mit
5 0/0 bei Männern An 4. Stelle steht, giebt auch viel Anlass zum
Nachdenken, umsomehr als in neuerer Zeit auch bei diesem
Krebse den vorausgegangenen Entzündungen grosse Bedeutung
beigemessen wird.

Ein kaum minder wichtiger Teil der Krebsstatistik ist die Bildung der Metastasen, ihre Verteilung in verschiedenen Organen.
Diese Fragen, welche in Hinsicht auf die Biologie und Therapie
der Geschwülste von sehr grosser Wichtigkeit sind, lassen sich
nur durch die Sektionsstatistiken mit einer wünschenswerten
Exaktheit beantworten. Man hat versucht, anlässlich der Zählung
der Krebskranken auch über die Metastasenbildung näheres zu
erfahren, doch war das Ergebniss durchaus ungenügend, wie es
aus Folgendem hervorgeht :

Dollinger sagt in der Besprechung der ungarischen Sammelforschung, dass die Angaben über Metastasenbildung wissenschaftlich wenig verwertbar sind. — Die deutsche Sammelforschung konstatierte in 4 454 Krebsfällen blos 22-mal, also in 0.4 0/0
das spätere Befallensein der Lungen, während in den Sektionsstatistiken die Lungenmetastasen 18 0/0 und mehr betragen. —
Der Bericht über die schwedische Sammelforschung erklärt, dass
die Frage von der Metastasierung des Krebses sich durch das
vorliegende Material in keiner Weise aufklären lassen habe.

Bedenkt man noch, wie lehrreich die unmittelbaren Todesursachen, die Verbreitungswege der einzelnen Krebsformen durch
die Sektionsstatistiken beleuchtet werden, so erscheint es wünschenswert, dass die geringe Anzahl der bisher erschienenen
Statistiken eine bedeutende Vermehrung erfahre, indem nach
Möglichkeit überall, wo es nur Prosekturen giebt, die auf den
Krebs sich beziehenden Protokolle statistich bearbeitet werden.

Diese Sektionsstatistiken sollte man aber nach einheitlichen
Gesichtspunkten zusammenstellen, um ihre Zahlen mit einander
vergleichen zu können. Zu diesem Zwecke versuchte ich die Fragepunkte einer solchen Statistik zu formulieren, z. T. nach eigenen,
z. T. nach Anderer Erfahrungen. Indem ich die hochverehrte
Konferenz bitte, Ihre werte Aufmerksamkeit diesen Fragepunkten
widmen zu wollen, empfehle ich sogleich (insoferne die Konferenz

meine Ansicht teilend das Erscheinen und die einheitliche Re-
daktion solcher Sektionsstatistiken für wünschenswert hält), das
Zentralkomitee um die Effektuierung der nötigen Schritte anzu-
suchen. Das Zentralkomitee wäre berufen an die einzelnen Landeskomitees die Anforderung zu richten, sie mögen dahin wirken,
dass die pathologischen (pathol. anatomischen) Institute resp.
Krankenhausprosekturen des Landes diese statistischen Ausweise
nach vorliegendem Muster ausstellen und diese behufs Publikation
den einzelnen Landeskomitees zur Verfügung stellen.

*Plan einer einheitlichen Statistik von Krebsbefunden bei path. anat.
Sektionen.*

1. Name der Prosektur, oder des path. anat. Institutes.

2. Die Benennung der Kliniken, oder Krankenhausabteilungen,
denen das Leichenmaterial entstammt. (Interne, chirurgische,
gynaekologische, dermatologische, psychiatrische etc. Abteilungen). Beiläufig wie viele Männer und Frauen werden jährlich
gepflegt? Beschreibung eventueller besonderer lokaler Verhältnisse
in der Zusammensetzung der Krankenmaterials.

3. Genaue Angabe der Zeitperiode, auf welche sich die Statistik
bezieht.

4. Zahl der Gesamtsektionen und der Gesamtkrebsleichen in den
nacheinander folgenden Jahren der Zeitperiode, Männer und Frauen
gesondert.

5. Alter der Gesamtleichen und der Krebsleichen bei Männer und
Frauen (Jahre bis 20, 21-30, 31-40, 41-50, 51-60, 61-70, 71-80, über
80 J.).

6. Verteilung der Krebsfälle nach primär erkrankten Organen
und nach Lebensalter, Männer und Frauen gesondert. (Z. B. Wie
viele Magenkrebse fanden sich im Alter von 21-30, 31-40 etc.
Jahren.)

7. Maximales, minimales und Durchschnittalter bei den häufigeren primären Krebsen, Männer und Frauen.

8. Prozentzahlen des Krebses nach primär erkrankten Organen
und Lebensalter, Männer und Frauen separat. 0/0 Verteilung der
einzelnen Abschnitte des Verdanuugstraktes, Männer und Frauen.

9. Sollte die Statistik mehrere nach einander folgende Jahrzehnte
umfassen, so ist es wünschenswert, dass die Zahlen von N° 5, 6,
7 und 8 auf die nacheinander folgenden Jahrzehnte gesondert

zusammengestellt werden, die wichtigsten Veränderungen und deren event. Ursachen hervorhebend.

10. Vorkommen der krebsigen Metastasen in den Lymphdrüsen und Organen, nach dem primär erkrankten Organ und nach dem Sitze der Metastasen gruppiert. (Von den bald nach der Operation, gestorbenen und von den erst beginnenden Fällen ist dabei abzusehen.)

11. Kurze Beschreibung der jugendlichen Krebse (unter 20 Jahren), der multiplen Krebse, der Krebfsälle mit zweifelhafter Ausgangsstelle, der Kombinationen mit anderer (besonders malignen) Geschwülsten.

12. Kurze Erwähnung der aetiologisch wichtigen Fälle. Bedeutung der Entwickelungsfehler, krebsige Entartung benigner Tumoren, chronische Reize als aetiologische Faktoren, präkarzinomatöse Veränderungen.

13. Spezielle Statistik der wichtigeren Organe (Magen, Darm, Gebärmutter, etz.). Statistisch verwertbare Angaben über topographische Ausdehnung, Lebensalter, Verbreitungswege, Metastasen.

14. Andere maligne Geschwülste (Sarkome, Endotheliome) in der Beobachtungsperiode der Krebsstatistik, nach Alter, Geschlecht und Ausgangsstelle.

Diesen Fragepunkten erlaube ich mir folgende Bemerkungen, beizufügen :

Die Beantwortung der Fragepunkte 1-9 ist unerlässlich, während die folgenden (10-14) eventuell wegbleiben können, da sie mehr kasuistisches enthalten.

Ad 2. Die Qualität des Leichenmaterials hängt viel von der Zusammensetzung der Krankenhausabteilungen ab; wo es keine gynäkologische Abteilung giebt, sind weniger Genitalkrebse zu erwarten, eine grosse psychiatrische Abteilung mit ihren vielen Toten kann die 0/0-ige Krebssterblichkeit des ganzen Krankenhauses gering erscheinen lassen.

Ad 6. Die primär erkrankten Organe müssen gesondert verzeichnet werden, etwa folgendermassen : Lippe, Zunge, Mundhöhle, Rachen, Speiseröhre, Magen, Darm (Dünn-, Dick-, Mastdarm), Gallenblase, Leber, Pankreas, Peritoneum. Nieren, Harnblase. Nasenhöhle, Kehlkopf, Lungen. Hoden, Prostata, Penis. Ovarien, Gebärmutter, Vagina, Vulva. Gehirn, Haut, Schilddrüse.

Ausgangsstelle unentschieden. Nach Bedarf können diese Rubriken noch vermehrt werden (Tube, Ureter, etz.).

Ad 9. Eine statistische Zusammenfassung von 5 nacheinander folgenden Jahren statt 10 wäre sehr erwünscht, ist jedoch nur bei grösserem Leichenmaterial ausführbar.

Ad 11. Die Lokalisation der jugendlichen Krebse bietet viel des Interessanten, da dieses Alter gewissen functionnellen und mechanischen Reizen noch wenig ausgesetzt ist. Die Krebse mit zweifelhafter Ausgangsstelle finden sich nach meiner Erfahrung öfter bei Greisen, überhaupt ist der Krebs des Greisenalters eines eingehenden Studiums würdig. (Siehe auch Ehrlichs Ansichten über multiple Geschwulstbildung bei Greisen.)

Ad 14. Die nicht krebsigen malignen Geschwülste bilden in den Sektions- und Krankenhausstatistiken ungefähr 20 Prozent der Krebsigen, in den Mortalitätsstatistiken dagegen bedeutend weniger. Die diesbezüglichen Angaben sind noch so spärlich, dass weitere Nachforschungen sehr erwünscht sind.

Zunahme der Krebskrankheit.

Die Sektionsstatistik wurde auch bei der Beantwortung der wichtigsten Frage der Krebsstatistik zu Rat gezogen, nämlich in der Erforschung der Zunahme der Krebskrankheit. Aus den Sektionsstatistiken kann ich diesbezüglich die folgenden Zahlen mitteilen :

STATISTIK VON	JAHR ODER ZEITPERIODE DER STATISTIK	0/0 ZAHL DER GESAMTEN KREBSLEICHEN	0/0 ZAHL DER MÄNNLICHEN KREBSLEICHEN	0/0 ZAHL DER WEIBLICHEN KREBSLEICHEN	BEMERKUNG
Orth, Berlin....	1875	4,9	»	»	Im Verhältniss zu den Gesamtleichen.
	1885	7,0	»	»	
	1907	14,11	»	»	
Lex, Heidelberg.	1870-1879	6,57	»	»	»
	1900-1907	9,13	»	»	»
Rieck, München.	1854-1863	7,0	5,5	9,4	Im Verhältniss z. d. mehr als 15 J. a. Gesamtleichen.
	1894-1903	12,5	8,0	18,0	
Steinhaus, Bruxelles	1888-1897	8,6	»	»	Im verhältniss z. d. mehr al 20 J. a Gesamtleichen.
	1898-1907	9,07	»	»	
Berlin (Feilchenam { feld	1895-1900	13,24	»	»	»
Urban (Redlich .	1900-1905	13,00	»	»	»
Buday, Kolozsvár...........	1870-1888	8,0	5,0	11,73	»
	1889-1905	9,91	8,75	13,53	»

Wie ersichtlich, ist die 0/0 Zahl der Krebsleichen im Verhältniss zu den Gesamtleichen beinahe in allen Statistiken gewachsen, besonders wenn man mehrere Jahrzehnte mit einander vergleicht. Redlich konnte aber in den Jahren 1900-1905 gegen 1895-1900 einen kleinen Rückgang feststellen; auch bei Steinhaus ist der Zuwachs gering.

Es ist sehr schwer, über den reellen Wert dieser Zahlen etwas auszusagen. Der grössere Zudrang der Krebskranken in die Krankenhäuser könnte z. T. die Ursache des scheinbaren Zuwachses sein, u. sw. ebenso in den Krankenhaus-, wie in den Sektionsstatistiken. Trotzdem ist Orth geneigt, nachdem in der Charité die Krebstodesfälle in den letzten 30 Jahren ein gleichmässiges Fortschreiten zeigten, eine allgemeine Zunahme der Krebserkrankung anzunehmen.

Jedenfalls könnte man über die wahre Zunahme des Krebses mehr von einer guten Mortalalitätsstatistik erwarten. Man muss freilich zugeben, dass in neuerer Zeit infolge der leichteren Diagnose mehr Krebsfälle erkannt werden. Die diesbezügliche Nachforschungen von Lex ergaben aber, dass das 0/0 Verhältniss in der richtigen Diagnose der inneren Krebse, besonders des Magenkrebses, in den Jahren 1895-1907 sich nicht wesentlich gegen die Jahre 1882-1894 besserten. Eine scheinbare Zunahme dürfte also vielleicht weniger auf die vollkommeneren diagnostischen Methoden, als vielmehr darauf zurückzuführe sein, dass in den bisher hygienisch zurückgebliebenen Landesteilen die Verhältnisse sich allmählich besserten, und die Krebskranken in höherem Maasse die ärztliche Hilfe in Anspruch nehmend als solche erkannt werden.

In Folgendem gebe ich (zumeist nach Rahts) einige Zahlen befreffs der Zunahme der Krebsmortalität in einzelnen Ländern Europa's; die Zahlen die Krebstodesfälle auf 10 000 Lebend en bedeuten.

In England waren die Krebstodesfälle in den Jahren 1861-70 — 38,4, in 1880 — 5,11, in 1881-90 — 5,89, in 1899 — 8,29, in 1907 — 9,08 (andere maligne Geschwülste mitgerechnet).

In Holland : 1891-95 — 8,21, 1896-900 — 9,34, 1903 — 9,9.
In Norwegen : 1890-91 — 5,96, 1898-99 — 8,54 (Krebs u. Sarkom), 1903 — 9,3.

In Schweden : 1890-98 — 9,96. Während dieser Zeit hielten die

Zunahme des Krebsfälle und der Bevölkerung gleichen Schritt.

In Dänemark (Städte) 1890-900 — 12,19; die Zunahme der Krebsfälle betrug in diesen 10 Jahren 24 0/0, jene der ganzen Bevölkerung
22 0/0. In Kopenhagen : 1897-901 — 13,2, 1902-906 — 13,3, 1907 —
15,0, 1908 — 13,4.

In Deutschland : 1903 — 7,3, 1907 — 7,45. In Preussen : 1881-
90 — 3,71, 1891-900 — 5,33. In Sachsen in derselben Zeit 7,3
und 9,0.

In Oesterreich : 1895-98 — 6,65, 1902 — 7,4, 1905 — 7,59. In
Salzburg 1881-90 — 10,8, 1891-900 — 13,4.

In Italien : 1887-90 — 4,29, 1898-99 — 5,18, 1906 — 6,69.

In Frankreich (Städte) : 1887-90 — 9,90, 1906 — 10,0.

In der Schweiz : 1883-1902 — 10,2, 1903 — 12,1, 1905 — 12,5,
1907 — 12,5.

Aus diesen Zahlen geht hervor, dass die Zunahme des Krebses
in neuerer Zeit nicht so gross war, wie in den früheren Jahrzehnten,
in einzelnen Ländern sogar, welche sonst eine grosse Krebsmortalität haben (wie z. B. Dänemark, Schweden, Schweiz), hielt die
Zunahme des Krebses gleichen Schritt mit der Vermehrung der
Bevölkerung. Auch in Frankreich, Deutschland und Oesterreich
zeigt sich eine nur mässige Zunahme, während Italien und Norwegen eine stärkere Vermehrung zu haben scheinen.

Es ist lehrreich, dass gerade Dänemark und die Schweiz, deren
hygienische Berichte sich schon sein Langem durch ihre Ge-
nauigkeit und Verlässlichkeit auszeichnen, also am meisten zu
beachten sind, in der letzten Zeit keine Zunahme des Krebses
aufweisen, es fand sich sogar ab und zu eine Abnahme der Krebsmortalität. Diese Tatsache mahnt uns zur Vorsicht bei der Beurteilung der Ausweise anderer Länder. Vielleicht wäre es zweckmässig,
in Staaten, deren ärztliche Leichenschau auf dem Lande noch
mangelhaft ist, die Mortalität der Städte gesondert zusammenzustellen, um derweise auch in diesen Staaten wenigstens bei der
städtischen Bevölkerung über die Zunahme des Krebses etwas
bestimmteres zu erfahren.

Vorderhin kann man mit Bestimmtheit erwarten, dass diese
Länder oder Landesteile in dem Maasse, als ihre hygienischen
Verhältnisse sich heben, eine scheinbare Zunahme der Krebskrank-
heit zeigen werden.

Die Vermehrung des Krebses bezieht sich in England und Oesterreich mehr auf Männer, in Holland ziemlich gleichmässig auf beide Geschlechter. Wie bekannt, fand auch Wutzdorff in Deutschland bei Männern eine Zunahme.

Meines Erachtens ist die Frage der Zunahme der Krebssterblichkeit statistisch zu lösen, wenn wir in hygienisch hoch stehenden Staaten die Zahl der Krebstodesfälle mit der berechneten Einwohnerzahl des betreffenden Jahres in Verhältniss setzen, noch mehr, wenn die Krebsfälle nach Lebensjahrzehnten verteilt mit der gesamten Einwohnerzahl desselben Lebensalters verglichen werden. So sind die Fehlerquellen am geringsten, da wir durch Wiederholung dieser Berechnungen in nacheinander folgenden Jahren im Besitze von Zahlen gelangen, welche mit einander gut vergleichbar sind. So entraten wir einem Irrtume, welcher daraus entstehen könnte, dass infolge der besseren hygienischen Verhältnisse mit der Zeit mehrere Personen das krebsfähige vorgerückte Alter erreichen. Natürlich kann man auch bei dieser Metode die Krebsvermehrung verschiedener Länder nur in dem Falle mit einander vergleichen, wenn die Wahrscheinlichkeit dessen, das die Krebsfälle als solche erkannt und registriert werden, ungefähr die nämliche ist.

Das Problem der Zunahme der Krebskrankheit überhaupt wird an Bedeutung durch ein andere beinahe noch übertroffen nämlich durch die Frage, *welche Organe durch eine eventuelle Zunahme am meisten berührt werden*, d. h. ob das Erkrankungsverhältniss der verschiedenen Organe in neuerer Zeit eine Veränderung erlitten hat. Hier sind wieder mehrere Irrtümer möglich. Es ist leicht verständlich, dass je mehr die Bewohner eines Landes an hygienischer Schulung fortschreiten, je mehr sie sich gewöhnen auch in schwerer zugänglichen Krebsfällen ärztliche Hilfe zu suchen, umsomehr ist zu erwarten, dass die Haut- und Genitalkrebse mit der Zeit in der 0/0 Mortalität abnehmen, und die unzugänglichen Krebse dadurch eine Zunahme vortäuschen.

In der Tat sehen wir, dass in mehreren Ländern und Städten während den letzten Jahrzehnten die Krebse des Verdauungstraktes gegen die Genital und Hautkrebse eine Zunahme zeigten. Nach Wutzdorff soll sich in Deutschland der Krebs der weiblichen Genitalien kaum vermehrt haben, während der Krebs des Magens und

Darmes eine nahmhafte Vermehrung erfuhren. Dieser Umstand giebt die Erklärung dafür, dass die Zunahme mehr bei Männern beobachtet wird, da bei Männern der Krebs zumeist im Verdauungskanal auftritt. In Hamburg starben nach Reiche von 100 000 Lebenden :

	AN MAGENKREBS.		AN UTERUSKREBS	AN KREBS UEBERHAUPT.	
	Männl.	Weibl.		Männl.	Weibl.
1872-80	31,8	22,6	26,0	62	87
1890-98	37,2	25,3	26,7	79	97

somit zeigte der Magenkrebs eine stärkere Zunahme, hauptsächlich bei Männern.

Weinberg und Gastpar fanden in Stuttgart ähnliches; es starben von 100 000 Lebenden in den Jahren 1873-82 an Magenkrebs 15 Männer, in den Jahren 1893-902 dagegen 26, in denselben Zeitperioden stieg bei den Frauen der Magenbrebs von 18 auf 27, der Mammakrebs von 9 auf 10, der Uteruskrebs blieb 26. — Hirschberg konstatiert in seiner Berliner Statistik den Rückgang des Uteruskrebses, und Frief stellt in Bezug auf die Stadt Breslau fest, dass die Vermehrung der Krebstodesfälle nur durch das stärkere Befallensein des Intestinaltraktes seine Erklärung findet, während der Uteruskrebs so gut wie gar keine Zunahme zeigte.

Trotzdem die angeführten Mortalitätsstatistiken ein ziemlich gleichlautendes Ergebniss liefern, könnte dagegen eingewendet werden, dass die Zunahme des Magen- und Darmkrebses bloss durch die vollkommenere Diagnose vorgetäuscht werde. Sehen wir also, was in dieser Frage aus den Sektionsstatistiken gefolgert werden kann, in welchen der Unsterschied der zugänglichen und schwer zugänglichen Krebse in den verschiedenen Zeitperioden nicht so auffällig ist, da für die pathologisch anatomische Diagnostik (mit Orth zu sagen) ganz gleichgültig ist, ob es sich um oberflächlich oder un tiefer liegende Krebse handelt.

Die Sektionsstatistiken ergeben also keine gleichförmigen Befunde. Nach Lex, Redlich und Buday hat in der Tat neuerlich die 0/0 Zahl der Genitalkrebse gegen die Krebse des Intestinaltraktes abgenommen, während Orth keinen wesentlichen Unterschied fand, und (ohne genaue Zahlen anzugeben) direkt sagt, dass die Verteilung der Primärkrebse der einzelnen Organe

| | MÜNCHEN | | | HEIDEL-BERG | | BERLIN, AM URBAN KR. | | BRUXEL-LES | | KOLOZS-VÁR | |
| | RIECK | | | LEX | | Feilchen-feld | Redlich. | STEINHAUS | | BUDAY | |
	I 1873-1882	II 1883-1892	III 1893-1902	I 1882-1894	II 1895-1907	I 1896-1900	II 1901-1905	I 1888-1897	II 1898-1907	I 1870-1888	II 1889-1905
Abdominelle Verdauungsorgane (Magen, Darm, Pankreas, Leber, Gallenblase).........	49,3	52,2	46,6	55,2	63,9	52,6	56,8	73,0	54,4	37,0	43,6
Krebs der weiblichen Genitalien...	22,1	27,7	32,2	13,6	11,8	29,6	24,4	9,8	20,6	37,1	26,2

nicht anders war, als sie heute ist, doch meint er auch, dass das Verhältniss sich neuerdings etwas zu Gunsten des Magenkrebses verschoben habe. In der Statistik von Steinhaus und Rieck ging dagegen die 0/0 Zahl des Intestinaltraktes in dem letzten Jahrzent gegen die frühere zurück.

Es folgt daraus, dass auch die Sektionsstatistiken mit Vorsicht verwertet werden müssen, wenn es sich um so komplizierte Fragen handelt. Die Vergleichung der verschiedenen Statistiken wäre gewiss leichter, venn die Zeitperioden mehr zustimmen würden. Trotz der vielen Fehlerquellen hoffe ich, dass die Sektionsstatistiken eine gute Orientierung darüber geben werden, auf welches Organ die Zunahme des Krebses zurückzuführen sei. Nach Redlich z. B. spielt der Speiseröhrenkrenkrebs in älteren Statistiken nicht die Rolle wie jetzt, bei Virchow wird er unter den häufigeren Krebsen überhaupt nicht erwähnt.

Es scheint also vieles dafür zu sprechen, dass die Lokalisation des Krebses sich in den letzten Jahrzehnten an mehreren Orten derweise verändert hat, dass die Krebse des Verdauungstraktes gegen die Genitalkrebse in den Vordergrund getreten sind, und dass mit der fortschreitenden Kultur gewisse schädigende Einflüsse sich geltend machen, welche die Entstehung der Magen- und Darmkrebse fördern, die frühzeitige Abnützung dieser Organe verursachend. Es fehlen aber noch die zweifellosen, endgiltigen statistischen Beweise dafür, noch weniger kann gesagt werden, dass diese, — sit venia verbo — phylogenetische Richtung der

Krebsvermehrung überall zur Geltung gelange. Wir müssen noch viel einwandfreies statistisches Material sammeln, um in dieser Frage Stellung nehmen zu können. Eine allzu jähe Aenderung in der 0/0 Lokalisation des Krebses infolge sehr starker Zunahme der Intestinalkrebse ist nach den Sektionsstatistiken nicht sehr wahrscheinlich.

Eine präzise Stellungsnahme kann man auch hier von einer guten Mortalitätsstatistik erwarten. Haben wir eine genaue Kenntniss davon, wie sich die Krebstodesfälle in einem Lande oder in einer Provinz in einem Jahre nach Lebensalter der Toten und nach dem Ausgangsorgan des Krebses verteilten, so gelangen wir in aufeinander folgenden Jahren in den Besitz von Angaben, die es ermöglichen zu berechnen, wie viele Todesfälle z. B. an Magen- und Uteruskrebs auf 10 000 fünfzig-sechzig jährige Lebende entfallen; auf diese Weise kann auch entschieden werden, ob die Mortalität des Magenkrebses dem Uteruskrebse gegenüber gewachsen sei.

Nur eine solche in die Detaile sich vertiefende Statistik, welche das Lebensalter ebenso wie das Ausgangsorgan berücksichtigt, lässt uns der Frage der Zunahme des Krebses näher kommen. Dazu ist aber auch notwendig, dass unsere Angaben nicht nur verlässlich seien, sondern auch spezielle Auskunft über die einzelnen Organe als Ausgangsstellen geben, denn allgemeine Rubriken, wie Krebse der Genital-, Harn-, Athmungs-, Verdauungsorgane sind durchaus ungenügend.

Eben diese Wege sind einzuschlagen, wenn wir nachforschen wollen, ob die eventuelle Zunahme des Krebses tatsächlich auf das jüngere Lebensalter entfalle, wie das öfters behauptet wird. Auch hier müssen Lebensalter, und primär erkranktes Organ der Krebstoten zugleich betrachtet und mit 10 000 Lebenden desselben Lebensalters in Relation gebracht werden. Meines Wissens haben bis nun auf solcher Basis keine umfassenden Forschungen stattgefunden, die den Beweis erbracht hätten, dass jetzt wirklich relativ mehr Personen jüngeren Alters an Krebs sterben, als früher. Frief konnte es in seiner Breslauer Statistik nicht bestätigen, dass die Bevölkerung in einem durchschnittlich jüngeren Lebensalter befallen werde, als früher.

In den Sektionsstatistiken haben Orth und ich keine Verschiebung gegen das frühere Zeitalter gefunden, während Steinhaus und für einzelne Organe auch Redlich ein mässiges Vorrücken in ein etwas jugendlicheres Alter feststellten. Redlich meint mit Recht, dass auch diese Frage für die einzelnen krebsigen Organe gesondert zu untersuchen wäre.

Man versuchte wiederholt das statistische Material zur Lösung der *aetiologischen Probleme* zu verwerten; in Bezug auf diese Frage ist es aber schon von vorn herein zweifellos, dass die eigentliche Ursache der Krebsbildung sich rein statistisch nicht erforschen lasse, wir können höchstens zur besseren Kenntniss jener Umstände beitragen, welche die Entstehung des Krebses fördern. Da meine Erörterungen sich schon ohnehin in die Länge zogen, beschränke ich mich auf einige kurze Bemerkungen. Die von mehreren Seiten behauptete Infectiosität des Krebses wird durch statistische Erhebungen nicht bewiesen. Bashford und sogar auch Behla erklären sich dahin, dass die geographische Verbreitungsweise des Krebses auf der Erde kein Stützpunkt für die Infectiosität dieser Krankheit bildet. Prinzing meint dagegen, dass die hohe Krebssterblichkeit der Alpenländer, die verschiedene Häufigkeit des Krebses in den dortigen Ortschaften, am einfachsten durch die Annahme erklärt werde, der Krebs sei eine parasitäre Erkrankung. Doch hat sich anlässlich der Krebszählungen in verschiedenen Ländern nichts herausgestellt, was in zwingender Weise für die parasitäre Natur des Krebses sprechen würde, obwohl man in den Fragepunkten besonderes Gewicht darauf gelegt hat. Auch die sonst musterhaft durchgeführte Zählung der Krebskranken in Dänemark ergab kein Material, welches sich zu zuverlässigen Schlussfolgerungen betreffs der Erblichkeit und Kontagiosität verwendbar erwiesen hätte.

Es ist aber auffallend und der Erwähnung wert, dass in den Fällen, in welchen unter den Hausgenossen der Krebskranken mit Krebs behaftete vorgefunden sind, diese gehäuften Krebsfälle zumeist von beiden Seiten sich auf den Verdauungskanal bezogen, während die Häufung der Genital- oder Hautkrebse viel seltener vorgekommen ist. Dieses Problem, dass die Krebse des Verdauungskanals sich viel öfters häufen, als es nach einer Wahrscheinlichkeitsberechnung zu erwarten wäre, verdient jedenfalls, wie das dänische Krebskomitee es hervorhebt, umfassende Spezialuntersuchungen, und hier tritt von Neuem die Unerlässlichkeit einer guten Organstatistik in den Vordergrund.

Die Ansteckungsfähigkeit des Krebses bespricht auch Orth in seinem Beitrag zur Geschwulststatistik. Da Uterus- und Scheidenkrebse in 7,67 0/0 aller Weiber und in 38,2 0/0 aller Krebskranken Weiber sich fanden, während Peniskrebse blos in 0,09 0/0 aller Männer und in 0,6 0/0 aller Krebskanken Männer, so sieht er darin nicht ohne Grund ein Argument gegen die Infectiosität des Krebses.

Man benützte die Statistik auch zur Hervorhebung der Bedeutung der chronischen Reizzustände. In der Tat sehen wir, dass es kaum eine einzige Localisation des Krebses giebt, wo nicht mechanische, chemische Einwirkungen, vorausgegangene Entzündungen in einem grossen Teile der beobachteten Fälle vorkommen würden. Haberfeld zeigte an dem Sektionsmaterial des Wiener path. anat. Institutes die Häufigkeit und Bedeutung dieser Einwirkungen bezüglich der Magen- Lungen- und Gallenblasenkrebse, ein Beweis dessen, dass die Sektionsstatistiken auch zur Kenntniss der aetiologisch wirksamen Momente beitragen können.

Man muss sich aber hüten die Ergebnisse der Statistik verallgemeinern zu wollen. Obzwar der Alkohol und das Nikotin eine statistisch nachweisbare Rolle in der Entstehung des Lippen- und Speiseröhrenkrebses zu haben scheinen, folgt aber daraus keineswegs, dass der Krebs an diesen Stellen nicht auch ohne diese bestimmten schädlichen Einflüsse auftreten könnte. Die Fälle von Speiseröhrenkrebsen bei Frauen, die weder Alkohol geniessen, noch Tabak rauchen, zeigen dies zur Genüge.

Jene Beschränkung meines Themas, die ich mir in meinen einleitenden Worten auferlegte, gestattet mir nicht jener statistischen Forschungen zu gedenken, welche sich mit der Bedeutung der Boden-, Feuchtigkeitsverhältnisse in der Aetiologie des Krebsse befassen, ebenso wenig kann ich die von Dollinger verlautbarte wichtige Frage erörtern, in wie fern die chirurgischen Heilerfolge des Krebses eine wesentlichere Abweichung in der 0/0- ellen Organverteilung der Mortalitäts statistik gegen jene der Morbididätsstatistik hervorrufen.

Aus meinen Erörterungen erhellt es zur Genüge, dass die Statistik im Stande ist auf sehr vielen Gebieten eine sichere Stütze unserer auf den Krebs bezüglichen Kenntnisse zu geben. Doch ist es notwendig, nicht nur bei Sammlung der statistischen Angaben die grösste Vorsicht obwalten zu lassen, sondern auch bei der Benützung des Materials sehr gründlich alle Umstände zu erwägen, welche zu Trugschlüssen führen könnten. Die Massenhaftigkeit der Angaben an sich selbst schützt uns nicht vor Irrtümern, es werden sogar, wie Freund es treffend sagt, die Fehler desto grösser, je massenhafter sie uns entgegentreten.

Wenn ich es mit einigen Worten zusammenfassen sollte, was mir für die Zukunft in der Krebsstatistik am meisten wünschenswert erscheint, so möchte ich es, ausser den je zahlreicheren Publikationen von Sektionsstatistiken darin präzisieren, dass die Sterblichkeitsstatistiken (wenn nicht anders möglich, wenigstens in den Städten mit ärztlicher Leichenschau), die Krebsfälle je nach dem Ausgangsorgan, dem Lebensalter und Geschlechte gesondert ausweisen, und das Ausgangsorgan des Krebses einheitlich bezeichnen mögen. In der Beschaffung der Organstatistik ist noch sehr vieles nachzuholen, es ist nur wünschenswert, dass jener, ohne Unterschied der Nation sich äussernde Sinn und Neigung zur gemeinschaftlichen Arbeit, die auf dem Gebiete der Krebsforschung schon so viele Erfolge erreichte, auch hier zur Geltung gelange; dadurch verschaffen wir uns in kurzer Zeit eine gute Organstatistik, welche uns in Zukunft die besten Dienste leisten kann.

THÉRAPEUTIQUE CHIRURGICALE DES CANCERS

Par le Professeur Pierre DELBET.

Il semble qu'en 1910, le rapporteur chargé d'étudier la thérapeutique chirurgicale des cancers pourrait entrer immédiatement dans son sujet.

Mais le pessimisme des uns, l'imposture des autres a tenté de remettre en question la valeur du traitement chirurgical du cancer. On a même été jusqu'à soutenir qu'en général l'opération est plus nuisible qu'utile. Je connais des malades atteints de tumeurs nettement opérables, que l'on a détournés de l'opération, bien qu'elle eût de grandes chances de les sauver, en leur faisant un tableau effroyable de ses suites et en leur affirmant qu'elle ne pouvait avoir d'autres résultats que de hâter la généralisation et d'abréger la vie.

Aussi est-il nécessaire pour le salut des malades qu'il soit proclamé dans une conférence comme la nôtre, que l'exérèse chirurgicale peut guérir le cancer, que l'opération est le seul traitement qui à l'heure actuelle ait à son actif des succès incontestables et durables, que le médecin qui se trouve en présence d'un cancer opérable n'a pas le droit de différer l'opération pour essayer d'un autre traitement, quelqu'il soit.

S'il était nécessaire de proclamer ces vérités, il serait déplacé de s'appesantir ici sur elles.

Toutes les recherches modernes ont établi solidement ce fait que le cancer est au début une maladie locale. Il en découle naturellement cette conclusion qu'en enlevant la totalité des cellules cancéreuses on guérit le malade.

D'autre part, d'innombrables statistiques démontrent l'efficacité, relative mais réelle, de la thérapeutique chirurgicale du cancer.

Quand on veut apprécier la valeur d'un traitement qui s'adresse à une maladie capable de guérir spontanément, on se heurte à de grandes difficultés. Il faut comparer le nombre et la qualité des guérisons naturelles et des guérisons artificielles. Avec le cancer, la question est malheureusement plus simple. Abandonné à lui-même, il entraîne toujours la mort.

Qu'il y ait une lutte de l'organisme contre les néoplasmes malins, cela ne paraît pas douteux et les travaux modernes sont à ce point de vue du plus haut intérêt, surtout en ce qu'ils permettent d'orienter de nouvelles recherches et laissent espérer que l'on arrivera à la vraie thérapeutique du cancer, mais il est malheureusement certain que l'effort spontané de l'organisme ne va pour ainsi dire jamais jusqu'au triomphe définitif.

Sur 400 souris atteintes de tumeurs spontanées, Bashford n'a observé que trois ou quatre cas de guérison naturelle, et il n'est pas sur que ces guérisons soient complètes.

Le fameux cas de Middlesex Hospital rapporté par Pearce Gould et Handley ne peut être considéré comme un exemple de guérison définitive, puisque la malade a été perdue de vue et il ne saurait être invoqué contre le traitement chirurgical puisque la patiente a été opérée trois fois.

Le problème statistique est donc très simple : tout malade qui reste après l'opération plus de quatre ans sans récidive a largement bénéficié de la chirurgie. Or 25 à 30 p. 100 sont dans ce cas.

La simple honnêteté interdit donc de mettre en doute l'efficacité du traitement chirurgical et surtout de proclamer qu'il en est d'autres qui lui sont préférables.

Mais il est une doctrine qui semble donner raison aux détracteurs de la chirurgie, c'est celle de l'immunité athrepsique d'Erlich. Aussi est-il nécessaire de la discuter ici.

Voici les faits sur lesquels elle est basée. Je me servirai surtout pour les exposer des récentes expériences de Marie et Clunet, confirmatives de celle d'Ehrlich.

Chez des souris qui succombent à des cancers inoculés, les métastases macroscopiquement visibles sont très rares. Sur 340 autopsies, Marie et Clunet n'en ont rencontré qu'une seule fois.

Mais sur dix souris auxquelles ils avaient enlevé chirurgicalement les tumeurs développées à la suite de greffes, sept présentaient des récidives locales, et quatre de ces sept avaient des métastases macroscopiques.

Il faut bien faire remarquer que l'intervention ne crée pas la métastase. Haaland et Bahsford ont constaté l'extrême fréquence des embolies cancéreuses microscopiques dans les poumons des souris qui succombent à des tumeurs greffées. La seule différence entre les souris opérées et celles qui ne le sont pas est que chez les premières les noyaux métastatiques passent de l'ordre microscopique à l'ordre macroscopique.

D'autre part, Pierre Marie et Clunet cherchant avec Ehrlich à reproduire le processus de la métastase, greffent sur des souris portant déjà des tumeurs volumineuses, des fragments de la même tumeur, mais provenant d'un autre animal. Sur dix cas, cinq fois le greffon n'a pas pris, cinq fois il n'a donné qu'un nodule insignifiant.

C'est cet ensemble de faits que l'athrepsie est destinée à expliquer.

Ehrlich suppose qu'il existe dans l'organisme des cancéreux une substance, d'ailleurs tout à fait indéterminée, qui est nécessaire au développement du tissu cancéreux. La première tumeur, tant qu'elle existe, absorbe toute cette substance sans en laisser à ses filles, les embolies, qui en héritent lorsqu'elle a disparu.

Pierre Marie et Clunet voient dans leurs expériences personnelles une confirmation de l'hypothèse d'Ehrlich. Voici en quoi consistent ces expériences.

Sur douze souris porteuses de tumeurs greffées volumineuses, ils enlèvent la première tumeur et en greffent un fragment sur le dos des opérées. Sept succombent aux suites opératoires.

Des cinq qui survivent, une guérit complètement. La greffe ne prend pas; elle ne présente pas de récidive. Celle-ci n'avait donc pas de substance favorisante bien que sa tumeur fût volumineuse et en voie d'évolution.

Chez les quatre autres, la récidive et la greffe marchent d'un pas égal [1].

La première pensée qui vient à l'esprit pour expliquer ces faits c'est qu'il s'agit d'une question de temps, que l'intervention chirurgicale prolonge la vie de l'animal et permet aux métastases de se

---

1. Bashford a constaté que si l'on greffe à un animal des fragments de sa propre tumeur, sans chercher à enlever celle-ci en totalité, le succès est la règle. Ceci suffirait à ruiner la théorie d'Ehrlich.

développer. Mais Pierre Marie et Clunet estiment que la prolongation de la vie n'est pas suffisante pour expliquer le volume des tumeurs.

L'athrepsie ne me paraît pas donner une explication meilleure. L'une des souris guérit complètement et résorbe sa greffe. D'après la théorie d'Ehrlich, cela prouverait qu'elle n'avait pas de substance favorisante : mais alors comment expliquer l'existence de la volumineuse tumeur qu'elle portait et son accroissement?

La doctrine de l'athrepsie n'explique pas tous les faits expérimentaux et elle explique encore moins les faits cliniques. Comment comprendre avec elle les récidives tardives?

Il est bien établi que ces récidives, si tardives qu'elles soient, sont dues à la prolifération de cellules néoplasiques issues de la tumeur primitive et restées somnolentes après l'opération.

Si la doctrine de l'athrepsie correspondait à la réalité, la prétendue substance favorisante étant rendue disponible en grande quantité après l'opération, toutes les récidives devraient être immédiates, et toute tumeur qui ne récidiverait pas immédiatement devrait être définitivement guérie. Ce n'est malheureusement pas ainsi que les choses se passent : on observe des récidives même après trente ans.

Et Contamin [1] nous dit que « les animaux porteurs de tumeurs transplantées, opérés de leur tumeur, puis réinoculés, ne se montrent généralement pas susceptibles dans les jours qui suivent immédiatement l'opération ». C'est cependant le moment où la prétendue substance favorisante devrait être disponible.

D'autre part, à moins que la substance favorisante n'augmente dans d'énormes proportions, les tumeurs devraient s'accroître d'autant plus lentement qu'elles sont plus grosses, et tout le monde sait que c'est habituellement le contraire qui se produit. Les tumeurs grossissent en général d'autant plus vite qu'elles sont plus volumineuses et on les voit souvent dans leurs périodes ultimes marcher avec une extraordinaire rapidité. On assiste même parfois à une véritable explosion de noyaux de généralisation.

Il me semble que les faits expérimentaux et cliniques s'expliquent bien mieux et d'une manière plus conforme aux données de la

---

1. Contamin. *Le cancer expérimental*, 1910, p. 223.

pathologie générale par une certaine lutte de l'organisme contre le cancer. Le mode de cette lutte nous l'ignorons encore : il est possible qu'il soit tout différent de ceux qui commencent à être bien connus et qui agissent contre les microbes et leurs toxines, mais son existence n'est pas douteuse.

Schmidt avait déjà constaté que dans les embolies intra-pulmonaires, les cellules cancéreuses sont dégénérées et encapsulées.

On trouve assez souvent dans les tumeurs des cellules géantes. Dans un ganglion envahi par un sarcome du maxillaire, j'ai vu des cellules géantes disposées de telle sorte qu'il était bien difficile de ne pas croire à une lésion tuberculeuse. La sclérose périnéoplasique étouffe souvent les cellules cancéreuses et retarde l'évolution de la tumeur.

Cliniquement, si l'on ne voit guère de cancers guérir, on en voit rétrocéder pour un temps et l'on a observé nombre de cas de guérisons ou au moins de survies prolongées à la suite d'opérations incomplètes.

D'autre part, on sait qu'il est assez facile d'immuniser les souris contre les greffes cancéreuses. Une souris qui résorbe une première greffe acquiert une immunité presque complète contre les greffes ultérieures. En injectant à ces animaux de la rate, de la peau d'animaux de même espèce, on les immunise également contre les greffes.

Tout cela prouve que l'organisme lutte contre le cancer, que l'aptitude à cette lutte peut être très active, et qu'il est possible de l'augmenter.

Ce fait bien établi et par l'expérimentation et par la clinique et par l'histologie permet de comprendre tout ce que la théorie de l'athrepsie est destinée à expliquer.

Les expériences de Borrel et Bridré, Bashford, Murray, Haaland, prouvent que l'immunité spontanée ou conférée expérimentalement n'est que relative. Dans certains cas où une greffe de très petites dimensions échoue, une greffe plus volumineuse peut réussir. La résistance de l'animal est capable de triompher d'un certain nombre de cellules néoplasiques, mais non d'un nombre indéterminé. Si celles-ci sont trop nombreuses, quelques-unes persistent qui prolifèrent et produisent une tumeur.

Les expériences qui établissent ces faits ont trait à des cancers greffés et non à des cancers spontanés. Il est certainement prématuré d'en faire l'application aux porteurs de tumeurs spontanées. On est cependant, il me semble, autorisé à établir un rapprochement puisque l'histologie montre que chez la majorité des cancéreux il y a une lutte de l'organisme contre le cancer.

L'état de résistance est produit ou augmenté par la tumeur elle-même. Cette résistance est capable de lutter contre les embolies disséminées par la voie lymphatique ou sanguine, et cela d'autant mieux que comme le fait remarquer Bashford les embolies sont habituellement bien plus petites que les plus petites greffes expérimentales. Elles sont souvent sans doute unicellulaires.

Si on enlève la néoplasme primitif, que va-t-il arriver? Plusieurs hypothèses sont possibles.

Quand l'ablation est totale, soit parce qu'étant précoce elle précède les embolies, soit parce que la résistance de l'organisme a triomphé des embolies qui se sont déjà produites, la guérison est complète et définitive.

Quand l'ablation est incomplète, diverses éventualités restent possibles.

Dans certains cas, la résistance de l'organisme est peut-être assez forte et assez durable pour triompher des cellules néoplasiques qui restent. Ainsi s'expliqueraient les faits de guérison à la suite d'opérations incomplètes.

Si la résistance, sans être assez forte pour triompher de tous les éléments cancéreux, locaux, régionaux ou emboliques lointains qui ont échappé à l'ablation, est cependant durable, elle tiendra ces éléments en bride, si l'on peut ainsi parler. Les cellules resteront en léthargie jusqu'au jour où la résistance définitivement usée leur permettra de proliférer. Ainsi s'expliqueraient les récidives tardives.

Si la résistance, forte ou faible, est de peu de durée, entretenue pour ainsi dire au jour le jour par la tumeur elle-même, elle tombe brusquement et l'on comprend qu'après l'ablation, la prolifération des noyaux métastatiques augmente de rapidité. Ainsi s'expliquerait ce qu'on appelle en clinique le coup de fouet.

Si cette hypothèse est vraie, ce rapide développement des noyaux secondaires ne surviendrait guère après l'ablation chirurgicale que dans les cas où il se serait produit même sans ablation.

Car il ne faut pas oublier que ce développement rapide survient parfois à la phase ultime chez des cancéreux qui n'ont pas été opérés. J'ai vu encore il y a quelques semaines, dans un cas de sarcome, une tumeur secondaire se développer dans le maxillaire supérieur, et acquérir en quelques jours le volume d'une noix. La malade, qui n'avait pas été opérée, a succombé avec une extraordinaire rapidité.

Aussi je crois que la crainte du *coup de fouet* ne doit pas plus arrêter le chirurgien que la crainte de la granulie ne l'arrête quand une intervention est indiquée pour une tuberculose externe.

Qu'on me permettre de faire remarquer que l'hypothèse d'Ehrlich, l'immunité athrepsique, est désespérante au point de vue chirurgical. Si elle était exacte, l'opération ne pourrait avoir qu'une influence déplorable dans tous les cas où quelques cellules cancéreuses échappent à l'exérèse. Comme les recherches de Haaland, de Bashford montrent que chez les souris les embolies pulmonaires sont presque constantes, l'exérèse ne devrait guère avoir que des effets funestes. Or ceci n'est d'accord ni avec les faits cliniques, ni avec les faits expérimentaux.

Il faut, en effet, bien remarquer que les expériences de Pierre Marie et Clunet ne sont pas du tout défavorables à la chirurgie. En effet sur cinq souris qu'ils ont opérées, une a complètement et définitivement guéri. S'il était permis de faire un pourcentage avec d'aussi petits chiffres, cela donnerait 20 p. 100 de guérisons complètes. Et chez les quatre autres souris, la vie n'a pas été abrégée.

La doctrine que j'ai brièvement exposée est au contraire pleine d'espérances et peut-être aussi d'enseignements : d'espérance puisqu'elle montre, ce qui est d'ailleurs d'accord avec les faits, que des opérations qui ne sont pas absolument complètes, peuvent cependant amener des guérisons durables; d'enseignements parce qu'elle conduit à se demander si certains traumatismes opératoires ne sont pas capables de diminuer la résistance de l'organisme. C'est peut-être là ce qui explique que les opérations les plus étendues ne sont pas toujours celles qui donnent les meilleures résultats. Je ne parle, cela va sans dire, que d'opérations inutilement ou irrationnellement étendues. C'est là un sujet très délicat sur lequel j'aurai à revenir.

Ce qui demeure solidement établi, c'est qu'actuellement, si l'on excepte quelques cancroïdes justiciables du radium, ou des rayons X, toute tumeur opérable doit être immédiatement opérée.

Comment faut-il procéder à l'exérèse?

Le programme de cette conférence est limité aux questions générales. Je n'ai donc point à m'occuper de la technique opératoire qui convient aux cancers des divers organes ou régions. Il est bien évident d'ailleurs que la médecine opératoire des cancers ne peut trouver place dans un rapport d'étendue aussi limitée.

Seuls les grands principes généraux peuvent être envisagés.

ABLATION LARGE. — Il en est un qui a l'air d'un truisme, c'est celui de faire passer les sections loin des limites de la tumeur. Nous allons voir qu'il mérite cependant d'être étudié.

L'application ou l'exagération de ce principe a conduit à des interventions énormes et actuellement les chirurgiens ne s'entendent plus du tout sur ce qu'il faut appeler ablation large.

Depuis quelques années, il semble que l'on ait tendance à juger de la valeur des opérations par le poids de la masse enlevée. Celui qui propose d'enlever plus de tissus qu'on ne faisait avant lui est sûr de trouver de nombreux imitateurs.

Il ne suffit cependant pas pour qu'elle soit bonne qu'une opération soit étendue : il faut encore qu'elle soit rationelle, c'est-à-dire basée sur l'anatomie et la physiologie normale et pathologique.

Ainsi pour les cancers du sein Halsted a proposé une technique opératoire qui a obtenu un certain succès. Pour ma part, je ne l'ai pas adoptée parce que je ne suis pas sûr qu'elle constitue un progrès.

Halsted sacrifie une telle étendue de peau même pour les cancers qui n'adhèrent pas au tégument que la réunion est le plus souvent impossible. Je reviendrai tout à l'heure sur ce côté de la question en étudiant la perméation.

Il enlève la plus grande partie du grand pectoral et sectionne ou enlève le petit.

Il fait dans la plupart des cas le curage du creux sus-claviculaire. Sur ce dernier point, je suis tenté de croire qu'il a raison. La récidive dans les ganglions sus-claviculaires est si fréquente qu'il vaudrait peut-être mieux les enlever d'avance au moins dans certains cas. Je reviendrai d'ailleurs sur la question des ganglions.

Il ne faut pas perdre de vue que l'opération étendue à la manière de Halsted comporte une certaine gravité, tandis que l'opération classique avec curage de l'aisselle est inoffensive. Si les résultats éloignés compensaient cette augmentation de gravité, elle serait justifiée, mais la preuve n'est pas faite qu'elle donne des guérisons plus nombreuses ou plus durables.

De plus l'opération de Halsted est mutilante. Lorsqu'elle est vraiment faite suivant la technique qu'il a indiquée, elle déforme l'aisselle et entraîne souvent des troubles dans la statique et les mouvements du bras. J'en parle uniquement d'après ce que j'ai vu sur des malades soignés par d'autres chirurgiens, car pour ma part je n'ai jamais opéré à la manière de Halsted.

L'ablation du grand pectoral telle que l'exécute Halsted est-elle rationnelle? Je ne le crois pas.

La mamelle, quel que soit son développement, reste une glande cutanée et son système lymphatique reste un système cutané. Normalement le courant lymphatique qui en vient ne traverse pas le grand pectoral. Personne n'a jamais vu à la suite d'une mastite se produire d'abcès dans le muscle. Aussi en se basant sur l'anatomie et la physiologie normales, on doit tenir le muscle grand pectoral pour sain, toutes les fois que la tumeur primitive ne lui adhère pas. Voyons si les données de l'anatomie et de la physiologie pathologiques concordent avec celles de l'anatomie et de la physiologie normales.

C'est l'étude des récidives qui doit fournir sur ce point comme sur bien d'autres les données les plus précises.

Pour ma part, je n'ai jamais vu de récidives dans le muscle grand pectoral à la suite de tumeurs qui n'avaient pas contracté avant l'opération d'adhérences profondes.

Cette question a été étudiée à l'Association française pour l'étude du cancer. Aucun des chirurgiens qui y ont pris part n'avait vu dans les conditions indiquées de récidives intra-musculaires.

Nadal a récemment présenté à notre association une pièce où le grand pectoral est farci de noyaux multiples. Il attribue cette invasion du muscle à ce que la malade avait traité sa tumeur par le massage.

Le massage d'un cancer est sûrement détestable : Il est très possible, comme le pense Nadal, qu'il chasse les cellules néoplasiques dans des espaces lymphatiques où elles n'auraient jamais pénétré sans cela, réalisant une sorte d'injection néfaste. Mais si intéressant que soit ce cas, il n'a pas d'importance au point de vue qui nous occupe. La pièce de Nadal est actuellement dans mon laboratoire : il est facile de voir que le noyau principal a envahi directement le grand pectoral. Cliniquement la tumeur était adhérente; c'est pour cela que ce cas n'a pas d'intérêt pour la discussion actuelle.

Ainsi les récidives dans le grand pectoral des tumeurs qui n'adhèrent pas sont infiniment rares si elles existent. En tout cas, elles ne peuvent pas se produire dans la partie externe du muscle. Aussi je ne puis m'empêcher de considérer la désinsertion du tendon au niveau de l'humérus comme une mutilation inutile.

Pour ma part, je me borne à enlever la portion du grand pectoral sur laquelle la glande repose directement, et je me demande si parmi ceux qui s'imaginent suivre la technique de Halsted, il n'en est pas beaucoup qui font de même. Je ne suis pas sûr que cette ablation très partielle du muscle soit plus utile que la dissection attentive de l'aponévrose. Mais elle est plus rapide et n'a aucun inconvénient ni esthétique ni fonctionnel, c'est pour cela que je me crois autorisé à la pratiquer.

Quant à la section ou l'ablation du petit pectoral, elle n'a d'autre but, je pense, que de faciliter le curage de l'aisselle. Mais le muscle, avec l'aponévrose clavi-pectorale, joue un rôle important dans la statique de l'omoplate. La section expose à des troubles fonctionnels. Il ne faut donc la faire que si elle a de réels avantages. Je ne puis entrer ici dans des détails de technique; je me bornerai à dire que n'ayant jamais observé chez mes opérées de récidive dans l'aisselle, je me crois autorisé à conclure qu'il est possible de faire un bon curage du canal axillaire sans recourir aux grandes mutilations de Halsted.

Peut-on juger de la valeur de l'opération de Halsted par les statistiques?

Je ne suis pas du tout de ceux qui dénient toute valeur aux statistiques. Elles fournissent des renseignements généraux d'une importance capitale. Particulièrement pour le cancer, ce sont elles qui permettent d'affirmer et de prouver aux plus pessimistes qu'il est possible de guérir opératoirement le cancer. Mais elles n'ont pas une précision suffisante pour que l'on puisse en tirer des conclusions sur la valeur relative d'une technique opératoire et cela pour plusieurs raisons.

Tout d'abord, la malignité des cancers est extrêmement variable. Tous les chirurgiens savent que certaines opérations qui ne leur paraissent pas satisfaisantes donnent cependant des guérisons durables, tandis que d'autres, dont les conditions paraissent excellentes, sont suivies de récidives rapides. Je reviendrai sur ces points dans un chapitre consacré au pronostic. Comme, à l'heure actuelle, nous ne pouvons apprécier cette malignité par aucun moyen, toutes les statistiques sont viciées.

En second lieu les statistiques sont bien rares qui nous renseignent sur le siège exact des récidives. Or il est évident que l'extension de l'opération ne peut avoir d'action que sur les récidives locales. Si après l'opération classique, un noyau métastatique se développe dans le poumon sans récidive locale, il est bien clair qu'il n'y a pas à regretter de n'avoir pas fait une intervention plus étendue.

Enfin, tant qu'on n'aura pas adopté une nomenclature internationale unique, les statistiques des divers pays ne pourront être comparées, car les mêmes mots sont employés dans des sens différents. C'est l'une des raisons qui rendent si désirable que notre conférence ait pour résultat l'adoption d'une terminologie mondiale.

D'ailleurs, telles qu'elles sont, les statistiques ne sont pas toutes favorables à l'opération de Halsted. En 1898, Marmaduke Scheild montrait déjà que l'opération classique donne des résultats qui ne sont point inférieurs à ceux de l'opération élargie.

Et si l'on ne se borne pas à prendre les chiffres tels qu'ils sont donnés par les auteurs, on arrive à un résultat singulièrement impressionnant. Ainsi Halsted élimine de sa statistique tous les cas où au cours de l'opération il lui a semblé que l'exérèse n'était pas satisfaisante. Ce sont cependant des cas qu'il avait jugés cliniquement opérables. Les cas du même genre figurent dans les autres statistiques, et cela devient pour ces dernières une grande cause d'infériorité. D'autre part Halsted fait figurer dans sa statistique des cas où l'examen histologique n'a révélé aucune lésion franchement cancéreuse. Pour que ses chiffres puissent être comparés à ceux des autres chirurgiens il faudrait éliminer de sa statistique ces derniers faits et au contraire y faire rentrer tous les mauvais cas qu'il élimine. En procédant ainsi on arrive à ce résultat que la statistique de Halsted est inférieure à beaucoup d'autres. Ainsi l'opération élargie donnerait moins de guérisons durables que l'opération large, résultat paradoxal, car il semble inexplicable qu'une exérèse même exagérée puisse favoriser la récidive.

Il y a plusieurs explications possibles. La malignité primitive des néoplasmes étant très variable, on peut penser que l'opération étendue s'est adressée par hasard à des tumeurs plus malignes. Et dans ce cas l'infériorité des résultats ne prouverait rien contre l'opération.

On peut penser aussi que l'extension de l'opération a conduit à opérer des cas de plus en plus avancés. Si cette explication est valable pour certaines statistiques, il ne semble pas qu'elle le soit pour celle de Halsted.

Et l'on est conduit à se demander si l'extension excessive de l'acte opératoire dans les cas de tumeurs cliniquement limitées et franchement opérables n'est pas par elle-même nocive. J'ai déjà brièvement indiqué que l'organisme lutte contre le cancer. Les récidives tardives qui surviennent dix, quinze, trente ans même après l'opération montrent que la lutte de l'organisme peut être active et prolongée. Ces faits bien établis conduisent à penser que dans certains cas la guérison définitive est due à cette lutte de l'organisme qui triomphe des quelques cellules cancéreuses ayant échappé à l'exérèse, et certaines observations d'opérations incomplètes qui ont été suivies de résultats durables prouvent qu'il en est réellement ainsi. Tout cela oblige le chirurgien à se poser une question singulièrement angoissante? Le traumatisme opératoire excessif n'est-il pas capable dans certains cas de diminuer la résistance soit locale, soit générale de l'organisme. Ainsi s'expliquerait ce fait que depuis l'époque où l'on est arrivé à régler d'une manière rationnelle certaines techniques opératoires s'adressant aux cancers, les résultats obtenus n'ont plus été proportionnels à l'extension donnée aux opérations au delà d'une certaine mesure.

Je ne suis certes pas l'ennemi des interventions larges, mais je les veux rationnellement larges, et je ne parle ici que des interventions excessives qui ne sont basées ni sur l'anatomie normale, ni sur l'anatomie pathologique.

Il est indéniable qu'une question nouvelle se pose pour les chirurgiens. Nous étions habitués à considérer la chirurgie du cancer comme ressortissant exclusivement à la médecine opératoire. La notion de lutte de l'organisme, que nous ignorions il y a quelques années, nous oblige à nous demander si, en dehors même de la gravité immédiate, l'extension indéfinie de l'opération n'a pas d'autres inconvénients. Cette question ne se pose pas seulement pour le sein ; elle se pose d'une manière bien plus angoissante pour les organes où l'extension opératoire augmente notablement la mortalité, l'utérus par exemple. Et nous la retrouverons à propos de l'ablation des ganglions.

Extension par les vaisseaux lymphatiques. Perméation. Thrombose rétrograde. — Nous connaissions deux modes d'extension par les vaisseaux lymphatiques, l'embolie et la lymphangite cancéreuse. Handley en décrit un troisième, la perméation.

Dans la perméation, les cellules néoplasiques issues de la tumeur primitive ne sont plus entraînées comme dans l'embolie par le courant de la lymphe. Elles remplissent les lymphatiques et y progressent en se multipliant. C'est une sorte d'auto-injection massive des vaisseaux blancs.

Ce processus diffère de la lymphangite cancéreuse. Dans celle-ci les cellules sont greffées sur les parois des vaisseaux qui sont envahis. Au contraire, dans la perméation, les cellules remplissent le conduit sans y adhérer. La paroi du vaisseau lymphatique est intacte.

Cependant, d'après Handley, il se produit une certaine réaction, mais la paroi du vaisseau n'y prend pas part. La réaction est périvasculaire. Elle aboutit à la formation d'anneaux fibreux qui étreignent le conduit, l'expriment en chassant excentriquement les cellules cancéreuses de telle sorte qu'il ne reste comme vestige de la perméation que de minces cordons fibreux et que les noyaux secondaires qui ont été d'abord en continuité ininterrompue avec la tumeur primitive deviennent secondairement indépendants.

Pour bien faire comprendre ce processus, que l'on me permette une comparaison. Certains arbres envoient de leurs branches horizontales des pousses verticales et descendantes qui vont prendre racine dans le sol. Si on détache ces dernières de la branche où elles sont nées, elles forment des arbres indépendants. Le prolongement d'abord continu est devenu discontinu. C'est ainsi que les choses se passeraient dans la perméation.

Ce mode de propagation aurait une extrême importance pratique s'il était habituel.

En effet, l'extension par embolie lymphatique se fait forcément dans le sens du courant de la lymphe. L'anatomie et la physiologie permettent donc de prévoir sa direction et par suite d'orienter rationnellement l'acte opératoire.

Avec la doctrine de Handley tout est remis en question. En effet la perméation ne se fait pas seulement dans le sens du courant lymphatique, elle peut être, elle est le plus souvent rétrograde. Grâce aux anastomoses des vaisseaux lymphatiques, elle peut progresser dans tous les sens, elle est indifférente. Handley nous dit bien que dans les cancers du sein, l'extension la plus importante marche dans la direction du creux épigastrique et il pense que la propagation au foie se fait par là. Mais il est évident que si la perméation explique quelque chose, c'est surtout la formation des noyaux superficiels dans le cancer pustuleux ou le cancer en cuirasse, et la clinique nous montre que dans cette forme les nodules se développent souvent du côté du sternum et de l'autre sein, dans le dos, dans la région scapulaire. J'ai vu le premier noyau paraître dans un cas sur l'acromion et dans un autre près de l'épine iliaque.

En somme si la perméation était le mécanisme habituel de la propagation par voie lymphatique, les interventions ne seraient plus guidées par aucun principe rationnel.

Mais si le très beau livre de Handley établit la réalité de la perméation, il ne prouve pas du tout qu'elle soit un processus ni habituel, ni précoce.

Handley a étudié cinq cas. Dans l'un, le cinquième, les résultats de l'examen microscopique furent négatifs. Ils auraient d'ailleurs été positifs que l'ensemble ne serait pas plus impressionnant.

En effet les cinq cas — trois tumeurs primitives et deux récidives — étaient absolument inopérables. Les malades étaient mortes de leur cancer; chez les cinq il y avait des nodules cutanés. Ces cas n'avaient plus d'intérêt au point de vue chirurgical. C'est dans des cas opérables qu'il faudrait montrer le mécanisme de la perméation.

J'ai cherché à le voir avec l'aide de mon chef de laboratoire, le Dr Herrenschmidt, mais jusqu'ici sans y réussir. Il est vrai que la vérification des idées de Handley présente des difficultés presqu'insurmontables. Il nous dit en effet que la sclérose périlymphatique peut vider complètement le vaisseau des cellules cancéreuses qu'il a contenu de telle sorte qu'il ne reste d'autre vestige de la perméation qu'un mince cordon fibreux. Comment reconnaître ces cordons fibreux et affirmer leur rôle passé?

Handley ne nie pas que des embolies lymphatiques puissent se faire dans le sens du courant de la lymphe, mais il admet cependant que la perméation se fait dans tous les sens autour du néoplasme primitif. On doit donc la trouver aussi bien dans la direction des ganglions qu'ailleurs.

Dans les cancers du sein, le pédicule qui relie la tumeur aux ganglions est vraiment trop volumineux pour que l'on puisse en faire une étude microscopique utile.

Mais il est un organe merveilleusement disposé pour cette recherche, c'est le testicule. Il est facile d'étudier la lame vasculaire, le pédicule long et mince qui va des bourses à la région lombo-aortique. Or dans deux cas, un séminome et un embryome dégénéré où les ganglions étaient envahis, nous avons examiné microscopiquement le cordon sans y trouver ni cellule épithéliale, ni cordon fibreux anormal.

Je ne veux pas du tout conclure que la perméation n'existe pas. Je la crois fort réelle : mais elle s'applique surtout aux cas que nous expliquions par l'embolie ou la thrombose rétrograde (Recklinghausen-Cunéo). Elle est un mécanisme exceptionnel; et pour ma part je la considère comme déterminée par des conditions particulières locales. Elle se produit, je crois, lorsque les voies lymphatiques normales sont oblitérées.

Peut-être dans certains cas, l'obstruction lymphatique est-elle antérieure au néoplasme et due par exemple à d'anciennes lymphangites. Mais le plus souvent sans doute elle est causée par le néoplasme lui-même.

Parfois, l'obstacle est dû à l'envahissement massif des ganglions par le cancer.

J'ai vu, dans un cas de cancer du testicule, les ganglions de l'aine se prendre sous mes yeux. Les ganglions lombo-aortiques étaient envahis depuis longtemps et formaient une tumeur qui soulevait la paroi abdominale. Il me semble que c'est l'obstruction des voies lymphatiques dans la région lombaire, qui a amené la perméation rétrograde : les·cellules néoplasiques ont rempli les lymphatiques et injecté des anastomoses normalement inutilisées, pour arriver aux ganglions inguinaux.

Dans d'autres cas, l'obstacle siège au niveau même de la tumeur, et il tient sans doute à ce que celle-ci est particulièrement fibreuse et sclérosante.

Au niveau du sein, la forme pustuleuse ne s'observe-t-elle pas surtout dans les cancers à réaction conjonctive intense et fibreuse? Et il en est de même pour les cancers de l'estomac.

On sait que certains cancers de l'estomac entraînent la production de noyaux multiples qui peuvent occuper toute l'étendue de l'intestin, grêle et gros. Je ne parle pas ici de ces noyaux secondaires, d'ailleurs fort rares, qui débutent par la muqueuse et sont dus sans doute à des greffes. Je parle de ces métastases particulièrement étudiées par Hayem et Lion, par Bensaude et Okynzic, et qui se font de dehors en dedans. Il est juste, il me semble, de rapprocher ces cas des cancers pustuleux du sein; ils en sont les homologues et Cunéo avait déjà attribué ces noyaux secondaires à la thrombose rétrograde des vaisseaux lymphatiques.

Or ces noyaux se produisent dans des cancers infiltrés diffus affectant le type de la linite plastique. Et ce qui prouve bien qu'il s'agit là d'un mécanisme exceptionnel, c'est que précisément dans ces formes de cancers de l'estomac qui amènent la production de noyaux métastatiques multiples dans l'intestin, les organes où se développent habituellement les métastases du cancer de l'estomac, — foie, poumon, etc., — sont le plus souvent indemnes.

Ainsi la perméation me paraît ne pas être autre chose que la thrombose rétrograde des vaisseaux lymphatiques. C'est un mécanisme d'extension exceptionnel, qui intervient secondairement, quand les voies lymphatiques normales sont obstruées soit par une tumeur primitive à forme fibreuse, soit par le développement d'une adénopathie secondaire volumineuse.

Et le mot de thrombose rétrograde employé par Cunéo pour les cancers de l'estomac est peut-être préférable à celui de perméation, car c'est surtout en effet par voie rétrograde que se fait dans ces cas la propagation — les figures de Handley sont très éloquentes à cet égard — c'est par voie rétrograde que le cancer franchit les limites du territoire lymphatique primitif et passe d'un bassin lymphatique aux bassins voisins.

Handley poussant à l'extrême le rôle de la perméation arrive à lui attribuer tous les noyaux secondaires au cancer du sein et à nier la généralisation par voie sanguine. Il va jusqu'à dire que les noyaux qui se développent dans le crâne sont dûs à l'extension par voie lymphatique. S'il en était ainsi, si des noyaux secondaires pouvaient se développer aussi loin de la tumeur primitive, sans qu'il y ait d'étapes intermédiaires cliniquement perceptibles, la perméation perdrait beaucoup de son intérêt. Elle serait aussi mystérieuse et insaisissable que la généralisation par voie sanguine.

Pour nier la généralisation par voie sanguine, Handley invoque des arguments qui ne me paraissent pas avoir la valeur qu'il leur attribue.

Il reconnaît bien que les cellules néoplasiques cheminant dans le sens du courant lymphatique peuvent arriver dans les veines et par elles dans les poumons. Mais s'appuyant sur les travaux de Schmidt qui a constaté que les embolies pulmonaires sont habituellement encapsulées dans un thrombus, il déclare que les cellules cancéreuses qui passent par la voie sanguine sont destinées à succomber. Qu'un grand nombre succombent, cela n'est pas douteux. Nous savons aujourd'hui que la lutte contre les éléments cancéreux est un phénomène général ; mais nous savons aussi qu'elle se termine rarement par un triomphe complet. Les cellules encapsulées dans les capillaires sanguins ne sont pas toutes mortes. Quelques-unes restent vivantes et capables de proliférer.

Handley nous dit aussi, reprenant une expression de Stephen Paget, que les embolies sanguines devaient être « impartiales », c'est-à-dire qu'elle devraient se développer avec une égale fréquence dans tous les points du corps. C'est méconnaître l'influence du terrain sur le développement des embolies. Une cellule cancéreuse peut succomber dans un organe et vivre dans un autre.

Handley pense qu'en l'absence d'envahissement du thorax, la perméation peut seule expliquer l'envahissement de l'abdomen. S'il en était ainsi, il faudrait admettre qu'une arthrite gonococcique du poignet est due à une propagation par la voie lymphatique, parce qu'elle ne s'accompagne pas de lésions pulmonaires.

Handley invoque encore en faveur de la perméation par voie épigastrique le siège habituellement superficiel des noyaux métastatiques du foie. Mais les anciens auteurs, qui ne connaissaient que trop la pyohémie, n'insistent-ils pas sur le siège superficiel des abcès métastatiques du foie. C'est affaire de circulation.

La généralisation par voie sanguine existe et je crois qu'elle correspond aux formes les plus graves du cancer. A la différence de la perméation elle peut être très précoce. Et la question qui se pose est de savoir si les cellules cancéreuses pénètrent directement dans les vaisseaux sanguins au niveau de la tumeur primitive, ou si elles passent d'abord par les lymphatiques pour être par eux versées dans les veines. Si elles passent toujours par les voies lymphatiques, il faut admettre qu'elles peuvent franchir les relais ganglionnaires sans y coloniser.

En général, les ganglions sont des pièges à microbes et à cellules. Mais y a-t-il des cas où ils ne remplissent pas leur rôle et où ils laissent les cellules néoplasiques filer directement jusqu'aux veines.

Une femme de trente-trois ans constate une tumeur dans la partie externe de son sein droit en août 1908. Elle est opérée à l'étranger en juin 1909. On m'envoie la pièce. Je constate que la tumeur, volumineuse, est un épithélioma tout à fait atypique, infiltré, avec peu de réaction du tissu conjonctif. En novembre 1909, la malade sent un petit nodule dans son aisselle. Le considérant comme un noyau de récidive, je pratique une nouvelle intervention. Je constate que le premier curage de l'aisselle n'avait pas dépassé le bord externe du petit pectoral. Je poursuis l'évidement du canal axillaire jusqu'à la clavicule. L'examen histologique montre que le nodule s'était formé autour d'une ligature et qu'il était purement fibreux. Aucune cellule néoplasique n'a été trouvée dans la masse enlevée. La malade succombe en juin 1910 avec une infiltration de tout le poumon gauche (côté opposé à la tumeur), sans avoir présenté aucune récidive locale. Il est bien évident que dans ce cas, la perméation n'a joué aucun rôle. La généralisation au poumon s'est faite par voie sanguine. Les cellules néoplasiques ont-elles pénétré directement dans les vaisseaux au niveau de la tumeur, ou bien ont-elles traversé les voies lymphatiques sans s'y arrêter? Il est impossible de le savoir. Mais ce qui me paraît certain c'est que ces formes de cancer qui se généralisent par les vaisseaux sanguins sont d'une malignité bien plus grande que celles où intervient la perméation.

L'existence incontestable de ces formes conduit à se demander si les noyaux cutanés eux-mêmes sont tous dus à la perméation. J'ai vu récemment une malade opérée de cancer du sein droit qui ne présente aucune récidive locale. La cicatrice est souple; il n'y a rien dans l'aisselle. Mais la colonne vertébrale est envahie, et il existe un nodule cutané unique qui siège tout près de l'épine iliaque antéro-supérieure. J'ai constaté histologiquement que ce nodule est bien cancéreux. Peut-on admettre que la perméation produise un seul noyau à une pareille distance du néoplasme primitif sans laisser de trace intermédiaire? N'est-il pas plus rationnel de penser que ce noyau est dû à une embolie par voie sanguine.

Siège des noyaux superficiels. — Handley soutient que l'extension pariétale se fait « non pas le long de la peau, mais le long de l'aponévrose profonde. » Les boyaux de perméation cheminent le long de cette aponévrose et envoient secondairement des bourgeons latéraux vers la peau. C'est là, au point de vue pratique, une partie importante de la doctrine de Handley. Il en tire en effet cette conclusion qu'il n'est pas besoin d'enlever beaucoup de peau, mais qu'il faut disséquer sous la peau de manière à faire une ablation étendue de l'aponévrose.

Il est très possible qu'Handley ait théoriquement raison. Mais l'existence de ces bourgeons secondaires qui, partant des boyaux de perméation aponévrotique montent vers la peau, diminuent l'importance pratique de sa doctrine.

Il est certain en tout cas que l'on voit parfois des petits groupes de cellules épithéliales qui sont situées au ras des dépressions interpapillaires. Suivant la conception que l'on a des téguments on peut dire qu'ils sont ou qu'ils ne sont pas dans la peau, mais pratiquement, ils en sont si près que la dissection la plus attentive ne pourrait les en séparer, ou que si elle les en détachait le lambeau cutané serait condamné au sphacèle.

Je ne crois donc pas qu'il soit bon de limiter systématiquement l'exérèse de la peau. Mais je ne crois pas non plus qu'il faille, dans les cas où elle n'est pas adhérente, en sacrifier délibérément, comme le fait Halsted, une telle étendue que la réunion en devienne impossible. S'il ne faut pas se préoccuper trop de la réunion, il ne faut pas non plus en faire trop bon marché. C'est affaire de mesure. La suppression de toute espèce de morbidité post-opératoire permet à l'organisme de mieux lutter et cela est important.

Reste la question de l'aponévrose. Bien que la perméation ne me paraisse jouer un rôle que dans des cas relativement rares, comme l'ablation de l'aponévrose n'a aucun inconvénient, je suis d'avis qu'il est bon de suivre le conseil de Handley et de la faire largement, surtout pour les cancers squirrheux et ceux qui ont entraîné une volumineuse adénopathie.

Les ganglions. — Tant qu'on a cru que l'extension des épithéliomes se faisait régulièrement et progressivement suivant la voie lymphatique par étapes ganglionnaires, l'indication paraissait formelle d'enlever un relai de ganglions au delà de celui qui était macroscopiquement envahi, et les efforts des chirurgiens tendaient, par des perfectionnements de la technique opératoire, à réaliser ce désidératum. Ainsi l'opération de Poirier pour la langue, celle de Wertheim pour l'utérus.

Mais quand on étudie les ganglions enlevés opératoirement, on éprouve de bien singulières surprises. Parfois dans des ganglions volumineux, cliniquement appréciables, on ne trouve aucune trace de cancer, tandis que d'autres ganglions de volume presque normal sont complètement envahis. J'ai enlevé avec un cancer de la lèvre deux ganglions sous-mentaux si voisins que cliniquement ils semblaient n'en faire qu'un. Le plus gros ne renfermait aucune cellule épithéliale; le plus petit en était bourré.

L'explication de ces faits n'est point aisée. On est tout naturellement tenté de croire qu'il s'agit là d'une infection banale surajoutée. Cette explication serait satisfaisante si ces hypertrophies ganglionnaires non néoplasiques ne se rencontraient qu'avec les cancers ulcérés comme ceux des lèvres, de la langue ou de l'utérus. Mais on les observe également dans des cancers non ulcérés. J'ai vu dans des cancers du sein, dans des cancers du testicule qui n'étaient même pas adhérents à la peau de gros ganglions qui ne contenaient pas d'éléments cancéreux. Cette hypertrophie parfois très considérable ne peut donc pas être toujours attribuée à une infection secondaire banale.

Quelle en est la signification? Faut-il la considérer comme un état précancéreux? Cette hypothèse me paraît inacceptable puisque des ganglions beaucoup plus petits sont souvent complètement envahis par le cancer et que de deux ganglions contigus c'est parfois le plus petit qui est cancéreux et le plus gros qui ne l'est pas.

Cette hypertrophie n'est-elle pas le signe d'une lutte contre le cancer? Je ne suis pas en état de fournir des preuves en faveur de cette hypothèse : je déclare même que si j'ai vu, dans un cas de sarcome, des modifications histologiques ganglionnaires qui pouvaient être interprétées comme des signes de lutte, je n'ai jamais rien vu de pareil dans les cancers épithéliaux. Autour des cellules cancéreuses d'origine épithéliale, je n'ai jamais vu dans les ganglions de manifestations réactionnelles. Ceux qui sont envahis ont l'air de succomber sans défense. Néanmoins il me semble tout à fait probable que cette hypertrophie ganglionnaire qui peut être volumineuse est la marque d'une lutte.

Quoiqu'il en soit, il est certain que des ganglions augmentés de volume, en rapport avec un cancer, ne sont pas toujours des ganglions cancéreux. Aussi la diminution des ganglions sous l'influence d'un traitement quelconque ne peut pas prouver à elle seule que ce traitement à une action sur le cancer. Si l'hypothèse de la lutte ganglionnaire était vraie, on serait même conduit à se demander si cette diminution ne serait pas parfois plus nuisible qu'utile.

Ces hypertrophies ganglionnaires non cancéreuses, bien qu'en rapport avec le cancer, ne sont pas assez étudiées pour que l'on puisse en tirer des conclusions pratiques. Cliniquement nous ne savons pas les distinguer des adénopathies cancéreuses. Nous devons donc nous en tenir théoriquement à la règle que je formulais tout à l'heure et enlever quand c'est possible un relai ganglionnaire au delà de celui qui est macroscopiquement atteint.

Mais on a un peu l'impression que cette règle est menacée, que son application ne donne pas tous les avantages que l'on en espérait et l'on est involontairement conduit à se demander si l'on est bien en droit de l'appliquer lorsqu'il en résulte une notable aggravation du pronostic opératoire. Nous nous trouvons de nouveau en présence de cette question délicate et singulièrement angoissante que j'ai déjà abordée.

Certains chirurgiens, considérant que la vie des cancéreux est épouvantable, se croient autorisés à leur faire courir les plus grands risques opératoires. Encore faudrait-il être sûr que les chances de guérison sont par là réellement augmentées, car personne n'a le droit de faire courir à un malade un risque inutile.

Il ne suffit pas de se dire, que les chances de guérison sont d'autant plus considérables que l'opération est plus étendue. Ce raisonnement qui paraissait inattaquable il y a quelques années ne l'est plus aujourd'hui. Il faut donc examiner les faits.

J'ai déjà attiré l'attention sur ce point que dans ces dernières années l'amélioration des résultats n'a pas été proportionnelle à l'extension des opérations.

Pour ce qui est de l'extirpation des ganglions, c'est surtout le cancer du col de l'utérus qui est intéressant, car c'est peut-être, avec le cancer de la langue, celui dans lequel les hypertrophies ganglionnaires non cancéreuses sont les plus fréquentes.

Or les récentes statistiques montrent que l'on obtient une proportion considérable de guérisons durables avec l'amputation haute du col. Seitz qui vient de publier la statistique de Dœderlein en compte 41,7 p. 100[1] et Reinecke nous dit qu'à la clinique de Hofmeier le nombre des guérisons durables s'élève à 80 p. 100. Ce sont là des proportions qui n'ont jamais été atteintes avec les opérations les plus étendues.

Il est bien évident que les amputations du col ont été faites pour des cancers moins avancés, appliquées à des cas sélectionnés, mais cela ne suffit peut-être pas à expliquer des différences aussi considérables.

J'ai observé pour ma part un cas qui m'a singulièrement frappé. C'était à une époque où je faisais volontiers l'amputation du col, et cependant elle ne m'avait pas paru indiquée. J'avais proposé l'hystérectomie et si je ne l'ai pas faite, c'est parce que la malade a absolument refusé de se laisser enlever l'utérus. J'ai donc exécuté l'amputation haute du col et la malade est aujourd'hui parfaitement bien portante plus de douze ans après l'opération.

1. En suivant les règles statistiques de Winter.

En admettant même que les résultats des amputations du col s'expliquent par la sélection des cas, la question n'en resterait pas moins d'un intérêt capital, car la tendance actuelle est d'appliquer les opérations les plus étendues à tous les cas en vertu de ce raisonnement que nous faisions tous il y a quelques années et qui consiste à dire : au point de vue des résultats éloignés une opérations plus étendue doit forcément donner des résultats meilleurs qu'une opération moins étendue. Ce raisonnement, je le répète, n'a pas la valeur que nous croyons. Czerny, Chrobak, Weindler, Prochownick, Fleischmann ont publié des cas où des interventions incomplètes ont été suivies de guérisons durables.

Et il ne faut pas oublier que la mortalité de l'opération de Wertheim est considérable tandis que celle de l'amputation du col est insignifiante.

Ce serait, à mon avis, une grosse erreur de croire que nous sommes arrivés à des techniques opératoires définitives. Tout est remis en question par la notion de la lutte de l'organisme contre le cancer.

PRONOSTIC. — Existe-t-il des éléments qui permettent dans chaque cas particulier de formuler un pronostic au point de vue de la durée des résultats après l'opération.

Malheureusement les divers éléments sur lesquels il paraît légitime de se baser ne donnent qu'un fragile appui.

On s'est demandé si les cas où l'*hérédité* semble jouer un rôle ne comportent pas un pronostic plus grave. Comme je ne crois pas que le cancer soit héréditaire, je ne puis attribuer à cette notion la moindre importance.

Mais je me demande si les cancers qui surviennent dans les mêmes conditions de vie, d'habitat, d'alimentation et qui font croire à l'hérédité n'ont pas entre eux quelque chose de commun. Je suis assez tenté de croire que dans ces conditions il est légitime de tirer certaines indications pronostiques de l'un pour l'autre.

Le *volume* de la tumeur envisagé seul ne permet de tirer aucune conclusion. Dans certains cancers et particulièrement dans les cancers ulcérés, la réaction conjonctive, sorte de fluxion œdémateuse, entre souvent pour une part considérable dans le volume de la masse. Cette partie fluxionnaire cède facilement sous l'influence de traitements quelconques locaux ou généraux et elle a pu faire naître bien des illusions sur la valeur de thérapeutiques qui sont en réalité tout à fait inefficaces.

Le volume d'une tumeur ne peut avoir de signification que si on le rapproche de son âge. Une grosse tumeur, si elle est vieille de plusieurs années, peut n'avoir qu'une malignité atténuée, tandis qu'une petite tumeur peut être, si elle est très récente, d'une extrême malignité.

Il faut encore tenir compte de ce que j'appelle le *graphique d'évolution.* Une tumeur à évolution régulière peut rester relativement bénigne même après avoir atteint un volume notable. Mais il est des tumeurs qui, après être restée longtemps stationnaires, se mettent tout d'un coup à augmenter rapidement. Il faut craindre que cette brusque rapidité d'accroissement n'indique que l'organisme a cessé de lutter, que sa résistance est vaincue. Le pronostic est alors d'une extrême gravité.

Il résulte de ce que je viens de dire que l'*âge* de la tumeur doit être rapproché de son volume.

Les anciens chirurgiens avaient remarqué que la prolongation de la vie après l'opération était d'autant plus considérable qu'un temps plus long s'était écoulé entre le début de la tumeur et la date de l'intervention. Il faut bien se garder d'en conclure qu'il y a un intérêt à retarder l'exérèse. A l'époque où l'on ne faisait pas d'opérations précoces et parce que le diagnostic était incertain et parce que l'acte chirurgical comportait un énorme danger, les opérations étaient d'autant plus rapprochées du début que l'évolution de la tumeur était plus rapide. Ainsi on opérait plus tôt les formes très malignes et plus tard les formes relativement bénignes, de là les différences de résultat qui avaient frappé les anciens chirurgiens.

Peut-on tirer un pronostic de l'*état des ganglions*. Ici il faut distinguer le point de vue clinique et le point de vue histologique.

Au point de vue clinique, on considère généralement l'absence d'envahissement ganglionnaire comme un bon signe et l'adénopathie comme un mauvais. Il s'en faut à mon avis que cela soit toujours juste.

L'absence d'adénopathie avec des tumeurs à marche rapide qui ont déjà acquis un certain volume me cause les plus vives terreurs, car c'est dans ces cas que l'on observe les récidives viscérales précoces. La généralisation se fait par voie sanguine.

Quant à l'adénopathie, comme il y a des cas où elle n'est pas cancéreuse, il est difficile d'en tirer un pronostic. L'adénopathie moyenne, en rapport avec l'âge et le volume de la tumeur, si elle est bien circonscrite, laisse beaucoup d'espoir. Quand l'adénopathie est très volumineuse, il faut craindre la thrombose rétrograde, la perméation des lymphatiques et faire un exérèse très large.

Au point de vue microscopique, l'absence de cellules néoplasiques dans des ganglions qui ne sont pas augmentés de volume n'est pas du tout un gage de guérison durable, à moins que la tumeur ne soit toute récente. Si elle a déjà un certain âge, il faut craindre que les cellules cancéreuses n'aient traversé les ganglions sans s'y arrêter pour aller coloniser plus loin.

De gros ganglions qui ne contiennent que peu ou pas de cellules néoplasiques sont peut-être d'un pronostic heureux. On peut espérer, je l'ai déjà dit, qu'ils indiquent une lutte relativement efficace de l'organisme.

Au contraire quand on trouve des ganglions à peine augmentés de volume bourrés de cellules cancéreuses, le pronostic est très grave.

Quel pronostic peut-on tirer de la *forme histologique* du cancer? J'ai soutenu il y a une vingtaine d'années que l'étude microscopique d'un cancer permettait de faire un pronostic au moins approximatif. Les éléments de pronostic que je considérais comme ayant une valeur étaient les suivants : 1° degré d'atypie des cellules ; 2° proportion des éléments épithéliaux et du tissu de soutènement ; 3° degré d'évolution du tissu conjonctif.

L'atypie des cellules, leur infiltration, leur abondance par rapport au tissu de soutènement, l'état jeune du tissu conjonctif me paraissaient et me paraissent toujours comporter un pronostic grave.

Mais j'ai cessé de croire que l'inverse soit vrai, et cela pour une raison, qui me paraît péremptoire. On voit des cancers qui présentent des parties tout à fait atypiques se généraliser cependant sous forme typique. Cela n'est point très rare pour les cancers de l'estomac, et j'ai observé un cancer du sein qui m'a vivement frappé à ce point de vue. J'en ai présenté les pièces à l'Association française pour l'étude du cancer. Dans la tumeur primitive, on trouvait toutes les variétés de lésions : formations adénomateuses non cancéreuses, épithéliome typique, epithéliome atypique complètement infiltré. Or un ganglion était envahi et il l'était sous la forme typique. On voyait dans le sinus des couronnes de cellules épithéliales cubiques dessinant des acini. Ainsi il semble que les portions atypiques du néoplasme primitif n'étaient pas les plus malignes. Ce fait montre que l'histologie est souvent impuissante à poser un pronostic.

Je n'ai pas besoin de faire remarquer que les cancers des divers organes ne sont pas comparables entre eux. Il faudrait étudier séparément les cancers de chaque organe, et dans chaque organe, les cancers des différents sièges. Ainsi par exemple les cancers du corps de l'utérus sont infiniment moins graves que ceux du col. Dans le sein, les cancers qui débutent par la partie supéro-interne sont beaucoup plus graves que les autres, peut-être parce qu'ils sont sur la ligne de partage des territoires lymphatiques. Il faudrait en outre étudier dans chaque organe les diverses variétés de cancer, et rechercher par exemple si les cancers colloïdes qu'on peut trouver en diverses régions comportent un pronostic différent de celui des autres cancers des mêmes régions. Je ne pourrais entrer dans ces questions sans sortir des limites qui me sont assignées et que j'ai déjà largement dépassées.

TRAITEMENT COMBINÉ. — Les efforts des chirurgiens ont porté jusqu'ici sur des questions de technique. Si quelques-uns se sont laissé entraîner à des interventions qui sont plutôt des prouesses de médecine opératoire que des tentatives thérapeutiques, on a cependant réalisé de grands progrès dans cette voie. Sans doute on en réalisera encore, mais il faut espérer que les malades arriveront de plus en plus tôt au chirurgien, et que les énormes opérations deviendront de plus en plus rares. On rendrait certainement plus de services à l'humanité en obtenant des médecins des diagnostics plus précoces, et des malades des décisions plus promptes, qu'en imaginant des techniques opératoires nouvelles.

Les faits seuls permettent de juger de la valeur comparée des opérations, mais les statistiques ne peuvent permettre la comparaison que si elles portent sur un grand nombre de faits, si on adopte dans tous les pays la même nomenclature, si l'on tient compte de l'âge du cancer, de son volume, de sa forme histologique, de l'état des ganglions, et enfin si on note le lieu des récidives. Au point de vue de l'enseignement chirurgical, les récidives sont plus intéressantes que les guérisons, à la condition qu'on en note bien le siège. Ce sont elles qui nous indiquent si l'orientation de nos opérations est bonne.

Il n'existe aucune statistique de ce genre. En attendant que nous en ayons, il faut tenir compte pour apprécier les opérations des deux éléments dont j'ai déjà parlé, la lutte de l'organisme contre le cancer, l'existence d'adénopathies non cancéreuses.

Les adénopathies n'ont point encore été assez étudiées pour qu'on puisse en tirer des conclusions pratiques. La lutte de l'organisme a une extrême importance : elle conduit à se demander si l'extension des opérations au delà de certaines limites constitue bien un progrès.

A l'heure actuelle, l'effort des chirurgiens ne doit-il pas se porter dans une autre direction. Ne faut-il pas chercher par l'adjonction à l'acte opératoire d'autres méthodes thérapeutiques à diminuer le nombre des récidives?

J'ai fait dans ce sens un certain nombre de tentatives. Il en est dont je dois parler ici car elles ne sont en quelque sorte que des compléments de l'opération.

Les unes s'adressent aux *récidives locales*. Avec certains cancers, ceux des lèvres ou de la langue par exemple, ce sont presque les seules à craindre. Dans les cancers du sein, ce ne sont pas les plus fréquentes, mais ce sont peut-être les plus terribles pour les malades. Elles leur enlèvent l'espérance et quand elles s'ulcèrent, elles deviennent aussi pénibles que la tumeur primitive.

Nous savons avec certitude que ces récidives ne sont que la continuation des tumeurs primitives. Elles sont dues à la multiplication des cellules cancéreuses qui n'ont pas été enlevées et qui, après un sommeil plus ou moins long, reprennent leur activité.

Comment ces cellules se trouvent-elles là?

Il n'y a que deux hypothèses possibles. Ou bien elles avaient cheminé dans les vaisseaux lymphatiques si loin des limites apparentes du mal que l'opération a été incomplète, ou bien elles ont été versées dans la plaie au moment même de l'opération.

La première hypothèse s'applique sans doute à un certain nombre de faits, particulièrement pour les cancers du sein aux formes squirrheuses où la perméation s'est étendue loin. Mais n'en est-il pas d'autres, peut-être nombreux, où les cellules épithéliales sont versées dans la plaie au moment de l'opération? Les manipulations, les pressions que l'on exerce sur la tumeur dans les diverses manœuvres opératoires expriment les cellules infiltrées et les font sortir par la surface de section. Quand on voit avec quelle facilité on exprime de certains épithéliomes pavimenteux les vermiotes qui ne sont que des boyaux cellulaires, on comprend la possibilité de ce mécanisme. D'autre part les récidives des tumeurs intra-péritonéales dans la cicatrice pariétale montrent que des cellules issues dans ces conditions peuvent parfaitement se greffer.

Quel que soit d'ailleurs celui des deux mécanismes qui se réalise le plus souvent, l'indication est la même : il faut s'efforcer de détruire les cellules épithéliales qui peuvent se trouver dans la plaie.

Divers moyens peuvent être employés pour obtenir ce résultat.

Je laisse de côté les procédés électriques qui feront l'objet d'autres rapports. Parmi ceux-là je dirai seulement un mot de la fulguration en me plaçant uniquement au point de vue chirurgical. De Keating-Hart considérait comme indispensable de laisser les plaies fulgurées largement ouvertes. Quénu a montré qu'on peut les réunir. Mais dans un mémoire récent, Faix nous dit que tout dépend de la durée et de l'intensité de la fulguration. Après une fulguration légère on peut suturer; après une fulguration intense, l'esxudation est assez abondante pour obliger à laisser la plaie au moins partiellement ouverte. L'obligation de laisser une vaste plaie ouverte est en contradiction avec toute la chirurgie moderne. Elle retarde la guérison; elle laisse possibles les infections et par conséquent aggrave notablement le pronostic opératoire. Aussi comme les résultats de la fulguration sont singulièrement problématiques, je ne me crois pas autorisé à faire courir à mes malades les risques qu'elle compórte.

Les rayons de Rœntgen sont certainement capables de détruire les cellules néoplasiques. Je ne veux point entrer dans le détail de cette question qui doit être étudiée dans un autre rapport. Je me borne à dire que pour les cancers superficiels il me paraît tout à

fait indiqué de faire précéder l'opération d'une séance de radiothérapie.

Au moment même de l'opération, l'irradiation directe de la plaie
ouverte peut certainement détruire un grand nombre de cellules
cancéreuses. Mais elle nécessite un outillage que peu de chirurgiens ont à leur disposition.

Si les cellules qui thrombosent les lymphatiques sont difficiles à
atteindre, celles qui sont versées dans la plaie au cours de l'opération sont faciles à détruire. Il m'a semblé qu'on avait chance d'y
réussir en badigeonnant avec de la teinture d'iode pure la plaie
préalablement asséchée. Je puis assurer que cette technique
n'empêche pas d'obtenir la réunion par première intention des
plaies les plus vastes, sans le moindre avantage. Elle n'a certainement aucun inconvénient, mais il faudra des années pour savoir si
elle a des avantages.

D'autre part l'action du radium peut être utilisée chirurgicalement. Il est bien difficile de le faire agir efficacement sur une vaste
surface, mais dans chaque région, il y a des lieux d'élection pour
la récidive : les ganglions sus-claviculaires dans le cancer du sein,
le plancher de la bouche dans les cancers de la langue, la région
présacrée dans les cancers du rectum. On peut agir efficacement
sur ces points par le radium. J'ai coutume d'y placer des tubes
contenant de trois à cinq centigrammes de bromure de radium pur
et je les laisse vingt-quatre à quarante-huit heures. Les tubes sont
munis de fils qui permettent de les enlever sans rien désunir en
les faisant passer entre deux points de suture. Leur présence ne
trouble en rien la réunion par première intention.

Pour les récidives lointaines, les noyaux de généralisation, la
question se pose autrement. Les moyens dont je viens de parler ne
peuvent avoir aucune action sur eux, et nous ne connaissons aucun
agent médicamenteux qui soit capable d'aller détruire au sein des
tissus les cellules cancéreuses sans atteindre celles de l'organisme.

Je suis convaincu depuis bien longtemps que s'il était possible
d'élever la température générale des cancéreux et de la maintenir
un certain temps au-dessus de 40°, on leur rendrait grand service.
Certaines médications, prétendues vaccinations, sérothérapies,
inoculations d'érysipèle n'agissent peut-être que par les élévations
thermiques qu'elles produisent. Pour vérifier cette hypothèse, j'ai

demandé au Dr E. Vidal de chercher dans la littérature les observations de cancéreux ayant été atteints de maladies déterminant de grandes élévations thermiques. Il a trouvé des faits fort intéressants qu'il a communiqués au Congrès de chirurgie.

D'autre part, j'ai demandé à Clunet de chauffer des souris cancéreuses. Mais il a constaté que les souris saines supportent très mal le chauffage continu, de sorte que les expériences n'ont pu être faites.

Au point de vue pratique, je ne connais pas de moyen d'élever sans danger la température humaine. Mais je crois que l'on pourrait chercher utilement dans cette voie. Si les observations anciennes étaient publiées avec assez de détails, on trouverait peut-être que chez les opérés qui ont guéri après des accidents septiques graves les récidives ont été plus rares.

On sait qu'il est possible de produire chez les animaux des modifications de l'état général, d'ailleurs complètement inconnues dans leur nature, qui les rendent inaptes aux greffes cancéreuses. Cette immunité est très particulière et très relative, puisque les animaux rendus artificiellement capables de triompher des greffes sont malgré cela quelquefois atteints de cancers spontanés.

On n'a jamais rien obtenu en injectant à des animaux des tumeurs ou des tissus provenant d'animaux d'une autre espèce. L'immunité relative n'a été conférée que par l'injection de tumeurs ou de tissus d'animaux de même espèce. On a obtenu le maximum d'effet par les injections de rate, de cancer et de peau, ces dernières injections augmentant particulièrement la résistance aux cancers d'origine cutanée [1].

Bashford a toujours mis en garde contre toute espèce de tentative d'application à la thérapeutique humaine de ces recherches si intéressantes, sans doute par crainte qu'on arrive à sensibiliser le malade au lieu de l'immuniser.

On comprend que le chercheur qui travaille dans la sérénité du laboratoire n'ait point de hâte, mais on comprendra aussi, je pense, que le chirurgien qui soigne des cancéreux et est le spectateur

---

[1]. Je m'excuse de ne pas citer les noms des expérimentateurs qui ont établi ces faits d'un si haut intérêt. Les limites de ce rapport ne me permettent pas de le faire. D'ailleurs leurs beaux travaux sont connus de tous ceux qui s'intéressent à la question du cancer.

quotidien de leurs misères soit plus pressé de chercher à les soulager et à les guérir.

Pour ma part, je me suis cru autorisé, après y avoir mûrement réfléchi, à injecter à des cancéreux leur propre tumeur broyée [1].

Je n'ignore pas que les très belles recherches expérimentales dont j'ai indiqué en quelques mots les résultats ne conduisent pas directement à ces tentatives. Rendre un animal sain réfractaire à des greffes, et faire résorber une tumeur spontanée sont choses fort différentes.

Les cellules des greffes proviennent bien d'un animal de même espèce, mais si semblables que soient des animaux de même espèce, il y a cependant entre eux de notables différences individuelles; et en somme ce n'est pas contre leurs propres cellules qu'on les immunise. Tandis que pour faire résorber une tumeur spontanée, il faudrait immuniser le cancéreux contre ses propres cellules. Ainsi présentée la tentative semble absurde. Mais elle apparaît comme raisonnable si l'on songe que les cellules cancéreuses, bien que dérivées des cellules de l'organisme, en sont cependant devenues différentes et que la tumeur se comporte comme un véritable parasite. La tentative est encore plus rationnelle si le cancer est d'origine parasitaire.

Voici comment j'ai procédé. La masse enlevée est soigneusement enveloppée de compresses stérilisées. Dès que l'opération est terminée, je sépare la tumeur des tissus ambiants et je la broye au broyeur Latapie. Le produit du broyage, sans stérilisation, sans autre adjonction qu'un peu de sérum artificiel pour le diluer est immédiatement injecté au malade. Je fais l'injection sous la peau. Lorsque la quantité à injecter est considérable, j'injecte en deux, trois ou quatre points pour ne pas trop distendre le tissu cellulaire.

J'ai fait ainsi 13 fois l'injection de la totalité de la tumeur à son porteur. Ce nombre, bien que peu considérable, permet, je crois, d'affirmer que les injections n'ont aucun inconvénient. Elles ne produisent aucune réaction ni locale, ni générale. Elles ne déterminent aucune élévation de température. Sur plusieurs malades,

[1]. Bertrand et V. Dungern ont fait ou conseillé des tentatives du même genre.

j'ai fait trois ou quatre injections en des points différents, il ne s'est produit aucune greffe.

Ont-elles une efficacité? J'ai commencé par les faire dans des cas de tumeurs inopérables, c'est-à-dire que j'ai enlevé des tumeurs que je n'aurais pas opérées si je n'avais eu quelqu'espoir de rendre service aux malades par ces injections. Sur quatre cas de ce genre, l'un est très récent. Dans les trois autres, l'effet me semble avoir été à peu près nul.

Dans les neuf autres cas, la plupart mauvais, je puis affirmer que l'injection n'a eu aucun inconvénient, mais c'est seulement dans plusieurs années que l'on pourra dire si elle a eu une efficacité[1]. En tout cas je me crois autorisé par l'innocuité certaine à continuer mes tentatives dans cette voie.

Pour résumer ce rapport, je demande la permission de prendre un exemple et d'exposer en quelques mots la méthode combinée que j'applique au traitement du cancer du sein.

Dès que le diagnostic est posé — et s'il est hésitant, je n'hésite jamais à faire une biopsie large, — je prescris une séance de radiothérapie pénétrante.

De deux à cinq jours après, j'exécute l'amputation du sein comprenant les temps suivants : curage de l'aisselle jusque sous la clavicule; dissection poussée en avant sous le grand pectoral, en arrière le long du grand dorsal, en dedans au ras du grand dentelé; en bas sur le muscle grand droit; ablation de la portion du grand pectoral sur laquelle repose directement la glande, le tout étant enlevé d'un seul bloc.

Badigeonnage de toute la plaie avec de la teinture d'iode pure.

Mise en place sous la clavicule d'un tube contenant au moins 3 centigrammes de bromure de radium pur, qui est enlevé au bout de vingt-quatre ou quarante-huit heures.

Suture sans drainage.

Broyage de la tumeur et injection immédiate de toute la pulpe à la malade.

A partir du dixième jour, nouvelles séances de radiothérapie.

---

1. J'ai essayé aussi dans des cas de cancers du sein, qui sont en somme d'origine tégumentaire, d'injecter de la peau broyée. J'ai injecté en outre du sang complet. Ces tentatives ne sont ni assez nombreuses ni assez anciennes pour que je puisse en parler.

ACTIONS DES RAYONS X SUR LES TUMEURS MALIGNES

Par MM. le Prof. Pierre **MARIE** et le Dr **J. CLUNET** (Paris).

L'action destructive des rayons X sur les cellules vivantes est généralement reconnue : qu'il s'agisse de tissus adultes normaux ou pathologiques, d'œufs d'invertébrés ou de vertébrés, de plantes, tous les auteurs ont constaté : d'une part qu'une dose suffisante de rayons X produit la mort des éléments exposés et leur destruction définitive si la couche génératrice a été atteinte ; d'autre part que lorsque des tissus complexes reçoivent une même dose, les divers éléments sont frappés en proportion de leur activité fonctionnelle et surtout de leur activité reproductive (division cellulaire par mitose). La radiothérapie des tumeurs malignes est fondée sur ces faits et comme l'a bien montré Béclère l'on peut voir disparaître des néoplasmes sous une peau intacte : les cellules néoplasiques ont reçu moins de rayons que les cellules de l'épiderme, puisqu'elles sont situées plus loin de l'ampoule, mais elles ont une beaucoup plus grande activité génératrice ; elles sont partant beaucoup plus sensibles et une dose qui ne détruit point la couche basale de l'épiderme, et ne provoque point par conséquent d'ulcération des téguments, les frappe à mort.

Le faisceau de rayons X bien manié semble ainsi un bistouri invisible et intelligent qui détruit, sur tout son trajet, les cellules nuisibles par leur activité reproductrice désordonnée, tout en respectant les éléments normaux.

Lors de la Conférence Internationale de 1906 la radiothérapie des tumeurs malignes a fait l'objet de plusieurs travaux remarquables (rapports et communications).

Les auteurs : Béclère, Hübner, Huxheimer, Lewisohn ont résumé les principaux résultats de leur expérience personnelle.

Béclère formule les lois fondamentales de la radiothérapie et montre que l'action curatrice des Rayons X peut s'exercer à travers une peau intacte ; — Hübner parle des guérisons complètes et

rapides qu'il a surtout observées chez les sujets jeunes ; il a maintes
fois constaté après des radiothérapies insuffisantes un accroissement
de la prolifération destructive de la tumeur, et attribue cet effet à
l'entraînement progressif des cellules néoplasiques à l'action des
rayons. — Huxheimer montre les avantages de la radiothérapie sur
les autres méthodes non sanglantes dans le traitement des cancers
cutanés. Il constate lui aussi des cas exceptionnels de coup de fouet
donné aux tumeurs par irradiation insuffisante, et surtout des proliférations inexpliquées après une période de régression, malgré la
continuation du traitement. — Lewisohn n'a guère obtenu que des
résultats favorables palliatifs, cessation de la douleur et des exsudations, régressions partielles suivies de nouvelle prolifération. Il
attribue le petit nombre de succès durables à la gravité particulière des cas qu'il a pu traiter.

Si nous cherchons à résumer ces résultats purement cliniques,
nous voyons que, tout au moins dans le traitement des cancers superficiels, l'on peut obtenir avec les rayons X des résultats curatifs
complets ; que d'autre part, dans des conditions de technique radiologique et d'histogénèse encore imprécises, on observe des insuccès
et même des accroissements de prolifération.

— Il nous a semblé que la méthode clinique seule était insuffisante
pour l'étude de ces phénomènes, et depuis plusieurs années nous
avons entrepris une série de recherches anatomo-cliniques et expérimentales, nous efforçant de suivre sous le microscope, d'aussi près
que possible, les diverses phases de l'action biologique des rayons.

On pourrait nous objecter que toute méthode fondée sur l'étude
morphologique est vouée à l'insuccès en matière de radiothérapie,
puisque des histologistes de la valeur d'un Cornil [1] n'ont point craint
d'affirmer qu'il n'y avait aucune différence de structure appréciable
entre un cancer du sein longuement traité par les rayons et en
partie résorbé sous leur influence, et les cancers du sein non traités
de même type.

Il est inconcevable qu'une régression de plusieurs centimètres de
diamètre dans une masse épithéliale se produise sans altération
morphologique des éléments de cette masse. Mais pour surprendre
ces altérations il faut que l'examen soit pratiqué dans un délai précis

1. Cornil et Vigouroux : Traitement des tumeurs du sein par les rayons X;
Acad. de méd. de Paris, 1903 et 1906.

variable avec la nature de la tumeur et la modalité du traitement :
Trop tôt, les altérations biologiques produites par les rayons X n'ont
pas encore eu le temps de se traduire par des modifications morphologiques (période de latence); — trop tard, les éléments frappés
sont entièrement détruits et résorbés, il ne subsiste que les cellules
voisines qui ont résisté, et ne diffèrent point par leur stucture des
éléments de tumeurs semblables non traitées.

MÉTHODE. — Pour ne pas laisser échapper la période d'observation fructueuse, nous avons employé deux méthodes : 1° Celle des
biopsies successives : une biopsie avant chaque séance de radiothérapie. La biopsie étant toujours faite en un point comparable de la
tumeur.

2° Celles des *coupes sériées* : étude de toutes les parties de la
tumeur, des plus superficielles, ayant reçu le maximum d'H, aux
plus profondes, qui en ont le moins reçu ; étude faite au moment où,
soit une intervention chirurgicale, soit la mort due à une maladie
intercurrente, est venue interrompre le traitement.

Le plus souvent nous avons pu nous contenter de l'une des deux
méthodes à l'exclusion de l'autre, mais chaque fois que la chose nous
a été possible nous les avons employées concurremment toutes les
deux dans l'étude d'un même cas, et ces deux observations complètes nous ont montré la concordance parfaite des résultats obtenus
par les deux procédés.

Nos recherches ont été entreprises dans un esprit purement biologique, nous nous sommes efforcés d'étudier l'action des rayons X
sur les tumeurs malignes comme d'autres auteurs ont étudié l'action
de tel ou tel poison microbien sur un tissu déterminé.

Précisément parce que nous n'avons pas eu la moindre préoccupation *a priori* de justifier ou de condamner un procédé thérapeu-
thique, nous pensons que les résultats obtenus ainsi pourront être
un document utile à ceux qui cherchent à formuler les applications
pratiques.

MATÉRIEL. — Notre matériel comprend vingt-neuf tumeurs
humaines, la plupart traitées par nous-mêmes avec la collaboration
du Dr Raulot-Lapointe, à l'hospice de Bicêtre; nous pouvons classer
ces observations; d'après le type anatomo-clinique du néoplasme et
la méthode d'étude employée, de la manière suivante :

Épithéliomas Malpighiens. — *1° Observations où l'on a pu employer à la fois la méthode des biopsies successives et celle des coupes sériées :*

1 épithélioma végétant de la face.

1 ulcus rodens des paupières.

1 ulcus rodens du cou.

1 épithélioma récidivé de la langue et du plancher de la bouche.

1 branchiome cervical ulcéré, adhérent au corps thyroïde et à la colonne cervicale.

2° Observations où l'on n'a pu employer que la méthode des biopsies successives :

1 épithélioma végétant de la face.

3 ulcus rodens de la face.

1 épithélioma végétant de la joue étendu à la muqueuse buccale.

1 épithélioma de la lèvre étendu à la muqueuse buccale.

1 épithélioma baso-cellulaire de la marge de l'anus.

3° Observations où l'on n'a pu employer que la méthode des coupes sériées :

4 épithéliomas végétants de la face.

1 ulcus rodens de l'aisselle.

2 épithéliomas végétants de la lèvre inférieure.

Épithéliomas mammaires. (*Tous les épithéliomas mammaires ont été étudiés par la méthode des coupes sériées.*)

1 épithélioma typique (adéno-carcinome).

4 épithéliomas atypiques (carcinome).

1 maladie de Paget.

Sarcomes. (*Ces deux sarcomes ont été étudiés par la méthode des coupes sériées.*)

1 sarcome à petites cellules rondes de la peau du front.

1 sarcome fuso-cellulaire de la peau de la jambe.

Notre matériel humain comprend enfin deux tumeurs étudiées par la méthode des coupes sériées, et qui nous paraissent présenter un intérêt particulier, parce qu'elles nous ont permis d'observer non plus l'action destructive, mais l'action hyperplasique des rayons X :

1 épithélioma thyroïdien dont la prolifération a été augmentée par une irradiation insuffisante.

1 épithélioma malpighien du doigt développé sur une radiodermite chronique chez un radiologue.

Nous avons contrôlé les résultats obtenus sur les tumeurs humaines avec lesquelles nous n'avions pu employer qu'une seule méthode : épithéliomas mammaires et sarcomes, en étudiant par les deux méthodes combinées deux tumeurs de la souris entretenues au laboratoire par greffes en série :

un épithélioma mammaire typique (adéno-carcinome).

un sarcome polymorphe dérivé du stroma d'un épithélioma mammaire atypique (sarcome sieben d'Ehrlich).

Nous avons réussi enfin à obtenir, sur la peau de rats blancs normaux, par des irradiations répétées à maintes reprises non seulement les proliférations cellulaires bénignes qui caractérisent les radiodermites chroniques hyperplasiques, mais même, dans un cas, un néoplasme malin amenant par son envahissement destructif la mort de l'animal.

RÉSULTATS OBTENUS. — Nous ne pouvons dans les courtes limites d'un rapport donner le détail des résultats obtenus; détail que nous avons d'ailleurs exposé avec toutes les particularités de technique, dans nos publications antérieures sur le même sujet[1]; mais nous en résumons les points principaux, distinguant pour plus de clarté :

1° Les phénomènes de radiodestruction;

2° Les phénomènes de radioexcitation.

1° PHÉNOMÈNES DE RADIODESTRUCTION.

Les épithéliomas malpighiens de l'homme fournissent le matériel de choix pour cette étude, en raison du volume et de la haute différenciation des éléments : avant de disparaître sous l'action des rayons X ces tumeurs passent schématiquement par cinq phases

1° Phase latente;

2° Maturation monstrueuse;

3° Kératinisation.

---

1. J. Clunet et P. Menetrier, Contribution à l'étude de la radiothérapie des cancers épithéliaux, *Arch. de méd. exp. et d'anat. path.*, 1908, p. 159. — J. Clunet et G. Raulot-Lapointe, Action des rayons X sur les épithéliomas malpighiens, *Soc. méd. des hôp.*, 30 juil. 1909. — Pierre Marie et Jean Clunet, Action hyperplasique des rayons X sur les tissus normaux et pathologiques. Tumeurs malignes développées sur les ulcères de Rœntgen : *Bulletin de l'Association française pur l'étude du Cancer*, 1910. — Jean Clunet, *Recherches expérimentales sur les tumeurs malignes*, thèse de Paris, juillet 1910.

4° Dislocation et phagocytose;

5° Organisation d'une cicatrice conjonctive souple.

1° *La phase latente* a une durée variable de six à quinze jours; pendant cette phase, aucune modification histologique appréciable. La durée en paraît être un peu plus courte pour les épithéliomas spino-cellulaires que pour les baso-cellulaires.

2° *La phase de maturation monstrueuse* est marquée :

a) Par l'augmentation de volume de toutes les parties de la cellule, noyau et protoplasma. Cette hypertrophie peut atteindre des proportions considérables (2 et 3 fois un diamètre);

b) Par le nombre plus grand des mitoses atypiques;

c) Par l'apparition de noyaux bourgeonnants monstrueux, très chromophiles, mais non pycnotiques;

d) Par l'apparition dans le corps cellulaire de formations archoplasmiques d'aspect pseudo-parasitaire.

3° *La kératinisation* est à la fois disséminée, totale et atypique :

DISSÉMINÉE, en ce sens que chaque cellule se kératinise pour son propre compte, indépendamment de sa voisine, sans qu'il y ait inclination à la manière des globes épidermiques.

TOTALE, en ce sens que toutes les cellules atteintes par une même quantité d'H subissent cette évolution cornée, bien qu'à des moments différents : au début du processus, on trouve l'une à côté de l'autre des cellules réduites à un petit bloc de corne, et des cellules au début de la kératinisation; mais bientôt tous les éléments ont subi leur évolution, et toute la région est transformée en masses cornées visibles aux plus faibles grossissements, et simulant des perles géantes.

ATYPIQUE en ce sens que protoplasma et noyau subissent le plus souvent l'un et l'autre, pour leur propre compte, l'évolution cornée, sans passer par les stades que l'on observe dans l'épiderme normal, et dans les globes des cancroïdes. Le protoplasma devient granuleux, d'abord orangeophile, puis éosinophile; les granulations augmentent de volume et finissent par se fusionner en un bloc homogène présentant toutes les réactions colorantes de la kératine.

Ces granulations ont sans doute une constitution chimique analogue à celle de l'éléidine, mais elles n'en présentent à aucun moment les réactions colorantes caractéristiques. Le noyau subit une évolution différente suivant les cas : après un stade de pycnose, tantôt il y a karyorrhexis puis diffusion dans le protoplasma; tantôt le noyau s'éclaircit, se charge de granulations acidophiles, et finit par se transformer directement en un bloc de kératine. La kératinisation nucléaire peut évoluer sans stade préalable de pycnose, elle semble alors le plus souvent commencer par les nucléoles; dans certaines cellules, elle paraît précéder la transformation cornée du corps cellulaire.

4° *La dislocation et la phagocytose* des masses cornées, paraît être surtout l'œuvre des polynucléaires neutrophiles et des fibroblastes du stroma, qui prolifèrent avec activité. Plus tard apparaissent les macrophages et les plasmazellen, qui s'accumulent autour des vaisseaux, et persistent longtemps après la disparition des cellules néoplasiques. On trouve aussi parfois à la périphérie des blocs, quelques plasmodes qui affectent le type habituel des cellules de corps étranger; mais nous n'avons trouvé ces éléments en abondance que dans un petit nombre de cas. Les masses cornées avant d'être entièrement détruites peuvent perdre les réactions colorantes de la kératine, et demeurer longtemps enchassées dans le derme, sous forme d'amas de corpuscules chromophobes dépourvus de noyaux.

5° *L'organisation de la cicatrice conjonctive*, même dans les tumeurs ulcérées, ne s'accompagne pas, le plus souvent, de la formation de gros tractus fibreux; le tissu reprend la structure du derme sain, à cette différence près qu'il ne contient plus ni poils ni glandes, et que les fibres élastiques y sont moins nombreuses et plus grêles qu'à l'état normal. Dans cette cicatrice souple, il peut ne persister aucun élément néoplasique, et c'est la guérison définitive; ou au contraire il subsiste, dans la profondeur, quelques cellules frappées par les rayons X, mais non détruites; ces cellules à noyau très chromophile mais non pycnotique, à protoplasma réduit et avide des colorants basiques, sont à l'état de vie ralentie (léthargie cellulaire) : si le traitement n'est pas continué, c'est la récidive plus ou moins différée.

Cette distinction de cinq phases, est évidemment schématique : elle ne s'applique pas à l'ensemble d'une tumeur, en un même moment de la durée. Nous les avons observées les unes après les autres, dans les biopsies successives prélevées en des points comparables de la superficie d'une même tumeur. Lorsque nous avons pu étudier dans son ensemble un néoplasme en cours de traitement (opération ou autopsie : méthode des coupes sériées), nous avons retrouvé simultanément ces divers aspects : on les observe dans le même ordre, lorsqu'on parcourt successivement sur les coupes sériées les zones profondes, puis les zones de plus en plus superficielles, c'est-à-dire les points qui ont reçu peu d'H, puis ceux qui en ont reçu davantage.

L'étude des épithéliomas mammaires traités par les rayons X chez l'homme et la souris, nous montre un processus identique dans ses grandes lignes : Phase latente ; — augmentation de volume et monstruosité cellulaire ; — mort de l'élément caractérisée par la pycnose ou la caryorrhexis du noyau, par l'acidophilie et la vacuolisation du protoplasma ; — dislocation des blocs de cellules nécrosées par les polynucléaires et les cellules conjonctives jeunes ; — organisation d'une cicatrice souple renfermant longtemps des cellules à l'état de vie ralentie.

Dans les sarcomes de l'homme et de la souris traités d'une manière intensive, nous avons encore observé la même série de phénomènes ; mais la phase latente est de bien plus courte durée, et ne dépasse point quarante-huit heures ; — les phénomènes de monstruosité cellulaire sont extrêmement prononcés et souvent marqués par la transformation d'une partie des éléments néoplasiques en vastes plasmodes à noyaux bourgeonnants et même à noyaux multiples distincts.

Dans un cas humain de sarcome fuso-cellulaire traité avec des doses relativement minimes, nous croyons assister à un autre processus, déjà décrit par Dominici dans certaines tumeurs de ce type traitées par le radium. Dans ce cas il n'y a plus monstruosité puis mort cellulaire suivies de résorption. Les rayons semblent agir en modifiant l'évolution des éléments néoplasiques sans les détruire. La cellule sarcomateuse fusiforme reprend la morphologie et les propriétés du fibroblaste du tissu conjonctif normal, elle secrète à nouveau du collagène, et si l'on parcourt successivement sur des coupes sériées, les régions non traitées, puis les régions qui ont reçu de plus en plus d'H, on voit succéder au sarcome pur, du fibro-sarcome, du fibrome, enfin du tissu cicatriciel ne présentant plus aucune morphologie néoplasique.

II. — Phénomènes de Radioexcitation.

Nous grouperons provisoirement sous ce titre divers phénomènes d'hyperplasie secondaire aux irradiations : nous avons pu ainsi observer.

1° Des coups de fouet donnés aux tumeurs malignes par une irradiation insuffisante; 2° des radiodermites chroniques hyperplasiques; 3° des tumeurs malignes développées sur radiodermites chroniques, professionnelles ou expérimentales.

1° Si l'on mesure la circonférence d'une volumineuse tumeur avant, et quelques jours après une première irradiation faible, comme la chose est particulièrement facile pour les néoplasmes de la région cervicale, on peut constater une augmentation de volume de parfois plusieurs centimètres, augmentation qui cède rapidement à une irradiation nouvelle. Si le traitement n'est pas continué, l'accroissement de l'énergie de prolifération néoplasique persiste, l'irradiation insuffisante pour détruire la tumeur lui a donné un coup de fouet.

La plupart des radiologues ont observé des faits de ce genre et l'on commence à redouter les doses insuffisantes au même titre que les doses trop fortes qui produisent des radiodermites graves. Nous avons pu examiner sur coupes sériées un épithélioma thyroïdien, qui avait presque doublé de volume en dix jours après une séance insuffisante de rayons mous, alors que le développement de ce néoplasme avait été jusque là lent et progressif. Nous avons trouvé sur les préparations une structure homogène très atypique avec nombreuses formes de division cellulaire, mais pas d'images cytologiques particulières, qu'on puisse rattacher à l'action des rayons X; il est vrai que cet examen n'a pu être pratiqué que six semaines après l'irradiation.

2° Menetrier et Mallet[1] à Paris, Rowntree[2] à Londres, opérant sur l'oreille et la queue du rat blanc, ont obtenu par des irradiations faibles et répétées des hyperplasies de l'épiderme (épaississement de toutes les couches) et des métaplasies (transformation des glandes sébacées et des poils en travées malpighiennes pleines, formation de

---

1. *Bull. de l'Association française pour l'étude du cancer*, t. II, p. 150, 21 juin 1909.

2. *Hospital Arch. Middlesex*, vol. XIII, p. 182, vol. XV, p. 192, et *Lancet*, 20 mars 1909.

globes épidermiques). Nous avons reproduit ces expériences et obtenu les mêmes résultats. Nous avons d'ailleurs retrouvé des structures analogues à la périphérie des anciens ulcères de Roentgen, au pourtour des néoplasmes développés sur ces ulcères, et sur des téguments humains non ulcérés recouvrant des tumeurs malignes sous-cutanées longtemps traitées.

3° On connaît depuis plusieurs années, en clinique, des épithéliomes cutanés du doigt développés sur des radiodermites chroniques chez des radiologues imprudents. Nous avons eu l'occasion d'examiner une pièce de ce genre, dans laquelle sur des coupes sériées nous avons pu étudier toutes les transitions entre la peau saine, la radiodermite hyperplasique et l'épithélioma corné. Fait remarquable, les cellules néoplasiques présentaient en grand nombre les figures de dyskératose et les monstruosités qui marquent les premiers stades de la radiodestruction des épithéliomes cutanés habituels.

Nous avons réussi à obtenir une tumeur maligne, développée sur une radiodermite ulcéreuse expérimentale chez le rat blanc. La tumeur apparue après huit alternations d'ulcération et de cicatrisation, 14 mois après le début des irradiations, a récidivé après ablation chirurgicale, microscopiquement complète, et a entraîné la mort de l'animal par sa prolifération, et l'envahissement destructif de tous les tissus voisins. La malignité de cette tumeur, ses relations de dépendance de l'ulcère de Röntgen sur lequel elle s'est développée, nous paraissent incontestables; mais les rayons X ont-ils provoqué le développement du néoplasme par une action biologique spécifique, ou seulement d'une manière indirecte par l'ulcération chronique infectée qu'ils ont déterminée? Sans nous croire encore en droit d'être affirmatifs nous penchons pour la première hypothèse, d'autant qu'à la périphérie du tissu néoplasique nous avons retrouvé les réactions hyperplasiques obtenues par Menetrier, Rowntree et nous-mêmes sur la peau saine, et observées à la périphérie des cancers digitaux des radiologues. Enfin dans la tumeur expérimentale, comme dans le cancer du doigt étudié, les monstruosités cellulaires sont si particulières, et ressemblent tellement aux altérations produites par les rayons X sur les tumeurs du même type, soumises à la radiothérapie, qu'elles semblent marquer la trace de l'action spécifique de ces rayons.

*
* *

La première loi de Béclère, telle que cet auteur l'a formulée dans son rapport à la dernière conférence internationale, ne paraît point contestable.

« Tout élément cellulaire vivant, sain ou malade, s'il absorbe une quantité suffisante de rayons de Röntgen, devient le siège de transformations chimiques dont le dernier terme est la dégénérescence et la mort de l'élément irradié. »

On pourrait peut-être la complèter par les remarques suivantes :

1° La radiodestruction qui succède à l'absorption d'une *quantité suffisante* de rayons X, n'est pas un phénomène de nécrose cellulaire immédiat et brutal comme celui qui succède à une brûlure par le feu ou par un caustique.

Les cellules frappées, après une période de latence, où l'on ne peut constater de modifications morphologiques, subissent une maturation monstrueuse particulière à chaque tissu considéré; les éléments évolués meurent, sont disloqués par les leucocytes et les cellules conjonctives jeunes ; à la place s'édifie un tissu cicatriciel souple dépourvu d'éléments néoplasiques, ou ne renfermant que quelques cellules cancéreuses isolées et à l'état de vie ralentie.

2° Si la quantité de rayons X absorbée est *insuffisante*, on observe après la période de latence la phase de monstruosité, mais les cellules néoplasiques devenues plus atypiques, loin d'arriver à la maturation complète, subissent un accroissement de leur puissance de prolifération.

3° *Les doses insuffisantes longtemps répétées* sur la peau saine, produisent des hyperplasies et des métaplasies cutanées. — L'histogénèse des tumeurs malignes développées sur les ulcères de Röentgen, dépend peut-être d'un processus analogue.

Les faits que nous avons observés, nous permettent de mieux comprendre le mécanisme des succès obtenus par la radiothérapie, et des échecs en apparence paradoxaux de cette thérapeutique dans certains cas; ils laissent peut-être même entrevoir la pathogénie de certaines tumeurs malignes de la peau, qui ne diffèrent guère des tumeurs les plus fréquentes de ce tissu, que par les conditions étiologiques particulières dans lesquelles elles apparaissent.

TRAITEMENT DES MALADES INOPÉRABLES
ET QUESTIONS D'ASSISTANCE

Par M. le Dr J. RÉCAMIER (de Paris).

Je crois que tous ceux qui s'occupent de l'étude des tumeurs malignes, sont d'accord pour reconnaître qu'il n'existe actuellement qu'un traitement curatif du cancer ; l'emploi large et précoce de l'instrument tranchant ; la seule exception étant l'action certaine du radium et des différentes cautérisations sur les épithéliomas cutanées.

Donc lorsqu'une tumeur n'est pas opérable soit par son siège, soit par son étendue, soit par sa généralisation, tout ce que peut faire la thérapeutique est palliatif, destiné seulement à atténuer les symptômes les plus pénibles ou enrayer la marche de la maladie dans les points où elle est accessible.

Ce n'est pas que beaucoup d'expérimentateurs n'aient eu et n'aient encore l'espoir de faire plus.

Un grand nombre de méthodes diverses, ont été préconisées pour guérir le cancer inopérable ; chose curieuse, leur emploi a donné parfois une amélioration momentanée remarquable ; mais pour toutes, les insuccès se sont vite accumulés, montrant qu'aucune n'est réellement curative et que les rares guérisons de cancers attribuées à la thérapeutique ne diffèrent en rien des guérisons spontanées, dont il existe quelques cas scientifiquement établis.

Le cas de Pearce Gould, bien connu, est des plus typiques et vaut qu'on le rappelle comme exemple.

« En 1890, on enlève à une femme le sein gauche pour un squirrhe typique diagnostiqué par le microscope.

En 1895, elle était amaigrie et dyspnéique avec une récidive dans la cicatrice, de nombreux nodules secondaires dans la peau, de gros ganglions axillaires et sus-claviculaires des deux côtés et une fracture spontanée du col du fémur gauche due à une tumeur de l'os.

Elle paraissait mourante; or, entre mars et novembre 1896, les nodules devinrent chéloïdiens cicatriciels, la fracture se consolida, et toute apparence de tumeur disparut sans qu'aucun traitement spécifique ait été tenté. En même temps l'état général s'améliorait.

En 1899, les cicatrices étaient devenues souples et l'état général était excellent.

En 1906, lorsqu'elle fut perdue de vue, la malade jouissait d'une santé en apparence parfaite. » (Pearce Gould, *Clinical Society trans.*, vol. XXXII, p. 272).

Si cette malade avait suivi un traitement quelconque on avait là un cas impressionnant pour un nouveau remède curatif du cancer.

Et il ne serait pas difficile de citer plusieurs faits analogues, car le cancer, s'il ne guérit pas, est sujet à des régressions, à des disparitions apparentes même, qui peuvent durer de longues années.

Mais si aucun de ces traitements locaux ou généraux n'a amené de guérison scientifiquement établie, certains ont une action palliative utile; une influence destructive ou retardante sur le cancer qui peut rendre de grands services chez les inopérables.

Aussi les plus intéressantes de ces méthodes, la radiothérapie, les rayons de Röntgen, la fulguration, les sérothérapies diverses, ont été l'objet de rapports spéciaux à la Conférence. Je ne reprendrai pas leur étude. Quand à celles qui n'ont qu'un intérêt historique, ou qui sont connues depuis longtemps, je ne peux mieux faire que renvoyer au livre du docteur Thomas[1], qui donne une liste très complète de ces différentes tentatives et apprécie leur valeur. Refaire ce travail demanderait un volume et n'aurait aucun intérêt nouveau.

Dans ce rapport je me bornerai à étudier l'organisation des œuvres modernes, qui se sont créées pour assister les cancéreux indigents; et d'après le traitement palliatif appliqué dans ces institutions j'en conclurai la meilleure manière de soutenir et de soulager moralement et physiquement les malheureux atteints de cette terrible maladie.

1. *Le Cancer*, J. Thomas, Paris, 1910.

ORGANISATION DE L'ASSISTANCE AUX CANCÉREUX INOPÉRABLES.

La situation des cancéreux inopérables indigents, surtout lorsque surviennent des ulcérations ou des fistules vésicales et intestinales, est rapidement intolérable à domicile. Dans l'impossibilité d'être pansés convenablement, ils sont à charge à leur entourage, se sentent un objet d'horreur, et tombent dans un état de désespoir morne qui les rend incapables de supporter courageusement leurs souffrances physiques.

Le seul moyen de les soulager efficacement est de les faire entrer dans un service hospitalier où ils puissent recevoir jusqu'à leur mort les soins indispensables, tout en restant en rapport fréquent avec leur famille.

Les fondateurs du Service du Cancer au Middlesex Hospital de Londres, le docteur John Howard et Samuel Whitebread, dans l'admirable pétition qu'ils présentèrent au comité de Middlesex Hospital, en 1791, et qui fut l'origine de cette belle fondation, ont agi en précurseurs, et les desiderata qu'ils formulèrent et que Ledoux-Lebard résume dans sa thèse par les phrases suivantes, restent encore le modèle de ce que doit être à notre avis une œuvre d'assistance aux cancéreux :

1° Accorder un asile définitif aux malades pauvres chez lesquels le cancer par son siège ou sa marche rapide ne permet plus d'espérer le salut par une opération ou toute autre méthode de traitement, et chercher à les soulager ;

2° Recevoir et opérer les malades chez lesquels une intervention chirurgicale semble devoir permettre d'obtenir une amélioration ou une guérison ;

3° Établir une consultation externe pour les malades atteints de tumeurs dont l'état n'exige pas l'hospitalisation ;

4° Recueillir l'observation de tous les malades pour accumuler ainsi des documents scientifiques ; essayer les nouvelles méthodes de traitement, et entreprendre des recherches scientifiques sur la cause et la nature du cancer.

C'est en se conformant à ce programme proposé par ses fondateurs que le Service du Cancer du Middlesex Hospital est arrivé peu à peu, en utilisant des dons successifs, à réaliser la magnifique

œuvre de soulagement pour les malades et de recherches scientifiques qu'il est devenu aujourd'hui.

« Trois salles de douze lits chacune et deux chambres à deux
lits sont réservées aux femmes ; une salle de neuf lits reçoit les
hommes ; soit en tout 49 lits destinés aux cancéreux inopérables
qui trouvent là avec des soins éclairés un refuge définitif, puisque
sauf le cas d'inconduite grave ou d'aliénation-mentale les malades,
une fois reçus, sont conservés jusqu'à leur guérison ou leur mort ».

« Ils y sont aussi l'objet d'attentions particulières en ce qui concerne leur régime et l'on s'efforce, en leur procurant quelques distractions, en mettant à leur diposition des salles de récréation et
de lecture, véritables petits salons ornés de plantes et de fleurs, en
leur donnant des facilités pour recevoir la visite de leurs amis, de
leur faire oublier leur triste situation. » (Ledoux-Lebard, *La lutte
contre le cancer*, Paris, 1906.)

En 1899 à la réorganisation du service hospitalier s'est jointe la
création d'un centre de recherches.

Un Comité pour l'étude du cancer a été formé, présidé par le
professeur Sir Henry Morris, et la direction des laboratoires a été
confiée au Dr Lazarus Barlow.

Déjà dans le passé, les observations et les autopsies de tous les
malades étaient conservées, on y joint maintenant l'examen histologique de chaque cas.

Le résultat des recherches de laboratoire, les études cliniques ou
statistiques basées sur cette grande quantité de procès-verbaux
paraissent tous les ans en un volume des *Archives du Middlesex
Hospital*, sous le titre de « Report from the Cancer research laboratories », et forment un recueil très utile à ceux qu'intéresse la
question du cancer.

L'Allemagne ne possède pas d'institution aussi ancienne que le
Middlesex Hospital, mais dans ces dernières années plusieurs
asiles ont été créés, basés sur les mêmes principes. L'Institut für
Krebsforschung, annexé par le professeur von Leyden à la clinique
de la Charité de Berlin en 1903 et l'Institut pour l'étude du cancer
avec son Samariter Haus fondé à Heidelberg en 1906, représentent
aussi l'union de l'œuvre charitable et du centre du travail scientifique.

Dans la première de ces deux institutions on trouve des labora-

toires d'histologie, de bactériologie, de chimie, et une salle d'opération pour les animaux; dans un bâtiment voisin deux salles,
l'une de femmes, l'autre d'hommes, permettent de recevoir des
malades inopérables pour lesquels on s'efforce d'adoucir les derniers jours.

A Heidelberg l'initiative du professeur Czerny a réalisé une fondation analogue, formée de deux divisions : l'une scientifique,
avec des laboratoires parfaitement installés, l'autre clinique, composée d'une sorte de maison de santé où l'on reçoit seize malades
pouvant subvenir à leurs frais de séjour, et vingt-trois indigents.
L'œuvre est sous la direction du professeur Vincent Czerny.

Il existe à Londres d'autres asiles pour les cancéreux, en particulier le Cancer Hospital de Brompton; il est possible qu'en Allemagne d'autres institutions se soient fondées, et certainement le
Cancer Hospital de Saint-Louis et le Skin and Cancer Hospital de
New-York, fondés à coups de millions, sont des institutions réunissant aussi le côté charitable et le côté scientifique, mais le type
créé par la Cancer Wing du Middlesex Hospital nous suffit comme
modèle. C'est la plus ancienne institution du genre qui reste
l'exemple qu'il faudrait suivre.

En France, nous n'avons encore rien de semblable; cependant la
pensée de venir en aide spécialement aux cancéreux inopérables
n'est pas nouvelle dans notre pays.

Déjà en 1740, la libéralité du chanoine Godinot avait doté la
ville de Reims d'un petit asile pour les malades atteints de tumeurs
malignes que la crainte de la contagion chassait des hôpitaux
généraux [1], et plus près de nous, en 1842, Mme Garnier fonda à
Lyon le premier hospice du Calvaire destiné à permettre aux
dames veuves de donner leurs soins aux femmes cancéreuses
inopérables [2].

Un second hospice du Calvaire fut fondé à Paris, en 1874, par
Mme Jousset et fonctionne avec activité puisque depuis sa fondation jusqu'aujourd'hui 1 684 malades y ont été hospitalisées jusqu'à leur mort. (Hospice du Calvaire, 55, rue de Lourmel.)

Des asiles analogues ont été créés également à Marseille, Saint-

<hr>

1. Ledoux-Lebard, *loc. cit.*
2. *Manuel des Œuvres*, Paris, Poussielgne, 1900.

Étienne, Rouen et Bordeaux, toujours sur le modèle et avec les règlements de l'asile de Mme Garnier. Le grand bien qui s'y fait n'est pas discutable, le seul regret que l'on puisse se permettre de formuler est que dans ses œuvres le côté charitable seul est en vue et la question de l'étude du cancer y a été laissée de côté.

Si quelques essais de traitement empirique ont été faits, ils l'ont été sans contrôle scientifique.

L'Assistance publique de Paris n'a jamais reçu aucun legs avec affectation spéciale aux cancéreux, d'après ce que m'a dit M. Malleville, chef du service des hôpitaux; les malades atteints de cancers sont reçus et soignés dans les services ordinaires de chirurgie et lorsqu'ils sont déclarés inopérables on les admet si possible dans un des hospices suivants :

Brévannes, où il existe 12 lits pour les hommes cancéreux, et 44 pour les femmes; la Salpétrière, où il y a 24 lits pour les femmes, et Bicêtre, avec 38 lits pour les hommes.

Il ne semble pas que dans aucun de ces services une organisation spéciale soit faite pour les cancéreux.

Il est juste d'ajouter que dans certains services comme celui du professeur Jaboulay, à l'Hôtel-Dieu de Lyon ou du docteur Tuffier, à Beaujon et aussi dans la clinique de Necker depuis que le professeur Delbet en a pris la direction, les nouveaux traitements contre les cancers inopérables ont été l'objet d'études importantes; mais sans qu'il y ait eu aucune disposition spéciale prise pour l'assistance aux incurables.

Dans les hôpitaux catholiques, rien n'a été fait dans ce sens non plus.

Très partisan de l'initiative privée pour les œuvres charitables, j'ai voulu tenter un effort, et en 1899, le comité de l'hôpital Saint-Michel, à ma demande, a annexé à l'hôpital un petit asile de 12 lits pour les cancéreuses utérines inopérables; comme celle de l'hôpital, la direction en est confiée aux Filles de la Charité [1]. Grâce surtout à la grande générosité de Mme A. Déroulède, cet asile s'est agrandi, un pavillon vraiment moderne pour 8 hommes s'est élevé à côté de la vieille maison qui abrite les femmes, et bientôt la construction d'un nouveau pavillon portera à 30 le nombre des

1. *Traitement du cancer utérin inopérable*, Récamier, Paris, 1905.

inopérables qui trouvent un abri définitif dans l'asile Saint-Vincent. Depuis la fondation 520 malades y ont été recueillis la plupart jusqu'à leur mort.

Un laboratoire spacieux a été aménagé, mais le manque de fonds pour faire les frais d'un pathologiste a jusqu'à présent entravé le développement du côté scientifique de l'institution.

J'espère cependant que ce petit asile, commencé modestement comme le premier abri de Middlesex, se développera lui aussi, et pourra dans l'avenir devenir une institution utile à la fois charitable et scientifique. C'est en effet dans cette voie qu'il faut chercher à agir et il est à souhaiter que l'Association pour l'étude du cancer donne son appui aux œuvres qui se fondent pour leur faciliter l'organisation de recherches scientifiques.

Pour le moral des malades, qui mourants espèrent toujours guérir et pour qui l'abandon est la chose la plus affreuse, le voisinage du laboratoire est utile. Loin de craindre les essais de traitements nouveaux, il les désirent s'ils ont confiance dans ceux qui les soignent et s'ils savent qu'on leur évitera toute souffrance inutile. Le soulagement moral qu'ils en retirent est même si grand que presque toujours les premiers résultats d'une méthode sont encourageants par la diminution de l'anxiété et de la douleur.

A tout asile de cancéreux inopérables devrait donc être annexé un petit centre d'études expérimentales sur les animaux, de contrôle scientifique des nouvelles médications proposées, et de diagnostic histologique.

Je crois aussi qu'on commet une erreur en créant un asile uniquement réservé aux inopérables.

Cela est doublement mauvais : d'abord les malades s'affectent de ne voir que des mourants autour d'eux; ensuite les infirmières, quel que soit leur dévouement et leur courage s'épuisent dans cette lutte journalière contre un ennemi toujours le plus fort et souffrent de ne pouvoir jamais contenter des malheureux que leurs infirmités même aigrissent et rendent injustes pour ceux qui les soignent.

Si l'on n'y prend garde le découragement gagne tout le monde.

Je crois qu'il faut autant que possible dans les salles d'incurables, réserver quelques lits qui sont occupés par des malades peu atteints qui apportent un peu de vie et de gaîté.

C'est ainsi qu'au Middlesex Hospital on reçoit dans les salles de cancéreux des malades atteints de tumeurs opérables dont la guérison et le départ encouragent les malades moins favorisés qui ne se sentent pas dans un lieu où il faut abandonner toute espérance.

Il faut pour cela que le service d'incurables soit adjoint à un service actif.

La surveillance d'un chef, dont les visites, pour être rares, n'en sont que plus importantes dans l'esprit des malades, aura son bon effet; les infirmières, l'assistant lui-même, habituellement chargé du service, en seront encouragés et on évitera cette espèce de tristesse résignée et sombre qui envahit les services de malades chroniques et incurables.

L'adjonction d'un dispensaire, tel que cela existe en Allemagne[1], permettant de faire les diagnostics demandés par les médecins, de faire des biopsies envoyées à un laboratoire, de décider si un cancer est opérable ou non, est utile dans la lutte contre le cancer; mais pour le pansement des inopérables, malheureusement cette utilité est limitée.

Promptement les malades atteints de cancer, même lorsqu'ils peuvent aller et venir comme dans les cancers du sein, ou de la bouche ont besoin d'un hypnotique le soir pour dormir; tant qu'on peut se contenter de chloral ou d'aspirine, comme le conseillent les chirurgiens du Middlesex Hospital, tout va bien; mais lorsque la piqûre de morphine est nécessaire, mieux vaut que le malade soit interne, car livré à lui-même, il augmentera rapidement la dose de l'alcaloïde au point de lui faire perdre toute action bienfaisante.

Il ne faut pas croire au point de vue moral que les incurables soient des malades qui recherchent l'isolement; au contraire, ils ont besoin de distraction, sans quoi leur esprit se fixe sur leur mal et la tristesse les envahit. Il faut donc tout faire pour les leur procurer, et de même que le menu de l'asile doit être plus varié que celui de l'hôpital, de même dans les limites d'une bonne discipline il faut ouvrir les portes toutes grandes aux visites, décorer la salle de fleurs, l'égayer si l'on peut parfois d'un peu de musique.

C'est ici que le rôle des dames du monde infirmières volontaires peut être excellent.

---

1. *Zeitschrift für Krebsforschung*, 8 Bd, 2 Heft., 1910, prof. Blumenthal.

Personne ne croit plus à la contagiosité du cancer, sans greffe directe; avec quelques précautions on peut donc venir dans une salle de cancéreux inopérables tout aussi bien que dans les salles de chirurgie des hôpitaux, fréquentées actuellement par un si grand nombre d'infirmières des Croix-Rouges.

Quel beau rôle elles auraient à remplir! Il suffit de voir les résultats obtenus par les Dames du Calvaire ou les sœurs de l'asile Saint-Vincent, pour comprendre ce que le dévouement et la sympathie féminines peuvent faire.

Des hommes de valeur comme le professeur Sampson Handley et comme Vincent Czerny croient à l'influence de la cure d'air et de soleil sur la marche du cancer; il faut donc ne pas la négliger dans un asile de cancéreux, et lorsque la température empêchera la sortie des malades, que de larges baies lumineuses permettent de s'occuper et de lire facilement dans les lits, car rien n'est déprimant comme la pénombre, et l'agitation de certains vieillards la nuit ne tient pas à autre chose qu'à l'obscurité.

Il est important aussi, à côté d'une salle commune, d'avoir des chambres d'isolement pour les mourantes ou les agitées, afin d'éviter le spectacle de l'agonie à leurs compagnes, et aussi de pouvoir isoler les malades dont l'odeur est trop insupportable.

Enfin, l'organisation de la clinique de Czerny semble excellente, à côté des indigents, il faut pouvoir hospitaliser quelques incurables de fortune modeste, que les soins nécessaires ruinent chez eux et qui peuvent donner à l'hôpital une redevance suffisante pour aider la marche de l'institution.

On peut ainsi rendre de très grands services sans grever le budget d'une œuvre avant tout destinée aux indigents.

OPÉRATIONS PALLIATIVES.

Au Congrès de la Société internationale de Chirurgie de Bruxelles, en 1908, mon maître, Sir Henry Morris, a donné une analyse des différentes opérations par lesquelles nous pouvons diminuer la douleur, restaurer une fonction chez les cancéreux inopérables et ainsi prolonger leur vie; il a ensuite apprécié la valeur de ces différentes interventions [1].

1. Sir Henry Morris Bart, Traitement des cancers inopérables, IIe cong. Soc. int. de Chir., Bruxelles, sept. 1908, *Jour. de Chir.*, suppl. au n° du 15 oct. 1908.

Je ne développerai pas à nouveau cette question que l'on trouvera dans le rapport de Sir Henry Morris traitée avec bien plus d'autorité que je ne saurais le faire.

Comme Sir Henry, je crois qu'il faut s'abstenir de la gastro-entérostomie dans les cas de cachexie avancée, la mortalité opératoire est alors très élevée et si le malade survit à l'opération le bénéfice n'est que de courte durée. Par contre j'ai vu des survies remarquables dues à cette opération faite lorsque la pylorectomie semblait inexécutable.

Nécessairement après un temps plus ou moins long les malades succombent à la cachexie, mais je n'ai pas vu reparaître les vomissements et les signes d'obstruction avec la fréquence qu'indique l'éminent chirurgien du Middlesex Hospital et le jugement qu'il porte sur cette opération me semble bien sévère.

Le bénéfice de l'anus iliaque gauche dans le traitement du cancer du rectum inopérable est encore plus grand. Peu d'opérations sont actuellement aussi bénignes que celle-là ; si la technique est bien appliquée, si l'éperon formé est fixé de manière à interdire tout passage des matières dans le segment inférieur et si le côlon descendant est bien attiré avant d'être fixé de manière à éviter toute procidence dans l'avenir, peu d'opérations donneront un plus réel soulagement.

Et ce soulagement peut être de longue durée, puisque d'après les statistiques récentes du Middlesex Hospital la durée moyenne de survie après cette opération palliative pour des cancers avérés, a été de quinze mois et la plus longue survie de quarante-huit mois. (*Cancer reports*, 1910.)

Personnellement, j'ai connu plusieurs malades qui ont survécu plus de deux ans, en confort relatif, alors qu'une perforation recto-vésicale chez l'un, recto-vaginale chez d'autres, aurait rendu atroce leur existence sans cette dérivation.

J'en dirai autant de la cystostomie sus-pubienne dans les cancers de la vessie ou de la prostate, ce sont là des opérations peu brillantes, mais qui donnent un tel soulagement, qu'il ne faut pas les négliger.

Quant au curage du cancer du col utérin inopérable, suivi de cautérisation large, j'y veux insister car ses résultats dépassent toutes les espérances et les observations ne manquent pas où la vie des malades s'est trouvée prolongée de plusieurs années.

Avec de la prudence, pour ne pas perforer les organes voisins, et une bonne technique pour protéger du rayonnement les parois vaginales, je me sers volontiers pour cautériser le col du cautère actuel, le cautère olivaire de nos pères, rougi sur un bec Bunzen, dont la chaleur rayonnante est très supérieure à celle du meilleur thermocautère et l'action destructive bien plus profonde que celle de la fulguration.

Après un curage et une cautérisation ainsi faite, il reste une cavité sèche et dure qui se rétracte souvent et se ferme au point que certaines malades ont pu se croire guéries pendant une année et plus, sans écoulement ni hémorragie, et que l'on serait presque tenté de risquer une hystérectomie abdominale si l'infiltration persistante des ligaments larges, et des douleurs lombaires sourdes, n'indiquaient l'insuccès certain de toute opération radicale.

J'ai obtenu des survies très longues, comme tous ceux qui ont employé cette méthode, et peut-être les résultats peuvent-ils être encore améliorés par l'emploi de l'électro-caustique.

ELECTRO-CAUSTIQUE.

D'Arsonval a montré qu'en plaçant une portion d'organisme dans un courant de haute fréquence, la température s'élève de telle façon qu'on peut soit modifier les conditions des cellules même profondes de cet organisme, soit les détruire selon le degré de chaleur que l'ont atteint ; c'est là la diathermie étudiée cliniquement en Allemagne par von Bernd et Nagelschmidt [1], qui a donné des résultats encourageants dans le traitement du rhumatisme.

Or, Doyen [2], se basant sur des recherches personnelles, affirme que la cellule néoplasique est détruite entre 50° et 55° et que la cellule saine n'est frappée généralement de mort qu'au-dessus de 60°.

Il suffirait donc en théorie de porter un tissu à une température supérieure à 55° et inférieure à 60, pour obtenir une destruction

---

1. Nagelschmidt et von Bernd, *Archives d'électricité médicale*, n° 272, 25 oct. 1909.

2. Traitement local des cancers accessibles par l'action de la chaleur, au-dessus de 55°, Doyen. *Congrès de Physiothérapie.* Paris, 29 mars 1910.

absolue des germes cancéreux qu'il contient tout en respectant les cellules normales.

Vincent Czerny [1] au Samariter Haus, de Heidelberg, a fait des essais répétés de cette méthode pendant l'année 1907 et trouvé que cette pénétration de la chaleur peut être dosée avec quelque certitude si on ne sépare les électrodes que par une couche peu épaisse de tissus, mais que le dosage de la chaleur dans le corps offre de très grandes difficultés si une électrode est posée par exemple sur la poitrine et l'autre dans le dos. Il peut alors se produire des nécroses par suite des différences de résistance résultant des espaces vides.

On observe particulièrement cela sur l'intestin où se trouvent de la graisse, des sinuosités, des différences de résistance et relativement peu de muscles, d'où peu de conductibilité.

Il semble donc que dès maintenant nous devons renoncer à tirer grand bénéfice de la diathermie pour le traitement des cancers profonds.

Mais le docteur Doyen, sous le nom d'électro-coagulation, a poussé la méthode plus loin et au lieu de créer simplement de la chaleur à 55°, a augmenté l'intensité du courant jusqu'à coaguler l'albumine autour de l'électrode positive, porter l'eau à l'ébullition, enfin carboniser les tissus.

On a ainsi en main un instrument de destruction puissant puisque, d'après l'auteur français, « en une ou deux minutes on peut coaguler jusqu'à six ou huit centimètres de profondeur et il y a encore derrière les masses nécrosées une zone de dix à quinze millimètres de tissus non coagulés où l'on constate des températures descendantes entre 65° et 38°.

Si l'électrode est large et tenue au contact des tissus, la coagulation se produit seule, si on l'éloigne légèrement une série d'étincelles courtes et grosses se produit et carbonise les tissus avec rapidité.

D'après Doyen, cette méthode appliquée aux cancers superficiels, à ceux des orifices buccal et anal, au col de l'utérus et au vagin, à la vessie même, serait supérieure à toutes les autres et donnerait des guérisons définitives.

1. Vincent Czerny, Traitement par la chaleur, *Deutsch. Mediz. Wochen.*, n° 11, 1910.

L'opinion de Vincent Czerny après expérimentation sur 61 cas, n'est pas aussi favorable.

Il reconnaît que l'on peut ainsi détruire facilement les cancers superficiels, mais que sur les cancers étendus non extirpables en totalité au bistouri elle ne peut être que palliative.

L'action sur les tissus lui a parue la même que celle d'une brûlure, l'élimination des parties mortes se faisant lentement, car la ligne de démarcation du mort et du vif n'est pas nettement tranchée, et par suite des hémorragies sont à craindre, vers le quinzième jour.

Czerny conclut qu'il n'a pas obtenu de guérison durable, sauf dans deux cas de cancers du sein qu'il a opérés avec l'arc électrique au moyen de l'aiguille de Forest, mais qui auraient pu être opérés au bistouri aussi facilement.

Pour les cancers de la voûte du vagin ou du col utérin, inopérables par d'autres moyens, Czerny trouve l'électro-caustique, après un curettage, supérieure à la fulguration, car elle atteint bien plus profondément; il est d'accord en ceci avec l'exposé de Doyen.

Suivant le cas il emploie une électrode métallique nummulaire ou ovoïde, de un centimètre à un centimètre et demi de diamètre en général, et l'applique sur les tissus, les coagulant ou les carbonisant suivant qu'il laisse l'électrode au contact ou l'éloigne légèrement.

La destruction peut se faire beaucoup plus profondément qu'au thermo-cautère, en curettant les tissus carbonisés et en appliquant à nouveau l'électrode, mais, dit Vincent Czerny, il ne faut pas espérer une guérison radicale car la crainte de léser la vessie, l'intestin ou l'uretère empêche de pousser très loin la coagulation. D'ailleurs, chez ces malades, la maladie a déjà atteint bien au delà des limites accessibles.

Nous avons, dit-il, pu obtenir la diminution de l'hémorragie, la cicatrisation partielle, mais aucune guérison.

Doyen reconnaît, du reste, qu'il est difficile d'apprécier l'étendue de la zone détruite même en évaluant la chaleur avec des thermomètres; aussi il déclare dans son travail sur le traitement des cancers accessibles qu'en coagulant le col utérin, il se tient prêt à faire l'hystérectomie vaginale en cas d'accident, ce qui est significatif; et il ajoute, du reste, que dans les cancers adhérents à des gros vaisseaux ou à des nerfs importants l'air chaud qui ne détruit les tissus qu'à 2 ou 3 millimètres de profondeur est plus sûr que l'électro-coagulation.

Ajoutons que MM. von Bernd et Nagelschmidt en examinant au microscope toute la zone de la tumeur coagulée ont conclu que les cellules cancéreuses non détruites par le courant semblaient recevoir une poussée nouvelle et se montraient en pleine voie de multiplication kariokinétique.

Il faut donc être prudent.

Nous voilà loin de l'action élective destructrice que la chaleur, entre 60° et 55°, exercerait sur la cellule cancéreuse et il faut admettre que si l'électro coagulation est une méthode de destruction des tissus néoplasiques très puissante, elle n'est pas plus curative que l'instrument tranchant et le fer rouge. L'avenir dira si elle vaut mieux comme traitement palliatif.

Quant à la diathermie douce, dont l'emploi n'exige pas d'anesthésie, elle donne sûrement un soulagement des douleurs, mais peut-être faut-il attendre des recherches nouvelles la certitude qu'elle ne peut pas avoir une action mauvaise sur la marche du cancer.

DRAINAGE LYMPHATIQUE.

Je terminerai ces quelques remarques sur les opérations palliatives en indiquant une petite intervention due à M. Sampson Hundley [1], chirurgien au Middlesex Hospital, qui paraît susceptible de donner du soulagement aux malades atteintes d'œdème du bras à la suite d'ablation de cancer du sein.

Sampson Hundley, attribuant l'œdème du bras si fréquent après le cancer du sein, non pas à une compression des vaisseaux sanguins, mais à une sorte de sclérose, étouffant les lymphatiques, a fait pour y remédier l'opération suivante qui lui donna des résultats excellents.

Il passa dans le tissu cellulaire sous-cutané de longs fils de soie, allant du poignet jusque dans le tissu cellulaire au-dessus de l'omoplate. L'excès de fluide fût draîné rapidement par capillarité et

1. On the natural cure of cancer by Sampson Handley, *British Medical Journal*, 6 mars 1909.

l'œdème disparut en peu de jours quoique la malade fût atteinte depuis trois ans; la douleur disparut complètement.

L'auteur dit avoir répété cette opération dans plusieurs autres cas et les avoir guéris de même.

Ce procédé est intéressant à connaître, car cet œdème du bras est un accident très pénible pour les malades et n'indique pas forcément une récidive immédiate. Je l'ai vu durer plusieurs années.

La seule objection qu'on puisse lui faire est la possibilité d'accidents infectieux, si fréquents chez les malades dont les tissus sont infiltrés; il demande donc dans son application une asepsie parfaite.

PANSEMENTS.

A l'hospice du Calvaire, où le nombre de cancers ulcérés est très grand, le meilleur mode de pansement paraît être une pulvérisation à l'eau oxygénée, suivie d'un pansement alternativement sec et humide, le pansement humide étant fait simplement à l'eau bouillie.

C'est ainsi que la fétidité disparaît le mieux et la douleur aussi.

Ces dames croient d'ailleurs utile de varier le mode de pansement et surtout d'arriver à une asepsie aussi complète que possible. Depuis que des efforts sont faits pour atteindre ce but, il semble aux panseuses anciennes qui ont connu l'ère pré-antiseptique que les douleurs sont bien moins vives.

Il faut donc toujours surveiller le pansement des plaies cancéreuses et lorsqu'elles s'infectent et que le pus bleu fait son apparition les désinfecter par le permanganate de potasse et l'eau oxygénée.

D'autre part, il ne faut pas s'acharner à panser une ulcération cancéreuse avec des substances irritantes sous peine de causer de grandes douleurs aux malades.

Nous avons en ce moment à Saint-Vincent une malade atteinte de cancer du sein largement ulcéré, qui souffrait beaucoup sous le pansement au peroxyde de zinc et dont les douleurs ont été très soulagées, en soupoudrant simplement la plaie avec du talc.

Parmi les pansements nouveaux préconisés ces dernières années, deux m'ont paru devoir retenir l'attention et mériter une description détaillée, ce sont le pansement à l'alcool amylique et le pansement à l'acétone, car leurs résultats en tant que traitement palliatif semblent vraiment encourageants.

ALCOOL AMYLIQUE.

L'action de l'huile de pomme de terre pure ou alcool amylique sur les plaies cancéreuses inopérables a été étudiée dans le service de clinique du Dr Jaboulay, à Lyon, par le Dr Horand qui le considère comme un parasiticide puissant et un déshydratant énergique[1].

Déposé sur une plaie cancéreuse, l'alcool amylique fait sécréter un liquide abondant chargé de toxines et, dit l'auteur, de cadavres de parasites visibles à l'ultra-microscope. La surface ulcérée se rétrécit, les bords s'affaissent, l'odeur disparaît, le malade retrouve le sommeil et l'appétit. La dose est de trois à dix gouttes d'alcool amylique sur la plaie, deux fois par jour.

Horand déclare avoir amélioré ainsi au point d'en permettre l'ablation, un cancer de la verge considéré comme inopérable. Et la guérison se maintiendrait depuis deux ans.

De même un cancer du sein ulcéré, énorme, ayant résisté à la radiothérapie, diminua au point que la malade se crut guérie mais succomba à une métastase vertébrale.

A ma demande de renseignements, le Dr Horand a répondu que des cas assez nombreux maintenant étaient venus confirmer ses premières conclusions; que l'application de l'alcool amylique n'était pas douloureuse si l'on a soin de faire tomber les gouttes de la liqueur au centre de l'ulcération et ne donnait lieu à une sensation de brûlure que si le liquide touchait la peau saine ou la zone d'envahissement du cancer.

Sous l'influence de l'alcool amylique les plaies se carbonisent, il faut faire tomber les charbons de temps en temps. La disparition de l'odeur, l'affaissement des bords éversés du cancer, la tendance à l'épidermisation de l'ulcération, la rétraction et l'atrophie de la tumeur, sont des phénomènes constants.

Sans discuter théoriquement le mode d'action de l'alcool amy-

---

1. Traitement des cancers ulcérés inopérables par l'alcool amylique, Horand, *Journal des praticiens*, 7 mai 1910.

lique, il semble donc qu'il y ait là un procédé de pansement des cancers ulcérés qui sans empêcher la généralisation, peut avoir cependant une action locale fort utile.

Acétone.

Une action analogue est produite, au dire de Gellhorn, par l'acétone sur le cancer du col utérin [1].

Gellhorn a fait largement usage de l'acétone au Saint-Louis Skin and Cancer Hospital, où la majorité des malades sont admis après que tous les autres moyens pour le traitement des maladies cancéreuses ont été essayées et que la cachexie est déjà avancée.

L'acétone, qui est un liquide transparent, sans couleur, très volatil, pénètre rapidement dans les tissus, aussi, il faut toujours commencer par un curettage complet de la partie ulcérée de manière à ne pas perdre l'acétone à durcir les tissus morts.

La cavité curettée est séchée avec soin, la malade est placée dans la position de Trendelenburg, on introduit un spéculum cylindrique de verre qui s'applique exactement sur le col et on le remplit à moitié d'acétone.

Au bout de quinze à vingt minutes on abaisse le pelvis de manière à vider l'acétone contenu dans le spéculum.

La cavité du col est alors remplie d'une mèche de gaze, le spéculum est retiré et la muqueuse du vagin et de la vulve est lavée avec soin avec de l'eau bouillie.

Après cette opération l'acétone est appliquée de nouveau au bout de cinq jours et ensuite deux fois par semaine.

L'anesthésie n'est nécessaire que pour le curettage de la première séance, mais il est bon d'enduire largement le vagin et la vulve de vaseline pour éviter la sensation de brûlure intense qui se produirait si une goutte d'acétone les touchait.

L'écoulement devient d'abord plus liquide puis disparaît et avec lui toute odeur en général, toute hémorragie cesse.

Une seule fois Gellhorn a constaté des nausées par suite de l'absorption de l'acétone.

Ce mode de pansement n'est pas applicable dans les cancers de

---

1. Acetone in inoperable cancer of the Uterus, *Amer. Journ. Obst.*, may, 1909, *Brit. med. Journ.*, Epitome, 28 août 1909.

la cavité utérine et encore moins dans les cancers du vagin ou de la vulve; mais dans les cancers du col inopérables il a rendu de grands services au dire de son auteur.

Vincent Czerny a expérimenté cette méthode au Samariter Haüs appliquant l'acétone seulement deux ou quatre fois par mois. Il a trouvé que l'hémorragie était notablement diminuée et que l'écoulement était complètement désodorisé.

Chez une de ses malades où le cancer était déjà très étendu, on trouve encore au bout de vingt et un mois le col formé de tissu dur et cicatriciel, mais l'envahissement du paramétrium par le néoplasme n'a pas été entravé et les douleurs causées par la compression existent.

Ces résultats se rapprochent de ceux que l'on obtient avec le carbure de calcium, que j'emploie depuis que Guinard a appelé l'attention sur son action après le curettage du cancer du col. Si on sait protéger le vagin, il ne cause pas non plus de douleurs et donne une surface de plaie utérine sèche et désinfectée; mais son action est certainement moins durable et moins puissante que celle que Gellhorn et Czerny prêtent à l'acétone.

TRAITEMENT PALLIATIF MÉDICAL.

Comme je l'ai dit en commençant, je ne crois pas utile de passer en revue les agents thérapeutiques si nombreux qui ont été mis en avant comme s'opposant à la marche du cancer inopérable.

Zangemeister après une étude consciencieuse[1] de tous les traitements proposés soit pour détruire la cellule cancéreuse par les moyens physiques, soit pour la dissoudre en cherchant à produire des anticorps, soit enfin en cherchant à neutraliser les toxines du tissu cancéreux, conclut que si certains succès ont été obtenus ils ne diffèrent en rien des cas que l'on connaît où le cancer a guéri par les seules forces de la nature et qu'il est impossible d'attribuer ces guérisons au traitement.

Dans différents services français où on traite les cancéreux inopérables, cette recherche a été poussée activement pendant ces dernières années.

---

1. Zangemeister, La guérison du cancer sans opération. *Deuts. mediz. Woch.*, 19 nov. 1908.

C'est ainsi que le professeur Jaboulay, dans son service de clinique de l'Hôtel-Dieu de Lyon, a expérimenté depuis dix ans avec une persistance admirable toutes les conceptions nouvelles qui donnaient un espoir curateur, sans arriver à un résultat vraiment concluant.

Il a tenté successivement l'usage de la quinine, des fixateurs histologiques (le formol, l'alcool absolu), des colorants (éosine, fuschine, hématéine, hématoxyline, bleu de métylène), le violet de métylène (pyoctanine), le trypanroth, l'atoxyl, le xylol, la fulguration, l'électrolyse, l'ion iode, l'ion zinc, les métaux colloïdaux, les rayons X, les rayons ultra-violets (lampe de Kromeyer), la chaleur, l'air chaud à 55°, la sarcosporine, la sarcocystine, les extraits de muqueuse d'œsophage de chèvres atteintes de sarcosporidies, les toxines du streptocoque, associées au prodigiosus (Coley), enfin depuis 1900 la sérothérapie anticancéreuse, avec résultats variables.

Jaboulay cherche, depuis novembre 1902, le moyen d'élever la température générale des cancéreux, et voudrait trouver un médicament qui pût produire la fièvre ayant toujours remarqué que les cancéreux qui présentaient de la fièvre quinique guérissaient mieux que les autres.

Au point de vue sérothérapique il cherche à faire de l'auto-sérothérapie, en inoculant la tumeur à un animal et reprenant le sérum de l'animal pour l'inoculer aux malades.

Enfin on expérimente actuellement chez lui l'action de l'alcool amylique sur les plaies cancéreuses, avec les résultats intéressants que l'on vient de lire d'après les communications du docteur Horand.

Mon maître et ami Tuffier[1], dans son service de Beaujon, a fait de même et depuis plusieurs années a expérimenté successivement les nouvelles méthodes physiques proposées : radiothérapie, fulguration, radiumthérapie, air chaud, ainsi que les différents ferments, la trypsine, les ferments glycolytiques, les extraits de foie frais de lapin.

Il a communiqué ses résultats au congrès de Bruxelles 1908 ; il reconnaît aux agents physiques l'action superficielle que tout le

---

1. Congrès de Bruxelles, sept. 1908, *Journal de chirurgie*, 15 oct. 1908.

monde admet maintenant, et n'a obtenu aucun avantage de l'emploi des ferments.

Dans le service de la clinique de Necker le professeur Delbet s'est aussi attaché depuis deux ans à cette étude, expérimentant l'action du radium, de l'injection aux malades de leur propre tumeur broyée au mortier, des extraits de foie d'animaux. Je ne crois pas qu'aucun traitement palliatif nouveau ait été découvert.

Au Middlesex Hospital[1], pendant l'année 1909, on a traité plusieurs malades par la soamine ou l'atoxyl, mais, dans un cas comme dans l'autre, des symptômes graves d'empoisonnement par l'arsenic se produisirent, sans qu'aucun bon résultat fût atteint.

De même la vaccination par les cultures stérilisées de Micrococcus neoformans ne donna aucun résultat.

On sait que Coley affirme qu'il a obtenu avec son liquide (solution de toxines du Bacillus prodigiosus et du streptococcus eresypelatis, mélangées en proportion constante et finalement rendues stériles par la chaleur), 10 pour 100 de guérisons dans des cas inopérables, et que dans la majorité des cas une amélioration considérable quoique souvent passagère se produisit, que d'autre part dans les sarcomes mélaniques et les tumeurs très vasculaires il n'a obtenu aucun succès. La valeur scientifique et l'honnêteté absolue du Dr Coley sont indiscutables, cependant les essais du Middlesex Hospital, sauf un cas de sarcome du pli de l'aine qui subit une régression momentanée, ont été nuls.

Au Middlesex Hospital on a aussi essayé l'action du minerai de « Pechblende » d'où l'on extrait le radium, comme à Heidelberg, V. Czerny a utilisé le « radiol » des boues de Kreuznach.

Il a paru que la poudre de ce minerai diminuait l'inflammation concomitante et favorisait la transformation fibreuse de la tumeur. Dans les cas où la douleur était due à l'infiltration de la peau, la pechblende a donné un grand soulagement, tandis que la douleur causée par la pression sur les parties profondes n'a été aucunement diminuée.

Dans le service de Vincent Czerny[2] au Samariter Haus, on a

1. *Archives of the Middlesex Hospital*, vol. XIX, Ninth report from the cancer Presearch Laboratories, Empirical modes of treatment tried in the cancer Wards during, 1909, by Musgrave Woodmann, july, 1910.

2. Méthodes de traiter le cancer au Samariter Haus de Heidelberg, *Münch. Mediz. Wochen.*, n° 17, 1910.

fait l'année dernière 275 interventions dont 57 cas où une intervention radicale fut possible, tandis que 218 cas ne furent que des opérations palliatives.

Après l'instrument tranchant on employait d'abord la fulguration; puis on l'a remplacée par la diathermie et l'électro-coagulation à la fin de l'année. Sur 190 malades on fit des séances de radiothérapie.

Les meilleurs résultats ont été obtenus par le traitement combiné du radium et des rayons Roentgen dans les lymphomes malins et aussi, par des séances répétées d'électrocaustique, sur une tumeur de l'amygdale qui disparut tandis qu'un énorme paquet ganglionnaire du cou concomittante fondait sous l'influence combinée des rayons Roentgen et des injections de radiogénol.

On combina aussi la radiothérapie à l'emploi d'un sérum ou d'une toxine appropriée, en particulier l'antiméristem (cancroïdine) de Schmitt, mais ce traitement, extrêmement douloureux et fatigant par sa longueur, ne paraît pas avoir donné de résultats bien encourageants.

Czerny dit que pour transformer une tumeur cancéreuse douloureuse et inopérable en une plaie indolore et bourgeonnante, il ne connaît pas encore de meilleur traitement que le curettage combiné à la fulguration. Quoique la récidive se produise, il y a cependant une période de soulagement de grande valeur pour la malade. Les mêmes conclusions s'appliquent à l'électro-coagulation.

Enfin, le traitement par l'acétone, que nous avons décrit, a donné à Czerny des résultats vraiment excellents dans les cancers utérins.

Il va sans dire que ce traitement local est associé au traitement de l'anémie par le fer, l'arsenic, les cures d'air et de soleil.

Par ces divers moyens, Czerny croit avoir donné à environ la moitié de ces inopérables des survies qu'il estime de un à deux ans.

Pour terminer cette énumération, disons que la trypsine, qui avait donné au début de l'espoir, a été essayée pendant un an par le Dr Pinkuss dans le service du Dr Rinne, de Berlin [1], sans donner aucun résultat et par le Dr Seaman Bainbridge, au New York Skin and Cancer Hospital [2], qui conclut que malgré les affir-

---

1. Pinkuss. *Deutsch. Mediz. Woch.*, 16 juill. 1908, *Brit. med. Jo.*, aug. 22, 1908.
2. Walther Seaman Bainbridge, The enzyme treatmente of cancer, *Brit. Med. Journ.*, july, 24, 1909.

mations du Dr Beard, cette méthode n'arrête pas le développement du cancer.

Cette liste ne donne qu'une bien faible partie des travaux nombreux qui se font actuellement en Allemagne, en Angleterre, en Amérique et en France, pour trouver un remède au cancer, mais elle permet cependant de conclure, il me semble, que dans ces dernières années, aucun remède palliatif vraiment utile n'a été découvert en dehors de l'action de l'étincelle électrique et des deux pansements pour les plaies ouvertes dont j'ai déjà parlé.

Cet échec des médications nouvelles n'implique pas que nous soyons tout à fait désarmés devant les douleurs des cancéreux, leurs troubles fonctionnels divers et la cachexie. Tout d'abord nous pouvons agir efficacement contre la douleur et c'est la première chose à faire, car un malade qui souffre, ne mange pas, ne dort pas et s'affaiblit rapidement.

Le traitement de la douleur chez les cancéreux inopérables nous paraît, comme par le passé, résider principalement dans l'emploi judicieux de la morphine. Mais cette opinion n'est pas générale. Dans les renseignements que j'ai reçus sur le mode de traitement des cancers inopérables au Middlesex Hospital, j'ai lu avec étonnement que la morphine était presque bannie des salles de cancéreux et remplacée par l'aspirine.

On y donne l'aspirine à la dose de 10 grains (0,65 centigr. environ) jusqu'à trois fois par jour, obtenant un soulagement en dix minutes. On ne répète pas plus souvent que toutes les huit heures; on peut ainsi calmer la douleur pendant des mois.

Quand l'aspirine cesse d'agir on emploie : phénacétine, 10 grains (0,65) ou caféine, 5 grains, mais seulement occasionnellement. Ensuite une mixture avec une petite quantité d'opium. La papine a été mise de côté comme ayant tous les défauts de l'opium et pas d'avantages propres.

La morphine est employée seulement comme dernière ressource (il n'y a pas actuellement un seul malade dans les salles de cancer du Middlesex Hospital qui en prenne) à cause de son effet mental. Avec l'aspirine les salles sont beaucoup plus faciles à tenir et le soulagement de la douleur est aussi grand.

L'aspirine est un excellent médicament lorsqu'elle est pure, et peut suffire longtemps pour calmer la douleur. Je l'utilise volontiers comme l'antipyrine, le chloral, les suppositoires à l'extrait thébaïque, 0,05, et l'extrait de belladone, 0,03, que le Professeur Guyon emploie depuis si longtemps chez les malades atteints de cystites; mais tous ces moyens s'usent et j'avoue que tandis qu'au Middlesex il n'y a aucun malade actuellement qui prenne de la morphine, il n'y en a aucun je crois dans notre asile Saint-Vincent qui n'en prenne pas. Avec de la prudence et de la fermeté je n'ai pas vu que ce médicament rendît les malades plus difficiles à conduire.

Comme je l'ai écrit il y a déjà quelques années : je crois qu'il ne faut pas hésiter à donner de la morphine aux incurables, aussitôt que leurs douleurs deviennent très vives et empêchent le sommeil.

Pour presque tous les incurables, le moment le plus pénible est le commencement de la nuit.

Je cherche donc le plus longtemps possible à obtenir que l'on se contente pendant le jour de calmants moins toxiques, et c'est le soir que je fais commencer la morphine, en donnant une piqûre 0,02 pour la nuit.

Je ne fais jamais faire de piqûres plus faibles que 0,02. En abaissant trop la dose de début on donne au malade tous les ennuis de la morphine sans en obtenir l'action calmante, seule raison d'être du médicament.

Quand le malade se réveille la nuit et souffre vers trois heures du matin, je fais faire une deuxième piqûre à ce moment, mais toujours en laissant la journée sans morphine.

Je crois la méthode des piqûres faibles et fréquentes déplorable. Le malade souffre de nausées et n'est jamais complètement soulagé de sa douleur; à mon avis ou bien il ne faut pas donner de morphine ou il faut en donner une dose suffisante pour que le sommeil soit immédiat et réparateur.

Un malade qui a passé une nuit sans sommeil, souffrant cruellement, est si épuisé et découragé le matin qu'on ne peut lui demander aucun effort; si, au contraire, on a su lui ménager un repos presque complet on pourra l'intéresser et l'occuper pendant la journée et lui demander de supporter jusqu'au soir des douleurs sourdes et acceptables. La dose de 0,02 centigrammes garde son efficacité parfois très longtemps, mais bien entendu, on est peu à peu forcé de céder; il faut donner une piqûre vers midi pour permettre de passer l'après-midi, puis enfin on arrive à quatre piqûres par jour, mais jamais je ne veux dépasser ce chiffre.

S'il est besoin de faire ces piqûres très fortes, on donne 0,04 ou 0,06 centigrammes dans chacune, mais on ne renouvelle pas avant l'heure prescrite.

Le morphinomane est, en général, un nerveux sans volonté, qui cède à une impulsion dès qu'elle se fait sentir et tombe sous l'influence de la morphine comme il tomberait sous celle du tabac ou de l'alcool; mais pour les malades dont nous parlons leur volonté, aidée de celle du chirurgien, résiste suffisamment pour accepter la règle imposée et s'en contenter.

Dès l'instant que l'on s'éloigne de cette règle on est perdu; le malade réclame un piqûre une heure après avoir reçu la précédente, on fait à une femme déjà accoutumée au poison des injections de 0,01 centigramme sans aucune valeur, qui ne la soulagent pas et l'intoxiquent tout comme les injections plus fortes et plus espacées, qui ont du moins une action bienfaisante de repos.

Quant au danger de l'alcaloïde chez une cachectique dont le rein et le foie fonctionnent mal, je n'ai jamais constaté et, loin de croire la morphine nuisible aux cancéreux, je crois, comme Ménétrier[1], qu'elle améliore leur état général, les soutient et prolonge leur vie.

Quant les phénomènes urémiques s'installent il faut diminuer la dose, mais à cette période terminale les douleurs sont moindres, la nécessité de la morphine se fait moins sentir; jamais, dans une expérience déjà longue de ce traitement, je n'ai vu une injection de morphine trop forte hâter la fin d'une cachectique.

Nous avons tenté à l'asile Saint-Vincent de soulager les malades atteintes de cancer utérin inopérable, par les injections épidurales de cocaïne que Sicard a employées avec succès dans la sciatique.

Les résultats ont été variables. Il est certain que l'on peut obtenir ainsi une journée de repos; mais je n'ai pas vu l'analgésie se prolonger beaucoup plus que celle de la morphine en injections sous-cutanées.

En général, le résultat obtenu est moins durable et comme

1. Menetrier, *Cancer*, Paris, 1909, p. 656.

l'accoutumance à la cocaïne est au moins aussi nuisible que l'habitude de la morphine, je ne vois aucun avantage à substituer l'injection épidurale à l'injection sous-cutanée.

Dans les cas de cancers de la langue et de la bouche l'injection d'alcool dans le ganglion de Gasser, telle qu'on la pratique pour les névralgies du trijumeau, paraît avoir été suivie de bons résultats (Wilfrid Harris, *Lancet*), mais je n'en ai aucune expérience.

Pour le cas des cancers très étalés et superficiels comme le cancer en cuirasse de Dupuytren, il y aurait lieu de tenter l'emploi de la pechblende qui a donné des résultats satisfaisants au Middlesex Hospital en décongestionnant la peau et diminuant la douleur causée par l'infiltration cutanée. Cette poudre radio-active du minerai dont on extrait le radium était appliquée, soit dans de petits sacs, soit entre deux films de collodion, soit incorporée à un collodion flexible dont on badigeonnait les plaies.

Les douleurs superficielles ont paru très calmées, mais il n'y a pas eu d'action sur les douleurs dues à la compression profonde.

De même l'emploi de la diathermie à chaleur douce, qui a réussi entre les mains de Czerny, pourrait donner de bons résultats en étalant sur toute la surface de la tumeur une substance bonne conductrice comme l'or mussif délayé dans l'eau salée que recommande Doyen.

La douleur calmée il faut soutenir l'état général, se rappeler que les cachectiques sont des anémiques et que cette anémie est encore augmentée par les pertes de sang si fréquentes chez ces malades.

Or un des meilleurs remèdes contre l'anémie est certainement le sérum de Hayem à petites doses journalières de 50 grammes à 150 grammes, et j'ai toujours vu de bons résultats de son emploi, d'autant plus que c'est là un excellent diurétique et que nous devons surveiller avec soin la diurèse chez les cancéreuses inopérables, surtout lorsqu'il s'agit d'un cancer utérin.

L'urémie est la fin naturelle des cancéreuses utérines, comme on le sait; mais ce qu'on sait moins, c'est que cette urémie est parfaitement curable pour un temps, et que l'emploi judicieux du sérum et de la théobromine fait reparaître souvent la sécrétion urinaire chez une malade anurique depuis un ou deux jours lorsqu'il n'y a pas compression absolue des uretères.

Le point important est d'agir vite, il faut donc, dès qu'une malade atteinte de cancer utérin éprouve des nausées, examiner les urines et constater leur abondance, souvent on les trouvera très diminuées et on reconnaîtra une crise d'urémie débutante qui disparaîtra si elle est traitée et si elle est la première.

De même que je crois utile, les petites doses de sérum de Hayem, de même je crois que l'on peut tenter l'emploi des sérums soi-disant curateurs.

S'ils ne paraissent pas avoir jamais guéri le cancer, tous les sérums antitoxiques ou antimicrobiens ont à leur actif des améliorations singulières.

Ils ont sur l'organisme une action inexpliquée mais réelle, parfois suffisante pour tromper l'inventeur lui-même et lui faire croire de la meilleure foi du monde qu'il a trouvé un remède spécifique.

Lorsqu'on est aussi désarmé que nous le sommes devant la marche du cancer, on n'a pas le droit de négliger la plus petite chance de soulagement ou de salut, je suis donc d'avis que, tout en repoussant avec énergie l'emploi des remèdes secrets des charlatans, nous ne devons pas décourager les malades qui veulent se soumettre aux médications nouvelles, lorsqu'elles semblent avoir une base scientifique. Il faut être prudent cependant : certains sérums, celui de Coley en particulier pourtant actif parfois contre les sarcomes ou la cancroïdine de Schmitt, apportent dans l'organisme une telle perturbation, causent de tels accès de fièvre, que leur emploi chez des malades affaiblis et cachectiques est dangereux.

De plus les injections en sont fort douloureuses et il est inutile d'imposer ces douleurs, lorsque la généralisation assure de leur inefficacité.

L'hygiène prend chez les cancéreux une importance capitale et se résume en deux mots : l'air et la propreté. Dans le traitement des incurables, les plus petits détails ont leur valeur, telle malade atteinte de fistule urinaire, couverte d'érythème sur un lit aux draps toujours souillés et un matelas infect, sera immédiatement soulagée par l'usage du matelas d'eau perforé, qui permettra des lavages fréquents et la désinfection.

Il est surprenant de voir l'amélioration que de simples soins de propreté peuvent donner à l'état général des incurables qui entrent

à l'asile, aussi faut-il attacher une grande importance à ces détails
et exiger qu'une malade, même mourante, même comateuse, ne soit
négligée en rien.

Le médecin ne doit d'ailleurs jamais ouvertement admettre que
la partie soit perdue et donner cette mentalité à ses aides.

Le mot d'incurable ne doit pas exister pour lui ; le jour où il l'a
prononcé devant un inopérable, toute résistance morale est vaincue ;
le malade se laisse dominer par l'idée fixe de son mal et il n'est plus
possible de l'en distraire.

C'est ce à quoi il faut tendre pourtant ; visites des amis, consola-
tions religieuses, distractions, tout peut et doit être encouragé, à
condition que les personnes qui approchent le malade ne le dépri-
ment pas maladroitement.

Conclusion. — Pour les malades pauvres, atteintes d'un cancer
inopérable, surtout lorsque ce cancer est ulcéré et nécessite des
pansements, le soulagement pendant les derniers mois n'est possible que par l'hospitalisation.

Cette hospitalisation doit différer des services ordinaires des
hôpitaux en ce que la règle doit y être moins sévère, l'alimentation
plus facile à varier, les visites admises et encouragées.

Pour que l'œuvre charitable remplisse son but complet, il faut
en faire un centre d'études scientifiques, et annexer l'asile d'incurables à un service actif et à un laboratoire, c'est là le seul moyen
d'éviter le découragement général.

Comme je l'ai écrit il y a cinq ans, l'hôpital pour l'étude et le traitement du cancer est nécessaire à Paris, car il répond au double
besoin d'assistance charitable à laquelle les établissements existants
ne peuvent suffire, et de recherches scientifiques qu'on ne peut
mener à bien qu'au chevet des malades.

Pour résoudre cette question, l'Association française pour l'étude
du cancer peut avoir un rôle fort utile, en centralisant les fonds
recueillis, et, tant qu'un don important ne lui permettra pas de
créer de toutes pièces un Institut pour l'étude et le traitement du
cancer, en encourageant par son appui moral et financier les travaux scientifiques dans les établissements charitables qui existent
déjà.

PARASITISME ET TUMEURS

Par A. BORREL

La question du cancer est entrée depuis quelques années dans la voie expérimentale et il a été démontré que les tumeurs cancéreuses peuvent être transplantées « *indéfiniment* », lorsqu'on insère des fragments de tumeur sous la peau d'animaux de même espèce, de même variété, vivant dans des conditions aussi identiques que possible.

Cette notion de la « pérennité » de la cellule cancéreuse a permis de définir le processus cancéreux et les tumeurs malignes. Sarcomes, chondromes, adéno-carcinomes ou épithéliomas de la mâchoire, chez la souris ou chez le rat ou chez le chien ont pu être greffés avec succès, tandis que des tumeurs du type bénin, par exemple des adénomes de la mamelle chez le rat, ayant pris cependant chez le porteur initial un développement énorme, sont restées stériles à la transplantation, faite dans les meilleures conditions : la résorption de ces tumeurs bénignes se produit comme celle de tissus purement embryonnaires, tandis que les tissus cancéreux portent avec eux le pouvoir de croître indéfiniment.

Dans toutes les expériences de transplantation faites jusqu'ici, la cellule cancéreuse vivante a toujours été indispensable, on a réalisé simplement des greffes ; et, malheureusement, cette constatation a éloigné encore davantage la plupart des chercheurs de la théorie parasitaire des cancers.

C'est contre cette tendance que je voudrais réagir dans mon rapport ; j'ai toujours insisté sur le caractère très particulier de ce cancer expérimental obtenu par greffe et surtout étudié dans les laboratoires ; il ne représente que *le second acte* dans le développement d'une tumeur cancéreuse : la multiplication de la cellule cancéreuse. Or, dans les cas spontanés, cette multiplication est toujours précédée de la transformation de cellules *jusque-là normales* en cellules cancéreuses et c'est sur ce *premier acte* que doivent, à notre avis, porter les recherches si l'on veut éclaircir l'étiologie des tumeurs malignes et aboutir à une prophylaxie rationnelle.

Le mécanisme et les causes de cette transformation cancéreuse des cellules sont les côtés réellement intéressants du problème du cancer et rien ne démontre que ces cellules cancéreuses préexistent comme le veulent les théories cellulaires.

Un premier point, important au point de vue théorique, mérite d'être mis en évidence.

Dans une tumeur en voie de formation, on peut très bien constater la transformation périphérique progressive des cellules qui marque la zone d'envahissement en surface, non pas par multiplication cellulaire déplaçant les cellules voisines, mais par transformation de ces cellules voisines en cellules cancéreuses; il y a dans la plupart des cas, une morphologie cellulaire nouvelle; la cellule devenue cancéreuse se distingue très bien par son aspect plus chromatique, son protoplasma plus granuleux.

Dans le thalle cancéreux initial, les deux processus de transformation à la périphérie et de multiplication centripète marchent ensemble : la transformation cellulaire est ensuite masquée par la multiplication des cellules qui devient le processus dominant.

Dans les cancers des follicules pileux au début, on voit aussi très bien la pluralité des centres de transformation cancéreuse et on remarque des follicules pileux, à toutes les périodes de la transformation. A ce point de vue, la lésion cancéreuse, progressivement envahissante, ne se comporte pas autrement que les processus infectieux que nous connaissons; pustules ou tubercules. De pareilles constatations cadrent mal avec une théorie diathésique ou embryonnaire; elles sont plutôt en faveur de quelque cause infectieuse au développement de la tumeur. En théorie cellulaire, le processus cancéreux serait plutôt comparable à une esquisse de métamorphose, à la formation progressive d'un tissu nouveau déplaçant et remplaçant les tissus anciens; mais encore faudrait-il expliquer le primum movens, la cause de cette métamorphose et cette cause ne pourrait être que de cause externe.

Dans le même sens parlent les observations cliniques ou statis-

:tiques; la fréquence du cancer dans certaines régions, la rareté ou l'absence complète dans certains pays, la localisation de certaines formes sont des arguments importants en faveur d'une cause extérieure, étrangère à l'organisme.

Du même ordre sont les observations qui ont pu être faites avec les élevages de souris, donnant des pourcentages de tumeurs très différents ou des formes de cancers variées suivant les localités. A l'Institut Pasteur, en collaboration avec M. Bridré d'abord, puis avec M. Nègre et Mlle Cernovodeanu, au prix de grandes difficultés, nous avons eu en observation un grand nombre de souris qui ont été placées dans des conditions variées depuis plusieurs années et qui ont pu donner un certain nombre de renseignements.

Il nous a semblé que les souris placées dans des bocaux de verre relativement propres ont fourni peu de cas de cancer; dans les cages en bois, mal tenues volontairement, le pourcentage a augmenté certainement d'année en année : 0.6 p. 100 d'abord, puis 2 p. 100 et enfin cette année, l'énorme proportion de 9 p. 100 sur des souris renouvelées au fur et à mesure qu'elles disparaissaient; à un moment donné, nous avons eu plus de 2000 souris en observation, mais des épidémies intercurrentes sont venues bien souvent interrompre les observations dans les cages.

Actuellement nous avons à peine 300 souris femelles vieilles entrant en ligne de compte et certaines cages ont fourni 4, 6 et 7 cas de cancer, tandis que beaucoup d'autres sont restées constamment indemnes.

Il nous a semblé aussi qu'à certains moments de l'année, les tumeurs étaient plus fréquentes : avril-mai, septembre-octobre. Mais nous sommes encore loin d'avoir réalisé le but que nous nous étions proposé, de créer à volonté dans une cage déterminée les conditions certaines de la production des tumeurs.

Les nombreuses tumeurs que nous avons eues à notre disposition ont servi à des recherches microscopiques et nous avons surtout étudié les cas que nous avons pu saisir à un stade aussi précoce que possible.

Tout à fait jeunes, les tumeurs de la souris développées à l'aine ou à l'aisselle, points d'élection pour la piqûre des puces ou des punaises, peuvent être confondus avec des nodules kystiques simples, très fréquents dans nos cages et développés aussi aux mêmes points d'élection : aine ou aisselle. Les kystes simples sont mieux délimités, transparents à la lumière transmise, ils ne grossissent que peu, atteignant tout au plus la dimension d'un petit pois, ils durent des mois et des mois sans modification, et sans aboutir à l'ulcération. Lorsqu'il y a cancer, au contraire, le noyau est plus dur, plus irrégulier quoique aussi mobile, il y a souvent au centre de la tumeur des parties hémorragiques et l'augmentation de volume se fait très vite pour aboutir après une période plus ou moins longue à l'ulcération.

Dans les kystes ou au pourtour des kystes, dans le tissu cellulaire ou glandulaire qui les entoure, nous avons presque toujours trouvé des helminthes, cestodes dans certains cas, reconnaissables à leurs ventouses, ou nématodes, voisins des microfilaires, souvent remplis d'embryons et la formation de ces kystes, chez la souris, nous paraît liée sûrement à la présence de ces helminthes;

Dans les cas d'adéno-carcinome au début, lorsque la tumeur est à peine comme un grain de plomb n° 4, nous avons aussi trouvé plusieurs fois, au voisinage de la tumeur, dans le tissu cellulaire rempli de cellules à granulation basophiles, ou dans un capillaire, ou dans les muscles avoisinants, toujours ce nématode reconnaissable, et une fois, dans le cas d'une tumeur à peine perceptible, les coupes faites (intéressant une grande étendue de tissu cellulaire et cutané avoisinant la tumeur) nous ont montré le sillon formé par le nématode sorti de la tumeur, en exode vers la surface cutanée et l'helminthe encore présent à l'extrémité du sillon.

Ces faits sont à retenir, pour le moment je ne veux pas en tirer de conclusion ferme, mais ils sont très suggestifs dans l'hypothèse d'un nématode, chez la souris, pouvant donner ou de simples kystes ou un vrai cancer, suivant le point où il se loge ou suivant l'infection qu'il porte avec lui.

Je dois signaler aussi que de pareils helminthes ont été vus à plusieurs reprises, soit dans le poumon, soit dans les ganglions du hile pulmonaire, soit dans la circulation générale de souris atteintes de lymphome généralisé. Deux fois, avec M. Gorescu, sur deux souris mortes avec hypertrophie ganglionnaire et lésions généralisées de lymphome, nous nous sommes proposés de rechercher systématiquement les parasites et nous les avons trouvés sur les coupes après avoir débité et coupé tous les organes. Dans un cas, chez une souris, les deux types de tumeurs ont été trouvés; la souris avait un adéno-carcinome épithélial de l'aine, et une hypertrophie énorme de tous les ganglions du corps, du type lymphome.

Trouverait-on aussi fréquemment de ces nématodes chez les souris normales? je ne saurais le dire, n'ayant pas, jusqu'à présent du moins, coupé systématiquement tous les organes de pareilles souris, à cause de la difficulté de la recherche et du nombre énorme de coupes en série qu'il faut examiner.

En l'état actuel, il serait séduisant d'admettre que de tels nématodes, transportés par quelque insecte piqueur, puce, punaise ou autre, sont les supports de l'infection cancéreuse et peuvent être convoyeurs de quelque virus ou de virus variés, mais ceci n'est encore qu'une hypothèse.

Nous pouvons être beaucoup plus affirmatif au sujet d'une autre maladie cancéreuse, chez le rat : le sarcome du foie.

J'avais signalé, il y a quatre ans déjà, cette tumeur cancéreuse du rat, montré qu'elle était inoculable en série (3 passages), par greffe, et incriminé le cysticerque du t. crassicola comme cause étiologique; j'avais aussi trouvé un adéno-carcinome du rein, à peine visible au microscope, développé autour d'une poche à cysticerque; et ces observations avaient été confirmées de plusieurs côtés, par Regault, à Lyon, par Saul, à Berlin, etc.

M. Coy, à San Francisco, ayant fait l'autopsie de 100 000 rats, a décrit 18 cas de sarcome du foie et trouvé 13 fois le cysticerque présent; dans les autres cas, la tumeur était trop avancée et déliquescente.

Mon élève et ami, M. Bridré, à Tunis d'abord, puis à Alger a fait l'autopsie d'un très grand nombre de rats (8 000); il a trouvé déjà 6 cas de sarcome fuso-cellulaire du foie, avec cysticerque. Deux de ses observations sont surtout intéressantes ; l'une, dans laquelle la tumeur était développée, en pendeloque, aux dépens de la capsule de Glisson, avec cysticerque au centre de la tumeur; l'autre dans laquelle cinq jeunes cysticerques avaient, dans le même lobe du foie, donné naissance à cinq foyers sarcomateux indépendants, parfaitement reconnaissables au miscroscope, tout à fait au début de leur développement. Dans les cas de M. Bridré, à Tunis ou à Alger, la réaction cancéreuse a toujours été le sarcome fuso-cellulaire.

Récemment, à l'Institut Pasteur, j'ai eu dans l'élevage de M. Marchoux, que je remercie ici, deux cas de sarcome du foie et avant l'ouverture des tumeurs, j'avais annoncé la présence du cysticerque et le parasite n'a pas fait défaut.

Tous ces cas sont suffisamment nombreux (plus de 30) et suffisamment démonstratifs pour qu'on puisse affirmer, de par le microscope, le rôle étiologique du cysticerque.

Évidemment, il y a chez le rat beaucoup de cas d'helminthiase; beaucoup de cysticerques, présents dans le foie ou les autres organes qui ne provoquent pas la formation de sarcome; à notre avis, cela est une preuve de plus en faveur de l'hypothèse que nous soutenons de quelque virus apporté dans l'intimité des tissus par certains cysticerques et non par tous. Nous avons cherché, par les méthodes d'imprégnation à l'argent, à mettre en évidence des microbes dans le tissu de la tumeur au voisinage du parasite, et deux fois nous avons vu des microbes de type varié. On y remarque toujours des cellules bourrées de granulations noires, *cellules fumeuses* que nous ne pouvons que signaler ici, mais que l'on trouve dans beaucoup de cancers.

De même la réaction sarcomateuse n'est pas toujours du même type. La forme la plus fréquente est le sarcome fuso-cellulaire, mais nous avons eu un sarcome à cellules géantes, un sarcome à cellules épithélioïdes, déterminés par le cysticerque du même type et très différents au point de vue cellulaire : ces constatations nous paraissent intéressantes et très suggestives au point de vue de l'étiologie des tumeurs malignes et aussi au point de vue expérimental. Dans le cas particulier de ces sarcomes du foie, la comparaison avec les galles (certaines galles de l'églantier, par exemple) n'est pas dépourvue d'intérêt et il serait bon de savoir si les larves déposées au sein des tissus végétaux ne sont pas aussi la cause de quelque infection microbienne de l'arbuste.

Chez l'homme, dans un cas de sarcome du tibia, il fut trouvé une fois, exactement au centre de la tumeur, une membrane hyaline, anhyste, libre dans une cavité et qui parut bien être, une enveloppe de cestode; malheureusement le cysticerque ne put être constaté; mais il est probable que dans des cas favorables de tumeurs jeunes, de tels parasites seront rencontrés chez l'homme.

Je signalerai encore, comme autre observation intéressante, un cancer épithélial de l'épiploon chez le lapin qui nous a été fourni par M. Petit, d'Alfort, développé aux dépens de lobules pancréatiques aberrants, dans lequel le rôle des cysticerques a aussi paru évident à l'examen histologique. Comme les lapins sont souvent infectés de cysticerques, des essais d'inoculation virulente à la faveur de l'infection helminthique pourront peut-être être tentés.

Mais les endo-parasites, les helminthes ne sont pas les seuls porte-virus, capables de localiser une infection cancéreuse. — Nous avions déjà pensé jadis aux ecto-parasites, aux acariens; nous avions signalé les cancroïdes développés chez le rat ou chez le lapin.

Chez la souris, on rencontre aussi une affection cutanée, caractérisée par des sortes de verrues rosées, papillaires développées sur différentes parties du corps; la lésion est un adénome des glandes sébacées, et dans les formes de début, on constate la présence d'un acarien spécial, qui n'a pas été déterminé.

Chez le chien, pour le lympho-sarcome de la vulve, nous avons attribué un rôle important aux acariens. L'examen que nous avons pu faire d'une tumeur de la vulve, à peine grosse comme une noisette, est tout à fait en faveur de cette interprétation; j'ai déjà donné la description et des dessins de ce cas.

Depuis, l'étude du cancer de la face chez l'homme nous a encore confirmé dans l'hypothèse que certains acariens, les Demodex, en particulier, devaient jouer un rôle important d'agents localisateurs.

On a toujours choisi pour cette étude, faite en collaboration avec MM. Gastinel et Gorescu, les cas d'épithélioma tout à fait jeunes, à l'état naissant, à la période de transformation du tissu normal en tissu cancéreux, *dè vrais cancers microscopiques*, et seuls ces cas doivent être retenus. Très intéressants surtout sont les sujets atteints d'*Epithéliomatose* chez lesquels on voit l'ensemencement du cancer se faire en différents points de la face comme autant de *foyers de réinoculation* et dans tous les cas, des acariens en grand nombre ont pu être mis en évidence dans les follicules pileux en voie de transformation ou dans les glandes sébacées correspondant au poil atteint.

Plusieurs fois j'ai eu la chance de rencontrer, dans un cancer initial de la face, des parasites ayant pénétré par effraction dans le tissu sous-épidermique, et là donné naissance à une réaction mésodermique à cellules géantes, une sorte de véritable granulome. Ces granulomes à cellules géantes sont assez fréquents à la périphérie des cancers épithéliaux; ici la cause du granulome et probablement aussi le primum movens du développement du cancer était visible et parfaitement reconnaissable.

Sur les coupes en série, on voit bien que le cancer du poil commence toujours par des digitations cancéreuses au niveau de l'insertion de la glande sébacée et c'est par là que passent les parasites qui envahissent et colonisent les glandes sébacées; il n'est pas rare de constater 20, 25 parasites ou larves dans une seule glande.

Le cancer de la face se développe surtout chez les personnes de classe inférieure qui ne se lavent que peu ou pas du tout, aux points d'élection des Demodex : le nez, les oreilles, la région malaire, et à un âge ou le tissu épidermique relâché, laisse béants les orifices des follicules ou des verrues séborrhéiques : c'est l'âge de la « crasse des vieillards ».

Les Demodex jouent certainement un rôle important dans l'étiologie des cancers du poil.

J'ai signalé aussi, mais sans en tirer de conclusion ferme, la fréquence de l'infection à Demodex du mamelon chez les femmes cancéreuses; il m'a été impossible jusqu'à présent de démontrer leur rôle possible dans la formation de certains cancers du sein, et n'ai jamais pu constater de parasites ou de larves dans les conduits galactophores kystiques des cancers au début. Ces formations kystiques sont constantes dans tous les cancers du sein; elles sont plus visibles dans les noyaux de début; tantôt le kyste est rempli d'arborescences dendritiques recouvertes d'un épithélium à grosses cellules, denses, chromatiques, granuleuses; tantôt il est formé de débris cellulaires plus ou moins nécrosés; tantôt, et c'est le cas le plus fréquent, le kyste est rempli de grosses cellules vacuolaires, d'origine mésodermique, conglomérées en cellules géantes et on remarque dans la paroi du kyste et dans le tissu conjonctif environnant les mêmes cellules vacuolaires ou pigmentaires; le tout donne bien l'impression d'une réaction cellulaire infectieuse

Certains auteurs ont mal compris notre pensée et nous ont fait dire que les Demodex ou autres acariens étaient les parasites du

cancer. Or nous avons nous-mêmes eu grand soin de faire
remarquer que beaucoup de personnes saines, la grande majorité,
présentaient des Demodex aux points d'élection et en nombre
considérable : des centaines par centimètre carré de peau ; un tel
parasitisme ne nous paraît pas négligeable, mais dans notre hypothèse il faut que ces Demodex soient les convoyeurs d'un virus
tout comme doivent être infectés les cysticerques du sarcome du
foie.

La comparaison avec le tétanos s'impose ; de ce que le *clou* des
rues est souvent la cause occasionnelle du tétanos, on n'a jamais
tiré la conclusion que le clou est le parasite du tétanos. Seul, le
microbe tétanique ne se serait pas développé ; il se développe lorsqu'il est porté par un corps étranger dans l'intimité des tissus.

Pour le cancer, il en est souvent de même, les observations ne
manquent pas, en clinique, de tumeurs cancéreuses développées à
la suite de traumatismes, de blessures par corps étrangers servant
de porte-virus.

Nous en avons eu personnellement une observation très démonstrative : un chien sur le point d'être opéré de fistule pancréatique
par M. Frouin fut trouvé atteint de cancer du pancréas, un cancer
épithélial qui avait les dimensions d'un œuf de poule ; après laparotomie, on constata, au contact intime de la tumeur pancréatique,
une tumeur mésodermique de l'épiploon adhérente au pancréas et
exactement au centre de la tumeur de l'épiploon, *une aiguille
rouillée* ; les traces de l'aiguille étaient marquées dans la tumeur du
pancréas par des résidus de nature minérale : les chiens avalent
souvent des aiguilles ; cette fois seulement l'aiguille avait inoculé
un cancer, et cela encore est suggestif au point de vue expérimental.

M. Gosset, professeur agrégé, nous a remis il y a quelques mois
une pièce fort intéressante, prélevée chirurgicalement chez un
malade qui avait eu d'abord des accidents graves d'occlusion intestinale ; après trois mois, nouvelle crise d'obstruction absolument
menaçante et opération. Il s'agissait d'un cancer de l'intestin au
début, formant étranglement et exactement au centre de la tumeur
se trouvait une grosse écharde de nature végétale, profondément
implantée.

Tous ces faits cadrent avec la théorie que nous soutenons du
cancer non inoculable directement, mais inoculable à la faveur de

causes adjuvantes qui peuvent être très variées. L'action des
rayons X, la transformation de radiodermites en cancers épithéliaux vrais est bien connue maintenant.

Les observations rapportées par Bashford au sujet des indigènes
du Kashmir et des brûlures chroniques localisant un épithélioma
rentrent dans le même cadre. Cancers développés, chez les fumeurs,
chez les paraffineurs, sur des ulcérations chroniques, cancers développés sur des lésions syphilitiques, sur des nævi, sur le xeroderma
pigmentosum s'expliquent pour nous très bien *par une infection
surajoutée, au niveau d'un terrain naturellement ou accidentellement
préparé.* Ces causes favorisantes si variées impliquent l'existence
d'un ou de plusieurs virus cancéreux ou peut-être même d'associations microbiennes qui restent à mettre en évidence par l'inoculation. Ces virus ne sont pas directement inoculables, probablement parce que l'organisme normal, non préparé par une cause
adjuvante, n'a pas de cellules réceptrices pour le virus cancéreux.

Nous avons essayé, avec le microscope, d'aller plus loin encore
et de rechercher quelles sont les cellules qui peuvent être intéressées, qui réagissent sous ces différentes causes.

Certaines cellules ont appelé notre attention d'une façon spéciale :
les cellules pigmentaires et leurs homologues.

Il existe à l'état normal, au niveau de la couche basale de l'épiderme ou bien au niveau de la base des poils, des cellules du type
pigmentaire ; elles sont chargées de pigment noir, seulement au
niveau des poils bruns, mais elles existent aussi avec leurs prolongements caractéristiques sur toute la surface cutanée, sous forme
de *cellules pigmentaires incolores.* Les méthodes d'imprégnation à
l'argent les démontrent admirablement tandis qu'elles passent
inaperçues par toute autre méthode. Les cellules de ce type sont
disposées en couche plus ou moins continue à la base de l'épiderme, elles ont un corps central et elles envoient de gros prolongements dendritiques qui s'insinuent très loin entre les cellules de
Malpighi et se ramifient à l'infini, chaque ramification se termine
par une sorte de calotte ou d'éteignoir qui coiffe une cellule épithéliale ; chaque cellule pigmentaire a ainsi sous sa dépendance
plusieurs colonnes de cellules malpighiennes et il semble bien que
ces cellules ont pour rôle de protéger contre la lumière les cellules

épidermiques : au soleil et au grand air, le pigment se développe
et les calottes deviennent réellement des éteignoirs. Ce dispositif
se voit au mieux dans les plumes jeunes du pigeon ou encore dans
les poils chez l'homme : la coloration du poil est due au pigment
porté par les expansions protoplasmiques de ces cellules jusqu'à
l'extrémité du poil. Quand le poil blanchit, le phénomène est dû à
la rentrée en masse des pseudopodes de la cellule et à son émigra-
tion dans le mésoderme. Ces cellules sont très sensibles à l'action
de la lumière, et probablement aussi à l'action du rayon X ; elles
sont accumulées en grand nombre dans les radiodermites et désorganisées ; désorganisées aussi au niveau des lésions syphilitiques :
d'où les syphilides pigmentaires ; leur présence en nombre énorme
au niveau des nævi et dans le xeroderma pigmentosium caractérise
ces lésions et toutes ces considérations nous conduisent à penser
que la suractivité de ces cellules, leur désorganisation, leur rentrée
en masse dans le mésoderme à une certaine période de l'existence
pourraient jouer un rôle dans l'infection cancéreuse.

Dans les cancers cutanés, dans les cancers sur radiodermites, on
les voit accumulées au niveau des papilles en voie de transformation cancéreuses ou éparses dans le tissu cellulaire sous-jacent.
Dans les cancers du sein, la méthode de l'imprégnation à l'argent
montre aussi de ces cellules ramifiées, en grand nombre dans le
stroma, surtout dans les cancers jeunes ; elles sont colorées en noir
par l'argent ou contiennent des inclusions irrégulières, fortement
colorées en noir ; des cellules homologues, vacuolaires, avec des
granulations noires en nombre immense sont aussi visibles dans
les conduits galactophores dilatés que l'on trouve dans tous les
cancers du sein au début. Là, ces cellules s'hypertrophient, leur
protoplasma se vacuolise à l'infini, elles forment de véritables
cellules géantes par conglomération, elles prennent souvent un
aspect lamellaire par pression, et ont des enclaves de cristaux de
cholestérine.

Les cancers du sein, par cette méthode de l'imprégnation à
l'argent, montrent dans leur stroma des réactions mésodermiques
intenses qui semblent indiquer une réaction des tissus vis-à-vis
de quelque cause infectieuse, et dans les cancers cutanés aussi,
l'accumulation de cellules lymphatiques, tout autour des bourgeons
cancéreux, plaide en faveur de la même hypothèse : je ne crois pas

que dans l'étude du cancer et dans la recherche d'un agent virulent, on doive limiter les investigations à la seule cellule cancéreuse épithéliale.

Irritations chroniques, épanchements sanguins, corps étrangers, rayons X, brûlures, parasites mettent en mouvement ces cellules du type pigmentaire sur la véritable origine desquelles on a tant discuté; il pourrait bien se faire qu'elles jouent un rôle comme cellules réceptrices de l'infection cancéreuse. Ce rôle est certain dans tous les cancers du type mélanique puisque ce sont ces cellules elles-mêmes qui constituent la tumeur, mais on peut se demander aussi, à un point de vue très général, si bien d'autres tumeurs, par leur stroma, ne sont pas des tumeurs plus ou moins mélaniques.

Au point de vue de l'agent virulent ou des agents virulents supposés de l'infection cancéreuse, nous avons fait aussi de nombreuses recherches soit par le Giemsa, soit par la méthode de la surcoloration sur frottis préparés, soit sur coupes par l'imprégnation à l'argent; nous avons vu bien souvent, dans les cellules, des granulations suspectes, en particulier dans le sarcome de Sticker (j'ai publié ailleurs le détail de ces recherches). Nous avons aussi noté des cellules bourrées de granulations dans les sarcomes chez l'homme, donnant par l'imprégnation l'illusion d'un corps chromidial para-nucléaire, tout comme dans les Épithélioses. Dans les sarcomes à myeloplaxes, la méthode à l'argent nous a montré des réseaux, des granulations ou des bâtonnets intra-cellulaires, très beaux, au milieu des grandes cellules pluri-nucléées, mais la véritable interprétation de toutes ces figures ne peut être donnée avec certitude; peut-être a-t-on simplement affaire à des formations, voisines des mitochondries. De même la méthode de la surcoloration démontre, soit dans les cellules du sarcome du chien, soit dans les cellules des sarcomes de l'homme, soit dans les cellules vacuolaires des cancers du sein, des granulations, des petits bâtonnets, quelquefois radiés, en nombre immense, remplissant les cellules et assez semblables comme morphologie aux éléments que nous avons décrits dans les cultures du microbe de la péripneumonie. Mais une conclusion purement morphologique n'a, à notre avis, qu'une valeur relative; nous devons dire que jusqu'ici le virus cancéreux ou les virus cancéreux, soit au point de vue de l'inoculation, soit au point de vue morphologique, restent une hypothèse séduisante.

Je serais heureux si mon rapport, en montrant toute la difficulté du sujet, laissait dans l'esprit du lecteur la conviction qu'il y a beaucoup de recherches à faire, beaucoup de voies à parcourir avant qu'on ait le droit de nier la nature parasitaire des tumeurs malignes.

Notre ignorance actuelle ne justifierait pas une pareille conclusion.

GÉNÉRALITÉS

SUR LES

TUMEURS MALIGNES DES ANIMAUX DOMESTIQUES

Par M. le professeur PETIT Gabriel,
de l'École nationale vétérinaire d'Alfort.

Cette intéressante question a déjà été traitée, il y a plus de dix ans, avec de précieuses indications bibliographiques allant de 1858 à 1899 [1], par MM. les professeurs Cadiot, Gilbert et Roger. L'article de ces auteurs tout particulièrement qualifiés est demeuré excellent, mais nous pouvons cependant aujourd'hui y ajouter quelques précisions.

Nous avons recueilli et étudié avec une véritable prédilection, depuis 1898 (et pendant de longues années en collaboration étroite avec notre éminent et regretté maître, le professeur Cornil), les tumeurs si variées qui s'observent chez les animaux, et à l'égard desquelles l'École d'Alfort représente une mine vraiment inépuisable.

Nous avons fait à leur sujet, dans diverses Sociétés savantes, mais surtout à la *Société anatomique* et à la *Société centrale de médecine vétérinaire*, un très grand nombre de communications ou présentations, ainsi que constitué laborieusement des *Collections* qu'on a bien voulu considérer comme fort intéressantes et qui représentent, dans leur ensemble, la meilleure *Leçon de choses* que l'on puisse faire, concernant la fréquence et les modalités anatomiques du cancer, chez les animaux.

I. Comparaisons des tumeurs humaines et animales. — Une première conclusion, fondamentale, à notre sens, se dégage de l'ensemble de nos recherches, portant sur une douzaine d'années :

---

1. Voy. Prof. Cadiot, *Etudes de pathologie et de clinique*, Asselin et Houzeau, édit., Paris, 1899.

c'est que *le cancer des animaux est essentiellement identique au cancer de l'Homme*, quoi qu'on en ait dit[1]. Son siège est aussi varié; ses caractères macroscopiques et microscopiques, sa pathogénie, son évolution, sa généralisation, sont absolument semblables. C'est même là une constatation au fond assez consolante, puisqu'elle laisse espérer que la facilité d'une large expérimentation sur l'animal contribuera à résoudre le difficile et passionnant problème de l'étiologie du cancer.

Contrairement à MM. Cadiot, Gilbert et Roger, qui estimaient que le cancer des animaux est, d'une façon générale, moins grave que le cancer de l'Homme, nous prétendons que cette gravité est sensiblement la même[1]. Bref, nous ne trouvons aucune différence essentielle entre les cancers humain et animal. Mais les *modalités* fort curieuses de développement qui se constatent ne manquent pas de jeter parfois une certaine clarté sur sa *pathogénie*, et contribuent à expliquer le vif et passionnant intérêt des études de pathologie comparée.

II. **Fréquence des tumeurs malignes chez les animaux. Espèces atteintes.** — Le cancer est aussi fréquent chez les Carnivores domestiques que chez l'Homme. C'est en effet chez le Chien, plus encore peut-être que chez le Chat, qu'on l'observe le plus ordinairement. Ce fait a été dès longtemps mis en évidence par les auteurs vétérinaires français (Leblanc, Trasbot, Cadiot, etc.), de même que par les étrangers. Il a servi naguère à accréditer cette erreur, très en faveur à une certaine époque dans les deux médecines, que le cancer pourrait bien être fonction de l'*alimentation carnée*. Mais l'hypothèse se trouve ruinée par l'existence fréquente du cancer chez les Herbivores.

La constatation de tumeurs malignes chez le Cheval est en effet devenue presque banale. Ce n'est pas que ces tumeurs soient plus

1. Pour quelques différences portant sur les extraits cancéreux, voir la Thèse si remarquable de Mme Girard-Mangin.

2. Il convient toutefois de reconnaître, en tant qu'exception, la bénignité *relative* du sarcome mélanique généralisé du Cheval, en regard de l'effroyable malignité de ce néoplasme dans l'espèce humaine, ce qui nous a fait penser que le sérum du Cheval mélanique jouirait peut-être de propriétés *antinéoplasiques* à utiliser chez l'Homme, ne serait-ce qu'à l'égard du sarcome mélanique lui-même. Nous nous proposons de vérifier cette idée dès que l'occasion s'en offrira. (Voir notre Mémoire sur les *Sarcomes mélaniques*, ayant obtenu le *prix Daudet 1908*, à l'Académie de médecine.)

fréquentes aujourd'hui qu'autrefois ; mais on s'y intéresse davantage, on sait mieux les recueillir et les étudier, on les laisse moins perdre, et les Chaires d'anatomie pathologique de nos Écoles vétérinaires, notamment, savent tirer le parti qu'il convient de ces documents précieux, autrefois négligés.

Elles ne sont pas très rares non plus chez le Bœuf, et mon collègue M. Moussu en parle dans son *Traité des maladies du Bétail*.

Nous connaissons moins, parce que nous n'avons pas souvent l'occasion d'autopsier ces animaux à Alfort, le cancer du Mouton, de la Chèvre et du Porc. Mais quelques observations en ont été recueillies et les vétérinaires-inspecteurs des viandes seraient bien placés pour les rechercher et nous renseigner sur leur degré de fréquence.

Les Rongeurs eux-mêmes peuvent être atteints de tumeurs malignes. C'est ainsi que nous avons vu un *épithéliome primitif du poumon* chez le Lapin et que nous avons d'autre part présenté à l'Association française pour l'étude du cancer, un cas d'*épithéliome pancréatique aberrant*, développé dans l'épiploon du Lapin, lequel a beaucoup intéressé M. Borrel, à cause de sa coexistence avec des Cysticerques englobés.

Comme nous n'avons à envisager que les animaux domestiques, nous négligeons complètement, bien qu'à regret, le cancer inoculable de la Souris et du Rat, auquel de si remarquables travaux, notamment ceux du professeur Ehrlich, de MM. Borrel et Bridré, de MM. Pierre Marie et Clunet, de M. Doyen, etc., ont été consacrés.

Il n'est pas jusqu'aux Oiseaux de basse-cour qui puissent être assez souvent atteints de cancer, et leur *ovaire*, chose curieuse, semble représenter, comme nous l'avons également montré à l'Association, un siège de prédilection, mais non un siège exclusif, car nous avons observé, chez la Poule, le cancer de l'oviducte, celui de l'intestin, du foie, etc.

Par conséquent si les tumeurs malignes sont d'une fréquence marquée chez les Carnivores, elles se rencontrent, avec des caractères d'ailleurs sensiblement identiques, chez tous les Mammifères, et même chez les Oiseaux.

Nous n'avons pas eu l'occasion d'étudier les tumeurs des Poissons (non plus que celles des végétaux), et nous ignorons complètement si elles sont vraiment identifiables à celles des Mammifères et des Oiseaux.

- Quoi qu'il en soit, le cancer nous apparaît, dès à présent, comme une maladie susceptible de frapper mortellement, sous l'influence probable des mêmes causes à découvrir, *la totalité des êtres vivants.*

III. **Statistiques du cancer chez les animaux.** — Nous n'avons pas encore eu le temps matériel de dresser la liste, complète et détaillée, des tumeurs malignes que nous avons observées, en nombre considérable, depuis plus de dix ans. Cette statistique est du reste d'un établissement assez difficile, car elle devrait comprendre aussi bien les tumeurs que nous avons diagnostiquées pour ainsi dire au jour le jour, et dont on ne nous envoyait que des fragments, que celles plus complètement examinées de nos autopsies personnelles.

On pourrait, en attendant, s'inspirer des documents publiés par divers auteurs, par le professeur Cadiot, en particulier, pour ce qui est de la clinique de l'École d'Alfort [1], ainsi que par les professeurs Casper, Fröhner, Johne, etc., en Allemagne, pour ne parler que de ceux-ci. Ces statistiques diffèrent assez sensiblement, ce qui ne surprendra personne, si l'on songe à la difficulté qui s'attache, histologiquement parlant, à leur établissement rigoureux.

Ne leur accordons donc qu'une importance relative.

Elles suffiraient néanmoins, à défaut d'autre mérite, pour démontrer la fréquence, autrefois insoupçonnée, du cancer chez tous les animaux.

IV. **Variétés de tumeurs malignes observées. Influence de l'âge, du sexe.** — Nous pensons avoir retrouvé chez l'animal toutes les variétés de tumeurs malignes observées chez l'Homme, voire même des variétés nouvelles. C'est que, comme chez ce dernier, tous les épithéliums de recouvrement et glandulaires peuvent être le point de départ d'un épithéliome, et tous les stromas conjonctifs peuvent donner naissance à un sarcome. D'autre part, certaines tumeurs, dont nous avons constaté plusieurs exemples, revêtent *une* DOUBLE *et incontestable malignité*, jusque dans leurs métastases; nous voulons parler des *sarco-épithéliomes* (*Bull. de la Soc. centr. de méd. vétér.*, février 1908).

1. Voy. Cadiot. *Études de pathologie et de clinique*, p. 587.

Nous avons pu vérifier l'étroitesse relative de la loi de *Spécificité cellulaire*. Mais il nous est impossible de dire, comme s'il s'agissait de l'Homme, si la fréquence du sarcome l'emporte d'une manière générale sur celle de l'épithéliome, ou inversement.

D'autre part, la vie des animaux est souvent si brève que les observations portant sur la jeunesse et la vieillesse n'ont qu'une valeur très approximative. Néanmoins, il n'est pas douteux que les tumeurs sont plus fréquentes chez les sujets d'un certain âge que chez les jeunes. Ainsi, le cancer du sein s'observera de préférence chez les vieilles chiennes, ayant plusieurs fois allaité. Mais nous ne possédons pas de documents formels qui nous permettent de déclarer que le sarcome s'observe *ordinairement* chez les jeunes animaux et l'épithéliome au contraire chez les vieux. Nous avons noté, à cet égard, les plus grandes variations.

Rien de bien particulier non plus en ce qui concerne l'*influence du sexe*, sauf, naturellement, pour les tumeurs des mamelles, qui sont, chez les Carnivores, *extrêmement* fréquentes.

On observe également des *chondromes*, dont nous avons recueilli de remarquables exemples chez les mammifères, et même chez les Oiseaux, en dehors, bien entendu, des tumeurs mixtes et des embryomes ou tératomes, susceptibles de contenir tous les tissus de la famille conjonctive et de subir, à vrai dire exceptionnellement, la transformation maligne.

Nous avons acquis cette conviction que tous les chondromes qui se généralisent sont, initialement, des *chondro-sarcomes*[1], ou mieux des sarcomes dont les cellules marquent une tendance à l'*encapsulation*, autrement dit à l'évolution cartilagineuse. Ce n'est évidemment pas du cartilage adulte que le sang transportera dans le poumon, par exemple, et quelquefois dans le myocarde, ainsi que nous l'avons vu, mais bien des cellules sarcomateuses très actives encore et que leurs *potentialités acquises* feront évoluer, après leur essaimage, vers la formation de blocs cartilagineux, tout comme un cartilage normal dérive du tissu conjonctif embryonnaire. Il s'agit donc, dans ce cas, d'un fait de simple métaplasie tumorale, pas autre chose.

---

1. G. Petit. Généralisation au poumon d'un chondro-sarcome intestinal du chien. Considérations sur le mode de généralisation des chondromes, *Soc. anatom.*, 26 mai 1905.

Les *lymphadénomes*, si l'on veut continuer à les décrire avec les tumeurs malignes, s'observent, avec ou sans splénomégalie, chez tous les animaux domestiques. De même, la lymphadénie peut être leucémique ou aleucémique, comme nous l'avons personnellement constaté.

Sans aucun succès, nous avons injecté il y a quelques mois — expérience intéressante — dans le péritoine d'un Chien sain, 250 centimètres cubes de sang pris dans la fémorale d'un autre Chien, agonisant d'une lymphadénie (aleucémique) des plus caractérisée. Le chien expérimenté, que nous avons toujours en observation, n'a pas présenté le plus léger trouble, la moindre réaction péritonéale, alors que nous espérions transmettre peut-être la maladie.

En résumé, toutes les variétés anatomiques et histologiques, possibles et imaginables, de tumeurs malignes ont été rencontrées par nous chez les animaux, et il n'est peut-être pas, à l'heure actuelle, de fait relatif aux tumeurs de l'Homme qui n'ait été retrouvé en pathologie comparée, ce qui confirme notre opinion sur *l'identité générale des néoplasmes malins, dans toutes les espèces.*

V. L'hérédité et la contagiosité du cancer. Greffes cancéreuses chez les animaux. La question du terrain. — On sait combien la *théorie de l'hérédité* est actuellement battue en brèche. Si l'hérédité du cancer était réelle, nous devrions l'observer chez les animaux plus facilement que chez l'Homme, car leur vie est, en principe, beaucoup plus éphémère que la nôtre. C'est ainsi que le Chien, chez qui le cancer est si fréquent, n'atteint guère que l'âge de quinze à vingt ans, au grand maximum. Pendant de nombreuses années, la chienne peut avoir des petits deux fois par an. Une de nos chiennes, qui n'a que dix ans, a déjà eu plus de soixante chiens! Dans ces conditions, il semble bien que l'on pourrait faire des constatations précises, relatives à l'hérédité du cancer.

Au fond, c'est très difficile, car on suivra, à travers la descendance, les familles animales beaucoup moins aisément encore que les familles humaines.

En tout cas, nous pouvons dire qu'il n'existe, à notre connaissance, *aucune observation probante de transmission héréditaire du cancer chez les animaux.*

Même chose en ce qui concerne la *contagiosité* du cancer, chez les animaux *domestiques*; tout au moins, car nous laissons de côté les élevages de souris cancéreuses, au sujet desquels M. Borrel nous a apporté des éclaircissements définitifs. Mais le cancer de la souris, inoculable et contagieux, est tout particulier, et les conclusions résultant de son étude si attrayante sont assez loin de s'appliquer au cancer des autres espèces.

De très nombreuses tentatives de *greffes cancéreuses* ont été faites autrefois, à la clinique d'Alfort, par Trasbot, puis Cadiot, seul ou en collaboration avec MM. Gilbert et Roger. *Toutes les tentatives faites pour transmettre le cancer de l'Homme au Chien, du Chien au Chien, du Chien au Lapin ou à la Poule ont constamment échoué.* Ces auteurs n'ont pas davantage réussi à greffer le cancer *sur le malade lui-même*. Ils sont parvenus, après Duplay et Cazin, à transmettre au Chien des végétations, sortes de crêtes de coq, qui se développent fréquemment sur la verge et qu'on sait inoculables par le coït. Mais il s'agit d'une lésion bien spéciale! Plusieurs fois nous l'avons étudiée; elle rappelle évidemment la structure d'un sarcome globo-cellulaire (plutôt que d'un lympho-sarcome comme le voudraient certains auteurs), mais il n'est pas certain qu'il ne s'agisse pas de simples végétations inflammatoires, d'apect tumoral, et qui jamais, du reste, ne se généralisent.

Il existe cependant quelques rares faits, *incontestables*, de *réussites de greffes*, spontanées ou expérimentales, *de son propre cancer*, à l'individu cancéreux. Je citerai le travail que nous avons publié en collaboration avec Borrel sur l'inoculation positive, dans la mamelle et dans la conjonctive d'une Jument, de son propre épithélioma branchial[1]; la note que nous avons également publiée l'année dernière à l'Association sur un cas de greffe *spontanée* d'un cancer de la mamelle à la face interne de la cuisse, chez une Chienne; et l'observation de Bridré, parue l'année dernière dans nos *Bulletins*. Mais, dans son cas, il s'agissait de sarcome (Voir *Bull. de l'Association*, 1909, p. 198).

Nous projetons de réaliser des *inoculations croisées* : Deux Chiennes ou deux Chattes, par exemple, atteintes l'une et l'autre de cancer de la mamelle, *histologiquement démontré*, étant données ;

---

1. *Recueil de méd. vétér.*, 15 août 1907 et Société anatomique.

1° Pratiquer, chez chacun des deux sujets, des inoculations de son propre cancer;

2° Inoculer en même temps à chacun des sujets le cancer de l'autre.

Nous ne serions pas surpris de réussir cette double greffe, car le cancer est peut-être inoculable, non seulement à l'individu qui le porte, mais aussi à un sujet de même espèce, ou d'espèce différente, *cancéreux lui-même*. C'est à voir, la question du *terrain* nous paraissant fondamentale, en matière de cancer, au point que, selon nous, les recherches relatives à la prévention et à la thérapeutique devraient s'orienter résolument vers la modification de ce terrain, en la supposant possible! Car il n'est pas douteux qu'il y ait des individus *prédisposés* au cancer, et s'ils le sont, c'est en vertu du terrain qu'ils réalisent (arthritisme et cancer). On s'expliquerait assez facilement la transmission héréditaire d'une simple prédisposition, comme pour certaines maladies virulentes, et à cela pourrait bien se borner le problème de l'hérédité cancéreuse....

Quoi qu'il en soit, cette hypothèse relative à la réussite possible de greffes du cancer à des individus différents, mais cancéreux eux-mêmes, peut être fertile en résultats expérimentaux de toute première importance.

VI. **Les états précancéreux envisagés chez les animaux** (*Inflammation chronique. Lésions parasitaires. Adénomes*). — L'inflammation chronique fait parfois, chez l'animal comme chez l'Homme, « le lit au cancer ». « Les cancers primitifs apparaissent généralement au niveau des organes glandulaires ou sur les parties externes exposées à des irritations mécaniques.... Mais l'influence isolée du traumatisme ne suffit pas à créer des tumeurs; l'observation tend à l'établir; les expériences que nous avons faites en témoignent également. Sur plusieurs Chiennes vieilles et eczémateuses, nous avons pratiqué des irritations mécaniques des mamelles; ces glandes ont été, tous les jours ou tous les deux jours, comprimées et contusionnées au moyen d'une forte pince en bois; bien que les expériences aient été prolongées pendant des mois, jamais nous n'avons obtenu de néoplasmes; deux fois seulement il s'est produit un abcès. » (Cadiot. — *Études de pathologie et de clinique.*)

Nous avons présenté à l'Association du cancer et à la Société centrale de médecine vétérinaire (1908, p. 296) un cas de cancer du cul-de-sac œsophagien de l'estomac du cheval, lié à la présence d'un *phlegmon ancien* que nous avons considéré comme une *lésion précancéreuse.*

A ce sujet, il convient de remarquer que le cancer du cul-de-sac gauche de l'estomac du cheval (épithéliome pavimenteux), lequel cul-de-sac est tapissé par un prolongement de la muqueuse œsophagienne, est relativement fréquent, tandis que le cancer gastrique proprement dit (épithéliome cylindrique) est au contraire d'une exceptionnelle rareté. Or, et ceci plaira à notre très estimé et savant collègue, M. Borrel, ce même cul-de-sac de l'estomac est, comme il le sait bien, le siège très habituel de fixation de *larves d'Œstres*, qui peuvent y exister en colonies de plusieurs centaines, provoquant ainsi une incontestable irritation. Chaque larve est profondément implantée dans la muqueuse, creusée à son endroit d'une véritable cupule. Les coupes de ces petits, quoique assez profonds ulcères, montrent une *leucoplasie* intense du voisinage, quelquefois de véritables formations papillomateuses, avec des bourgeons épithéliaux pourvus de globes épidermiques *se ramifiant dans le chorion* et rappelant, à s'y méprendre, le *début* du développement du cancer [1].

Y a-t-il vraiment une relation de cause à effet entre le cancer de l'estomac du Cheval et l'irritation, en quelque sorte précancéreuse, engendrée par les larves d'Œstres? C'est fort possible; mais nous ne serions pas, même en acceptant cette hypothèse, autorisé à dire que les larves en question transportent ou inoculent un *virus cancéreux* qui reste à démontrer....

En ce qui concerne le rôle joué par les *Acariens*, sur lequel M. Borrel s'est si complaisamment étendu, et, on peut le dire, d'une manière vraiment si troublante, je ne puis apporter aucun document personnel, c'est-à-dire que je n'ai jamais noté la présence de Démodex dans les cancers cutanés que j'ai étudiés chez les animaux, chez le Chien surtout, où les Démodex abondent (produisant même cette très grave *acariase* qu'on appelle la gale démodécique ou folliculaire). Mais je citerai, par contre, l'observation de mon excellent collègue, M. Cadiot, qui constata, chez une vieille Chienne, « des tumeurs de la vulve qui avaient déformé le

1. Voir G. Petit, *Bull. de la Soc. centr. de méd. vétér.*, 1907.

vagin et, en plusieurs points, avaient perforé ses parois. L'examen microscopique montra que ces productions étaient formées de cellules rondes, *au milieu desquelles on trouvait des Acares* ».

Pour ce qui est des *Cysticerques*, enfin, nous rappellerons notre observation relative à un *cancer épiploïque du Lapin*, né, semble-t-il, d'ébauches pancréatiques accessoires, et qui englobait de nombreux Cysticerques. Nous n'y voulûmes voir, à cause de la *fréquence de ces larves* dans l'épiploon du Lapin, qu'une pure coïncidence, alors que M. Borrel y vit, peut-être avec raison, autre chose. Notre collègue a d'ailleurs soigneusement colligé tous les cas de coexistence du cancer avec la cysticercose chez les animaux, puisque pareils faits n'ont pas encore été constatés chez l'Homme.

Pour en terminer avec cette passionnante question des états précancéreux, que nous ne faisons bien entendu qu'ébaucher, citons quelques faits, comparables à ceux recueillis chez l'Homme par notre savant collègue M. Menetrier, de *transformation d'adénomes en cancers*. C'est ainsi que nous avons recueilli des exemples probants de *dégénérescence* cancéreuse du goitre, c'est-à-dire de l'adénome thyroïdien, chez les animaux[1]. Puis plusieurs cas d'évolution tantôt épithéliomateuse, tantôt sarcomateuse du fibro-adénome du sein, chez la Chienne[2]; d'autre part, nous avons montré à l'Association du cancer, dans sa dernière séance (juillet 1910), avec de nombreuses pièces et dessins à l'appui, plusieurs cas d'indéniable transformation en cancer (généralisé) de l'*adénome biliaire*, chez les Carnivores.

La preuve est donc faite que, chez les animaux comme chez l'Homme, les adénomes, qu'on sait ordinairement liés à l'inflammation chronique, représentent un état précancéreux des plus évident. Sur ce point comme sur tant d'autres, la pathologie comparée est d'accord avec la pathologie humaine.

VII. **Le siège primitif des tumeurs malignes chez les animaux.** — Nous avons certainement recueilli, ainsi que nos Collecons en témoignent, des exemples de tumeurs malignes primitives

---

1. Voir notre Mémoire sur les *Tumeurs du corps thyroïde*, ayant obtenu le *prix Portal 1909* à l'Académie de médecine.

2. G. Petit, *Mémoire sur l'anatomie pathologique et la pathogénie des tumeurs du sein.* — *Concours du prix Saintour*, Acad. de méd., 1910.

de la plupart des organes; mais, ne pouvant nous étendre sur ce point, bornons-nous à quelques exemples.

1° Appareil squelettique. — Citons les *fibro-sarcomes, ostéo-sarcomes* et *épithéliomes des mâchoires* (fréquents) chez le Cheval et le Chien; les *sarcomes à myéloplaxes* du Bœuf et du Chien, notamment; enfin les *chondromes* des os. Nous possédons un énorme *chondrome ossifié des côtes*, de la grosseur du tronc d'un Homme, chez le Bœuf.

2° Appareil digestif. — Les tumeurs malignes de l'appareil digestif sont très nombreuses. Pour l'intestin, les sarcomes sont plus fréquents que les épithéliomes, comme il résulte de nos observations. Tout récemment, avec M. Maja, nous avons fait connaître [1] un nouveau cas fort curieux de *sarcome de l'iléon*, avec adénopathie mésentérique et métastases péritonéales *rétrogrades*, chez un Chien, ainsi que discuté à son sujet l'expression de « lympho-sarcome » trop souvent donnée, selon nous, au sarcome intestinal.

Le *cancer gastrique* est exceptionnel, nous l'avons dit, chez les animaux. En ce qui concerne les premières voies digestives, signalons également l'absolue rareté du *cancer primitif de la langue*, que nous n'avons même jamais eu l'occasion d'observer (nous ne parlons que de l'épithéliome), et la très grande fréquence, au contraire, du *cancer des mâchoires*, né aux dépens de l'épithélium gingival plus souvent que des débris paradentaires si bien étudiés par le professeur Malassez. Ce cancer des mâchoires, d'une bénignité relative, dans le sens anatomo-pathologique du mot (parce qu'il ne se généralise qu'exceptionnellement, même aux ganglions sous-glossiens), est souvent *térébrant*, et se propage aux sinus, voire même à la cavité crânienne.

Nous avons en outre recueilli, chez les Carnivores, plusieurs *épithéliomes parotidiens*, ainsi que cinq observations d'*épithélioma branchial* chez le Chien et une autre chez une Jument, qui nous a permis justement de réaliser, avec M. Borrel, les greffes cancéreuses dont nous avons parlé. Cette localisation branchiale n'avait pas, avant nous, été signalée chez les animaux.

A mentionner en outre la fréquence du *cancer primitif et du*

1. *Bull. de la Soc. centr. de méd.*, 30 juin 1910, p. 272.

sarcome du foie, chez les divers animaux domestiques. Celui du *pancréas* est beaucoup plus rare.

Parmi les variétés non encore décrites et que nous possédons en quelque sorte en réserve, on voit assez souvent, chez le Chien, un *sarcome primitif de la rate* généralisé au péritoine et se présentant avec une physionomie telle qu'on peut en faire une véritable entité morbide.

De même, chez le Chat, nous connaissons une affection étroitetement caractérisée par un *lymphadénome annulaire pur de l'intestin grêle*, susceptible de généralisation au moins ganglionnaire et péritonéale.

Ces curieuses tumeurs feront l'objet de relations détaillées ultérieures.

3° APPAREIL RESPIRATOIRE. — L'*épithéliome pulmonaire* est fréquent chez le Chien et nous en possédons un bon nombre de pièces, mais il n'est pas exclusif à cette espèce. Rien à dire, de spécial aux animaux, concernant les métastases habituelles. Rappelons que les lésions de la clavelée pulmonaire du mouton ont été étudiées par M. Borrel dans son très remarquable travail sur les *Épithélioses*, pour montrer l'influence qu'un virus peut avoir sur la prolifération des cellules épithéliales.

4° APPAREIL GÉNITAL. — Nous avons observé le *cancer du vagin*, celui de l'*utérus*, de l'*oviducte* et de l'*ovaire*. Les kystes *prolifères* de l'ovaire, si fréquents chez la Femme, se retrouvent chez la Chienne exclusivement, ce qui est fort curieux, mais les kystes uni- ou multiloculaires, de même que les kystes para-ovariens et les kystes racémeux se voient dans toutes les espèces [1].

En ce qui concerne la *mamelle*, on rencontre, particulièrement chez la Chienne et la Chatte, toutes les variétés si nombreuses de tumeurs bénignes et malignes étudiées chez la Femme et même des *variétés nouvelles* auxquelles nous ne nous arrêtons pas, mais dont nous avons fait ressortir l'intérêt dans notre Mémoire, illustré d'environ 90 aquarelles, envoyé à l'*Académie de médecine* pour le concours du *prix Saintour* de cette année. Dans son excellent ouvrage posthume sur les *Tumeurs du sein*, le Pr Cornil a consacré de longs développements aux très nombreuses tumeurs,

____

1. G. Petit, *Semaine vétérinaire*, 1907, etc.

mixtes ou cancéreuses, que nous avons eu l'occasion d'étudier ensemble.

Chez le mâle, les tumeurs malignes de l'appareil génital ne sont pas non plus exceptionnelles. Signalons le *cancer* ou *cancroïde dù pénis*, observé chez le Cheval et absolument identique à celui de l'Homme, le *sarcome du fourreau et de la verge*, le *sarcome* et plus souvent l'*épithéliome du testicule*, aussi fréquent que le *tératome* chez les Chevaux cryptorchides.

5° APPAREIL URINAIRE. — Tout récemment, avec M. le Dr Maja, nous avons eu l'occasion d'étudier plusieurs faits de *sarcomes* ou d'*épithéliomes primitifs du rein,* généralisés au poumon, chez le Cheval et le Chien [1]. Jamais jusqu'à présent nous n'avons vu d'*hypernéphromes*.

Nous avons également observé, mais très exceptionnellement, l'*épithéliome surrénalien*. D'autre part, les *cancers de la vessie* ne sont pas très rares, chez les Herbivores et les Carnivores, ainsi qu'en témoignent nos collections et publications.

6° APPAREIL THYROÏDIEN. — Enfin nous avons pu constater d'assez nombreux cas de *cancers thyroïdiens*, aberrants ou non, chez le Cheval et le Chien, ainsi qu'un cas, demeuré unique, de *cancer* PARATHYROÏDIEN *généralisé*, chez un Chien également [2].

Telles sont, indiquées dans ce très bref résumé — et il serait fastidieux d'insister davantage — les tumeurs malignes le plus fréquemment observées par nous chez les animaux; mais beaucoup d'autres auteurs en ont signalé et en signalent journellement dans les ouvrages ou les périodiques de médecine vétérinaire, français et étrangers, apportant ainsi une fort utile contribution au progrès de l'anatomie pathologique comparée et de la pathologie générale.

CONCLUSIONS.

1. Qu'on le considère dans sa pathogénie, dans son évolution ou dans ses caractères macroscopiques et microscopiques, le cancer des animaux domestiques est identique à celui de l'Homme.

2. On l'observe surtout chez les Carnivores, mais les Herbivores

---

1. Voy. *Bull. de la Soc. centr. de méd. vétér.*, 30 mai et 30 août, et *Recueil de méd. vétér.*, 15 août 1910.

2. *Soc. centr. de méd. vétér.*, 30 novembre 1906.

n'en sont pas exempts, non plus que les Omnivores, les Rongeurs et même les Oiseaux. D'où il résulte que le cancer est sans doute susceptible de frapper, avec certaines *modalités*, au moins tous les Vertébrés.

3. Les statistiques connues du cancer chez les animaux, sans être d'une rigueur histologique absolue, suffisent à démontrer sa fréquence.

4. Les diverses catégories de tumeurs malignes observées chez l'Homme (épithéliomes, sarcomes, *sarco-épithéliomes*, chondromes, lymphadénomes...) se retrouvent chez l'animal, avec des variantes.

La brièveté de la vie des animaux ne permet pas d'établir, avec la même facilité que pour l'Homme, l'influence de *l'âge*, et celle plus imprécise du *sexe*. Cependant, le cancer est incontestablement plus fréquent dans la seconde moitié de l'existence.

5. Aucun fait bien observé de pathologie comparée, relatif aux animaux domestiques, n'appuie les théories contestées de l'*hérédité* et de la *contagiosité* du cancer.

6. On constate, chez les animaux, des *états précancéreux* comparables à ceux qui ont été signalés chez l'Homme, et peut-être même plus nombreux.

Ils sont représentés, notamment, par l'*inflammation chronique*, les *lésions parasitaires* (larves d'Œstres, Acariens, Cysticerques...) et les *adénomes* (corps thyroïde, mamelle, foie, muqueuses, etc.).

7. En ce qui concerne l'origine et le siège primitif des tumeurs malignes, les données de la pathologie humaine concordent exactement avec celles de la pathologie comparée.

UEBER

GESCHWÜLSTE BEI NIEDEREN WIRBELTIEREN

Von Dr. Marianne PLEHN, München.

Die Geschwülste der kaltblütigen Wirbeltiere geben einstweilen
nur für ein kurzes Kapitel Stoff; da sie in der Heidelberger Versammlung nicht im Zusammenhang behandelt wurden, und da die
betreffenden Publikationen sum Teil an schwer zugänglichen
Stellen erschienen sind, ist es wohl zweckmässig, sich nicht streng
auf einen Bericht über die letzten 3 Jahre zu beschränken, sondern
auch auf frühere Arbeiten zurückzugreifen.

Nachdem die ersten echten Geschwülste, welche bei Kaltblütern
beschrieben wurden, einiges Aufsehen gemacht hatten, zeigte
sich, sobald deren mehrere bekannt geworden waren, dass eine
wichtige prinzipielle Abweichung von den echten Neubildungen
des Menschen und der höheren Tiere nicht besteht.

Das brauchte nicht zu überraschen; denn unter all den vielen
Theorien und Hypothesen zur Erklärung der Geschwulstbildung
gibt es keine, die auf die niederen Wirbeltiere nicht ebenso
anwendbar wäre wie auf die Warmblüter. Schon aus diesem
Grunde ist es von vornherein wahrscheinlich, dass im Laufe der
Zeit die meisten bei diesen auftretenden Arten von Geschwülsten
auch bei den Kaltblütern werden gefunden werden.

Ich gebe zunächst eine Uebersicht über die bisher beobachteten
Kaltblüter-Geschwülste und knüpfe daran einige allgemeinere
Schlüsse, die aus ihrer Betrachtung zu ziehen sind.

I. — REPTILIEN.

Bei *Eidechsen* (Lacerta agilis [14] und viridis [unpublizierte
Beobachtung der Ref.]) kommen nicht selten an den verschiedensten Körperstellen *Haut-papillome* von allen Grössen vor, die

einzeln oder multipel auftreten können. Die zahlreichen unter-suchten Knoten hatten stets gutartigen Charakter, sie stellten zuweilen harte Schwielen von beträchtlichen Dimensionen dar, nirgends wurde aber bis jetzt ein Tieferdringen, ein Uebergang zur infiltrierenden Geschwulst gesehen.

Bei einem *Python* wurde ein *Fibrom* des *Magens* beobachtet (10). Bösartige Tumoren kennt man bis jetzt bei Reptilien noch nicht.

II. — AMPHIBIEN.

a) Urodelen.
Fibrom auf der Hand von *Cryptobranchus* (9).
Cystisches Karzinom des Hoden bei *Cryptobranchus* (12).
Karzinom der Hautdrüsen bei *Triton cristatus* (27).
b) Anuren.
Adenokarzinom der Hautdrüsen beim *Frosch* (27).
Multiple Adenome in der Haut des *Frosches* (1).
Multiples Karzinom des Ovariums beim *Frosch* (20).
Cylinderzellkarzinom in der Niere des *Frosches* (19).

Die Amphibien haben also schon mehrere bösartige Geschwülste geliefert neben einer geringen Zahl von gutartigen. Die malignen waren stets Epithelgeschwülste; solche von bindegewebiger Abstammung kennt man noch nicht, doch wäre es voreilig hier eine allgemeine Regel konstatieren zu wollen. Die Zahl sämtlicher echten Neubildungen ist noch viel zu niedrig.

Die Reichhaltigkeit dieser Liste spricht laut für die wiederholt von verschiedener Seite geäusserte Vermutung, dass man nur ernstlich nach Geschwülsten zu suchen brauche, um sie zu finden, in jedem Lande und bei jeder Tierklasse. Da die Fische ein erhebliches praktisches Interesse für den Menschen haben, schenkt man neuerdings auch ihren Krankheiten einige Aufmerksamkeit; die erst sei wenigen Jahren von einer geringen Anzahl von Forschern ihnen gewidmete Arbeit hat genügt, um eine so grosse Menge so verschiedenartiger Geschwulstbildungen zur Kenntnis zu bringen. Bis jetzt ist das Material leider noch nie in allen Richtungen durchgearbeitet worden; teils weil es oft nicht in die rechten Hände kam und teils weil gerade von den wichtigsten Fällen nur tote, konservierte Stücke zur Untersuchung gelangten,

III. — FISCHE.

Hier ist Zahl und Mannigfaltigkeit der Geschwülste,
wie aus folgender Tabelle zu ersehen, schon viel stattlicher.

ART DER GESCHWULST	SITZ DER GESCHWULST	TRÄGER	FREIHEIT ODER GEFANGENSCHAFT	ZAHL DER FÄLLE	
Fibrom.	Mundwinkel.	Gadus virens.	Frei.	1	(25)
Fibrom.	Leibeshöhle.	Abramis brama.	Frei.	1	(20)
Fibrom.	Leibeshöhle.	Carassius vulgaris.	Gefang.	Mehrere.	(20)
Fibrom.	Orbita.	Cyprinus carpio.	Gefang.	1	(33)
Fibromyxom.	Haut.	Rhombus mæoticus.	Frei.	Mehrere.	(24)
Lipofibrom.	Muskulatur.	Esox lucius.	Frei.	1	(20)
Osteochondrom.	Schädel.	Cyprinus carpio.	Gefang.	1	(30)
Osteom.	Hautstacheln.	Rhombus mæoticus.	Frei.	1	(24)
Osteom.	Schwanzflosse.	Cyprinus carpio.	Gefang.	1	(20)
Osteom.	Schwanzflosse.	Esox lucius.	Frei.	1	(20)
Angiom.	Brustgürtel.	Gadus morhua.	Frei.	1	(27)
Myom.	Muskulatur.	Alburnus lucidus.	Frei.	1	(20)
Myom.	Magen.	Salmo irideus.	Gefang.	1	(20)
Rhabdomyom.	Leber.	Gadus morhua.	Frei.	1	(29)
Hæmangio-endotheliom.	Kehle.	Gasterosteus aculeatus.	Frei.	Mehrere.	(20)
Endotheliom.	Unterhautbindegewebe.	Coricus rostratus.	Frei.	1	(24)
Endothelioma pigmentos.	Haut.	Blennius spec.	Frei.	1	(24)
Fibrosarcom.	Kopf.	Trutta lacustris.	Frei.	1	(24)
Fibrosarcom.	Leibeswand.	Chondrostoma nasus.	Frei.	1	(20)
Fibrosarcom.	Hoden.	Carassius vulg.	Gefang.	1	(20)
Osteosarcom.	Operculum.	Gadus morhua.	Frei.	1	(27)
Osteosarcom.	Schwanzflosse.	Esox lucius.	Frei.	1	(23)
Rundzellensarcom.	Haut.	Rhombus mæoticus.	Frei.	2	(24)
Spindelzellensarcom.	Muskulatur; Metastasen!	Scorpæna porcus.	Frei.	1	(24)
Spindelzellensarcom.	Schwimmblase.	Gadus morhua.	Frei.	1	(16)
Polymorphzellsarcom.	Muskulatur.	Phoxinus lævis.	Frei.	1	(20)
Polymorphzellsarcom.	Muskulatur.	Leuciscus idus.	Frei.	1	(20)
Polymorphzellsarcom.	Muskulatur.	Salmo fontinalis.	Frei.	1	(20)
Polymorphzellsarcom.	Muskulatur.	Salmo salvelinus.	Frei.	1	(5)
Riesenzellsarcom.	Haut.	Phoxinus lævis.	Frei.	1	(2)
Myxosarcom.	Orbita.	Tinca vulgaris.	Gefang.	1	(20)
Sarcom.	Niere-Metastasen!	Esox lucius.	Frei.	1	(31)
Sarcom.	Leber.	Salmo hucho.	Frei.	1	(31)

ART DER GESCHWULST	SITZ DER GESCHWULST	TRÄGER	FREIHEIT ODER GEFAN- GENSCHAFT	ZAHL DER FÄLLE	
Sarcom.	Muskulatur.	Leuciscus virgo.	Frei.	1	(20)
Keloid.	Narbe.	Trutta fario.	Frei.	1	(20)
Epitheliom.	Haut.	Cyprinus carpio.	Gefang.	Viele.	(20,25).
Epitheliom.	Haut.	Tinca vulg.	Gefang.	Mehrere.	(20)
Epitheliom.	Lippe.	Tinca vulg.	Gefang.	1	(25)
Epitheliom.	Lippe.	Barbus vulg.	Frei.	Mehrere.	(26)
Epitheliom.	Haut.	Leuciscuserythr.	Frei.	Mehrere.	(20)
Epitheliom.	Haut.	Leuciscus idus.	Frei.	1	(20)
Epitheliom.	Haut.	Gobius spec.	Frei.	Mehrere.	(24)
Cystom.	Harnblase.	Grystes salmoi- des.	Gefang.	1	(31)
Cystadenom.	Leber.	Trutta lacustris.	Frei.	1	(31)
Adenom.	Leber.	Acanthias vulg.	Frei.	1	(24)
Adenom.	Niere.	Anquilla vulg.	Frei.	1	(12)
Adenom.	Leibeshöhle.	Trigla gunardus.	Frei.	1	(16)
Adenocarcinom.	Thyreoidea.	Mehrere Salmo- nidenspecies.	Frei u. Gefang.	Viele.	(7,8,11, 12,20, 28).
Carzinom.	Harnblase.	Carassius aura- tus.	Gefang.	1	(31)
Carzinom.	Leibeswand.	Gasterosteus spi- nachia.	Frei.	1	(27)
Carzinom.	Haut.	Cyprinus carpio.	Gefang.	1	(17)
Carzinom.	Haut.	Tinca vulg.	Gefang.	Mehrere.	(20)
Carzinom.	Haut.	Carassius aura- tus.	Gefang.	1	(13)

Versuche also nicht angestellt werden konnten. An solchen fehlt es bis jetzt noch fast völlig; und sie sollten möglichst bald in Angriff genommen werden; denn für gewisse Versuche wären die Fische ein geradezu ideales Material. Insbesondere könnten Erblichkeitsstudien an keinem anderen Tier so leicht ausgeführt werden wie etwa an Salmoniden, die leicht zu halten sind, leicht künstlich befruchtet werden können und eine sehr zahlreiche Nachkommenschaft liefern.

Es gibt, wie die Liste zeigt, bei den Fischen Geschwülste mit vollkommener und unvollkommener Gewebsreife, solche, die vom Epithel und solche, die vom Bindegewebe abstammen, und kein Organsystem wird verschont. Knochen, Muskeln, Magen und Darm, Leber, Niere, Harnblase, Schwimmblase, Schilddrüse und Geschlechtsorgane können ebensowohl betroffen werden wie die Haut, die allerdings ganz besonders häufig erkrankt. Das ist wohl sicher, wie schon von Murray (27) hervorgehoben, darauf zurückzuführen, dass die Haut äusseren Schädigungen besonders ausgesetztist; solche mögen nicht selten den Reiz zur Geschwulstbildung darstellen. Im einzelnen lässt sich das freilich noch nicht beweisen.

Eine grosse Anzahl von Fischarten aus den verschiedensten Familien des süssen und des salzigen Wassers stehen auf der Liste; auch ein Selachier ist darauf zu finden. Vermutlich können sie gelegentlich alle betroffen werden. Die freien Meeresfische haben ebensoviel Beispiele geliefert wie die hochgezüchteten Kulturfische unserer Anstalten; ein Einfluss der Domestikation ist also nicht nachweisbar.

Zwischen den unzweifelhaft harmlosen Geschwülsten und denen von höchst destruktiven Wachstumstendenzen lässt sich auch hier eine deutliche Grenze nicht ziehen. So kann ein bei Cypriniden sehr verbreitetes Hautepitheliom, die sogenannten *Pocken*, die nur bei sehr starker Entwickelung eine ernste Schädigung des Trägers bedeuten, zuweilen seinen Charakter verändern und Unterhaut sowie Muskulatur infiltrieren. Andererseits kann eine dem histologischen Bilde nach absolut gutartige Affektion, die ausschliesslich in einer allerdings beträchtlichen atypischen Wucherung des Körperepithels besteht, ihrem Träger tödlich werden, weil sie ein zartes und besonders wichtiges Organ befällt. Es ist eine *Verdickung des Kiemenepithels*, die wir bei jungen Forellen epidemieartig haben auftreten sehen, und die bei einer Clupeidenart, den Agoni (Clupea finta) des Luganer Sees auch im freien Wasser Verheerungen angerichtet hat (31).

Das normalerweise einschichtige Epithel der respiratorischen Fältchen der Kiemen hypertrophiert dabei; die Fältchen können auch mit einander verwachsen, sodass die Kieme auf kleinere oder grössere Strecken in einen Klumpen umgewandelt erscheint. Darunter leidet die Atmung so stark, dass der Tod sehr häufig die Folge ist.

Im mikroskopischen Präparat gleichen diese Verdickungen des Kiemenepithels jungen, ganz kleinen Pockenknoten genau; bei denkarpfen Pocken entwickelt sich die Neubildung unter Umständen viel weiter, so dass ein Papillom, selten sogar ein Karzinom entsteht; das bleibt auf den Kiemenblättchen aus, was wohl durch die Verschiedenheit des Substrats zu erklären sein wird. Die Gewebe eines so hoch differenzierten Organes wie die Fischkieme es ist, das wohl gesshützt unter seinem festen knöchernen Deckel liegt, werden weniger leicht aus ihren normalen Wachstumsrichtungen abzulenken sein als die der Haut, welche stark exponiert und im höchsten Grade regenerationsfähig ist.

Es ist gelegentlich ausgesprochen worden, dass eine Infektion mit Ektoparasyten (Cyclochaete) zu der Wucherung des Kiemenepithels führe. Ein anhaltender Reiz könnte diese Wirkung ja wohl ausüben; aber äussere Kiemeninfektionen sind überaus häufig, die Krankheit dagegen ist sehr selten, es ist also nicht wahrscheinlich, dass hier ein Zusammenhang besteht. Andere protozoische Schmarozzer oder Bakterien lassen sich nicht nachweisen. Dagegen zeigen viele Zellen gewisse Einschlüsse, die erwähnt werden müssen. Sie stimmen vollkommen überein mit entsprechenden Gebilden, welche Löwenthal (21) in der Karpfenpocke zuerst beobachtet hat. Vielleicht gehören auch die durch Keysselitz (26) bei einem Epitheliom der Barben beschriebenen Zellbilder in dieselbe Gruppe. Sie werden von ihrem Autor auf Parasiteninfektion (Chlamydozoen, Prowazek (23) bezogen, und er neigt zu der Annahme, dass ebensolche auch die Erreger der Karpfenpocke seien.

Für die mir aus eigener Anschauung bekannten Karpfenpocken und Kiemenepithelverdickungen kann ich dieser Meinung nicht beitreten; auch Löwenthal verwahrt sich ausdrücklich dagegen, dass es sich um Parasiten handle. Wie er nehme auch ich an, dass Erscheinungen der Zelldegeneration vorliegen. Das epidemieartige Auftreten der Krankheit legte den Gedanken an tierische oder pflanzliche Parasiten zwar nah, die Bemühungen, solche zu finden, sind jedoch erfolglos geblieben. Aber auch abgesehen davon ist es nicht wahrscheinlich, dass eine Infektion in Frage kommt. In der Zuchtanstalt, welche das Hauptmaterial für meine Untersuchungen lieferte, gab es etwa 40 Brutteiche. Nur in zweien trat die Krankheit auf, obwohl alle anderen ebenso behandelt wurden und obwohl das Wasser für alle aus dem gleichen Bach stamnte. Ich neige daher zu der Annahme, dass eine erbliche Disposition bestand. In einer Anstalt bleiben ja, wenigstens während des ersten Jahres, die Abkömmlinge eines oder weniger Elternpaare beisammen in einem Teich. Es kann also wohl sein, dass die Kranken von den gleichen Eltern abstammten. Die

Nachforschungen in dieser Richtung haben die Frage leider noch nicht klären können.

Was die *Karpfenpocken*, eine der verbreitetsten Fischkrankheiten überhaupt, betrifft, so glaubte man eine Zeit lang, die Epithelwucherung als Folgeerscheinung einer parasitären Nierenkrankheit betrachten zu müssen (15). Diese Hypothese kann aber nicht mehr aufrecht erhalten werden. — Noch immer neigen die Praktiker dazu, die Krankheit für ansteckend zu halten. Es gibt gewisse Teiche, deren Besatz regelmässig betroffen werden soll, und es gibt andere, die die Eigenschaft haben sollen, pockenkranke Karpfen mit Sicherheit gesunden zu lassen. Natürlich wäre ein Infektionserreger die einfachste Erklärung dafür, aber die Möglichkeit ist auch zuzugeben, dass die Beschaffenheit des Wassers und der Nahrung massgebend sind. Jedenfalls ist zu erwägen, dass trotz der nunmehr seit 15 Jahren fortgesetzten Beobachtungen und immer wieder modifizierten Versuche kein einziger überzeugender Beweis geliefert werden konnte, dass wirklich Ansteckung vorkommt. Wiederholt wurden gesunde Fische im Aquarium sowohl wie im Teich mit pockenkranken zusammengebracht und gelegentlich einen ganzen Sommer hindurch darin gelassen. Keine Neuerkrankung konnte konstatiert werden.

Die Frage nach der Aetiologie der Karpfenpocken harrt also noch ihrer Lösung.

Man könnte übrigens für diese Affektion ebensowohl wie für die Kiemenepithelverdickung bestreiten, dass sie als echte Neubildungen anzusehen seien. Da aber, wie schon erwähnt, alle Uebergänge von ihr zum infiltrierenden Epitheliom zu finden sind, schienen sie mir einen Platz an dieser Stelle zu verdienen.

Eine unzweifelhaft echte Geschwulst von höchst bösartigem Charakter kennen wir seit 8 Jahren in dem *Thyreoidea-Karzinom* der Salmoniden, dem ersten echten Krebs, der bei niederen Tieren beobachtet wurde (11). Diese Geschwulst ist in verschiedenen Ländern Europas, in Nordamerika, Neuseeland und Südafrika aufgetreten. Nach Murray (27) sind nicht weniger als 2 000 Fälle bekannt geworden. Betroffen werden verschiedene Salmoniden-Spezies; man hat erkrankte Wildfische gesehen, die Hauptmenge stellen aber die Zuchtanstalten. In einem extremen Fall erkrankten 7 0/0 der Bewohner eines Teiches. Hier könnte diskutiert werden, ob die Gefangenschaft einen ungünstigen Einfluss ausübe; es ist aber ebenso wahrscheinlich, dass eine frühzeitige Ausschaltung der Kranken in der Ereiheit als Folge des heftigeren Kampfes ums Dasein eintritt.

Die pathologische Anatomie ist von Pick (18) eingehend geschildert worden. Er konstatierte, dass das Schilddrüsenkarzinom der Salmoniden « ein getreues histologisches Pendant des Schild-drüsenkarzinoms des Menschen » ist.

Ein auffallender Unterschied besteht nur in der Abwesenheit von Metastasen, die bei der entsprechenden Geschwulst bei höheren Tieren ja häufig sind. Aber Metastasen sind bei Kaltblü-tertumoren überhaupt äusserst selten. Während multiples Auftreten von Geschwülsten sehr oft zu sehen ist, kennen wir unzweifelhaft echte Mestastasen in verschiedenen Organen bei Fischen erst in zwei Fällen. Ein *Spindelzellsarkom* in der Schwanzmuskulatur einer *Scorpaena* (24), welches an den Flossen, im Herzen und in der Leber Tochterknoten gemacht hat, und ein *Nierensarkom* beim *Hecht* mit Metastasen in der Muskulatur der Schwanzregion (31). Sie fehlen also auch bei niederen Tieren nicht ganz.

Sehr bedauerlicherweise bestizen wir noch immer keine klinischen Beobachtungen über das Thyreoidea-Karzinom, und haben noch keine Kenntnis vom Einfluss des Leidens auf den Gesamtorganis-mus. Hoffentlich wird diese Lücke nächstens ausgefüllt. Wenn lebende Versuchstiere studiert werden könnten, müsste sich auch feststellen lassen, ob die Bildung auf den Einfluss des Wassers zurückzuführen ist — direkt oder indirekt — wie das Pick annimmt, oder ob, was mir wahrscheinlicher ist, eine erbliche Anlage angenommen werden muss. Dass Parasiten in Frage kommen, möchte ich auf das Entschiedenste bestreiten und be-finde mich darin in Uebereinstimmung mit Pick. — Neuerdings zwar hat Jaboulay (28) Myxosporidien zu finden geglaubt; das ist aber sicher nicht richtig. Ebenso bedarf seine Behauptung, die Krankheit sei erblich und ansteckend, eines Beweises durch einwandfreie Versuche.

Wie dem auch sei, so bleibt es sehr bemerkenswert, dass, so viel bis jetzt bekannt, nur Salmoniden an Thyreoidea-Karzinom erkranken. Da spezifische Erreger nicht vorhanden sind, wird man anatomische und funktionnelle Verschiedenheiten der Schilddrüse bei verschiedenen Fischfamilien annehmen müssen. Unsere Kenntnisse der Fischphysiologie sind leider noch weit davon entfernt, hier einen Anhalt fnr Hypothesen zu bieten.

Analog verhält es sich bei den Pocken. Sie befallen zwar vorzugsweise die Karpfen, kommen aber auch bei den nahe verwandten Schleien vor. Bei diesen nehmen sie nicht ganz selten infiltrierendes Wachstum an, was bei Karpfen nur ausnahmsweise geschieht. Ein gewisser für die Geschwulstbildung wichtiger Unterschied in Bau und Funktion der Haut, selbst innerhalb der Genera einer Familie wird auch aus dieser Tatsache abgeleitet werden dürfen.

Höheres Alter scheint bei kaltblütigen Wirbeltieren so gut wie bei Warmblütern zur Geschwulstbildung zu disponieren. Die alten Fische dominieren ganz entschieden, ohne dass doch Junge, selbst von 1 bis 2 Jahren, vollkommen fehlten.

Ein verhältnismässiges Ueberwiegen des Sarkoms in der Jugend, des Karzinoms im Alter ist noch nicht nachweisbar; aber die Zahl der Fälle ist für eine solche Statistik auch noch viel zu gering.

In einem Falle liess sich die *Histogenese* betreffend, mit einer an Sicherheit grenzenden Wahrscheinlichkeit schliessen, dass die Geschwulstzellen auf frühem Entwicklungsstadium stehen gebliebene embryonale Zellen sind. Es handelt sich um multiple Karzinome des Ovariums beim Frosch (20).

Die Geschwulst besteht aus Keimzellen, welche den Oogonien des reifenden Organs entsprechen. Während diese im normalen Organe zu Eiern heranreifen, blieben sie im Tumor auf der frühen Entwicklungsstufe stehen, behielten aber ihre Teilungsfähigkeit. So kamen derbe Knoten zu stande, deren ansehnlichster die Grösse einer Kirsche erreichte. In keinem Organ ist der Unterschied zwischen embryonaler und reifer Zelle so augenfällig wie im Ovarium; und so können wir uns auch kein einleuchtenderes Beispiel wünschen für Entstehung einer Geschwulst durch Wucherung embryonaler Zellen als das eben erwähnte. Die Zellen sind allerdings nicht versprengt, sondern lagern an ihrem Platz. Die Gründe, weshalb ihre Entwicklung in falsche Bahnen gelenkt worden ist, sind unbekannt.

Im übrigen lässt sich bis jetzt aus den Kaltblütergeschwülsten kaum etwas entnehmen, was bei einer Betrachtung von allgemeinen Gesichtspunkten aus schwer in die Wagschale fiele.

Zum Schluss komme ich zu einem interessanten Tumor, der eine Sonderstellung einnimmt, den man wohl zu den Geschwülsten rechnen darf, wenn es erlaubt ist, nur anatomische und histologische Gesichtspunkte gelten zu lassen. Zieht man dagegen, wie das zu verlangen ist, auch klinische und ätiologische Tatsachen in Erwägung — die hier freilich nicht beobachtet aber mit genügender Sicherheit erschlossen werden konnten — so dürfte die Zugehörigkeit des Tumors zu den echten Geschwülsten einigem Zweifel begegnen. Das soll gleich zu Beginn mit allem Nachdruck betont werden.

Es lagen mir nur die zwei abgebildeten Exemplare von kleinen etwa 3 cm. langen Fischen (*Leuciscus* spec.) vor, die zusammen mit

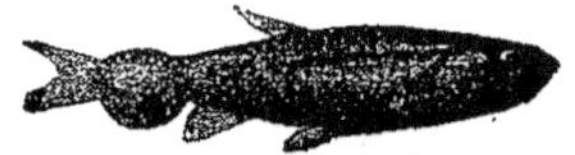 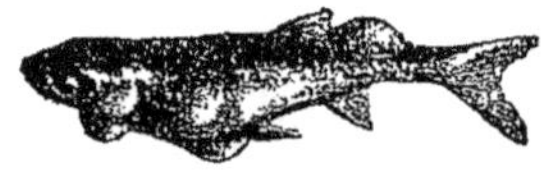

mehreren, ganz ähnlich erkrankten Tieren gefangen worden waren. Die zwei wanderten zunächst in ein Museum, aus dem sie nach mehrjährigem Aufenthalt in Spiritus in meine Hände gelangten. Der Erhaltungszustand der feineren Einzelheiten liess daher viel zu wünschen übrig. Die Bemühungen, an der alten Fundstelle frisches Material für Versuche zu erhalten, waren erfolglos.

Der eine Fisch trägt einen einzigen grossen Knoten seitlich in der Muskulatur des Schwanzes, der andere zeigt deren mehrere an verschiedenen Stellen des Rumpfes. Sämtliche Tumoren sind erfüllt mit Parasitenmassen; es sind *Myxosporidien*, *Myxobolus piriformis*, der sich von den meisten anderen Myxobolus-Species dadurch unterscheidet, dass er nur eine Polkapsel besitzt und nicht deren zwei. Diese Sporozoen-Gruppe kommt ausschliesslich bei Kaltblütern vor und ganz überwiegend bei Fischen; sie stellt einige praktisch sehr wichtige Krankheitserreger und eine enorme Zahl indifferenter Schmarotzer. — Ihr Auftreten bei den kleinen Weissfischen war somit zunächst nicht auffällig; auch der Umstand, dass sie die Entstehung grosser Beulen veranlassen, erschien an und für sich besonders bemerkenswert. Von so riesigem Umfang im Verhältnis zur Grösse des ganzen Körpers findet man Myxobolus-Beulen sonst zwar kaum, aber man konnte doch an ein Analogon zu einer bekannten Seuche der Barben denken, bei welcher parasitengefüllte Tumoren überall in der Muskulatur auftreten.

Die Untersuchung von Schnitten quer durch den ganzen Körper in der Region der Tumoren — ein solcher Schnitt ist in einer leicht schematisierten Skizze auf Tafel   abgebildet — zeigte aber, dass es sich um etwas von den gewöhnlichen Myxobolus-Beulen total Verschiedenes handelt.

Bei jeden rufen die Parasiten einfach eine entzündliche Wucherung in ihrer Umgebung hervor, oder sie veranlassen das Wirtgewebe zur Bildung einer bindegewebigen Kapsel; es sind in allen bisher bekannten Fällen stets die Reaktionen, die man bei parasitärer Reizung zu erwarten berechtigt ist.

Hier dagegen ist ein sehr kompliziertes Gebilde entstanden, das bis in alle Details des mikroskopischen Baues einem *papillären Adenokystom* entspricht, ja, das geradezu als Typus für eine solche Geschwulst angeführt werden dürfte. Gegen seine Umgebung ist der Knoten vollkommen scharf abgegrenzt; eine leichte, aber ununterbrochene Hülle von Bindegewebe umschliesst das kuglige Gebilde in seinem ganzen Umfang. Die Muskulatur wird nicht infiltriert, sondern nur zur Seite geschoben, aber davei so vollständig verdrängt, dass sie im Querschnitt nur noch als kleiner Rest oben und unten dem Tumor anliegend zu sehen ist.

In das Innere des Knotens hinein ragen sehr zahlreiche Falten und Septen, die wieder mehrfach geteilte, kleinere Fältchen tragen. Der innere Raum wird dadurch in eine grosse Anzahl mehr oder weniger vollständig von einander getrennter Kammern geteilt; in ihnen finden sich die Parasiten; frei in der Mitte der Kammern die reifen Sporen, dem Epithel der Septen anliegend die Reihe der Entwicklungsstadien.

Sämtliche Scheidewände sowie sämtliche Falten und Fältchen, die sich darauf erheben, haben ein spärliches Gerüst von lockerem Bindegewebe, in dem zahlreiche verhältnismässig weite Gefässe verlaufen, und sind mit einem meist einschichtigen Epithel bedeckt. Nicht selten trifft man Mitosen in den Epithelzellen; der Knoten war also zur Zeit des Todes des Tieres noch im Wachsen. Auch sind Zeichen von Zerfall und Rückbildung an den Tumorzellen nirgends zu bemerken.

Sämtliche Knoten der beiden Fische sind von gleichem Bau.

Alle enthalten Massen der gleichen Parasiten; dass diese die Ursachen der Wucherungen sind, dass sie nicht etwa zufällig hineingelangten, ist nicht zu bezweifeln.

Bei dem einen Fischchen, welches mehrere grosse Beulen 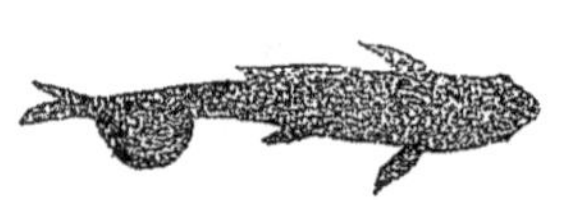 aufweist, sind allerdings auch die inneren Organe nicht frei von den Parasiten; man findet Sporen vielfach in den Gefässen besonders in denen der Mesenterien. An allen diesen Stellen lässt sich keinerlei reaktives Wachstum in der Umgebung erkennen; — ebenso verhält es sich übrigens mit vielen anderen Species der

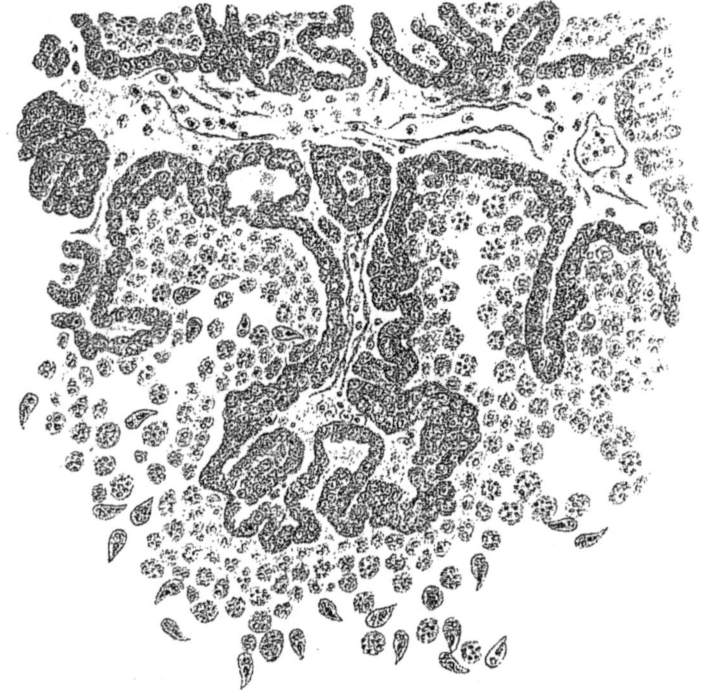

Familie auch; Fische ertragen oft gewaltige Mengen solcher Parasiten ohne zu reagieren.

Nur im Tumor finden sich die verschiedensten Entwicklungsstadien: offenbar bestehen nur dort die geeigneten Bedingungen für die üppige Vermehrung des Parasiten, und nur dort reagiert die Umgebung — allerdings in ausgiebigster und seltsamster Weise. Es müssen Wechselbeziehungen zwischen den Parasiten und den Epithelzellen des Kystoms stattfinden; die einen regen die anderen zu stürmischer Vermehrung an.

Die Sporen, die in bescheidener Zahl in den Eingeweiden des einen Fischchens vorkommen, stammen sicherlich aus den Beulen; es ist leicht vorstellbar, dass sie ein Gefäss gelangen und dann in den ganzen Körper geschwemmt werden konnten.

Das Fischchen, das nur einen Knoten zeigt, ist vollkommen beweisend für den ursächlichen Zusammenhang von Parasiten und Tumor, denn hier ist der Myxobolus ganz auf die Neubildung beschränkt, die inneren Organe sind frei.

Woher stammt nun das Epithel der Wucherung? Das Aussehen der Zellen im mikroskopischen Bild lässt kein Urteil darüber zu; sie sind von ganz indifferentem Bau ohne erkennbare spezifische Strukturen; nur stellenweise ein Belag, der für ein Sekret der Zellen gehalten werden kann. — Für die Abstammung der Zellen lässt sich daraus nichts antnehmen.

Bei dem stärker infizierten Fisch könnte ihre Herkunft von einem der inneren drüsigen Organe in Betracht kommen; bei dem einzelnen Knoten dagegen, der fernab von allen Organen der Leibeshöhle auch noch ein gutes Stück hinter dem Ende der Niere liegt, völlig isoliert innerhalb der Muskulatur der Schwanzregion, kann nichts anderes in Frage sein als die Oberhaut. Ein direkter Uebergang des Hautepithels in das des Tumors ist allerdings nicht zu sehen; die cystische Bildung mag sich vielleicht schon im Anfangsstadium von ihrem Mutterboden abgetrennt haben. Man wird sich den Prozess so vorstellen dürfen, dass die Parasiten von aussen eindrangen, dass sie sich zunächst auf der Haut festsezten (In der Regel erfolgt eine Myxobolus-Infektion, allerdings auf dem Wege des Darmkanals, doch sind auch noch andere äussere Parasiten in diesem Genus bekannt, die sich ohne Zweifel von vornherein auf der Haut ansiedeln und vermehren. M. dispar, exiguus, mülleri, u. a., die zu keinen erheblichen reaktiven Prozessen im Gewebe führen; es tritt höchstens Abkapelung ein.

Der Parasit übte einen Reiz auf die Haut aus, der sich in kolossal vermehrter Zellteilung äusserte; es bildete sich eine in die Muskulatur eingesenkte Cyste, welche die Parasiten umschloss; in dieser Cyste fanden sie günstige Lebensbedingungen und wucherten immer schneller; der Wachstumsreiz auf die Umgebung steigerte sich immer mehr, die Cyste vergrösserte sich, drängte die Muskulatur zur Seite und wölbte sich nach aussen vor. Bindegewebe und Blutgefässe folgten der Epithelwucherung, Septen legten sich an und teilten den Raum in Kammern, auf den Septen sprossten weitere Scheidewände, die sich falteten und verzweigte Papillen hervortrieben, sodass schliesslich das vorliegende Gebilde zu Stande kam, das sich durchaus als papilläres Adenocystom präsentiert.

Es ist vielleicht nicht überflüssig hervorzuheben, dass wir hier nicht etwa einen Fall vor uns haben, der als Beweismaterial für die Parasitentheorie des Krebses zu verwerten wäre. Der Myxobolus stellt nichts weiter dar als eine Auslösungsursache; er ist in diesem Sinne auf dieselbe Stufe zu stellen wie die mancherlei Reize, in deren Gefolge eine Geschwulst auftreten kann; insbesondere gewisse chemische Reize. Der Vorgang ist dem bei den Fischer'schen Scharlachölinjektionen zu vergleichen, die an entsprechender Stelle zu einer atypischen Epithelwucherung führt, welche viel Aehnlichkeit mit Krebswucherungen hat, die aber nur so lange fortschreitet, als der chemische Reiz anhält. Aehnlich würde es vermutlich auch hier gewesen sein; nur wo Parasitenmassen liegen, fand Wachstum statt. Man darf annehmen, dass die Wucherung nicht weiter vorgeschritten wäre, wenn die Vermehrung der Parasiten inne gehalten hätte; sie ist der unmittelbare Effekt eines toxischen und wohl auch mechanischen Reizes, grade wie die Scharlachölwucherungen.

In ihrem Bau ist sie allerdings total verschieden von jenen krebsähnlichen Zellhaufen des Kaninchenohres.

Noch weiter natürlich unterscheidet der Myxobolus Tumor sich von den meist auf Parasitenreiz entstehenden entzündlichen Neubildungen, bei denen das Bindegewebe die Hauptrolle spielt.

Das Bild eines Schnittpräparates erinnert zwar lebhaft an die papillösen Wucherungen, welche in den Gallengängen des Kaninchens bei Coccidien-Infektion entstehen; diese sind aber einfachentzündliche Hyperplasien, während das Myxobolus-Kystom infolge seiner völligen Lösung vom Mutterboden und isolierten

Lagerung inmitten eines fremden Gewebes — schliesslich auch infolge seiner relativ gewaltigen Grösse — auf eine andere Stufe gestellt werden muss.

Obwohl zuzugeben ist, dass unser Fall für die Onkologie nicht direkt verwertet werden kann, glaube ich, dass ihm eine nicht unbeträchtliche Bedeutung zukommt, wenn auch mehr für eine allgemein biologische Betrachtungsweise.

Wir haben ein Gebilde von höchst kompliziertem Bau vor uns, in dem die verschiedenen Gewebe so schön zusammengefügt sind und sich in so vortrefflichem Gleichgewicht befinden, wie in einer der höchst differenzierten Geschwülste — etwa einem Ovarial-kystom — oder sogar wie in einem normalen Organ. Und diese schöne Architektur ist nicht aus abgesprengten Keimen oder liegen gebliebenen embryonalen Zellen entstanden, auch nicht aus unbekanntem Antrieb hervorgegangen, sondern sie bildete sich auf den toxischen Reiz hin, der von unverkennbaren, spezifischen, relativ hoch organisierten Parasiten ausging.

Ich glaube, dass im Tierreich bis jetzt keine Parallele für diesen Vorgang zu finden ist, der den Entwicklungsmechaniker wohl mindestens so viel angeht wie den Mediziner; wir haben aber in den Gallenbildungen der Pflanzen, wie mir scheint, Prozesse vor uns, die wohl Analogien bieten dürften.

Bei den Pflanzen entstehen organoide Gebilde von äussert kom-plizierter, ganz bestimmter Struktur auf den Reiz hin, der von einem ganz bestimmten Parasiten ausgeht. Diese Tatsache führt ebenso wie die Betrachtung unseres Tumors zu Fragen, welche die Ursachen und Bedingungen des pathologischen Wachstums überhaupt — nicht nur desjenigen der Geschwülste — betreffen, und deren Lösung auch die Kenntnis der normalen Vorgänge beim physiologischen Wachstum fördern würde.

Ueber die geschwulstartigen Bildungen bei Pflanzen werden wir ja sogleich von kompetenter Seite unterrichtet werden. Hier soll nur darauf hingewiesen werden, dass unter den Gewebeschichten, welche eine Pflanzengalle zusammensetzen, das Nährgewebe die wichtigste ist; das Gewebe, welches der gallenbildenden Larve zur Speise dient. Während dasselbe von dem tierischen Bewohner benagt und aufgezehrt wird, spielen sich darin noch sekundäre Wachstumserscheinungen ab; es treten hypertrophische oder hyperplastische Veränderungen ein. Demnach besteht eine Wechselwirkung zwischen Parasit und Wirtsgewebe, wie sie auch für den Myxobolustumor anzunehmen ist. Der Parasit verzehrt hier zwar nicht eigentlich die Zellen seiner Umgebung, aber er ernährt sich von ihren Sekreten, und seine Stoffwechselprodukte regen das Adenomepithel zu immer lebhafterer Zellteilung und Vermehrung an.

Parasitäre Reize können nicht nur bei Pflanzen sondern hier auch bei einem Fisch Wucherungen veranlassen, die von blosser Entzündung, Callus oder Granulombildung prinzipiell verschieden sind, die man histologisch betrachtet als Geschwulst bezeichnen darf.

Es wird nun gelten mit regem Eifer nach ähnlichen Vorgängen im Tierreich zu suchen, denn es ist nicht anzunehmen, dass dieser Fall der einzige seiner Art ist. Bei den Wirbeltieren wird nicht viel zu erwarten sein, aber vielleicht bietet die Pathologie der Wirbellosen, die noch ein fast ganz unbeackertes Feld darstellt, hie und da etwas, das zu Vorgängen bei Pflanzen überleitet und das, allgemein biologisch betrachtet, interessante Folgerungen zu ziehen gestattet.

Es ist nicht unwahrscheinlich, dass solche auch der Onkologie zu statten kommen könnten.

Aus dem Umstand, dass die Geschwulstbildungen der Pflanzen überhaupt auf dem Programm dieser Versammlung stehen, glaubte ich die Berechtigung ableiten zu dürfen, solche Betrachtungen hier zu äussern.

LITERATUR

1. Eberth, Multiple Adenome in der Haut eines Frosches. *Virchows Archiv*, 1868.

2. Bugnion, *Deutsche Zeitschrift für Tiermedizin u. vergl. Pathol.*, 1875, I. Bd., p. 132.

3. Wahlgren, *ibid.*, 1876, II. Bd., p. 233.

4. Eberth, *Virchows Archiv*, 1878, Bd., 72, p. 107.

5. Bonnet, *Bayerische Fischereizeitung*, 1883.

6. Ders, *ibid.*, 1884.

7. Scott, *Reports of the New Zealand Department of Agriculture*, 1891.

8. Gilruth, *ibid.*, 1901-02.

9. Petit, Fibrome observé sur un Megalobatrachus, *Bull. Mus. Hist. Nat.*, Paris, 1902.

10. Petit et Vaillant, Lésions stomacales chez un Python, *ibid.*, 1902.

11. Plehn, *Allgem. Fischerei-Zeitung*, 1902.

12. Pick und Poll, Tumorbildungen a. d. Tierpathologie, *Berliner klin. Wochenschrift*, 1903.

13. Dauwe und Pennemann. Contributions à l'étude du Cancer chez les poissons, *Annales de la Soc. de Médecines de Gand.*

14. Koch, Demonstration einiger Geschwülste bei Tieren, *Verh. Pathol. Gesellsch.*, Berlin, 1904.

15. Hofer, *Handbuch der Fischkrankheiten*, 1904.

16. Bashford-Murray, *Scientific Reports on the Investigations of the Cancer Research Fund*, 1904, Nr. 1.

17. Ders, *Scient. Rep.*, etc., Nr. 2.

18. Pick, Der Schilddrüsenkrebs der Salmoniden. Vortrag, 1905 (gehalten in der *Berliner mediz. Gesellsch.*).

19. Smallwood, Adrenal Tumors in the kidney of the frog, *Anatom. Anzeiger.* 1905.

20. Plehn, Ueber Geschwüste bei Kaltblütern, *Zeitschr. für Krebsforschung*, 1906,

21. Löwenthal, Einschlussartige Zell- und Kernveränderungen in der Karpfenpocke, *Zeitschr. f. Krebsforschung*, 1907.

22. Otterström, Notiz über Kiemenepithelverdickung in *Beretning om Dansk Ferskvandsfiskeri*, 1907.

23. Prowazeck, Chlamydozoa, *Archiv für Protistenkunde*, 1907.

24. Schröders, *Geschwülste bei Fischen. Russisch*, Dissertation. Petersburg 1907.

25. Fiebiger, Ueber Hautgeschwülste bei Fischen, *Zeitschr. f. Krebsforschung*, 1908.

26. Keysselitz, Ueber ein Epithelioma der Barben, *Archiv für Protistenkunde*, 1908.

27. Murray, *The Zoological Distribution of Cancer. Third Scient. Report. Cancer Research Fund*, 1908.

28. Jaboulay, Cancer et myxosporidies, *La Province médicale*, 1908, Nr. 16.

29. Fiebiger, Ein Rhabdomyon bei einem Kabljau, *Zeitschr. für Krebsforschung*, 1909.

30. Ders, Ein Osteochondrom bei einem Karpfen, *ibid.*, 1909.

31. Plehn, Ueber einige bei Fischen beobachtete Geschwülste und geschwulstartige Bildungen, *Berichte der k. b. biol. Versuchsstation für Fischerei*, München, 1909.

32. Bashford, Ueber den Krebs der Menschen und der Tiers, *Berl. klin. Wochenschrift*, 1909.

33. Guglianetti, Fibroma dell' orbita in un Ciprino, *Archivio dic Ottalmologia*, 1910.

34. Plehn, Pathogene Bedeutung der Myxosporidien für die Fische. *Sitz. bez. der Gesellschaft für Morphologie u. Physiologie*, München, 1910 (noch im Druck).

TUMEURS CHEZ LES VERTÉBRÉS INFÉRIEURS

On connaît de vraies tumeurs chez toutes les trois classes des animaux à sang froid. Les *Reptiles* jusqu'à présent n'en ont fait voir qu'un petit nombre de bénignes ; chez les *Amphibiens* il y en a aussi de malignes, lesquelles sont toutes des dérivées des épithéliums, des carcinomes. Il serait prématuré de conclure que les sarcomes n'existent pas.

Les tumeurs observées chez les *Poissons* sont bien plus nombreuses; il y en a de toutes sortes, et aucun organe n'est ménagé. Les poissons d'eau douce aussi bien que ceux de la mer figurent dans notre liste; la vie libre à l'état de nature ne les préserve pas; la domestication ne joue pas de rôle. Les poissons âgés semblent être plus disposés à avoir des tumeurs, mais il arrive aussi que les tout jeunes, d'un an ou deux, soient atteints.

Comme chez les animaux supérieurs, il y a des transitions graduelles entre les tumeurs bénignes et les malignes; ainsi un épithélioma très fréquent chez les Cyprinides (la petite vérole des carpes) est borné d'ordinaire à la peau, il est même très rare que la cutis soit attaquée; mais il arrive parfois (surtout chez les Tanches) que la tumeur fasse invasion dans les muscles, se transformant en carcinome. Ces carcinomes de la peau toutefois n'endommagent que très peu le poisson.

Par contre, une prolifération atypique de l'épithélium, laquelle d'après l'image microscopique est considérée comme bénigne, mène très souvent à la mort. C'est qu'un organe extrêmement délicat, les branchies, en est le siège, qui devient inapte à la respiration dès que leur épithélium s'épaissit.

La petite vérole des carpes et l'épaississement de l'épithélium branchial se présentent sous forme d'épidémies, de même qu'une tumeur des plus malignes : l'adéno-carcinome de la thyroïde chez les Salmonides; on a vu frapper jusqu'à 7 p. 100 de ces derniers dans un étang. Malgré des recherches assidues on n'a pas réussi à trouver des parasites animaux ou végétaux, aussi n'a-t-on jamais pu constater un cas d'infection indubitable. Nous sommes donc obligés de penser plutôt à une cause externe (influence de l'eau, de la nourriture) ou à une disposition héréditaire.

Dans un carcinome multiple de l'ovaire d'une grenouille l'histogenèse de la tumeur était évidente. Les cellules du néoplasme sont des oogonies, des œufs en voie de formation arrêtés dans leur développement. Comme il n'y a pas d'organe où la différence entre la jeune cellule et la mûre soit aussi grande que dans l'ovaire, on ne saurait imaginer d'exemple plus frappant d'une tumeur prenant origine de cellules embryonnaires.

Les néoplasmes sur notre liste ont tous leurs parallèles exactes dans la pathologie des animaux supérieurs, ils ne nous présentent que les anciens problèmes. Mais comme les animaux à sang froid se prêteraient très bien à certaines expériences à faire, ils pourront pourtant rendre de grands services à l'oncologie.

La tumeur suivante nous fait voir un problème nouveau : c'est un *adéno-kystome papillaire* qui se trouvait chez de jeunes *Leuciscus spec.* Les kystomes sont remplis de parasites qui les ont fait naître : ce sont des *Myxobulus piriformis* (famille des Myxosporidies).

Ces parasites sont extrêmement répandus chez les poissons ; il y en a qui causent de graves maladies, tandis que beaucoup d'autres sont absolument inoffensifs. Très souvent des granulomes résultent des infections à Myxobolus, mais l'effet signalé ici est tout à fait singulier.

L'irritation exercée par les parasites fixés sur la peau faisait proliférer l'épithélium, qui s'invaginait en formant un kyste. Dans le kyste les parasites trouvaient des conditions vitales propices ; ils continuaient à se développer et à se multiplier rapidement ; l'influence qu'ils exerçaient augmentait avec leur nombre. Il semble qu'il existait des rapports mutuels entre le tissu du poisson et le parasite, l'un excitant l'autre à une prolifération impétueuse. L'épithélium ne proliférait pas seul ; il entraînait le tissu connectif et les vaisseaux sanguins, et il en résultait cette architecture compliquée qui caractérise les tumeurs les plus différenciées, comme par exemple les kystomes de l'ovaire, et qui est l'égale de l'architecture de quelqu'organe glandulaire. Ici elle est l'effet d'une infection parasitaire.

Pourtant cette tumeur ne saurait être considérée comme preuve en faveur de la théorie parasitaire du cancer ; j'appuie là-dessus. Ici nous n'avons pas affaire à une tumeur proprement dite ; le néoplasme est plutôt comparable à ces proliférations atypiques causées par des injections de certaines substances chimiques dans l'oreille du lapin (Fischer). Elles en sont l'effet direct et ne durent qu'autant que l'irritation persiste. Il en est de même pour la tumeur à Myxobulus, qui est bornée au voisinage immédiat des parasites et n'a pas acquis l'indépendance de croissance qui caractérise la vraie tumeur. Cette tumeur n'a pas de parallèles dans le règne animal, mais il me semble que les noix de galles des plantes peuvent lui être comparées. Chez les plantes nous trouvons des néoformations d'une structure extrêmement compliquée, à laquelle plusieurs

tissus prennent part et qui résultent d'une infection avec un parasite animal.

La physiologie et la pathologie générale de la croissance devront
s'occuper de ces phénomènes peut-être plus encore que l'oncologie; mais quoique-celle-là ne puisse en tirer qu'un profit indirect,
elle aussi leur doit une considération attentive.

TUMORS IN LOWER VERTEBRATES

There are but few real tumors known in Reptiles and Amphibia;
in Fishes on the other hand their number is comparatinely great.

In *Reptiles* only harmless new-growths have been described.
The *Amphibia* show a few cases of carcinoma, but not one malignant tumor originating from connective tissue; there is however
no reason to think that such do not exist.

The Fishes present a large number of new-growths of all
kinds, and any organ may be attacked. Fishes living in a state of
nature are not less subject than those in our cultures : domestication apparently has no effect.

As in higher animals age makes fishes prone to get tumors, but
young ones are not exempt.

Metastases are exceedingly rare, but not quite unknown; we
record two cases of sarcoma, one of the kidneys, the other one
of the liver with metastases in other organs.

As in higher animals there are gradual transitions from benignant to malignant new-growths. Thus an epithelioma, frequently
met with in cyprinidæ — the so called small-pox of the carp, is
mostly quite harmless, but in some cases (especially in Tinca
vulgaris) it may invade the cutis and the muscles. Such tumors
though apparently carcinomatous seem not much to injure the
fish.

The reverse is the case with an affection sometimes found in
certain other fishes. The epithelium of the gills, which normally
consists of a single layer of cells, grows excessively, forming
nodules of varying thickness. Though the new-growth is but an

atypical proliferation it very often leads to death, because respiration becomes difficult and finally impossible.

These two diseases and another one, the adeno-carcinoma of the thyreoid gland, frequent indifferent species of Salmonidæ, present themselves as epidemies, but in neither of them could parasites be found nor have any indisputable cases of infection been observed. So we attribute the large number of cases often occurring in one pond rather to external causes (water, food for instance) or to an inherited disposition.

In one tumor — a multiple carcinoma of the ovary in a frog — the histogenesis could be ascertained. The tumor-cells are oogonia; instead of developping into ripe eggs, they remained in an embryonic state, but multiplication went rapidly on. In no other organ do young cells and ripe ones differ so widely as in the ovary; so this is the very best exemple of a tumor formed from embryonic cells which one can imagine.

All the new-growths on our list have their parallels in the pathology of higher animals; in fact there is no difference of any importance to be recorded; but there is one tumor to be described, that stands out isolated.

Il is an *adeno-kystoma* in the body-wall, observed in several specimen of young *Leuciscus* spec. which contains an immense number of well defined, comparatively highly organized parasites : *Myxobolus piriformis*, a Myxosporidian, which without doubt is to be considered as the causative organism.

We suppose it to have entered from the skin; on fixing there it caused the cells of the epithelium to multiply, to invade the deeper layers and so form a cyst, forcing aside the muscles, but not infiltrating them.

The parasites included in the cyst multiplied also at a rapid rate. There must have been some mutual influence, some very strong impulse to cell-division excercised from the Myxobolus on the infected tissues and vice versa; it led to the formation of a tumor of such a highly complicated organisation, connective tissue and number of blood-vessels participating. It is the equal to a highly developped kystoma of the ovary ar even equal to the construction of a normal glandular organ; and it is the work of parasites.

In no event may this tumor be considered as a proof of the parasite theory of tumors in general. It is rather to be paralleled to those cell-prolifications caused by injection of scarlet oil in the ear of the rabbit (Fischer). They continue growing only as long as the irritation persists; they are the direct result of the substance injected, which attracts the cells of the epiderm and makes them cover the cavities filled with the oil. The effect of the toxine produced by our Myxobolus may have been similar in the beginning, but it does not remain confined to the epithelium; connective tissue and blood vessels take their part in the structure, a highly organoid new-growth results; but this new-growth does not acquire the independance which would allow us to consider it as a real tumor.

Such structures were not known to be the effect of parasitic invasion in animals, but they might perhaps be compared to the gall mits in plants.

They are interesting not only for the pathologist but also when considered from the point of view of general biology; though they do not belong to onkology s. str. yet they deserve consideration here.

VON ECHTEN GESCHWÜLSTEN BEI PFLANZEN

Von Professor C. O. JENSEN (Kopenhagen).

Da die direkte Suche nach Schmarotzern beim Cancer und unser Streben, auf künstlichem Wege cancröse Neubildungen hervorzurufen, uns bekanntlich dem Ziele, der Aufklärung der Aetiologie des Cancers, nicht merkbar näher gebracht haben, hat man der Cancerforschung in den späteren Jahren einen bedeutend weiteren Umfang gegeben, um, so weit dies möglich ist, durch eine allseitige Beleuchtung der Krankheit Tatsachen einzusammeln, die zur Aufklärung des auf diesem Gebiete noch herrschenden dichten Dunkels beitragen möchten. Von den wichtigsten diesbezüglichen neueren Richtungen der Forschung nenne ich hier nur die Untersuchungen über das Vorkommen bösartiger Geschwülste bei den verschiedenen Klassen und Ordnungen des Tierreichs und die über die biologischen Verhältnisse des Geschwulstgewebes.

Die ersteren dieser genannten Untersuchungen können, wie bekannt, nicht unwichtige Ergebnisse aufweisen. Sie haben das Vorkommen der malignen Tumoren bei den verschiedensten Menschenrassen, und zwar bei Rassen ganz verschiedener Lebensweise festgestellt; sie haben dargetan, dass der Cancer sich bei den Tieren nicht auf die Haustiere beschränkt, sondern auch bei wild lebenden Formen vorkommt, und nicht eben die geringste Bedeutung hat ferner die Feststellung des Vorkommens bösartiger Geschwülste bei kaltblütigen Wirbeltieren (Lurchen, Fischen); bei niederen Tierformen sind allerdings bislang noch keine *unzweifelhaften malignen* Neubildungen angetroffen worden, aber nach *J. W. Williams, Collinges* und *Ryders* Tumorfunden bei Muscheln und Austern, darf man es als recht wahrscheinlich betrachten, dass man nicht ganz vergebens suchen würde, wenn man nur ein hinlänglich grosses Material von Tieren zur Verfügung hätte.

Es ist sehr naheliegend, die vergleichende Untersuchung auch auf Geschwulstbildungen bei Pflanzen auszudehnen, und es dürfte um so mehr Grund dazu vorliegen, als die biologischen Verhältnisse der Pflanzenzellen in vielen Beziehungen weit einfacher sind und sich viel leichter untersuchen lassen, als die der tierischen Zellen. Während die Pflanzenpathologen es bisher kaum wagten, Vergleiche anzustellen, haben die Humanpathologen den Versuch öfters gemacht, aber nicht immer in glücklicher Weise.

Die bei vielen Pflanzen so allgemeinen *Gallenbildungen* lassen sich trotz ihres oft geschwulstartigen Aeusseren natürlicherweise nicht mit den Neoplasien, und speziell nicht mit den malignen Tumoren der Tiere vergleichen; sie lassen sich nur solchen pathologischen Neubildungen bei Tieren an die Seite stellen, die dem Auftreten grösserer Schmarotzer zuzuschreiben sind, z. B. den adenomatösen Proliferationen der Schleimdrüsen bei der Gallengangdistomatose oder den gutartigen Bilharziatumoren. Zahlreiche Neubildungen bei Pflanzen, teils diejenigen, die nur den Charakter von Hyperplasien und Hypertrophien haben, teils diejenigen, denen man ihrem ganzen Aeusseren nach eine Aehnlichkeit mit echten Neoplasien zusprechen muss, werden bekanntlich von Pilzen verursacht. Von solchen ist namentlich der von einem Myxomycet (Plasmodiophora brassicæ) herrührende *Kohl Krebs* den Cancerforschern wohlbekannt.

Der unzweifelhaft parasitäre Ursprung und die unverkennbaren, wenn auch nur oberflächlichen Aehnlichkeiten dieses Leidens mit dem Cancer der Tiere sind Umstände, die zu Gunsten der Theorie von der parasitären Natur des Cancers herangezogen worden sind (*Robertson* und *Young*) meinen, in den Cancerzellen intracellulare (*Woronin*, *Nawaschin*, *Behla*, *Gaylord* u. a. m.); ja einige Forscher Schmarotzer nachweisen zu können, von denen man, was die morphologischen Eigenschaften und Entwickelungsverhältnisse betrifft, annehmen muss, dass sie den Plasmodiophoren nahe stehen. Wie bekannt, ist es bisher nicht gelungen, einen Schmarotzer nachzuweisen, der mit wirklichem Rechte als Urheber des Krebses angesprochen werden darf, und es liegen gar eine grosse Menge Tatsachen vor, durch die es wenig wahrscheinlich wird, dass der Cancer überhaupt durch intracellulare Schmarotzer verschuldet wird. Unter diesen Verhältnissen ist es selbstredend nicht gestattet, den Kohlkrebs oder sonstige ähnliche mykolische Neubildungen bei Pflanzen zum Vergleich mit tierischen Neoplasmen heranzuziehen; die betreffenden Neubildungen bei Pflanzen lassen sich nur mit der Tuberkel, dem Aktinomykom und anderen Infektionsgeschwülsten, sowie möglicherweise mit den durch Coccidien verursachten Zellenproliferationen vergleichen.

Eben die Tuberkel bietet uns ein Beispiel, wie vorsichtig man bei Schlussfolgerungen aus gewissen Uebereinstimmungen mit den bösartigen Tumoren sein muss, z. B. dem infiltrativen Wachstum und der metastatischen Verbreitung durch Lymph-und Blutbahnen; wie weit vorsichtiger müssen wir denn nicht sein, wenn davon die Rede ist, gewisse Aehnlichkeiten zwischen infektiösen pflanzlichen Neubildungen und tierischen Neoplasmen als Zeugnis davon zu benutzen, dass auch diese annehmbar von Parasiten herrühren.

Will man überhaupt die Neubildungen der Pflanzen in der Cancerforschung verwenden, um möglicherweise Uebereinstimmungen oder Aehnlichkeiten ausfindig zu machen, die uns zu einem besseren Verständnis der Eigentümlichkeiten der Cancerzellen leiten oder bei unserem Forschen nach den unbekannten Causalitätsverhältnissen des Cancers von Nutzen sein könnten, müssen wir uns meines Erachtens auf solche Neubildungen beschränken, die, insofern wir es gegenwärtig beurteilen können, nicht von der anhaltenden reizenden Wirkung grösserer oder kleinerer Schmarotzer auf das Gewebe herrühren. Von solchen Neubildungen finden sich bekanntlich eine grosse Menge bei den Pflanzen, aber ein direkter Vergleich derselben und der echten Geschwülste der Tiere begegnet wegen der in vielen Beziehungen sehr abweichenden Verhältnisse des Pflanzengewebes bedeutenden Schwierigkeiten. Wie bekannt, finden wir bei den Pflanzen nur in geringem Umfang eigentliche Regenerationsprozesse mit Ersatz verloren gegangenen Gewebes, aber andererseits sind die Pflanzen im stande, in sehr bedeutendem Umfang verloren gegangene Organe durch neue zu ersetzen, indem sich Reserveknospen entwickeln, wie auch in vielen Fällen das noch nicht in einer bestimmten Richtung entwickelte Bildungsgewebe in bedeutendem Umfang Knospen (Adventivknospen) bildet, die sich wiederum zu Zweigen, Stengeln u. s. w. entwickeln können. Hinzu kommt noch, dass die

Pflanzenzellen unter einer Menge von Beeinflussungen im stande
sind, teils sehr stark zu hypertrophieren, teils in bedeutendem
Umfang zu proliferieren. Es besteht also vielfach die Möglichkeit,
nicht nur dass das Organgewebe den Ausgangspunkt für Neubil-
dungsprozesse abgibt, sondern auch dass das in hohem Grade
proliferationsfähige Bildungsgewebe, eventuell während seiner
Entwickelung zu Knospen, unter einen die normale Knospen-und
Schösslingbildung störenden Einfluss kommen kann, der Gewebe-
bildungen mehr oder weniger fremdartigen oder gar geschwulstartigen Charakters veranlasst. So hat *Roger Williams* auf
verschiedene Typen geschwulstartiger Neubildungen bei verschiedenen Bäumen aufmerksam gemacht; einige Formen, die teils als
wohl begrenzte Holzbildungen in der Rinde, teils als exostosen-
ähnliche Gewächse an der Oberfläche des Holzes auftreten, werden
von ihm als gutartige Tumoren aufgefasst, die sich seiner Ansicht
nach mit Fibromen und anderen benignen Geschwülsten der Tiere
vergleichen lassen; diese Neubildungen haben erweislich ihren
Ursprung in accessorischen Knospen, während eine andere Gruppe
von Geschwulstbildungen, die sog. « Kropfmasern », die von
Williams als malign bezeichnet werden, auf einer abnormen
Entwickelung einer auf einem begrenzten Gewebsgebiete stattge-
fundenen multiplen Knospenbildung beruht. Unzweifelhaft deutet
vieles darauf hin, dass diese Tumoren, die sich nicht erweislich
mit parasitären Beeinflussungen in Verbindung setzen lassen, als
den echten Neoplasmen der Tiere analoge Neubildungen zu
betrachten sind. Eine weitgehende Uebereinstimmung oder
Aehnlichkeit liegt jedoch nicht vor; am berechtigtsten wird es
wahrscheinlich sein, diese Pflanzengeschwülste mit den Odontomen
und gewissen Teratomen, also mit Geschwulstbildungen zu vergleichen, die während der Entwickelung entstehen, und bei deren
Ursprung störende Beeinflussungen der Entwickelung der Organe
oder der Gewebe als mitwirkend angesprochen werden müssen.
Mit den bösartigen Geschwülsten der Tiere wird man schwerlich
eine Uebereinstimmung oder nennenswerte Aehnlichkeit finden
können.

Ausser diesen Tumoren finden sich bei den Pflanzen verschiedene andere geschwulstartige Neubildungen; von den meisten
von ihnen gilt jedoch, dass sie sich infolge leicht nachzuweisender

äusserer Beeinflussungen entwickeln, und in der Regel haben sie bei genauerer Betrachtung weit mehr den Charakter von Hypertrophien als den von Neoplasien; ein besonderes Interesse hat meines Erachtens der beim Weinstock, Apfelbäumen, Rosa und Spiraea u. s. w. vorkommende sog. Krebs oder Frostkrebs, indem bei diesem Leiden — und dies gilt namentlich vom Weinstock und der Spiraea (*Göthe, Sorauer*) — nach oft recht geringer Frostbeschädigung der Rinde eine unverhältnismässig starke und oft lange Zeit anhaltende Zellenproliferation entsteht, die zur Bildung einer oft bedeutenden geschwulstartigen Verdickung führt, welche aus einem abnormen parenkymatischen Holzgewebe von sehr geringer Lebensfähigkeit besteht; es würde ohne Zweifel von Interesse sein, den Einzelheiten dieser Proliferation näher nachzugehen und namentlich zu erforschen, ob diese enorm vermehrte Proliferationsfähigkeit der Zellen auf andauernden, reizenden Beeinflussungen beruht oder als eine bei der ersten schädlichen Beeinflussung entstandene und von Zellengeneration auf Zellengeneration übertragene Eigentümlichkeit aufzufassen ist.

Wenn es auch möglich ist, Vergleiche zwischen zahlreichen Pflanzenneubildungen und tierischen Geschwülsten aufzustellen, so muss doch hervorgehoben werden, dass in der Regel grosse Verschiedenheiten vorherrschen, und dass es sicherlich nur sehr wenig Pflanzenneubildungen gibt, die mit Recht den *malignen* tierischen Geschwülsten zur Seite gestellt werden können; dies scheint jedoch möglich zu sein mit einer Geschwulstbildung bei Rüben (Beta vulgaris), die seit 1839 (*Hlubek*) bekannt ist und gewöhnlich als *Wurzelkropf der Rüben* bezeichnet wird.

Wir haben hier zu tun mit einer geschwulstartigen Neubildung, die so gross werden kann wie der Kopf eines Kindes, bis 1,5 kg wiegt und mittels eines kurzen, oft recht dünnen Stiels an der Oberfläche der Rübe befestigt ist. In den späteren Jahren haben sich mehrere Pflanzenpathologen mit diesen Neubildungen beschäftigt, und verschiedene Schmarotzer (Milben, Nematoden, Pilze) sind darin nachgewiesen und teilweise mit der Aetiologie dieses Leidens in Verbindung gebracht worden; es kann indessen nunmehr als ganz sicher betrachtet werden, dass Schmarotzer nur in den beschädigten und zerfallenen Teilen der Geschwulst vorkommen, und dass *die Geschwulst* keinen parasitären Ursprung hat (*Sorauer*); als vermeintliche Ursache hat man ausser Schmarotzern Oberflächenbeschädigungen der Rübe, lokale Ueberernährung und namentlich die Beschaffenheit des Erdbodens angeführt, aber etwas zuverlässiges hierüber liegt durchaus nicht vor. So wird in der Regel angegeben, die Geschwulstbildung finde sich nur bei Rüben, die aus trockenem Erdboden stammen; es liegen aber auch Nachrichten von sogar auffällig häufigem Auftreten auf feuchtem, schwerem Boden vor (*Silensky*).

Obgleich der « Wurzelkropf » eine sehr seltene Erscheinung ist, wird es doch bei der grossen Menge von Rüben, mit der die Rübenzüchter und Zuckerfabrikanten zu tun haben, nicht schwer sein, sich das zur Untersuchung notwendige Material zu verschaffen. Prof. *Kölpin Ravn*, der mich zuerst auf diese Neubildung aufmerksam machte, hat mir ein recht grosses Material verschafft.

Obwohl meine Untersuchungen nur noch einen vorläufigen Charakter haben, glaube ich doch, aussprechen zu dürfen, *dass wir beim « Wurzelkropf » nicht nur mit einem echten Neoplasmus, sondern gar mit einem Tumor zu schaffen haben, der in gewissen Beziehungen Aehnlichkeit mit den malignen Geschwülsten der Tiere darbietet; ja, ich bin geneigt zu glauben, dass er in der Geschwulstforschung eine ähnliche Rolle spielen können wird, wie jetzt die Mäusecarcinome.*

Der Wurzelkropf ist meines Wissens bisher nur bei Zuckerrüben vorgefunden worden; mir ist jedoch auch eine grössere Anzahl gelber Futterrüben überlassen worden mit Geschwulstbildungen und gleichfalls eine Rote Rübe, so dass anzunehmen ist, dass Geschwulstbildungen bei allen Varietäten der Beta vulgaris vorkommen können. Die vorgefundenen Geschwülste können auf 3 Typen zurückgeführt werden :

A. Die Geschwülste treten auf als unregelmässige, knollenförmige, an der Oberfläche recht glatte Gebilde, die so gross werden können wie eine Faust und mittels eines ganz kurzen, in der Regel 1-2 cm dicken Stiels an der Rübe fest sitzen; den Sitz gibt am häufigsten der obere Teil der Rübe ab; gewöhnlich trägt die einzelne Rübe nur einen einzelnen Tumor, bisweilen aber 2-4. An der Schnittfläche hat die Geschwulst eine Struktur, die sehr an die der normalen Rübe erinnert, indem die Gefässbündel in regelmässigen Bögen gelagert sind, die teilweise als Ausbuchtungen der Ringe

des normalen Rübengewebes auftreten; zwischen den Gefässbün-
delringen liegt in grosser Menge ein Zwischengewebe desselben
Aussehens wie das Parenchym des normalen Rübengewebes. Bei der
Futterrübe ist die Oberfläche der Geschwulst wie die der Rübe
gelb, die Schnittfläche weisser Färbung; bei der Geschwulst der
Roten Rübe sind Oberfläche und Schnittfläche rötlich bis dunkel
blaurot. Je nachdem der Verholzungsprozess in der Rübe selbst
fortschreitet, beobachtet man öfters auch partielle, wenn auch
wenig ausgesprochene Verholzung im Gewebe der Geschwulst.
Diese Geschwulstform hat somit eine ausgesprochene typische, an
das normale Gewebe erinnernde Struktur. Zu diesem Typus gehörten fast sämtliche bei Futterrüben angetroffene Geschwülste und
gleichfalls die genannte, bei einer Roten Rübe nachgewiesene.

B. Eine vereinzelte faustgrosse, gestielte Futterrübengeschwulst
hatte eine stark ausgesprochene verruköse Oberfläche, sowie eine
etwas weniger typische Ordnung der « Gefässbündelringe » an der
Schnittfläche. Man darf annehmen, dass das verruköse Aeussere
der Geschwulst von zufälligen äusseren Beeinflussungen während
des Wachstums herrührt, denn die durch Transplantation der
verrukösen Geschwulst erzeugten Tumoren waren nicht verrukös,
sondern stimmten ganz mit dem Typus A überein.

C. Die gewöhnlich vereinzelt auftretende Geschwulst kann es
zu einer sehr bedeutenden Grösse bringen; die Oberfläche ist
knollig, knotig und holperig und mit zahlreichen, grösseren und
kleineren Einschnitten versehen. Die Farbe ist weisslich, an
älteren Geschwülsten in der Regel dunkel-bräunlich, an der
Schnittfläche weisslich. Der Tumor besteht aus dem gewöhnlichen Gewebe der Rübe, hat aber eine atypische Ordnung, indem
die Gefässbündel keine regelmässigen Bogen (Teile von Ringen)
bilden, sondern in unregelmässigster Weise als gezweigte, teilweise netzförmig geordnete Streifen und Stränge an der Schnittfläche auftreten. Die Verholzungsprozesse sind, sogar in alten
Geschwülsten, in der Regel sehr wenig hervortretend; das Gewebe
ist öfters infiziert und in grosser Masse zerfallen. Diesen Ge-
schwulsttypus habe ich bisher nur bei Zuckerrüben angetroffen;
in einigen Fällen kann die Struktur weniger atypisch sein und die
Geschwulst sich also dem Typus A nähern.

Indessen zeugt nicht nur das Aeussere des Wurzelkropfes,

sondern auch verschiedene andere Verhältnisse von seiner Ge-
schwulstnatur :

Der Tumor hat nichts mit Knospen oder Würzelchen zu tun;
er geht vom Rübengewebe selbst aus, und zwar aller Wahrscheinlichkeit nach von einem kleinen begrenzten Gewebeteil. Während
seines Wachstums übt er keinen Proliferation bewirkenden Einfluss auf das umliegende Gewebe aus; die Geschwulst wächst
also ausschliesslich durch *fortgesetzte Proliferation des ursprünglichen Geschwulstgewebes*. Dies geht allerdings nicht mit Sicherheit aus der direkten Betrachtung der spontanen Geschwulst
hervor, wird aber durch Transplantationsversuche evident.

Man darf annehmen, dass das Tumorgewebe eine *grössere
Avidität nach den Ernährungsstoffen* besitzt als das normale
Gewebe, und dass das grössere Proliferationsvermögen damit in
Verbindung steht; oft ist die Zuckerrübe, wenn sie eine grössere
Geschwulst hat, sehr stark in ihrem Wachstum gehemmt, und ihr
Gewicht kann dabei bedeutend (sogar 5-mal) kleiner sein, als das
der Geschwulst.

Wird ein Tumor durch Brechen oder Durchschneiden des Stiels
entfernt, oder wird vom Gewebe eine Scheibe abgeschnitten, so
treten — insofern nicht gewebeverzehrende Infektionen entstehen
— *rezidivierende Gewebeproliferationen* in der Gestalt von über die
Fläche der Wunde verteilten Knötchen und neuen begrenzten
kleineren Tumoren am Rande der Wunde ein; inwiefern eine
vollständige Rekonstruktion stattfinden kann, weiss ich noch
nicht, da meine Versuchsindividuen an einer Infektion zu grunde
gegangen sind.

Ein infiltratives Wachstum ist nie beobachtet worden und ist in
einem Gewebe wie dem der Rübe überhaupt kaum denkbar, da
dieses keine Gewebespalteuräume enthält; es würde unzweifelhaft
tief greifende Aenderungen der Zellen und namentlich die Existenz
von gewebeauflösenden Fermenten voraussetzen. Von einer
Metastasierung kann natürlicherweise auch nicht die Rede sein;
dagegen lassen sich die Geschwülste aller Typen ohne Schwierigkeit auf andere Rüben *transplantieren*, und das Geschwulstgewebe
bekundet sein abnormes Vermehrungsvermögen dadurch, dass
es unter den neuen Verhältnissen weiter wächst und neue Tumoren
bildet.

Bei den Transplantationsversuchen benutzte ich im allgemeinen die von *Vöchting* bei seinen Transplantationsversuchen angewandte Methode, jedoch mit der Veränderung, dass meine transplantierten Gewebestücke pyramidenförmig waren. Die primären Heilungserscheinungen entsprechen, was die Tumorentransplantationen betrifft, ganz den von *Vöchting* als bei Transplantationen normalen Rübengewebes vorkommend beschriebenen.

Der nach einer Transplantation hervorwachsende Tumor entwickelt sich ausschliesslich aus den Teilen des übertragenen Geschwulstgewebes, die nicht zu grunde gegangen sind. Dieses Verhältnis, das sich bei den tierischen Geschwülsten nur durch schwierige Schnittserienuntersuchungen feststellen lässt, ist bei den Rüben sehr leicht zu konstatieren, und zwar durch makroskopische und einfache mikroskopische Beobachtung allein, wenn man bei den Versuchen verschiedene Rübenvarietäten anwendet. Wird ein Tumor von einer Roten Rübe auf eine Futterrübe übertragen oder umgekehrt ein Tumor von einer Futterrübe auf eine Rote Rübe, so ist die Grenze zwischen dem Rüben-und Geschwulstgewebe sehr leicht erkennbar an der Farbe allein, und sie wird es auch ferner während der Geschwulstbildung sein. Nach dem Zusammenwachsen mit dem Gewebe der Rübe beginnt die Proliferation der recht oberflächlich liegenden Cambiumschicht; ein Dickenwachstum, wodurch das umliegende Rübengewebe zusammengepresst wird, findet nicht oder nur in geringem Umfang statt; die Wachstumszunahme geschieht nach aussen, wodurch eine Geschwulstmasse entsteht, die durch einen kurzen Stiel von ungefähr demselben Umfang wie das transplantierte Geschwulststückchen mit der Rübe verbunden ist.

Der nach der Transplantation hervorwachsende Tumor entspricht, was Aussehen und Bau betrifft, ganz dem als Impfmaterial benutzten. So haben meine Transplantationen mir Rote Rüben verschafft mit gelben (Futterrüben-) und mit weissen (Zuckerrüben-)Geschwülsten und umgekehrt gelbe Futterrüben mit roten Geschwülsten und mit Zuckerrübengeschwülsten. Nicht nur die eventuelle Fähigkeit der Parenchymzellen, einen roten Farbstoff zu bilden, und die Farbe der oberflächlichen Zellenmassen finden sich in dem durch Impfung entstandenen Tumor wieder; auch die Struktur der ursprünglichen Geschwulst bleibt in allem wesentlichen unverändert; so finden wir in den durch Transplantation entstandenen Zuckerrübentumoren die unregelmässige Verteilung der Gefässbündel im Verhältnis zum Parenchymgewebe wieder. — Nur der oben besprochene verruköse Tumor (Typus B) ergab sich bei der Transplantation als nicht konstant, indem sich bei den geimpften Rüben nicht-verruköse Tumoren des Typus A entwikkelten; wie bereits erwähnt, glaube ich deshalb, dass die verruköse Beschaffenheit des genannten Tumors nicht als Ausdruck von Zelleneigentümlichkeiten, sondern als ein Ergebnis äusserer Beeinflussungen während seiner Bildung betrachtet werden kann.

Die Transplantation der beiden Haupttypen (A gelb und rot, C) geht, wie es scheint, nicht mit derselben Leichtigkeit von statten; a priori könnte man allerdings erwarten, dass der Typus C als der atypischste und die bedeutendste Grösse erreichende sich am leichtesten auf andere Rüben transplantieren liesse, was jedoch nach meinen Beobachtungen nicht der Fall ist; im Gegenteil gelingt die Impfung dieser Geschwulstform weniger häufig, und der durch die Transplantation erzeugte Tumor wächst gewöhnlich langsam, namentlich zu Anfang. Die Erklärung davon mag wahrscheinlich in der atypischen Struktur liegen, von der angenommen werden darf, dass sie anfangs für das transplantierte Gewebe schwierige Ernährungsverhältnisse ergibt.

Die Geschwindigkeit, mit der ein Tumor nach der Impfung entsteht, ist natürlicherweise sehr verschieden je nach der Beschaffenheit der zur Impfung benutzten Rüben, sowie nach der Jahreszeit und sonstigen das Wachstum der Pflanzen beeinflussenden Verhältnissen. Unter guten Verhältnissen habe ich bei Impfung an ausgewachsenen Rüben in ca-6 Wochen ungefähr taubeneigrosse Tumoren des Typus A gezüchtet.

Während in den spontanen Tumoren allmählich Verholzungsprozesse nachgewiesen werden können, wenn auch selten in vorherrschendem Grade, scheint die Neigung zur Verholzung in den durch Transplantation entstandenen Geschwülsten nur gering. Die Transplantation selbst scheint in der Beziehung gleichsam verjüngend zu wirken.

Die das Geschwulstgewebe bildenden Zellen unterscheiden sich in morphologischer Beziehung nicht von denen des normalen

Gewebes, und die Zellenproliferation beschränkt sich wie beim normalen Gewebe auf gewisse Schichten. Dass indessen Unterschiede obwalten, erhellt nicht nur aus dem vermehrten Proliferationsvermögen des Geschwulstgewebes, sondern auch aus chemischen Untersuchungen (*Schacht, Strohmer, Stift, Bartoš, Karpinski* u. a. m.), wodurch sich *Abweichungen in der Zusammensetzung des Geschwulstgewebes* im Vergleich mit dem normalen Teil der Rübe ergeben haben; so enthält das Geschwulstgewebe eine grössere Menge Aschenbestandteile (namentlich Kalisalze) und stickstoffhaltige Stoffe, während umgekehrt der Gehalt an Saccharose vermindert ist, und zwar sogar bis auf 50 0/0; von besonderem Interesse ist der Umstand, dass sich im Geschwulstgewebe regelmässig Invertzucker findet, was in den normalen Teilen der Rübe nie der Fall ist, und das *Bartoš* eine grössere Menge von einem rechtsdrehenden Stoff nachgewiesen hat, der zwar nicht genauer untersucht wurde, aber nicht Zucker ist. Die vorliegenden Analysen betreffen natürlicherweise nur entwickelte Geschwülste, und es war bisher nicht möglich, die Verhältnisse dieser abnormen Zusammensetzung während des Wachstums der Geschwulst zu verfolgen, was sich aber jetzt auf dem Wege der Transplantation bewerkstelligen lassen wird. Es lässt sich daher gegenwärtig noch nicht entscheiden, ob wir in den nachgewiesenen Veränderungen nur mit Verhältnissen zu tun haben, die mit dem abnorm schnellen Wachstum des Geschwulstgewebes in direkter Verbindung stehen, oder ob die Abweichungen ein Ausdruck weiterer biologischer Veränderungen in der Zusammensetzung und dem Stoffwechsel des Gewebes sind.

Spontane *Zerfallsprozesse* scheinen im Geschwulstgewebe nicht vorzukommen, aber die Wiederstandsfähigkeit derselben ist bedeutend geringer, als die des normalen Gewebes, und nach Beschädigungen entstehen ausserordentlich leicht Infektionen, die zu umfangreichen, auf das normale Gewebe hinübergreifenden Destruktionen führen können. Eine Ueberwinterung von geschwulsttragenden Rüben misslingt oft, da die Geschwulstmasse zu grunde geht.

Auch die Frage der eventuellen Erblichkeit des Leidens ist einer Untersuchung unterzogen worden (*Bartoš*); der Versuch führte zu einem negativen Resultat.

Wir haben also in dem sog. Wurzelkropf *eine Geschwulstbildung vor uns, die auf einer andauernden, abnormen Proliferationsfähigkeit gewisser Zellen zu beruhen scheint, und die nicht nur dadurch, sondern auch durch ihre Beeinflussung des Wachstums der Rübe, ihre Fähigkeit zu rezidivieren und sich transplantieren zu lassen, sowie durch die abnormen chemischen Verhältnisse der Zellen so sehr an die malignen Tumoren der Tiere erinnert, dass ein näheres Studium der biologischen Verhältnisse der Geschwulst unzweifelhaft wohl angebracht wäre.*

ESSAI DE NOMENCLATURE DES CANCERS
POUR L'USAGE INTERNATIONAL

PAR MM.

Pierre **DELBET**, P. **MENETRIER**, A. **HERRENSCHMIDT**.

L'étroitesse du cadre qui nous est assigné ne nous permettra pas d'aborder les détails du sujet. Aussi bien cela serait-il fastidieux autant qu'inutile, car chaque anatomo-pathologiste, ayant adopté notre méthode de nomenclature, pourra en faire, s'il le veut, mécaniquement l'extension et l'application à tous ou presque tous les cas particuliers.

Nous admettons avec la généralité des auteurs de nos jours la descendance des néoplasmes directement de tous les éléments cellulaires différenciés ou non qui forment les tissus et les organes du corps humain ; et les deux notions principales qui nous guideront seront celles de l'histogénèse et de la spécificité cellulaire.

Nous aurions désiré vivement pouvoir faire une nomenclature qui eût avant toute autre chose un caractère clinique. Cela est actuellement impossible. Chacun de nous en effet possède des observations de tumeurs cliniquement malignes métastasantes, dont la structure était cependant typique, et de tumeurs relativement bénignes qui étaient histologiquement métatypiques ou même atypiques ; chacun sait que de soi-disant goitres sont susceptibles de faire des métastases, mais qu'aussi une tumeur nettement maligne n'a pas forcément déjà essaimé et qu'une guérison radicale est possible. — La grande préoccupation clinique est de reconnaître rapidement si une tumeur donnée est de nature bénigne ou maligne ; or, tant qu'un procédé nouveau (p. ex. une réaction histochimique) ne sera pas en mesure de nous montrer la différence qui existe certainement entre telle cellule faisant partie d'un processus hyperplasique et telle autre, à nos yeux identique, faisant partie d'un processus néoplasique malin, il restera des cas qui dépassent nos pronostics cliniques et histologiques.

Cependant un examen histologique serré conduit le plus souvent à la vérité. Mais il est indispensable pour cela de faire des coupes nombreuses, car l'examen d'une seule préparation est souvent trompeur. Il n'est pas rare de trouver en un point nettement limité d'une tumeur à structure adénomateuse, quelques cellules épithéliales en dehors de leur siège normal ou même seulement la disparition de la membrane sous-épithéliale, laissant les cellules épithéliales reposer directement sur le tissu conjonctif[1]. Un pareil adénome n'en est plus un, il est capable de faire des métastases, et c'est désormais un épithéliome quoiqu'il ait encore partout ailleurs la structure de l'adénome.

Si le microscope n'est pas à l'abri de tout reproche, il reste encore notre meilleur auxiliaire dans l'appréciation de la qualité des tumeurs. Et lui seul peut actuellement fournir une base à leur nomenclature.

Celle que nous proposons a l'avantage de ne pas innover dans le domaine théorique des classifications généralement adoptées[2], mais elle réclamera plus de précision dans les termes, certaines rectifications et certaines suppressions. Si les dénominations que nous employons viennent à être admises par les spécialistes du cancer dans les différents pays, elles seront peu à peu utilisées, à leur exemple, par leurs compatriotes, et le travail en commun en sera infiniment facilité, car on pourra alors enfin connaître la valeur des termes employés, faire des comparaisons et des statistiques qui ne risqueront plus d'être continuellement faussées par ce fait que, suivant les pays et les observateurs, les mêmes lésions reçoivent des appellations diverses et que les mêmes mots sont employés dans des sens différents. C'est ainsi, pour donner un exemple, que le mot *épithélioma* ou fibro-épithélioma est employé assez souvent par nos confrères allemands pour désigner une tumeur épithéliale bénigne, tandis que ce mot chez nous implique toujours l'idée de malignité; inversement le terme *adénome* a été

---

1. Certains croient pouvoir fonder un diagnostic de malignité sur des modifications cytologiques des cellules uniquement.

2. Menetrier, dans son livre *Cancer*, vol. XIII du nouveau *Traité de médecine et de thérapeutique*, Baillière, 1909, a déjà exposé cette manière de voir.

appliqué à des cancers vrais, parce que leur structure était restée typique. On imagine facilement les confusions qui résultent de ce flottement dans les expressions.

La nomenclature que nous allons donner n'a nullement la prétention d'être complète; nous avons dit qu'elle ne serait en quelque sorte qu'un cadre terminologique où figureront pour les différents organes les formes néoplasiques les plus connues. Nous avons par conséquent passé sous silence certaines tumeurs ayant pour point de départ des organes mal connus ou dont les cellules, de nature encore incertaine, ne permettent pas de les classer actuellement parmi les sarcomes plutôt que parmi les épithéliomes. Pour celles-là, libre à chacun d'en faire un épithélioma ou un sarcome, mais mieux vaudrait peut-être encore dire en attendant mieux : « Tumeur maligne des cellules X de la glande Y. » Nous ne pensons pas non plus faire œuvre définitive; notre objet est immédiat : c'est d'introduire en matière de cancers un langage non équivoque, quitte à modifier ce langage quand d'autres bases, plus fermes, auront été découvertes.

Nous n'envisageons que les tumeurs malignes, et nous appellerons épithéliomes celles qui dérivent des épithéliums, sarcomes celles qui dérivent de la série conjonctive. Mais pour bien marquer l'échelle qui conduit de la simple hyperplasie jusqu'aux tumeurs tout à fait malignes, pour la plupart des organes nous ferons précéder la liste des tumeurs malignes de celle des principales affections précancéreuses, y compris les tumeurs bénignes.

La succession des états précancéreux et cancéreux sera ainsi pour les épithéliums : hyperplasie simple, hyperplasie papillomateuse ou adénomateuse (papillome, adénome); épithélioma typique ou à évolution complète, épithélioma métatypique ou à évolution incomplète, épithélioma atypique ou à évolution irrégulière. — *Épithélioma typique*, papillaire, adénomateux, adénoïde, signifie que les cellules bien qu'entrant en contact direct avec le tissu conjonctif sans interposition de basement-membrane ont cependant conservé à peu près intacts leurs caractères, la morphologie, voire les propriétés fonctionnelles de celles dont elles dérivent. Par contre on n'appellera pas épithélioma typique une tumeur adénomateuse dont un point limité vient de se transformer en cancer, si le point cancéreux est atypique; la lésion la plus grave prend le pas sur le

reste, et la tumeur dans son ensemble sera dite épithélioma atypique, libre à l'auteur de donner après cette dénomination toute
explication complémentaire.

L'*épithélioma métatypique* est celui dans lequel les caractères de
différenciation des cellules se sont plus ou moins perdus; le type
cellulaire matriciel, quoique aberrant du type normal, et simplifié,
est pourtant encore reconnaissable.

Dans l'*épithélioma atypique* les cellules ne conservent plus aucun
de leurs caractères morphologiques ou fonctionnels; leur identification est difficultueuse, même quelquefois impossible. C'est cette
forme que Bard appelle embryonnaire. Le terme nous paraît
impropre. Chaque type cellulaire différencié possède en effet une
forme embryonnaire (ou mieux jeune) aussi spécifique que sa forme
adulte, mais difficile à distinguer des formes embryonnaires d'autres
types cellulaires. Les tumeurs épithéliales embryonnaires de Bard
ne sont pas faites de tissu d'organisme embryonnaire, mais de tissu
embryonnaire d'organisme adulte. Cela est fort juste; mais le
mot embryonnaire peut jeter le trouble s'il n'est pas accompagné
de son explication, et comme il signifie jeune, indifférencié,
atypique, nous l'abandonnerons définitivement pour celui
d'atypique.

Certains épithéliomas peuvent être qualifiés d'*hétérotopiques*
quand ils se sont développés sur une malformation congénitale
(ou acquise), par exemple ceux d'origine branchiale.

D'autres devront être caractérisés de *métaplasiques*. Métaplasie
signifie changement de type; lorsque, par exemple, un épithélioma
pavimenteux se développe dans les bronches ou dans la vésicule
biliaire, l'épithélium par le fait d'une irritation chronique a préalablement changé de type, et c'est sur ce type modifié que prend
naissance le cancer; la ressemblance avec un autre type différencié ne va cependant jamais jusqu'à l'identité.

Dans l'échelle des tumeurs épithéliales malignes, les termes
adénome malin, *polyadénome malin*, deviennent donc inutiles; ils
ne pourraient d'ailleurs que favoriser des confusions. Nous les
rejetons de la nomenclature du cancer pour les appliquer, allégés
du qualificatif *malin*, à des affections précancéreuses, bénignes.

Le mot *carcinome* a eu trop de succès, on l'a employé en y atta-
chant des sens très différents. En Allemagne, il signifie épithé-

lioma, généralement sans nulle précision (Epithelialkrebs). En France, on l'applique à une modalité des épithéliomes. Etymologiquement sa signification est aussi vague que pratiquement, puisque cancer ou carcinome, l'un dérivé de la racine latine, l'autre de la racine grecque du même mot, signifient crabe (Krebs), simple image de la néoplasie maligne. Le terme carcinome, inutile, vague et portant à confusion, est donc à rayer purement et simplement.

Adéno-carcinome est un autre vocable très employé et très équivoque. Nous proposons de le rejeter d'abord parce qu'il contient le mot carcinome et ensuite parce qu'il a été pris dans des sens trop variés : tantôt il désigne une tumeur épithéliale maligne d'un organe glandulaire, tantôt il s'applique à une tumeur glandulaire maligne, mais de structure typique; tantôt il indique que la tumeur glandulaire offre en certains points les caractères d'une néoplasie bénigne, en d'autres points les caractères d'un néoplasme malin. Pour ces trois éventualités nous disons : 1° épithélioma glandulaire; 2° épithélioma typique (adénomateux, par exemple) du sein; 3° épithélioma atypique (métatypique ou typique) du sein combiné avec adénome.

D'autres expressions encore devront sortir du vocabulaire du cancer, par exemple : *Kystome malin*, qui n'a pas de sens histogénique; *Cylindrome*, qui correspond à des images microscopiques que bien des tumeurs différentes peuvent réaliser. Pour éviter toute confusion, les notions auxquelles ces mots correspondent seront exprimées par un adjectif placé à la suite du terme générique principal : épithélioma kystique, cylindromateux.

Il est d'autres termes auxquels il nous paraît préférable de renoncer. On y gagnera en simplicité et en clarté :

Le mot *chromatophrome* n'indique pas la nature des cellules pigmentées; il en est de même de *mélanome*, aussi nous paraît-il préférable de dire épithéliome ou sarcome mélanique.

Splénome, hépatome ne précisent pas aux dépens de quelles cellules de la rate ou du foie la tumeur s'est développée.

Séminome a le même inconvénient, tandis que l'expression d'épithéliome séminal nous paraît précise et plus claire.

En ce qui concerne les tumeurs de nature conjonctive, la délimitation entre la néoplasie bénigne et la néoplasie maligne est plus difficile encore qu'elle ne l'est pour les tumeurs épithéliales. Elles aussi, avec la structure normale ou hyperplasique du tissu intéressé, peuvent se comporter en tumeurs malignes et faire des métastases ; et c'est une difficulté souvent insurmontable de trouver un caractère histologique sûr, qui marque la transformation qualitative de la néoplasie : parce que ses limites ne peuvent pas toujours être déterminées avec rigueur vis-à-vis du tissu voisin qui jouit d'une parenté plus ou moins rapprochée, réagit lui-même contre le processus néoplasique ou sous l'influence de la cause irritative primordiale ; parce que ce tissu voisin participe fréquemment à la prolifération néoplasique, alors complexe; parce que dans une tumeur conjonctive ce qui est stroma est plus délicat à distinguer de ce qui est vraiment néoplasme; parce qu'enfin certains tissus ont pour caractère naturel la mobilité de leurs éléments.

Le degré de différenciation normalement moins élevé des cellules de nature conjonctive (par rapport à celui qu'atteignent les épithéliums), qui rend leur parenté plus manifeste, la tendance de ces divers éléments à proliférer parfois simultanément, sont autant de facteurs qui amènent rapidement les tumeurs conjonctives au stade métatypique et atypique où elles se confondent toutes ensemble, et font du sarcome une classe immense, sans doute trop compréhensive, qui renferme un grand nombre de variétés optiquement uniformisées.

Il est difficile dans ces conditions de systématiser absolument la terminologie, car si les épithéliomes gardent vis-à-vis les uns des autres des caractères qui permettent quelquefois même dans l'atypie de reconnaître chez eux leurs origines différentes, il n'y a plus pour les sarcomes atypiques de caractères distinctifs, il est presque superflu de les dire atypiques. Néanmoins nous essaierons d'appliquer aux cancers conjonctifs des termes correspondant aux étapes déjà indiquées pour les cancers épithéliaux. Mais, quoi qu'il advienne de la terminologie des cancers conjonctivo-vasculaires, une règle doit toujours demeurer observée rigoureusement : n'appliquer le mot sarcome, seul ou associé, qu'à des tumeurs malignes, et si le mot sarcome paraissait trop choquant pour étiqueter une tumeur maligne typique, accoler toujours immédiatement l'adjectif « malin » au nom du tissu ou de la cellule cancéreuse, pourvu de la désinence en « ome ». — Voici pour exemple un tableau qui met en parallèle les étapes d'une tumeur épithéliale glandulaire et celles d'une tumeur cartilagineuse, cette dernière en double avec les dénominations rigoureusement logiques et les dénominations admissibles.

Précancer.	Adénome.	Chondrome.	Chondrome.
Cancer.	Epithélioma glandul. typique.	Sarcome cartilagineux typique.	Chondrome malin. Chondro-sarcome.
	Epithélioma glandul. métatypique.	Sarcome cartilagineux métatypique.	Sarcome du cartilage.
	Epithélioma glandul. atypique.	Sarcome (cartil.?) atypique.	Sarcome.

La formation d'un terme complet et clair est essentiellement simple, lorsqu'on est fixé sur la nature de la tumeur et son mode évolutif. En première ligne, sans exception, doit figurer le mot « *épithéliome* » ou « *sarcome* ». (Au cas seulement où l'on ne croirait pas pouvoir affirmer la nature de la cellule qui prolifère, on dirait : cancer des cellules X du tissu ou organe Y.) Ensuite et dans un ordre variable, suivant l'harmonie de l'ensemble des mots, on fera connaître l'*organe* ou le *tissu origine de la tumeur*, le *caractère structural ou cytologique prépondérant*, les *particularités de structure*, *d'évolution* ou les *dégénérations* (graisseuse, colloïde, muqueuse, pigmentaire, hyaline, vitreuse), etc. Exemple : épithéliome cylindrique métatypique et infiltrant du corps utérin; sarcome ostéoblastique ostéoïde du maxillaire.

Dans l'énumération rapide qui va suivre, on remarquera quelques variantes dans la façon habituelle de répartir les tumeurs dans les différentes classes, mais cela n'a, pour ce qui nous occupe aujourd'hui, aucune importance.

Nous avions eu primitivement l'intention d'illustrer ce travail de nombreuses figures et d'en faire en quelque sorte un album. Différentes circonstances nous ont empêchés d'exécuter ce projet; mais nous nous en consolons facilement, car nous savons le public qui nous lira suffisamment éclairé sur les choses du cancer pour juger le schéma terminologique sans illustrations.

Ce ne sont pas des figures qui pourraient décider du succès d'une terminologie. Mais si un principe de nomenclature était adopté, il deviendrait alors très utile, pour l'éclairer, l'affirmer et le répandre, de publier un grand nombre de figures bien faites qui serviraient

en quelque sorte d'étalon. Ce travail-là nous l'exécuterions volontiers dans la suite.

I

CANCERS ÉPITHÉLIAUX

___

A. — PEAU ET MUQUEUSES A EPITHELIUM PAVIMENTEUX STRATIFIÉ

ÉTATS PRÉCANCÉREUX : *Inflammations chroniques du derme.*
Dyskératoses de Darier.
Psorospermose folliculaire végét.
Maladie de Paget.
Molluscum contagiosum.
Kératome sénile.
Leucokératoses; leucoplasie.
Hétérotopies acquises ou congénitales.
Hyperplasies dermo-épidermiques.
Papillomes.

CANCERS. — *a*) EPITHÉLIOMA PAVIMENTEUX TYPIQUE, OU A ÉVO-
LUTION COMPLÈTE.

> SYNONYMIE : Epithélioma pavimenteux lobulé. — Epithélioma pavimen-
> teux à globes épidermiques. — Cancroïde. — Epithélioma
> malpighien, spinocellulaire. — Hornkrebs-Verhornender
> Plattenepithelkrebs. — Squamous celled cancer.

b) EPITHÉLIOMA PAVIMENTEUX MÉTATYPIQUE, OU A ÉVOLUTION INCOM-
PLÈTE.

> SYNONYMIE : Epithélioma malpighien embryonnaire. — Epithélioma pavi-
> menteux tubulé. — Epithélioma à cellules basales. —
> Epithélioma parakératosique. — Ulcus rodens. — Drüden-
> arliger Oberflächenkrebs. — Hautendotheliom.

c) EPITHÉLIOMA PAVIMENTEUX ATYPIQUE, OU A ÉVOLUTION IRRÉGU-
LIÈRE.

> SYNONYMIE : Epithélioma embryonnaire du type épidermique. — Certains
> épithéliomas basocellulaires. — Carcinome. — Carcinome
> réticulé.

d) NOTE. — Une quatrième catégorie d'épithéliomas pavimenteux prend son origine dans des inclusions fœtales des tissus superficiels. Les tumeurs malignes qui en dérivent ne sont pas toujours des épithéliomes purs, mais souvent des tumeurs à tissus multiples. Nous pensons que les cancers épithéliaux de cette origine devraient être désignés par l'appellation : ÉPITHÉLIOMA PAVIMENTEUX HÉTÉROTOPIQUE.

Leur évolution peut naturellement être, comme pour les épithéliomas pavimenteux des surfaces : typique, métatypique, atypique.

L'hétérotopie est parfois accidentelle, mais le plus souvent elle est congénitale. Elle présente des localisations et aspects variés (dermoïde, branchiale, intracrânienne, nævique), d'ordinaire au niveau de la face, du cou, des méninges (cholestéatomes).

Les épithéliomas d'origine nævique sont souvent pigmentés ; ils méritent alors le nom d'ÉPITHÉLIOMA HÉTÉROTOPIQUE MÉLANIQUE (Nævocarcinom-Unna) et non pas celui de mélanome, qui constitue un aveu de l'impuissance où l'on s'est parfois trouvé de déterminer la nature épithéliale ou conjonctive de la tumeur pigmentée. Les cellules conjonctives du derme se chargent en effet souvent aussi de pigment noir, comme le font normalement celles de la couche granuleuse. La tumeur, suivant qu'elle se développe aux dépens des unes ou des autres, est un sarcome mélanique ou un épithélioma mélanique. Nous retrouverons la même distinction pour les tumeurs pigmentées de l'œil dont le point de départ est soit rétinien, soit choroïdien.

De nombreux auteurs donnent aux tumeurs atypiques le qualificatif d'embryonnaires. Cela prête à confusion. Jamais une cellule ne revient à un état embryonnaire véritable, à l'état de cellule nodale comme chez l'embryon; elle prend, nous le répétons ici, une forme indifférenciée, qui n'est point du tout superposable au véritable état embryonnaire. Le mot *atypique* a l'avantage de ne pas prêter à un double sens. L'atypie marchant de pair avec une indépendance végétative grandissante (anaplasie de Hansemann), la disévolution propre au processus cancéreux fait perdre aux cellules leurs caractères de différenciation, mais en leur donnant une capacité évolutive qui diffère complètement de celle des véritables cellules embryonnaires.

B. — GLANDES ANNEXES DES REVÊTEMENTS PAVIMENTEUX STRATIFIÉS

1° Glandes sébacées et sudoripares.

ÉTATS PRÉCANCÉREUX : *Hyperplasies.*
Adénomes solides ou kystiques.
Adéno-épithéliome. Epithélioma pavim.-calcifié
(Malherbe).
Hydrokystom. Syringocystadenom.

CANCERS. — Epithélioma sébacé (ou sudoripare) métatypique, ou a évolution incomplète.

Synonymie : Carcinoma epithelialc adenoïdes cutis.

Epithélioma sébacé (ou sudoripare) atypique, ou a évolution irrégulière.

Synonymie : Cancer of sebaceous glands (Rodent Ulcer?) Bland Sutton.

Les épithéliomes des glandes sébacées et sudoripares dont l'évolution est irrégulière, atypique, ne peuvent plus à vrai dire être identifiés comme tels, car les épithéliums des follicules et des glandes perdent leurs caractères de différenciation souvent dans l'adénome déjà ; ils redeviennent semblables aux épithéliums plus simples de revêtement dont ils dérivent, et dans la forme cancéreuse atypique on ne peut plus les distinguer des épithéliomes atypiques du revêtement cutané : ils sont les uns et les autres des *épithéliomas pavimenteux à évolution atypique*. Les cancers des glandes sudoripares sont au reste assez rares et les observations légitimes peuvent en être comptées.

2° Glande mammaire.

États précancéreux : *Hyperplasies d'ordres variés. Mammite noueuse, kystique. Maladie kystique.*

Adénomes de forme variable : adénofibrome périacineux, adénofibrome péri- ou intracanaliculaire, fibro-adénome papillaire, adénome kystique. Kystadenom. Polykystom.

CANCERS. — *a)* Epithélioma mammaire typique : acineux; canaliculaire; kystique; dendritique.

Synonymie : Carcinoma cysticum (papilliferum). — Cystocarcinom. — Tumeur hétéradénique, de Robin. — Duet papilloma. — Carcinoma adenomatosum. — Adenocarcinom. — Carcinoma acinosum.

NOTA. — Les formes typiques de l'épithélioma du sein sont souvent associées à des lésions adénomateuses ou simplement hyperplasiques. — Parfois à la prolifération épithéliale s'ajoute une prolifération de stroma conjonctif, elles rentrent alors dans le groupe III, Tumeurs à tissus multiples.

b) Epithélioma mammaire métatypique et atypique

Synonymie : Plexiformes carcinoma. — Carcinoma solidum, medullare scirrhosum. — Medullarkrebs. — Gallertkrebs. — Gallertcarcinom. — Schleimkrebs.

Les caractères secondaires sont faciles à indiquer par des épithètes ajoutées à la désignation principale, qui marque le grand cadre auquel appartient la tumeur. Par exemple, l'abondance du tissu conjonctif adulte donnera l'*épithélioma métatypique ou atypique squirrheux*. — L'évolution mucoïde ou colloïde des cellules épithéliales formera l'*épithélioma métatypique colloïde*. — La dégénérescence hyaline du tissu conjonctif sera indiquée par la dénomination d'*épithélioma métatypique ou atypique* à dégénérescence interstitielle hyaline. C'est alors que les coupes peuvent prendre l'aspect qui a été désigné sous le nòm de cylindrome (carcinoma cylindromatosum). Nous avons déjà dit et nous dirons encore que l'expression *cylindrome*, qui a été appliquée à des tumeurs très différentes les unes des autres, doit être abandonnée.

A côté des cancers mammaires d'origine hyperplasique et adénomateuse, il en existe d'autres, rares à la vérité, qui dérivent d'inclusions superficielles congénitales et produisent des tumeurs à épithélium pavimenteux stratifié, subissant parfois l'évolution cornée. On les nommera :

c) Epithélioma mammaire hétérotopique pavimenteux.

3° Organe matriciel des dents.

Les germes dentaires et les débris épithéliaux paradentaires (Malassez) peuvent devenir l'origine de lésions précancéreuses ou de véritables cancers.

> Étate précancéreux : *Adamantome* (*Odontome. Ostéo-odontome*).
> *Kystes folliculaires, et multiloculaires.*

Cancers. — Epithélioma adamantin typique.

> Synonymie : *Adamantome.* — Epithélial odontome.

Epithélioma adamantin méta- ou atypique.

4° Glandes salivaires.

> États précancéreux : *Hyperplasies, souvent complexes, fibro-épithéliales. Fibro-adénomes.*

Cancers. — Epithélioma salivaire (parotidien, sous-maxillaire, etc.) typique.

> Synonymie : Adénocarcinome.

EPITHÉLIOMA SALIVAIRE ATYPIQUE OU MÉTATYPIQUE.

SYNONYMIE : Endothéliome. Endothélioma lymphangiomatosum cylindromatodes.

ÉPITHELIOMA SALIVAIRE HÉTÉROTOPIQUE.

NOTE. — Ces dernières tumeurs sont le plus souvent des tumeurs mixtes dues à un enclavement branchial. Il en est probablement de même d'une partie des tumeurs dites cylindromes (par exemple, chondromyxo-endothéliome avec ou sans formations cylindromateuses). Nous avons déjà émis le vœu à deux reprises que le mot cylindrome soit supprimé de la nomenclature. Comme kystome, il met au premier plan une façon d'être contingente de la tumeur, sans s'exprimer sur sa nature et sa malignité. Cylindrome sera remplacé par le significatif : « à dégénérescence cylindromateuse » ou simplement « mucohyaline ».

Certaines tumeurs pavimenteuses pourraient avoir, en dehors de l'origine branchiale, la plus fréquente, une origine métaplasique, ou régressive avec le sens que Krompecher, Alezais et Peyron attachent à cette transformation. On indiquerait le fait par un ou deux qualificatifs placés à la suite de la tumeur principale. Exemple : *Epithélioma parotidien métaplasique pavimenteux parakératosique.*

5° Thymus.

Les tumeurs épithéliales du thymus sont fort rares, et les états précancéreux peu connus. La plupart des épithéliomes thymiques sont d'origine hétérotopique, ce sont des dermoïdes ou des tératomes. Nous diviserons donc en :

EPITHÉLIOMA THYMIQUE PAVIMENTEUX TYPIQUE AUTOCHTONE;

EPITHÉLIOMA THYMIQUE PAVIMENTEUX MÉTATYPIQUE OU ATYPIQUE;

EPYTHÉLIOMA PAVIMENTEUX HÉTÉROTOPIQUE DU THYMUS.

6° Glande thyroïde.

ÉTATS PRÉCANCÉREUX : *Hyperplasies diffuses ou goitres.*
Hyperplasies circonscrites ou adénomes.
Struma benigna, hyperplastica.
Struma nodosa, adenomatosa.
Struma colloïdes Gallertkrop. Struma colloide cystica.
Cystadenoma papilliferum.

CANCERS. — *a*) Epithélioma thyroïdien typique.

Synonymie : Struma maligna. — Gutartige metastasierende Struma. — Adenocarcinoma (papillare). — General thyroïd malignancy. — Cancinoma adenoïdes.

b) Epithélioma métatypique ou atypique.

Synonymie : Carcinoma medullare. — Struma carcinomatosa.

c) Epithélioma thyroïdien hétérotopique pavimenteux.

Synonymie : Branchiome thyroïdien malin.

NOTA. — Dans la thyroïde, les associations néoplasiques sous forme de tumeurs à tissus multiples peuvent se rencontrer, mais beaucoup moins souvent que dans les glandes salivaires. Là aussi certaines tumeurs pavimenteuses métatypiques ne sont peut-être pas simplement hétérotopiques, mais le résultat d'une indifférenciation lointaine dans le sens originel, intestin antérieur, (Herrenschmidt).

7° Glande pituitaire (portion antérieure).

États précancéreux : *Hyperplasie adénomateuse.*
Struma hypophysis (colloïdes).
Adenoma cysticum.

CANCERS. — Epithélioma typique de la glande pituitaire.
Nous n'en connaissons aucun cas, mais donnons par analogie cette case d'attente.

Epithélioma métatypique et atypique de la glande pituitaire.

Synonymie : Carcinoma hypophysis.

C. — REVÊTEMENTS ÉPITHÉLIAUX A CELLULES CYLINDRIQUES

Nous allons retrouver, pour les tumeurs dérivées des épithéliums cylindriques, les mêmes divisions que pour celles qui proviennent des épithéliums pavimenteux

1° Fosses nasales et sinus de la face.

États précancéreux : *Hyperplasies inflammatoires simples ou polypeuses.*
Polype muqueux.
Polype adénomateux.
Polype papillaire.

CANCERS. — EPITHÉLIOMA CYLINDRIQUE TYPIQUE DE LA MUQUEUSE NASALE.

SYNONYMIE : Adenocarcinom.

EPITHÉLIOMA ATYPIQUE DE LA MUQUEUSE NASALE.

NOTA. — Fréquemment dans les fosses nasales et les sinus on rencontre l'*épithélioma métaplasique pavimenteux*, développé sur une muqueuse préalablement transformé en épithélium pavimenteux stratifié, à la suite d'inflammation chronique.

Les formes de l'épithélioma cylindrique, dont il est inutile de faire l'énumération, s'énonceront simplement par l'adjonction d'épithètes à la suite de l'appellation principale (épithélioma cylindrique typique et kystique de l'antre d'Highmore, etc.).

2° Larynx et trachée.

ÉTATS PRÉCANCÉREUX : *Hyperplasie inflammatoire chronique.*
Polypes muqueux.
Polypes kystiques.
Papillomes.

CANCERS. — EPITHÉLIOMA CYLINDRIQUE TYPIQUE (extrêmement rare).

SYNONYMIE : Cylinderzellenkrebs.

EPITHÉLIOMA ATYPIQUE DE LA MUQUEUSE LARYNGÉE (rare).

SYNONYMIE : Medullarkrebs ou Scirrhus.

EPITHÉLIOMA PAVIMENTEUX MÉTAPLASIQUE TYPIQUE OU MÉTATYPIQUE.

SYNONYMIE : Certains papillomes. — Fibro-epithelioma papillare. — Condylomata acuminata. — Blumenkohlkrebs Horny cell nests cancer.

L'épithélioma pavimenteux est la forme sous laquelle végètent ordinairement les tumeurs laryngées et trachéales. Il n'est pas, à vrai dire, partout métaplasique, puisque dans le larynx l'épithélium pavimenteux est une adaptation physiologique du revêtement au niveau des cordes vocales. Mais ailleurs il est la conséquence d'une métaplasie pathologique ou peut-être aussi d'une métaplasie dans le sens originel, puisque les voies respiratoires supérieures dérivent de l'intestin antérieur, comme les glandes annexes de la bouche.

3° Bronches et poumon.

ÉTATS PRÉCANCÉREUX : *Bronchite chronique.*
*Dilatation des bronches avec métaplasie épithé-
liale.*
Adénomes glandulaires. } *Très rares.*
Papillomes. }

CANCERS. — EPITHÉLIOMA BRONCHIQUE OU PULMONAIRE TYPIQUE.
Il peut être : *a.* tubulé creux, à cellules cylindriques; *b.* mucoïde
(colloïde); *c.* kystiques, quelquefois villeux.

SYNONYMIE : Destruirendes Adenom. — Adenocarcinom.

EPITHÉLIOMA BRONCHO-PULMONAIRE ATYPIQUE.
Il est infiltré ou nodulaire, tubulé plein avec dégénérescence
muqueuse fréquente.

SYNONYMIE : Bronchialcarcinom.

EPITHÉLIOMA PAVIMENTEUX MÉTAPLASIQUE DU POUMON, avec proliféra-
ration de cellules polyédriques qui peuvent constituer des enroule-
ments concentriques simulant les globes épidermiques vrais.

SYNONYMIE : Plattenepithelkrebs von einem Bronchus.

4° Estomac et intestin.

ÉTATS PRÉCANCÉREUX : *Hyperplasie glandulaire.*
Gastrite polypeuse.
Polype muqueux.
Adénome plat.
*Polyadénome nodulaire, en nappe, à centre
fibreux.*
Polyposis adenomatosa.
Fibro-adénome papillaire.
*Adénome à type brünnerien (Hétérotopie dans
l'estomac).*

CANCERS. — *a)* EPITHÉLIOMA TYPIQUE, glanduliforme ou adénomateux; tubulé creux; kystique, dendritique; brünnerien (dans le
duodénum); avec cellules cubiques, cylindriques ou caliciformes.
Il est évident que la forme typique de l'épithélioma n'est pas
identique dans l'estomac, l'intestin grêle et le gros intestin, mais
se rapproche pour chaque région de sa structure particulière normale. — Le cas de cancer à cellules principales décrit par Hayem

est, croyons-nous, resté unique en son genre. La cellule principale est en effet un élément trop délicat par son haut degré de différenciation pour garder ses caractères physiques et fonctionnels intacts tout en fournissant une prolifération maligne. Une certaine indifférenciation est la règle dans les épithéliomas même typiques, pour tous les éléments très spécialisés. Le rein nous fournit un bel exemple de ce fait avec ses types épithéliaux variés, qui cependant s'uniformisent déjà dans les processus irritatifs chroniques. Les variétés d'épithéliomas sont réduites et il n'en est pas à cellules du type contourné ou du type Henle. — L'épithélioma typique, dans ces cas, est typique plus par son architecture générale que par les qualités de ses cellules prises isolément. On peut penser que les tumeurs malignes épithéliales, très différenciées comme le cancer à cellules principales de Hayem ne sont pas en réalité malignes, mais représentent seulement des hyperplasies, des adénomes.

> Synonymie : Adenocarcinom. — Carcinoma adenoïdes. — Adenoma destruens. — Carcinoma cylindrocellulare microcysticum ou solidum. — Papillärer Cylinderzellenkrebs (Zottenkrebs). Enterokystom.

b) Epithélioma atypique : tubulé plein ; infiltré, à cellules polymorphes ; infiltré avec réaction fibreuse (linitis), mucoïde (colloïde).

> Synonymie : Medullarkrebs. — Alveolärer Rundzellenkrebs. — Carcinoma fibrosum. — Linite plastique. — Carcinoma colloïdes.

c) Epithélioma hétérotopique, p. ex., brünnerien dans l'estomac vibratile (Külbs.).

5° Corps de l'utérus et trompe.

> États précancéreux : *Hyperplasie adénomateuse ou kystique.*
> *Polypes muqueux.*
> *Métaplasies. Psoriasis utérin.*
> *Hétérotopies wolffiennes ou mülleriennes avec ou sans hyperplasie myomateuse.*

CANCERS. — Epithélioma typique, tubulé creux, à cellules cylindriques.

> Synonymie : Malignes, destruirendes Adenom. — Adenocarcinom.

Epithélioma atypique, tubulé plein ; infiltré.

> Synonymie : Carcinoma solidum.

Epithélioma métaplasique, lobulé ou tubulé, à cellules polyédriques stratifiées, avec ou sans globes épidermoïdes.

Synonymie : Metaplastischer Plattenepithelkrebs.

NOTA. — Les hétérotopies wolffiennes et müllériennes, qu'on rencontre au niveau des cornes utérines et du col, peuvent sans doute servir de point de départ à certaines tumeurs épithéliales malignes, mais au stade atypique, et même avant ce stade, leur origine héterotopique est difficile, sinon impossible à reconnaître :

Epithélioma hétérotopique a cellules cylindriques, tubulé creux. — Peut-être ces tumeurs hétérotopiques sont-elles souvent à tissus multiples (*Adeno-carcinomyom*).

6° Placenta.

États précancéreux : *Polype placentaire.*
Môle hydatiforme.

CANCERS. — Epithélioma chorial typique.
Epithélioma chorial atypique.

Synonymie : Placentome. — Sarcoma deciduocellulare. — Destruirender Placentarpolyp. — Destruirende Blasenmole. — Syncytioma malignum.

NOTA. — Quoique cette tumeur se développe aux dépens d'un tissu étranger à l'utérus (l'embryon), et que nous eussions pu la placer à la suite des tumeurs malignes greffées sur les embryomes, nous préférons la faire figurer dans la nomenclature après les tumeurs de l'utérus, où est son siège habituel. Nous marquerons mieux ainsi une séparation, qui nous paraît utile, entre les proliférations syncytiales et d'autres, présentant également des plasmodes, mais dont la nature est vraisemblablement différente. (V. Plasmodiome, Tum. à tissus multiples.)

D. — GLANDES ANNEXES DU TUBE DIGESTIF

1° Foie.

États précancéreux : *Hyperplasie diffuse.*
Hyperplasie nodulaire adénomateuse des cirrhoses.
Adénomes de forme trabéculaire.
—   —   acineuse.
—   —   tubulée (d'origine lobulaire ou néocanaliculaire).
Polyadénomes biliaires de Kelch et Kiener.
Cystadénom.

CANCERS. — EPITHÉLIOMA HÉPATIQUE TYPIQUE trabéculaire, souvent multiple, acineux ou tubuleux.

> SYNONYMIE : Adénome de Griesinger. — Adénome malin multiple. — Schlauchtypuscarcinom. — Carcinoma adenoïdes. — Adenocarcinom. — Hepatome.

EPITHÉLIOMA HÉPATIQUE ATYPIQUE.

EPITHÉLIOMA HÉTÉROTOPIQUE DU FOIE à cellules claires (origine surrénale fréquente); à cellules cylindriques ciliées (Sokoloff, origine intestinale probable).

Conduits biliaires.

> ÉTATS PRÉCANCÉREUX : *Hyperplasies diffuses ou locales des voies extra-hépatiques (vésicule et ampoule de Vater).*
> *Fibro-epithelioma papillare.*

CANCERS. — EPITHÉLIOMA BILIAIRE TYPIQUE adénomateux, à cellules cylindriques, ou muqueuses.

> SYNONYMIE : Cylinderzellenkrebs. — Malignes Adenom. — Adenocarcinom.

EPITHÉLIOMA BILIAIRE ATYPIQUE, infiltré, etc., mucoïde (colloïde), à cellules polymorphes, etc.

> SYNONYMIE : Rundzellenkrebs. — Scirrhus.

EPITHÉLIOMA BILIAIRE MÉTAPLASIQUE à cellules polyédriques, non corné ou corné.

> SYNONYMIE : Plattenepithelkrebs.

2° Pancréas.

> ÉTATS PRÉCANCÉREUX : *Cirrhoses.*
> *Adénomes acineux (kystiques) des cirrhoses.*

CANCERS. — EPITHÉLIOMA A ÉVOLUTION TYPIQUE acineux; kystique; kysto-papillaire.

> SYNONYMIE : Cylinderzellenkrebs. — Adenocarcinom.

EPITHÉLIOMA A ÉVOLUTION ATYPIQUE.

> SYNONYMIE : Carcinoma simplex (solidum ou medullare). — Carcinoma colloïdale.

E. — GLANDES VISCÉRALES ET PARENCHYMES ÉPITHÉLIAUX

Capsules surrénales. — Reins et voies urinaires. — Testicules. — Ovaires.

1° Capsules surrénales.

ÉTATS PRÉCANCÉREUX : *Hyperplasie corticale diffuse.*
Adénome nodulaire (Struma lipomatosa. Struma suprarenalis).
Adénome pigmentaire (médullaire).

CANCERS. — EPITHÉLIOMA CORTICO-SURRÉNAL TYPIQUE.

SYNONYMIE : Malignes Nebennierenadenom. — Hypernephroma malignum. — Adeno-sarkom.

EPITHÉLIOMA CORTICO-SURRÉNAL ATYPIQUE.

SYNONYMIE : Atypisches malignes Hypernephrom. — Nebennierencarcinom. — Certains périthéliomes, angiosarcomes. — Alveolärsarkom.

NOTA. — La nature des cellules parenchymateuses de la surrénale n'étant pas certaine, on pourrait nous critiquer de les avoir qualifiées d'épithéliales. Ce n'est pas ici le lieu de discuter cette question controversée. Ceux qui préféreront ne pas prendre parti pourront employer l'expression « *Cancer cortico-surrénal* ». La terminaison « ome » (hypernéphrome) après un nom d'organe est essentiellement imprécise et ne doit pas être utilisée même pour marquer volontairement et provisoirement le doute qui peut exister, à savoir si le point de départ est cortical ou médullaire. Les tumeurs malignes des cordons médullaires n'ont d'ailleurs pas, à notre connaissance, été individualisées. — Les auteurs qui estimeraient par contre que la couche corticale est de nature conjonctive l'exprimeraient en disant : « *Sarcome des cellules cortico-surrénales* ».

2° Reins.

ÉTATS PRÉCANCÉREUX : *Hyperplasie irritative.*
— *compensatrice.*
Adénomes simples, kystiques.
— *cavitaires et papillaires des cirrhoses.*

CANCERS. — EPITHÉLIOMA TYPIQUE, tubuleux.

SYNONYMIE : Malignes Adenom. — Adenocarcinoma (papillare).

EPITHÉLIOMA A ÉVOLUTION MÉTATYPIQUE, kystopapillaire ou végétant.

CANCER, Conférence 1910.   18

Synonymie : Epithélioma à cellules claires, souvent considéré à tort comme d'origine surrénale.

EPITHÉLIOMA ATYPIQUE DU REIN, cordons pleins, infiltré.

Synonymie : Atypisches Nierencarcinom. — Medullarkrebs. — Certains épithéliomas hypernéphroïdes.

EPITHÉLIOMA A TYPE FOETAL.

Synonymie : Embryonale Drüsengeschwulst. — Adenomyosarkom (?).

EPITHÉLIOMA HETEROTOPIQUE DU REIN, d'origine surrénale.

Synonymie : Hypernéphrome du rein. — Struma lipomatodes aberrata renis. — Adenoma endotheliale renis. — Endo-perithéliome. — Alveolärsarkom.

NOTA. — Nous avons signalé, à propos de l'estomac, la rapide uniformisation des types épithéliaux les plus différenciés, dans la prolifération cancéreuse. Il en est de même pour le rein, où les épithéliums différents des divers segments se confondent déjà dans l'épithélioma typique. — L'épithélioma à type fœtal est une prolifération épithéliale pure dont les éléments rappellent parfaitement les cellules des canalicules chez le fœtus.

3° Bassinet. — Uretère. — Vessie. — Urètre.

États précancéreux : *Hyperplasics inflammatoires papillomateuses.*
Pyelitis polyposa.
Leucoplasie des voies urinaires (évol. cornée).
Papillomes. Cholestéatomes. Villous papilloma.
Gutartiges papilläres Fibroepitheliom.

CANCERS. — EPITHÉLIOMA TYPIQUE, papillomateux, de...

Synonymie : Certains cholestéatomes. — Villöser Krebs. — Zottenkrebs. — Fibro-épithéliome papillaire. — Adenocarcinom (urètre).

EPITHÉLIOMA ATYPIQUE, papillomateux et infiltré, infiltré pur.

Synonymie : Carcinoma papillare. — Carcinoma durum.

EPITHÉLIOMA PAVIMENTEUX PARAKÉRATOSIQUE, OU CORNÉ.

NOTA. — L'épithélium des voies urinaires excrétrices est un épithélium de transition, stratifié, voisin du type superficiel.
Il existe encore au niveau de la vessie des *épithéliomas hétérotopiques* d'origine prostatique, et une forme décrite par Albarran, *l'épithélioma allantoïdien.*

4° Prostate.

États précancéreux : *Hyperplasie adéno-fibro-myomateuse.*
Adénome. Fibro-adénome.
Adénome kystique.

CANCERS. — Epithélioma typique glanduliforme.

> Synonymie : Adenocarcinom.

Epithélioma métatypique et atypique.

> Synonymie : Carcinoma simplex, solidum, scirrhosum.

5° Testicules.

> États précancéreux : *Hyperplasies.*
> *Adénomes des testicules ectopiques.*
> *Adénomes kystiques. Tumeurs mixtes.*

CANCERS. — Epithélioma séminal typique (?).
Epithélioma séminal atypique.

> Synonymie : Séminome. — Carcinoma solidum simplex médullare. — grosszelliges Rundzellensarkom. — Lymphadénome (Malassez). — Certains endothéliomes.

NOTA. — Il existe des cancers à cellules cylindriques du testicule, mais ce ne sont pas des épithéliomes séminaux typiques (dont nous ne connaissons aucune observation). Les cancers à tubes creux peuvent provenir des canalicules du corps d'Highmore ou de l'épididyme, mais ils proviennent bien plus souvent de restes embryonnaires wolffiens, de tératomes; c'est le kystoma malignum testis, le carcinoma adenoïdes des Allemands. — L'épithélioma séminal atypique (atypique au point de vue de la structure, mais peu quant à la forme et à l'apparence de ses éléments cellulaires) a pu être confondu avec la tumeur maligne des cellules interstitielles. Il est bien hasardeux de dire si ces dernières encore mal connues, doivent rentrer dans les épithéliomes ou les sarcomes. Le mieux est d'en faire une case d'attente : *Cancer des cellules interstitielles du testicule.*

Les cancers épithéliaux du canal déférent et des vésicules séminales sont extrêmement rares.

6° Ovaires.

> États précancéreux : *Ovaire sclérokystique.*
> *Hyperplasie adénomateuse, kystique.*
> *Adénome kystique, simple ou végétant.*
> *Papillome superficiel.*

CANCERS. — Epithélioma typique, végétant endokystique, papillomateux sec (germinatif), — avec cellules cylindriques colorées, cylindriques claires, caliciformes (E. colloïde).

> Synonymie : Kystoma glandulare. — Certains Papillärkystoms. — Carcinoma papillare solidum.

Epithélioma métatypique, végétant endo- et exokystique.

> Synonymie : Cystocarcinoma papillare.

EPITHÉLIOMA ATYPIQUE, infiltré, souvent mucoïde.

SYNONYMIE : Certains adénocarcinomes. — Carcinoma solidum. — Certains endothéliomes.

NOTA. — La distinction de cancers d'origine pflügerienne, germinative, graafienne est très incertaine et ne repose que sur des données théoriques. Nous les englobons tous provisoirement dans le même groupe. Nous signalons encore une fois, en passant, la suppression nécessaire du terme « kystome ».

F. — TISSU NERVEUX ET ORGANES DES SENS

1° **Système nerveux central** (cerveau, cervelet, moelle, ventricules, rétine, racine des nerfs crâniens).

Il ne semble pas que les cellules nerveuses produisent des tumeurs malignes (V. nota, aux Organes des sens). Nous n'avons donc qu'à dénommer les tumeurs d'origine névroglique.

La névroglie étant considérée comme de nature épithéliale, nous proposons de les appeler :

EPITHÉLIOMA NÉVROGLIQUE TYPIQUE avec rosettes cylindriques.

SYNONYMIE : Gliome. Neuroepitheliom.

EPITHÉLIOMA MÉTATYPIQUE ET ATYPIQUE GLIOMATEUX.

SYNONYMIE : Gliosarcoma molle s. durum, Myxogliom. — Astrocytengliom, gliosarcome.

NOTA. — Les seules tumeurs névrogliques qui soient vraiment malignes sont celles de la rétine.

2° **Système nerveux périphérique.**
EPITHÉLIOMA NEUROGANGLIONNAIRE.

SYNONYMIE : Ganglioneuroma amyelinicum. — Neuroglioma gangliocellulare.

NOTA. — Il n'est pas démontré que cette tumeur sympathique soit toujours maligne, quoiqu'en apparence infiltrée. Son siège de prédilection est la région périrénale où les tératomes sont fréquents. — Les tubes nerveux myéliniques ne forment pas de tumeurs malignes. On les trouve englobés dans des fibromes (fibrosarcomes) issus de leurs gaines, ou dans des tératomes.

3° **Organes des sens.**
a) Oreille.

ETATS PRÉCANCÉREUX : *Hyperplasies inflammatoires.*
Polypes de la caisse.

Epithélioma cylindrique de l'oreille moyenne et interne.

Epithélioma pavimenteux métaplasique.

Synonymie : Cholestéatome.

b) Œil.

Epithélioma mélanique de la rétine.

Synonymie : Mélanome. — Chromatophorome.

NOTA. — Les cellules épithéliales les plus hautement différenciées de l'œil et de l'oreille interne, de même que celles des autres organes des sens, ne paraissent, pas plus que les cellules nerveuses centrales, capables d'évolution néoplasique maligne; d'ailleurs, à l'état physiologique, elles ne montrent aucune capacité proliférative. — Les termes mélanome et chromatophorome doivent céder le pas à celui d'épithélioma mélanique ou de sarcome mélanique, suivant que la tumeur, maligne, est rétinienne ou choroïdienne. Si on se trouve dans l'impossibilité de préciser l'origine, on dira tumeur maligne pigmentée, mélanique, ou *cancer pigmenté de l'œil.*

II

CANCERS CONJONCTIVO-VASCULAIRES

Toutes ces tumeurs méritent. le nom générique de sarcome.

A. — SARCOMES DU TISSU CONJONCTIF COMMUN

États précancéreux : *Hyperplasie conjonctive irritative ou réaction-
nelle.
Fibrome.
Fibrome œdémateux.
Granulome. Sarcoïdes.*

CANCERS. — Sarcome typique a cellules fusiformes (avec élaboration de fibres conjonctives).

Synonymie : Fibrome végétant de certains auteurs, Spindelzellensarkom. — Fibrosarcome. — Tumeur fibroplastique,

Sarcome métatypique a cellules fusiformes petites ou grandes (sans élaboration de fibres conjonctives).

Synonymie : Sarcome fasciculé.

Sarcome atypique a cellules rondes ou polymorphes.

Cette classe mal limitée comprend pour ainsi dire toutes les tumeurs atypiques d'origine conjonctive.

> SYNONYMIE : Rundzellensarkom. — Sarcome globocellulaire avec cellules petites : lymphocytome; cellules grosses : myélocytome, endothéliomes, sarcome alvéolaire, carcinomatode, interstitiomes. — Sarcoma encéphaloïdes.

NOTA. — Une forme paratypique ou dégénérative est réalisée par le myxome et le *sarcome myxomateux* (myxosarcome), qui peut-être se développe aux dépens d'une hétérotopie embryonnaire de tissu muqueux.

Les sarcomes du tissu conjonctif commun offrent rarement à l'observateur une variété cellulaire à l'état de pureté; on trouve dans les sarcomes fusocellulaires quelques éléments ronds ou polymorphes et inversement, et même des formes géantes qui peuvent appartenir au parenchyme ou faire fonction de cellules géantes des corps étrangers.

Le degré de malignité d'un sarcome est fort difficile à reconnaître; il faut s'efforcer de distinguer le stroma de la prolifération conjonctive véritable et apprécier l'état d'évolution de la substance intercellulaire.

Il n'est pas de notion courante que le tissu graisseux produise des sarcomes; cela est cependant probable et c'est à eux que doit être réservé le nom de *sarcome lipomateux* métatypique (Synonymie : lipoma sarcomatosum, Liposarkom) et non aux sarcomes en dégénérescence graisseuse.

B. — SARCOMES DES TISSUS D'ORIGINE CONJONCTIVE SPÉCIALISÉS POUR FORMER LA CHARPENTE DU CORPS

a) **Cartilage.**

CANCERS. — SARCOME CHONDROMATEUX TYPIQUE OU MÉTATYPIQUE.

Prolifération simple : lobulé ou diffus (hyalin ou muqueux, fibro-cartilagineux, ramifié, ostéoïde).

Prolifération associée : fibro-chondro-sarcome, ostéo-chondro-sarcome, myxo-sarcome ostéoïde.

> SYNONYMIE : Chondrome malin. — Chondrosarcome.

SARCOME CARTILAGINEUX ATYPIQUE (sans caractéristique).

CANCERS. — *A éléments simples.*

SARCOME OSTÉOBLASTIQUE typique (ossifiant) ou métatypique (ostéoïde).

> SYNONYMIE : Ostéome malin. — Ostéoblastome malin.

SARCOME OSSEUX A MYÉLOPLAXES, typique ou métatypique.

> SYNONYMIE : Epulides. — Fibrosarcome gigantocellulaire. — Riesenzellensarkom. Myeloïdsarkom.

Ostéosarcome des éléments proprement osseux.

Synonymie : Osteoma sarcomatosum. — Osteoïdsarkom.

A éléments associés : Sarcome ostéochondromateux (ostéochondrosarcome); fibrosarcome ossifiant (fonctionnellement typique); fibrosarcome ostéoïde (fonctionnellement métatypique).

Sarcome osseux atypique.

NOTA. — Comme dans tous les sarcomes atypiques, l'origine ne peut plus être reconnue par l'étude du néoplasme uniquement, mais quelquefois encore d'après sa localisation et son évolution anatomique et clinique. On n'oubliera pas que des sarcomes du tissu conjonctif commun peuvent envahir un os et prêter ainsi à confusion. Dans le sarcome envahissant l'os, les parties osseuses appartiennent au stroma; dans le sarcome osseux elles font partie du parenchyme; mais ceci encore est difficile à apprécier, d'autant plus que certains sarcomes communs du voisinage de l'os possèdent un stroma fibreux ossifiant.

C. — SARCOMES DES TISSUS LYMPHO- ET HÉMOPOIÉTIQUES

La limite entre les états hyperplasiques et la prolifération maligne est ici, plus que dans n'importe quelle autre espèce conjonctivo-vasculaire, impossible à poser fermement. En effet, le critérium de la malignité étant l'expansion des cellules néoplasiques en dehors de leurs limites naturelles et leur pénétration dans les appareils vasculaires lymphatiques ou sanguins, lorsqu'il s'agit de ces appareils eux-mêmes une migration ne comporte nullement les mêmes conclusions. Il apparaît au contraire que l'envahissement du sang, la *généralisation* des altérations dans tout l'appareil hémo- et lymphopoiétique est plutôt le fait des affections *hyperplasiques*, et la *localisation* des lésions à un organe le fait de la *néoplasie cancéreuse*; ceci n'est rien moins qu'un paradoxe dans le cas particulier, puisque sang et lymphe sont en réalité l'habitat normal des cellules lymphatiques.

Une autre difficulté consiste à séparer les néoplasies vraies du système hémopoiétique, c'est-à-dire développées aux dépens du *lymphocyte*, du *myélocyte*, des *cellules de la pulpe splénique*, des néoplasies malignes de la trame conjonctivo-vasculaire qui les contient et soutient, et qui sont d'autres tumeurs de nature également conjonctive : sarcomes à cellules fusiformes, endothéliomes, sarcomes ostéoblastiques, etc.

1° Tissu lymphoïde; lymphocyte.

> ÉTATS PRÉCANCÉREUX : *Hyperplasies inflammatoires locales : adénites chroniques, lymphadénome de certains auteurs, lymphadenitis hyperplastica.*
> *Hyperplasies diffuses, ou lymphomatose ganglionnaire, de tous les tissus lymphoïdes, des tissus lymphoïdes, rate et moelle osseuse.*
> *Lympho (sarco) matose généralisée.*
> *Lymphomatose aleucémique, subleucémique, leucémique (leucémie lymphatique).*

[Dans cette dernière forme on trouve souvent des néoformations lymphomateuses en dehors des organes hémopoiétiques; mais ces métastases sont typiques, elles forment un tissu ganglionnaire complet avec réticulum, elles ne présentent pas de progression infiltrante et pas d'activité destructrice. Quoique infectante, cette lymphomatose n'est pas encore un cancer vrai, c'est une forme intermédiaire, particulière aux tissus lympho- et hémopoiétiques, conséquence des propriétés migratrices normales des cellules intéressées.]

CANCERS. — SARCOME LYMPHOCYTIQUE TYPIQUE sans leucémie, avec réticulum, avec cellules à noyau clair ou coloré, géantes.

> SYNONYMIE : Lymphocytome malin typique. — Pseudoleucémie. — Adénie. — Maladie d'Hodgkin. — Lymphome aleucémique, — ganglionnaire anémique. — Progressive maligne Lymphdrüsen hyperplasie. — Lymphoma sarcomatosum. — Heteroplastische Lymphome. — Lymphadenome malin. — Lymphosarcome.

SARCOME LYMPHOCYTIQUE ATYPIQUE sans leucémie, sans réticulum.

> SYNONYMIE : Lymphocytome malin atypique. — Sarcome à petites cellules rondes. — Sarcome à grandes cellules rondes. — Certains sarcomes à cellules polymorphes. — Sarcoma alveolare epithelioïdes. — Certains ostéosarcomes médullaires atypiques. — Lymphosarcome. — Echtes solitäres Sarkom der Lymphdrüsen.

NOTA. — La confusion est encore telle dans l'appréciation des états hyperplasiques et des cancers constitués, que nous ne saurions conseiller trop vivement l'adoption de notre division très simple et le rejet de l'arsenal des expressions synonymiques, ou bien alors leur adjonction sous forme d'épithètes à la suite de notre dénomination principale. Nous n'avons certes pas la prétention de la croire impeccable, mais nous avons la conviction que l'unification du langage pourra contribuer à la clarté des idées.

Le mot « lymphosarcome » doit en tout cas être abandonné à cause de son

-imprécision. Signifie-t-il : sarcome de structure lymphoïde ou d'origine lymphoïde? Mais les ganglions et tout tissu lymphoïde peuvent produire aussi des sarcomes fusocellulaires, et des sarcomes endothéliaux, et les noyaux lymphosarcomateux peuvent se développer dans des organes où pratiquement le tissu lymphoïde n'existe pas dans l'état physiologique.

2° Tissu myéloïde; myélocyte.

> ÉTATS PRÉCANCÉREUX : *Hyperplasies localisées.*
> *Hyperplasies diffuses ou myélomatose hémoglobique, myéloïde, lymphoïde (déjà vu).*
> *Myélomatose myéloïde ou leucémie myéloïde, est la forme ordinaire qui atteint parallèlement aussi la rate et les ganglions lymphatiques. Il y a myélémie.*

CANCERS. — Sᴀʀᴄᴏᴍᴇ ᴍʏᴇ́ʟᴏᴄʏᴛɪǫᴜᴇ sans leucémie; début local; extension destructrice; métastases.

> Sʏɴᴏɴʏᴍɪᴇ : Myélocytome malin. — Tumeur à médullocelles (Robin). — Myélocytom. — Sarcome myélogène.

NOTA. — Pour le tissu myéloïde comme pour le tissu lymphoïde, il existe des *affections à caractères intermédiaires entre les hyperplasies et les véritables cancers.* Il y a combinaison des deux processus qui distinguent habituellement le précancer du cancer, c'est-à-dire qu'on trouve en même temps diffusion des lésions et lésions locales destructives. Ce sont :

Chlorome ou mieux *chlorosarcome* = cancer vert d'Aran. — Le chlorome est soit lymphocytique, soit myélocytique (avec granulations).

Il détruit localement et fait des métastases; mais il y a diffusion des lésions dans tout l'appareil hémopoiétique et leucémie comme dans les hyperplasies.

Myélomes multiples ou mieux *myélosarcome multiple* : lymphadenia ossium. Ces tumeurs ont à la fois les caractères des myélomatoses (apparence typique des cellules avec leurs granulations, diffusion des lésions, myélémie) et des sarcomes myélocytiques (destructivité locale, métastases ne sortant toutefois jamais du système osseux).

L'*érythrocytome* de Ribbert est un cas unique qui attend sa classification définitive.

3° Tissu splénique.

Les hyperplasies portent sur le tissu folliculaire ou sur le tissu pulpaire. Elles sont le plus souvent diffuses et s'étendent aux autres organes hémopoiétiques.

Sᴀʀᴄᴏᴍᴇ ᴘᴜʟᴘᴀɪʀᴇ ᴅᴇ ʟᴀ ʀᴀᴛᴇ. — Tumeur extrêmement rare, car nous n'envisageons que les tumeurs malignes du parenchyme, non celles de la trame. Il se développe aux dépens des cellules macrophages spléniques.

> Sʏɴᴏɴʏᴍɪᴇ : Splénome? Pseudoleukämia lienalis?

NOTA. — Il n'est besoin que de signaler le terme de splénome, utilisé quelquefois, pour être sûr qu'il sera condamné.

D. — TUMEURS DES TISSUS ENDOTHÉLIAUX ET PÉRITHÉLIAUX

1° Séreuses cœlomiques.

La nécessité de ne pas trop multiplier les chapitres nous porte à englober dans la classe des sarcomes endothéliaux les néoplasies qui dérivent du revêtement endothélial de la *plèvre*, du *péricarde* et du *péritoine*. Ce revêtement est embryogénétiquement de nature épithéliale et ses cancers devraient en bonne logique être nommés « épithéliomes ». Mais sacrifiant à l'usage qui continue à donner le nom d'endothélium au lieu d'épithélium au revêtement normal, nous adopterons, pour le moment, le terme de cancer endothélial pour la prolifération maligne. Nous aurons ainsi évité d'appliquer le terme de « sarcome », impropre, sans mettre en avant celui d'épithéliome, actuellement choquant.

Le point de départ exact de ces tumeurs n'est d'ailleurs pas souvent clairement démontré et bon nombre des endothéliomes de la plèvre sont plutôt des tumeurs des lymphatiques qui cheminent dans l'épaisseur de la séreuse.

Nous appellerons donc la prolifération maligne du revêtement des grandes séreuses « cancer endothélial », réservant aux autres endothéliomes le qualificatif de « sarcome », pour marquer leur nature conjonctivo-vasculaire.

CANCER ENDOTHÉLIAL DE LA PLÈVRE, ou du péritoine.

SYNONYMIE : Cœlomendothelkrebs. — Endothelkrebs. — Lymphangitis carcinomatosa. — Pleuracarcinom.

2° Séreuses articulaires.

SARCOME ENDOTHÉLIAL ARTICULAIRE.

3° Endotheliums des Organes hémopoiétiques.

Ce groupe de tumeurs d'origine endothéliale prend naissance aux dépens des revêtements endothéliaux des espaces lymphatiques ou systèmes lacunaires des organes hématopoiétiques : ce sont les proliférations endothéliales de la moelle osseuse, des ganglions lymphatiques, de la rate, endothéliomes quand la malignité n'est pas caractérisée, sarcomes endothéliaux dans le cas contraire.

SARCOME ENDOTHÉLIAL DE LA MOELLE OSSEUSE.

SARCOME ENDOTHÉLIAL GANGLIONNAIRE.

SARCOME ENDOTHÉLIAL DE LA RATE.

> SYNONYMIE : Epithélioma primitif de la rate (Gaucher), qui souvent d'ailleurs a les caractères plutôt d'une néoplasie bénigne que d'une néoplasie maligne.

4° Méninges.

Certaines tumeurs qui se développent à la face interne de la dure-mère méritent aussi le nom d'endothéliomes. Mais ces tumeurs ne sont pas infiltrantes et ne font pas habituellement de métastases.

Forme bénigne précancéreuse : ENDOTHÉLIOME MÉNINGÉ (pie-mérien ou dure-mérien).

> SYNONYMIE : Fibroma endothelioides. — Faszikuläres Endotheliom. — Psammome. — Sarcome angiolithique. — Alveoläres Endothéliome. Epitheliome méningé. Hirnkrebs. — Sarcoma planocellulare. — Pia cancroïd. — Epithelcarcinom der Dura.

Forme maligne (?). SARCOME ENDOTHÉLIAL MÉNINGÉ.

> SYNONYMIE : la même.

5° Vaisseaux sanguins; voies lymphatiques.

Les proliférations endothéliales, de toutes les plus fréquentes, sont celles qui se développent aux dépens de la tunique interne des vaisseaux, dans les fentes lymphatiques, et qui se subdivisent naturellement en tumeurs hémangio-endothéliales et lymphangio-endothéliales.

Les endo-périthéliomes ont joui d'une vogue considérable, quelque peu exagérée. Ils ont eu le privilège incompréhensible d'être admis comme tels, sans que l'on exigeât d'eux, et on l'exigeait bien des autres tumeurs, les preuves de leur descendance. Il s'en est suivi que des néoplasmes (particulièrement de la peau et de certaines glandes) ont été étiquetés endothéliomes par exclusion, la filiation épithéliale présumée n'ayant pas pu être prouvée. Par l'apparence (déjà dans l'inflammmation simple) et le groupement de leurs cellules, les endothéliomes, d'essence conjonctive, se rapprochent en effet souvent des tumeurs épithéliales, et tiennent ainsi en quelque sorte une position intermédiaire entre les sarcomes et les épithéliomes. Cela n'a, au reste, rien de surprenant, puisque les endothéliums sont l'adaptation conjonctive à la fonction de revêtement des cavités et de protection, fonction qui échoit plus manifestement aux épithéliums.

Les endothéliomes renferment des tumeurs bénignes et des tumeurs malignes, le mot est employé dans un sens et dans l'autre. Nous attacherons à « endothéliome » tout seul, l'idée de bénignité et en ferons l'analogue de adénome, fibrome, etc. La règle générale sera applicable aisément pour les formes malignes : sarcome lymphendothélial typique et métatypique, etc. La limite sans doute entre les deux ne sera pas aisée à établir en pratique, mais il est nécessaire que deux dénominations tranchées soient établies pour le précancer et pour le cancer. Si l'on veut exprimer le doute, dire : tumeur endothéliale de « malignité incertaine ».

> ÉTATS PRÉCANCÉREUX : *Les angiomes ne sont pas nécessairement un stade préalable des endothéliomes et des sarcomes endothéliaux. Ils représentent une prolifération double parallèle, l'analogue par exemple du fibro-adénome.*
> *Télangiectasies. Hémangiome. Hämangioma hypertrophicum.*
> *Angiome simple ou caverneux.*
> *Lymphangitis hyperplastica. Lymphatic nævus.*
> *Endothéliome tubulé.*

CANCER. — SARCOME HÉMANGIO-ENDOTHÉLIAL TYPIQUE OU MÉTATYPIQUE.

SARCOME LYMPHANGIO-ENDOTHÉLIAL TYPIQUE OU MÉTATYPIQUE.

> SYNONYMIE : Adenoma endotheliale. Adenomähnliches E. Endothelioma tubulare (kyst. s. kysto-papill.). — Angioma sarcomatosum. — Angiosarkom. — Angio-epitheliom. — Endothel sarkom. — Tumeur fibro-plastique ou sarcomateuse. — Endothelioma cylindromatodes (stroma hyalin, muqueux ou cartilagineux). — Lymphangitis carcinomatosa.

SARCOME HÉM. OU LYMPHANGIO-ENDOTHÉLIAL ATYPIQUE.

> SYNONYMIE : Carcinoma endotheliale. Endothelkrebs. — Sarcoma endotheliale. — Sarcoma alveolare. — Sarcoma endothelioïdes alveolare. — Sarcoma plexiforme. — Carcinoma sarcomatosum endotheliale.

SARCOME PÉRITHÉLIAL MÉTATYPIQUE ET ATYPIQUE.

SYNONYMIE : Sarcome tubuleux. — Angiosarcome plexiforme. — Häman-
gio sarkoma perivasculare. — Endotheliome perivascu-
laire.

NOTA. — Les tumeurs périthéliales sont des néoplasies conjonctivo-vasculaires qui se développent aux dépens de l'adventice d'un vaisseau. Elles font
partie des tumeurs endothéliales. On peut les rencontrer dans toute une série
d'organes autres que la pie-mère, les glandes coccygienne, carotidienne, la
surrénale, où une membrane périthéliale a été décrite à l'état normal autour des
vaisseaux. Les cancers périthéliaux présentent une assez grande variabilité
morphologique, mais ils ont toujours un développement nettement périvasculaire. On en a décrit un assez grand nombre dans les ovaires, les reins, les
glandes salivaires, la mamelle. Peut-être y a-t-il eu dans certains cas erreurs
d'interprétation. Nous avons rencontré pour notre part des épithéliomes incontestables qui revêtaient en certaines de leurs parties à s'y méprendre l'apparence de sarcomes périthéliaux.

E. — SARCOMES MÉLANIQUES

Nous avons déjà eu l'occasion de dire que le terme imprécis de
mélanome devait être repoussé et que les tumeurs pigmentées étant
soit de nature épithéliale, soit de nature conjonctive, devaient
porter le nom tantôt d'épithélioma mélanique tantôt de sarcome
mélanique. Dans l'œil, la rétine donne naissance à des épithéliomes
mélaniques, la choroïde à des sarcomes mélaniques. Les deux
ordres de tumeurs se trouvent également dans la peau, développés aux dépens des cellules épidermiques pigmentées ou des
cellules pigmentées du derme. Le *chromatophorome* doit donc être
démembré, ou plutôt, puisque ses éléments sont au dire de Ribbert
de nature conjonctive, prendre le nom *de sarcome mélanique à chro-
matophores*. En ce qui concerne les tumeurs pigmentées d'origine
nævique, les opinions contradictoires soutenues par Unna, Kro-
mayer, Scheubert, etc., d'une part, Virchow, v. Recklinghausen,
v. Hansemann, etc., d'autre part, sont également vraies, car les
nævi, qui sont des malformations complexes, peuvent produire ou
bien des épithéliomes ou bien des sarcomes, et ceux-ci être non
pigmentés ou pigmentés.

ÉTATS PRÉCANCÉREUX : *Sarcoma idiopathicum multiplex pigmentosum ?*

CANCER. — SARCOME MÉLANIQUE.

SYNONYMIE : Mélanome. — Melanosarcome. — Chromatophorome.

F. — SARCOMES DES TISSUS MUSCULAIRES

On peut logiquement placer les cancers des tissus musculaires à la suite de ceux du tissu conjonctif, car leur origine mésodermique est commune. Dans l'organisme les muscles font partie de la charpente générale et de celle des vaisseaux, et enfin les néoplasies musculaires malignes ont une telle ressemblance avec les sarcomes du tissu conjonctif commun, qu'elles sont souvent confondues avec eux.

Fibres lisses.

ÉTATS PRÉCANCÉREUX : *Myomes*, *fibromyomes*, *lipomyomes* (*Utérus, prostate, tube digestif, peau*).

CANCERS. — SARCOME LÉIOMUSCULAIRE TYPIQUE OU MÉTATYPIQUE.

SYNONYMIE : Leiomyosarcome (tumeur composite?). Leiomyoma sarcomatodes.

SARCOME LÉIOMUSCULAIRE ATYPIQUE.

Fibres striées.

Les tumeurs où se rencontrent des fibres musculaires striées sont rares et le plus souvent des tumeurs à tissus multiples ou des embryomes (appareil uro-génital). Elles peuvent faire des métastases avec des fibres métatypiques grêles ou creuses, fusiformes ou arrondies, avec striation plus ou moins bien reconnaissable. La forme atypique se confond avec les sarcomes du tissu conjonctif commun.

SARCOME RHABDOMUSCULAIRE MÉTATYPIQUE.

SYNONYMIE : Rhobdomyosarcome. — Rhabdomyoma sarcomatodes. — Myosarcoma striocellulare.

SARCOME RHABDOMUSCULAIRE ATYPIQUE.

III

CANCERS A TISSUS MULTIPLES

1° — DOUBLE ÉVOLUTION MALIGNE COMBINÉE

Les tumeurs fibro-épithéliales peuvent subir une transformation maligne double; de même dans une tumeur renfermant plusieurs variétés de tissu conjonctif, deux d'entre elles peuvent devenir atypiques (fibrome, myxome, sarcome). Ces tumeurs composées de deux tissus végétant indépendamment l'un de l'autre, l'un dans l'autre, peuvent donc être épithéliales-épithéliales (l'un des composants pouvant être le même épithélium métaplasique) ou épithéliales-conjonctives. On les désignera suivant les cas par les appellations :

Sarco-épithélioma.

Sarco-myxo-épithélioma.

Épithélioma double typique et pavimenteux (p. ex. de la mamelle).

Épithélioma double cylindrique et pavimenteux (p. ex. de l'utérus).

Carcinoma sarcomatodes ou *Sarcoma carcinomatodes* ne s'appliquent pas régulièrement à une tumeur maligne combinée, mais plutôt à certaines formes d'endothéliomes. Nous pensons qu'il vaut mieux abandonner ces termes à cause de leur imprécision, de même que *Carcino-Sarkom* parce qu'il renferme carcinome.

2° — ÉVOLUTION CANCÉREUSE DES TÉRATOMES ET EMBRYOMES

Nous avons précédemment mentionné des cancers hétérotopiques dus à la prolifération d'une seule variété cellulaire. Il s'agit maintenant de malformations dans lesquelles les tissus en hétérotopie sont multiples, et qui peuvent être le point de départ de cancers soit simples, soit combinés. Ce n'est pas le lieu ici de passer en revue les théories pathogéniques de ces malformations, leur composition plus ou moins complexe ni leurs localisations habituelles.

Les malformations à tissus multiples semblent plus exposées que les tissus vivant dans leurs conditions physiologiques de relations réciproques, aux influences, quelles qu'elles soient, qui déterminent le cancer. A l'état précancéreux elles forment des tumeurs kystiques ou solides, ou partie kystiques, partie solides, que l'on appelle *tératoïdes* ou *tératomes*. Les tératomes sont généralement considérés comme des malformations régionales, et l'on réserve le nom d'*embryomes* à des tumeurs plus complexes renfermant non seulement différentes espèces cellulaires et tissulaires, mais ces éléments plus ou moins bien associés en organes reconnaissables, et situées avec prédilection dans l'appareil uro-génital ou dans ses environs.

La *transformation cancéreuse* des tératomes et embryomes est plus fréquente dans le rein et dans le testicule qu'ailleurs. On comprend qu'il soit possible de rencontrer, dans ces cancers, de l'épithélioma pavimenteux, cylindrique, chorial, etc., avec toutes leurs formes décrites plus haut, et du sarcome, diversement associés. Leur nature et leur type commanderont la dénomination à donner suivant les principes établis précédemment.

Il est nécessaire de signaler que certains *tératomes malins* ont métastasé avec leurs formes typiques multiples. Ces cas, microscopiquement entièrement typiques, sont des cancers typiques au même titre que ceux dont nous avons au cours de la nomenclature, presque dans chaque catégorie cellulaire, fait remarquer l'existence.

Nous avons mentionné au chapitre des cancers du rein un épithélioma à type fœtal. Il est une autre tumeur qui végète avec une forme cellulaire incomplètement différenciée, telle qu'on la trouve chez le fœtus pendant un temps variable, et qui se développe particulièrement souvent sur les embryomes testiculaires. C'est le

PLASMODIOME MALIN.

SYNONYMIE : Sarcome angioplastique. — Chorio-épithéliome malin.

Malgré la ressemblance frappante des cellules géantes multinucléées de ces tumeurs, avec celles des plaques syncytiales de l'épithélioma chorial, il nous semble que leur origine puisse être différente et attribuée à la prolifération des plasmodes qui se trouvent si fréquemment au début de la formation de la plupart des tissus chez l'embryon, avant l'individualisation des cellules.

Enfin le chapitre des tumeurs à tissus multiples sera pour nous l'occasion de nous expliquer sur le cylindrome. Le terme de cylindrome (Billroth) peut s'appliquer à des tumeurs adénomateuses, épithéliomateuses, sarcomateuses, mais surtout à des endo- et périthéliomes dont la trame de soutien, le réseau vasculaire, quelquefois l'élément parenchymateux a subi une métamorphose hyaline, muqueuse, ou gélatineuse. Dans le cas ordinaire de dégénérescence hyaline du réseau vasculaire, on trouve par dissociation des arborisations moniliformes garnies de verrucosités en forme de massues ou de grains, le tout d'une substance transparente muco-hyaline, ou des grappes dont la tige est hyaline et les grains colloïdes. C'est une transformation d'importance secondaire, réalisable dans diverses espèces de tumeurs, qui gardent pour le reste leurs caractères essentiels; c'est une modalité qui doit être notifiée dans l'appellation de la tumeur par une épithète occupant une place de second plan. Aussi le mot cylindrome nous paraît-il devoir être remplacé suivant les cas par les expressions :

ÉPITHÉLIOMA CYLINDROMATEUX.

SARCOME LYMPHENDOTHÉLIAL A DÉGÉNÉRESCENCE VASCULAIRE HYALINE.

> SYNONYMIE : Tumeur hétéradénique à corps oviformes. — Siphonome. — Hyalogènes Endotheliom. — Schlauchknorpelgeschevulst. Gallertkankroïd. — Chondroma proliferum mucosum. — Hyalines Lymphangioendotheliom. — Plexiformes Myxosarkom. — Papilloma myxomatodes. — Cylindrome. — Carcinoma, Endothelioma cylindromatosum.

Il en va de même pour les « psammomes » et les « cholestéatomes », qui n'ont pas davantage d'unité histogénique. Ils devront rentrer, suivant les cas, dans le cadre épithélial ou endothélial, et être qualifiés seulement alors de psammomateux, de cholestéarique ou perlé.

SARCOME ENDOTHÉLIAL A DÉGÉNÉRESCENCE HYALINE ET PSAMMOMATEUSE.

SARCOME ENDOTHÉLIAL PERLÉ DE LA PIE-MÈRE.

INDEX

LES
SÉROTHÉRAPIES DES TUMEURS MALIGNES

Par le Dr **E. VIDAL** (d'Angers)

Membre correspondant de l'Association française pour l'Étude du Cancer,
Membre de la Société internationale de Chirurgie.

PREMIÈRE PARTIE

Classifications.

La confusion créée dans la nomenclature des méthodes d'immunisation contre les tumeurs malignes, par la désignation comme vaccins ou sérums, de produits qui, très fréquemment, n'en ont aucun des caractères, imposait, au début de cette courte étude, une classification tout au moins plus précise des procédés examinés. Tel extrait de néoplasme décoré du nom de sérum, telle toxine filtrée, ici dite « vaccin », et là « sérum » encore — et parfois dans la même page, — justifient peu leur étiquette. Tel sérum « anticellulaire » se prépare... avec des cultures, et tel autre du même nom a pour base la cellule maligne; et tout le reste à l'avenant.

Mais s'il paraît utile de répartir d'abord suivant leur parenté les *procédés* multiples qui ressortissent réellement aux deux *méthodes* essentielles : l'immunisation *active* ou *passive* de l'organisme cancéreux, — une réserve est nécessaire sur la valeur de ce classement. Car toutes les bases qui, tout d'abord, sembleraient leur devoir fournir un appui solide, présentent à l'examen quelque instabilité. C'est, d'une part, la nature précise de l'*agent d'immunisation* : la cellule d'un néoplasme, injectée comme seul parasite, contient peut-être aussi quelque agent inconnu, *primum movens* de l'infection; et vaccination « cellulaire », sérum « cytolytique » pourront bien être aussi et vaccin et sérum « antiparasitaires », avec effets multiples. — Le *mode d'action* réel de nos agents d'immunité n'offre, aux groupements plus généraux, qu'une base aussi fragile : tel produit issu des tumeurs peut fonctionner comme *vaccin*, — mais peut-être, au contraire, se comporte en poison d'une cellule anormale, comme certains ferments ; c'est le cas de bien des toxines. Et, jusqu'au jour, encore à luire, où un parasite défini reproduira entre nos mains la tumeur cancéreuse *vraie*, le terme de « vaccin antiparasitaire », qui évoque toujours l'idée d'un agent spécifique, ne pourra guère avoir, en matière de cancer, qu'une valeur très relative. — Il n'est pas jusqu'au groupement fondamental lui-même, en méthodes d'immunisation ici *active*, et là *passive*, qui n'offre lui aussi quelque chose de schématique, et des distinctions trop tranchées. Mais c'est un sort commun aux classifications que l'instable et le provisoire qui constituent leur base, — sans nuire beaucoup, d'ailleurs, à ce qui fait leur raison d'être : faciliter l'accès d'une voie très encombrée, *ou amorcer surtout une commune entente au sujet des noms et des termes.*

Sous ces réserves de principe, et la valeur des mots tenue pour relative, voici les divisions que j'ai dû employer pour la clarté de cette étude ; les termes, très simples, se comprennent d'eux-mêmes. Bien qu'en ces quelques pages les sérothérapies seules aient pu être exposées, j'ai réuni dans ce tableau les deux méthodes d'immunité, tant sont nombreuses les confusions créées entre elles par l'impropriété des termes.

A. — MÉTHODES D'IMMUNISATION ACTIVE
(Immunité développée dans l'organisme malade même.)

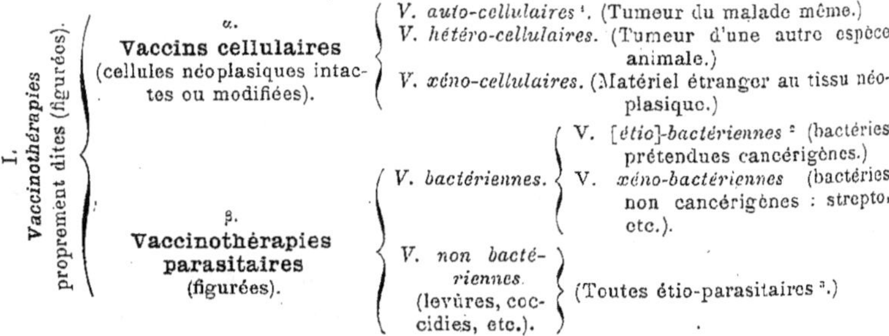

1. Les termes *auto...*, *iso...*, *hétéro...* sont empruntés à la classification courante et commode des lysines.

2. Les désignations entre [] peuvent être omises, les termes qui restent étant alors conformes aux usages.

3. L'emploi de parasites de nature non bactérienne n'ayant eu, jusqu'ici du

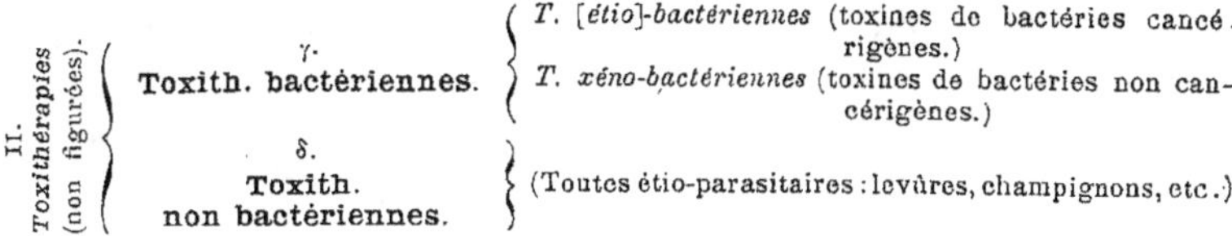

B. — MÉTHODES D'IMMUNISATION PASSIVE

(Immunité créée par l'introduction, dans l'organisme malade, des immun-corps humoraux — naturels ou artificiels — d'un organisme intermédiaire.)

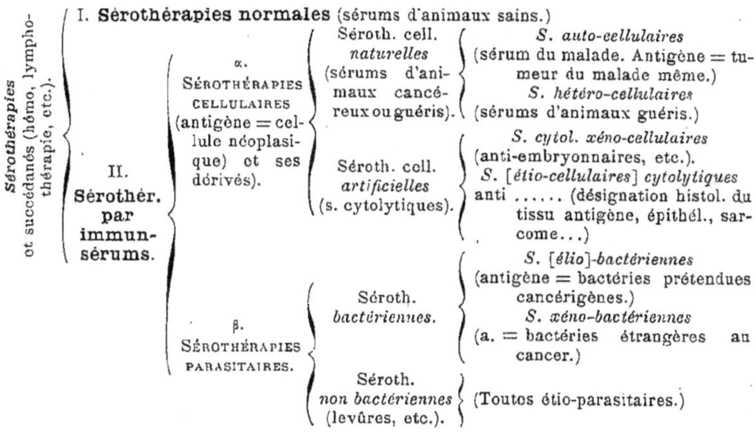

DEUXIÈME PARTIE

Les sérothérapies normales.

I. — LES MÉTHODES ET LES FAITS.

Un certain nombre de méthodes, se basant sur des conceptions d'ailleurs très différentes, ont eu recours à des sérums ou à des humeurs organiques empruntés à des animaux *entièrement normaux*. Malgré l'ancienneté de quelques-unes d'entre elles et l'insuffisance de leurs résultats, elles méritent d'être rappelées et critiquées, à la lumière des connaissances acquises bien après leur naissance dans l'étude des humeurs normales et des immunités ; car, anciennes ou récentes, elles touchent au même titre à des problèmes généraux

moins, d'autre raison d'être que leur prétendu rôle étiologique. Peut-être, toutefois, classerait-on parmi les *vaccinothérapies xéno-parasitaires* les tentatives anciennes d'inoculation, chez les cancéreux, de l'hématozoaire du paludisme.

encore mal résolus, et dont la connaissance intéresse d'assez près les progrès de méthodes plus ambitieuses et plus modernes [1].

AUGAGNEUR [2], ARLOING ET COURMONT [3], mettant en doute, après essais, la spécificité des sérums cellulaires de RICHET-HÉRICOURT, demandent la contre-épreuve aux sérums d'animaux intacts. AUGAGNEUR voit le sérum d'âne (8 à 12 cm³) produire la turgescence, puis au contraire l'affaissement et l'amélioration — toute passagère, d'ailleurs — d'épithéliomas cutanés. ARLOING ET COURMONT lui reconnaissent le pouvoir de diminuer « le gonflement inflammatoire » qui avoisine les tumeurs, *en rendant quelquefois l'extirpation possible*, comme les immun-sérums, — mais avec moins de réaction.

Dans un ordre d'idées tout autre, HOFBAUER [4] préconise l'emploi des sérums porcins et bovins, également normaux. Sa conception est bien connue : l'activité spéciale de la cellule cancéreuse, sa puissance de destruction tiennent à des ferments[2], normaux et anormaux, qu'elle renferme en quantité tout à fait remarquable (PETRI [6], BLUMENTHAL ET WOLFF [7], JACOBY [8], NEUBERG [9] etc.). — Les détruire intégralement, ou paralyser leur action, serait donc désarmer le processus néoplasique. L'injection de *sérums normaux* — bœuf ou porc — pourrait ainsi les inhiber; car HÉDIN [10] d'une part, et WEIL et BRAUN [11] de l'autre, ont établi par l'expérience l'action inactivante sur les fermentations, des hétéro-sérums. Ils agiraient en grande partie par l'intermédiaire de substances précipitant *la lécithine*, dont le pouvoir d'activation sur les ferments solubles est aujourd'hui notion classique. *La cholestérine* surtout jouit de cette action précipitante; aussi *le liquide d'hydrocèle,* où sa présence est constatée, devrait-il, pour HOFBAUER, donner les mêmes résultats que les sérums hétérogènes[3]. — Ajoutons que les résultats

1. Les chiffres entre [] correspondent aux numéros que portent les travaux cités dans la liste bibliographique qui termine ce travail.

2. Rappelons que la cellule cancéreuse est douée, en matière de ferments, de deux propriétés essentielles qu'il importe de distinguer : a) *Elle possède une diastase* capable de solubiliser non seulement les albumines néoplasiques, mais celle des autres tissus (d.) hétérolytiques, — fait unique dans l'organisme, où chaque cellule n'est pourvue que d'un ferment *autolytique*, inactif sur tout autre élément. Cette propriété explique, partiellement au moins, la puissance de destruction de l'élément néoplasique; peut-être aussi, mais incomplètement, les phénomènes de cachexie. C'est cette diastase spéciale que la méthode d'HOFBAUER s'efforce de neutraliser. b) La cellule cancéreuse est *beaucoup plus sensible* que la cellule normale à l'action destructrice des *diastases hydrolysantes* telles que la trypsine du suc pancreatique, les diastases du suc hépatique, et probablement d'autres, contenus dans divers organes ou humeurs de l'organisme, et notamment *dans le sang*. Cette constation, qui appartient à BLUMENTHAL, est devenue la base des diverses fermentothérapies opposées au cancer, et qui consistent à introduire, au sein même des néoplasmes, ces ferments destructeurs qui leur sont étrangers (diastases hétérologues), soit purs, soit véhiculés dans certaines humeurs qui, normalement, leur donnent asile (sang, etc.).

3. L'auteur use, en réalité, d'un traitement assez complexe : atoxyl, 0 gr. 30;

cliniques sont entièrement superposables à ceux des sérums d'âne, que nous venons de rappeler. — Dans un travail récent, HOFBAUER ET HENKE [5] n'ont, d'ailleurs, constaté aucun effet utile, soit du sérum de porc, soit de l'antitrypsine[1] sur les tumeurs de la souris, *dès que les injections se faisaient autre part qu'au sein des néoplasmes* : le fait cadre assez mal avec la théorie.

D'autres ont recherché une action directe altérante, toxique pour mieux dire, des sérums et du sang normal, et, plus généralement, des albumines étrangères sur la cellule maligne.

MAYET [12] use « *comme poison de la cellule cancéreuse* » des sérums hétérogènes d'âne et de porc ; les résultats furent à peu près nuls, sauf peut-être sur la douleur.

L'emploi tenté par BIER [13] du *sang hétérogène* pour détruire l'élément malin, procède de ses constatations dans les tissus non néoplasiques injectés de cette manière (recherches sur l'inflammation). Des doses pouvant atteindre 10-20 cm³ donneraient une réaction locale durant deux ou trois jours, et qui s'accompagnait de *phénomènes d'autolyse*. Une *réaction fébrile* intense s'installe en même temps, et s'exagère à mesure que le sang du malade est rendu plus hémolytique. — Des essais d'autolyse par le même procédé mériteraient d'être tentés *au sein des néoplasmes*. Du *sang* défibriné de mouton ou de porc est injecté au voisinage, ou mieux dans la tumeur, chez des malades inopérables. Ulcérations, sécrétions purulentes et fétides sont les premières influencées, comme avec les sérums normaux. Dans quelques-uns des cas, l'autolyse se manifeste d'une manière assez intense pour éveiller l'idée d'une guérison possible, — idée d'ailleurs sans lendemain. Une dégénérescence, consécutive à un lupus, donna pourtant une guérison, vérifiée par l'histologie[2]. *Les phénomènes fébriles après les injections furent retrouvés dans le cancer comme dans les autres cas.*

STICKER [14], attribuant les bénéfices du procédé à une action lytique des diastases hétérologues apportés par le sang au sein de la tumeur, tente de leur adjoindre le concours forcé du *ferment autolytique* que possède elle-même la cellule cancéreuse. Certaines actions externes — les rayons du Radium (NEUBERG, WOLFF, etc.), — certaines substances chimiques, *l'atoxyl* par exemple, ont la propriété *d'activer in situ* l'action de ce ferment, qui digère dès lors sa cellule. Ce fut à l'atoxyl que s'adressa

quinine, 0 gr. 50 à 1 gr. ; sérum normal de bœuf, 20-50 cc. ; cholestérine, 0 gr. 30 à 0 gr. 50.

1. HOFBAUER considère la présence fréquente d'*antitrypsine* dans le sang, chez les néoplasiques, comme un témoin de la défense organique contre les ferments anormaux (?), comme la justification de ses vues sur l'orientation et la valeur de sa thérapeutique « antifermentative », d'autant plus rationnelle qu'elle vient, dès lors, copier et renforcer une défense spontanée contre le néoplasme.

2. La malade, il est vrai, avait subi longtemps un traitement radiothérapique.

Sticker, en adjoignant, au sang de Bier, de faibles doses du produit, injectées loin de la tumeur. — Expérimentalement, il aurait obtenu des guérisons complètes dans son lymphosarcome (chien), même *spontané*.

Edel [15] a proposé l'injection, chez le cancéreux, de *sang placentaire normal*. Il croit à l'existence, dans l'organisme fœtal surtout, d'une substance inconnue, ayant pour rôle de maintenir en parfaite harmonie l'*activité de formation* dans les tissus épithéliaux et celle des autres éléments. Son absence ne peut qu'aboutir à des erreurs pathologiques de développement, — plus tard, à des tumeurs. — Or, il paraît possible de restituer cette substance à l'organisme cancéreux, par l'intermédiaire du sang placentaire frais. L'auteur s'en est tenu à cette proposition, qui fut, l'année suivante, réalisée par Falk [16]. Dix malades (tumeurs de l'utérus et du sein notamment) ne furent pas sans montrer une amélioration, se traduisant encore par l'affaissement de la masse, la cessation du suintement, la cicatrisation des ulcères. Le développement reprit ensuite, plus actif, semble-t-il, dans quelques-uns des cas.

Korbsch [17], se fondant sur la rareté des malignômes dans le jeune âge(?), a voulu transporter chez le malade adulte cette relative immunité, en lui injectant des sérums de très jeunes animaux. Le sérum de brebis doit se placer en tête, ensuite celui du porc, et enfin le sérum du veau, — ces animaux n'étant âgés que de quelques jours seulement. Porc et brebis seraient d'ailleurs, d'après Stricker, très rarement touchés par le cancer(?). — Les phénomènes observés au bout de plusieurs mois se superposent aux précédents, manifestes surtout dans les localisations *cutanées*, et déjà moins accusés au niveau des tumeurs qui intéressent les muqueuses. L'auteur cite néanmoins un néoplasme du cardia, où les injections, en un mois, permirent la déglutition. Remarquons simplement que les faits de ce genre comptent parmi *les plus mauvais* au point de vue démonstratif, et qu'ils se trouvent peut-être les plus souvent cités dès qu'il s'agit d'établir la valeur d'un procédé nouveau. Les tumeurs obturantes du tractus digestif présentent si fréquemment de ces « mieux » fonctionnels *même en l'absence de tout traitement*, qu'il est vraiment très délicat d'affirmer, chez de tels malades, une action directe et réelle de la substance utilisée. — Aucune guérison définitive.

Magnant [18], enfin, a tenté l'emploi de *lymphe humaine normale* (sérosité de vésicatoire), filtrée au préalable, et maintenue deux heures à 65-75°. Deux cm³, injectés à deux reprises dans un *cancroïde* de la face, auraient produit une guérison qui, *quatre mois* plus tard, se maintenait encore. L'auteur invoque l'action des substances leucocytaires hétérogènes que renfermerait cette lymphe. Qu'il soit permis de remarquer que sa préparation (*filtration et chauffage à 75°*) n'est peut-être pas faite pour leur garder au maximum toutes leurs propriétés.

II. — LES MÉCANISMES ET LA VALEUR DES MÉTHODES.

Les *résultats bruts* de toutes ces tentatives prêtent peu à controverse : aucune guérison chez l'homme, hors peut-être dans les cancroïdes; des améliorations, se traduisant toujours par les mêmes signes cliniques : diminution de la douleur, des hémorragies, des suintements; affaissement plus ou moins net de la masse néoplasique; quelquefois, cicatrisation d'ulcères plus ou moins vastes; influence appréciable sur l'état général. Puis, assez rapidement, disparition du bénéfice et retour à la marche normale de l'affection maligne.

Plus intéressante est la discussion du *mécanisme* grâce auquel les sérothérapies normales produisent ces changements; car d'un côté, pour interpréter les effets des immun-sérums, il importe de pouvoir faire le départ de ce qui appartient à tout sérum sanguin, et de ce qui revient à des immun-corps spécifiques; — et d'autre part, à l'origine, l'on a jugé peut-être *un peu sommairement* le mode d'action *complexe* de ces humeurs normales.

Point essentiel à éclaircir : *existe-t-il normalement dans les sérums hétérogènes des substances nuisibles à la cellule cancéreuse par leur action directe sur cette cellule même?*

— La réponse nécessite une distinction complète entre trois groupes de corps qui, de manière diverse, peuvent jouir de cette action : *a.* substances *toxiques* variées, chimiques ou organiques, empoisonnant tout protoplasme assez fragile, sans électivité de nature ni de mécanisme; — *b.* ferments nuisibles à l'élément malin, — ou, au contraire, antiferments atténuant son énergie vitale; — *c.* anticorps véritables, doués des caractères communs à ces substances, — spécifiques ou non spécifiques.

Dans le premier groupe se rangent tous les produits multiples, déchets de nutrition (urée et similaires), substances toxiques résorbées dans le tractus intestinal, corps n'ayant pas atteint, par défaut d'élaboration, l'étape définitive qui leur ôte toute toxicité (ammoniaque), enfin toxines diverses, que des saprophytes ou des infections disparues, mais récentes, ont introduits dans l'organisme, — et qui tous se rencontrent dans le sang. — Que la cellule cancéreuse puisse être intoxiquée par ce genre de poisons, quand la cellule normale leur résistera mieux, c'est fait possible, *mais irrégulier.* Car ici, nous devons compter pour la première fois avec le facteur *structure* du néoplasme cancéreux. Telle tumeur épithéliale, où la glande a gardé sa grosse architecture, est dans toute autre condition de résistance aux poisons, que telle masse sarcomateuse, exubérante et sans charpente, mal vascularisée dans ses parties centrales, qui reçoit et rejette avec égale difficulté nourriture et déchets toxiques. Bien des tumeurs de la souris se trouvent dans ce cas, et la nécrose colloïde qui occupe leurs parties centrales est un témoin direct de ce défaut de vitalité. — Or, le sérum de chien, injecté loin du néoplasme, n'a sur la tumeur B (Paris) aucune espèce d'action : *j'ai pourtant vu maintes fois, pour les plus grosses de ces tumeurs, le sérum recueilli sur l'animal en digestion d'un copieux repas de viande provoquer la nécrose et l'élimination de toutes les masses centrales* (ammoniacaux et dérivés). Le sérum de chien bi-néphrectomisé produit les mêmes lésions, en respectant encore les zones périphériques, où le microscope ne montre aucune altération. — Ces nécroses profondes *dans les grosses masses sarcomateuses* se rencontrent chez l'homme dans les septicémies, l'érysipèle surtout (FEHLHEISEN [28], GALIPPE ET HALLOPEAU [29], NARTHROP [31], NEELSEN [34], SCHÖNE [27], ROCH [32], BIEDERT [33], BRÜNS [64], etc.), dans les toxithérapies, streptococciques principalement (COLEY [25], SPRONK [25 *bis*] etc.), où la cellule meurt d'*empoisonnement aigu*, où les sarcomes à peu près seuls se trouvent ainsi touchés, et, parmi eux, surtout les plus exubérants. Ce qui n'empêche nullement, après une rémission dont nous discuterons les causes, les zones périphériques de poursuivre l'attaque. — Lésions toujours banales d'une cellule fragile, qui expliquent les effets des toxithérapies (en partie tout au moins), — que les sérums normaux, considérés comme toxiques, pourront parfois créer « histologiquement », mais ne réaliseront, *dans la clinique humaine*, que d'une manière inappréciable.

Le rôle des *ferments* sanguins est sans doute plus réel, — et plus réel surtout que celui de leurs *antagonistes* —, mais ressortit surtout à des actions *locales* que l'on ne peut porter en compte dès que les injections se pratiquent loin de la tumeur. Car la conception thérapeutique que soutient HOFBAUER — outre qu'elle n'a pu donner un résultat, dans les conditions optima des essais expérimentaux, sur les tumeurs fragiles de nos laboratoires — voit s'élever contre elle des objections trop graves pour imposer l'acceptation du mécanisme qu'elle invoque. Car pourquoi, entre dix points obscurs, les inactivants *généraux* des diastases, circulant dans le sang, s'attaqueront-ils exclusivement aux ferments des tumeurs, en respectant tous ceux qui conditionnent, en somme, la *vie*?

Autre chose est l'emploi, dans la méthode de BIER, d'hétérodiastases sanguines, *spécialement toxiques pour la cellule qu'elles touchent*, et qui, d'ailleurs, sont déposées à son contact direct; leur pouvoir explique assez bien les phénomènes lytiques et la liquéfaction constatés dans les masses centrales. *Mais ce qu'il n'éclaire pas, c'est l'arrêt temporaire, plus marqué qu'avec les sérums simples, de l'évolution progressive des zones-limite restées intactes et virulentes.*

Faut-il rappeler tout ce qu'aurait de mal fondé l'hypothèse qui, pour l'expliquer, invoquerait, dans le BIER, UNE ACTION VACCINANTE, superposable à celle que possède le sang de la souris pour les tumeurs de cette espèce? Car une distinction capitale doit dominer toutes les recherches touchant la résistance au cancer expérimental : *différentes comme mécanisme, les immunités à la greffe et contre la tumeur le sont autant comme portée.* Nous vaccinons *contre la greffe*, qui dès lors ne peut plus lier de relations circulatoires avec les tissus-hôtes (EHRLICH [49], BASHFORD ET RÜSSELL [50], BASHFORD, MURRAY, HAALAND [51], RÜSSELL [52], BURGESS [53], etc.). Mais c'est défense si banale, qu'elle n'est même pas spécifique contre la greffe du *néoplasme*, qu'elle s'exerce *de même manière* contre celle des tissus *normaux* (PEYTON-ROUS [54]). Si cette résistance à la *greffe* naît aussi bien de la résorption des tissus non néoplasiques et du *globule sanguin lui-même* (à la seule condition qu'ils proviennent de la souris — BORREL [55], BRIDRÉ [56], BASHFORD, MURRAY, CRAMER [57], SCHÖNE [58], MURRAY [59], FIGHERA [60] etc.), que de celle du tissu malin, — elle reste, dans les deux cas, si totalement distincte de l'immunité au cancer, que l'on a vu des animaux, artificiellement réfractaires à plusieurs inoculations d'un matériel virulent, *contracter néanmoins des tumeurs spontanées* (BASHFORD [51], CLUNET [61]), — et, réciproquement, des animaux très réceptifs puisqu'ils portaient une tumeur à son stade-d'accroissement (par conséquent sans résorption), pouvoir s'immuniser contre une greffe très virulente (GIERKE [62]). Les injections sanguines ne sauraient donc prétendre conférer à nos malades l'*immunité active contre les néoplasmes.*

Et c'est peut-être simplement à un phénomène *parasite* qu'il faut faire une part dans ces arrêts d'évolution, comme nous l'ont fait croire quelques observations cliniques et l'étude expérimentale *sur le cancer* de la souris (et non pas *sur la greffe*) : Je veux dire à L'HYPERTHERMIE, parfois considérable, qui d'ordinaire succède aux injections de BIER (VIDAL [19]).

L'influence retardatrice d'une hyperthermie suffisante sur la marche des néoplasmes m'avait paru certaine, par l'examen des faits cliniques où un traumatisme éloigné de la lésion néoplasique, sans infection consécutive, avait nettement produit un arrêt dans l'évolution, une régression notable des principaux symptômes, — somme toute, une amélioration parfois bien plus considérable que celle que procurent les sérums normaux. Car, dans les quatre cas que j'eus à observer, s'établit une hyperthermie toujours assez notable (dépassant même 40 degrés); et celui qui bénéficia de la rémission la plus nette comme la plus durable[1] se trouva bien celui chez qui cette fièvre traumatique fut la plus longue et la plus vive. — L'expérimentation put démontrer ensuite qu'il y avait là toute autre chose qu'une quadruple coïncidence. Des souris injectées avec la tumeur B, portant des néoplasmes de 20 jours environ, et chauffées chaque jour en étuve sèche, ont présenté sur les témoins une survie d'autant plus longue que leur température rectale avait été plus haute. L'étude histologique de l'élément malin révèle alors des lésions nettes : surcharge graisseuse très marquée du protoplasma cellulaire, cellules hydropiques, vacuoles nombreuses, pycnose des noyaux, dont d'autres, au contraire, refusent leurs colorants, karyorrhexis et karyolyse; et, point intéressant, lésions qui se compliquent de réaction du conjonctif, — qui, d'autre part, plus abondantes vers le centre de la tumeur, se retrouvent encore, plus clairsemées *mais plus intenses*, dans la zone périphérique; nombreux y sont les microkystes, pleins de granulations et de débris chromatophiles, et les amas leucocytaires qui se chargent de ces détritus. — Chez une chienne enfin, à lymphosarcome vulvaire spontané qui put donner quatre passages, la piqûre cérébrale de la zone de RICHET, en élevant la fièvre à 40°8, provoqua un affaissement très rapide du néoplasme, puis sa disparation absolument totale (VIDAL [20]).

Des hyperthermies analogues se retrouvent, d'ailleurs, avec une grande fréquence dans nombre de méthodes donnant des sédations — plus réelles souvent qu'on ne veut bien l'admettre, — et où interviennent des *vaccins* et des *toxines* diverses, *presque toujours pyrétogènes*. La nectrianine de BRA [23], les vaccins de DOYEN [24], les toxines de COLEY [25, 25 *bis*,

---

1. Commotion cérébrale dans un cas de cancer du sein, ulcéré et inopérable. Fièvre durant 4 jours (40°3); rémission très nette de 3 mois [19].

30], le vaccin d'Otto Schmidt [26], possèdent ce pouvoir à degré variable ;
et l'observateur prévenu ne peut qu'être frappé de trouver si souvent
unies la fièvre et l'amélioration. A tel point qu'assez souvent même,
plusieurs semaines de traitement sont demeurées sans résultat, quand,
tout d'un coup, la régression commence avec l'hyperthermie [1] (O. Schmidt
[26], obs. 3, très nette à cet égard). Le facteur intoxication, ici encore,
ne justifie pas tout (car je laisse de côté les actions *spécifiques*, au moins
hypothétiques) ; le hasard des coïncidences serait vraiment bien grand,
si dans un tel faisceau d'observations et d'expériences, — toujours présente et vaine, l'hyperthermie restait sans rôle.

Mais à quel ordre de processus rattacher son action?

Les températures atteintes paraissent peu capables de nuire
directement à la cellule maligne. Jensen [21], Lœb [22] placent de
43° à 46° le degré thermique nécessaire pour empêcher la *greffe* dans
les tumeurs de la souris ; mais au-dessus de 37°, le pourcentage des
succès (la virulence d'Ehrlich) baisse de plus en plus (Borrel).
L'atteinte serait en somme légère à la vitalité du néoplasme sous
l'influence du *calorique*, dans les limites où oscille la fièvre. La
dissémination des lésions cellulaires jusqu'à la zone périphérique,
la rareté même des thromboses, la réaction leucocytaire, tous faits
contraires à ceux que produit l'action des poisons, — tout cela
éveille l'idée d'un processus réactionnel de l'organisme entier, *d'une
défense humorale déclanchée par l'hyperthermie.*

Le fait ne serait pas unique. Lüdke [35], dans quelques infections, a
étudié l'allure des réactions d'immunité sous l'action des hyperthermies
artificiellement provoquées, à l'étuve ou par l'intermédiaire de substances
pyrétogènes. Agglutinines et antitoxines, hémolysines et bactériolysines [2]

---

1. Emmerich et School [93] avaient d'ailleurs fait remarquer que leur prétendu sérum anticancéreux (sérum antistreptococcique) se montrait plus actif
lorsqu'il était *pyrétogène*, dans les cas où il renfermait encore des cocci.

2. Il ne faudrait pas conclure que, d'une manière générale, la survie des
sujets chauffés sur les sujets témoins soit un fait régulier dans toutes les infections. Les recherches de Sulima, celles de Fukuhara [108] parlent bien dans le
même sens que celles de Lüdke ; mais Vincent [37] a vu le chauffage (41°) sensibiliser au streptocoque le cobaye, qui normalement lui résiste assez bien ; le
staphylocoque, le b. coli donnent une mortalité double ; l'action favorisante
sur l'éclosion du tétanos n'est pas moins démontrée [39]. — Par contre, le chauffage augmente souvent la résistance à la toxine diphtéritique (Lesné et Dreyfus
[41]) ; et les hibernants en sommeil, à température basse, ne peuvent produire
d'anticorps (Haussmann [42]). — Ce qui revient à dire que, d'une part, toute
l'immunité est loin de résider dans l'existence des anticorps ; que, d'autre
part, l'hyperthermie peut, dans tel cas particulier, avec telle infection, à telle
température et sur telle race donnée, produire un amalgane de réactions anta-

lui ont semblé prendre naissance à une période plus précoce et à un taux plus élevé que dans les groupes témoins. LISSAUER [38] a vu de même les anticorps hémolytiques augmentés après le chauffage dans le sang des lapins préparés au sang de mouton; SULIMA [36] encore a montré la lutte phagocytaire et le pouvoir bactéricide dans les sérums, accrus grâce à l'action de la chaleur.

La naissance des *cytolysines*, normalement si rares dans le sang des cancéreux (WEINBERG [43], GUILLOT et DAUFRESNE [44]), tant l'organisme a peu tendance à réagir ainsi contre son propre néoplasme, subirait-elle aussi une excitation analogue, par quelque mécanisme encore moins connu que sa résultante même? La recherche des anticorps par la déviation autoriserait seule une réponse affirmative et il existe là une lacune à combler. Encore ne faut-il pas, comme dans toute immunité, leur donner un rôle exclusif; la destruction leucocytaire que provoque l'hyperthermie, et qui peut mettre en liberté des substances nuisibles aux cellules les plus fragiles, — la polynucléose des animaux chauffés (VINCENT [47]), ne sont peut-être pas sans jouer quelque rôle dans le tableau final. *Toutefois, d'ores et déjà les faits semblent conclure au bénéfice qu'apportent quelquefois les pyrexies dans le cancer.*

Aussi m'a-t-il semblé que la méthode de BIER méritait, ne fût-ce qu'à ce titre, de survivre aux sérums normaux : elle peut rendre, sans dangers, d'appréciables services après une exérèse, pour achever la destruction des reliquats néoplasiques, que les méthodes physiques (radiothérapie) ne peuvent toujours atteindre en tous leurs recessus. J'en ai usé maintes fois à ce titre auxiliaire dans de très mauvais cas, concurremment d'ailleurs avec certains immun-sérums.

Pour la présence d'anticorps attaquant la cellule maligne *dans les*

gonistes, utiles et nuisibles, dont la somme algébrique détermine, d'après son signe, la survie ou la mort. La chaleur, par exemple, facilite le passage des bactéries intestinales dans la circulation (SACQUÉPÉE et LOISELEUR [40]) : phéno-mène parasite capable d'amener la mort par une surinfection, quand néan-moins l'hypertermie a pu produire des anticorps contre l'infection principale. On voit combien l'étude des effets de la fièvre sur les immunités gagnerait à être reprise d'une manière plus générale, et notamment à l'aide des procédés modernes de recherche et d'identification des anticorps.

Détail technique très important dans la conduite de ces expériences sur les tumeurs : l'air des étuves doit être maintenu en état de parfaite siccité, et les souris retirées de l'atmosphère chaude — sous peine de mort fatale — dès que leur température rectale dépasse 42°.

sérums normaux, elle est fort peu probable autrement qu'à l'état de traces. S'il existe en certains sérums des anticorps *normaux* contre telle ou telle infection [1], la cellule cancéreuse, dans des limites de temps assez considérables, demeure inaltérée dans les sérums de mammifères ; la réaction de BORDET-GENGOU y montre, d'autre part, l'absence d'anticorps thermostabiles capables d'imprégner l'*antigène épithélial* dans les conditions où le procédé garde une valeur démonstrative (dose et temps convenables). MICHAËLIS [98], de plus, a vainement cherché dans le sérum d'animaux normalement réfractaires au cancer des souris (lapin) la présence d'anticorps nuisibles à la cellule de cette tumeur ; un séjour de 30′ du matériel de greffe au contact du sérum-lapin, ne parvient pas à modifier le pourcentage des succès ; même résultat à l'aide d'un sérum-lapin-souris très hémolytique. HAALAND [104] n'a pas pu davantage protéger des souris contre la greffe cancéreuse à l'aide d'un sérum issu d'une race de souris réfractaires.

Et ce sera donc sans invoquer l'intervention de corps *directement* nuisibles à la cellule maligne, en dehors des processus de cytolyse comme des processus toxiques que devront s'expliquer les diminutions temporaires des masses néoplasiques sous l'action des humeurs *normales* non hyperthermisantes. Non peut-être exclusivement, comme le veut FABRE-DOMERGUE [1] qui exagère l'importance de la masse migratrice dans la plupart des néoplasmes, par un *phénomène négatif* de chimiotaxie faisant faire place nette à des leucocytes encombrants ; mais, bien plutôt, en invoquant un *phénomène actif*, le déblaiement des territoires qui avoisinent la tumeur même, de la charpente conjonctive supportant la tumeur maligne, — distendus par les exsudats et chargés de débris nécrotiques, grâce à la pauvreté de la phagocytose. Ce déblaiement s'opérerait par cette stimulation de la cellule blanche, extrêmement marquée

---

1. Ce n'est pas dire des anticorps non spécialisés, qui n'en ont peut-être que les apparences, et qui existent dans tous les sérums, mais bien des anticorps spécifiques : fixateur anti-charbonneux chez le chien (MALVOZ [45]), antitoxine tétanique chez le bœuf (RÖMER [46]), etc., sans parler des hémolysines naturelles des divers sérums, que nul n'ignore plus. UHLENHUTH et HÆNDEL [63] ont d'ailleurs démontré que, si l'action nécrobiosante trouvée à l'occasion dans les sérums *normaux* contre certaines cellules issues d'espèces différentes n'existe réellement *que lorsqu'ils sont hémolytiques* pour les globules correspondants — et la réciproque n'est pas vraie — le pouvoir nécrobiotique n'est pourtant pas l'effet de l'action des hémolysines. Les substances nécrobiosantes n'offrent pas tous les caractères essentiels aux véritables anticorps.

dans tels immun-sérums nullement bactéricides ni même antitoxiques (BESREDKA [48]), et qui, à degré moindre, pourra se rencontrer dans les sérums normaux, presque toujours, d'ailleurs,
producteurs de leucocytose[1].

* *
*

Tels sont les multiples problèmes que soulève déjà l'influence,
sur les malignômes, des *sérothérapies normales*. Bien de points de ce
mécanisme gardent encore une part d'obscurité ou d'hypothèse
qu'il y aurait intérêt à faire disparaître; car tantôt ils touchent de
près à quelques-uns des grands facteurs de la résistance humorale
et tantôt leur étude fournirait un guide à la connaissance et à la
critique des effets des immun-sérums, pour ceux d'entre eux surtout
dont l'action curative n'impose pas la certitude d'un pouvoir nettement spécifique.

TROISIÈME PARTIE

Les sérothérapies par les sérums immunisés.

Sérothérapies cellulaires, — telle peut être la désignation (con-
ventionnelle sans doute) du groupe essentiel de méthodes où l'agent
d'immunisation active, chez l'animal intermédiaire dont on emprunte
les humeurs, est la *cellule néoplasique* ou l'un de ses dérivés (extraits
divers). Et, par opposition, les *sérothérapies parasitaires* feront appel,
dans le même but, à des parasites variés, bactériens ou autres, souvent tenus pour responsables dans la genèse du néoplasme.

CHAPITRE I

SÉROTHÉRAPIES CELLULAIRES

Les sérums employés résultent d'une préparation *artificielle* ou
d'une réaction *naturelle* au cancer chez l'animal qui les produit;
d'où deux sortes d'immun-sérums, *naturels* et *artificiels*.

---

1. Certains sérums normaux sont au contraire nuisibles à la phagocytose
(HAMBURGER et HEKMA [112]); d'autres, par contre, très fortement opsonisants
(LÖHLEIN, etc.).

I

Sérothérapies cellulaires naturelles
(sérums de sujets cancéreux ou spontanément guéris de cancer).

        α. **Sérums auto-cellulaires**
(humeurs du malade même, dont la propre
   tumeur constitue l'antigène).
      β. **Sérums hétéro-cellulaires**
   (sérums d'animaux guéris).

α. — *Sérums auto-cellulaires.*

Dans cette classe doit prendre place la seule méthode où le liquide ait été emprunté *à l'organisme du malade* : auto-sérum pourrait-on dire, s'il ne s'agissait plutôt d'un plasma.

Bayle [65] a voulu traiter un épithélioma inopérable de la face en injectant *dans la tumeur* du plasma recueilli sur la malade même, dans la phlyctène d'un vésicatoire appliqué dans une région saine; 8 injections de 2 cmc. furent pratiquées de jour en jour; dès la seconde dose l'amélioration était déjà notable. Le résultat définitif aurait été satisfaisant.

Bayle semble rapporter l'action de la méthode à l'utilisation, d'une part, des substances toxiques pour l'élément *cancer*, résultant de la destruction des leucocytes du plasma, — d'autre part, des anticorps cellulaires des humeurs de cancéreux. Or, nous connaissons aujourd'hui leur rareté. D'autre part, il s'agit d'injections faites dans la tumeur même; et dans ces conditions, si action il y eut des substances leucocytaires, celle des diastases de la lymphe dut être au moins aussi puissante. Observation restée unique, et qui malheureusement concerne un cancroïde.

Au même ordre d'idées paraissent appartenir les tentatives plus récentes de Severeanu et Jianu [66], qui, voulant provoquer une résorption lymphatique, ont lié chez les cancéreux le *canal thoracique.*

Quatre observations, jusqu'ici, sont rapportées par eux : sarcome ganglionnaire métastatique (testicule), — trois cancers du col utérin, déclarés tous inopérables. — Amélioration de l'état général et de quelques signes objectifs. — Observations encore récentes à leur date de publication.

Il s'agirait, en somme, d'un essai de transformation en traitement général, de la méthode locale de Bayle. Négligeant entièrement toutes les difficultés d'ordre chirurgical ou simplement physiologique, remarquons néanmoins que la même objection de principe subsiste, et que les faits, encore, ne semblent pas l'annihiler.

***

β. — *Sérothérapies naturelles hétéro-cellulaires.*

Ce groupe comprend exclusiment les tentatives thérapeutiques recourant à l'emploi du sérum d'*animaux spontanément guéris de cancer*. Elles ne sont pas sorties du domaine expérimental, mais tirent leur intérêt, comme leur raison d'être, du rapprochement des trois faits essentiels que voici : immunité solide des animaux guéris, — présence d'anticorps vrais dans le sérum qu'ils fournissent, — action réelle de ces sérums (ce qui n'est pas dire : suffisante) sur la cellule néoplasique.

L'immunisation très solide des animaux guéris aux regreffages même virulents, est un fait établi par de nombreuses recherches (BASHFORD, MURRAY, CRAMER [57], CLOWES [67], FLEXNER ET JOBLING [68], STICKER [69], WADE [70]). Il n'existe que peu d'exceptions (CLUNET [61]).

La présence d'anticorps vrais dans le sérum de ces réfractaires a pu être parfois nettement constatée. GAY [71] a vu sur des rats porteurs de carcinomes déjà bien développés la réaction de fixations entre l'extrait du néoplasme et le sérum sanguin, nettement positive, à la période où les tumeurs se résorbaient souvent. L'étude histologique, à divers stades du processus, révélait des lésions spéciales, qui n'existaient jamais dans d'autres conditions [1]. WADE [70] a trouvé chez le chien résorbant du lymphosarcome des lésions analogues qu'il interprète pareillement. — Même constatation chez la souris, de la part de GAYLORD ET CLOWES [72]. J'ai rencontré moi-même [2] des *anticorps nettement fixables sur la cellule de la tumeur*, dans le sérum de deux souris spontanément guéries d'un épithélioma mammaire, qui, mal acclimaté à la race sur qui portaient mes expériences, se résorbait parfois *après avoir donné des tumeurs d'un certain volume.*

La conclusion s'impose : recherche directe (dans certains cas encore trop rares), lésions histologiques, plus souvent et mieux constatées, s'accorderaient à démontrer la présence d'*anticorps* vrais dans le sérum des sujets guéris. — *Résultat,* ou bien *cause* de la résorption salutaire? —

---

1. Rappelons qu'il s'agit dans ce chapitre de sujets à *tumeurs* résorbées ou en résorption ; la résorption de greffes *non vascularisées*, qui confère, nous l'avons dit, une résistance *à la greffe* et non pas *au cancer*, ne donne pas d'anticorps au sens commun du mot (EHRLICH, MICHAELIS, PEYLON-ROUS, etc.). Des lésions nettes de cytolyse n'ont jamais été signalées sur de tels greffons durant leur résorption, si ce n'est toutefois lors de la greffe *hétérogène*, sur animal d'une autre espèce, immunisé par l'inoculation (BASHFORD ET RUSSELL) [50].

2. Expériences restées inédites. Matériel : tumeur RUTH, provenant de la collection du Dr J. CLUNET.

Rien ne l'indique encore, et les deux conceptions ne s'excluent pas nécessairement.

Quelques *essais thérapeutiques* se trouveront donc autorisés.

Clowes et Beaslack [73, 67] n'ont obtenu que 12 p. 100 de greffes positives chez des souris traitées au sérum de souris guéries, — contre 32 p. 100 parmi les lots témoins. Mais, fait plus concluant, car il ne vise plus uniquement le facteur *greffe*, — les tumeurs obtenues se sont développées avec une lenteur très caractéristique.

· Sticker [69]. tant avec le sérum qu'avec le sang total de chiens spontanément guéris de lympho-sarcome, obtint dans 4 cas au moins des guérisons complètes du même néoplasme, inoculé ou spontané [1].

Crile et Beebe [74] voient la même tumeur céder 7 fois sur 9 aux transfusions de sang de chiens immunisés, mais interprètent les phénomènes d'une manière un peu spéciale. Gaylord, déclarent-ils, aurait fait chez le chien, à l'aide de tels sérums, des constatations identiques [2]. Cadiot [77], par contre, déclare n'avoir enregistré aucune espèce de bénéfice par l'emploi du sérum d'un cheval porteur d'un carcinome testiculaire., non guéri, il est vrai.

Résultats peu nombreux d'une part, et nettement insuffisants dans le cancer épithélial, meilleurs dans le lympho-sarcome. Mais cette ébauche thérapeutique mérite d'être encore fouillée, plus en raison du mécanisme que laisse soupçonner l'étude des lésions et des tumeurs, et qui pourrait fournir de précieuses indications pour la préparation et l'emploi des immun-sérums, — que par l'espoir fatalement vain d'applications cliniques, impossibles d'une part tant que « le cancer » restera non inoculable aux grandes espèces animales, et sans portée peut-être, à en croire le degré de spécificité que montrent nos sérums cytolytiques artificiels.

II

Sérothérapies cellulaires par immun-sérums artificiels (cytolytiques).	α. **S. xéno-cellulaires** (antigène = tissu non cancéreux, embryons, etc.). β. **S. cellulaires** proprement dites (antigène = cellule maligne). Synonyme : *cytolytiques anti...* (avec désignation histol. de la tumeur antigène).

1. On sait que l'école de Bashford considère la tumeur Sticker non point comme un sarcome, mais comme un simple granulome. Sticker a fait valoir contre cette opinion de sérieux arguments, et, de par l'évolution seule du néoplasme en cause, il semble bien qu'avec Borrel on doive bien admettre la nature *maligne* de cette production.

2. Je n'ai pu consulter le mémoire récent d'Hodenpyl (*Medical Record*, 26 février 1910) sur le même sujet.

Les méthodes de ce genre doivent en principe se répartir en deux sous-groupes, d'importance très inégale, suivant la nature de l'antigène injecté : *éléments cellulaires étrangers au cancer*, ou *cellule maligne*.

α. — *Sérothérapies xéno-cellulaires.*

Elles ne sont, à ma connaissance, représentées que par quelques essais, d'ailleurs très vite abandonnés vu leur absence de résultats.

J'ai préparé jadis, sous l'influence d'idées d'ailleurs parfaitement fausses, un sérum cellulaire canin *anti-embryonnaire*, par injection sur le chien d'embryons très jeunes de porc. Le sérum s'est montré dénué de toute valeur spécifique, aussi bien dans les sarcomes réputés les plus embryonnaires, que dans les néoplasmes épithéliaux. S'il existe d'innombrables observations d'essais de greffe embryonnaire chez l'animal, de nombreuses recherches sur l'immunisation *active* par les tissus de cet ordre, je n'ai pu rencontrer de travaux relatifs à des sérums cellulaires de ce genre; il est pourtant plus que probable que des tentatives dans cette voie ont dû être dès longtemps poursuivies, — sans être publiées vu l'absence de tout résultat.

*
* *

β. — *Sérothérapies cellulaires proprement dites :*
sérums cytolytiques anti-néoplasiques.

L'évolution de cette méthode a suivi quatre étapes distinctes :

Née en 1895 des recherches de RICHET-HÉRICOURT [75], qui paraissent avoir pressenti l'existence et le rôle futur des anti-corps cytolytiques[1], elle passa d'emblée entre les mains des cliniciens, — l'absence à cette époque des cultures « *in vivo* » de la cellule cancéreuse et de connaissances *précises* sur les réactions humorales, ayant mis un obstacle, alors insurmontable, à l'étude expérimentale. Les observations se multiplièrent enthousiastes ou pessimistes, respectant étroitement la technique primitive, — parfois croyant la respecter.

L'imperfection des résultats conduit alors — *seconde période* — quelques

---

1. Les auteurs n'ont pas voulu, dans leurs publications, donner à leur sérum un rôle nettement *antiparasitaire* ou *anticellulaire*, et pour cause. Il n'est pas douteux cependant que, dans l'entourage de mon Maître, et sous son influence, l'on n'ait presque dès l'origine admis bien plutôt une action anticellulaire qu'une influence nocive sur un parasite encore inconnu.

chercheurs à modifier timidement cette technique primitive, mais sans pouvoir encore trouver un guide dans des méthodes précises d'investigation expérimentale.

Vient ensuite une *troisième période, de clinique expérimentale sur l'animal* pourrait-on dire, où, comme jadis chez l'homme, on examine les *effets* des sérums cellulaires antinéoplasiques sur les animaux affectés de cancer transmissible. On possède la preuve qu'il est possible d'obtenir des anti-corps cytolytiques pour une cellule donnée (v. DUNGERN [78]); et pourtant, chose assez curieuse, sur ces simples recherches de clinique expérimentale plutôt contradictoires, l'on semble presque dénier tout avenir à la cytolyse en matière de cancer, avant d'avoir scruté son mécanisme intime, — en conservant presque identique la technique-type du début.

C'est alors, pour finir, la période d'études actuelle, expérimentale et clinique, où le laboratoire essaie, en quelque sorte, de *disséquer* le procédé, de comprendre son mode d'action et de motiver ses faiblesses, s'efforçant pas à pas d'accroître sa puissance, — sous le contrôle constant de l'examen clinique du *malade* lui-même, au milieu d'un déterminisme artificiellement rendu aussi simple et constant que possible chez l'homme (VIDAL [70 et 85]).

C'est dans cet ordre que seront rappelés — pour aérer en quelque sorte ce sujet si touffu — les résultats successivement enregistrés.

*

1re PÉRIODE. — *La méthode princeps* RICHET-HÉRICOURT. — *Résultats en clinique humaine.*

Technique : Elle est au total fort simple : broyage fin de néoplasmes non ulcérés, frais ou parfois conservés à l'état de bouillie en milieu chloroformique. — Injection de ces émulsions sous la peau et dans la circulation de grands animaux (ânes et chiens), renouvelée de mois en mois. Saignée et récolte du sérum. — *Technique d'emploi* : 5 cmc. environ, à distance de la tumeur, tous les trois jours.

Résultats : Ils ne seront rappelés que très brièvement. — Le total des observations que renferment à eux seuls les principaux mémoires d'ensemble (BERETTA [76], BOINET [86), BOUREAU [87], FERRÉ [88], SALVIATI et de GAETANO [89]), où, d'une part, la technique employée fut exacte, — où, d'ailleurs, le nombre des faits observés par chacun a permis autre chose qu'une vague impression, — dépasse le nombre de 120 [1]. Quoique très postérieures (1906), celles de BOSC [90] doivent leur être adjointes (trois cas bien étudiés), — quand d'autres, au contraire (BRÜNNER [91], etc.), doivent être éliminées par suite de fautes techniques graves.

---

1. L'on doit ajouter quelques cas de CADIOT en médecine vétérinaire [77].

L'ensemble des conclusions est assez concordant : Pas de guérisons définitives; ramollissement et diminution de volume souvent intense des néoplasmes; sédation de la douleur, résorption des œdèmes, action cicatrisante certaine, disparition ou diminution des hémorragies et des sécrétions, amélioration souvent très marquée de l'état général : *Tableau qui a conduit d'aucuns à dire que l'action du sérum cellulaire n'est que l'action banale propre à tous les sérums, même non préparés.*

Or, la conclusion est excessive *dans la moitié au moins des faits*, si j'en juge, pour ma part, d'après les détails mêmes des observations, comme d'après ce que j'ai pu voir dans une vingtaine de cas, qui, au début de mes recherches, reçurent les uns des sérums-type, et les autres, des sérums normaux. Les symptômes généraux s'amendent bien de même manière, *à l'intensité près*. Mais ce qui nettement différencie l'évolution clinique dans les deux traitements, c'est ce qui touche la *tumeur même*; c'est la *durée* du stade d'arrêt comme la *marche* des modifications locales; c'est, après une période d'amoindrissement périphérique, parfois intense, toujours rapide —et commun dans tous les sérums,— la diminution *lente* par le sérum préparé seul, de zones qu'en certains cas très favorables à l'examen, l'on ne peut guère douter appartenir au *néoplasme*. Puis, en dépit des injections, la régression s'éteint *très progressivement*, et la tumeur reprend sa marche.

Il semblerait, en un mot, cliniquement acquis, qu'une action *spécifique*, quantitativement d'ailleurs beaucoup trop faible, se superpose d'une part à une action *banale* d'ordre leucocytaire, pour s'épuiser d'ailleurs bientôt contre un obstacle insurmontable, et que nous verrons être une défense maladroite d'un organisme trop zélé.

2ᵉ PÉRIODE. *Essais de modifications techniques.* — Motivées par l'insuffisance des résultats, elles portent sur la technique de préparation du sérum, ou les règles de son emploi.

CIMINO [91] inocule alternativement ses animaux à l'aide de *suc* d'épithéliome et de culture de streptocoques. — 64 observations, avec 7 résultats paraissant très satisfaisants au jour de la publication, et presque tous histologiquement contrôlés; 33 résultats *nuls*. — Méthode d'ailleurs toute illogique, procédant de l'erreur qui mena EMMERICH ET SCHOOL à identifier l'action sur la cellule maligne de la *toxine streptococcique*, avec celle d'un *sérum* dit « anticancéreux », et qui ne fut, de fait, qu'antistreptococcique. D'autre part, la subtitution faite par CIMINO d'*extrait* de néoplasmes aux *émulsions* totales, n'était pas, je le montrerai, un facteur favorable.

LŒFFLER [92] substitua plus tard aux mêmes émulsions un antigène *desséché*, sans obtenir cliniquement, dans un cas de cancer du sein, un réel bénéfice.

A la fin de cette période se fait jour, dans ces recherches, l'hypothèse d'une éventuelle *spécificité* de la cellule maligne : von Dungern (78) venait de montrer, par son étude sur le sérum trichotoxique, dans quelles limites étroites pouvait se maintenir l'électivité d'un sérum anticellulaire. C'est la *spécificité histologique seule* qui préoccupe Dor [94] : injectant à une chèvre du mélano-sarcome, il use de son sérum contre une tumeur de même structure ; un résultat satisfaisant, mais resté sans contrôle tardif. — Voulant compter, de plus, avec la *spécificité d'organe*, Borrel [96] propose de préparer, pour tel malade donné, un sérum anticellulaire avec son propre néoplasme [1]. — Charcot [97] songe à éliminer le plus possible du matériel néoplasique, les albumines étrangères à la cellule maligne, — capables d'engendrer des anticorps nuisibles pour les tissus à respecter (hémolysines, etc.). Pas de résultats publiés.

3e PÉRIODE. *Recherches de clinique expérimentale chez les animaux de laboratoire.* — Elles deviennent possibles grâce à l'introduction, dans l'étude du cancer, de méthodes bactériologiques précises :

Jensen [24] prépare un sérum cytolytique contre le cancer épithélial de la souris, en injectant à des lapins la tumeur correspondante à l'état d'émulsion ; résultats thérapeutiques excellents — sans être toutefois constants — sur des souris affectées de volumineux néoplasmes. — Plus récemment, l'auteur revient sur ce sujet [102], et, répondant à l'objection que ses succès apparents pourraient tenir à des résorptions *spontanées*, remarque que pourtant la résorption de néoplasmes d'un pareil volume est loin d'être chose fréquente. En dépit des contradictions qui existent entre ses résultats et ceux d'autres chercheurs, il ne tient pas pour close la question des traitements cytolytiques du cancer.

Ehrlich [49] n'arrive pas à empêcher la *greffe* en faisant agir un sérum de lapin préparé de la même manière, sur le matériel d'inoculation. — Michaelis [98] éprouve un sérum analogue, sans aucun résultat : essais un peu sommaires, au dire de l'auteur, qui fait toutes réserves. — v. Leyden et Blumenthal [99-100] expérimentent *chez le chien*, mais en respectant avec soin, comme tous les auteurs qui précèdent, la notion de spécificité histologique de la cellule maligne. Ils guérissent un chien par l'emploi d'un sérum de lapin longuement préparé à l'aide d'une tumeur épithéliale de chien, et de la même structure. Un examen histologique, dans la période de régression, révèle d'évidentes lésions de la cytolyse. — Quelques essais du même genre sont aussitôt tentés par eux chez l'homme : une observation de v. Leyden [101, page 169] — métastase rachidienne après extirpation d'une tumeur du sein, et traitée au moyen

---

1. Tentative d'ailleurs faite par Richet dès l'origine de la méthode, notamment à propos d'un ostéosarcome de la cuisse dans la famille d'un médecin (sérum d'âne).

d'un sérum de mouton — serait très significative par la durée du résultat et l'étude très minutieuse qui fut faite de la malade, si malheureusement l'on n'eût utilisé une médication complexe, et si, d'ailleurs (malgré toute l'autorité qui s'attache au nom de l'auteur), certains détails de l'observation même ne donnaient à penser que la nature cancéreuse, et non tuberculeuse, des accidents traités, ne fut peut-être pas absolument indiscutable.

BORREL [55], BRIDRÉ [103], à l'aide de sérum de mouton et de poule ayant reçu de grosses masses de leur cancer de la souris, n'ont pu ni préserver, ni guérir leurs sujets. BASHFORD, MURRAY, KRAMER [57] ont traité divers animaux (lapins, cobayes, rats et souris) par des tumeurs de ces dernières. Le sérum obtenu, hémolytique et précipitant, s'est montré sans action, soit *in vivo*, soit *in vitro*, sur la cellule maligne de la tumeur correspondante. — UHLENHUTH [105] signale l'absence de tout pouvoir immunisant dans un sérum de rat obtenu en partant d'un sarcome de cette espèce.

Constatations, en somme, plutôt contradictoires, où l'on ne saurait voir une condamnation de *principe* de la cytolyse thérapeutique anti-cancéreuse. Les faits expérimentaux viennent s'ajouter aux faits cliniques pour démontrer que de tels sérums peuvent avoir une action réelle et plus ou moins insuffisante sur la tumeur elle-même, — mais aussi qu'assez fréquemment leur pouvoir reste entièrement nul. Le bénéfice acquis au sortir de cette période se borne presque à l'admission d'une spécificité mal précisée dans ses limites; et la technique d'immunisation est demeurée ce qu'elle fut à l'origine. Enfin, comment étendre à toutes les espèces les constatations faites sur une seule d'entre elles, très éloignée de l'échelon sur lequel évolue notre thérapeutique, et en partant, de plus, de néoplasmes qui, quoi qu'on en ait pu dire, offrent des caractères dont quelques-uns sont bien spéciaux; et comment oublier que les réactions défensives contre tel antigène peuvent changer du tout au tout en passant d'une espèce à l'autre?

4° PÉRIODE. — A la simple constatation des effets positifs, ou non, de la sérothérapie anticellulaire, devait donc s'ajouter l'étude des causes multiples qui peuvent faire varier l'activité des sérums de ce genre, inhérentes, les unes aux réactions de l'animal *activement immunisé* (race, technique, etc.), — les autres relevant de l'organisme du malade *immunisé passivement* (valeur et étendue des spécificités, arrêt des régressions, etc.). — C'est le bref résumé des travaux personnels, inaugurés en 1900, au cours desquels ont été effleurés quelques-uns d'entre ces problèmes, que l'on pourra trouver ici ; car les publications traitant de ce sujet spécial m'ont paru jusqu'ici plus qu'extrêmement rares.

** **

A. — *Étude des facteurs qui modifient chez l'animal les pouvoirs d'immunité active et le pouvoir de son sérum.*

MÉTHODE D'ÉTUDE.

Pour simplifier et unifier au maximum les conditions expérimentales, ces recherches ont été restreintes au seul cas des *tumeurs épithéliales humaines*, et, sauf exception à indiquer, uniquement aux *tumeurs du sein* (épithélioma banal d'origine ancienne). Seuls, les sérums canins ont fait l'objet de cette étude.

Trouver un critérium à l'abri du reproche pour contrôler exactement le pouvoir absolu d'un sérum cytolytique, n'est pas chose facile. Si la clinique et l'étude du malade doivent sanctionner nécessairement la valeur objective d'une technique thérapeutique, la variabilité de leur déterminisme, qui sans doute se retrouve dans le cancer de l'animal, peut entraîner à des erreurs si l'on veut seuls les consulter. *Restait donc à choisir un caractère convenable, parmi ceux des sérums, et à tenir ses variations pour représentatives de leur pouvoir réel.* Le temps moyen qu'ils réclament pour effectuer la dissolution de la cellule cancéreuse fraîche, tel fut d'abord le critérium que je dus adopter[1].

L'ensemble des notions acquises sur les cytotoxines, le *caractère thermolabile du pouvoir dissolvant des sérums cellulaires antinéoplasiques*, me conduisirent plus tard, sans leur donner un rôle exclusif dans l'immunité, *à l'étude des anticorps*, de leurs variations en qualité comme en teneur dans toute l'échelle des sérums successivement obtenus en fai-

---

1. Pour les sérums actifs, si l'on ne cherche à constater que la présence ou l'absence d'un pouvoir cytolytique, l'examen en cellule, sur platine chauffante, peut être suffisant. J'ai renoncé à l'emploi des colorations improprement dites « vitales », car la simple teinture au rouge neutre des granulations de la cellule maligne semble hâter la cytolyse. Pour l'étude plus précise des lésions et la mesure approximative des temps qu'exige la dissolution, j'ai recours à la technique suivante : dépôt d'une goutte du mélange sérum-cellules sur une série de lames, à 38° et sous chambre humide. A intervalles égaux, prélèvement d'une lame, étalage sans frictions de la goutte, et fixation aux vapeurs osmiques ; coloration ; l'on manipule aisément deux séries parallèles. Bien que chaque phase du phénomène appartienne, en réalité, à une préparation différente, l'exactitude du procédé, avec quelques séries parallèles, suffit à la pratique, en ne lui demandant surtout qu'un contrôle approché du résultat fourni par des méthodes plus précises. La grosse difficulté est, par contre, d'avoir à sa disposition, à l'instant nécessaire, un malade porteur d'un cancer ulcéré, de localisation et de structure convenables, pour fournir par raclage l'élément cellulaire indispensable.

sant varier chaque facteur de la technique. La méthode de BORDET-GENGOU, complétée par l'étude du *taux des fixateurs* (taux *relatif*, bien entendu) par un procédé colorimétrique calqué sur celui de RÉMY [106], VIDAL [84]) [1], m'a semblé la méthode de choix. Car l'étude, beaucoup plus rapide, des seules précipitines ou des agglutinines, ébauchée dans quelques travaux (MICHAËLIS [98], ENGEL [95]), n'a plus, en la matière, qu'une valeur spécifique extrêmement douteuse [2]. J'ai conservé parallèlement l'observation directe au sein de chaque sérum, la discordance éventuelle des résultats devant faire soupçonner une erreur matérielle, ou une faute d'interprétation sur la nature des anticorps révélés par la déviation.

RÉSULTATS.

I. — *Existence des fixateurs; leur spécificité.*

Ces deux termes de la question doivent se résoudre successivement :

1° *Le sang des animaux inoculés de cancer épithélial humain s'enrichit-il en anticorps?*

Un fait signalé depuis longtemps par nous permettait presque de tenir leur présence pour certaine. Les sérums de chiens [3], préparés par l'antigène humain dans les conditions que je rappelle ailleurs [84], dissolvent la cellule maligne à l'aide de deux substances : l'une *thermolabile* à 56-58° (alexine), l'autre *thermostabile*, inactive isolément, et réactivée par l'apport de sérum normal frais. L'agent thermostabile se comporterait donc comme la plupart des fixateurs : il manque d'ordinaire dans le sérum de

1. Ce mémoire contient notre technique pour l'emploi de cette méthode. Nous ne saurions trop engager de nouveau à se méfier, tout spécialement dans ces recherches, des sérums canins; il en est un certain nombre avec qui toute expérience exacte sur l'hémolyse ou la cytolyse demeurent impossibles (digestion particulièrement).

2. Les recherches de ZEBROWSKI [109], entre autres, ont d'une part montré l'indépendance des fixateurs et des substances *précipitantes*; dans un ordre d'idées voisin, celles de FROUIN [110] ont établi qu'en ce qui concerne tout au moins les sérums hémolysants, un détail de technique minime, en apparence, suffit à procurer des liquides tantôt exclusivement agglutinants, tantôt seulement hémolytiques. L'étude des *agglutinines* ne pourrait donc non plus fournir une méthode d'étude tout à la fois simple et valable.

3. Technique de préparation non modifiée, très voisine du procédé type de RICHET, et également décrite in [84]. Je désigne sous le nom d'*épithélio-sérum* le sérum anticellulaire examiné; d'*antigène de préparation*, le matériel utilisé dans l'immunisation; d'*antigène de réaction*, celui qui est utilisé dans les expériences de déviation. Il n'a pas été toujours possible de conserver, dans ce but, l'émulsion cellulaire totale, trop riche en matériaux parasites (glycogène, lipoïdes) donnant de fausses déviations; d'où la nécessité d'user d'un simple extrait aqueux, grossièrement filtré, et vérifié non hémolytique. Nécessité fâcheuse qui, comme facteur constant, n'a pas dû modifier les valeurs *relatives* dans nos diverses séries.

chien normal, tout au moins au degré voulu pour réagir sur la cellule, dans les conditions et les limites de temps ordinaires des examens. — La recherche des anticorps par la méthode BORDET-GENGOU est venue confirmer ces premiers résultats : parmi les faits irréprochables au point de vue technique, six fois sur sept la déviation fut évidente, dans les conditions de l'expérience. Le cas n° 3 est pourtant aberrant [84], et je n'ai pas, d'ailleurs, trouvé le fait très rare.

Conclusion : *Le sérum des chiens ainsi traités contiendrait des anticorps fixables sur nos antigènes..* Si le *cancéreux* réagit peu ainsi contre sa tumeur, il en va autrement si l'on passe par l'intermédiaire des organismes étrangers, au moins de certains d'entre eux. Car toute réserve est nécessaire sur l'extension de ces données à une espèce différente.

2° S'agit-il d'anticorps réellement spécifiques? Dans quelles limites s'exerce cette propriété?

C'est demander, en d'autres termes : la déviation persiste-t-elle en prenant comme *antigène de réaction* : α) des cancers épithéliaux issus d'organes autres que celui qui donna l'épithélio-sérum ; — β) des tissus *non cancéreux*, néoplasiques ou sains, de même organe ou d'organes différents.

La même méthode fournit la réponse :

Dans les conditions de nos expériences, tout se passe comme si nos épithélio-sérums renfermaient des anticorps *non fixables* :

1° Sur des tumeurs épithéliales *bénignes* de l'organe correspondant (adénome du sein) ;

2° Sur le tissu *sain* de ces organes (glande mammaire normale);

3° Sur des tumeurs épithéliales malignes *d'organes différents* (malpighiennes et glandulaires; peau, rein);

— mais absorbés, par contre, par les éléments épithéliaux malins de même structure et de même organe.

Conclusion : Il semble donc s'agir d'une spécificité en somme assez étroite, et que les faits cliniques tendaient déjà à démontrer, tout comme l'examen dans des anti-sérums préparés sans souci de spécificité [79]. Reste à connaître encore la limite exacte de ce pouvoir spécifique (différents segments digestifs, muqueuses de même structure, sérums polyvalents, etc.).

*

II. — *Étude des causes qui influencent la teneur des épithélio-sérums en anticorps spécifiques.*

C'est là un des points les plus ardus du problème, vu le nombre des facteurs à mettre en jeu, et celui des mesures à effectuer. C'est dire une fois encore qu'il ne s'agit que d'une ébauche, à compléter certainement, comme peut-être à réformer.

Ces recherches n'ont envisagé l'influence que de quatre facteurs :

1. Nombre des injections d'antigène chez l'animal;
2. Etat physico-chimique de l'antigène qu'il reçoit, et son mode de préparation;
3. État biologique de l'antigène-cellule (sensibilisation préalable);
4. Modifications artificielles de la fonction leucocytaire chez l'animal en traitement.

1° *Influence du nombre des injections d'antigène.*

La teneur en fixateurs spécifiques du sang des animaux traités varie avec le nombre d'injections, *mais ne lui est d'ordinaire pas directement proportionnelle.* Elle passe par un optimum, d'ailleurs un peu variable, pour diminuer ensuite, et même très fortement, si on laisse trop s'accentuer cet amaigrissement progressif qui survient si souvent chez l'animal inoculé.

C'est autour de neuf injections que paraît osciller cet optimum, constaté d'une part d'après les temps de cytolyse dans les sérums examinés, et d'autre part à l'aide du procédé colorimétrique 114 p. %, 243 p. %, 170 p. % (chiffres, je le rappelle, sans signification propre, et ne valant que par leur comparaison[1]), telles sont les valeurs successives prises par le rapport (*fixateurs spécifiques*) fixe du sérum normal, pour l'un de nos sujets. C'est, en somme, la courbe approchée de la production des anticorps spécifiques dans ces conditions; le maximum s'est produit vers l'heure de la huitième injection (243 p. 100).

2° *Influence de l'état physico-chimique de l'antigène de préparation.*

Toutes les recherches que je viens d'exposer avaient porté sur des sérums obtenus grâce à l'injection d'émulsion cellulaire totale et fraîche, dans la circulation; c'est en somme la technique de RICHET. C'est à elle que, dans la suite de ces recherches, ont été apportées des modifications d'ordre assez différent, — les unes dans l'espoir d'exagérer le plus possible la production des anticorps, — d'autres, dans l'ambition d'éluder la plus lourde des

---

1. En d'autres termes, si l'on représente par 100 le taux des fixateurs avant toute injection, on le voit passer successivement par 114, 243, etc.

charges qui jusqu'ici grèvent la méthode : la nécessité d'employer un matériel néoplasique de fraîcheur absolue, par conséquent non conservable, — sans pouvoir accepter de la loi des séries cliniques ce qu'elle nous offre en superflu, pour nous refuser le lendemain telle variété qu'exige une immunisation en cours.

Les expériences ont porté sur toute une série d'antigènes que l'on pourrait classer ainsi :

A. Tissus chimiquement normaux [2].
- I. Émulsions fraîches au quart.
- II. Émulsions conservées en milieu.
  - α. à la glacière.
  - β. antiseptique volatil (CHCl³).
  - γ. à l'état sec.

B. Tissus physiquement désintégrés par congélation.

C. Antigènes ne renfermant qu'une fraction des albumines cellulaires.
- I. Albumines normales.
  - α. Albumines hydro-solubles.
  - β. Nucléoprotéides.
- II. Albumines chimiquement modifiées.
  - γ. Peptones.
  - δ. Nucléines.

D. Extraits autolytiques.

Voici, sous forme de tableau d'ensemble, les résultats fournis par les diverses modalités, classées par valeurs antigènes décroissantes :

Numéros de classement.	Forme d'antigène considérée.	Rapport p. 100. *Fixateurs* spéc. *Fix. sér.* norm.	Perte p 100 de pouvoir antigène par rapport à l'émulsion fraîche.	Observations.
1	Emulsion totale fraîche.......	230 p. 100	»	
2	— — après 4 jours.	180 —	22 p. 100	
3	Extrait aqueux de tissu frais .	177 —	23 —	
4	Emulsion chlorof. de 24 heures	149 —	39 —	Pouvoir sensi-
4 bis	— — de 15 jours.	148 —	39,1 —	blement stable.
5	Nucléo-protéides cellulaires...	123 —	46,6 —	
6	Emulsion totale pure de 10 jours	117 —	49 —	
7	Albumines cellulaires peptonisées.................	107 —	54,5 —	
8	Cellules désintégrées par congélation ou extrait congelé ..	»	100 —	Ne fonctionnent pas comme antigènes.
8	Extrait autolytique...........	»	100 —	
»	Emulsions desséchées	?	?	Toxicité trop grande par technique imparfaite.
»	Nucléines néoplasiques	?	?	Mesure impossible, mais présence d'anticorps certaine.

2. Terme pris dans son sens le plus large, c'est-à-dire sans modification chimique volontairement provoquée.

Quelques brèves remarques sont ici nécessaires :

Les propriétés antigènes de la cellule fraîche s'atténuent rapidement au delà du 8ᵉ jour ; elles se conservent mieux dans un milieu antifermentatif, tel que les solutions chloroformiques. — Avec les progrès de l'autolyse, elles s'éteignent de plus en plus, pour disparaître entièrement lorsque l'on a recours à un extrait autolytique au sens complet du mot. — Notons encore la divergence qui existe entre ces deux faits : l'impuissance de la cellule cancéreuse issue de la souris à préserver contre la greffe, *une fois tuée au chloroforme*, l'organisme dont elle émane (MICHAELIS [98]) ; la partielle conservation du pouvoir antigène de la cellule humaine dans ces mêmes conditions, *mais chez un organisme étranger*. — L'influence *sur un extrait* de la congélation, qui le prive totalement de pouvoir antigène, demeure un fait paradoxal, sans actuelle explication ; il montre la délicatesse et le rôle des nuances dans les problèmes de cet ordre. — Les divers éléments du protoplasme cellulaire semblent collaborer pour faire naître les anticorps. Leur séparation méthodique en albumines solubles et nucléoprotéides, la mise en jeu dans l'immunisation d'un seul des deux groupes chimiques, diminue très notablement la production des fixateurs. Il ne semble donc pas, en matière de sérums antinéoplasiques qu'il y ait intérêt à employer les nucléoprotéides seuls, comme on l'a voulu faire pour obtenir plus spécifiques des sérums toxiques pour certains éléments à fonction très différenciée (sérums hépatotoxiques. BIERRY et PETTIT [107], etc.).

Il est donc permis de conclure que la cellule fraîche, intacte, constitue jusqu'ici l'antigène le plus actif.

3° *Influence de l'état biologique de la cellule antigène (sensibilisation)*.

Sous ce terme nécessairement vague, se trouve désignée la sensibilisation préalable de l'antigène dans un sérum-anti, exactement correspondant. Cette tentative, qui n'est au fond que la méthode imaginée par BESREDKA en matière de vaccins bactériens, procédait du désir de faciliter les réactions leucocytaires qui, s'exerçant sur la cellule, aboutissent vraisemblablement à la genèse des anticorps. Or, la mesure démontre qu'il en est bien ainsi :

L'étude comparative des animaux traités par la cellule normale et la cellule sensible autorise ces conclusions :

La teneur en fixateurs, avec sensibilisation, atteint son maximum beaucoup plus tôt qu'avec la cellule brute (de la 3ᵉ à la 5ᵉ injection seulement).

Avec l'introduction dans l'organisme en traitement de la cellule sensible seule, *privée du sérum sensibilisant*, la production des fixateurs atteint son maximum beaucoup plus tôt encore qu'en présence de ce sérum.

Ces données permettent, en somme, de restreindre très notablement la durée nécessaire à l'immunisation des animaux.

4° *Influence des modifications de la fonction leucocytaire chez l'animal en traitement.*

C'est en, réalité, le premier des facteurs sur lequel aient porté nos recherches.

PRINCIPE.

L'existence de rapports étroits entre les leucocytes et la genèse des immun-corps ressort, presque à l'évidence, de l'ensemble des travaux de METCHNIKOFF et de son école. Dès 1895, BORDET [113] avait montré que si l'on provoque *in vivo* la baisse du taux leucocytaire, l'on diminue parallèlement l'action bactéricide du sang. Pour les cytotoxines, en dépit de la controverse assez retentissante qui discutait leur origine, il est permis, je crois, de tenir pour bien établi le rôle générateur des leucocytes à leur égard; comment interpréter, sans lui, les recherches de LEVADITI [114], montrant l'action immunisante des extraits d'organes à fonction leucogénétique (moelle osseuse, ganglions, épiploon, rate), — celles de PETTERSON d'une part et de SALIMBENI de l'autre, nous montrant que l'introduction des leucocytes seuls d'un organisme immunisé, confère une résistance à l'organisme récepteur? Et l'hypothèse envisageant *la possibilité d'accroître la valeur des réactions d'immunité grâce à l'exaltation de la fonction leucocytaire*, naissait de ces multiples faits.

Assez sérieuses pourtant seraient les objections fondées sur les faits expérimentaux : l'absence d'influence nette de la leucocytose sur le taux des antitoxines dans l'immunisation contre la diphtérie (LEDINGHAM [115]), l'action assez douteuse de certains leucocytogènes sur le taux des hémolysines (BUSSE [116]). D'autres faits cependant, tels que l'accroissement de la résistance normale à certaines infections chez les sujets dont le sang est rendu incoagulable[1] (BOSC et DELEZENNE [117]), l'infection spontanée qui envahit les animaux suffisamment traités par les sérums leucotoxiques (BESREDKA [119]), les récentes recherches de LEVADITI-MUTERMILCH [118], nous montrant la phagocytose liée en quelque sorte à la rencontre *toute fortuite* d'un leucocyte et d'une cellule sensibilisée et devenue « gluante » (rencontre d'autant plus probable que la circulation leucocytaire est plus active), — tout cela ne pouvait qu'induire et vérifier matériellement l'hypothèse, dans le cas des antigènes néoplasiques, en dépit de la distinction classique « entre un troupeau et une armée ».

---

1. On sait l'activité tout à fait anormale des mouvements leucocytaires dans les sangs incoagulables (Chien peptonisé : ATHANASIU et CARVALLO).

RÉSULTATS

Au cours de cette étude touchant l'influence *des* leucocytoses sur la teneur du sang en anticorps, j'ai dû examiner un certain nombre de substances, toutes leucocytogènes à degré inégal, mais aussi portant leur action, sinon *exclusivement* sur telle famille de cellules blanches, au moins plus spécialement sur quelqu'une d'entre elles. Voici le résultat de ces recherches [1] :

SUBSTANCES UTILISÉES	RÉSULTATS SUR LA LEUCOCYTOSE	TAUX DES ANTICORPS
Propeptones (p. de Witte). — Somatose.	*Hyperleucocytose,* après phase d'hypoleucocytose; prédominance des *polynucléaires.*	*Augmentation* moy.: 22 p. 100 (par rapport aux sujets traités uniquement par l'émulsion fraîche).
Iodure de potassium.	*Hyperleucocytose* polynucléaire; *mononucléose* secondaire *faible.*	*Augmentation :* 20 p. 100.
Pilocarpine (nitrate).	*Hyperleucocytose* polynucléaire; *mononucléose* secondaire *faible.*	*Augmentation :* 13 p. 100.
Acide nucléinique (solution Parke et Davis).	*Hyperleucocytose* d'ordinaire considérable ; *toutes variétés*; mais grande prédominance de *polynucléaires.*	*Augmentation :* 48 p. 100.
Acide nucléinique iodé [2].	*Hyperleucocytose* inférieure à la précédente, mais avec *mononucléose* beaucoup plus considérable.	*Augmentation :* 63 p. 100.

2. Combinaison (?) obtenue en saturant, à l'aide d'une solution d'iode, la solution nucléinique, jusqu'au moment où elle commence à manifester les réactions ordinaires de l'iode.

Ultérieurement, enfin, fut étudiée l'action d'un *sérum leucotoxique,* agissant sur la cellule blanche du chien. Ce groupe de recherches se basait sur les considérations suivantes :

Metchnikoff, Delezenne, Frank, Besredka, etc., ont obtenu chez les animaux, inoculés de leucocytes d'une espèce différente, des

1. Le protocole expérimental, encore inédit, sera publié dans l'un des prochains numéros du *Bulletin de l'Association française pour l'étude du cancer.*

sérums leucotoxiques, d'un très grand intérêt. L'un de leurs caractères, mis en lumière par BESREDKA [119], est celui que j'ai tenté
d'utiliser dans la préparation des sérums anticellulaires. La leucotoxine lapin-chien injectée à dose non mortelle chez l'animal en
préparation, quelques heures avant l'introduction de l'émulsion
néoplasique, produit régulièrement, sauf la première fois, une
mobilisation générale des leucocytes, — ayant pour caractères son
intensité même (60 000 et plus), sa *persistance* très longue (plusieurs
jours, d'ordinaire), enfin l'accroissement énorme et très particulier
du taux des *mononucléaires*. L'importance de la modification qu'elle
apporte dans les réactions essentielles de l'immunisation est particulièrement manifeste.

Augmentation des taux des fixateurs : 120 p. 100 (valeur moyenne) [1].

Conclusions : L'ensemble de ces chiffres démontre :

— Que l'exagération du taux des anticorps est, dans le cas particulier
de ces recherches, un phénomène qui accompagne *à degré variable* toutes
les leucocytoses qui ont été produites ;
— Que le bénéfice obtenu *n'est pas lié uniquement à l'intensité brute* de
la leucocytose artificielle ;
— Qu'il est d'autant plus grand que se trouve plus accrue la *mononu-
cléose* ;
— Que l'emploi à petites doses d'une *leucotoxine* convenable paraît être,
dans cet ordre d'idées, le procédé de choix pour activer la genèse des
immun-corps antinéoplasiques.

*

III. — *Choix d'une technique rationnelle dans l'immunisation des animaux producteurs de sérum anticellulaire.*

Des données expérimentales établies dans les différents chapitres
de cette étude, il semble que l'on puisse déduire, pour la préparation des animaux producteurs de sérum, la technique combinée
dont voici le schéma [1].

1° *Emploi, comme antigène, d'une émulsion très fraîche de cellules malignes, mais sensibilisées dans le sérum-anti exactement correspondant.*

---

1. Les détails secondaires de cette technique (vaccination anti-anaphylactique
nécessaire, préparation de la leucotoxine, etc.) accompagneront le protocole
des expériences qui précèdent.

2° *Injection préalable, six heures d'avance au moins, d'une dose appropriée (variable d'ailleurs comme son activité) de sérum lapin-chien toxique pour la cellule blanche.*

3° *Réduction, à trois seulement, du nombre d'injections veineuses d'antigène néoplasique.*

4° *Le sang des animaux doit être prélevé durant le maximum d'une leucocytose due au même procédé. L'expérience démontre que l'on obtient encore ainsi un bénéfice dans la teneur en anticorps des sérums ainsi préparés*[1].

Quelques mesures — trop peu nombreuses encore — effectuées sur les sérums dus à l'emploi de cette technique, autoriseraient à penser que cette combinaison augmenterait en moyenne *de plus de 200 p. 100* le taux des immun-corps, relativement à leur teneur sur le sang des immunisés sans aucun artifice avec l'émulsion fraîche. Si les recherches ultérieures permettent de confirmer ce chiffre, ce bénéfice vraiment énorme montre assez l'importance que revêtent dans certains cas quelques détails techniques en apparence très secondaires. — Quant à l'exacte signification et à la valeur vraie de la déviation *en milieu cellulaire*, — à la nature, par conséquent, des anticorps qu'elle décèle, il est incontestable qu'elle prête encore à discussion. Remarquons cependant que, d'une part, la spécificité qu'elle assigne aux substances fixables, limitée nettement non seulement *à la tumeur*, mais encore à la tumeur *d'un organe*, atténue déjà fortement les chances de commettre une erreur analogue à celle qui, dans l'épreuve de WASSERMANN, fit accepter d'abord pour anticorps bactériens les produits d'une désintégration tissulaire sous une infection spécifique. — D'autre part, je rappelle encore la concordance satisfaisante fournie par l'examen microscopique et la déviation. — J'ai constaté enfin que les substances fixables des sérums cellulaires *traversent aisément les sacs de collodion*. Caractère important, qui les rapproche nettement *d'anticorps* cellulaires d'identité certaine, comme les hémolysines, et qui d'autre part manque chez les substances qui les simulent. Et, jusqu'à preuve contraire, il semblerait *que les substances que j'ai pu caractériser puissent bien être tenues pour des agents de résistance à la cellule néoplasique.*

Il paraît donc possible, par certains artifices, d'obtenir des sérums cellulaires d'une puissance *intrinsèque* très supérieure à ceux qui furent essayés dès le début de la méthode. Mais encore faut-il répéter que l'on ne saurait, d'une part, réduire les processus d'immunité à l'action seule des anticorps; — qu'il faut, de plus, compter souvent avec telle inconnue inhérente au *terrain*, si

---

1. Des recherches, en cours, dans cet ordre d'idées, tendent à examiner s'il y aurait avantage à adjoindre un sang récolté, l'exsudat péritonéal bourré de leucocytes que provoque la leucotoxine lorsqu'on l'injecte dans la séreuse. Certains faits constatés par DREYER et WALKER [121] nous ont, entre autres, engagés à des essais dans cette voie.

bien qu'à l'occasion le traitement le mieux conduit n'aboutit, sans
raison saisissable, qu'à fournir un sérum presque absolument
vierge de toute trace d'anticorps; — que l'on ne saurait étendre
en principe d'une espèce animale à l'autre la portée des constatations faites sur l'une d'entre elles; — que surtout l'on se heurtera
à des réactions secondaires dans l'organisme du *malade*, capables
quelquefois d'annihiler entièrement la puissance de sérums *in vitro*
parfaitement actifs. L'observation clinique ne le montre que trop
souvent.

⁎
⁎

B. — *Étude des réactions de l'organisme cancéreux*
passivement immunisé par les sérums cytolytiques.

MÉTHODE D'ÉTUDE

L'étude de ces réactions, de celles surtout qui entravent l'action utile
de nos sérums, — celle des moyens de les combattre, semblerait à
l'heure actuelle devoir faire faire à la question un progrès décisif. Travail
malheureusement d'autant plus délicat que c'est ici *sur le malade* que
porte l'investigation, que les moyens d'exploration de l'état des humeurs
internes se restreignent donc singulièrement, que les méthodes précédentes deviennent presque inapplicables, et que c'est *à l'évolution du néo-*
plasme en traitement (critérium sans précision comme sans valeur indiscutable) qu'il faudra demander le sens et la portée, comme le contrôle
perpétuel au cours des modifications techiques, de réactions souvent
légères de l'organisme examiné, — et qui se mesurent mal à l'aune assez
grossière de l'examen clinique.

Quelques circonstances favorables — la possession de quelques
chiennes atteintes de tumeurs mammaires, l'observation de quelques
sujets porteurs d'épanchements liés à leur tumeur — m'ont permis
d'ébaucher quelques points de cette étude.

RÉSULTATS

I. — *Existence d'une antisensibilisatrice dans les humeurs des*
cancéreux traités longuement par les sérums anticellulaires
spécifiques.

Bon nombre d'observations cliniques chez des sujets traités par
la méthode originelle, bon nombre encore de celles que j'ai pu
recueillir en expérimentant certains sérums diversement améliorés,
mais toujours *spécifiques*, l'étude minutieuse de l'évolution présentée

par des tumeurs de chiennes traitées de même manière, s'accordent à montrer dans l'évolution des masses néoplasiques sous l'influence du traitement les trois périodes que j'ai décrites : diminution assez rapide, d'ordre purement banal; phase de régression lente du néoplasme même, avec lésions nombreuses de l'élément malin *dans la zone périphérique*; puis, ralentissement, allant jusqu'à l'arrêt dans cette phase utile.

Il convient donc d'examiner si cet arrêt nuisible n'est pas la conséquence d'une protestation de l'organisme cancéreux contre la cytolyse, une défense maladroite de la cellule maligne au même titre qu'une cellule saine. L'expérience a montré qu'il en était ainsi (Vidal [82]).

Expérience fondamentale : — Si, au moment où les injections sont devenues inefficaces, on prélève, à la périphérie du néoplasme, des cellules épithéliales encore inattaquées, soigneusement lavées dans le liquide physiologique, — pour les examiner dans le sérum cytolytique frais qui, cliniquement, est sans action, *on les voit pourtant se dissoudre*.

Cette dissolution n'a plus lieu si, au sérum cytolytique, on ajoute une notable quantité du *sérum du sujet cancéreux même*.

Conclusion : Il s'est formé dans ce sérum une substance neutralisant les propriétés cytolytiques du sérum injecté. Les cellules cancéreuses, débarrassées de cette substance, restent attaquables. C'est le sang du sujet qui contient *en majeure partie* cette nouvelle substance; avec les cellules *non lavées*, le phénomène, en effet, se produit encore, mais bien plus lentement.

On démontre de plus, par l'étude méthodique de mélanges convenables [82] de cellules cancéreuses, d'immun-sérum cytolytique qui les sensibilise, et d'alexine fraîche, que le corps empêchant exerce son action sur les deux facteurs coopérant à l'attaque cellulaire : le fixateur (sensibilisatrice) et l'alexine du sérum injecté [1]. La substance empêchante est donc, par conséquent, *une antisensibilisatrice* (antifixateur) en même temps qu'une anti alexine.

---

1. Des réserves sont aujourd'hui nécessaires sur la valeur réelle des méthodes de démonstration de toutes les anti-sensibilisatrices en général. Car Moreschi a constaté un phénomène parasite, dû à la présence, dans l'*antisérum*, d'albumines sensibilisées contre celles de l'*immunsérum* dont l'injection avait fait naître cet antisérum. Elles peuvent ainsi, dans le mélange préparé pour l'étude des antifixateurs, et où figurent les deux sérums et l'antigène, *confisquer l'alexine* nécessaire à leur réaction. La cytolyse n'a plus lieu, sans que l'on puisse savoir si ce défaut est dû à l'action d'un antifixateur ou, plus banalement, au défaut d'alexine.

*

II. — *L'antisensibilisatrice nuisible, qui naît du traitement dans le sérum des cancéreux, peut-elle être artificiellement paralysée dans l'organisme?*

La destruction dans l'organisme de l'antifixateur paralysant la cytolyse donnerait en principe le moyen d'amener le retour des phénomènes de régression peu à peu disparus.

Cette destruction semble possible *dans une certaine mesure*. Les faits suivants semblent le démontrer (VIDAL [83]).

Une malade atteinte d'un vaste cancer ulcéré thoraco-mammaire (récidive) est traitée par le sérum cytolytique obtenu à l'aide de sa propre tumeur enlevée huit mois auparavant. Amélioration habituelle, puis état stationnaire, malgré le traitement. Survient un épanchement pleurétique : le *liquide pleural* contient, comme le sang, en certaine proportion, la substance empêchante ; car, introduit en quantité convenable au contact de cellules vivantes lavées empruntées au néoplasme actuel et sensibilisées par le sérum cytolytique frais, *il s'oppose à la destruction*, pourtant rapide en son absence.

L'épanchement est ponctionné. Un chien N, normal, reçoit tous les trois jours dans le péritoine et sous la peau 6 cmc. de liquide pleural. On le saigne après 10 injections, et l'on prépare son sérum. Or, introduit dans le mélange précédent en quantité notable, *il ramène la cytolyse.*

Conclusion : Sous l'influence des injections de liquide pleural (antifixateurs), *l'organisme N a réagi par la production d'une substance-anti (que je désigne par N pour abréger), s'opposant aux effets de l'antifixateur paralysant la cytolyse.*

L'expérience directe montre de plus les faits suivants :

a) Le sérum N n'a *par lui-même* qu'un pouvoir cytolytique pratiquement nul. Si, comme tout sérum frais, il renferme de l'alexine, il ne possède pas de sensibilisatrice capable de suppléer celle du sérum cytolytique dont l'effet est détruit par le corps empêchant.

b) Son action ne s'exerce pas par l'intermédiaire de son alexine venant suppléer celle qu'a détruite le corps empêchant. Car l'addition dans le premier mélange de sérum neutre et frais (alexine) ne ramène pas la cytolyse. Elle reparaît, par contre, si à ce sérum neutre on ajoute une quantité convenable de sérum N chauffé à 58° (sans alexine).

c) C'est donc bien, semble-t-il, une action directe *sur le corps empêchant* qu'exerce la substance N, — non une attaque vicariante de la cellule néoplasique.

Des constatations parallèles ont été faites en remplaçant le liquide pleural, chez une seconde malade, par son *sérum sanguin*. Même résultat chez deux chiennes à cancer mammaire.

Déduction pratique : Le sang d'un cancéreux peut servir, en principe, à la préparation d'un sérum type N, pouvant combattre chez lui la résistance nuisible qui peu à peu s'oppose aux processus cytolytiques. *A un moindre degré*, certains épanchements d'origine cancéreuse possèdent la même propriété.

La difficulté inhérente à l'obtention à volonté d'un antigène de ce genre, la rareté d'ailleurs des épanchements spécifiques qui, non sans désavantage, pourraient le suppléer, conseillaient quelques tentatives pour tourner la difficulté :

J'ai reconnu, d'une part, que les *sérums N* obtenus à partir *du sang* des malades dans deux cas de cancers du sein et de la langue, n'avaient, contrairement à ce que j'avais cru voir, *aucune spécificité réelle*. Ils ramenaient la cytolyse, à doses suffisantes et toujours élevées, indistinctement dans des mélanges convenables en partant du cancer du sein comme de la tumeur linguale.

La *substance empêchante* spontanément produite n'est pas plus spécifique. Quelle que soit l'électivité des épithélio-sérums employés contre tel ou tel néoplasme, *elle naît identique* et s'oppose également *in vitro* à l'attaque dans tous les mélanges spécifiques[1].

Il en résulte *pratiquement* :

1° *Qu'un seul sérum type N s'appliquera à tous les cas* traités par les sérums de chien, au contraire des épithélio-sérums spécifiques, qui ne peuvent correspondre qu'à la tumeur d'un seul organe.

2° Que si, comme je l'ai vu, l'emploi comme antigène de préparation, d'épanchements pathologiques empruntés à des cancéreux peut produire des sérums type N (moins actifs, il est vrai, que si l'on part du sang), — la rareté relative de telles collections, toujours très abondantes, n'est plus guère un obstacle ; car une seule d'entre elles fournira la matière première à nombre de préparations convenant à de multiples cas.

C'est là, en résumé, la technique qui, aujourd'hui, paraît pratiquement la plus satisfaisante. Car celle que, tout d'abord, j'avais préconisée et mise en œuvre deux années (en partant d'un animal

---

1. A la condition, toutefois, que ces sérums utilisés dans le traitement des malades soient bien de provenance canine. Fait analogue, d'ailleurs, à celui que BORDET [120] a vu dans l'étude des hémotoxines. Il résulterait même de ses travaux que la même substance N se produirait théoriquement par l'injection de sérum normal, — raison de plus, d'ailleurs, pour que les sérums normaux ne gardent dans le cancer qu'une action très fugace. Toutefois, l'expérience seule pourra montrer s'il en va de même dans les circonstances différentes qui nous occupent ici.

sain recevant de l'*immun-sérum*), — tout en donnant chez lui de l'antifixateur sous l'influence des injections, ne permet pas ultérieurement, lors du second passage sur espèce différente pour créer son antagoniste, d'obtenir des produits ayant *régulièrement* une action contrôlable *au point de vue clinique* : alors que l'absence d'une méthode d'étude plus délicate et plus précise nous ôte tout moyen d'en étudier la cause et d'y porter remède.

Certains des résultats thérapeutiques enregistrés tendraient, d'ailleurs, à vérifier la valeur pratique du principe invoqué dans ces recherches. Et s'ils n'ont rien à voir avec les prétendues actions *successives* des sérums normaux ou non spécifiques de diverses natures (Tuffier [133],) il n'est pas douteux néanmoins que les produits utilisés, même obtenus directement par injections intraveineuses (chose possible aujourd'hui) ne possèdent encore qu'une puissance d'ordre bien inférieure à celle des sérums anticellulaires améliorés.

*
* *

C. — *Siège des anticorps cellulaires; choix des humeurs actives.*

Quelques recherches ont été faites pour examiner la valeur immunisante d'*humeurs organiques autres que le sérum sanguin* chez les animaux préparés.

Principe.

Si certains auteurs en effet, notamment Weil et Braun [126], ont montré l'inutilité des tentatives faites pour extraire des *corps cellulaires* les anticorps qu'ils ne contiennent pas, si Bouchard, presque à l'origine des méthodes hémothérapiques, a montré le passage dans le sérum formé de la majeure partie des antitoxines du caillot, il n'en restait pas moins possible de voir certaines humeurs des animaux immunisés renfermer, elles aussi, des anticorps utiles; — de voir, *pour le sang même*, l'emploi du seul sérum n'aboutir, en réalité, qu'à rejeter une part des anticorps formés (Pierre Delbet [122].

J'ai pu effectuer quelques tentatives dans cette voie :

Résultats.

Sang total. — L'emploi direct du sang total non modifié, temporairement rendu incoagulable par les divers procédés connus et sans danger toxique (sang salé à 5 p. 100, — citraté à 1 p. 100, — hirudiné, etc.), demeure inapplicable par son action pyrétogène d'abord, exposée ci-dessus.

La congélation préalable du sang total salé, suivie de centrifugation, donne par décantation un plasma sans globules, privé presque entièrement d'action pyrétogène et de couleur rouge foncé transparent. — Les effets *généraux* du liquide obtenu sont certainement plus accusés que ceux des *sérums* correspondants (augmentation du poids, de l'appétit, etc.). — L'action *spécifique*, par contre, sur la cellule maligne ne m'a pas semblé notablement accrue ; — quant aux autres préparations, elles ont encore l'inconvénient de procurer, outre la fièvre, des empâtements locaux très douloureux pour les malades.

Lymphe. — Le sérum de lymphe obtenu par fistulisation du canal thoracique et par l'emploi de lymphagogues, au moment de la récolte, possède une teneur en anticorps cytolytiques *inférieure de moitié au moins* à celle du sérum sanguin. Constatation qui cadre avec celles de BETCH ET GREEN [123] et de FROUIN [124] à propos des *antitoxines*.

Lait. — Quant à l'idée de GRÜNBAUM [125], de provoquer la formation d'un *lait cytolytique* par immunisation de grandes femelles laitières, elle n'aurait d'intérêt pratique que du jour où serait prouvée la possibilité d'obtenir un sérum spécifique actif chez ces espèces animales, — et surtout le passage dans le sang du malade, avec toute leur puissance, des cytolysines spéciales absorbées par la voie digestive.

*
* *

D. — *Résultats cliniques obtenus par les sérums améliorés.*

Depuis dix ans, j'ai employé dans un certain nombre de cas — 94 environ — des sérums anticellulaires obtenus à l'aide des méthodes modifiées que je viens d'exposer. *Conclure d'une manière ferme sur leur valeur clinique réelle reste pourtant chose encore impossible.* Les modifications techniques décrites ne furent que *successives*, — le nombre de malades traités par chacune d'elles, somme toute assez restreint ; — beaucoup d'entre eux, de plus, *subirent des exérèses,* car le droit d'expérience, en matière de cancer humain, a des limites fort étroites ; et ce n'est guère qu'après dix ans, et sur de longues séries, qu'un parallèle valable *touchant les récidives* peut se faire entre l'exérèse simple et l'exé-rèse combinée aux méthodes d'immunisation. — Nombre de cas enfin, absolument inopérables et aux limites extrêmes de toute

---

1. Sang total : 3 parties. Solution de NaCl à 20 p. 100 : 1 partie.

résistance, furent traités sans illusions sur l'inutilité de toute thérapeutique; et je n'ose penser — conception pourtant très commune — qu'une méthode immunisante se doive par principe juger à la même aune qu'une eau miraculeuse.

Quoi qu'il en soit de ces réserves, les faits que je possède semblent conclure ainsi :

a) L'emploi des sérums anti-cellulaires, même les plus actifs que j'aie pu obtenir, n'autorisera jamais à rejeter une exérèse. Les faits de guérisons durables (depuis cinq ans au moins), *sans autre traitement* et en toute certitude du diagnostic histologique, sont certainement beaucoup trop rares pour pouvoir justifier une telle prétention. Ils ne dépassent pas *trois* sur un total de près de cent cas, et se résument ainsi :

Épithélioma de la langue. Cinquante ans. Examen histologique vérifié par CORNIL, sur un bourgeon volumineux. Traitement antisyphilitique sérieux au préalable. 46 injections de sérum anticellulaire spécifique, réparties en sept mois; 10 injections durant chacune des deux années suivantes (sérum obtenu avec la propeptone comme leucocytogène). Malade vivant depuis plus de sept ans, avec une langue cicatricielle et très peu mobile.

Épithélioma cylindrique du rectum. Femme, quarante-trois ans. Intervention refusée. Examen biopsique sur trois fragments prélevés jusqu'à la couche musculaire; 25 injections en un an; 13 injections l'année suivante (sérum anticellulaire spécifique, obtenu avec l'acide nucléinique comme leucocytogène). Malade vivante depuis sept ans (en octobre 1909), perdue de vue ensuite (à peu près certainement vivante, d'ailleurs).

Épithélioma mammaire ulcéré et inopérable. Femme de cinquante et un ans. Biopsie ayant porté sur trois zones différentes; 70 injections (sérum spécifique à l'acide nucléinique). Sclérose totale, après élimination d'une petite masse centrale. Survie : dix ans en 1909.

b) 48 opérés doivent être éliminés de cette statistique; bien que, pour 28 cas, la survie actuelle ait dépassé sept ans, l'impossibilité de faire le départ, au moins actuellement, entre ce qui revient à l'intervention seule et ce qui appartient à l'immunisation, la seule conclusion réellement incontestable doit s'énoncer ainsi : le sort de 12 cas demeurant ignoré, *8 opérés au moins n'ont pu être soustraits à une récidive mortelle par le traitement sérothérapique* (7 morts par cancer certain; 1 cas douteux).

Deux détails néanmoins :

Le traitement suivi, soit du fait des malades, soit du fait des sérums eux-mêmes, ne saurait dans nombre de ces cas être tenu pour suffisant.

D'autre part, quelques faits *de signification vraiment particulière* et publiés antérieurement doivent être rangés dans cette catégorie :

Cas de cancer du col, qui, refusant l'intervention, subit, au cours d'un traitement par le sérum cytolytique spécifique, une série de biopsies; la disparition progressive et *finalement totale* de l'élément malin, et la réaction sclérosante furent suivies presque pas à pas (février 1904). L'utérus, ultérieurement enlevé pour plus de sûreté au cours d'une autre intervention, ne présentait (sept mois plus tard) aucune lésion néoplasique; 60 injections avec emploi du sérum N) (VIDAL [80]). La malade était encore guérie en avril 1910.

Sarcome globo-cellulaire du trapèze; l'un des rares cas de sarcome que nous ayons traité. Exérèse, bientôt suivie de récidive sur place. Traitement sérothérapique et transformation scléreuse totale. Ablation du noyau cicatriciel pour examen : *fibrome pur*. Malade guéri depuis cinq ans, fin 1909 (VIDAL [80]).

C'est enfin le cas de la malade présentée en 1908 (VIDAL [20]), bien que trois ans seulement de survie peuvent être encore enregistrés. Son histoire est néammoins significative :

Tumeur mammaire très avancée, ulcérée et très adhérente, chez une cachectique. Malade jugée inopérable par quatre chirurgiens, jusqu'à la salle d'opération inclusivement; 45 injections cytolytiques *préparatoires*, avec emploi du sérum N. Résorption partielle du néoplasme, mais avec persistance d'un champignon central ulcéré et saignant, ce qui est d'ailleurs la règle dans les grosses tumeurs. *Ablation circonscrite à cette masse, à l'instar d'une tumeur bénigne*, l'état général du sujet s'opposant encore à tout délabrement. Sérothérapie. Guérison datant de trois ans. Examen histologique très complet du néoplasme, avec présentation des pièces (VIDAL [84]).

De tels cas, où s'est laissé saisir le double processus de destruction directe de la cellule et la sclérose intense qui secondairement a pour but d'étouffer l'élément cancéreux, valent peut-être plus qu'une longue série de faits disparates pour motiver un jugement, — non sur les résultats que donnera telle méthode à l'épreuve du temps, mais bien sur l'intérêt ou l'inutilité qu'il peut y avoir à poursuivre des rechercher dans la voie où ils se rencontrent[1].

c) Sur les 45 cas restants, *tous pratiquement inopérables*, 11 doivent être distraits, comme formant un groupe où tantôt le traitement fut réellement par trop sommaire, — où, ailleurs, rien n'eût été capable d'influencer un corps sans vie.

15 n'ont éprouvé qu'une amélioration *quelquefois absolument nulle*, quelquefois seulement de l'ordre même de celles que procurent les sérums non spéciaux.

19 ont obtenu des améliorations souvent considérables, équivalant pour quelques-uns à des guérisons temporaires objectivement presque absolues, et persistant parfois au delà de deux ans. L'arrêt d'évolution dont bénéficièrent les autres, encore que moins marqué et surtout moins durable, fut de toute évidence dans de très mauvais cas et nullement comparable ici aux rémissions banales que provoquent les sérums normaux.

Résultats sur lesquels il ne faut pas, somme toute, se trop illusionner, puisque près de 50 p. 100 des malades *inopérables* — sur de petites séries, sans doute — n'ont pu tirer bénéfice de la méthode cellulaire.

1. Ce processus de guérison paraît d'ailleurs unique, et se retrouve dans l'emploi de toutes les méthodes spécifiquement actives contre les malignomes (DELBET, MÉNÉTRIER, CLUNET, DOMINICI, VIDAL [84], etc.). La prédominance des légions cellulaires dans la zone périphérique, zone de vitalité maxima et d'afflux plus facile de l'élément leucocytaire, suffirait seule à distinguer le pouvoir spécifique des sérums de ce genre de la nécrose banale créée par les toxines dans les masses centrales, mal nourries et mal défendues.

d) La sérothérapie cellulaire spécifique rend, *comme méthode prépara-toire aux exérèses difficiles,* des services souvent très considérables. Très fréquemment, mais pas toujours, le degré de limitation, de mobilisation des masses néoplasiques, de libération d'adhérences absolument réelles et parfois même inextricables, est tout à fait insoupçonné de qui n'en a pas fait l'épreuve. Faut-il dire qu'une telle attente ne dépassera pas les limites qu'autorisera un examen clinique minutieux et constant de la marche du néoplasme?

e) L'action du sérum N sur les tumeurs qui en arrivent au zéro de leur régression, paraît incontestable dans les deux tiers des cas; elle peut se reproduire plusieurs fois, si besoin en est. Il n'en est pas moins vrai que les sérums de ce genre ne possèdent encore qu'un pouvoir insuffisant d'antivaccination.

f) Une des caractéristiques les plus nettes, — des plus troublantes aussi, — des sérums anticellulaires, est l'*inégalité qu'ils présentent dans leur action.*

Nous avons déjà vu que certains animaux, sans motif appréciable et par un même traitement, ne produisent pas d'anticorps. Un fait clinique du même genre s'observe trop souvent chez les malades traités; et deux cas, identiques, en apparence au moins, comme localisation, structure de la tumeur, constitution physique, évolution du mal, etc., répondront très inégalement à l'action des cytolysines, *auxquelles même l'un d'entre eux pourra se révéler tout à fait réfractaire.*

C'est dire qu'il y a dans ce problème, au milieu des obscurités non dissipées encore, mais dont nous percevons au moins grossiè-rement la cause et l'origine, — un facteur inconnu et de grosse importance, une lacune dont la nature échappe encore à l'hypo-thèse rationnelle, par conséquent à toute recherche [1]. Sa connais-sance, peut-être, renforcerait singulièrement la valeur actuelle des sérothérapies cellulaires antinéoplasiques, — améliorées sans doute, mais encore irrégulières dans leur action clinique.

CHAPITRE II

SÉROTHÉRAPIES PARASITAIRES

Je rappelle leur division :

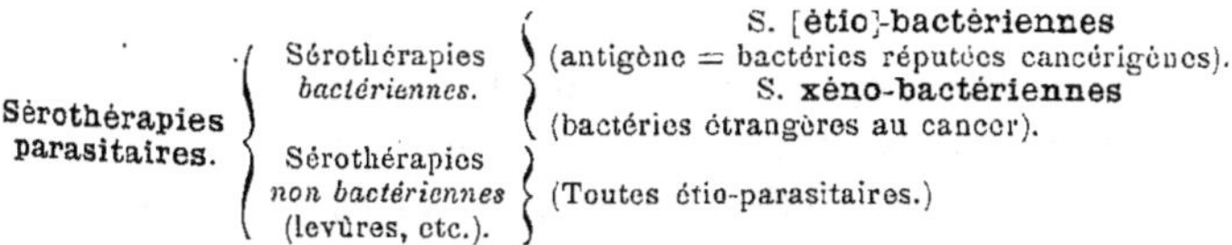

1. Vaccination *directe* de la cellule cancéreuse contre les anticorps(??)

Quelques lignes seulement leur seront consacrées, faute de travaux récents sur la plupart d'entre elles.

I. — Sérothérapies bactériennes.

Pour les unes — sérothérapies bactériennes xéno-parasitaires — l'agent figuré reste, en matière de cancer, sans prétentions étiologiques. L'absence de recherches réellement nouvelles ne nécessitera qu'une simple citation; car leur mode d'action se trouve, en fait, superposable à celui des sérums normaux, précédemment rappelé.

L'emploi d'*immun-sérums antibactériens non spécifiques* dans le cancer (diphtérie, tétanos, etc.) est aujourd'hui abandonné. TUFFIER [133], LE TOUX [132], entre autres, comme moi-même en 1898, l'ont appliqué avec méthode à quelques-uns de leurs malades, sans résultats sérieux.

Le sérum d'EMMERICH ET SCHOOL [127-131] [134-136], très improprement dénommé « sérum anti-cancéreux », et qui jadis a donné lieu dans les milieux de langue allemande à des controverses ardentes, — rentre dans la même classe. Il n'est, au demeurant, qu'un sérum antistreptococcique, qui accidentellement renfermerait encore des germes virulents. Aucun travail nouveau, à notre connaissance, n'est venu modifier la technique des auteurs, ou l'opinion qui résultait des principaux travaux rappelés ci-dessus.

DOYEN [24-145] enfin, au nombre des facteurs de sa méthode personnelle (vaccination active, phagocytose, électro-coagulation, etc.), a fait un instant figurer un sérum de cheval immunisé par des toxines, puis des cultures de son *neoformans*. L'ensemble de ses publications laisserait croire volontiers qu'il n'attache plus qu'une importance au moins très relative à cette partie de sa méthode.

II. — Sérothérapies non bactériennes.
(levûres, coccidies, parasites divers).

Pour les recherches antérieures aux dernières années, les travaux de WLAËF doivent être rappelés. Sa méthode, basée sur l'emploi d'un immun-sérum obtenu à l'aide de levûres qu'il considère comme l'agent étiologique du cancer, ne paraît pas avoir subi, depuis la 1re *conférence*, de modifications. Les principaux travaux qui en exposent les résultats seront trouvés sous les indications [137 à 142]. Influence un peu supérieure à celle des sérums sans prétentions spécifiques, mais restant néanmoins du même ordre de grandeur, telle paraît être l'impression qui se dégage de leur étude.

San Felice [143] a publié plusieurs mémoires sur une méthode très voisine, également basée sur le caractère pathogène en matière de cancer qu'il attribue à des levûres (blastomycètes). Une publication récente [145] expose avec détail ses idées actuelles, et les résultats thérapeutiques qu'il a jusqu'ici obtenus dans le domaine expérimental.

Ce qui caractérise sa conception étiologique, c'est la prédominance qu'il accorde au rôle de la *toxine* de ses blastomycètes sur celui des parasites même dans la prolifération déréglée du néoplasme. Pendant que les levûres se multiplient localement dans les tissus où une cause quelconque a pu les introduire, elles engendrent des toxines qui sont fixées par cellules au contact de qui elles arrivent, et provoquent de leur part une prolifération atypique. Cette toxine, *qui ne se détruit pas*, passerait de cellule en cellule, d'où la possibilité du greffage en série de certains néoplasmes. La tumeur est donc réalisée en deux étapes par une action toxique, succédant à une phase où le rôle du parasite est au contraire prépondérant.

L'auteur a pu provoquer chez le rat et le chien, par injection dans le péritoine des parasites et de la toxine, la production d'un certain nombre de tumeurs, d'ailleurs fort curieuses, mais dont la nature cancéreuse n'apparaît pas indiscutable au seul examen des figures. Des essais de transplantation ont été parfois positifs, avec même une certaine tendance à la généralisation.

Sous l'influence de l'injection dans l'organisme de cultures tuées de blastomycètes, renfermant à la fois corps parasitaires et toxines, l'organisme traité (chien) réagit par la production d'anticorps spécifiques. Ces anticorps transforment les levûres en granulations fuschinophiles, et neutralisent la toxine fixée par la cellule cancéreuse. L'activité bactériolytique et antitoxique du sérum d'un tel animal peut être obtenue telle qu'un dixième de centimètre cube neutralise 10 fois une dose mortelle de culture.

Ce sérum — phéniqué — injecté à des chiens *porteurs de tumeurs spontanées* du prépuce, du vagin (lymphosarcomes), de la mamelle (carcinomes épithéliaux) et du conjonctif sous-cutané, auraient provoqué presque toujours la guérison définitive, avec des lésions particulières — et certainement intenses, à en juger par les figures, — que l'auteur décrit avec soin. Le début et le maximum des altérations se produisent à la périphérie, et le résultat est d'autant meilleur que la tumeur est moins ancienne. L'auteur espère d'ailleurs que les bons résultats constatés chez le chien se retrouveront chez l'homme.

Remarquons toutefois, en ce qui touche le *cancer épithélial* mammaire, que les trois animaux n'étaient pas cliniquement guéris à l'heure de l'ablation, après le traitement, des noyaux résiduels. SAN FELICE table surtout, pour démontrer une action curative spécifique de sa méthode, sur la présence de lésions qu'il décrit fort bien, en insistant surtout sur des dégénérescences colloïdes [1], plus que rares, à son dire, *spontanément* dans ces tumeurs; or, chez la chienne précisément, les exemples en sont fréquents dans le cancer mammaire. Quant à la discussion qui, relative au troisième cas, voudrait identifier un noyau cartilagineux à une production d'origine cicatricielle issue de la cellule maligne, — elle ne tendrait rien moins qu'à faire admettre avec l'auteur l'impossibilité de rencontrer dans la mammelle des tumeurs à tissus multiples : quelques nistologistes, vétérinaires surtout, pourront douter peut-être qu'il en soit bien ainsi.

Le sérum blastomycétique paraîtrait, en un mot, capable de produire chez le chien, à doses toujours élevées, la régression complète de certaines tumeurs de *nature conjonctive*; quelques restrictions, tout au moins, paraissent nécessaires quant au *cancer épithélial*.

A signaler enfin les recherches de Bosc [146], éprouvant sans succès dans le cancer humain deux sérums, *anticoccidien* et *anticlaveleux*. Les effets furent, de son aveu, uniquement ceux des sérums normaux.

INDEX BIBLIOGRAPHIQUE DES OUVRAGES CITÉS

N. B. Les numéros indicateurs correspondent à ceux qui figurent dans le texte entre [ ].

1. FABRE-DOMERGUE. — *Les cancers épithéliaux*, Paris, in-8°, 1898, p. 412. Sérothérapie et cancer. *C. rendus de la Soc. de Biologie*, 18 mai 1895. — A propos de la sérothérapie du cancer, *ibid.*, 1er juin 1895.

2. AUGAGNEUR. — [Effet des injections de sérum d'âne normal à des cancéreux et des syphilitiques.] Communication au *Congrès Soc. de Dermatologie*, Paris, 11 avril 1896.

3. ARLOING ET COURMONT. Trait. des tumeurs malignes par le sérum d'âne normal ou préalablement inoculé avec du suc d'épithéliome, *Bulletin Acad. de méd.*, Paris, 12 mai 1906, XXXV, p. 527.

1. Non rencontrées, il est vrai, lors de la biopie première sur un petit fragment. Or tous ceux qui ont coupé un certain nombre de ces tumeurs de chienne, se rappellent quelle est, dans ces productions, l'irrégularité suivant laquelle se distribuent de telles parties kystiques.

4. HOFBAUER. — Die Grundzüge einer Antifermentbehandlung des Carcinoms, *Berliner kl. Woch.*, 27 juill. 08, p. 1 389.

5. HOFBAUER ET HENKE. — Ueber den Einfluss antitryptischer Körper auf Mäusecarcinome, *Zeitsch. f. Krebsforschung*, 1909, VII, h. 3, p. 635.

6. PETRI. — Ein Beitrag zur Chemie maligner Geschwülste, *Zeitsch. für physiol. Chemie*, XXVII, 1899, p. 378, et *Beiträge z. chem. Physiol. und Path.*, II, 02, 1894.

7. BLUMENTHAL ET WOLFF. — Ueber Fermentwirkungen bei Krebsgeschwülsten, *Medizinische Klinik*, 1905, n° 5.

8. JACOBY. — Zur Frage der spezifischen Wirkung der intrazellulären Fermente, *Beitr. z. chem. Physiol u. Pathol.*, III, 1903, 446.

9. NEUBERG. — Chemisches zur Carcinomfrage, *Berl. Klin. Woch.*, n° 5, 30 janv. 1905, p. 118.

10. HEDIN. — Ueber die Aufnahme von Trypsin durch verschiedene Substanzen, *Zeitsch. f. phys. Chemie*, L, 1906, 497. — Ueber verschiedenartige Hemmung der tryptischen Verdauung, *ibid.*, LII, 1907, 412.

11. WEIL ET BRAUN — *Wiener klin. Woch.*, n° 17, 1908 (cité d'après Hofbauer).

12. MAYET. — In : Faisant, *Etat actuel de la question du cancer*, Thèse Lyon, 1906-07, n° 109.

13. BIER. — *Deutsche med. Woch.*, juill. 1907, n° 29, p. 1 161.

14. STICKER. — Die Beeinflussung bösartiger Geschwülste durch Atoxyl und fremdartiges Eiweiss, *Berl. klin. Woch.*, 27 juill. 1908, 1391-94.

15. EDEL. — Zur Ætiologie und Therapie des Karzinoms. — Eine theoretische Erwägung. *Berl. klin. therap. Woch.*, 1904. — Zur Krebsfrage, *Mediz. Woch.*, 1er juill. 1907, n° 26.

16. FALK. — Injektionen von Placentarblut bei Carcinom, *Berl. klin. Woch.*, 27 juill. 08, 1394-98.

17. KORBSCH. — Zur Karcinomfrage, *Neue mediz. Presse*, 20 mai 1902.

18. MAGNANT. — Cancroïde de la lèvre inférieure, guéri par deux injections de lymphe humaine, *Revue médicale de l'Est*, 1er juill. 1892, p. 404.

19. VIDAL (E.). — Cancer et traumatisme, *C. rendus du 20° Congrès français de Chir.*, Paris, Alcan, 1907.

20. VIDAL (E.). — Méthode et procédés rationnels dans le traitement du cancer, *C. rendus du 21° Congrès français de Chir.*, Paris, Alcan, 1908.

21. JENSEN. — Experimentelle Untersuch. über Krebs bei Mäusen, *Cb. für Bakt.*, 1903, p. 28 et 122.

22. LOEB. — *Cité d'après* Erhlich [49], p. 65.

23. MONGOUR ET GENTÈS. — La nectrianine, *Bulletin medical*, 18 juill. 1900.

24. DOYEN. — *Etiologie et traitement du cancer*, 1 vol., Paris, 1904, et : *C. rendus des Congrès français de Chirurgie*, Paris, Alcan, 1904 à 1908.

25. COLEY. — Treatment of inoperable malignant tumors with the toxins of erysipelas und the bacillus prodigiosus, *Amer. journ. of the med. Sc.*, CVIII, 1894, Juli, n° 267. — Erysipelas toxin and erysipelas serum in the treatment of malignant tumors, *Med. Record*, 18 mai 1895. — The treatment of inoperable sarcoma with the mixed toxins of erysipelas and bacillus prodigiosus. Immediat and final results in one hundred and forty cases. *Med. Record*, II, 27 août 1898, p. 95. — Treatment of sarcoma by bacterial toxins, *British med. J.*, 1909, p. 144. — The treatment of inoperable sarcoma with the toxins of erysipelas and of the bacillus prodigiosus, *Practitionner*, novembre 1909.

25 *bis*. SPRONK. — Tumeurs malignes et maladies infectieuses, *Annales Institut Pasteur*, Paris, 1892, 483.

26. SCHMIDT (OTTO). — Der spezifische Abbau maligner Geschwülste durch das Kankroïdin. *Wiener med. Woch.*, n°s 27 et 28, 1908.

27. SCHÖNE. — [Action empêchante des toxines et des auto-intoxications sur l'évolution des néoplasmes humains.] Communication au *39° Congrès all. de Chir.*, avril 1910.

28. FEHLHEISEN. — Ueber die Züchtung der Erysipelcoccen auf künstlichem

Nahrböden, und ihre Uebertragbarkeit auf Menschen, *Sitzungsbericht der Würzburger phys. and med. Gesellschaft*, 1882.

29. GALIPPE ET HALLOPEAU. — Sur un cas de déformations cicatricielles de la voûte palatine, de la langue, du nez et des paupières après guérisons de sarcomes par un érysipèle intercurrent. *C. r. de la Soc. de Dermatol.*, Paris, 8 déc. 1898.

30. LOEB. — [Le traitement des sarcomes inopérables par les toxines de l'érypèle et du b. prodigiosus.] The *J. of the Amer. méd. Assoc.*, janvier 1910.

31. NARTHROP. — [Un cas d'érysipèle curateur.] In : *Bulletin med.*, 1899, p. 1061.

32. ROCH. — Zur Frage der Behandl. der mal. Neoplasmen mittels Erysipel, *D. med. Woch.*, 1896, p. 103.

33. BIEDERT. — Vorläufige Heilung einer ausgebildeten Sarkomwucherung in einem Kinderkopf durch Erysipel, *Deutsche med. Zeit.*, 1886, n° 5.

34. NEELSEN. — Rapide Wucherung und Ausbreitung eines Mammakarcinoms nach zwei schweren Erysipelfällen, *Zentralbl. f. Chir.*, 1884, p. 789.

35. LUDKE. — *Deutsche Archiv für Kl. med.*, XCV, 1909, h. 4-6, p. 425.

36. SULIMA. — Ueber den Einfluss der Fiebertemperaturen auf die Mikroben und die Schutzkräfte des Organismus, *Zentralbl. Bakt.*, XLVIII, 1908, 318.

37. VINCENT. — Action favorisante de l'hyperthermie et des solutions hyperto niques de NaCl à l'égard des infections, 3ᵉ note, *C. rendus Soc. de Biol.*, Paris, LXII, 1ᵉʳ juin 1907, 990.

38. LISSAUER. — Untersuch. über die hämolytischen Eigenschaften des Blutserums abgekühlter und erwärmter Thiere, *Arch. für Hyg.*, LXIII, 1907, h. 4, p. 331.

39. VINCENT. — Etude sur le tétanos médical ou spontané. Action de la chaleur, *Ann. Inst. Pasteur*, Paris, 1904, p. 150.

40. SACQUÉPÉE ET LOISELEUR. — Et. sur les infections sanguines autogènes ou hétér. chez les animaux sains et en moindre résistance. Influence de la virulence. *C. rendus Soc. Biol.*, Paris, 25 mai, 1ᵉʳ et 8 juin 1907.

41. LESNÉ ET DREYFUS. — De la toxicité de l'abrine et des toxines tétanique et diphtérique chez les animaux chauffés, *C. r. Soc. Biol.*, Paris, 14 mars 08, 132, et 21 mars 1908, p. 439.

42. HAUSMANN. — Ueber den Einflurs der Temperatur auf die Incubationszeit und Antitoxinbeldung nach Versuchen an Winterschläfern, *Pflügers Archiv*, CXIII, 1906, 317-26.

43. WEINBERG ET MELLO. — Quelques recherches sur le sérum des cancéreux, *Bull. assoc. française pour l'Ét. du Cancer*, II, 1910, janvier, p. 42.

44. GUILLOT ET DAUFRESNE. — Examen des sérums cancéreux par la méthode de déviation du complément, *Bull. assoc. française pour l'Ét. du Cancer*, III, 1910, janvier, p. 34.

45. MALVOZ. — Fixateurs du sérum normal de chien, *Ann. Inst. Pasteur*, Paris, XV, 1902.

46. RÖMER. — Ueber das Vorkommen von Tetanus-antitoxin im Blute normaler Rinder, *Zeitsch. für Immunitätsforsh*, 1ᵉʳ février 1909.

47. VINCENT. — *Recherches expér. sur l'hyperthermie*, 1 vol., Paris, Doin, 1887.

48. BESREDKA. — Les sérums antistreptococciques et leur mode d'action, *Ann. Institut Pasteur*, Paris, XVIII, 1904, 361.

49. EHRLICH. — Exper. Studien an Mäusetumoren, *Mitteil. internat. Konf. f. Krebsf.* Sept. 06, *in* : *Z. f. Krebsforschung*, V, 1907, h. 1-2, p. 59-80.

50. BASHFORD ET RÜSSELL. — Further evidence on the homogencity of the resistance to the implantation of malignant new-growths, *Lancet*, 19 mars 1910.

51. BASHFORD, MURRAY, HAALAND. — Ergebnisse der exper. Krebsforschung, *Z. f. Immunitätsforsch.*, I, n° 4, 1909, 449-545.

52. RÜSSELL. — The nature of resistance to the inoculation of cancer, in : *Third scientific report on the investigations of the imp. Cancer research Fund*, London, 1908, 341.

53. BURGESS. — The nature of the reaction on the tissues of susceptible and

non susceptible mice to an inoculable tumor, *J. of med. Res.*, oct. 1909, 575-90.

54. Peyton-Rous. — [Et. compar. expér. de la greffe néoplasique et de la greffe des tissus normaux], *J. of exper. med.*, XII, 1er mai 1910, n° 3, 344-66.

55. Borrel. — Le problème du Cancer, *Bull. Inst. Pasteur*, Paris, V, 1907, 497.

56. Bridré. — Recherche sur le cancer expérimental des souris, *Ann. Institut Pasteur*, Paris, XXI, oct. 1907.

57. Bashford, Murray, Cramer. — The natural and induced resistance of mice to the growth of cancer, in : *Third scient. rep. on the invest. of the Imper. Cancer res. Fund*, London, 1908, 315-40.

58. Schöne. — Untersuch. über Karzinomimmunität bei Mäusen, *Münch. m. Woch.*, LI, 1906, 455.

59. Murray. — Die Beziehungen zwischen Geschwulstresistenz und histolog. Bau transplantierter Maustumoren, *Berl. klin. Woch.*, 1907, n° 33.

60. Fighera. — Développement des greffes embryonnaires et fœtales. Immunisation qu'elles déterminent, *Arch. de méd. expér. et d'anat. pathol.*, 1909, 617-644.

61. Clunet. — *Recherches expér. sur les tumeurs malignes*, Thèse Paris, 1909-10, n° 381. Steinheil.

62. Gierke. — Die hämorragischen Mäusetumoren, mit Untersuch. über Geschwulst-resistenz und disposition bei Mäusen, *Beitr, z. path. Anat. und allg. Path.*, XLIII, 1908, 328-53.

63. Uhlenhuth et Haendel. — Ueber nekrotisierende Wirkung normaler Sera, speziell des Rindserums, *Z. f. Immunitätsforsch*, 13 août, 1909, 284-95.

64. Brüns. — Die Heilwirkung des Erysipels auf Geschwülste, *Beitr. z. klin. Chir.*, 1888, 443.

65. Bayle. — Contrib. à l'ét. de la sérothérapie du Cancer. Note préliminaire, *Revue internat. de méd. et de chir.*, 1903, p. 145 et 159.

66. Severeanu et Jianu. — [Essai de stase lymphatique dans le traitement des néoplasmes. Ligature du canal thoracique et de la citerne de Pecquet], *Revista de chir.*, juin 1908, n° 6.

67. Clowes. — [Immunité chez la souris, spontanément guérie d'une tumeur maligne], comm. à la *Soc. médic. de New York.*, 30 janvier 197.

68. Flexner et Jobling. — Restraint and promotion of tumor growth, *Proceedings of the Soc. of. exper. Biol.*, V, 15 nov. 1907, p. 16.

69. Sticker. — Die Immunität und die spontane Heilung des Krebskrankheit, nach den Ergebnissen der modernen exper. Forschung, *Z. f. Krebsf.* VII, 1908, n° 1.

70. Wade. — An experimental investigation of infective sarcoma of the dog, with a consider. of its relationship to cancer, *J. of path. and lewkt.*, XII, 1908, n° 2, 384.

71. Gay. — A transmissible cancer of the rat considered from the standpoint of immunity, *J. of med Research*, XX, 1909, f. r. 175-200.

72. Gaylord et Clowes. — [Et. histol. des processus de guérison des tumeurs de la souris], *Surgery, Med. and Gynec.*, juin, 1905.

73. Clowes et Beaslack. — On the influence excited on the virulence of carcinoma in mice by subjecting the tumor materials to incubation previons to inoculation, *J. of exper. med.*, VIII, août 1906.

74. Crile et Beebe. — Transfusion of blood in the transplantable sarcoma of dogs, *J. of med. Res.*, XVIII, 1908, juin, 385, *Z. P. Krebsf.*, 1910, n°s 1-2, p. 20. — Transfusion-experiments in dogs schowing artificially implanted tumors, *Proceedings Soc. exp. Biol. and med.*, IV, 1907, n° 6.

75. Richet et Héricourt. — Traitement d'un cas de sarcome par la Sérothérapie, *C. R. acad. des Sciences*, Paris, 29 avril 1895, p. 917. — De la Sérothérapie dans le trait. du Cancer, *ibid.*, 21 oct. 1895, p. 449.

76. Beretta. — *De la sérothérapie dans les néoplasmes*, Thèse Paris, 1896-97, et *Travaux du Lab. de Ch. Richet*, IV, p. 138.

77. Cadiot. — Sur le trait. des tumeurs malignes par la sérothérapie chez

les animaux, *Bull. Soc. centrale de médecine vétérinaire*, XIII, 14 nov. 1895.

78. Von Dungern. — Spezifische Immunserum gegen Epithel, *Münch. med. W.* 1890, n° 38, p. 1228-39.

79. Vidal (E.). — La sérothérapie cytol. du cancer épithélial, *C. r. du 18ᵉ congrès français de chir.*, Paris, Alcan, 1905.

80. Vidal (E.). — Sur la sérothérapie cytolytique anticancéreuse. Démonstration du mode d'action intime des sérums cytol., *C. r. du 20° congrès français de chir.*, Paris, 1907.

81. Vidal (E.). — Sur le mode d'action de quelques méthodes de thérapeutique anticancéreuse (radiothérapie, fulguration, sérothérapie cytol.). Démonstration et projection, *C. r. du 22ᵉ congrès f. de chir.*, Paris, 1909.

82. Vidal (E.). — Sur la production et la nature d'une substance empêchante dans les Humeurs des cancéreux traités par les sérums cytol., *C. r. Soc. de Biologie*, Paris, 1906, 14 déc. 554.

83. Vidal (E.). — Sur les moyens de combattre l'action de la substance empêchante dans les Humeurs des cancéreux traités par les sérums cytol. spécifiques, *C. r. Soc. de Biologie*, Paris, 1907, n° 1, p. 25.

84. Vidal (E.). — Recherches sur les sensibilisatrices contenues dans le sang des animaux traités par des émulsions de cancer épithélial, *Bull. Assoc. fr. p. l'Ét. du Cancer*, III, 1910, 81-92.

85. Vidal (E.). — Influence de l'état physico-chimique de l'antigène sur la teneur en sensibilisatrices du sang des animaux injectés de cancer épithélial, *Bull. Assoc. fr. pour l'Ét. du Cancer*, III, 1910, 254-67.

86. Boinet. — [Sérothérapie anticancéreuse], *2° Congrès fr. de méd. interne*, Bordeaux, août 1895.

87. Boureau. — Essais de sérothérapie contre le cancer, *C. R. Soc. de Biol.*, Paris, 27 juillet 1895 (note présentée par M. Ch. Richet).

88. Ferré (G.). — [Essais de sérothérapie anticancéreuse], *2° Congrès fr. de méd. interne*, Bordeaux, août 1895.

89. Salviati et de Gaetano. — Sul siero anticancerigno, *Riforma med.*, III, 1895, 495 et 507.

90. Bosc (J.-F.). — Essais de sérothérapie anticancéreuse (2ᵉ note), *C. R. Soc. de Biol.*, Paris, 1906, II, 701.

91. Cimino. — Cité d'après Barlerin : De la sérothérapie du cancer, *Indépendance méd.*, 5 janv. 1896, 33.

92. Loeffler. — Ueber ein neues Verfahren zur Gewinnung von Antikörpern, *Deutsche med. Woch.*, 22 déc. 1904, 1913, n° 52.

93. Emmerich et School. — Voir [127].

94. Dor (L.). — *Gaz. hebd. de méd. et de chir.*, 1901, février, p. 96.

95. Engel. — Ueber einen Versuch mit Hilfe des Blutserums Carcinomatöser ein Antikorp. herzustellen, *D. med. W.*, 28 nov. 1903, 89.

96. Borrel. — Les épithélioses infectieuses et les épithéliomas, *Ann. Inst. Pasteur*, Paris, XVII, 1903, p. 117.

97. Charcot (J.). — Quelques faits relatifs à des recherches sur la sérothérapie du cancer, *C. r. Soc. de Biol.*, LIV, 1902, 15-16.

98. Michaëlis. — Versuche zur Erzielung einer Krebsimmunität bei Mäusen, *Z. f. Krebsforschung*, V, 1907, h. 1-2, 191-97.

99. Blumenthal. — Die Abteilung f. Krebsforschung an der Innere med. Universitäts Klinik zu Berlin, *D. med. W.*, juillet 1903.

100. v. Leyden et Blumenthal. — Vorläufige Mitteil. über einzige Ergebnisse der Krebsforschung auf der Inn. med. Klinik, *D. med. W.*, 1902, n° 36, 637.

101. v. Leyden. — Ueber die Probleme der kurativen Behandlung der Carcinom am Menschen, *Int. Konf. f. Krebsf. o 6. in : Z. f. Krebsf.*, 1907, V, h. 1-2, 161.

102. Jensen. — Ueber einige Probleme der exper. Krebsforschung, *Z. f. Krebsf.*, VII, 1909, h. 2.

103. Bridré. — Voir [56].

104. Haaland. — [Rech. expér. sur le cancer de la souris], *Norsk. Mag. for Lægevidenskaben*, février 1907.

105. Uhlenhuth. — Durch Pyzyanase geheilte Rattensarkome, *D. milit. ärzt. Zeit.* 09. in : *Z. f. Krebsforsch.*, IX, 1910, h. 1, p. 93.

106. Rémy. — Contrib. à l'ét. des sérums hémolytiques, *Ann. Inst. Pasteur*, Paris, 1906, p. 1019.

107. Bierry, Pettit et Schaeffer. —Sur les conditions de préparation des sérums hépato- et néphrotoxiques, *C. R. Soc. Biologie*, Paris, 1907, 496 et 566.

108. Fukuhara. — Exper. Beitr. zur Antikörperbildung bei immunisierten Thieren. *Arch. f. Hyg.*, LXV, 44, p. 275.

109. Zebrowski. — [Sur les rapports entre la sensibilisatrice hémolytique et le précipitogène]. *Zentralbt f. Bakt.*, XLV, 8 oct. 1907, 49-55.

110. Frouin. — Sur la formation de sérums exclusivement agglutinants ou hémolytiques. *C. R. Soc. de Biol.*, Paris, 1907, 26 janvier.

111. Besredka. — La vaccination par les virus sensibilisés, *Revue Scient.*, 7 mai 1910, et *Revue générale*, in : *Bull. Instit. Pasteur*, Paris, 1910, n° 16, 242.

112. Hamburger et Hekma. — Zur Biologie der Phagocyten. Einfluss von Hämoglobin, Chinin, heterogen Serum und Harnstoff auf die Phagocytose, *Biochemisches Z.*, IX, p. 5-6, p. 512-21.

113. Bordet. — Les leucocytes et les propriétés actives du sérum chez les vaccinés, *Ann. Inst. Pasteur*, Paris, 1895, p. 462.

114. Levaditi. — Les anticorps contre les spirilles de la septicémie des poules, *Ann. Inst. Pasteur*, 1904, 511.

115. Ledingham. — Notes on the leucocyte-reaction during the immunisation of the horse and goat with diphteria toxin, *J. of Hyg.*, VII, 25 février 1907, p. 98.

116. Busse. — Ueber die Beeinflüssung der hämolytischen Komplements durch Injektion leukocytoserrgender Mittel, *Zentrbl. f. Bakt.*, XLVII, 1908, 366-72.

117. Bosc et Delzenne. — De l'imputrescibilité du sang incoagulable par la peptone ou l'extrait de sangsue, et de l'immunité conférée par quelques substances anticoagulantes, *C. R. Acad. des Sciences*, Paris, 14 septembre 1896.

118. Levaditi et Mutermilch. — Mécanisme de la phagocytose, *C. R. Soc. Biol.*, Paris, 18 juin 1910, p. 1079.

119. Besredka. — La leucotoxine et son action sur le système leucocytaire, *Ann. Inst. Pasteur*, Paris, 1900, 390-401.

120. Bordet. — Les propriétés des antisensibilisatrices et les théories chimiques de l'immunité, *Ann. Inst. Pasteur*, Paris, 1904, 593-632.

121. Dreyer et Walker. — On the difference in contest of agglutinins in blood serum and plasma, *J. of pathol. and bact.*, XIV, juillet 1909, p. 39.

122. Delbet (Pierre). — Sur un nouveau procédé d'hématothérapie, *Bull. Acad. Méd.*, Paris, 2 juillet 1895.

123. Betch et Greer. — [Étude sur la concentration des anticorps dans les différents liquides organiques], *J. of inf. diseases*, 1910, 127-58.

124. Frouin. — Distrib. de l'antitoxine dans les humeurs et sécrétions des animaux immunisés, *C. R. Soc. Biol.*, Paris, 2 juillet 1910, p. 29.

125. Grunbaum. — Cytolytic milk for Cancer, *Brit. med. J.* 28 juin 1902, 1582.

126. Weil et Braun. — Sind in der Organzellen Antikörper nachweisbar? *Biochem. Z.*, 7 mai 09, 337-42.

127. Emmerich et School. — Klin. Ehrfahrungen über die Heilung des Krebses durch Krebserum (Erysypel-serum), *D. med. W.*, 1895, n° 17, 265.

128. — Kritische Versuche des Prof. Brüns über die Wirkung der Krebserum, *D. med. W.*, n° 22, 1895, 358.

129. Emmerich et Zimmermann. — Ueber einige mit Krebserum behandelte Fälle von Krebs und Sarkom, *D. med. W.*, 1895, n° 43, 701.

130. Von Jacksch. — Ueber die Behandlung maligner Tumoren mit dem Erysypelserum von E. Schol, *Mittheil. aus den Grenzb. Med. u. Chir.*, 1896, I, 318.

131. LARTSCHNEIDER. — Ein Beitrag zur Kasuistik der Krebsserum-, behandlung, *Wiener kl. W.*, 1896-660.

132. LE TOUX. — Note pour servir à l'étude du traitement des cancers inopérables, *Anjou méd.*, avril, 1906, 90-95.

133. TUFFIER. — Effets dans le cancer des injections de sérums indifférents, *Presse méd.*, 3ᵉ année, 1904, n° 73, et 1905, p. 27.

134. NIEDEN. — [Emploi du sérum anticancérieux d'Emmerich et School dans les cas inopérables de tumeurs de l'œil.] *Soc. ophtalmol. d'Heidelberg*, session d'août 1896.

135. PETERSEN. — Einige kritische Bemerkungen zur Krebsheilserumtherapie, *D. med. W.*, 1895, 794.

136. REINBOTH. — Inj. ineinem Endotheliom mit E- School Krebsserum, *D. med. W.*, 1895, 794.

137. WLAEFF. — Sérothérapie des tumeurs malignes, *Soc. Biol.*, Paris, 23 juin 1900. — A propos du sérum anticellulaire, *ibid.* 14 décembre 1900, 16 mars 1901, *Soc. chir.*, Paris, 13 février 1901, *Acad. méd.*, Paris, 12 juin 1900.

138. REYNIER. — Rapport sur un travail de M. Wlaëff : Traitement des tumeurs malignes par les sérums anticellulaires, *Bull. Soc. de chir.*, Paris, 9 avril 1902. Discussion.

139. RICHELOT. — Tumeur maligne de l'ovaire, améliorée par inj. de sérum anticellulaire de Wlaëff, *Soc. chir.*, Paris, 9 avril 1902, Discussion.

140. LUCAS-CHAMPIONNIÈRE. — Sur le trait. du cancer par le sérum de Wlaëff, *Acad. de méd.*, Paris, 20 nov. 1900.

141. TRIFONOFF. — *L'étiologie et la sérothérapie des tumeurs malignes*, Thèse Paris, 1901-1902, n° 79.

142. LE DENTU. — De la sérothér. des tumeurs malignes (sérum de Wlaëff), *Acad. de méd.*, Paris, 27 nov. 1900.

143. SAN FELICE. — Genesis and treatment of the mal. tumors, *Brit. med. J.*, 9 oct. 1909. — Ueber Toxine und Antitoxine der Blastomyceten in Bezug auf die Ætiologie und Behandlung der bösartigen Geschwlste. (Untersuch.), *Z. Krebsforsch.*, VII, 1909, h. 3, 564-604, et : *Annali Ig. Sper.*, XVIII, n° 4, 503, 1909.

144. BOSC (J.-F.). — Essais de sérothérapie anticancéreuse (1ʳᵉ note), *C. R. Soc. Biologie*, Paris, 15 déc. 1906, 623.

145. HORNUS. — Contrib. à l'ét. de la nature et du traitement du cancer. *Thèse Paris*, 1904-1905, n° 151.

IMMUNITÉ

Von v. DUNGERN.

Als auf der letzten internationalen Konferenz für Krebsforschung 1906 Ehrlich über seine zahlreichen Versuche über die
Immunität gegen Mäusekarcinom berichtete, stand es schon fest,
dass es eine Immunität gegen transplantable Geschwülste gibt.
Michaelis vermisste zwar jede Andeutung von Immunität, wenn
er mit Chloroform oder durch Erhitzen abgetötetes Karcinom-
gewebe zur Vorbehandlung benutzte und konnte nur eine leichte
Resistenzerhöhung konstatieren, wenn die zur Immunisierung
benutzten Zellen durch eine Temperatur von 46° geschwächt aber
nicht vollkommen abgetötet waren. Ehrlich konstatierte jedoch
eine sehr ausgesprochene Erhöhung der Widerstandsfähigkeit.
Seine Methode bestand darin, den Mäusen schwach virulentes
lebendes Material einzuführen. Es hatte sich ferner gezeigt, wie
Gaylord, Clowes und Baeslack zuerst konstatierten, dass nach
spontaner Resorption überimpfter Tumoren der Mäuseorganismus
so verändert ist, dass weitere Impfungen nicht mehr angehen.
Ganz entsprechende Immunitätsvorgänge beobachtete Sticker bei
seinen zahlreichen Versuchen mit einem Hundetumor, der von der
Mehrzahl der Pathologen für ein Lymphosarcom angesehen wird.
Um das Wesen der Geschwulstimmunität zu erkennen, reichten
die damaligen Untersuchungen nicht aus. Ehrlich sprach auf
Grund einiger Beobachtungen die Ansicht aus, dass es sich um
eine ganz besondere Art der Immunität handelt, die sogenannte
atreptische Immunität. Er nahm an, dass für die Zellen specifische
Nährstoffe unbekannter Art nötig sind, die in jedem Individuum
verschieden sind und nur in beschränkter Menge zur Verfügung
stehen. Wenn diese Nährstoffe der eingeführten Zelle fehlen,
so kann diese nicht wachssen, der betreffende Organismus ist
immun. Als experimentelle Grundlage zu dieser Hypothese wurden

hauptsächlich Versuche mit Doppelimpfungen schnell wachsender Karcinome benutzt, bei denen eine zweite Impfung nicht anging, während der durch die erste Impfung hervorgerufene Tumor weiter wuchs. Ehrlich stellte sich vor, dass der erste schnell wachsende Tumor alle Nährsubstanzen an sich reisst, sodass die zunächst unter schlechten Ernährungsbedingungen sich befindlichen nachgeimpften Zellen nicht genügend ernährt werden. Als weiteren Beweis führte er das Resultat von Zickzackimpfungen eines Mäusekarcinoms auf Maus und Ratte an. Der Mäusetumor wuchs in der Ratte 8 Tage recht gut. Wenn er aber auf der Höhe der Entwicklung in eine zweite Ratte transplantiert wurde, so ging er zugrunde, während bei Rückimpfung auf die Maus eine Schädigung durch das Verweilen in der ersten Ratte nicht zu konstatieren war. Ehrlich schloss aus dieser Beobachtung, dass eine Schädigung der Mäusezelle durch Rattenantikörper zur Zeit der Uebertragung auf die zweite Ratte noch nicht stattgefunden hatte und nahm zur Erklärung an, dass die Mäusezelle in der ersten Ratte noch Reservenährstoffe besitzt, in der zweiten dagegen diese verbraucht hat.

Die Untersuchungen der letzten Jahre, an denen sich viele Forscher, wie Bashford, Cramer, Murray, Haaland, Borrel und Bridré, Hertwig und Poll, Lewin, Schöne, Flexner und Jobling, Uhlenhuth, Gierke, Küster u. A. beteiligten, haben die Tatsache, dass man gegen transplantable Tumoren immunisieren kann, vollauf bestätigt. Es zeigten sich freilich auch Differenzen, die manchmal zu Kontroversen Veranlassung gaben. Je nachdem welcher Stamm benutzt wird, je nachdem mit welcher Methode vorbehandelt wird, kann das Resultat verschieden ausfallen. Ja manchmal besonders dann, wenn abgetötetes Material zur Vorbehandlung benutzt wird, kann anstelle der Immunität sogar eine höhere Empfänglichkeit der Tiere entstehen. Speziell die Doppelimpfungen hatten ein verschiedenes Ergebnis. Bashford fand im Gegensatz zu Ehrlich dass gerade dann, wenn ein Tumor in üppigem Wachstum begriffen ist, eine zweite Impfung besonders gut angeht, während wenn das Wachstum des ersten Tumors nachlässt, weitere Impfungen auch versagen. Uhlenhuth, Händel und Steffenhagen kamen bei ihren Untersuchungen mit Rattensarcom zu ähnlichen Ergebnissen. Sie teilen ferner mit, dass nach vollkommener Exstir-

pation des Tumors weitere Impfungen versagen, während keine
Immunität besteht, wenn nach unvollkommener Operation ein
Recediv sich ausbildet. Schöne fand dagegen, dass nach der Exstirpation von Mäusekarcinom keine Immunität zu bestehen braucht.
Die Beobachtungen sprechen gegen die Annahme einer atreptischen Immunität. In einer fremden Tierart wachsen die Tumorzellen
im allgemeinen nicht. Kelling glaubt zwar auf Grund von Serum-
reaktionen, dass manche Geschwülste des Menschen aus fremden
Zellen bestehen. Ich konnte dies bei Nachprüfungen, die ich auch
in letzter Zeit, wenn auch in bescheidenem Masse, vorgenommen
habet, nicht bestätigen, und auch theoretisch liegen die grössten
Bedenken dagegen vor. Die in den fremdartigen Tierkörper eingeführten Tumorzellen wachsen gewöhnlich einige Tage lang, gehen
aber dann zu Grunde, wobei Antikörper auftreten und auch celluläre Reaktionen zu beobachten sind. Eine Schädigung findet
häufig schon in den ersten Tagen statt. So habe ich die Zickzack-
versuche von Ehrlich nachprüfen lassen und gefunden, dass bei
unserem Stamm eine deutliche Abnahme der Virulenz in der ersten
Ratte zu erkennen ist; die Impfung om dieur auf die maus versagt
nicht ganz, das Wachstum setzt aber erst nach längerer Zeit ein.
Der Nachweis dieser Schädigung macht somit die Annahme einer
besonderen atreptischen Immunität entbehrlich. Wenn die Tumorzellen in eine sehr verwandte Tierart eingeführt werden, dann
kann das Wachstum ausnahmsweise längere Zeit erfolgen. Sticker
vermochte sein Lymphosarcom des Hundes auf den Fuchs zu verp-
flanzen, ein von mir und Coca untersuchtes Fibrosarcom des Feld-
hasen liess sich verhältnismässig leicht auf Kaninchen übertragen
und monatelang fortzüchten. In diesem Falle gelang es auch mit
Hilfe der Antikörper den Beweis zu erbringen, dass es sich in der
Tat um eine maligne Geschwulst, die aus sich selbst herauswächst,
handelt. Wenn man nämlich nach längerer Züchtung in Kaninchen
den Tumor bei einem Kaninchen herausschneidet, zerkleinert und
in die Bauchhöhle einführt, so entstehen Antikörper gegen Hasen-
blut, vor allem reichlich Agglutinine. Der Tumor besteht also aus
Hasenzellen, die in der fremden aber verwandten Tierart weiter
wachsen. Lewin sah bei einer geimpften Maus ein Rattensarcom
drei Wochen lang wachsen. Aehnlich wie sich fremde Tierarten
refraktär verhalten, so können schon Rassenverschiedenheiten

innerhalb der Art Resistenz bedingen. So konnte der von Jensen in Kopenhagen fortgezüchtete Stamm eines Mäusekarcinoms von Michaelis nicht auf Berliner Mäuse übertragen werden, obgleich der Impferfolg in Kopenhagen 50 0/0 betrug. Andere Stämme wie ein von Hertwig und Poll studiertes langsam wachsendes Karcinom, waren von der Rasse viel weniger abhängig, und das Hasensarcom wuchs in einzelnen Kaninchen sogar besser als in Hasen. Bashford, Cramer, Murray und Haaland nehmen an, meines Erachtens mit Recht, dass die Resistenz nicht vorbehandelter Tiere von der erworbenen Immunität nicht zu trennen ist, sondern im wesentlichen auf einer gleichzeitig mit der Impfung vor sich gehenden. Immunisierung beruht. Auch Uhlenhuth ist auf Grund seiner Beobachtungen zu ähnlicher Anschauung gelangt. Feinere Unterschiede innerhalb der Art, welche für die Immunität bedeutungsvoll sind, zeigten sich auch bei der Karcinomzelle selbst. So erhielt Michaelis bei solchen Mäusen bei denen er einen nicht angehenden von einer fremden Mäuserasse stammenden Karcinomstamm wiederholt eingespritzt hatte, keine Immunität gegen denjenigen Karcinomstamm, der bei derselben Rasse aufgetreten war, während doch Ehrlich mit dem nichtvirulenten haemorrhagischen Karcinom gegen ein virulentes immunisieren konnte. Die Immunitätserscheinungen müssen auch verschiedenartig ausfallen, je nach der Virulenz der malignen Zellen. Die Virulenz lässt sich ähnlich wie in der Bakteriologie durch richtig fortgeführte Transplantationen bis zu einer gewissen Grenze steigern. Wenn ein gewisser Grad erreicht ist, so kann es wieder zu einem Abfall kommen. Bashford, der auf diesem Gebiet eingehende Untersuchungen vorgenommen hat, ist der Ansicht, dass periodische Schwankungen der Virulenz in gesetzmässiger Weise auftreten, die dadurch bedingt sind, dass jeder Tumor aus verschiedenartigen Zellen besteht. Neben raschwachsenden und empfindlichen sollen langsamwachsende und widerstandsfähige auftreten. Beide Arten werden durch den Reiz der Ueberimpfung zu rascherem Wachsen angeregt. Bei einem gewissen Grad der Wachstumsgeschwindigkeit sterben die Zellen ab, und der Tumor weist dann dis Eigenschaften der langsamwachsenden weniger empfindlichen Zellelemente auf. In anderen Fällen wie bei dem Jensen'schen Rattensarcom kann die hahe Virulenz längere zeit erhatten bleiben. Bei meinen Untersuchungen mit

Hasensarcom zeigte sich eine ausserordentlich grosse Verschiedenheit in der Malignität bei den einzelnen Kaninchen. Der Impferfolg bei der nächsten Uebertragung war in erster Linie davon abhängig, ob das überpflanzte Material sich auf der Höhe des Wachstums befand. Ich möchte daraus schliessen, dass in diesem Falle die Gegenreaktion des Organismus in erster Linie die Virulenz beeinflusst. Daneben mag aber eine auf Anpassung beruhende sich vererbende qualitative Veränderung der Tumorzelle auch von Bedeutung sein.

Die Untersuchungen über Immunisierung gegen Tumoren, die in den letzten Jahren vorgenommen worden sind, erstrecken sich auf eine grosse Anzahl verschiedenartiger bösartiger Geschwülste von Maus, Ratte, Hund, Hase. Es unterliegt keinem Zweifel mehr, das Immunitätsreaktionen gegenüber malignen Tumoren nach der Transplantation verhältnismässig leicht zustande kommen können.

Eine weitere sehr wichtige Frage war die, welcher Faktor in der Geschwulst die Immunität auslöst. Es musste zuerst entschieden werden, ob die Immunitätsreaktion an die Malignität gebunden ist oder auch durch normale Gewebe bedingt wird. Die Untersuchungen von Bashford, Cramer, Murray, Schöne, Michaelis, Borrel und Bridré, Lewin haben diese Frage in eindeutiger Weise beantwortet. Es gelingt mit normalem Gewebe gut, die Versuchstiere gegen virulente Geschwulstzellen unempfänglich zu machen. Nach den genauen Untersuchungen von Bashford, Murray und Haaland tritt dabei bei quantitativer Betrachtungsweise eine deutliche Gewebsspecifität zu Tage. Die Schutzwirkung des normalen Gewebes ist immer dann am grössten, wenn der zur Impfung benutzte Tumor ihm histogenetisch entspricht. Die Schutzwirkung kann dann ebenso stark sein, wie die durch die Tumoren selbst erzeugte. So wurden Mäuse durch Vorbehandlung mit Embryonenhaut gegen Plattenepithelkarcinom hoch resistent, während die Einführung von enthäuteten Embryonen keine hochgradige Veränderung hervorrief. Es ist also festgestellt dass die sich ausbildende Immunitätsreaktion mit der Malignität als solcher nichts zu tun hat. Diese ist demnach weder gegen einen in der Geschwulstzelle vorhandenen Parasiten noch gegen ein anderes die Milignität bedingendes Prinzip gerichtet.

Als weiteres Resultat der experimentellen Untersuchungen mit transplantablen Tumoren ist zu erwähnen, das die Immunisierung nur mit lebendem Gewebe gelingt. In Versuchen von Haaland genügte schon ein Dreizehnhundertstel des Körpergewichts; trotzdem wurde die Wirkung auch der grössten Dosen aufgehoben, wenn durch Zertrümmern bei Temperatur der flüssigen Luft die Wachstumsfähigkeit der Zellen zerstört war.

Während die aktive Immunisierung mit lebendem Gewebe leicht gelingt, hatten die Bemühungen, Tiere passiv durch Serumbehandlung zu schützen, meist entsprechend den ersten Angaben von Michaelis ein negatives Resultat. In einzelnen Fällen konnte jedoch eine schwach angedeutete Schutzwirkung beobachtet werden. Gaylord, Clowes und Baeslack behandelten karcinomkranke Mäuse mit dem Serum solcher Mäuse, die nach der Resorption eines Tumors unempfängich geworden waren, und erzielten eine Verlangsamung des Wachstums, manchmal sogar ein vollkommenes Verschwinden des Tumors, während Normalserum eine geringere Wirkung ausübte. Sie geben auch an, das der Impferfolg ein geringerer ist, wenn man den Impfbrei mit solchem Serum mischt. Bashford, Murray und Haaland konnten eine solche Schutzwirkung nicht beobachten. Walker berichtet wieder über bessere Resultate, die er durch Behandlung der Mäuse mit dem Serum von mit Mäusehoden und Mäusetumoren vorbehandelten Ratten erzielte. Ich habe in einigen Versuchen über passive Übertragung der Immunität gegen Hasensarcom eine schützende Wirkung des Serums beobachtet. Wenn man bedenkt, dass auch gegenüber Bakterien die Serumtherapie sehr häufig versagt, so wird man sich über die geringen Wirkungen nicht wundern.

Was das Wesen der Immunität betrifft, so liegt m. E. keine Veranlassung vor, eine andere Art der Immunität anzunehmen als sie gegenüber Bakterien und sonstigen Zellen bekannt ist. Ich habe schon erwähnt, dass das neue Tatsachenmaterial gegen die Annahme einer atreptischen Immunität spricht. Wenn die Immunität noch lange Zeit nach der Resorption des Tumors besteht, oder durch Gewebsbrei ausgelöst wird, der gar nicht zum Wachstum gelangen konte, ja wenn die Immunität sich auch dann ausbildet, wenn der Tumor auf der Höhe des Wachstums ausgeschnitten wird, dann lässt die Annahme der Erschöpfung von Nährstoffen vollkommen im Stich. Die Beobachtungen sprechen dafür, dass unter dem Einfluss der von der ersten Impfung stammenden Substanzen eine Veränderung des Organismus vor sich geht, welche die Tumorzelle indirekt oder direkt schädigt. Diese Gegenreaktion des Organismus ist meist nicht stark genug, um einen Tumor auf der Höhe des Wachstums zum Rückgang zu bringen. Die neueingeführten Geschwulstelemente können aber der verstärkten Gegenreaktion erliegen, da sie durch die Schädigung der Impfung geschwächt sind und ausserdem mit den Substanzen des Blutes in unmittelbarere Verbindung treten. Das Wesen dieser Gegenreaktion ist noch nicht vollkommen klargestellt. Bei meinen Versuchen mit Hasensarcom habe ich Reaktionen gesehen, die auf eine anaphylaktische Gewebsreaktion zurückzuführen sind. Es liess sich nachweisen, dass es bei den immunen Kaninchen nach der Injektion der Sarcomzellen häufig zu einem hochgradigen Oedem kommt, während die nichtimmunen Tiere die zum ersten mal geimpft werden nur eine geringe Reaktion zeigen. Man kann sich vorstellen, das die Ueberempfindlichkeitsreaktion die eingeführten Geschwulstzellen direkt schädigt oder aber dass sie die Zellen des Versuchstieres zu einer die Geschwulstzellen schädigenden Tätigkeit anregt. Von besonderer Bedeutung ist es, dass die zellulären Reaktionen auch verstärkt sind. Diese sind besonders hochgradig, wenn die Tumoren spontan oder unter dem Einfluss einer zweiten Injektion zurückgehen. Vor allem treten neben Plasmazellen und Lymphozyten Makrophagen auf; diese können in so grosser Menge erscheinen, das sie die Gefässe vollkommen ausfüllen. Bashford und Russel sind der Ansicht, dass diese Beobachtungen keine allgemeine Bedeutung haben und dadurch zu erklären sind, das die Sarcomzellen des Hasen in eine fremde Tierart, das Kaninchen eingeführt worden sind. Für die Immunität gegenüber artgleichen Krebszellen nehmen sie einen anderen Mechanismus an. Die Gegenreaktionen sollen nur indirekt zur Abtötung der Tumorzelle führen, indem sie die Geschwulstzelle so modifizieren, dass sie die Fähigkeit verliert, die Bildung des Stromas und das Zuwachsen der Gefässe zu veranlassen. Ich glaube nicht dass die Verschiedenheit der Arten einen prinzipiellen Unterschied bedingen kann. Unsere Untersuchungen der letzten Zeit sprechen dafür, das die Unterschiede im Verhalten der einzelnen Individuen innerhalb der Art in Bezug auf die antigenen Funk-

tionen ebenso bedeutungsvoll sind, wie die Verschiedenheiten
zwischen Tieren, die verschiedenen Arten angehören. Da Fano hat
auch tatsächlich unter gewissen Bedingungen auch gegenüber
Mäusekarcinom bei der Maus zelluläre Reaktionen beobachtet;
besonders bei spontaner Resorption waren diese ausgesprochen.
Bei stark immun isierten Tieren hat er sie allerdings vermisst;
das spricht aber nur dafür, dass zelluläre Reaktionen nicht die
einzige Grundlage der Immunität sind. Es ist auch sehr wohl
möglich, dass verschiedenartige Substanzen als Antigene funktio-
nieren und dadurch verschiedenartige Reaktionen bedingen.

Die bis jetzt beschriebenen Phänomene beziehen sich auf transplantierte Geschwülste, die nicht demselben Organismus entstamm-
ten, der Träger der malignen Neubildung war. Die für die Therapie wichtigste Frage ist jedoch die, ob sich auch gegenüber
autochton entstandenen Geschwülsten eine Immunität entwickeln
kann. Die experimentellen Untersuchungen, die in neuester Zeit
mit Mäusekarcinom nach dieser Richtung hin unternommen worden sind, führten zu keinem positiven Ergebnis. Schöne behandelte einige Mäuse mit Primärtumoren und fand, dass sie noch
empfänglich für einen virulenten Karcinomstamm waren. Haaland fand, dass Mäuse nach Injektionen von Embryonenhaut ihrem
eigenen Tumor gegenüber nicht resistenter wurden. Es traten
sowol Recidive wie Metastasen auf, auch künstliche Transplantationen gingen an. Theoretisch liegt aber die Möglichkeit vor, dass
dem eigenem Gewebe gegenüber Immunitätsreaktionen auftreten
können. Die Injektion von eigenem Hoden rief bei Meerschweinchen
regelmässig Spermotoxine hervor und auch Anaphylaxie konnte in
einzelnen Fällen bei Kaninchen beobachtet werden. Nach Woglom
kann man eine Maus durch parenterale Einführung des eigenen
Milzgewebes gegen Karcinom immunisieren; ein einmal ange-
wachsener Tumor wurde durch die Behandlung mit Milzgewebe
allerdings nicht beeinflusst. Die Tatsache, dass Abtöten der Milz-
zellen durch Verreiben oder Einfrieren und Auftauen die schützende Wirkung aufhob, spricht für eine echte Geschwulstimmunität; diese ist aber nicht ausreichend, um einen auf der Höhe des
Wachstums befindlichen Tumor zum Rückgang zu bringen. Die
Untersuchungen von Ascoli und Izar über Meiostagmine sprechen
dafür, dass bei Karcinomkranken Reaktionskörper auftreten, die

bei anderen Krankheiten fehlen; ob diese allerdings mit der Immunität etwas zu tun haben ist noch unbekannt. Pfeiffer und Finsterer geben an, dass auch anaphylaktische Antikörper gebildet-
werden, die sich passiv auf Meerschweinchen Väbertragen lassen.
Ranzi konnte die Beobachtungen aber nicht bestätigen. Ich habe
bei einigen Versuchen auch keinen Unterschied gegenüber den
Kontrollen finden können. Es ist auch durchaus nicht gesagt, dass
die Antikörper, die nach der Resorption des Tumors entstehen, den
intakten Teil des Tumors angreifen. Beim Meerschweinchen
können sehr wirksame Spermotoxine im Blut kreisen, ohne dass
diese mit den im Hoden und Nebenhoden befindlichen Sperma-
tozoen reagieren. Auch bei Kaninchen sieht man keine Schädigung
des Hodens, wenn man Tiere durch wiederholte Einführung der
Hodensubstanzen des gleichen oder eines anderen Tieres gegenüber Hodensubstanzen überempfindlich gemacht hat. Ich hielt
es aber trotz dieser Bedenken für angezeigt, eine aktive Immunisierung karcinomkranker Menschen auf Grund unserer Beobachtungen mit Hasensarcom zu empfehlen, in der Hoffnung dadurch
Recidive verhindern zu können. In unserem Institute ist eine
solche Behandlung bei einer Anzahl von Fällen aufgenommen
worden. Mein Mitarbeiter Coca hat in Manila und Amerika ausgedehnte Versuche gemacht und berichtet über recht günstige
Resultate. v. Eiselsberg, der das gleiche Verfahren anwandte, hat
bisher keinen Erfolg gesehen. Es wurden von ihm Pressäfte zur
Behandlung benutzt, während Coca das ganze zerkleinerte Gewebe
mit etwas Phenol versehen einspritzte. Auch hier in Paris hat
Delbet die aktive Immunisierung der operierten Kranken mit
ihrem eigenen Tumor aufgenommen. Das Gewebe wurde nur
zerkleinertund nicht weiter abgetötet, wuchs aber trotzdem niemals an. Die Tatsache dass lebende Geschwulstzellen nach der
subcutanen Einspritzung nicht zu Metastasen heranwuchsen,
sondern anstandslos resorbiert wurden, spricht dafür, dass Schutzkräfte im Organismus vorhanden sind, die vielleicht so verstärkt
verden können, dass Recidive ausbleiben. Schon damit wäre ein
grosser therapeutischer Erfolg gewonnen.

ZUSAMMENFASSUNG.

1. Die Tatsache, dass man gegen die Uebertragung von malignen Tumoren Tiere immunisieren kann, wurde vielfach bestätigt. Im einzelnen zeigten sich Verschiedenheiten in den Resultaten je nach dem welcher Stamm zur Verwendung kam und welche Methode zur Vorbehandlung angewandt wurde.

2. Mit normalen Geweben lässt sich auch gegen Geschwülste immunisieren. Die Art und Gewebsspecificität tritt dabei deutlich zu Tage.

3. Die Immunisierung gelingt nur mit lebendem |Gewebe.

4. Die Untersuchungen sprechen dafür, dass die Geschwulstzellen entweder durch Antikörper des Blutes oder duch celluläre Gegenreaktion oder durch beide Momente geschädigt werden. Für das Vorhandensein einer besonderen atreptischen Immunität sprechen die neuen Beobachtungen nicht. Anaphylaktische Gegenreaktionen wurden beobachtet, in anderen Fällen wurden sie vermisst.

5. Die Frage, ob man gegen autochtone Geschwülste immunisieren kann ist nicht mit Sicherheit entschieden. Einige experimentelle Untersuchungen sprechen dagegen. Theoretisch ist die Möglichkeit anzunehmen. Therapeutisch ist die aktive Immunisierung bei Menschen zu empfehlen.

CONCLUSIONS.

1. Les expériences prouvant la possibilité d'immuniser des animaux contre les tumeurs malignes ont été bien souvent confirmées.

Pourtant on a obtenu des résultats différents suivant la provenance des tumeurs et la méthode d'immunisation.

2. On peut aussi immuniser contre des tumeurs, en employant du tissu normal.

La spécificité des espèces et des tissus s'y montre d'une façon remarquable.

3. L'immunisation ne réussit qu'avec du tissu vivant.

4. Les expériences montrent que les cellules des tumeurs sont détruites par les anticorps du sang ou par une réaction cellulaire, ou bien par tous les deux ensemble.

D'après les nouvelles observations l'existence d'une immunité atreptique n'est pas vraisemblable.

Les réactions anaphylactiques locales ont été observées parfois ;
dans d'autres cas on ne les a pas trouvées.

3. Le problème d'existence d'une immunité contre des tumeurs
provenant du même individu n'est pas encore résolu d'une façon
satisfaisante.

Il y a des résultats d'expériences qui semblent démontrer que ce
n'est pas possible.

Pourtant il faut admettre théoriquement la possibilité d'une
telle immunité.

Pour la thérapeutique chez l'homme l'immunisation active est
digne d'être essayée.

CONCLUSIONS.

1. The fact that animals can be made immune against the trans-
ference of malignant tumours, has been confirmed frequently. In
each case different results were obtained according to the genea-
logy of the tumour used and according to the method of preliminary treatment.

2. With normal tissues it is also possible to immunize against
tumours. The nature and the specifity of thet issue present themselves hereby well marked.

3. Immunisation is obtained with living tissue only.

4. The researches point to the fact that tumourcells can be
damaged either by antibodies of the blood or by cellular counter-
reaction or by both. For the presence of a special atreptic immunity the new observations bring no evidence. In some cases ana-
phylactic counter-reactions have been present, in others they were
missed.

5. The question whether we can immunize against autochtonous
tumours can not be decided upon with certainty. The results of
some experiments speak against it. Theoretically it must be considered possible. Therapeutically active immunisation in man must
be recommended.

TRAUMATISMES ET CANCER

Par Léon BÉRARD (Lyon)

L'influence du traumatisme sur le développement des tumeurs fut une des premières notions enregistrées par l'observation médicale. C'est, en tout cas, une des plus répandues encore aujourd'hui parmi les malades : il n'est pas une femme atteinte de cancer du sein qui ne retrouve dans son histoire, quelques semaines, quelques mois ou quelques années avant la constatation de la tumeur, le coup, la chute, la « talure » auxquels elle rapporte son affection. Une croyance aussi universelle et aussi durable devrait, semble-t-il, reposer sur des faits aussi nombreux que démonstratifs. « Les rapports de succession chronologique entre les traumatismes et les néoplasmes sont trop fréquents pour être niés », écrit le professeur Roger : sans doute, mais ils échappent encore à nos moyens d'analyse. Les découvertes récentes de la bactériologie, de l'anatomie pathologique et de la médecine expérimentale, les recherches des Instituts impériaux allemands et anglais contre le cancer ne nous ont fourni aucun élément d'appréciation définitive sur l'origine, sur la nature et sur les conditions évolutives des néoplasmes. Les progrès de l'observation n'ont fait que jeter le trouble dans nos esprits ; la définition même des tumeurs a été remise en discussion. Quant aux néoproductions pathologiques dont la cause nous a été dévoilée, nous avons dû jusqu'à nouvel ordre les retirer du cadre des tumeurs, pour les ranger parmi les processus infectieux, telle l'actinomycose, tels nombre de myélomes, fibromes, lipomes, lymphadénomes (Poncet, Delbet), etc.

Il n'est donc pas surprenant que depuis les premières enquêtes de Velpeau, de Verneuil, de Paget, de Virchow au siècle dernier malgré les travaux remarquables et plus récents de Bashford, de Baumester, Berger, Brouardel, Cazin, Coley, Duplay, Ehrlich, Estlander, Hitner, Forgue et Jeanbrau, Grassmann, Gross, Haaland, Hechinger, Jaboulay et Duroux, Jordan, Kallionis, Kempf, Le

Clerc, Lejars, Lenguich, Liebe, Lœwenstein, Löuenthal, Machol, Moller, Moser, Murray, Rauch, Renner, Riblert, Rophe, Schtzarw, Stern, Thiem, Thoinot, Thomas, Vibert, Wernan, Würtz, etc., sans compter tous les chirurgiens qui depuis vingt ans ont dû s'intéresser à cette question en vue de l'application des Lois sur les accidents du travail, nous soyions encore fort peu documentés sur l'influence des traumatismes dans l'apparition des tumeurs. Au Congrès français de Chirurgie de 1907, le professeur Segond a revisé, avec l'aide de Jeanbrau, tous les faits connus qui pourraient fournir quelque élément à la solution de ce problème, et les discussions qui l'ont suivi au sein même du Congrès. Depuis ce magistral travail de critique, les rapports des médecins experts auprès des tribunaux, leurs certificats aux compagnies d'assurances, ont permis de classer tous les cas litigieux de néoplasmes suivant leur étiologie. Nous avons étudié et groupé beaucoup de ces documents : nous n'oserions en tirer aucune conclusion précise.

Nous essaierons pourtant d'en dégager les propositions suivantes :

1° Beaucoup de *néoproductions bénignes*, qualifiées de tumeurs, apparaissent à la suite d'un traumatisme, unique ou répété. Pour certains ostéomes, lipomes, fibrolipomes et fibromyxomes avec ou sans kystes, le traumatisme original est presque de règle : tels les fibromes et lipomes de la nuque, de l'épaule, du genou, de la paroi abdominale, — les ostéomes du crâne, du branchial antérieur, des adducteurs, etc. Mais, comme nous le disions plus haut, beaucoup de ces néoproductions sont de nature inflammatoire ou irritative et n'ont rien à voir avec les tumeurs. Pourtant, certaines d'entre elles présentent une évolution maligne, soit spontanément, soit après un traumatisme surajouté. Labbé avait déjà signalé la transformation sarcomateuse des fibromes de la paroi abdominale consécutifs aux traumatismes de la grossesse et de l'accouchement. Cornil, Coyne suivirent les étapes de cette transformation sur les coupes histologiques de tumeurs conjonctives bénignes, telles que les fibro-adénomes du sein. Cornil fit des observations analogues au sujet d'hématomes post-traumatiques, organisés peu à peu en angiomes caverneux, puis en angiomes diffus progressifs. Sur les coupes de semblables tumeurs (que nous avons pu examiner), les centres de prolifération cellulaire apparaissent groupés autour des vaisseaux néoformés à la périphérie des anciens foyers de contusions ; à part cette constatation, on n'a encore fixé sans l'objectif du microscope aucune des étapes d'un tel processus. Même aveu d'ignorance au sujet de la transformation de certaines exostoses ostéogéniques ou chondromes diffus, après des entorses ou fractures juxta-épiphysaires.

2° Pour les tumeurs malignes, l'accord est également fait entre les médecins et les malades. Il est indéniable que nombre d'entre elle *deviennent perceptibles* après un traumatisme de la région sur laquelle elles apparaissent. Ce sont, par ordre de fréquence croissante, les épithéliomes viscéraux, les sarcoïdes externes, les sarcomes des parties molles, les endothéliomes, les ostéosarcomes (63 sur 144, d'après Gross), les endothéliomes, et, notamment, les sarcomes angiolithiques des méninges rachidiennes, pour lesquels Brüns, Warren, Cassirer, nous-même avons trouvé un traumatisme initial dans la moitié des cas. Le traumatisme est noté au moins aussi souvent à l'origine des tumeurs encéphaliques, surtout des gliomes. Les sarcomes post-traumatiques des os plats, côtes, bassin, sont relativement beaucoup plus fréquents que ceux des os larges ; pour les sarcomes du rachis, le traumatisme est signalé dans plus des trois quarts des observations.

Voilà les points sur lesquels on s'entend. Les divergences d'opinion commencent dès que l'on cherché à fixer la proportion exacte des faits où le traumatisme a une influence, apparente ou réelle, sur le développement de la tumeur. En considérant la totalité des tumeurs malignes, épithéliales et conjonctives, releveraient d'un *traumatisme unique* : 21 p. 100 d'après Wolff, — 18 p. 100 d'après Ziegler, — 12 p. 100 d'après Kirchner, — 6 p. 100 d'après le professeur Thiem, dont la compétence en pareille matière fait autorité. En additionnant avec beaucoup d'autres les chiffres de ces statistiques, que nous avons choisis comme particulièrement caractéristiques, Cerutti dans sa thèse de Lille en 1909 arrivait à une moyenne de 3,5 p. 100. Cette moyenne ne saurait être plus près de la réalité que les éléments d'appréciation si disparates dont elle est constituée. Il est superflu d'ajouter qu'on saurait encore moins faire la part respective des *traumatismes multiples* dans le « déclanchement néoplasique » qu'ils produisent.

Un traumatisme *unique* est beaucoup plus souvent invoqué à l'origine du sarcome que de l'épithéliome. Pour les cancers épithéliaux, les traumatismes répétés et prolongés, même peu intenses, seraient plus fréquemment en cause, surtout lorsqu'ils intéressent des tissus préalablement altérés : on voit apparaître dans ces conditions, après des frottements et des excoriations, les cancroïdes sur les cicatrices chéloïdiennes, sur les ulcères calleux et les plaies de cautères, sur les anciens trajets fistuleux, sur les anciens foyers lupiques et ostéomyélitiques, sur les plaques de séborrhée des vieillards. On a de même incriminé les irritations habituelles des téguments et des muqueuses dans le cancer des tumeurs, des chiqueurs de bétel, des ramoneurs, des paraffineurs, des radiographes, dans le cancer de la joue et des gencives au contact des dents cariées, des chicots pointus, des dentiers mal ajustés, dans le cancer de la langue après leucoplasie, dans les cancers des conduits biliaires et de la vessie au contact de calculs, dans les cancers des conduits tapissés de muqueuse, au niveau des portions normalement ou accidentellement rétrécies (œsophage cervical, cardia, pylore, angles coliques, portion anale du rectum, urètre), dans les cancers vésicaux des ouvriers en aniline, dans les cancers péniens sous phimosis, etc. Pourtant les femmes atteintes de cancer du sein invoquent habituellement comme cause première de leur maladie un seul traumatisme. Et l'efficacité d'un choc unique dans l'apparition de certains cancers épithéliaux profonds, au niveau du testicule, du rein, de l'estomac, du côlon, a été admise par les médecins experts les plus qualifiés; les jugements et les sentences arbitrales qui sanctionnent cette opinion, à propos des accidents du travail, sont déjà trop nombreux pour que nous puissions en énumérer ici le détail.

Ziegler, après avoir analysé 500 observations de la Clinique chirurgicale de Münich, répartissait ainsi qu'il suit les cancers post-traumatiques :

Sur 328 carcinomes	35 ont succédé à un traumatisme unique, soit 10,5 p. 100. 92 ont succédé à des irritations chroniques, soit 28 p. 100.
Sur 171 sarcomes	35 ont succédé à un traumatisme unique, soit 19,5 p. 100. 32 ont succédé à des irritations chroniques, soit 18,5 p. 100.

3° L'intervalle entre le traumatisme et la première constatation de la tumeur est, de même, extrêmement variable. Nous n'avons, comme base d'appréciation indiscutable dans la valeur de ces délais, que les observations relativement rares suivies dès le début des lésions par le médecin, et les rapports des experts dont les conclusions ont été sanctionnées par des accords à l'amiable entre blessés et compagnies d'assurances, ou par des jugements rendus surtout en France, en Allemagne, en Belgique et en Suisse. Dans un cas de Marbaix, est considéré comme relevant du traumatisme un sarcome de la cuisse apparu *douze jours* après un coup de traverse d'écoutille ; chez un malade de Liniger, un ostéosarcome du bassin est diagnostiqué sur un foyer de contusion iliaque, *quatre semaines* après un coup de pied de vache ; — Julliard admet une relation de causalité et provoque une transaction à l'amiable pour un sarcome de la cuisse apparu *six semaines* après un coup de pied de cheval. Lapeyre invoque à l'origine d'un épithélioma de la lèvre une piqûre d'épine ressentie *trois mois* avant l'apparition de la tumeur.

On trouve ainsi dans les recueils cliniques et judiciaires des délais échelonnés entre 3, 6, 8, 12, 18, 24 et même 36 mois, chiffre extrême au delà duquel la revision n'est plus autorisée par la loi française, du moins en matière d'accidents du travail. L'influence du traumatisme peut effectivement se faire sentir dans des limites aussi variables ; mais une cause capitale d'erreur dans ces appréciations de délai est la durée, parfois considérable, de la période latente au début de l'évolution cancéreuse : jusqu'à dix ans, pour certains cancers du sein, pour des gliomes de l'encéphale — et la difficulté habituelle de dépister les premiers symptômes d'une tumeur : tantôt c'est sur l'hématome ou sur le foyer œdémateux de contusion que le cancer se manifeste par un noyau induré, par un épanchement hématique progressif, ou par de simples douleurs ; tantôt c'est sur la cicatrice en voie de formation ; tantôt enfin c'est sur une région frappée, touchée depuis si longtemps par le traumatisme incriminé, qu'aucune trace n'en a subsisté.

De même que pour tous les éléments d'une question aussi mal connue, on a tenté de résoudre la difficulté par des moyennes de chiffres. Le Professeur Segond, dans son Rapport, en cite quelques-uns ; d'après René Sand, le temps qui doit s'écouler entre le traumatisme et la tumeur « dont il favorise l'éclosion » est de :

Trois semaines à un an pour le sarcome ;

Six semaines à un an pour le cancer ;

Un mois à dix ans pour le gliome ;

Trois semaines à deux ans pour les autres tumeurs.

Pour Machol, le sarcome d'origine traumatique doit se développer trois semaines au plus tôt après l'accident, et le carcinome deux ou trois ans au plus tard. Hechinger fixe à deux ans cette limite extrême.

Devant de telles divergences d'opinion, quant à la *fréquence* et quant au *délai*, les médecins légistes ont exigé des garanties, avant d'admettre la valeur étiologique du traumatisme, chez des sujets sains en apparence jusqu'à l'époque de l'accident, quelles que fussent leurs prédispositions locales ou générales, impossibles d'ailleurs à déterminer. Estimant insuffisantes les conditions exigées déjà depuis longtemps par l'Office Impérial allemand des assurances, le Professeur Segond résume dans les propositions suivantes l'exposé des éléments étiologiques nécessaires d'après lui : 1° authenticité du traumatisme ; — 2° importance suffisante de l'accident ; — 3° intégrité avérée de la région avant la blessure ; — 4° correspondance exacte entre la blessure et la tumeur ; — 5° délai d'apparition de la tumeur rendant la filiation vraisemblable.

Soumises à ces éléments essentiels de critique, les observations indiscutées de cancers post-traumatiques se firent plus rares. Déjà en 1899, Lengnick analysant 579 cas de cancer traités à la Clinique de Königsberg n'en gardait que 12 auxquels il conservait une origine traumatique probable ; — Kempof en 1900, après un semblable travail de revision à Göttingen, ne réservait que 21 observations sur 1 767. Et en 1903, Moser, après avoir compulsé les registres de plusieurs corporations industrielles, notait que 15 fois seulement le cancer était indiqué sur plusieurs milliers de cas d'incapacité, indemnisés à la suite d'accidents du travail.

Segond alla plus loin: lorsqu'il dépouilla en 1907 avec Jeanbrau 600 observations de cancers post-traumatiques, dont 356 étaient considérées par leurs auteurs comme ayant une valeur clinique indiscutable, il conclut ainsi : « Aucune de ces observations n'est absolument probante et toutes sont incomplètes. Il y manque en particulier le renseignement fondamental de l'état de la région blessée avant l'accident ; et beaucoup d'entre elles sont d'ailleurs muettes sur des détails aussi nécessaires à connaître que le degré de violence du traumatisme, sa date exacte, celle de l'apparition de la tumeur, son examen histologique, etc. Si bien qu'en se plaçant au point de vue strict d'une démonstration scientifique irrécusable, on pourrait dire que, abstraction faite des épithéliomas développés sur des lésions préexistantes telles que cicatrices, ulcères, nævi, on ne trouve pas dans ces 356 observations un seul fait dont l'origine traumatique soit indiscutable. »

En poursuivant ce raisonnement, on arriverait à dire de même que pour les cancers apparus après un choc unique ou après des traumatismes répétés sur des chéloïdes, sur d'anciens ulcères calleux, sur de vieilles fistules ostéomyélitiques ou développées sur des nævi angiomateux et pigmentaires après un coup de rasoir malencontreux, ou après une tentative d'extirpation restée incomplète, il n'y a, entre le traumatisme et l'évolution cancéreuse, qu'un rapport de succession évident, mais non un lien de causalité. Ce serait peut-être nier trop tôt ce qui échappe à notre compréhension.

* *

Comment a-t-on prétendu jusqu'ici expliquer l'action du traumatisme dans le développement des tumeurs ? Entre les partisans de l'origine *cellulaire* et ceux de l'origine *parasitaire* du cancer, les divergences de vues ont été fondamentales : pour les premiers le traumatisme peut être une cause *déterminante* ; pour les autres il ne peut que *favoriser* l'inoculation, *localiser* l'infection ou *révéler* la tumeur. Toutes les écoles admettent une prédisposition individuelle *acquise* ou *héréditaire* surtout, dont l'importance est primordiale : en effet, beaucoup de tumeurs apparaissent en dehors de toute violence extérieure, et la proportion du nombre des tumeurs par rapport à celui de tous les traumatismes est insignifiante.

La question du *sexe* est indifférente. De même pour l'*âge* du sujet : les jeunes sembleraient plus exposés aux complications néoplasiques des traumatismes, frappant des régions variées ; mais chez eux sans doute de tels faits ont été signalés en plus grand nombre parce qu'ils paraissaient plus curieux qu'à un âge plus avancé. Pour les tumeurs post-traumatiques greffées sur d'autres lésions en évolution, le nombre des vieillards prédomine de beaucoup.

Voici quelques interprétations des partisans de la *théorie cellulaire*. Toutes procèdent de cette idée de Virchow que les irritations, surtout prolongées et répétées, augmentent la force de prolifération des cellules (formativer Reiz), en réduisant les obstacles à leur accroissement et en déchirant leurs connexions tissulaires, d'où une poussée normale et en particulier la prolifération néoplasique. Cohnheim faisait provenir les tumeurs d'amas embryonnaires résiduels, séparés durant la vie intra-utérine de leurs groupements originels, inclus dans les tissus, et réduits au minimum d'accroissement, jusqu'à ce qu'une excitation appropriée, telle qu'un choc, fournît à ces cellules l'impulsion nécessaire pour leur multiplication indéfinie. D'après Ribbert, le traumatisme « libère de leurs connexions normales les cellules jeunes ou adultes, les lâche dans l'organisme où elles se répandent comme des bêtes fauves échappées de leur cage, prêtes à tout dévorer devant elles ». Von Dungern et Werner admettent que dans chaque cellule existent normalement des puissances frénatrices, des « freins de croissance », qui assurent l'équilibre des échanges dans les tissus. Toutes les excitations peuvent abolir ces freins de croissance, soit en une fois, d'une manière définitive et irréparable si le choc est assez intense, soit après un certain nombre d'excitations additionnées les unes aux autres : dès lors l'accroissement et la multiplication des cellules lésées se poursuivent indéfiniment. Pour Hallion, le traumatisme peut rajeunir les cellules, les rendre « anarchiques », substituer à l'impulsion nucléaire initiale une impulsion génératrice nouvelle, de sorte que ces cellules révoltées se féconderaient réciproquement et feraient souche de tribus libres, indéfiniment accrues.

Ces développements pathogéniques ont une tendance métaphysique commune qui ne facilite ni leur compréhension, ni leur discussion. Ils ont comme point de départ tangible la constatation des karyokinèses atypiques et des altérations nucléaires à peu près constantes dans les cellules cancéreuses, qui ne restent plus incluses dans leurs acini ou alignées sur leur membrane basale, et qui émigrent rapidement dans le tissu cellulaire. Le traumatisme peut rompre les barrières conjonctives, et troubler, désorienter, affoler les cellules en multiplication ; mais il faudrait admettre qu'il a une action élective sur certaines d'entre elles, qui ne sont pas toujours les mêmes : en effet dans une plaie ou dans un foyer de contusion, si minimes qu'on les suppose, le tissu intéressé est constitué par plusieurs espèces de cellules, dont une seule espèce va subir la croissance monstrueuse. En outre, comment expliquer avec une pathogénie aussi simpliste que l'on n'observe pas des cancers, sinon chez tous les êtres soumis à des violences extérieures, du moins chez tous les sujets d'une famille prédisposée par l'hérédité? Pourquoi ne réussit-on pas à faire naître expérimentalement, à volonté, le cancer chez l'animal et chez l'homme par la simple action du traumatisme? Après les publications de Virchow et de Cohnheim, Zahn, Léopold, Ribbert, Alexandri et beaucoup d'autres ont cherché à vérifier leurs conceptions : ils ont greffé des tissus et des organes embryonnaires dans les organes homologues de jeunes animaux de la même espèce : jamais ces cellules, privées de leurs connexions normales et implantées dans un milieu éminemment favorable, n'ont produit de cancer. Il semblerait, au contraire, d'après ce que nous savons aujourd'hui, que ces cellules ainsi inoculées dussent s'accroître elles-mêmes, avoir une action cytotoxique destructive sur les éléments de la même espèce, sans favoriser jamais leur accroissement monstrueux : le professeur Pierre Delbet a même tenté de prévenir la récidive chez ses opérés de cancer, en leur inoculant aussitôt après l'intervention une émulsion des cellules mêmes de la tumeur. A cette objection on pourra répondre, il est vrai, que souvent déjà on a obtenu même chez l'homme des greffes cancéreuses, vivaces et proliférantes, par l'insertion sous la peau de fragments de tumeurs facilement enlevées.

Pour les partisans de la *théorie parasitaire*, le traumatisme ne peut avoir qu'une action *favorisante* ou *localisatrice*, quand il n'est pas l'occasion d'une inoculation directe. Les arguments de cette école ne sont pas tirés de constatations expérimentales précises. C'est l'application au cancer des recherches déjà anciennes de Jaboulay et Rodet sur l'ostéomyélite, de Max Schüller sur la pro-

vocation des foyers tuberculeux ostéo-articulaires par le traumatisme : un sujet est inoculé préalablement avec le staphylocoque
et avec le bacille de Koch, microbes qui circulent avec la lymphe
ou le sang; les leucocytes et les cellules fixes de défense sont capables de lutter contre cette invasion jusqu'au moment où le traumatisme crée un foyer de contusion, une plaie, un hématome, avec
des cellules en nécrobiose, et détermine un ralentissement de la
phagocytose. En ce point de moindre résistance, le parasite prolifère, envahit les tissus voisins. Et l'on ajoute, pour le parasite du
cancer, qu'il prolifère indéfiniment, en provoquant sur place et à
distance la multiplication d'un même type de cellules, auquel il
a adapté ses échanges propres. C'est là déjà un postulat; mais
à s'en tenir simplement aux conclusions plus générales de Max
Schüller relativement à l'infection tuberculeuse post-traumatique,
on sait qu'elles ont été fortement ébranlées pour les expériences
de contrôle dues à Lannelongue et Achard, à Pétrov, à Rodet et
Jeanbrau.

Ni la *clinique*, ni l'*expérimentation* n'ont fourni la preuve,
n'ont démontré la genèse des tumeurs primitives, pas plus que la
fréquence des localisations secondaires, des métastases, sur les
régions traumatisées.

Chez l'homme, on a noté presque exclusivement l'apparition
post-traumatique de greffes directement ensemencées par le bistouri
ou par le trocart de l'opérateur : telles les inoculations du tissu
cellulaire et de la peau dans l'ablation du sein, de l'utérus, ou de
l'ovaire cancéreux (Haidenhain, Halsted, Winter, Jaboulay, etc.),
tels aussi les noyaux observés dans la paroi abdominale, au niveau
des ponctions pour ascites néoplasiques (Rienke, Nicaise,
Levesque). Mais, dans ces faits, le traumatisme cellulaire reste au
second plan; il s'agit de propagations du cancer par continuité en
surface, comme il s'en fait dans la profondeur par les lymphatiques.

Le coup de fouet, donné par une opération incomplète à certains
cancers dont l'évolution s'était montrée jusque-là très latente, tels
que les squirrhes atrophiques du sein et les cancroïdes mucocutanés
de la lèvre, fournirait déjà un meilleur argument. Mais ce qui serait
probant, ce serait la constatation suffisamment répétée, chez des

cancéreux avérés, de noyaux néoplasiques apparus à la suite de traumatismes sur des régions éloignées de la tumeur primitive et sans connexions lymphatiques directes avec elle. Chez les cancéreux, si les plaies opératoires, les foyers de contusion, les fractures se réparent parfois plus lentement que chez les sujets sains, à cause de la déchéance générale, il est exceptionnel de voir apparaître sur de tels foyers des noyaux de métastases.

Quand une tumeur secondaire est constatée sur une fracture récente, c'est presque toujours pour ne pas dire toujours que le noyau néoplasique préexistait au tramuatisme, et avait déjà compromis la solidité de l'os. De même pour les traumatismes provoqués, au cours par exemple des opérations sanglantes : après la gastro-entéro-amastomose pour cancer du pylore, on a noté des survies de deux ans et plus ; les opérés succombent le plus habituellement sans que leur cicatrice de laparotomie présente d'induration suspecte, à moins que la tumeur, par l'envahissement continu du péritoine et des lymphatiques pariétaux, ne s'ensemence peu à peu au niveau de l'ancienne incision. Cette constatation est encore plus frappante après l'ablation des volumineux cancers de l'utérus ou de l'ovaire : combien peu souvent a-t-on signalé l'apparition de noyaux métastatiques, isolés des récidives profondes, au niveau de la cicatrice pariétale, dont les tissus ont été cependant contusionnés par les écarteurs, tiraillés par les sutures en étages, et combien habituels au contraire sont les noyaux secondaires apportés dans le foie, dans le poumon par les vaisseaux sanguins et lymphatiques sans l'intervention d'aucun traumatisme viscéral?

Les données de l'*expérimentation* corroborent ces observations cliniques. Dès 1894, Cazin avait tenté vainement de réaliser des greffes cancéreuses sur des tissus épithéliaux sains ou chroniquement enflammés, en les soumettant à des traumatismes plus ou moins violents et répétés. Après lui, on reprit ces essais, lorsqu'on eut réussi des inoculations cancéreuses chez l'animal : Hanau, Lœb, Hertzog, Klenke, Jensen, Bashford, Mayet, Contamin n'ont pas reconnu que le traumatisme eût un rôle adjuvant pour hâter la reprise des greffes ou pour accroître la virulence des parcelles inoculées : Moreau, Haaland, Ehrlich et Apolant, Borrel et Nègre, Bashford, Murray, qui ont fait des inoculations positives en série sur des milliers de souris, ont utilisé avec autant de succès la voie sous-cutanée et intra-péritonéale. Ils ont fait de simples injections, des ponctions, des scarifications; ils n'ont jamais indiqué que les tumeurs filles ne fussent plus particulièrement développées au niveau des cellules dilacérées par la plaie d'inoculation. De l'Institut de Londres pour les recherches sur le cancer, Bashford a obtenu le maximum d'inoculation positive en introduisant les greffes parcellaires à travers un mince trocart qui cause le minimum de désordres dans les tissus. Si Borrel et Nègre ont constaté que la plupart des tumeurs chez leurs souris infectées siégeaient à l'aine et à l'aisselle, c'est d'après eux que dans ces régions les ectoparasites se trouvent en plus grande quantité et y déposent directement le germe virulent, par doses massives et ensemencement continu. En 1909 Podryssovsky, pour démontrer l'influence des irritations mécaniques (formatives Rey de Virchow) sur la production des tissus « d'aspect tumoral », a injecté, dans le péritoine de diverses espèces animales, de la terre d'infusoires, constituée par des particules microscopiques à bords tranchants, stérilisée préalablement et tenue en suspension dans l'eau salée physiologique : au bout de quatre semaines, le grand épiploon et le péritoine pariétal des animaux en expérience étaient parsemés de nodosités dont quelques-unes atteignaient le volume d'un pois. Ces nodosités étaient constituées presque exclusivement par des cellules géantes à noyaux multiples, ayant dans leur intérieur ou en bordure les particules étrangères inoculées. De la production de ces « gigantomes », Podryssovsky conclut que l'irritation mécanique directe suffit pour activer la croissance d'un tissu : c'est ce que l'on avait observé déjà depuis longtemps dans les pseudo-tumeurs, les pseudo-tubercules développés autour de particules étrangères, organiques ou inorganiques, incluses dans les tissus. Mais de telles expériences restent sans valeur en ce qui concerne l'origine des tumeurs malignes, productions d'accroissement continu; par elle-même la cellule géante représente essentiellement une forme de défense, qui peut être prise temporairement par diverses espèces de leucocytes libres ou de cellules fixes, et que l'on ne saurait considérer comme un élément néoplasique : de plus en plus on tend à séparer des vraies tumeurs les néoproductions à myéloplaxes et à cellules géantes.

Résumons, pour terminer, les expériences et les faits cliniques rapportés par Vidal (d'Arras) au Congrès français de Chirurgie en 1907 : un lot de souris blanches ayant reçu avec succès des greffes d'adéno-carcinome et portant sur la paroi abdominale des tumeurs assez volumineuses, est mis en expérience.

Chez deux d'entre elles on dilacère légèrement deux fois et à deux jours d'intervalle, à travers la peau, à l'aide d'une aiguille, le tissu central de la tumeur. Chez trois autres le néoplasme est soumis deux minutes par jour, pendant cinq jours, à une série de petits chocs avec un marteau de liège. Chez trois autres enfin, la tumeur ne reçoit qu'un seul choc, sec et violent, également pendant cinq jours.

A l'autopsie, les tumeurs dilacérées semblent avoir été activées dans leur évolution; c'est le seul groupe qui ait donné des métastases pulmonaires. Les chocs, légers et répétés, ou espacés et violents, ont permis dans la moitié des cas une survie notable; chez ces animaux une barrière fibreuse périphérique semblait même s'opposer à la prolifération maligne. En pathologie humaine, quelques faits semblaient également avoir démontré à Vidal que si dans certaines conditions les traumatismes activent l'évolution des tumeurs malignes, dans d'autres au contraire ils semblent l'entraver, la tumeur subissant, temporairement au moins, une diminution de volume, un durcissement et un isolement plus parfaits, par suite d'un processus de sclérose périnéoplasique. Vidal croit aussi que le traumatisme détermine une destruction directe d'éléments cancéreux, suivie de résorption : d'où une véritable auto-sérothérapie cytolytique en miniature, comme l'ont signalé Bashford, Borrel et Bridré. Bien plus, les traumatismes indirects, dans des cas de cancer du sein et de la langue, auraient fait disparaître les douleurs, tari les sécrétions et les hémorragies, réduit le volume des ganglions pendant plusieurs mois. Dans ces cas, pour Vidal, l'amélioration aurait été due à l'hyperthermie citotoxique déterminée par la résorption des éléments cellulaires qu'avait détruits le traumatisme. Ces résultats sont à rappeler de certaines rétrocessions du cancer, observées sous l'influence des pyrexies médicales, de l'érysipèle, de la radiothérapie.

*
* *

CONCLUSIONS. — Pour admettre l'influence du traumatisme sur le développement des néoplasmes, nous ne pouvons encore nous appuyer que sur des arguments de probabilité, tirés de la seule observation clinique. Souvent le traumatisme ne fait que *révéler* une tumeur encore ignorée du malade.

Pourtant, s'il semble indéniable que chez des sujets *prédisposés*, notamment par l'hérédité, et dans des conditions qui échappent encore à nos moyens d'analyse, le traumatisme *détermine* l'apparition ou *favorise* le développement des tumeurs.

Un traumatisme *unique*, surtout une contusion un peu forte, sur des tissus sains en apparence peut suffire : on l'a noté particulièrement pour les sarcomes des parties molles et des os, pour les tumeurs du rachis et de l'encéphale.

Les menus traumatismes, les irritations répétées et prolongées, en tissu sain, ou mieux dans des régions déjà ulcérées ou chroniquement infectées, semblent surtout provoquer l'apparition des épithéliomes cutanés ou muqueux ecto-dermiques et endo-dermiques. Un choc unique, même sans contusion grave des plans sus-jacents, a été admis par nombre de médecins et chirurgiens, experts auprès des tribunaux, comme responsable de cancers viscéraux profonds.

Le délai écoulé entre le traumatisme et l'apparition de la tumeur peut varier de quelques semaines à plusieurs années (trois semaines à trois ans, a-t-on dit un peu arbitrairement).

Chez des sujets sains mais prédisposés, ou déjà cancéreux, il a été admis sans preuves directes qu'un traumatisme grave pouvait, au même titre qu'une très vive émotion, soit favoriser le développement, soit hâter l'évolution d'un cancer déjà existant, même dans une région différente de celle où avait porté le traumatisme.

Chez les cancéreux, un traumatisme même grave, tel qu'une fracture, atteignant une région encore saine et éloignée de la tumeur, provoque rarement en ce point l'apparition d'un noyau secondaire métastatique. Si le traumatisme, accidentel ou chirurgical, atteint l'organe cancéreux, d'ordinaire l'évolution de la tumeur en est activée, quant à son développement local et à distance.

Les menus traumatismes, les irritations répétées d'une tumeur bénigne peuvent provoquer à son niveau l'évolution du cancer. Ces mêmes agents hâtent habituellement l'évolution des tumeurs primitivement malignes. On a constaté néanmoins que des cancers, identifiés au microscope, avaient rétrocédé et même guéri après des ablations sûrement incomplètes, après des contusions, après des irritations aiguës ou chroniques, après l'exposition limitée de la tumeur aux rayons X et à l'action du radium.

HÉMODIAGNOSTIC DU CANCER

Par le Dr **M. WEINBERG**, de l'Institut Pasteur.

Nous devons reconnaître, dès le début de notre rapport, que l'hémodiagnostic du cancer n'existe pas encore. Il est en effet impossible, avec les moyens de laboratoire que nous possédons actuellement, de mettre en évidence les modifications morphologiques et biologiques des éléments figurés du sang ni de déceler dans le sérum cancéreux des substances qui nous permettent d'affirmer avec certitude l'existence d'une tumeur maligne.

L'Association française pour l'étude du cancer a cependant jugé utile, pour faciliter les recherches ultérieures, un résumé des résultats d'efforts faits dans cette voie par de nombreux savants au cours de ces trois dernières années.

Notre rapport comprend trois parties : dans la première, nous exposerons brièvement quelques études faites sur les globules rouges et les leucocytes de cancéreux; la deuxième traitera des recherches sur les anticorps spécifiques; nous résumerons enfin, dans la troisième partie, les observations sur ce qu'on pourrait appeler les moyens indirects du séro diagnostic du cancer.|

Eléments figurés du sang.

L'étude des éléments figurés du sang cancéreux n'a pas tenté beaucoup de chercheurs.

Cade, Morelet et Roubier[1] ont noté chez un certain nombre de cancéreux une diminution de la résistance globulaire.

Paggiolini[2] a constaté chez des cancéreux une diminution

---

1. Cade, Morelet, Roubier, Quelques observations sur le sang des cancéreux et des tuberculeux. *Province médicale*, 1908, n° 46.

2. Poggiolini, The blood in cancer, *Gazz. degli Osped.*, 15 août 1909, analysé in *Brit. med. Journal*, 1909, II, analyse 232.

notable de globules rouges et une diminution de la quantité d'hémoglobine.

Crile[1] a observé, au cours de ses recherches sur les isolysines, que les globules rouges des cancéreux, à l'encontre des hématies de tuberculeux, sont en général très résistants et ne cèdent à l'action des sérums normaux que dans les cas de cancer très graves et très avancés. Cette observation a été confirmée par Johnstone et Canning[2]. Par contre, Richartz[3] a trouvé la fragilité globulaire aussi souvent chez des cancéreux que chez des tuberculeux.

Kraus, Pötzl, Ranzi et Ehrlich[4] ont étudié l'action du venin de cobra sur les globules rouges des porteurs de tumeurs malignes. Ils ont d'abord porté leurs recherches sur des rats et des souris. Tandis que des globules rouges de ces deux espèces se comportent de la même façon en présence de la tétanolysine ou de la staphylolysine, ils présentent une résistance inégale vis-à-vis du venin de cobra. En effet, les globules de rats sarcomateux sont dissous beaucoup plus vite que les globules normaux de même espèce; les hématies des souris cancéreuses opposent au contraire à ce venin une résistance supérieure à la normale.

Ces auteurs ont appliqué également leurs recherches à l'homme. Dans leurs expériences, ils éprouvaient la résistance de 3 gouttes de globules lavés (10 p. 100) vis-à-vis de 3, 6, 8 et 10 gouttes d'une dilution de venin de cobra au 1 p. 500 et même au 1 p. 5000. Ils sont arrivés pour l'homme aux mêmes conclusions que pour les animaux. Les globules rouges de l'homme atteint de sarcome seraient plus facilement dissous que les globules d'un individu sain; on trouverait le contraire pour les sujets cancéreux. Malgré le petit nombre de cas, les auteurs ont déjà trouvé des exceptions (un sarcome du testicule avec récidive; un cancer de l'estomac). Une augmentation de la résistance a été également trouvée dans la syphilis récente.

Poggiolini a confirmé des observations anciennes sur la leucocytose dans le cancer. La leucocytose existe, mais elle peut aussi

1. Crile, *The Journ. of Americ. Med. Assoc.*, vol. 51, n° 24, 12 déc. 1908, p. 2036.
2. Johnstone et Canning, *The Journal of the Americ. Med. Assoc.*, 1909, p. 1479.
3. Richartz, *Deutsch. Med. Woch.*, 1909, n° 31.
4. Kraus, Pötzl, Ranzi et Ehrlich, *Wien. Klin. Woch.*, 1909, n° 29.

manquer. L'étude des leucocytes ne permet pas d'établir un diagnostic différentiel entre le cancer et le sarcome.

Recherche d'anticorps spécifiques dans les sérums cancéreux.

Les anticorps spécifiques ont été recherchés dans le sérum cancéreux par la méthode des précipitines, par la méthode de fixation du complément et enfin par celle de l'anaphylaxie passive.

Précipitines. — Dans des expériences déjà anciennes, Engel (1903), Romkes (1904) et Martens (1904) ont essayé de préparer, par des injections aux animaux de sérum de malades cancéreux, un sérum donnant un précipité spécifique avec le sérum cancéreux humain. Martens a même eu l'idée de préparer deux sérums, l'un avec le liquide d'ascite non cancéreux, l'autre avec le liquide d'ascite cancéreux. Le sérum anti-ascite normal devait seulement servir à la purification du sérum anti-ascite cancéreux. Ce dernier précipité ainsi et filtré ne devrait plus donner un nouveau précipité qu'avec le sérum cancéreux. Ces recherches très intéressantes ont été répétées par Pribram, avec cette modification qu'il préparait des lapins non pas avec de l'ascite, mais avec des sérums normaux et avec des sérums cancéreux. Malheureusement, les résultats ne furent pas encourageants. Le sérum ainsi obtenu précipitait aussi bien avec des sérums cancéreux qu'avec des sérums non cancéreux. Il en est de même pour les résultats des recherches faites dans cette direction par Bernbach.

En 1907, Salomon [1] a préparé des lapins avec de l'extrait cancéreux. Il a obtenu une fois un précipité très net en mélangeant le sérum lapin-cancer avec du sérum cancéreux humain.

Kelling (1907), partant de l'hypothèse que le cancer humain est le résultat de la prolifération des cellules embryonnaires d'espèce étrangère, a cherché [2] à obtenir des précipités avec des extraits de tissus d'autres espèces animales.

Il a obtenu 28 résultats positifs sur 200 cas de cancers examinés. L'hypothèse de Kelling n'avait pas de base solide et sa méthode des précipitines pour le diagnostic du cancer n'a pas fait avancer la question qui nous intéresse ici.

1. Salomon, *Denkel. Med. Woch.*, 1907, p. 804.
2. Kelling, Versammlung deutscher Naturforscher und Aerzte zu Dresden, 15-21 sept. 1907 et *Berlin. Klin. Woch.*, 7 octobre 1907, p. 1293.

Maragliano [1] a préparé une cancro-précipitine pour le diagnostic du cancer de l'estomac. Il injecte les animaux avec du suc gastrique cancéreux. Le sérum d'animaux immunisés est d'abord précipité avec le sérum normal, avec l'extrait de la paroi gastrique ainsi qu'avec celui de cellules épithéliales de l'estomac. Le sérum, débarrassé ainsi de toutes les substances non spécifiques, précipiterait seulement avec le suc gastrique cancéreux. Maragliano a également préparé des lapins par des injections de poudre de cancer humain. Les sérums de ces lapins, débarrassés des précipitines du sérum normal, donnaient un précipité très net avec des sérums cancéreux.

Barnes [2] a confirmé les recherches de Maragliano. Serafini et Diez [3] ont également répété les expériences de Maragliano, mais sans résultats appréciables; dans 3 cas de cancer, la réaction fut douteuse, dans deux autres négative.

Philosophoff [4] a essayé d'obtenir un précipité en traitant des sérums cancéreux par des différents extraits cancéreux. Ces expériences n'ont pas donné de résultats satisfaisants. Plus heureux paraissent être Freund et Kaminer [5] qui dans un travail tout récent prétendent avoir obtenu des précipités spécifiques en traitant les sérums cancéreux par un extrait cancéreux préparé d'une façon spéciale.

La substance active de l'extrait cancéreux préparé par ces savants est thermostabile. En la faisant bouillir en présence d'une petite quantité d'acide acétique on la débarrasse des matières albuminoïdes. Le produit ainsi obtenu est encore purifié par la dialyse qui enlève tout le chlorure de sodium dont la présence affaiblit d'une façon très sensible la substance spécifique. Cette dernière donne la réaction des albumoses.

Il faut employer pour l'expérience l'extrait très dilué; il doit être légèrement opalescent. On verse dans 3 cc. de ce liquide 10 gouttes de sérum à examiner. En travaillant ainsi, Freund et Kaminer ont réussi des réactions positives dans 54 cas de cancer.

1. Maragliano, *Acad. Med. Genova,* juillet 1908.
2. Barnes, *Centralblatt f. Bakter.*, t. XL, p. 675.
3. Serafini et S. Diez, Sulla applicazione delle cancro-precipitine nella diagnosi del carcinoma gastrico, *Giornale R. Acad. Med. Torino*, t. XXX, pp. 141-155.
4. Cité in Weinberg et Mello, *Bull. de l'Assoc. franç. pour l'Étude du cancer*, 1910, p. 42.
5. Freund et G. Kaminer, *Wien. Klin. Woch.*, 1910, n° 34, pp. 1221-1223.

45 sérums non cancéreux, à l'exception d'un sérum tuberculeux, ont donné une réaction nettement négative.

On a essayé aussi d'obtenir un précipité en traitant le sérum cancéreux avec une émulsion de lécithine. Après Stumm qui a obtenu, dans ces conditions, un précipité avec 8 sérums cancéreux, H. Weil et H. Braun [1] ont essayé cette réaction dans 17 cas. Neuf fois le précipité fut trouvé. Parmi ces 9 cas il se trouvait deux sarcomes non ulcérés. Des cancers ulcérés ont donné la réaction négative, ce qui paraît exclure le rôle des microbes de la suppuration dans ce phénomène.

Voici la technique suivie : on prépare une émulsion de lécithine en agitant 100 cc. d'eau physiologique dans laquelle on a versé 0 gr. 20 de lécithine émulsionnée dans 1 cc. d'alcool. Chaque tube de l'expérience reçoit 0 cc. 50 d'émulsion de lécithine à 0,2 p. 100 et le même volume de sérum cancéreux; si la réaction ainsi obtenue est positive, une deuxième épreuve est faite avec 0 cc. 20 de sérum. La précipitation commence à 37° au bout de 2 heures, pour atteindre son maximum à la cinquième heure.

Sampietra et Tesa [2] ont obtenu par cette méthode 5 résultats positifs pour 17 sérums cancéreux. Mêmes résultats ont été obtenus avec du glycocolate de soude. Trois sérums cancéreux ont donné en même temps la réaction de Wassermann et un précipité avec la lécithine. Il faut penser ici à la coïncidence du cancer avec la syphilis.

Weil et Braun voient l'origine des substances précipitant la lécithine dans la résorption par l'organisme de produits de la destruction des cellules cancéreuses. C'est aussi à cette hypothèse que se rallie Schenk [3], qui a trouvé la réaction positive surtout chez des malades cachectiques.

Ce savant a examiné le sérum de 40 malades atteints de cancer de l'utérus ou des ovaires. Sur ce nombre, 8 seulement ont donné une réaction positive. On ne peut donc pas compter sur cette réaction; d'autre part, ce qui est plus grave, on peut l'obtenir,

1. E. Weil et H. Braun, Ueber Antikorper bei Tumoren. *Wien. Klin. Woch.*, t. XXI, 30 avril 1908, nº 18, p. 650.

2. Sampietra et Tesa, *Annal. Ig. sperim.*, t. XVIII, f. 4, 1908.

3. Schenk, Ueber die Bedeutung der Lecithinausflœkung bei malignen Tumoren, *Münch. Med. Woch.*, 1909, nº 28, p. 1415.

comme l'ont déjà constaté Weil et Braun et d'autres avec le sérum de malades non cancéreux et non syphilitiques.

Lysines. — Essayée d'abord par Salomon et par Ranzi, la méthode de fixation du complément a donné des résultats peu satisfaisants. Ravenna[1] s'est servi comme antigène, dans ses premières expériences, de l'extrait de tissu cancéreux ayant été préalablement traité par du sérum humain normal. Il affirme avoir ainsi obtenu de bons résultats.

Tedeschi[2] affirme aussi avoir réussi la réaction de fixation avec divers antigènes préparés soit avec des cancers non ulcérés soit avec du sang de sujets cancéreux.

Sampietro et Tesa[3] ont constaté que les sérums cancéreux ne renferment pas de substances lipophiles; ils ne donnent la fixation du complément ni avec l'antigène syphilitique, ni avec des lipoïdes. Les substances lipophiles ne se retrouvent que dans les sérums de sujets porteurs de tumeurs ulcérées. Pour ces savants, les sérums cancéreux renferment des substances spécifiques qui fixent l'aléxine en présence de l'extrait aqueux ou alcoolique de tissu néoplasique.

Simon et Thomas[4] ont préparé leur antigène en agitant pendant vingt-quatre heures le tissu cancéreux broyé et additionné d'eau salée phéniquée. L'émulsion ainsi obtenue se conserve longtemps à la glacière sans perdre de son activité. En cas de besoin, on en centrifuge une petite quantité pour ne se servir que d'un produit très clair. Sur 37 porteurs de tumeurs malignes, 24 ont donné une réaction positive, dont 21 étaient des cancers, 3 des sarcomes.

Les malades dont le sérum a donné une réaction négative ont été surtout atteints de cancer du tube digestif ou bien de l'utérus. Les sérums de contrôle (100 cas) n'ont donné que 4 réactions positives (2 cirrhoses du foie, 1 maladie de Banti, 1 cancer de sein trois fois opéré et traité pendant six mois par un vaccin anti cancéreux).

1. Ravenna, Diagnosi del cancro mediante la deviazione del complemento, *Policlinico*, 1907, p. 15.

2. Tedeschi, *Gazetta Ospedagli Clin.*, 1907, n° 9 et 1908, p. 558.

3. G. Sampietro et D. Tesa, Sulla deviazione del complemento nei tumori maligni. *Ann. Ig. sperim..*, t. XVIII, f. 4, 1908, p. 657-676.

4. Charles-E. Simon et Walther Thomas, On complement fixation in malignant disease, *Journ. of Exp. Med.*, t. X, p. 673-689.

Ravenna [1] a repris en 1909 ses recherches sur le séro diagnostic du cancer. Dans ce nouveau travail, il reconnaît que le sérum cancéreux renferme des substances qui donnent la fixation de complément non seulement avec l'extrait cancéreux, mais aussi avec tous les produits albuminoïdes qui, d'après lui, sont mis en liberté au cours d'une maladie. Il prétend cependant que les sérums cancéreux donnent une réaction beaucoup plus nette avec l'extrait cancéreux dilué que les sérums de malades atteints de toute autre maladie.

Sisto et Jona [2] ont obtenu 23 réactions positives sur 30 sérums cancéreux. 6 sarcomes sur 8 ont donné de bons résultats. Ces auteurs se sont servis de l'extrait aqueux. Dans quelques expériences, déjà à lui seul, cet extrait fixait légèrement l'alexine.

Nous avons également recherché, en collaboration avec Mello [3], des anticorps spécifiques dans une centaine de cas de cancer. Nous avons pu confirmer que le meilleur antigène est encore l'extrait aqueux de tissu néoplasique. Quant aux pourcentages élevés trouvés par quelques auteurs cités plus haut, nous les attribuerions volontiers à des défauts de technique. Lorsque, en effet, on travaille avec un antigène bien titré et éprouvé avec un grand nombre de sérums normaux et pathologiques non cancéreux, on obtient chez l'homme à peine 20 p. 100 de résultats positifs.

Les recherches récentes de de Marchis [4] confirment nos constatations. Ce savant a appliqué la méthode de fixation du complément à l'étude de 33 cas de cancer, 4 cas de sarcome, 2 cancers compliqués de syphilis, 5 tumeurs bénignes et de 29 non cancers. Il a employé comme antigène l'extrait aqueux ou alcoolique de tissu cancéreux ou sarcomateux. La réaction fut souvent trouvée négative, même dans les cas de cancer très avancés. Par contre, de Marchis a signalé quelques réactions positives chez des syphilitiques ainsi que chez des sujets atteints d'autres maladies. Ces résultats peu satisfaisants sont encore appuyés par des observa-

1. F. Ravenna, La deviazione del complemento e la diagnosi biologica di tumori maligni, *Arch. Scienz. Med.*, vol. 32, 1909, n° 6.

2. P. Sisto et E. Jona, La deviazione del complemento nei tumori maligni, *Clin. Med. Ital*, vol. 48, 1909, p. 289-298.

3. M. Weinberg et Ugo Mello, *Bull. de l'Assoc. franç. sur l'étude du cancer*, 1910, n° 1, p. 42-51.

4. De Marchis, Sulla diagnosi biologica dei tumori maligni. *Lo Speriment.*, vol. 63, 1910, p. 969-1020.

tions de Guillot et Daufesne [1] qui ont trouvé la séro-réaction négative dans 3 cas de cancer, bien qu'ils aient employé dans leurs expériences des antigènes préparés de trois façons différentes.

La méthode de fixation du complément a été employée par quelques auteurs pour les recherches d'anticorps spécifiques et dans le sérum d'animaux porteurs de tumeurs malignes. Clowes [2] a obtenu quelques résultats pour les rats sarcomateux. Lorsque le poids de la tumeur du rat atteint ou dépasse 50 grammes, son sérum ne donne pas de fixation du complément. La réaction est légère avec le sérum des rats dont la tumeur, évoluée en dix à trente jours, ne dépasse guère 2,5 à 5 grammes. Le sérum des deux chiens, l'un porteur d'une petite tumeur (lymphosarcome) et l'autre guéri de sarcome, ont donné une réaction des plus nettes aussi bien avec l'extrait de sarcome qu'avec celui du cancer.

Ugo Mello [3] a obtenu la fixation du complément dans 7 cas sur 13 chevaux porteurs de tumeurs malignes.

NOTE. — Livierato (*Berl. Klin. Woch.*, 26 avril 1905, pp. 885-886) affirme avoir obtenu de bons résultats dans les cas de cancer de l'estomac en pratiquant la méthode de fixation du complément de la façon suivante : il prépare son antigène en triturant du cancer ou du sarcome avec du verre pilé dans de l'eau physiologique ; le produit obtenu est additionné de quelques gouttes de chloroforme et placé à l'étuve à 37° pour vingt-quatre heures ; il est filtré ensuite sur filtre stérilisé et conservé à la glacière dans de petits tubes fermés. Avec cet antigène, l'auteur cherche les anticorps dans le suc gastrique. Ce dernier est filtré sous pression, neutralisé par une solution de lessive (10 p. 100), chauffé une heure à 60°, puis conservé à la glacière. Voici les doses employées dans l'expérience : suc gastrique — 1/2 à 1 cm³ ; extrait cancéreux — 1/2 à 1 cm³ ; alexine — 0,1 cm³. Livierato a obtenu par ce procédé 6 résultats positifs sur 7 cas de cancer de l'estomac ; 6 expériences de contrôle ont été négatives.

Anticorps anaphylactiques. — Pfeiffer et Finsterer [4] ont essayé d'anaphylactiser le cobaye avec du sérum cancéreux. Ces auteurs

---

1. Guillot et Daufesne, *Bull. Assoc. franç. pour l'Étude du Cancer*, 1910, n° 1, pp. 34-39.
2. A. Clowes, Deviation of complement by means of the serum of sarcoma rats, *The Journal of the Amer. Med. Assoc.*, 1909, p. 408.
3 Ugo Mello, *Recueil de méd. vétérin.*, décembre 1909.
4. Hermann Pfeiffer et Finsterer, Ueber den Nachweis eines gegen das eigene Karzinom gerichteten anaphylaktischen Antikörper im serum von Krebskranken. *Wien. klin. Woch.* 1909, n° 28, p. 989.

injectent dans la cavité péritonéale du cobaye 4 cm³ de sérum cancéreux. Quarante-huit heures après, le même cobaye reçoit, toujours en injection intrapéritonéale, 4 cm³ de suc néoplasique, obtenu par compression de tissu cancéreux récemment enlevé dans une presse hydraulique sous une pression de 350 atmosphères. Dans ces conditions, ces savants ont obtenu chez le cobaye un abaissement de la température qui est parfois tombée jusqu'à 34°. Ils considèrent cet abaissement de la température comme un phénomène caractéristique de l'action des anticorps anaphylactiques du sérum cancéreux.

Ranzi [1], qui avait déjà essayé en vain d'obtenir une réaction spécifique chez les cobayes sensibilisés avec du tissu cancéreux, a rejeté les expériences de Pfeiffer et Finsterer, tout en en modifiant un peu la technique. Il a préparé les cobayes par l'injection intra-péritonéale de sérum cancéreux et, vingt-quatre heures après, il leur injectait dans les veines de l'extrait néoplasique. Il a pu ainsi constater que la chute de température qu'on trouve dans ces cas ne présente rien de spécifique.

En réponse à Ranzi, Pfeiffer [2] affirme avoir obtenu 13 résultats positifs sur 18 cas étudiés. De 5 cas négatifs, l'un avait trait à un cancer de la mâchoire opéré il y a 5 mois sans donner lieu à une récidive, deux autres étaient des malades opérés il y a 6, 8 semaines de cancer du sein. Des expériences faites avec les sérums de 7 sarcinomateux, d'un malade atteint de neuro-fibromatose et d'un autre affecté d'un myome utérin, ont donné des résultats négatifs.

La spécificité dont parlent ces auteurs n'a pu être retrouvée par Weinberg et Mello [3], qui ont répété les expériences avec dix sérums cancéreux et avec autant de sérums sains. Ils ont obtenu quelquefois une véritable hypothermie chez les cobayes traités préalablement par le sérum cancéreux, mais le phénomène a été observé chez des animaux injectés avec du sérum sain.

Kelling [4] a préparé des extraits aqueux des tumeurs du tube

1. Ranzi, *Wien. klin. Woch.*, 1909, n° 40, p. 1372.
2. Pfeiffer, *ibid.*, p. 1375.
3. M. Weinberg et Ugo Mello, *Bull. de l'Assoc. franç. pour l'Étude du cancer*, 1910, p. 42-51.
4. Kelling, Anaphylaktische Blutersuchungen beim Karzinom des Menschen, *Wien. klin. Woch.*, 1910, n° 12, p. 425.

digestif conservés préalablement pendant une semaine dans la glycérine. Quarante-huit heures après l'injection de cet extrait dans la cavité péritonéale, les cobayes recevaient du sérum cancéreux. Ce savant a retrouvé le phénomène de Pfeiffer et Finsterer. Il a cependant constaté que le phénomène n'est pas spécifique, car il a pu l'obtenir avec des sérums syphilitiques et tuberculeux. Il a observé la même chute de température chez des animaux préparés avec des cellules non cancéreuses et même avec des embryons.

Donati[1] a observé plusieurs fois la chute de température chez des animaux préparés d'après les indications exactes de Pfeiffer et Finsterer.

Il a obtenu cependant le même phénomène avec un sérum non cancéreux. D'autre part, Donati fait remarquer que les expériences qu'on fait dans cette direction ne sauraient être comparables, car l'activité des sucs de tissus cancéreux est très variable; de plus, les sérums cancéreux ne renferment parfois qu'une très petite quantité d'anticorps anaphylactiques. Enfin, il faut compter avec les cobayes qui résistent différemment à l'injection du même sérum et du même suc cancéreux[2].

Dans un travail tout récent, Isaia[3] n'a pas confirmé les expériences de Pfeiffer et Finsterer. Il a employé, comme antigène, l'extrait aqueux de tissu cancéreux préparé par la méthode de Wassermann ou bien l'extrait sec.

En résumé, quelle que soit l'importance théorique du phénomène observé par Pfeiffer et Finsterer, et en admettant même que ce phénomène soit rigoureusement spécifique, ce qui n'est pas encore démontré, la méthode de l'anaphylaxie passive ne saurait entrer dans la pratique du laboratoire comme moyen de sérodiagnostic.

NOTE. — Notons en passant un travail de Livierato (*La Riforma medica*, 1910, n° 23). Cet auteur affirme avoir obtenu des phénomènes d'anaphylaxie classique en injectant sous la dure-mère des cobayes, sensibilisés avec du cancer du sein, des doses non mortelles de suc gastrique. Pas de

1. M. Donati, Della anafilassi passiva da tumore maligno, *Atti della Società Ital. di Patol.*, VI Riunione, Modena, 1909, et *Patoligica*, 1ᵉʳ sept. 1910, p. 413-416.
2. Il a aussi réussi avec de l'extrait aqueux de tumeurs. L'extrait alcoolique ne doit pas être employé; il en est de même pour l'antigène cancéreux préparé par la méthode d'Ascoli pour la réaction de la méiostagmine. Le sérum cancéreux conserve pendant 8 jours parfois des anticorps spécifiques.
3. Isaia, *Policlinico* (Sez. Chirurgica), 1910, n° 7.

résultats avec le suc d'individus sains ou avec celui de sujets atteints d'ulcère de l'estomac.

D. Maragliano (*Policlinico*, Sez. Chirurgica, 1910, n° 7) aurait réussi à anaphylactiser le cobaye avec le suc cancéreux. (D'après une citation de Donati.)

Moyens indirects du séro-diagnostic du cancer.

Parmi ces moyens il faut surtout citer la recherche des index hémolytique et antitryptique. Nous traiterons également dans ce chapitre de la réaction d'Ascoli et des recherches récentes de Freund et Kaminer sur l'action des sérums normaux et cancéreux sur la cellule cancéreuse.

Index hémolytique :

Les premières recherches sur les hémolysines dans le sérum cancéreux humain ont été faites surtout vis-à-vis des globules rouges de poule. Kelling avait pensé que la propriété du sérum cancéreux de dissoudre les globules rouges de poule est spécifique pour le cancer. D'après ses recherches, en effet, sur 265 sérums cancéreux, 119 dissolvaient les globules de poule, tandis que cette réaction n'a été retrouvée par lui que 11 fois pour 320 sérums non cancéreux. La présence d'hétérolysine antipoule, dans le sérum cancéreux, a été confirmée depuis par plusieurs savants. (Wideroë, Rosenbaum, Fischel), mais il a été aussi prouvé (Fischel) que ces substances se retrouvent beaucoup plus souvent que ne l'avait d'abord constaté Kelling dans d'autres maladies que les tumeurs malignes. D'autre part, v. Dungern a nié toute importance à la constatation de la présence d'hétérolysines antipoule dans le sérum de cancéreux. Cette manière de voir était cependant exagérée, car, si la réaction hémolytique n'est pas une réaction spécifique du processus néoplasique, elle peut donner une indication utile au clinicien. Il faut cependant remarquer que le sérum cancéreux est plus riche que le sérum normal non seulement en hétérolysine antipoule, mais en général en hétérolysines de toutes sortes. Ainsi, Weinberg et Melo ont trouvé l'index hémolytique antimouton très élevé dans 42 cas sur 100.

Depuis les travaux de quelques savants américains sur la présence d'isolysines dans le sérum cancéreux humain, on a presque complètement abandonné la recherche des hétérolysines. Presque tous les auteurs qui se sont occupés de la question ne parlent plus que des isolysines.

Nous avons résumé dans le tableau ci-dessous les résultats de tous les travaux parus sur les propriétés hémolytiques du sérum cancéreux de l'homme.

NOMS DES AUTEURS	NOMBRE DE CAS ÉTUDIÉS	HÉTÉROLYSINES		ISOLYSINES	
		Cas positifs.	Cas négatifs.	Cas positifs.	Cas négatifs.
Kelling [1]	265	121	146	—	—
Wideröe [2]	25	51	10	—	—
Rosenbaum [3]	26	19	12	—	—
Fischel [4]	4	4	2	—	—
Crile et Beebe [5]	15	—	—	14	1
Crile [6]	153	—	—	130	23
Janeway [7]	35	—	—	8	27
Whittemore [8]	22	—	—	7	15
Butler et Mefford [9]	22	—	—	7	15
Ottenberg et Epstein [10]	38	—	—	28	10
Weinberg et Mello [11]	100	42	48	29	71
Richartz [12]	73	—	—	37	36
Kelling [13]	37	29	8	17	20
Johnstone et Canning [14]	51	—	—	45	6
A reporter	866	221	226	322	224

1. Kelling, Ueber die Ergebnisse serelogischen Untersuchunger bei Carcinom. Versammlung Deutscher Naturforcher und Aerzte zu Dresden, 15, 21 sept. 1907.

2. J. Wideroë, Hæmolysis as a help to the diagnosis of cancer, 8e Congrès des chirurgiens scandinaves, Analysé in *Lancet*, 1907, II, p. 862.

3. Rosenbaum, *Munch. Med. Woch.*, 1908, p. 443.

4. W. Fischel, Ueber die hämolytische Reaktion des Blutserums bei malignen Geschwülsten, *Berl. Klin. Woch.*, n° 18, 4 mai 1908, p. 882-83.

5. Crile et Beebe, *The Journal of Americ. Med. Assoc.*, 1908, n° 1, p. 63.

6. George W. Crile, Hemolysis with special réference to cancer and tuberculosis, *The Journal of the Amer. Med. Assoc.*, vol. 51, n° 24, 12 déc. 1908, pp. 2036-2038.

7. H. H. Janeway, Results of testing blood serum in thirty five cases of cancer for hemolytic properties on the normal red blood corpuscles. *The Journal of the Amer. Med. Assoc.*, vol. 52, p. 408.

8. Wyman Whittemore, The value of hemolysis in the diagnosis of carcinoma, *Boston med. a. surgical Journal*, vol. 160, 24 juin 1909, p. 77.

9. M. J. Butler et W. T. Mefford, Isohemolysins and isoagglutinins of human serums with special reference to cancer. *The Journal of the Amer. Med. Assoc.*, vol. 52, n° 24, 12 juin 1909, p. 1919-1921.

10. R. Ottenberg et A. Epstein, The diagnostic value of hemolysis in cases of cancer, *Archiv's of Internat. Med.*, juin 1909.

11. M. Weinberg et Ugo Mello, Quelques recherches sur le sérum des cancéreux. *Comptes rendus de la Société de Biologie*, t. LXVII ; *Bulletin de l'Assoc. franç. pour l'étude du cancer*, 1910, n° 1, p. 42-51.

12. H. L. Richartz, Ueber das Vorkommen von Isolysinen im Blutserum bei malignen Tumoren, *Deutsche Med. Woch.*, 5 août 1909, n° 31.

13. G. Kelling, Weitere Untersuchungen uber hämolytische Reaktionen und über komplement bildung im Blute von krebskrunken. *Wien. klin. Woch.*, 1909, n° 38, p. 1292.

14. O. P. Johnstone et C. H. Canning, Hemolysis in the diagnosis of malignant neoplasms, *The Journal of the Amer. Med. Assoc.*, 1909, p. 1479-1480.

NOM DES AUTEURS	NOMBRE DE CAS ÉTUDIÉS	HÉTÉROLYSINES		ISOLYSINES	
		Cas positifs.	Cas négatifs.	Cas positifs.	Cas négatifs.
Report	866	221	226	322	224
Schleiter [1]...............	20	—	—	15	5
Alessandri [2]...............	34	—	—	22	12
Agazzi [3].................	31	—	—	12	19
Smithies [4]................	31	—	—	14	17
Krida [5]..................	16	—	—	9	7
Upcott [6].................	36	—	—	20	16
	1 034	224	226	414	300

Ce tableau montre tout d'abord que l'étude de la propriété
hémolytique du sérum cancéreux a été faite dans 1034 cas.
Les hétérolysines antipoule ont été trouvées 179 fois sur 357 cas[1]
(50,1 p. 100); les hétérolysines antimouton dans 42 cas sur 100 étudiés.

La présence des isolysines a été constatée 300 fois sur 714 observa-
tures, c'est-à-dire dans 42,01 p. 100. Lorsqu'on examine compara-
rativement les résultats de chacun des savants, on constate des
écarts considérables dans les pourcentages obtenus. Cela tient non
pas, croyons-nous, à la technique employée, car presque tous ont
employé une technique sensiblement la même, qu'à la façon
d'interpréter les expériences. Les savants qui ont publié les chiffres
les plus élevés sont justement ceux qui avaient compté comme
positive toute expérience où ils ont trouvé des traces d'isolysines.
Or, nous croyons que cette interprétation est inexacte, car nous
savons déjà par des recherches d'Ascoli que les sérums normaux
ont parfois des traces d'isolysines.

Il n'existe pas de parallélisme entre l'augmentation d'hétéroly-

1. Schleiter, *The Journal of the Amer. Med. Assoc.*, 30 octobre 1909, p. 1481.
2. R. Alessandri, L'azione emolitica del siero di sangue dei cancerosi,
Soc. Ital. Patologia, séances des 27-30 sept. 1909.
3. Benedetto Agazzi, Ueber den Werth Isolysinbefundes für die Diagnose
bösartiger Geschwülste, *Berl. klin. Woch.*, 1ᵉʳ août 1910, p. 1455.
4. F. Smithies, The diagnostic value of the hemolytic test in cancer and
tuberculosis, *Journal Michigan State Medical Society*, mai 1910. Analysé in
The Journal of the Amer. Med. Assoc., 1910, p. 2097.
5. A. Krida, Hemolysis *in vitro* and *in vivo* as a mean of diagnosis of carcinoma, *Albany Med. Annals*, mai 1910. Analysé in *The Journal of the Amer. Med.
Assoc.*, 1910, p. 1825.
6. H. Upcott, Iso-hemolysis in malignant disease, *Leeds and West Riding
medico-surgical Society*, *The Lancet*, 1910, I, p. 795.
7. Kelling vient de retrouver le même pourcentage dans une série d'expériences qui portent sur 600 nouveaux cas (*Wien. Klin. Woch.*, 1909, n° 38,
pp. 1292-1299).

sines et celle d'isolysines dans le même sérum cancéreux. Weinberg et Mello n'ont constaté que 19 fois sur 42 l'existence d'isolysines coïncidant avec l'augmentation de la quantité d'hétérolysine anti-mouton. D'autre part, Kelling, qui s'est mis également à la recherche d'isolysines, l'a également vu pour les globules de poule.

La plupart des observations appartiennent à l'épithéliome. Les isolysines ont été cependant trouvées aussi dans le sérum sarco-mateux. Ainsi, Johnstone et Canning les ont trouvées 9 fois sur 9 cas de sarcone.

Upcott n'a constaté la présence d'isolysine que dans un cas de sarcome sur 5. Elles ont fait défaut dans les observations de Weinberg et Mello (2 cas de sarcome) et dans celles d'Alessandri (7 cas).

La réaction positive a été également trouvée par Johnstone et Canning dans deux cas d'endothéliome.

Kelling avait pensé que les hémolysines sont surtout fréquentes dans les cancers des muqueuses et qu'elles sont rares dans le cancer du sein. En réalité, les cancers du sein ont un pourcentage à peu près le même que les tumeurs d'autres organes.

On a trouvé des isolysines dans le sérum des porteurs de tumeurs malignes, quel qu'ait été le siège du noyau primitif.

En général, on ne trouve pas d'isolysine dans le cancer au début. Janeway a trouvé la réaction positive (isolysine) 4 fois sur 7 cas de jeunes tumeurs à évolution maligne. Les isolysines existent surtout lorsque la tumeur est en pleine évolution et présente une série de métastases. Après l'opération elles disparaissent du sérum. Weinberg et Mello ont trouvé des isolysines 10 jours après l'extir-partion d'un cancer du sein, Crile n'en a plus retrouvé 12 à 21 jours après une opération radicale.

Lorsque les métastases se développent, on voit souvent réappa-raître les hémolysines (Crile, 11 fois sur 11.)

Les complications d'ordre infectieux, ni la cachexie ne font pas nécessairement apparaître ou augmenter la quantité d'isolysines.

Les isolysines ne se trouvent qu'exceptionnellement dans les tumeurs bénignes. Krida, qui a retrouvé dans la littérature 79 observations de tumeurs bénignes avec l'examen du sérum, ne signale qu'une réaction positive. Nous pouvons ajouter que nous avons trouvé une fois des isolysines chez une femme atteinte d'un gros fibrome de l'utérus.

L'absence d'isolysines chez les porteurs de tumeurs bénignes a fait d'abord penser à la spécificité pour le cancer de la réaction hémolytique. Malheureusement, il a été démontré que les isolysines se retrouvent et sont même fréquentes dans quelques autres affections. Ainsi, les sérums tuberculeux sont très souvent isolytiques. Crile a trouvé la réaction positive 48 fois sur 52 cas, Butler et Mefford 3 sur 8, Weinberg et Mello dans 42 cas sur 60, Upcott dans 50 p. 100 des cas. Crile a signalé comme fréquente dans la tuberculose ce qu'il appelle « reverse hemolysis ». Cela veut dire que le sérum du malade dissout les globules rouges d'autres individus tandis que ses propres globules sont dissous par les sérums sains. Cette « reverse hemolysis » a été trouvée par Crile presque pour tous les tuberculeux et seulement pour les cas très graves de cancer. Richartz l'a trouvée aussi bien dans tous les cas de tuberculose que de cancer compliqués de cachexie avancée. Johnstone et Canning ont également trouvé cette réaction dans les cas avancés de cancer.

Les isolysines ont été également trouvées dans un grand nombre d'affections : infection pyogène, fièvre typhoïde, pneumonie, anémie pernicieuse, mastite chronique, endométrite chronique, etc. Mais ce qui est beaucoup plus décevant au point de vue de l'utilité de la réaction hémolytique pour le diagnostic du cancer, c'est que le sérum d'individus sains en renferme beaucoup plus souvent qu'on n'aurait pu penser auparavant.

Voici quelques renseignements sur les isolysines dans le sérum d'individus sains.

	NOMBRE DE CAS	RÉACTION POSITIVE
Crile	210	0
Wittemore	39	7
Richartz	130	0
Johnstone et Canning	85	4
Agazzi	68	6
Krida	25	2
Upcott	10	0
	567	19

Ainsi, sur 567 sérums d'individus sains, les isolysines n'ont été trouvées que 19 fois, c'est-à-dire dans 3,35 p. 100. Seulement, il faut remarquer que le pourcentage des cas positifs chez les individus sains dépend surtout de la technique employée. Le tout récent travail de Moss [1] est très significatif à ce point de vue. On savait déjà qu'il est indispensable, lorsqu'on étudie le pouvoir hémolytique d'un sérum, de l'étudier avec plusieurs échantillons de globules rouges de même espèce. Moss a eu la patience d'examiner le sérum de 20 individus sains, avec 20 échantillons de globules rouges. En expérimentant ainsi, il a trouvé des isolysines 5 fois, c'est-à-dire dans 25 p. 100 des cas.

Il découle de ce qui précède que la réaction hémolytique ne peut en aucune façon être considérée comme spécifique de l'affection cancéreuse. Nous ne croyons cependant pas que la recherche des isolysines soit dépourvue de toute utilité pour le clinicien. On confond très rarement un cancer avec la tuberculose ou bien avec une autre maladie infectieuse quelconque où l'on trouve quelquefois des isolysines. Quant aux isolysines d'individus sains, elles sont, dans la plupart des cas, en très petite quantité, comme l'avait vu Ascoli.

Pour attacher une valeur diagnostique à la présence d'isolysines dans un sérum cancéreux, il faut l'éprouver vis-à-vis d'un certain nombre d'échantillons de globules rouges. Les isolysines des sérums cancéreux sont en général actives vis-à-vis de la plupart des échantillons de globules rouges d'individus sains. D'autre part, on les retrouve très souvent par réactivation du sérum chauffé pendant une demi-heure à 56° par l'addition d'alexine de cobaye. Cela tient tout simplement à ce qu'elles sont plus abondantes dans les sérums cancéreux que dans les sérums sains. On sait en effet que le chauffage à 56° détruit une partie d'ambocepteurs hémolytiques.

Disons, pour terminer, que les isolysines ont été également recherchées chez quelques animaux. R. Weil [2] les a trouvées chez 8 chiens porteurs de lymphosarcome d'inoculation. Il faut cependant remarquer que les substances hémolytiques trouvées par Weil diffèrent des isolysines humaines, vu qu'elles ne sont pas

1. W. L. Moss, Studien über Isoagglutinine und Isohæmolysine, *Folia serologica*, 19 juillet 1910, p. 267-276.
2. Richard Weil, The hemolytic reaction of the blood in dog with transplantable lymphosarcome. *Proceed. o° Soc. of Exp. Biology*, t. V, f. 2, p. 43.|

détruites même par le chauffage à 85°. D'après Weil, elles ressemblent aux substances hémolytiques extraites des tumeurs nécrotiques. Les recherches de R. Weil sont confirmées par Clowes [1], qui a trouvé des traces d'isolysines chez 3 rats sarcomateux sur 36.

Enfin, Ugo Mello [2] a trouvé deux fois (sur 11 cas) des isolysines dans le sérum de chevaux porteurs de tumeurs malignes.

Note. — Nous devons citer, à propos des propriétés hémolytiques du sérum cancéreux, les recherches d'Elsberg (*The Journal of the Amer. Med. Assoc.*, 27 mars 1909, n° 13, pp. 1036-67). Ce savant injecte sous la peau de l'avant-bras ou de l'épaule d'un cancéreux une petite quantité d'une dilution de globules rouges à 10 p. 100. Deux à huit heures après, il se forme, au niveau de l'injection, une tuméfaction nodulaire, quelquefois douloureuse, et présentant une coloration brun rouge au brun châtaigne. La réaction atteint son maximum au bout de six à huit heures et disparaît six à douze heures après le début de l'expérience. On trouve alors, à la place où existait une tuméfaction, une coloration jaunâtre ou verdâtre. Dans ces premières recherches, Elsberg a trouvé la réaction positive 20 fois chez 20 cancéreux, 3 fois chez 4 sarcomateux et 3 fois seulement pour 100 sujets normaux ou atteints d'autres affections. Il a obtenu des réactions positives aussi bien chez des sujets sains que chez des sujets cancéreux, lorsqu'il injectait du sang laqué au lieu du sang défibriné. Il en a conclu que la réaction positive qu'il trouvait chez les cancéreux était due à l'hémolyse locale. Dans un nouveau travail, publié par Elsberg en collaboration avec Neuhof et Geint (*Amer. Journal of the Md. Sc.*, vol. 139, 1910, n° 2, p. 264), nous trouvons la statistique nouvelle suivante :

	NOMBRE DES CAS	POURCENTAGE DE CAS POSITIFS
Cancers certains.............	69	89,9
Cancers probables...........	9	77,8
Cancers avancés.............	11	100
Non cancéreux.............	325	4,6

Krida (*Albany Medical Annals*, mai 1910) recommande également cette réaction hémolytique *in vivo*.

Index antitryptique. — En étudiant les propriétés antitryptiques du sérum humain, Marcus a trouvé un index très élevé chez un cancéreux. Brieger et Trebing ont examiné un grand nombre de sérums cancéreux et sont arrivés à la conclusion que l'augmenta-

---

1. G. Clowes, The hemolytic test on the serum of sarcome rats, *Journal of the Americ. Med. Assoc.*, vol. 52, p. 408.
2. Ugo Mello, *Recueil de Méd. vétér.*, décembre 1909.

tion des substances antitryptiques dans le sérum cancéreux est de règle [1]. Depuis les premiers mémoires de ces auteurs, les recherches sur l'index antitryptique du sérum cancéreux se sont multipliées avec une grande rapidité. Ce grand nombre de travaux doit être attribué autant aux bons résultats indiqués par les premiers chercheurs qu'à la technique relativement très facile de l'expérience.

NOMS DES AUTEURS	NOMBRE DE CAS ÉTUDIÉS	CAS POSITIFS	CAS NÉGATIFS	POURCENTAGE DES CAS POSITIFS
Marcus [2]	1	1	0	—
Brieger et Trebing [3]	35	31	4	85,57
Brieger etTrebing [4]	55	55	0	100
Bergmann et Meyer [5]	20	18	2	92,7
Herzfeld [6]	11	9	2	81,8
Landois [7]	35	12	23	34,2
Eisner [8]	13	9	4	69,2
Braunstein [9]	24	22	2	91,66
Bergmann [10]	15	10	5	66,66
Weil [11]	22	14	8	63,63
Winogradow [12]	23	21	2	91,3
Jacob [13]	5	4	1	80
Hort [14]	100	94	6	94

1. Hort affirme être arrivé aux mêmes conclusions à la suite des recherches faites indépendamment de celles de Brieger et Trebing.

2. Marcus, Beitrag zur Antifermentwirkung des menschlichen Blutes, *Berl. Klin. Woch.*, 6 avril 1908.

3. Brieger et Trebing, Ueber die antitryptische Kraft des menschlichen Blutserums, insbesondere bei Krebskranken, *Berl. Klin. Woch.*, 1er juin 1908, p. 1041-1044.

4. *Id.*, *Berl. Klin. Woch.*, 21 juillet 1908, p. 1349-1351.

5. Bergmann et Meyer, Ueber die Klinische Bedeutung der Antitrypsinbestimmung im Blute, *Berl. Klin. Woch.*, 1908, n° 37, p. 1673-1677.

6. Herzfeld, *Berl. Klin. Woch.*, 1908, n° 49.

7. Landois, Untersuchungen über den antitryptischen Index des Blutes bei bösartigen Geschmilsten und Septischen Erkrankungen, *Berl. Klin. Woch.*, 1909, n° 10.

8. Eisner, *Zeitschrift für Immunitätsf.*, 1909, n° 5, p. 650-675.

9. Braunstein, Das antitrypsin und dessen diagnostische Bedeutung beim Karzinome, *Mediz. Obozrenye*, 1909, n° 11.

10. Bergmann, Reaktion von Brieger, *Berl. Med. Gesellschaft*, séance du 1er juillet 1908.

11. R. Weil, The antitryptic power of cancer sera, *The Journal of the Amer. Med. Assoc.*, vol. 52, p. 407.

12. Winogradow, Die antityptische Réaktion des Blutserums bei Karzinom, *Medizinskoye Obozrenye*, 1909, n° 12.

13. Jacob, Beitrag zur Frage der Klinischen Bedeutung der Antitryptischen Bestimmung im Blute, *Münch. Med. Woch.*, 1909, n° 27, p. 1361.

14. E. C. Hort, The value of the antitryptic index in the diagnosis of malignant disease, *The British Med. Journal*, 1909, II, 960-970. Voir aussi une communication faite au 77e Congrès de *Brit. Medical Association*. Analysé in *Lancet*, 1909, II, p. 539.

NOMS DES AUTEURS	NOMBRE DE CAS ÉTUDIÉS	CAS POSITIFS	CAS NÉGATIFS	POURCENTAGE DES CAS POSITIFS
Poggenpohl [1]	14	13	1	92,80
Weinberg et Mello [2]	100	62	38	62
Orszák et Barcza [3]	25	21	4	84
Carpi [4] ..:...............	6	5	1	83,33
Bayly [5]	30	26	4	86
Klug [6]...................	2	2	0	—
Brieger [7]	1	1	0	—
	584	425	107	72,77

Si l'on laisse de côté la méthode de la conductivité électrique
(Golla), celle de la viscosité (Golla, Bayly) et la méthode chimique
(Hort), qui d'ailleurs ont été très peu employées, pour ne tenir
compte que des procédés qui nécessitent l'emploi des plaques de
Lœffler (Müller et Jochmann, Marcus), de la caséine (Gross-Fuld),
de la gélatine (Fermi, Ascoli, Carpi) et des tubes de Mett (Yamanouchi), on doit reconnaître que les résultats obtenus par différents
auteurs sont tout à fait comparables, quelle que soit la méthode
utilisée.

Le tableau ci-dessus résume les résultats obtenus par tous les
savants qui ont indiqué d'une façon précise le nombre de leurs
observations.

Ainsi, sur 584 cancéreux, 425 (72,77 p. 100) ont donné une réaction antitryptique positive. Si l'on examine les index obtenus pour
chacun de ces malades, on trouve que dans plus d'un tiers des cas
positifs, au moins pour les observations de Weinberg et Mello et
pour celle de Yamanouchi, la quantité de substances antitryptiques dépasse légèrement la normale. Ainsi, sur 62 cas positifs de

1. S. M. Poggenpohl, Le pouvoir antitryptique du sérum sanguin, *Archives
de Méd. expér. et d'Anat. pathol.*, nov. 1909, p. 657-681.

2. M. Weinberg et Ugo Mello, *C. rendus de la Soc. de Biologie*, 1909, et *Bull.
de l'Assoc. française pour l'Étude du cancer*, 1910, n° 1, p. 42-51.

3. Orszák et Baczra, Ueber die Antitryptische Wirkung des Blutserums (Orvosi
Heitlap, 1909, n° 34). Analysé in *Zeitschrift für Immunitätsf.*, Referate, 1910,
p. 924.

4. M. Carpi, Osservazioni sul comportamento antitriptico del siero di sangue,
Biochim. e Terapia Sperim., année 1, f. 9.

5. Hugh Wansey Bayly, The diagnosis of malignant disease by means of the
antitryptic index, *Brit. Med. Journal*, 23 octobre 1909, p. 1220-1221.

6. Klug, Ueber Schwankungen des Antitrypsengehaltes im menschlichen
Blute während des Krankheitsferlaufes, *Berl. Klin. Woch.*, 1909, n° 50.

7. L. Brieger, Demonstration zur Pragnose des Carcinoms, *Berl. Klin. Woch.*,
1910, n° 7.

Weinberg et Mello, 26 indiquent l'index de 1 : 6, sur 47 positifs de Yamanouchi on en note 21. Or, l'index antitryptique du sérum normal est de 1 : 4 à 1 : 5. En général, on peut considérer que l'index antitryptique est élevé lorsqu'il est de 1 : 7 à 1 : 10; il dépasse très rarement 1 : 12.

L'index antitryptique a été surtout cherché chez les malades atteints d'épithéliomes. Il peut être aussi élevé chez les porteurs de sarcome (Eisner, Weinberg et Mello). Eisner a trouvé la réaction positive dans un cas de lymphome malin.

La quantité de substances antitryptiques dans un sérum cancéreux ne dépend pas du siège de la tumeur et n'est pas toujours en rapport avec ses dimensions. Ainsi, quelques auteurs ont trouvé l'index antitryptique élevé dans des cas d'épithéliome peu étendu de la lèvre.

Après l'opération, l'index antitryptique tend à descendre à la normale. Chez deux malades, Weinberg et Mello ont encore trouvé 4 et 6 jours après l'opération, l'index de 1 : 7 et de 1 : 6. Hort a examiné plusieurs malades opérés depuis deux à cinq ans et ne présentant pas de récidives. Leur index était normal. Jamanouchi a trouvé l'index normal chez une femme opérés six mois auparavant d'un cancer du sein et chez un homme un an après l'opération d'un cancer du larynx. Les récidives peuvent amener une élévation de l'index antitryptique. Une récente observation de Brieger est instructive à cet égard. Il s'agit d'un malade dont le sérum ne renfermait plus après l'opération qu'une quantité normale d'antitrypsine.

L'index antitryptique est resté longtemps normal et n'est monté de nouveau qu'au moment de l'apparition de noyaux métastatiques dans le foie.

Le traitement par les rayons X ne fait pas baisser l'index antitryptique (Hort).

La réaction antitryptique positive n'a pas été signalée dans les cas de tumeurs bénignes. Malgré cela, l'augmentation de substances antitryptiques n'est pas le résultat d'une réaction spécifique du cancer. On a trouvé, en effet, un index antitryptique très élevé dans un grand nombre de maladies (pneumonie, maladie de Basedow, anémie grave, ictère grave, urémie, néphrite, tuberculose, endocardite, suppurations, etc.). Bergmann et Meyer ont trouvé la réaction dans 25,2 p. 100 des cas chez des non-cancéreux, Paggenpohl 7 fois sur 64 cas d'affections chroniques. Nous avons trouvé un index antitryptique très élevé dans des cas de suppuration profonde et fermée; et en particulier chez des malades porteurs de kystes hydatiques suppurés [1]. Jamanouchi a examiné le sérum de 34 malades non cancéreux. Nous trouvons dans le tableau concernant ces malades 17 réactions positives. Il faut remarquer que sur ces 17 malades on compte 15 atteints de suppurations diverses. Or, on ne saurait trop insister que la recherche de l'index antitryptique est d'un très grand secours lors du diagnostic d'un abcès des organes internes, surtout d'un abcès à polynucléaires.

Malgré cette fréquence de l'index antitryptique élevé dans un si grand nombre d'affections non-cancéreuses, nous sommes de ceux qui attachent une grande importance au résultat de cette réaction lorsqu'il s'agit d'un malade suspect de cancer. Notre expérience nous a permis de constater que l'index antitryptique dans des cas de suppuration profonde à polynucléaires est de beaucoup supérieur à la moyenne de ce qu'on trouve pour le sérum des malades atteints de tumeurs malignes. Lorsqu'il s'agit d'une suppération dans laquelle l'intervention des polynucléaires est minime, comme dans les abcès tuberculeux par exemple, l'index antitryptique est faible ou bien dépasse légèrement la normale. Un clinicien avisé ne saurait prendre une maladie infectieuse aiguë, comme pneumonie, endo-cardite infectieuse ou ictère grave, pour le cancer.

Quant aux affections chroniques dans lesquelles on trouve quelque-fois l'index antitryptique élevé, on les confond rarement avec le cancer.

Pour nous résumer, l'index antitryptique élevé du sérum sanguin n'est pas caractéristique du processus cancéreux, mais dans un faisceau d'éléments apportés par la clinique et le laboratoire, il est de ceux qui contribueront le plus à l'établissement d'un diagnostic différentiel. Il en sera de même lorsque l'index antitryptique sera trouvé normal ou au-dessous de la normale.

Brieger et Trebing ont émis l'hypothèse que l'augmentation des substances antitryptiques dans les sérums cancéreux serait dû non pas au processus néoplasique, mais bien à la cachexie qui accompagne

---

[1]. M. Weinberg, Recherche des substances antitryptiques dans le sérum des porteurs de kyste hydatique, *C. R. Soc. Biol.*, 1909, t. LXVII, p. 432.

si souvent les cas graves et avancés des tumeurs malignes. Cette manière de voir a été partagée par Herzfeld, Fürst, Jacob, Mary et Roche et quelques autres savants. Cependant, rien n'est moins erroné. Il a été, en effet, prouvé que l'index antitryptique est souvent très élevé chez des cancéreux dont l'état général est loin d'être cachectique. Winogradow publia plusieurs de ces observations. Hort n'a constaté la cachexie que dans 30 p. 100 de cas sur 94 cancéreux dont le sérum a donné une réaction antitryptique positive. Paggenpohl a trouvé la réaction négative chez un certain nombre de malades cachectiques. La plupart des observations que nous avons publiées avec Mello se rapportent à des cancéreux non cachectiques.

Klug a suivi pendant longtemps deux malades cancéreux (cancer des bronches et du poumon, cancer de l'estomac), un tuberculeux et un autre atteint d'anémie pernicieuse. Il a pu ainsi constater l'abaissement de l'index antitryptique pendant l'état cachectique. Chez un cancéreux, l'index est tombé de 1 : 10 à 1 : 6, chez un autre de 1 : 10 à 1 : 6 et plus tard à 1 : 4. Il en fut à peu près de même pour les deux autres malades.

Ces observations montrent plutôt que la cachexie fait baisser l'index antitryptique, ce qui concorde d'ailleurs avec les observations de Finzi [1] et avec celles de Mello (observations inédites) faites sur un grand nombre de chevaux en pleine cachexie.

Nous ne pouvons pas entrer ici dans les discussions sur l'origine de l'antitrypsine du sérum cancéreux. Il est plus que probable qu'il s'agit ici d'un anticorps, comme l'avaient déjà pensé quelques savants, élaboré par l'organisme qui se défend contre les ferments protéolytiques mis en liberté par la destruction d'éléments cellulaires parmi lesquels le première place doit être attribuée aux leucocytes. Les recherches d'Achalme [2], de Ciuca et Jonescu-Mihaiesti [3] ont montré que les animaux injectés avec de la trypsine élaborent de véritables anticorps antitryptiques. D'autre part, il est certain que les leucocytes, et surtout les polynucléaires, renferment un ferment protéolytique, lequel, mis en liberté en grande quantité dans la pneumonie, dans les collections puru-

<hr>

1. Guido Finzi. *C. R. de la Soc. Biol.*, t. 69, 1910, p, 64.
2. Achalme, *Annales de l'Institut Pasteur*, 1901.
3. Ciuca et Jonescu-Mihaiesti, *C. R. de la Soc. de Biologie*, t. 65, 1908, p. 700.

lentes fermées, provoquent la montée de substances antihyptiques dans le sérum sanguin. Il en est de même pour le cancer lorsqu'il amène une intervention énergique des leucocytes. Mais ce n'est pas le seul facteur de l'index antitryptique. La destruction des cellules cancéreuses, dans les foyers nécrotiques; la destruction des cellules nobles de l'organe dans lequel a pris naissance le foyer primitif ou bien dans lequel s'est développé un noyau métastatique, jouent certainement un rôle important dans la formation des substances antitryptiques. De nombreuses expériences faites prouvent en effet que la plupart des cellules nobles de notre organisme mettent en liberté, lors de leur désagrégation, une quantité plus ou moins grande de ferment protéolytique.

Il y a donc lieu de penser que l'augmentation de substances antitryptiques dans un sérum cancéreux dépend de trois facteurs : destruction des leucocytes, destruction des cellules cancéreuses et destruction des cellules de l'organe affecté par le processus néoplasique. En admettant le jeu de ces trois facteurs, on comprend facilement les cas où en l'absence de toute intervention des leucocytes (ce qui n'est pas rare dans le cancer) on voit monter l'index antitryptique. On comprendra aussi l'augmentation des substances antitryptiques dans le cas de métastases sans nécrose et sans infiltration leucocytaire, mais avec destruction de l'organe envahi [1].

Réaction de la Méiostagmine (méthode d'Ascoli).

Sous le nom de *Meiostagminreaktion*, Ascoli a désigné le phénomène de l'abaissement de la tension superficielle que présente le mélange, dans des proportions données, d'un sérum renfermant des anticorps spécifiques et d'antigène correspondant, après un séjour de deux heures à l'étuve à 37° ou d'une heure seulement au bain-marie à 50°. L'abaissement de la tension superficielle se tra-

---

1. L'index antitryptique a été cherché par quelques auteurs chez des animaux porteurs de tumeurs malignes. Launoy (*C. R. de la Soc. de Biologie*, I, 67, 1909, n° 75) a trouvé l'index normal chez les chiens atteints de lymphosarcome spontané ou d'inoculation. Ugo Mello (*Recueil Méd. vétérin.*, décembre 1909) a constaté trois fois l'augmentation de substances antitryptiques sur 17 chevaux cancéreux. Enfin G. Petit (*Assoc. française pour l'Étude du cancer*, séance de juillet 1910) a noté un index antitryptique élevé chez une chatte atteinte de cancer ulcéré de la mamelle.

duit par l'augmentation du nombre de gouttes qu'on détermine avec le stalagmomètre de Traube.

Cette réaction a été d'abord appliquée par Ascoli et Izar à l'étude de la syphilis, de la tuberculose et de l'échinococcose, ils l'ont utilisée aussi au sérodiagnostic des tumeurs malignes, et c'est la plus intéressante partie de leurs recherches. Ces dernières ont porté sur les sérums de rats sarcomateux et sur le sérum cancéreux humain [1].

Voici comment ces savants pratiquent leur expérience :

On dilue le sérum à 1 p. 20; dans un tube contenant 9 cm³. de ce sérum dilué, on ajoute 1 cm³ d'eau distillée, dans un autre tube on verse 9 cm³ du sérum dilué et 1 cm³ d'antigène bien titré et dilué dans l'eau distillée. Les deux tubes sont portés pour une heure au bain-marie à 50°.

Au bout de ce temps on sort les tubes du bain-marie et on les reçoit pour quelques minutes dans un bocal d'eau fraîche, avant de déterminer la tension superficielle au stalagmomètre.

L'antigène a été d'abord préparé de la façon suivante : Le sarcome du rat (tumeur d'Ehrlich) est broyé, puis additionné d'alcool à 95°; le mélange est porté à l'étuve pour vingt-quatre heures. Au bout de ce temps, on décante l'alcool et on le remplace par de l'alcool nouveau; même opération le lendemain. Au bout de trois jours de ce traitement, le dépôt insoluble est desséché au bain-marie à 50° et traité par l'éther qu'on change trois fois en vingt-quatre heures. On décante l'éther et le dépôt obtenu est de nouveau traité par l'alcool jusqu'à ce qu'il devienne tout à fait incolore.

L'alcool et l'éther ainsi obtenus sont distillés (éther à 37°, alcool à 50°) et les résidus réunis sont repris par l'éther. Le produit préparé est la solution mère de l'antigène.

Avec cet antigène, préalablement titré avec des sérums normaux, les auteurs ont trouvé 58 réactions positives dans 62 cas de tumeurs malignes.

La préparation de l'antigène est très méticuleuse et ne réussit pas toujours.

D'autre part l'antigène est détruit par l'agitation, comme l'ont

1. M. Ascoli et G. Izar. *Münch. Med. Woch.*, 1910, n° 8, p. 403-406 et n° 22. p. 1170-1173.

dernièrement montré Micheli et Cattoretti. Cela explique les échecs essuyés par quelques savants auxquels Ascoli avait envoyé de son antigène.

Des résultats encourageants ont été également obtenus par St. d'Este [1] et Micheli et Cattoretti [2]. Ces derniers insistent sur la thermolabilité des substances actives de l'antigène. Ils ont aussi observé que certaines tumeurs ne donnent pas de bon antigène.

En employant 3 antigènes (2 cancers, 1 sarcome), ils ont obtenu 18 résultats positifs dans 15 cas de cancer ou sarcome.

Plus la tumeur est ancienne, plus nette serait la réaction.

Il faut aussi citer les bons résultats publiés par Saverio Verson [3] et par P. de Agostini [4]. Tous ces savants n'ont réussi les réactions qu'après avoir fait un petit stage au laboratoire de M. Ascoli. Nous avons suivi leur exemple et nous avons pu ainsi étudier, d'après les indications de ce très aimable savant, un certain nombre de sérums cancéreux, syphilitiques et échinococciques rapportés par nous de Paris.

Nous avons constaté que des antigènes très réussis peuvent perdre très rapidement de leur activité. Ainsi, nous avons d'abord obtenu des résultats tout à fait négatifs avec quelques antigènes qui avaient donné avant notre arrivée de très bons résultats. Mais nous avons fini par avoir des résultats concordant avec le diagnostic clinique en nous servant d'un antigène nouveau, fraîchement préparé sous la surveillance même des auteurs de la méthode.

Nous avons aussi été heureux de constater qu'on peut très bien réussir à mettre en évidence le phénomène d'Ascoli lorsqu'on a eu la chance de préparer un bon antigène.

Il est très important, pour se rendre définitivement compte de la valeur exacte de la nouvelle méthode, de trouver le moyen de préparer un antigène stable. Ascoli et Izar viennent de faire un pas vers la solution de ce problème. Ils ont eu l'obligeance de me communiquer par lettre leur nouveau mode de préparation.

1. St. d'Este, *Berl. Klin. Woch.*, 9 mai 1910, p. 879-882.
2. F. Micheli et F. Cattoretti, *Münch. Med. Woch.*, 1910, n° 21, p. 1122-1123.
3. Saverio Verson, *Wien. Klin. Woch.*, 1910, p. 1102.
4. P. de Agostini, *Med. Klinik.*, 1910, n° 29 et *Biochimica e terapia sperim.*, Année II, f. 3, p. 125.

La tumeur (cancer ou sarcome) est broyée et desséchée dans un dessiccateur sur l'acide sulfurique.

5 grammes de ce produit desséché et pulvérisé sont dilué avec 100 cm³ d'alcool méthylique pur.

Le tout est mis à l'étude à 50° pour vingt-quatre heures.

Au bout de ce temps, l'extrait méthylique est filtré à chaud et réduit au cinquième par le séjour à l'étuve dans un flacon débouché. On obtient ainsi 20 à 25 cm³ d'antigène qu'on filtre à froid.

Si le liquide obtenu est trouble, on l'éclaircit en ajoutant goutte à goutte de l'acide acétique.

Comme on le voit, cette technique est beaucoup plus simple. Nous avons préparé d'après ces indications un nouvel antigène qui donne des résultats satisfaisants.

On ne connaît pas encore le mécanisme de la réaction du phénomène décrit par Ascoli. Quoi qu'il en soit, il ne paraît pas s'agir ici d'action d'un anticorps spécifique sur l'antigène.

Micheli et Cattorelli [1] viennent en effet de montrer qu'on peut obtenir de bons résultats en employant un antigène préparé avec du tissu pancréatique.

Action des sérums normaux et cancéreux sur la cellule cancéreuse.

Charles E. Simon et Walter S. Thomas [2] ont étudié la résistance des cellules cancéreuses à l'action des différents liquides, ainsi qu'à celle du sérum normal et du sérum cancéreux. Les liquides contenant des cellules cancéreuses étaient aspirés dans des tubes capillaires de Wright et placés à l'étuve à 37°. Ils ont pu ainsi constater que l'eau physiologique, le liquide de Ringer détruisent les cellules cancéreuses au bout de vingt-quatre heures. Quelquefois ce phénomène a lieu déjà au bout de quelques minutes. Dans leurs expériences, le sérum sain laissait les cellules cancéreuses intactes même au bout de soixante-douze heures. Par contre, ils ont observé l'autolyse des cellules cancéreuses déjà au bout de vingt-quatre heures, lorsqu'ils les mettaient au contact du sérum cancéreux. Parfois, cette autolyse com-

---

1. E. Micheli et F. Catoretti. *Patologica*, 15 août 1910.

2. Charles E. Simon et Walter S. Thomas, A cytolytic factor occuring in the blood serum in malignant desease, *The Journal of the Americ. Med. Association*, juillet 1908, p. 915.

mençait très rapidement, comme dans les expériences faites avec de l'eau physiologique.

Les auteurs de ce travail expliquent l'autolyse des cellules néoplasiques au contact du sérum cancéreux par la disparition dans ce dernier d'une anti-autolysine qui existerait dans le sérum d'individus sains. Ils voient la preuve de la justesse de leur manière de voir dans la disparition par le chauffage à 56° de la propriété protectrice du sérum normal.

Tout dernièrement, E. Freund et G. Kaminer ont publié [1] les résultats de leurs travaux sur la même question. Ces savants sont arrivés aux conclusions tout à fait opposées à celles de Simon et Thomas. Il prétendent que le sérum d'individus non cancéreux détruit les cellules cancéreuses et n'exerce pas d'action nocive sur les cellules d'organes sains des cancéreux, pas plus que sur les celles d'individus sains.

La substance toxique du sérum normal n'est pas dialysable; elle est précipitable par l'alcool, thermolabile (est détruite à 55°), soluble dans l'éther. L'extrait éthéré est encore soluble dans l'alcool; il peut aussi être repris par de l'eau physiologique. L'addition de fluorure de sodium à 10 p. 100 n'affaiblit pas l'action de cette substance. Dilué de moitié, le sérum conserve encore son action nocive. Il est complètement inactivé, lorsqu'on en mélange deux parties avec trois parties d'eau salée à 0,6 p. 100.

Le sérum d'individus cancéreux n'a pas d'action sur les cellules cancéreuses; il laisse également intactes les cellules des organes de cancéreux ou de sujets normaux. L'extrait éthéré du sérum cancéreux ne renferme pas non plus de substance toxique analogue à celle qu'on trouve dans l'extrait éthéré du sérum normal.

Les substances toxiques du sérum normal sont neutralisées par le sérum cancéreux.

Bien que ces recherches soient déjà en partie confirmées par Neuberg [2], de nouvelles recherches s'imposent pour savoir si vraiment on pourrait en tirer une nouvelle méthode de diagnostic pour les tumeurs malignes.

Il nous reste encore à signaler les recherches de Ross et de

---

1. E. Freund et G. Kaminer, *Biochem. Zeitschrift*, 1910, et *Wien. Klin. Woch.*, 1910, n° 34, p. 1221-1223.
2. Neuberg, *Biochem. Zeitschrift*, 1910.

Macalister[1] sur la présence dans le sérum cancéreux d'une substance exceptionnellement stimulante pour les leucocytes d'individus sains. Il s'agirait, d'après ces auteurs, d'une substance voisine des alcaloïdes. Ce serait elle qui créerait les mitoses asymétriques décrites, surtout par l'école anglaise, dans les cellules cancéreuses et que Galeotti a pu reproduire en traitant par des alcaloïdes diverses cellules épithélales de la Salamandre.

Notons, pour terminer, un travail de W. Watson[2]. Cet auteur a étudié après Moore et Wilson l'alcalinité du sérum cancéreux. Il a trouvé que l'alcalinité du sérum estimée au diméthyl-amido-azo-benzol est nettement augmentée chez les malades souffrant de tumeurs malignes, surtout de carcinomes ; dans les cas de sarcome, cette augmentation serait moins accentuée. L'alcalinité monte à 0,179 — 0,210, le taux normal étant de 0,170. Les cas examinés sont : 21 cancers opérables ; 10 inopérables ; 10 avancés ; 5 sarcomes.

Watson pense que ce procédé pourrait rendre des services en clinique.

CONCLUSIONS.

Les éléments figurés du sang ne présentent pas de modifications spécifiques dans le cancer. La diminution de la résistance des globules rouges à l'action des sérums normaux, signalée dans quelques cas avancés de cancer, est encore plus fréquente dans la tuberculose. La leucocytose peut manquer ; lorsqu'elle existe, elle ne permet pas de faire un diagnostic différentiel entre le cancer et le sarcome.

Malgré un grand nombre de mémoires publiés, au cours de ces trois dernières années, sur le séro-diagnostic du cancer, il est impossible d'indiquer une méthode qui permette de déceler la présence d'anticorps spécifiques dans le sérum d'un porteur de tumeur maligne. Ces anticorps ont cependant été recherchés par toutes les méthodes biologiques modernes.

1. H. C. Ross et C. I. Macalister, On the flagellation of lymphocytes in the presence of excitants both artificial and cancerous, *Brit. Med. Journal*, 23 janvier 1909, p. 206, et 23 octobre 1909, p. 1212. — On an excitant for the leucocytes of heathy persons found in the blood plasma of patients suffering from carcinome, *Lancet*, t. CLXXVI, 23 janv. 1909, p. 206.
2. W. N. West Watson, The reaction of the blood serum in malignant diseases, *Journ. of pathol. and bacter.*, t. XIII, avril 1909, p. 429.

C'est la méthode des précipitines qui a été d'abord appliquée. Le sérum de lapin, préparé soit avec du sérum cancéreux, soit avec de l'extrait de tumeurs, a été éprouvé vis-à-vis du sérum de porteurs de néoplasmes. Quelques auteurs ont essayé de purifier le sérum de lapin-cancer par la précipitation préalable avec du sérum normal. Malgré cette précaution qui devait débarrasser le sérum de lapins immunisés des anticorps non spécifiques, les résultats ne sont pas encourageants, des précipitations ayant été également observées avec des sérums normaux et divers sérums pathologiques non cancéreux.

On n'a pas été plus heureux avec la méthode de fixation du complément. Si quelques auteurs ont indiqué des pourcentages très élevés, on doit mettre ces résultats sur le compte d'une technique insuffisamment perfectionnée. Avec un antigène bien titré avec un grand nombre de sérums divers, on n'obtient dans le cancer qu'un faible pourcentage de réactions positives.

On a essayé de provoquer des phénomènes d'anaphylaxie passive chez des cobayes préparés avec du sérum de cancéreux. Les résultats obtenus ne sont guère concluants.

On peut tirer quelques renseignements utiles en étudiant certaines substances non spécifiques du sérum de cancéreux. Parmi ces dernières, les plus importantes sont les isolysines et l'antitrypsine.

Bien que le sérum normal renferme des isolysines plus souvent qu'on ne l'avait cru d'abord, l'index isolytique a son importance réelle, surtout lorsqu'il est élevé et que le sérum d'un malade suspect de cancer dissout la plupart des échantillons de globules rouges éprouvés. L'index antitryptique peut fournir aussi une indication précieuse. La quantité de substances antitryptiques est nettement augmentée dans le sérum de deux tiers des cas de cancer étudiés; d'autre part, il est souvent très facile d'éliminer la suppuration et certaines maladies aiguës ou chroniques où l'on rencontre l'index antitryptique élevé.

L'abaissement de la tension superficielle du sérum cancéreux ayant été mis au contact d'un antigène pendant une heure à 52° est un phénomène réel. Bien que dans le phénomène d'Ascoli il ne paraisse pas s'agir d'une action d'un anticorps spécifique sur l'antigène cancéreux, il pourra être d'une grande utilité pour le clinicien, si de nouvelles et nombreuses recherches faites avec un antigène stable venaient démontrer que ce phénomène n'existe qu'exceptionnellement pour les sérums non cancéreux.

Quant aux recherches de Freund et Kaminer sur l'action antagoniste des sérums normal et cancéreux sur la cellule cancéreuse, ainsi que sur l'action spécifique du sérum cancéreux sur un extrait néoplasique préparé d'une façon spéciale, elles sont de date trop récente pour qu'on puisse se prononcer sur leur réelle importance pour le diagnostic de tumeurs malignes.

TRAUMA UND GESCHWULSTBILDUNG

Von Prof. Dr C. **THIEM**, Cottbus.

Die neuere experimentelle Krebsforschung hat uns trotz mancher für die Zukunft verheissungsvoller Ergebnisse in der Erkentniss der eigentlichen inneren Ursache der Entstehung des Krebsgewächses noch nicht vorwärts gebracht. Noch immer wissen wir nicht, was die Epithelzellen veranlasst gleich wilden Tieren den eigenen Organismus anzufallen.

Um so mehr müssen wir uns daher, namentlich auch im Hinblick auf die praktischen Zwecke der Unfallgezetgebung, mit der Erforschung der *Hilfsursachen bei der Bildung der Krebsgewächse*, aller Einflüsse auf die Krebsentwickelung befleissigen. Es sind dabei Zu Berücksichtigen der Einfluss der Geschlechtsfähigkeit, die Verteilung auf die Geschlechter und einzelnen Körperteile, etwaige Erblichkeit, Krebs zwischen Eheleuten, Uebertragbarkeit des Krebses, Alter der an Krebs erkrankten Menschen, ferner der Einfluss von Boden Wohnungs Nahrungs, und Rassenverhältnissen, der Einfluss des Berufes und der gesellschaftlichen Stellung, der Einfluss wiederholter oder andauernder Reize *mechanischer, thermischer, entzündlicher bacterieller und aktinischer Art.* (Strahlenreize.)

Besondere Beachtung verdient *die Erforschung des Einflusses einmaliger stumpfer oder scharfer Gewalteinwirkungen auf die Krebsentwickelung.*

Endlich ist es für die Zwecke der Unfallgesetzgebung wichtig den Verlauf des Krebses bezüglich seines Zeitlichen Ablaufes und seiner räumlichen Verbreitung (Tochtergeschwulstbildung und Beteiligung der Drüsen) zu beachten.

Den Einfluss scharfer und auch stumpfer Verletzungen auf die Krebsentwickelung können wir uns immer noch nicht anders vorstellen, als dass die laesio continui mit ihren Folgen, bei offenen Wunden : Entzündung, Genhwürsund Fistel sowie Narbenbildung, sowohl den Reiz auf die Umwandlung (Anaplasie) der Epithelzelle auszüben als auch deese Folgen der Verletzung, namentlich die Narbenbildung zur Loslösung der Fpithellzelle aus ihrem physiolagischen Zusammenhanger führen mögen, wenn es sich nicht um bereits von der Embryonalzeil her versprengte Epithelien handelte. Auch der stumpfen Gewalteinwirkung folgt eine laesio continui der tiefen Teile mit Erhaltung der Zusemmenhanges der Haut und auch der stumkten Verletzung folgen zur Wiederherstellung der urverletzhen Zustandes *Regenerationsvorgange*, die der Entzündung und Narbenbildung der offenen Wunde gleichwertig sind.

Da sie sich aber rascher abspielen, wie die Folgen offener Verletzungen, wird man nach ihnen, abgesehen von der Seltenheil der Krebsentstehung darnach überhaup eine solche nur als wahrscheinlich anseben Können, wovon sie sich in einer nicht allzufernen Zeil etwaz Jahre nach dem Unfall zeigt. Bei offenen verletzungen können Entzündung, Geschwürs und Fistelbildung sowie die Narbe viel gröytsere Zeiträume zwischen Unfall nür Gewächsbildung überbrücken.

1. — Praktische Erfolge der experimentellen Krebsforschung und ihre Bedeutung für die Unfallgesetzgebung.

So mannigfaltig und zahlreich auch die nueren Versuche über Erzeugung von atypischen Epithelwucherungen beim Tier und Mensch und die Ubertragung bösartiger Geschwülste von Tier zu Tier gewesen sind und so anregend sie auch für die Weiterforschung in der Zukunft wirken werden ; in der Erkenntniss der eigentlichen Ursache des Krebses haben sie uns noch nicht vorwärts gebracht.

Es fehlt immer noch die Erklärung für die beim Krebs beobachtete *zelluläre Anarchie* (Debove) und die Deutung dafür, was die Epithelien veranlasst *gleich wilden Tieren den eigenen Organismus anzufallen* » (Walz).

Wie Orth auf dem XII. Pathologen-Congress erklärte, haben sämmtliche Forschungen sich nur bemüht, den äusseren *formalag*

Vorgang zu schildern, die innere (*causale*) Ursache ist noch nicht ergründet.

Wir werden, wenn unseren Blicken auch derzeit noch die eigentliche Ursache der Krebsentstehung mit einem Schleier verhüllt ist, ganz besonders dazu gedrängt, die *Hilfsursachen* zu prüfen, welche bei der Krebsentwickelung *neben der Hauptrolle*, der unbekannten Grösse X, eine oft gewichtige Nebenrolle spielen.

Gerade für die Zwecke der Unfallgesetzgebung bei der Entschädigung Unfallverletzter, verlangt der Richter ja nicht den Nachweis dafür, dass der Unfall die *einzige* Ursache der darnach aufgetretenen Gesundheitsstörung ist, sondern dass er einen der wesentlich mitwirkenden Einflüsse abgegeben hat.

Um dem Unfall die ihm unter den Hilfsursachen der Krebsentwickelung oder Krebsverschlimmerung zukommende Rolle zuzuweisen, die Grösse seines Einflusses nach oben und unten hin zu begrenzen, um sein Verhältniss zu den übrigen Hilfsursachen bei der Krebsentwickelung richtig beurteilen zu können, müssen wir allen diesen Hilfsursachen Beachtung schenken.

Es sei dabei denkbar anerkannt, dass gerade hierin die auf Anregung der Vereinigung ür Krebsforschung veranstalteten Sammelforschungen uns wertvolle Fingerzeige und brauchbare Unterlagen gegeben haben.

Prüfen wir nach dieser Richtung hin Alles Gebotene und besprechen wir dann die Rolle, welche der Verletzung, dem Trauma im weitesten Sinne zukommt.

Schliesslich seien einige Betrachtungen gewidmet der Erkennung, und dem Verlauf des Krebses.

Ich bemerke, dass ich keineswegs eine vollständige Uebersicht geben, sondern nur das wichtigste herausgreifen will von dem, was die Forschungen der letzten Jahre gebracht haben.

Wir werden am besten zum Ziele gelangen durch eine möglichst zweckmässig gelieferte Einzelbetrachtung.

2. — *Zahlenangaben über Häufigkeit des Krebses, Verteilung auf die Geschlechter und die einzelnen Körperteile :*

Die meisten neueren Forscher haben eine Zunahme der Krebserkrankungen im Allgemeinen betont (*Buday, Joh. Orth, Körber*).

Körber bringt folgende Zusammenstellung.

Unter 100 000 Einwohnern starben.

	IM JAHRE 1883	IM JAHRE 1903
In der Schweiz	102	131
In den Niederlanden	58	99
In Norwegen	50	93
In England	52	85
In Oesterreich	44	74

	IM JAHRE 1888	IM JAHRE 1903
In Italien	42	54

	IM JAHRE 1893	IM JAHRE 1903
In Deutschand	59	73

Nach Körber ist im Verlauf von 8 Jahren die Sterblichkeit an Krebs in Hamburg von 10,1 0/0 auf 11 0/0 gestiegen.

Nack Dollinger ergab die Sammelforschung in Ungarn auf eine Million Einwohner 288 Krebskranke.

J. Steinhaus fand bei Durchsicht von 4 169 Sektionsprotokollen der Leichen Erwachsener 8, 87 0/0 Krebserkrankungen, 195 Männer 175 Frauen.

Dagegen überwiegt nach allen andern Krebserkrankungs und Krebstodesfällenzusammenstellungen die Zahl der krebskranken Frauen. Nach Orth ist dies dadurch bedingt, dass deren Geschlechtsteile häufiger an Krebs erkranken.

Buday zählt 48,36 0/0 Männer gegen 51,64 0/0 Frauen. In früheren Statistiken stellt sich insgesammt das Verhältniss der krebskranken Männer zu den Frauen wie 40 0/0 : 60 0/0

Von den erkrankten Körperteilen steht bei Männern der Magendarmschlauch, wenn man die Lippenkrebse mitrechnet, an erster Stelle.

Nach Dollinger betragen die Magen-Darm-Krebse 69,4 0/0 (einschliesslich 39,3 0/0 Lippenkrebse).

Bei den Frauen überwiegen die Erkrankungen der Geschlechtsteile : 44,6 0/0.

J. Steinhaus stellt folgende Häufigkeits-Stufenleiter auf, unter Einbeziehung beider Geschlechter.

Magen, Gebärmutter, Darm, Speiseröhre, Gallenblase, Bauchspeicheldrüse, Eierstock, Brust.

Auch die schwedische Sammelforschung 1903-1906 ergab den Magenkrebs als häufigste Krebserkrankung.

Nach Finsterer sind vom Darm am seltensten befallen der untere
Teil des Leerdarms (Jejunum) und obere des Krummdarms (Ileum).

Grosse Unterschiede zeigen sich je nach den einzelnen Ländern
in der Zahl *des Lippenkrebses*. So ist in Japan der Oberlippenkrebs
3-mal so häufig als der Unterlippenkrebs, während nach der
v. Winiwarter'schen Zusamenstellung auf die Unterlippe 50 0/0,
auf die Oberlippe 2 0/0 aller Hautkrebse kommen.

Auch der Peniskrebs ist in Japan viel häufiger wie anderswo.
Ebenso ist der Geschlechtskrebs in Portugal und Spanien sehr
häufig.

Körber hat in der Hamburger Statistik 3 Gruppen aufgestellt,
in welchen die Verteilung auf die Geschlechter vorgenommen ist.
Ausgenommen sind die Gruppe Geschlechtskrebse.

Gruppe I. — *Bevorzugt vom männlichen Geschlecht.*

VERHÄLTNISS DER MÄNNER ZU DEN FRAUEN

		Männer	Frauen
1.	Speiseröhre	41	4
2.	Schlund	10	1
3.	Kehlkopf	9	0
4.	Lungen	8	0
5.	Lippen	6	0
6.	Leber	4	0
7.	Kiefer- und Mundschleimhaut	3	1
8.	Zunge	12	
9.	Bauchspeicheldrüse	4	2
10.	Harnblase	2	1

Gruppe II. — *Geringes Ueberwiegen der Männer.*

Darm	11,7
Magen	23,15

Gruppe III. — *Geringes Ueberwiegen der Frauen.*

	Männern	Frauen
Gesicht und Kopf	6	7
Sonstige Haut	3	5

Gruppe IV. — *Völliges Ueberwiegen der Frauen.*

Gallenblase	4,9
Brust	1,88

Was nun den *Einfluss der Geschlechtsverrichtungen auf die Krebsentwickelung* anlangt, so steht seit langer Zeit fest, dass in der
Schwangerschaft bereits vorhandene Krebsgeschwülste am
Wachstum beschleunigt werden, namentlich solche der Geschlechtsteile und der Brust.

Geburtenhäufigkeiten soll auch die Entstehung des Gebärmutterkrebses nach Felix Theilhaber begünstigen.

Das Stillen wirkt dagegen anscheinend hemmend oder hindernd auf den Krebs.

So sollen nicht stillende Frauen häufiger an Krebs erkranken als stillende und A. Groth stellte fest, dass mit dem Steigen der durchschnittlichen Stilldauer ein Fallen der Todesziffern bei den Brust-und Geschlechtsteilkrebsen einhergeht.

3. — *Erblichkeit. Krebs zwischen Eheleuten (Uebertragbarkeit).*

Die Frage der Erblichkeit des Krebses ist noch nicht in bejahendem Sinne entschieden.

In der schwedischen Sammelforschung wird in 19,6 0/0 erbliche Belastung angenommen.

Nach der Körber'schen Sammelforschung wurde die Erblichkeit in 13,1 0/0 bejaht, in 86,9 0/0 verneint.

Nimmt man keine zufälligkeit an, so würde der Mutter fast doppelt so oft die Rolle zufallen wie dem Vater.

Auch die Frage der Uebertragbarkeit des krebses zwischen Ehegatten ist doch erst in dem Sinne als bejaht zu betrachten, dass es sich um Abklatschcontacte oder Immpfkrebse handelt (am Lippen und Geschlechtsteilein). Ob im Uebrigen ein ursächlicher Zusammenhang vorhanden ist und worin er besteht, ist noch nicht erwiesen.

Nach Körber's Untersuchungen ist von 329 verheiratet Gewesenen 11-mal auch der andere Ehegatte an Krebs erkrankt oder gestorben 3,3 0/0.

Die Stuttgarter Statistik bringt 5 0/0, die Deutsche Krebsstatistik von 1900, 8 0/0.

4. — *Alter.*

Es ist bekannt, dass der Krebs mit Vorliebe ältere Personen heimsucht.

Buday, Meller und *Haberfeld* beobachteten keinen Krebs bei Leuten unter 20 Jahren.

Die meisten Krebskranken weist das Alter zwischen 56 und 70 Jahren auf. Buday fand den Krebs der Vorsteherdrüse am häufigsten im 65. Jahre.

Haberfeld bezeichnet beim Krebs des Magens der Gallen und

Luftwege 82 Jahr als die höchste Altersgrenze. Die Krebserkrankungen dar weiblichen Geschlechtsteile werden auch in den dreissiger Jahren nicht selten beobachtet. (Thiem.)

Im Darm kommen bei noch jüngeren Leuten Krebse vor. Kuttner's jüngster Kranker war 24 Jahre alt, doch führt er einen Kranken von *Zesch* an, der 18 Jahr alt war und Bernoülli (bei Kuttner) hat eine Reihe von Fällen von Magen-Darmkrebs im Alter von 15 bis 17 Jahren gesehen, der jüngste Kranke war 11 Jahre alt.

Aug. Lindemann sah einen ringförmigen Krebs über der S-förmigen Ausbiegung bei einem 17 jährigen Hanldlungslehrling.

Nash Horsley ist besonders der Wurmfortsatz häufig in jugendlichen Jahren erkrankt. Unter 92 Fällen fanden sich 4 Kranke unter 10, 13 zwichen 10 und 20 Jahren, 34 zwischen 20 und 30 Jahren.

Diese Beobachtung ist sehr bemerkenswert.

Bekanntlich fängt sich der Wurm vom 30. Jahr ab, selten früher, zurückzubilden, zu veröden. Er ist also ein frühzeitig alterndes und absterbendes Gebilde.

Die Krebszelle ist nun, wie Horsley ausführt, weniger widerstandsfähig als die Sarkomzelle und erliegt daher den Schutzkräften im jugendlichen Alter.

Aber der frühzeitig alternde und in Entartung begriffene Wurm vermag ihr nicht Widerstand zu leisten.

K. Leker hat eine nicht üble Erklärung gebracht :

Beim Naturmenschen wird der Tod vorbereitet durch die annähernd gleiche zellkraft aller 3 Keimblätter.

Beim Kulturmenschen kommt es durch die unnatürliche Lebensweise zum einkeimblättrigen oder eingewebigen Greisentum, oft mit Erhöhung der Lebens-und Wachstumskraft anderer Zellergruppen oder Keimblätter.

Nach ihm entsteht der Krebs durch Erhöhung der Wachstumskraft der Epithelzellen und Abnahme der Wachstumskraft der Bindegewebszellen.

5. — *Einfluss von Boden-Wohnungs, Nahrungs und Rassenverhaltnissen.*

Nach Guthrie Mc. Connel ist auf dem *Lande* eine grössere Zunahme der Krebssterblichkeit festzustellen als in den *Städten*. Es fragt sich, ob hier die grössere oder *geringere Fleischkost* eine Rolle spielt, (bisweilen will man durch fleischerne oder fleischlose Kost beim Krebs Besserung gesehen haben) oder, ob die *schweren*

Arbeiten im Freien wie Mc. Connel, annimmt die Krebsentwicke-lung begünstigen.

Felix Theilhaber beobachtete häufiges Auftreten von Krebs bei Metz-gerfrauen und Wirtshausfrauen und schiebt dies auf den *einseitigen Fleischgenuss.*

Das Vorkommen von *Ansteckungen in Wohnungen* (Krebsha-sern) wird neuerdings von den meisten Forschern geläugnet.

Körber fand in 856 Häusern nur 5, in denen 2 oder mehr Fälle von Krebs aufgetreten sind.

In Helgoland haben sich nach Lindemann (bei Körber) innerhalb von 60 Jahren nur 2 Wohnhäuser im Oberland mit mehrfachen Krebsfällen gezeigt.

Auch das *Ueberwiegen der Krebserkrankungen an Flussläufen* wird neuerdings geläugnet M. Connel.

Betont wird nur die Seltenheit des Krebses in trockenen heissen Ländern wie Algier und Tunis (Borrel).

Der Krebs zeigt sich mehr in gebirgigen, wohl beholzten und bewässerten Gegenden.

Was die Rasse anbelangt, so fand Felix Theilhaber, dass die Jüdinnen geringe Neigung zu Gebärmutterkrebs haben.

6. — *Beruf und gesellschaftliche Stellung.*

Nach Körber scheint im Ganzen der Krebs bei hoch und niedrig in gleichem Masse seine verheerende Wirkung auszuüben.

Doch soll die Beteiligung der verschiedenen gesellschaftlichen Klassen beim Krebs der Verdauungswege in dem Maasse abnehmen, wie die wirtschaftliche und gesellschaftliche Lage zunimmt (Körber und Rahts).

Beim Krebs des Gesichtes und der Kopfhaut waren in der Hamburger Aufstellung die Berufe überhaupt nicht beteiligt, deren Angehörige auf Körperpflege halten, dagegen waren die Berufe vertreten, bei denen die Körperpflege wenig zu Hause ist und die in reichliche Berührung mit Staub- und Schmutz kommen.

Berufe, die durch eine jüngere Altersstufe gekennzeichnet sind, Modistinnen, Näherinnen, Köchinnen, Büroangestellte, Lehrerinnen hatten nah der Hamburger Sammelforschung nur geringen Anteil an Krebsen der Verdauungswege, während sie eine steigende Beteiligung an den Krebsen der weiblichen Geschlechtsteile zeigten.

Der Gebärmutterkrebs soll häufiger bei Armen, der Brustkrebs mehr bei Reichen vorkommen.

Bekannt ist die Häufigkeit von Hautkrebsen bei Teer-, Pech und Paraffinarbeitern.

Bezüglich der Teerarbeiter hat Zweig die Beobachtung gemacht, dass nicht nur der Braunkohlenteer sondern auch der Steinkohlenteer diese ungünstige Wirkung ausübt.

7. — *Einfluss wiederholter oder andauernder Reize* :

Seit Virchow gilt es als feststehend, dass wiederholt oder andauernd (chronish) einwirkende Reize eine der wesentlichsten Hilfsursachen bei der Krebsentwickelung darstellen und verweise ich in dieser Beziehung auf meinen im Reichs-Versicherungsamt gehaltenen Vortrag und die Bearbeitung dieses Gegenstandes in der II. Auflage meines Handbuches der Unfallerkrankungen.

Es kommt mir jetzt nur darauf an aus dem auf diesem Gebiet inzwischen neu Veröffentlichten das Wichtigste hervorzuheben. Es sei nur noch einmal erwähnt, dass der Reiz nur *eine der Hilfsursachen* ist, wenn auch vielleicht eine der wichtigsten. Wie zum Reiz eben noch etwas hinzukommen muss, die uns unbekannte Grösse X, um Krebs zu erzeugen, beweist wieder der nachfolgende Fall von Beigel.

Bei einem 74 jährigen Greise bei dem im Kindesalter beide Füsse in der Höhe des Lisfranc'schen Gelenkes operiert wurden, entwickelte sich in der Narbe rechts ein Krebs und links ein 6 cm grosser Hauthorn.

Während man früher die Reize einzuteilen pflegte in *mechanische, chemische, termische* und *entzündlich-bakterielle*. Reize spricht man neuerdings auch von den *aktinischen* Reizen (*Apolant*). Es sind damit die durch Bestrahlung also hauptsächlich durch Röntgenstrahlen hervorgerufenen Reize gemeint. ἡ ἀκτίς, ῖνος, der Strahl.

Rowntree berichtet, dass in England 11, in Amerika wenigstens 20 Fälle von Hautkrebsen bekannt sind, die durch *Röntgenstrahlen* erzeugt wurden.

Von den englischen Fällen endete einer tötlich.

Jayle : berichtete über 12 Fälle von *Radiodermitis*, denen Krebs folgte. 5 verliefen tödtlich.

Die Krebse traten ziemlich spät auf und meist gingen chronische Röntgenhautentzündungen oder Röntgengeschwüre voraus.

H. Coenen : sah vielfache Krebsentwickelung auf chronischer Röntgenhautentzündung bei einem 41 jährigen Röntgentechniker nach über 10 Jahre langer Beschäftigung. Coenen ist der Ansicht, dass meistens erst Hauttuberkulose (Lupus) und daraus erst der Krebs entstehe. Er warnt daher vor der Lupusbehandlung des Krebses mit Röntgenstrahlen.

H. E. Schmidt bestreitet, dass es einen Röntgenkrebs gäbe, der sich aus Lupus entwickele, und widerspricht der Warnung von Coenen, den Lupus mit Röntgenstrahlen zubehandeln, da 75 0/0 aller Lupuserkrankungen durch Röntgenstrahlen geheilt würden.

O. Wys, der 4 Röntgenkrebse beschreibt, hält *das Röntgencarcinom für das erste expérimentelle Carcinom*, das wir kennen. Er glaubt, dass die Röntgenstrahlen hauptsächlich die Gefässwände ergreifen, wodurch eine Art *örtlicher Arteriosklerose* erzeugt und der Zelle allmählig die Blutzufuhr entzogen wird, was *zu ihrer Ausschaltung von der* Assimilation und ihrer schliesslichen Entartung führe.

Was die *chemischen* Reize anlangt, so ist schon der *Schornsteinfeger- und Teerarbeiterkrebs* erwähnt. Es ist neuerdings wieder die Frage erörtert, ob das *Rauchen* einen chemischen Reiz ausübe, der den Liphenkrebs erzeuge. Man ist jetzt mehr geneigt, dem *mechanischen* Reiz der Pfeife Schuld zu geben, die vielleicht auf kleine Schleimhautrisse einwirkt. Körber bemerkt, dass die Gepflogenheit armer Leute die Cigarre oder Cigarette ohne Mundstück bis zum letzten Ende zu rauchen dem Reiz der Pfeife am nächsten stehe.

Vielleicht kommen hier öfters kleine Verbrennungen vor.

Ueber die Wärmereize ist im Uebrigen schon bei den Tierversuchen gesprochen worden. Bekanntlich beschuldigt man für Krebse des Verdauungsschlauches, besonders der Speiseröhre, zu heisses, hastiges Trinken.

Die *chronisch entzündliche Reizung* wird nun neuerdings besonders betont für die *Gallensteine* und man ist sich jetzt darüber einig, *dass der Gallenenstein das Ursprüngliche sei,* auf dessen chronischen Reiz der Krebs folge und nicht umgekehrt.

Haberfeld hat sich mit Erforschung dieser Frage unl mit der Ursache das Magen-und Luftröhrenkrebses beschäftigt.

Er fand unter 20 000 Sectionen 265 mal Gallensteine. Davon kamen auf Frauen 195-75 0/0, auf Männer 70-28 0/0.

Auch die Kliniker sind jetzt wie die Pathologen der Ansicht, dass der Stein die Ursache des Krebses ist, so dass Siegert (bei Haberfeld) von einem Kliniker erzählt, der bei der während des Lebens gestellten Diagnose des Gallenblasenkrebses ihn als sekundären bezeichnete, weil sich keine Steine fanden und die Sektion gab ihm recht.

Wahrscheinlich handelt es sich bei der Krebsbildung durch Steine um entzündliche und mechanische Reize (kleine Schleimhautverletzungen).

Von den 164 Fällen von Gallenblasenkrebs Haberfelds kamen 119 auf Frauen 73 0/0, 45 auf Männer 27 0/0. Unter diesen 164 Fällen waren 119 mal Steine vorhanden, also in 73 0/0. Bei zwanzig Krebsen des gemeinschaftlichen Gallenganges (Choledochus) fand Haberfeld 12 mal Steine.

Jannowski (bei Haberfeld) beobachtete bei 40 Fällen von Gallenblasenkrebs stets Steine, Buday bei 9 Fällen ebenfalls in sämmtlichen Fällen Steine, Courvoisier (bei Haberfeld) sah in 84 Fällen 74 mal Steine, Feilchenfeld (bei Haberfeld) in 26 Fällen 20 mal Steine usw.

Von *ursprünglichem Luftröhrenkrebs* fand Haberfeld 68 Fälle. 48 mal bei Männern, 20 mal bei Frauen. Er führt die Ergebnisse anderer Sammelforschungen an, die ebenfalls das Ueberwiegen der erkrankten Männer zeigten. Schwalbe 14, 1, R Wolf 27, 5, Feilchenfeld 20, 2, Riechelmann 21, 6, Redlich 26, 5.

Während *Redlich* an Berufe dachte, die besonders dem Eindringen von mechanisch schädlich wirkenden Stoffen in die Luftwege ausgesetzt sind, konnte *Haberfeld* keine besonders gefährdeten Berufe finden.

Er sucht die Ursache des Ueberwiegens der erkrankten Männer darin, dass diese überhaupt mehr im Beruf stehen wie die Frauen.

Das Lieblingsalter ist das 6. Jahrzehnt.

Es wird sodann festgestellt, dass die neuesten Forscher ein Ueberwiegen des Krebses auf der *rechten* Lunge gefunden haben, wie denn auch die gewöhnliche Lungenentzündung und die Tuberkulose häufiger rechts als links gefunden wird.

Man erklärt sich dieses Ueberwiegen der rechten Seite durch den Verlauf und die Lichtweite des rechten Hauptluftröhrenastes, der im stumpfen Winkel von der grossen Luftröhre abgeht, also mehr deren gerade Fortsetzung darstellt und der einen grösseren Querschnitt hat als der linke Hauplluftröhrens daher auch angesaugle Fremdkörper mehr rechts als links vorkommen.

Haberfeld fand den Sitz des Krebses 44 mal rechts, 24 mal links. Die von ihm angeführten Zahlen anderer Forscher sind : Pössler 35 (rechts), : 24 (links), Redlich 17 : 14, v. Schrötter 9 : 6.

Von den 68 Fällen *Haberfeld*'s betrafen den Hauptluftröhrenast 39, die Luftröhrenäste des Unterlappens 21 und die Aeste des Mittel und Oberlappens nur 10.

Die Tatsache, dass die Krebse hauptsächlich Plattenepithelkrebse, sagar mit Verhornung sind, spricht nach Haberfeld für die *Cohnheim*'sche Theorie.

Watchusi macht darauf aufmerksam, dass überhaupt in den Luftröhrenästen Inseln von Pflasterzellen gefunden werden, die man bekanntlich Pachydermien nennt und glaubt diese durch chronische traumatische, chemische und entzündliche Reize entstanden.

Im Gegensatz zu Haberfeld und seinen Gewährsmännern konnte Müser bei 0, 24 0/0 von Lungenkrebs unter 10 000 Sektionen keine Bevorzugung der rechten Seite finden. Doch handelte es sich bei Müser um zu können.

Haberfeld hat nun das wichtige in der neueren Zeit auch von andern Forschern besprochene Auftreten von *Magenkrebs in Gefolge des Magengeschwürs* erörtert, unter 20 000 Obduktionsberichten war 662 mal Magenkrebs aufgeführt, 3, 0/0, 57 0/0 Männer, 43 0/0 Frauen. Alter meist zwischen 50-60 Jahr, unterste Grenze 20, oberste 82 Jahr.

Von den 662 Fällen waren 106-16 0/0 aus rundem Magengeschwür hervorgegangen; *Hammerschlag* bei *Krokiewicz* fand unter 42 Fällen von Magengeschwür in 8 Fällens hinterher Krebs, Häberlein in 7 0/0; Hauser nimmt 5 0/0 an.

Umgekehrt kann der Krebs von dem Bauchfcllüberzug des Magens nach der Schleimbaut zu vordringen, Verstopfung (Thrombose) der Gefässe und hierdurch Anschneidung der Blutzuführ (Ischaemie) bewirken (Fall Fleiner).

In der Schwedischen Sammelforschung wurde in 8,4 0/0 bei Männern und in 14,2 0/0 bei Weibern Magenkrebs nach verausgegangenem Magengeschwür festgestellt.

Fibiger und Trier fanden beider Dänischen Sammelforschung (1908), dass bei 277 Fällen von Magenkrebs 10 mal Magengeschwür vorausgegangen war.

Moyniham bei Kolb berichtet über 61 Fälle von Magenkrebs bei denen 40 mal — 60 0/0 Magengeschwür vorausgegangen war.

Hirsch hat 21 mal Magengeschwüre bei 94 Magenkrebsen = 22,3 0/0, Hagen in 10 0/0.

Nötzel : erwähnt, dass bei 3 wegen Magengeschwüren gemachten Magendarmverbindungen (Gastroenterostomieen) hinterher Krebs eintrat, daher jetzt in diesen Fällen lieber Ausschneidung der Geschwüre gemacht werden.

Zu den chronisch-entzündlichen Reizen rechnen wir die *Narben- und Fistelkrebse*, die *Krebse auf syphilitischer* und *tuberkulöser* Grundlage usw.

Hier ist besonders bemerkenswert, dass an der Lehre Rokitansky's *Tuberkulose und Geschwülste* kämen nicht gleichzeitig vor, neuernings stark gerüttelt wird.

So behauptet Franco E. Enrico, dass Tuberkulose und Krebs gar nicht so selten zusammen getroffen würden und v. Hansemann bestätigt dies in einer Besprechung des genannten Aufsatzes.

Buday führt a. a. O. einen Lungen- und einen Blinddarmkrebs auf tuberkulöser Grundlage an.

Klose fand Tuberkulose und Krebs gleichzeitig in der Brust einer 25 jährigen Frau.

Vogt sah Gliom und Tuberkulose bei einender im Kleinhirn. Er ist der Ansicht, dass die tuberkulöse Veränderung sich im Gliom entwickelt habe.

Im Uebrigen wird auch wiederholt in den Sammelforschungen von Krebsbildungen nach Hauttuberkulose (Lupus) berichtet.

Das Zusammentreffen von *Leberkrebs und Schrumpfleber* erklärt Muir so, dass die Schrumfleber das ursprüngliche sei und sich darnach eine ausgleichende (compensatorische) Vermehrung der Epithelzellen bilde. Eine Ueberschreitung dieser compensatorischen Hypertrophie führe zur Krebswucherung. Er berichtet über 6 Fälle.

Buday erwähnt 2 Fälle von Leberkrebs nach Schrumpfleber.

Gavalas führt einen Fall von Krebs an nach Malariaschrumpfleber.

Auch Julci hält die Schrumpfleber für das Ursprüngliche und die Krebswucherung gehe vom Epithel der Leber und der Gallengänge aus.

Conti hält dagegen die Leberschrumpfung für das Nachträgliche, entstanden durch die Ernährungsstörungen der Leber, welche der Krebs hervorruft. Geht die Schrumpfung voraus, so steht sie, ausser Beziehung zur Neubildung.

Menetrier hält wieder die Schrumpfleber für den die Krebsbildung begünstigenden Zustand, den er den « präcancerösen nennt.

Was das Verhältniss der *Syphylis zum Krebs* anlangt so fand Körber, dass in 220 Fällen, 14 mal Syphilis der Krebsdiagnose vorangegangen war. Die Syphilis habe an sich mit dem Krebs nichts zu tun, sondern rufe nur den chronischen Reiz zur Umbildung der Zelle hervor.

Buday berichtet über 2 Schenkelkrebse, einen Nasen und einen Kehlkopfkrebs an syphilitischen Geschwüren.

Gavalas fand unter 44 Fällen von Zungenkrebs 3 mal Syphilis vorliegend, einmal war der Krebs aus einer Leukoplakia syphilitïca hervorgegangen.

Es sei noch einmal auf die Mischgeschwülste, das carcinoma sarcomatodes, sowie daraufhin gewiesen, dass H. Burckhardt neulich eine Vereinigung von Strahlenpilzerkrankung und Krebs beschrieben hat.

In einem Carcinom der linken Umbiegungsstelle des Dickdarms bei einer 38 Jahr fanden sich Eiterherde, in denen sich Bruchteile von Pilzfäden und kokkenähnliche Gebilde nachweisen liessen, die wahrscheinlich Aktinomycesdrüsen entsprachen, obwohl Kolben fehlten.

Entweder hat die Aktinomykose als Reiz die Entstehung des Carcinoms begünstigt, oder in der papillären Geschwulst verfing sich eine Getreidegrame.

Entzündlich mechanische Reizungen werden in zahlreichen Fällen als Ursache der Krebswucherung angeschuldigt. Besondere Aufmerksamkeit verdient ein von E. Rehn mitgeteilter Fall.

Mastdarmkrebs nach Thierschher Operation des Mastdarmvorfalles. Ein vor 4 Jahren unter die Haut eingeführter Draht wanderte nach oben bis in die Darmlichtung und von da ging die Krebswucherung aus.

1 mal wuchs ein Krebs auf einer nach Kniegelenkseiterung entstandene Fistel, 2 mal auf Fisteln nach Knocheneiterung, 1 mal auf einer Schuppenkleienflechte (Psoriasis).

Buday führt einen in einer Lungennarbe gewachsenen Krebs an. Menetrier erwähnt Magenkrebs nach chronischem Magenkatarrh, Lungenkrebs nach chronischem Luftröhrenkatarrh, Hautkrebs nach Hautentzündungen verschiedener Art.

Gavalas berichtet von einem Speiseröhrenkrebs, der aus einer vor Jahren davongetragenen Carbolsäureätzung (Selbstmordversuch) entstand, ferner erwähnt er einen Fall von Gebärmutterkrebs, der nach 15 jährigem Tragen eines Pfropfens entstand. Eine Hebeamme hatte ihn zur Blutstillung in die Scheide geführt. Ein Brustkrebs entstand von einer Hautflechte. 10 Fälle von Hautkrebs bildeten sich auf Krampfadergeschwüren, 2 Fälle auf Verbrennungsnarben, 1 Hautkrebs entstand nach langdauernder Anwendung von Aetzmitteln.

Aus der Dänischen Sammelforschung von Fibiger und Trier sind folgende Berichte zu erwähnen : 3 Fälle von Krebs auf Unterschenkelgeschwüren, 1 Fall nach chronischer Flechte, ein Lidkrebs nach geschwüriger Lidentzündung. Krebs nach unvollständiger Entfernung einer Balggeschwulst und nachträglicher Aetzung, 4 mal Zungen und Mundhöhlenkrebs nach Reizung durch Zähne und Zahnstümpfe (Aehnliches bei Körber).

Zum Schluss sei erwähnt, dass sich Fibiger und *Trier* gegen einen ursächlichen Zusammenhang zwischen *Alkoholmissbrauch* und Krebs des Verdauungsschlauches wenden, da sich bei Frauen, die keinen Alkohol genossen hatten, dieselben Zahlenverhältnisse fanden.

Für den Gebärmutterkrebs nimmt Körber einen merklichen Einfluss wiederholter Geburten an. In 15 Fällen gingen der Krebsbildung mehr oder weniger starke chronisch entzündliche Reizzustände voran.

8. — *Krebs nach einmaligen Gewalteinwirkungen.*

a. Allgemeines. — Das Verhältniss für die Entstehung eines Krebsgewächses nach einer offenen Verletzung fällt uns, wenn wir von der eigentlichen noch unbekannten Ursache des Krebses absehen, nicht schwer.

Wir wissen, dass ein chronisch-entzündlicher Reiz eine nicht gerade seltene mitwirkende Ursache bei der Krebsentwickelung ist und wir können uns auch vorstellen, dass die Narbe zum Ausschalten des Epithels aus dem physiologischen Zusammenhang führt.

Jede Wunde, mag sie zur sofortigen oder späteren Vereinigung oder zur Geschwürs oder Fistelbildung führen, wird also durch den *entzündlichen Reiz* und die *Narbenbildung* zur Entstehung des Krebsgewächses beitragen können.

Anders können wir uns im Grunde genommen auch nicht den Einfluss *einer stumpfen Gewalteinwirkung* auf die Krebsentstehung denken.

Auch eine stumpfe Gewalteinwirkung schafft eine Trennung des Zusammenhanges der gequetschten Teile, eine *lacsio continui*, nur dass die elastische Haut dabei keine Trennung des Zusammenhanges erfahren hat.

Und auch diese Trennung des Zuzammenhanges tiefer Teile muss zu Vorgängen führen, die der Entzündung und Narbenbildung ähnlich sind.

Die Entzündungsvorgänge steigern sich nur nicht bis zur Eiterung und Verschwärung, sondern bleiben auf einer geringen Stufe, einer entzündlich wässrigen Durchtränkung stehen, durch welche die Wiederherstellung der geschädigten Teile eingeleitet und vermittelt wird.

Wir haben es also auch bei den Verletzungen *tiefer Teile bei unversehrter Haut oder Schleimhautdecke* mit *Entzündungsvorgängen* oder *Wiederherstellungsvorgängen* zu tun, die wie die offene Wunde einen Reiz auf die Gewebe auszuüben vermag. Dass es auch *Narbenbildungen* nach subkutanen Verletzungen gibt, das zeigen uns Knochennarben (Callus) und Knochenverdickungen, Muskel- und Bindegewebsschwielen u. dergl.

Also auch nach Verletzungen bei unversehrter Haut werden wir chronischen Reiz und Narbenwirkung annehmen dürfen.

Ein Unterschied ist aber vorhanden. Der verhältnismässig günstige Verlauf der subkutanen Verletzungen bedingt auch einen rascheren Heilungsverlauf.

Es ist kaum anzunehmen, dass nach solchen ohne den Rückstand anatomischer Veränderungen erfolgten Heilungen subkutaner Verletzungen noch nach vielen Jahren ein Reizzustand zurückbleibt, der im Stande wäre, bei einer Krebsbildung wesentlich mitzuwirken.

Deshalb meine ich, dass nach stumpfen Verletzungen, wenn eine rückstandlose Heilung erfolgt ist, nach 2 Jahren kaum noch ein ursächlicher Zusammenhang zwischen ein dann noch am Orte der ehemaligen Gewalteinwirkung entstehenden Krebsgewächses und dem Unfall mit Wahrscheinlichkeit angenommen werden kann.

Voraussetzung ist nur, dass auch eine wirkliche Heilung eine *restitutio ad integrun* erfolgt ist.

Bleiben Schmerzen und Schwellungen oder auch Schrum

pfungen des gequetschten Teiles zurück, Knotenbildungen der
Weichteile oder Knochenverdickungen, zeigt die gequetschte
Stelle Störungen der Verrichtung, dann beweisen eben diese
Erscheinungen, dass keine rückstandslose Heilung erfolgt ist,
sondern dass jahrelang dauernde Reizzustände zurückgeblieben
sind. Dann wird bei einem später als 2 Jahre nach dem Unfall am
Orte der Verletzung auftretenden Krebsgewächs der Zusammenhang mit dem Unfall nicht deshalb als unwahrscheinlich
bezeichnet werden können, weil schon 2 Jahre seit der Verletzung
vergangen sind.

Die oben geschilderten Verletzungsrückstände und auch stän-
dige, anscheinend glaubhafte subjektive Beschwerden können
dabei einen viel grösseren Zeitraum zwischen Unfall und Gewächs-
entstehung überbrücken.

Bei offenen Verletzungen mit zurückbleibenden Narben, besonders solchen, die wegen der Grösse (Brandnarben) oder wegen
Verwachsungen beständigen Reizen durch Zerrungen und Auf-
platzen, Wärme und Kälteeinflüssen ausgesetzt sind, wird man
noch viel weniger berechtigt sein, sich sklavisch an einen kurzen
Zeitraum zu binden, nach dessen Ablauf man zur Ablehnung des
Zusammenhanges zwischen Verletzung und Gewächs berechtigt
wäre.

Eine Narbe wie die beschriebenen oder gar eine Fistel oder ein
Geschwür können für das ganze Leben den Zeitraum zwischen
Verletzung und Gewächsbildung überbrücken.

*Die in den letzten Jahren erfolgten Veröffentlichungen über Kreb-
sentstehung nach stumpfen Verletzungen sind recht spärlich, ein
Beweis, wie die Verletzung nicht nur nicht die letzte eigentliche
Ursache der Gewächsbildung ist, sondern wie sie auch unter den
wesentlichen Hilfsursachen eine zahlenmassig recht kleine, unbedeu-
tende Rolle spielt.*

Bedauerlich ist es, dass die meisten Aerzte die Berichte über
Fälle von anscheinend nach Verletzungen entstandenen Krebsge-
wächsen so ausserordentlich dürftig abfassen. Oft ist weder die
Art, die Grösse, noch der Ort der Gewalteinwirkung angegeben,
so dass die Fälle weder als wissenschaftliche Beweise gelten können, noch auch den Zwecken der Unfallgesetzgebung genüber,
obwohl diese ihre Anforderungen an den Beweis des Zusammen-

hanges zwischen Unfall und Gewächsbildung wesentlich bescheidener stellt, als die wissenschaftliche Forschung und sie auch weniger scharf und schroff stellen kann, da die Verletzten nicht unter unserer mangelhaften Kenntniss über die Entstehung der Geschwülste leiden dürfen.

Ihnen und der Wissenschaft wäre aber durch genau beobachtete und beschriebene Fälle mehr gedient als durch eine Fülle oberflächlich beschriebener Fälle.

Gerade bei den Sammelforschungen müsste ein grosser Wert auf die sorgfältige kritische Betrachtung der Fälle gelegt werden, was ja seine grossen Schwierigkeiten haben mag, aber doch bis zu einem gewissen Grade erreicht werden kann, wie das die mustergültigen Sammelforschungen von *Körber* beweist.

Ich bringe aus anderen Sammelforschungen die auf den Zusammenhang mit Verletzungen hindeutenden Mitteilungen nur, weil sich witchtige Einzelheiten auch aus einer Menge *solcher* dürftiger Beschreibungen immerhin herausholen lassen.

b. Die offenen Verletzungen als Hilfsursache des Krebses. — Ganz allgemeine Angaben macht Rahts indem er erwähnt, dass eine Reihe von Mitteilungen auf die Bedeutung des Traumas hinweise.

In der Schwedischen Statistik wird bei 22 Fällen von Kieferkrebs 3 mal eine unmittelbare Verletzung als Ursache angegeben, beim Brustdrüsenkrebs wird in 9 0/0 (18 mal) eine Verletzung für die Entstehung des Krebsgewächses verantwortlich gemacht.

Die Fälle von Krebs nach offenen Verletzungen sollen nur kurz erwähnt werden, weil deren Einfluss mit neu bekannten Folgezuständen (Entzündung, Geschwür, Fistel, Narbe) auf Krebsentstehung für eine Reihe von Fällen ziemlich sicher steht.

In der dänischen Sammelforschung wird ein Fall von Brustkrebs erwähnt, der sich aus einer durch eine Fischbeinspange des Corsetts entwickelten Wunde entwickelte, in zwei Fällen von Gebärmutterkrebs soll sich dieser im Anschluss an Zangenentbindungen gebildet haben.

Meller nimmt für die Hautkrebse an, dass mit der Verletzung ein wirksames Gift (Agens) eingeimpft werde, daher regt er die Frage an, ob nicht alle Krebse durch ganz geringfügige nicht beachtete Verletzungen der Haut ihren Anfang nehmen.

Es kam bei den offenen Verletzungen nicht zur Heilung, sondern es bildete sich ein Geschwür, aus dem das Krebsgewächs emporwucherte.

Als schädigende Einwirkungen zählt Meller auf : Verletzungen durch auffallende Steine, durch Holzspäne, durch Kuhhornstösse, durch Bienenstiche und Käferbisse, durch Verbrennungen mit Schmalz bei Frauen, mit der Zigarre bei Männern. Glassplitterverletzungen, Nagelritzungen, gespaltene Abscesse und Furunkel, die nicht heilen, Schnitt mit dem Rasiermesser, Blase an der Unterlippe nach Rauchen einer Virginiazigarre, Sägeverletzungen an der Unterlippe, Verletzung durch den Beisskorb eines Hundes.

Der Zeitraum zwischen Verletzung und Auftreten der Geschwulst ist oft ein recht langer.

So wird ein Krebs der Schläfengegend auf einen vor 14 Jahren erlittenen Käferbiss, ein Krebs der Stirngegend auf eine vor 4 Jahren erfolgte Hautabschürfung, ein ebendaselbst beobachtetes Krebsgewächs auf eine vor 8 Jahren erfolgten Rissquetschwunde zurückgeführt; ein Krebs der Stirngegend entstand aus einem Geschwür, das von einer vor 18 Jahren stattgehabten Verbrennung herrührte.

In der Augengegend wurden 8 mal Krebse beobachtet, die von teilweise 4 Jahr alten Verbrennungsgeschwüren herrührten.

An der Wange wurde ein Krebsgewächs auf eine 10 Jahr vorher erlittene Verbrennung zurückgeführt; ein weiteres bildete sich in einer 13 Jahr alten Verletzungsnarbe, 2 Wangenkrebse entwickelten sich aus Geschwüren, die aus 12 Jahren zurückliegenden Verletzungen hervorgegangen waren.

An der Nase wurde 14 mal Krebs nach Erosion (vor 4 Monaten entstanden) beobachtet. 2 mal nach Verletzung einer Warze (vor 7 und 8 Monaten) 2 mal nach Verletzungen (?) die ein Jahr 6 Monate zurücklagen). 1 Krebs nach Verbrennung vor 2 Jahren. 2 mal wird Druck durch den Bügel des Augenglases 8 Jahre hindurch angeschuldigt. Nach Bienenstich entstand einmal Krebs nach 2 Jahren.

Am Ohr entstanden 3 mal Krebse an wunden Stellen nach 9 Monaten und einmal Krebs bei Ohrenfluss nach mehreren Monaten.

Wange : An wunden excorsierten Stellen 7 mal Krebs nach 1 Jahr 4 Monate.

1 mal bei Furunkel nach 1 1/2 Jahren. Nach Schnitt 2 mal nach 6 Jahren, in Narben 1 mal nach 7 Jahren, auf Lupus 11 mal nach 10 Jahren, auf einem Geschwür der Oberlippe 1 mal nach 8 Monaten, in einer Narbe 1 mal nach 2 Jahren.

In der dänischen Sammelforschung werden 115 Fälle von Hautkrebs aufgeführt, in denen die Ursachen angegeben sind. Bei weitem nicht alle wiesen auf eine Verletzung hin.

2 mal wird Druck und Wundreiben durch das Brillengestell, 4 mal wurden Rasieren, sodann Kratzen, Risse durch Nägel, 1 mal wird eine Verletzung durch Holzsplitter als Ursache angeführt, 1 mal eine durch Kalkstaub gereizte Wunde, einmal soll ein Muttermal (Naevus) durch Druck des Hosenträgers zur krebsigen Entartung gebracht worden sein.

1 mal entstand ein Hautkrebs 1/2 Jahr nach einem Pferdetritt gegen den Hodensack.

Zu der fast unmittelbaren Entstehung nach Wunden fügt J. Steinhausen dem bekannten *Hahn*'schen Fall noch einen Fall von Würtz an :

45 Jahr alte Frau wird an der Wange durch einen vom Baum fallenden Apfel verletzt. Aus der kleinen Wunde wurde ein schlaffes Geschwür; nach 3 Monaten Krebs der benachbarten Lymphdrüsen.

Ferner erwähnt J. Steinhausen einen Fall von dem Warschauer chirurgen Oderfeld.

Eine Frau von 40 Jahren hatte sich ein Blasenpflaster auf die Stirn gelegt. Aus dem Geschwür entwickelte sich Krebs.

Zwei Falle bringt Körber *Kaulkrebs.* 64 jährige Frau hatte seit 8 Jahren eine Pinke über der rechten Augenbraue, die sie sich einmal durch einen heftigen Stoss verletzte. Daraufhin krebsige Entartung. Vielleicht war die Pinke schon bösartig und die Verletzung übte nur eine beschleunigende Wirkung aus.

Gebärmutterkrebs. 40 Jahre alte Directorswitwe. Ein Jahr vorher submuköses Myom operiert. In der Narbe entwickelt sich ein Krebs.

c. *Krebs nach stumpfen Verletzungen.* — In der dänischen Sammelforschung wurden unter 198 Brustkrebsen in 12 Fällen stumpfe Verletzungen als Ursache angegeben. Die Verletzungen wurden herbeigeführt durch Kuhhornstösse, anderweitige starke Schläge und Stösse, Druck gegen eine Krücke. eine Tischkante u. s. w.

Bei Gebärmutterkrebs wird in 2 Fällen als Ursache Stoss gegen den Steiss und gegen den Unterleib angeführt.

Körber fand in der Hamburger Sammelforschung, wenn man nur ein oder wenige Male einwirkende stärkere äussere Gewalt als Ursache ansieht 17 mal unter 238 Fällen Verletzungsursachen = 7, 14 0/0.

Die Fälle sind folgende : Die kritischen Bemerkungen am Schluss sind fast ausschliesslich vom Verfasser gemacht. Es sind nur einige Fälle ausgelassen, bei denen eine eigentliche Verletzung nicht in Frage hommt z. B. Bauchspeicheldrüsenkrebs nach Schlaganfall.

1° *Hautkrebs.* 36 jähriger Mann : In der rechten Ellenbeuge seit 10 Jahren Verbrennungsnarbe. Vor 1/4 Jahr zweimal innerhalb 14 Tagen je einen heftigen Schlag durch Arm des Webstuhles an derselben Stelle

Blutquese, die nicht mehr heilte und krebsig entartete. Schliesslich handtellergrosser Hautkrebs. Ausschneidung. Rückfall nach 2 1/2 Monaten. Auslösung des Armes. Krebs in der Narbe. Nach 3 Monaten Tod.

2° *Magenkrebs*. 56 jährige Frau. Lange Zeit vorher magenleidend. Vor 2 Jahren Fall mit dem Leibe gegen Feuerherdkante. 1907 Magenblutung (wie lange nach Unfall?) seitdem Verfall (Collaps). 1908 Tod.

Man muss an vorausgegangenes Geschwür denken, wie auch der behandelnde Arzt tat. Gewalteinwirkung weder örtlich genau bestimmt, noch zeitlich in deutlichem Zusammenhange.

3° *Krebs des Magenpförtners*. 47 Jahr alter Kutscher : Vor 3 Jahren starker Stoss beim Wagenherausschieben 7. Dezember 1904 gegen die rechte Rückenseite etwa in Pförtnerhöhe. Vor 3 Jahren zum ersten Mal Schmerzen in der Magengegend. Damals nicht behandelt, vor 2 Jahren wieder Schmerzen. 3 Wochen behandelt ohne Besserung. Seitdem dauernd Schmerzen. 8 April 1903 Resection wegen Pförtnerkrebs mit Ergriffenheit der benachbarten Drüsen. 3 Mai 1908 geheilt entlassen. Juni 1909 noch als Kutscher tätig.

Wenig wahrscheinlich, weil der Stoss die dicken Weichteile der Rückenmuskulatur traf.

Hat sich auch in der Folge bemüht, den Betriebsunfall als Krankheitsursache hinzustellen und vielleicht die Gewalteinwirkung übertrieben geschildert.

4° *Krebs des Zwölffingerdarmes*. 33 Jahr alter Schmiedemeister. Im Winter 1906-07 Hufschlagegen gegen Oberbauch. Seitdem Leibschmerzen, häufig Erbrechen. Seit 1 Jahr Krafteverfall und Geschwulst im Leibe. Tod 14 November.

Krebs des Zwölffingerdarms mit zahlreichen Tochtergeschwülsten. Wahrscheinlich! Angaben machen zuverlässigen Eindruck. Seltene Oertlichkeit stützt die Angaben .

5° *Brustkrebs beim Manne*. 52 Jahr alter Maschinenbauer Anfant 1906 bei Erdarbeiten Fall eines Feldsteines gegen linke Brust. Schwellung. 1906 Ausschalung der Geschwulst. Oktober 1907 und März 1908 wiedergewachsene Geschwulst operiert, die sich jetzt als gewöhnlicher Brustkrebs erweist. Nach 4 Wochen geheilt entlassen.

6° *Blasenkrebs*. 64 Jahr alter Arbeiter : Will vor 2 Jahren Stoss gegen Magengegend erlitten haben, bald Aufhören der Schmerzen auch sonst keine Folgen. Vor 3 Monaten erschwertes Harnlassen. Blut im Harn.

Gallertkrebs der Blase fraglich, da Gewalteinwirkung nicht erheblich gewesen zu sein scheint.

7° *Krebs der weiblichen Brust*. 36 Jahr alte Photographenfrau 4./8.96 Stoss mit der Brust gegen Tischkante, es bildete sich rasch ein Knötchen, das im Verlauf eines Jahres Wallnusgrösse erreichte, 1907 Abnahme der linken Brust mit Ausräumung der Achseldrüsen. 1908 Rückfall mit Brustfellkrebs. Tod. Faserkrebs.

8° *Krebs der weiblichen Brust.* 42 Jahr alte Schlossersfrau vor 4 Monaten Stoss mit der Brust gegen Sofaecke, blauer Fleck, der wieder verschwand. An derselben Stelle nach 4 Monaten Knoten. Ausschälung geheilt (gewöhnlicher Brustkrebs).

9° *Krebs der weiblichen Brust.* 39 jähriges Kinderfräulein : Vor 3 Jahren starker Stoss am Bettkopf gegen die rechte Brust. 2 Jahr darauf harte Stelle in der rechten Brust. 1/4 Jahr später allgemeine Mattigkeit und Schmerzen in der Brust. Blutungen aus dieser. 28./12.07 Abnahme der Brust mit Ausräumung des Achselhöhle. Gewöhnlicher Brustkrebs, Zusammenhang. Zweifellos!

10° *Mastdarmkrebs.* 56 Jahr alter Drechsler vor 1/2 Jahr Sturz von der Treppe seitdem Schmerzen am Steissbein und in der Aftergegend, vorher gesund und ohne Stuhlbeschwerden. Amputation Recti wegen Drüsenkrebs (Adèno-carcinom). 8./12.08 Geschwulst am Kreuzbein. Fall zweifelhaft. Angaben zu dürftig.

11° *Mastdarmkrebs.* 46 Jahr alter Hilfsbahnwärter. 1902 Fall auf das Kreuzbein. Will seitdem immer Schmerzen beim Stuhl gehabt haben. Seit 8 Wochen Abmagerung. Seit 4 Wochen Blutabgang. Seit Unfall Stuhlgang nur durch Abführmittel oder Clystiere zu erzielen.

Mastdarmkrebs. Ausschneidung zweizeitig 8./10. und 14.1 08. Tod 25. 10. 08.

Verwandten zeigten ausgesprochene Absicht Unfall verantwortlich zu machen, der auch zu weit zurückliegt, Zusammenhang daher wenig wahrscheinlich.

12° *Krebs der Bauchspeicheldrüse.* 57 jähriger Handelsmann starker Trinker, will vor 8 Monaten Quetschung der Wirbelsäule in Magenhöhe erlitten haben. Seit 4 1/2 Monaten Magenbeschwerden. Schmerzen. Erbrechen. Aufstossen. Abmagerung. Geschwulst fühlbar. Magendarmvereinigung (Gastro-enterostomose). Tod an Lungenembolie. Sect. Bauchspeicheldrüsenkrebs.

Es ist denkbar, dass der Krebs nach Zerreissung der Bauchspeicheldrüse entstanden ist. Angaben über die Gewalteinwirkung wenig genau.

13° *Brustkrebs beim Manne.* 52 Jahr alter Maschinenbauer Anfang 1906 bei Erdarbeiten Fall eines Feldsteines gegen linke Brust.

Schwellung, 1906 Ausschälung der Geschwulst, oktober 1907 und März 1908 wiedergewachsen. Geschwulst operiert, die sich jetzt als gewöhnlicher Brustkrebs erweist.

Nach 4 Wochen geheilt entlassen.

Weitere Fälle Bringen : Dr F. Henrich (Assistent am Marienkrankenhause Hamburg). Von *Hautkarzinoma* nach Trauma.

Fabrikarbeiter hat vor 10 Jahren Verbrennung des rechten Armes erlitten. Vor 14 Wochen durch Schlag eines Webstuhles Blase am rechten Oberarm von Taubeneigrösse oberhalb der Ellenbeuge. 14 Tage wieder Schlag des Armes von Webstuhl gegen dieselbe Stelle, wobei die Blase platzt. Es entleert sich Blutige Flüssigkeit und bildet sich ein Geschwür.

Probeschnitt ergibt zellenreiches Cancroid, Abnahme des Oberarmes verweigert. Nach 2 1/2 Monaten ist das ganze Geschwür gewachsen und an der Stelle, an der ein Probeschnitt gemacht war, hat sich eine erhebliche Geschwulst gebildet.

Cottis : *Knochenkrebs* : 53 jähriger Mann erleidet schwere Quetschung der Hüftgegend, es entwickelten sich Erscheinungen, die für eine bösartige Geschwulst sprachen. 8 Monate nach dem Unfall Tod. An oberen Oberchenkelende Erweichung. An Stelle des Marks epitheloide Zelle. Im kleinen Bild perniziöse Anamie.

Radelli M. : *Eine seltene Geschwulst der männlichen Brustdrüse.* 60 jähriger Mann beobachtete 5 Monate nach einem Trauma (?) die Entstehung eines kleinen Knotens unter der rechten Brustwarze, welcher im Lauf von 4 Monaten die Grösse eines Hühnereies erreichte. Entfernung der Geschwulst, nach 6 Monaten Recidiv. Adenocarcinom. Eine Schwester des Patienten war infolge einer Brustdrüsengeschwulst gestorben.

Susewind : hält in folgendem Fall, den auch ich zu begutachten hatte und wie Susewind beurteilt habe die Entwickelung eines aus Resten von Riemenspalten entstandenen Krebses der linken Halsgegend durch lange Zeit hindurch fortgesetze Einrenkungsversuche des aus dem Schultergelenk ausgerenkten Armes für wahrscheinlich.

Branchiogener Krebs : Der Bierfahrer Heinr. H. aus B. erlitt am 28 September 1908 dadurch einen Unfall, dass er auf einer Treppe ausglitt, zu Fall kam und sich eine vollständige Ausrenkung des linken Schultergelenks zuzog. Er liess am gleichen Abend seinen Hausarzt, Herrn Dr. W. in B. kommen, welcher die oben genannte Verletzung feststellte und die Einrenkung sofort versuchte. Die bis zur völligen Ermüdung des Arztes fortgesetzten und kunstgerecht durchgeführten Einrenkungsversuche führten nicht zum Ziel. Die Versuche wurden deshalb am folgenden Morgen in tiefer Chloroformbetäubung wiederholt. Es gelang jetzt erst nach 3/4 stündiger grösserer Anstrengung den Oberarmkopf in die Gelenkpfanne zurückzubringen. Herr Dr. W. betont in einem später von ihm eingeholten Gutachten vom 1. März 1909, dass er seit vielen Jahren Hausarzt bei dem Verletzten sei, dass er aber nie irgendwelche Anschwellung der Halsdrüsen beobachtet habe.

Anfang Januar 1909 (4 Monate nach dem Unfall) wurden Anschwellungen im untern Teil der linken Halsseite beobachtet, die sich zu knolligen Auswächsen unter dem Kopfnicker vergrösserten. Operation 3. Februar 1908. Völlige Entfernung nicht möglich. Cancroidineinspritzungen nach Schmidt-Cöln erfolglos. Spater Tochtergeschwulst im rechten Schienbein. Tod am 24. Juni.

Thiem aus Acten *Krebs der Bauchspeicheldrüse* 48 jähriger Fischer wird am 13. Juli 1907 von dem unteren Ende des bei grossem Sturm über

Bord gegangenen Mastbaumes gegen den Bauch getroffen, sodass er einige Zeit bewusstlos liegen blieb. Die seit dieser Zeit standig im Leibe auftretenden Schmerzen gedachte er durch Einreibungen zu beseitigen und ging erst nach 5 Monaten zum Arzt. Es wurde bei dem etwas abgemagerten Mann unter dem rechten Rippenbogen eine druckempfindliche Stelle in der Lebergegend gefunden, aus der sich sehr schnell eine schliesslich bis zum Nabel reichende Geschwulst mit glatter aber etwas buckeliger Oberflache entwickelt. Tod am 18. Marz 1908. Section ergibt 13 cm langen 12 am breiten Cylinderzellenkrebs der Bauchspeicheldrüse, der den unteren Teil des Magens umgriff.

9. — *Verlauf der Krebse :*

Beim Verlauf der Krebses sind aus den neueren Veröffentlichungen bemerkenswert die Mitteilungen über die *Dauer des Krebses* über die folgende beiden Tafeln von Körber Aufschluss geben :

I. — TAFEL.

Welche Zeit verlief durchschnittlich von den ersten subjektiven Störungen an bis zur Diagnosenstellung?

Es ergibt sich, zeitlich geordnet, die nachstehende Reihenfolge.

1. Gallenblasenkrebs	4,2	Monate.
2. Lungenkrebs	4,7	—
3. Speiseröhrenkrebs	6	—
4. Gebärmutterkrebs	6,2	—
5. Magenkrebs	7	—
6. Zungenkrebs	7,2	—
7. Schlundkrebs	7,5	—
8. Sonstige Haut	8	—
9. Darmkrebs	8,6	—
10. Kehlkopfkrebs	8,9	—
11. Brustkrebs	9,1	—
12. Lippenkrebs	25,0	—
13. Gesicht und Kopf	45,6	—

II. — TAFEL.

	ZEIT VON DER DIAGNOSE BIS ZUM TODE		GESAMTE ENTWICKELUNGSZEIT	
1. Gallenblasenkrebs	4	Monate	4,6	Monate.
2. Lungenkrebs	2,7	—	7,4	—
3. Speiseröhrenkrebs	4	—	9,3	—
4. Gebärmutterkrebs	4,4	—	10,6	—
5. Magenkrebs	1,8	—	8,8	—
6. Schlundkrebs	1,5	—	10	—
7. Darmkrebs	4,5	—	13,1	—
8. Brustkrebs			19,2	—

Es wäre sehr dankenswert, wenn diese Tafeln durch Berechnungen aus anderen Sammelforschungen ergänzt würden.

10. — *Tochtergeschwulstbildungen und Drüsenerkrankungen (Metastase)*.

Sodann sind bemerkenswert einige Angaben über *Tochtergeschwulstbildung* (Metastasen).

Schnitzler und ausserdem Blumer haben darauf aufmerksam gemacht, dass eine sehr häufig bei Magenkrebs vorkommende Tochtergeschwulstbildung (Metastase) in einer krebsigen Verdickung der vorderen Mastdarmwandung besteht, die oft bis zur Mastdarmverengerung führt.

Assmann und Buday bestätigen die Angabe von Recklinghausens, dass die häufigste Ursache von Krebs in den ursprunglichen Krebs der Vorsteherdrüse zu erblicken ist.

Buday beschreibt zwei Dickdarmkrebse der Sförmigen Ausbiegung ohne Tochtergeschwülste und Drüsenkrebs. Er bestätigt die von den Chirurgen in der neueren Zeit betonte verhältnismässige Gutartigkeit des Krebses.

Ich konnte in einem Obergutachten für das Reichs-Versicherungsamt auf Grund dieser Tatsache nachweisen, dass ein Mann garnicht an dem von anderer Seite behaupteten Krebssichtum, sondern an der Unwegsamkeit des Darmes (Ileus) also an der rein mechanischen Wirkung des Darmkrebses gestorben war.

P. H. Hirsch fand in einem Falle von Magenkrebs nicht die linksseitigen sondern *die rechtsseitigen Lymphdrüsen* der Oberschlüsselbeingrube erkrankt, was wohl daher zu erklären war, dass der Brustmilchgang (Duitus thoraricus) in diesem Falle rechts verlief.

Salomon und Saxl wollen im Harn Krebskranker stets *Oxyproteïnsaüre* festgestellt haben, doch fand sie sich auch im Harn schwangerer.

LITERATUR

Apolant, 9. Internationaler Tierärztlicher Congress in Haag, 13-19/9, 1909, *Z. f. Krebsf.*, VIII, 3.

Assmann, Zum Verständniss der Knochenneubildung bei der osteoplastischen Carcinose, *Virch. Arch.*, Bd. 88, Heft 4/07.

Neves Dr. Azevedo, Die Portugiesische Kommission für Krebsforschung, *Z. f. Krebsf.*, VII , 1.

BEIGEL, Zur Kasuistik der Krebsgeschwülste des Beines, *Russk. Chir. Archiv.*, 1906, Heft 2

BLUMER, *The rectal shelf Albany med. Annals*, Mai 1909.

BORREL, Paris, 1909/32.

Prof. Dr. K..BUDAY, Kolozsvár, Statistik der in dem pathologisch anatomischen Institut der Universität in Kolozsvár in den Jahren 1870-1905 zur Obduktion gelangten Krebsfälle. *Zeitschr. f. Krebsforsch.*, Bd. VI, Heft 1.

H. BURKHARDT, Combination von Aktinomykose und Adeno-carcinom des Dickdarms, *Z. f. Bakteriol*, Bd. 565, S. 396, n. a. Ber. von *Schmidl's Jahrbüchern*, Bd. 301, Heft 1, 1909.

H. COENEN. Das Röntgencarcinom, Berl., *Kl. Wochenschr.*, 1909/7.

A. CONTI, Cantro-cirrosi del fegato con infiltratione neoplastica dei nervi e delle arterie. Il policlin, *Sez. med.*, 1908, 9-10.

COTTIS, Endothelioum of bone following injury, *Buffalo Medic. journ.*, april 1909.

DEBOVE, Nature du cancer et de la cachexie cancereuse, *Presse méd.*, 1906.

Prof. DOLLINGER, Budapest, Ueber einige Ergebnisse der Krebsstatistik Ungarns. *Z. f. Krebsf.*, VII, 2.

FRANCO E. ENRICO. Ueber das gemeinsame Vorkommen von Tuberkulose und Tumor an demselben Organ, *Virch. Arch.*, Bd. 193, Heft 2, 1908.

Prof. JOH. FIBIGER und cand. mag. TRIER, Kopenhagen, *Zeitschr. f. Krebsf.*, IX 2.

FINSTERER, Zwei Fälle von Dünndarmcarcinom, *D. Z. f. Ch.*, Bd. 83, Heft 5-6.

Dr. S. A. GAVALAS, Stabsarzt und Privatdozent Athen, Die Verbreitug der Krebskrankheit in Griechenland, *Z. f. Krebsf.*, VII.

GAN, Ergebnisse der Krebsforschung in Japan, 1907, *Z. f. Krebsf.*, VIII, 1 Heft.

A. GROTH, Mutterbrust und Carzinom, *M. M. W.*, 1909/32.

HABERFELD WALTER WIEN, Zur Statistik und Aetiologie des Carcinoms des Magens, der Gallenwage und der Bronchien, *Zeitschr. f. Krebsf.*, VII, 1.

HENRICH, Ein Fall von Hautcarcinom nach Trauma, *M. M. Wochenschr.*, 1910, N° 3.

HIRSCH Peter Hans, Rechtsseitige carcinomatöse Infraklavikulardrüsen bei Magencarcinom. Mitt. a. d. Grenzgebiet usw., Bd. XVIII, Heft 3, *Z. f. Krebsf.*, VIII, 1.

HORSLEY, Carcinoma of the bowel and of the appendix in the Yonng., *Journ. americ. med. assoc.*, 52, N° 19.

JAYLE, Le cancer causé par les rayons X, *Presse médicale*, 1908/4.

JULCI, J. Contributo allo studio dello neoplasie epitheliali del fegato a cirrosi II policlin., *Sez. med.*, 1908.

Dr. H. KLOSE und Dr. H. VOGT, Tuberkulose und Neubildung, *Beitr. z. klin. Chir.*, Bd. 66, Heft 1, 1910.

KARL KOLB, Die Lokalisation des Krebses in den Organen in Bayern und anderen Ländern, *Z. f. Krebsf.*, VIII, 2.

Dr. E. KÖRBER, Die Ergebnisse der Hamburgischen Krebsforschung im Jahre, 1908. Mitt. aus den Hamburgischen Staatskrankenanstalten, IX. *Supplement*.

Prof. L. KUTTNER, Zur Diagnose der Rectum carcinome, *Z. f. Krebsf.*, VII, 2.

K. LAKER, Die Frage der Entstehung und Heilung des Stimmbandkrebses *W. M. W.*, 1908/46.

A. LINDEMAN (S. Körber).

MELLER ANTON, Wien (Hochenegg'sche Klinik),Zur Statistik der Hautcarcinome des Kopfes und Halses, *Zeitscht. f. Krebsf.*, VI, 1.

MENETRIER, Des états morbides précancéreux et de la formation du cancer à leurs dépens. *Bullet. de l'Association française pour l'étude du cancer*, 1908/1.

R. MUIR, On proliferation of the cells of the hoer *Jour. Path. Bacterive*, XII, 13.

MÖSER, Ueber den primären Krebs der Lungen und Bronchien, *Jahrb. d. Hamb. Staatskrankenanstalten*, 1908, Bd, XII, S. 111.

JOHANNES ORTH, Kleiner Beitrag zur Krebsstatistik, *Berl. Klin. Wochenschr.*,

1903/13, und Besprechung auf dem XII. Pathol.- Congr. nach. dem Ber. der *Zeitschr. f. Krebsforschung.*

PELLIES, L'épithélioma des ouvriers du Goudron, *Prov. med.*, 1909, N° 24.

RAHTS, Ergebnisse der Todesursachenstatistik im deutschen Reich während des Jahres 1906, nach dem Ber. der *Z. f. Krebsf.*, IX, 1.

REDAELLI, Societa medico-chirurgica 4 juni 1909. Eine seltene Geschwulst der männlichen Brustdrüse, *Zeitschr. f. Krebsf..*, IX, 1.

E. REHN, Königsberg Lexer'sche Klinik., Beiträge zur Bedeutung des äusseren Reizes für die Entstehung des Carcinome, *Beitr. z. klin. Chir.*, Bd. 66, Heft 1.

ROSWELL PARK Buffalo), Mitteil. auf den II. Internationalen Chirurgenkongress.

C. W. ROWNTREE, X-ray carcinoma, *Brith. med. journ.*, 1909.

HUGO SALOMON und PAUL SAXL, Ueber einen Harnbefund bei Carcinomatösen Beitr. zur Carcinomforschung an der I. Med. Klin Wien, Heft 2, n. d. Ber. v. *Schmidt's Jahrbüchern*, 191, Bd. 306, Heft. 3, S. 144.

SUSEWIND, Carcinom und Trauma M. f. Unfallheilkunde und Invalidenwesen, 1909, N° 6, Seite 165.

H. E. SCHMIDT, Das Röntgencarcinom, *Berl. kl. Wochenschr.*, 1909, N° 9.

SCHNITZLER JUL., Ueber eine typisch lokalisierte Metastase des Magen carcinoms, *Mitt. a. d. Grenzgebiet*, 19. Bd., Heft 12.

J. SEINHAUS, Statistique de la mortalité par cancer à l'hôpital Dr. Jean, de Bruxelles, 1888 à 1907, *Z. f. Krebsf.*, VIII, 2.

Dr. FELIX THEILHABER, Zur Lehre von dem Zusammenhang der socialen Stellung und der Rasse mit der Entstehung der Uteruskarzinome.

THIEM, Darmkrebs nicht durch Vergiftung (Cachexie) oder Tochtergeschwulstbildung, sondern durch mechanischen Verschluss, unbeeinflusst von einem Unfall, von tödtliche Ausgange gefolgt. *M. f. Unf. und Inv.*, 1910, N° 4, S. 107.

THIEM, Ueber den Einfluss von Unfällen auf. Geschwulste vortrag gehalten, Reichsversicherungsamt, nov. 1907.

THIEM, Helbild. Unfallerkrankungen I u. II. Auflage 1898 und 1909/10. Suttgart-Ferd-Enke.

WALZ, Ueber die Histogenese des Carcinoms. *Med. Korrespondenzbl. d. Würtemb. Landesvereins*, 1909, 30 Januar.

WATCHUSI, Beitrag zur Kenntniss des primären Hornkrebses der Lunge, *Zeitschr. f. Krebsforsch.*, I, 5.

V. WINIWARTER, *Dtsch.Chir.*, Lief. 23.

Dr. WYSS OSCAR-ZÜRICH, Zur Entstehung primärer Carcinome. *Habilitationsschriftt*, Lepzig, 1908, F. C. W., Vogel.

Dr. LUDWIG ZWEIG, Ueber die Berufscarcinome dern Zeitschr., XVI, 1909. Nach *Schmidt's Jahrb.*, 1910, 396 bis, Heft 4, S. 58.

DURÉE DES AFFECTIONS CANCÉREUSES
DES ORGANES DE LA DIGESTION

Par Carl OTTO,

Chirurgien et ancien chef de clinique à l'hôpital municipal de Copenhague.

Cette étude se réfère à 196 cas de cancer des organes de la digestion fournis par l'hôpital municipal de Copenhague. Ils ont été suivis du début de la maladie jusqu'à la mort, et tous ont été minutieusement étudiés à l'autopsie. Il en résulte que les causes de la mort sont presque toujours de nature mécanique, sténose, compression, ictère, perforation ou hémorragie. Que souvent la nature du premier symptôme provient également des troubles mécaniques dus soit au cancer primitif, soit aux métastases produites par le cancer. Qu'en conséquence le début de la maladie et l'époque de l'apparition du premier symptôme ne coïncident pas en général, mais doivent être précédés d'un état latent. Le calibre du canal intestinal décide en majeure partie de la durée de l'état latent, qui est le plus court pour le cancer des orifices et le plus long pour celui de l'estomac et du gros intestin.

Aussi la durée de vie des cancéreux à partir de l'apparition du premier symptôme ne permet-elle pas d'établir la durée de l'affection.

Une durée courte de vie à partir de l'apparition du premier symptôme ne dissimule souvent qu'un état latent prolongé.

Ainsi la malignité du cancer est due non seulement à la localisation et à la végétabilité intense du néoplasme, mais aussi à la croissance cachée de celui-ci, vu que fréquemment cet état latent rend difficile et même souvent impossible l'établissement d'un diagnostic précoce.

C'est par l'exigence d'un diagnostic précoce que la lutte contre le cancer a culminé. Mais bien que le travail fait ces dernières années, dans le but de satisfaire à cette exigence, ait donné de très bons résultats, nous sommes encore loin de la perfection. Tant de facteurs de nature différente interviennent ici, et pas le moins la nature même de cette affection, les particularités de son évolution et la manière dont elle se manifeste. Il importe donc aux cliniciens d'arriver à une parfaite intelligence spécialement sur ce point.

Selon moi, une des voies à suivre pour déterminer la durée de la maladie serait une comparaison entre les renseignements cliniques et l'étendue et la localisation du cancer à l'autopsie. Il est vrai que des recherches de ce genre ont été faites précédemment bien que le point de départ de celles-ci ait été différent, entre autres celles de Boas parues en 1904. Toutefois si j'ai essayé de contribuer sur ce point à l'établissement de la statistique du cancer, c'est parce que d'une part les conclusions gagnent en sûreté plus les matériaux sur lesquels elles reposent sont importants, d'autre part parce que ce côté ne me paraît pas suffisamment intéresser les auteurs s'occupant de la question : diagnostic précoce du cancer.

Les dissections faites à l'hôpital municipal de Copenhague dans les années 1907-1909 ont servi de point de départ aux études. Pendant cette période toutes les autopsies ont été faites sous la direction du prosecteur M. le docteur Scheel qui a témoigné un intérêt tout particulier à l'étude de cette question. N'ayant eu en vue que l'examen du cancer du canal digestif et des glandes correspondantes, mon matériel n'est pas très volumineux, il ne comprend que 200 cas environ, les autres formes du cancer étant représentées par un nombre si restreint de cas qu'une statistique ne saurait guère présenter d'intérêt. En ce qui concerne les organes de la digestion le nombre des malades compris dans les différents groupes est relativement petit, mais le plus souvent assez grand, ce me semble, pour permettre de répondre à peu près aux différentes questions. Aussi ai-je plutôt pensé que mes études formeraient le début d'une série suivie, et que la classification de mon matériel serait le plan d'un groupement méthodique futur et d'une étude des cas cliniques et des autopsies.

Il serait d'un grand intérêt d'examiner en même temps, comme l'ont fait Boas et Winter, combien de temps après l'apparition du premier symptôme le malade a été mis en traitement, mais les observations ne donnent pas de renseignements suffisants sur cette question.

Dans une recherche sur la durée de vie d'un cancéreux à partir du premier symptôme en visant particulièrement la possibilité d'un diagnostic précoce, il importe surtout de reconnaître la nature du premier symptôme et l'époque de son apparition. Il est difficile de satisfaire à ces deux demandes, le premier symptôme étant souvent peu caractéristique et subordonné pour la plupart des cas à l'attention plus ou moins éveillée du malade, et l'époque de son apparition ne pouvant être déterminée le plus souvent qu'approximativement par une série d'examens sur l'étendue du cancer à l'autopsie.

Quoi qu'il en soit, les facteurs déterminant la mort sont en dernier lieu décisifs par rapport à la durée de la vie du malade à partir du premier symptôme. En conséquence, l'examen sur la nature des *causes de la mort* présente-t-il un grand intérêt, et c'est par là que nous allons commencer. Les tableaux I et II concernent les causes de la mort. Elles y sont réparties sur les différentes portions du canal digestif avec les glandes correspondantes : œsophage, cardia, estomac, pylore, canal intestinal, pancréas, vésicule biliaire et foie. Les 35 cas de cancer du canal digestif sont réunis sous la même rubrique; quant à la localisation du mal, elle se répartit comme suit : 3 cas de cancer du duodénum, 1 de l'iléon, 5 du côlon, 20 de l'S iliaque (impliquant en outre la partie supérieure du rectum), 6 du rectum.

Dans le tableau I les causes de la mort sont réunies dans les trois groupes principaux indiqués ci-dessus :

Troubles fonctionnels;

Complications;

Mort par suite d'intervention chirurgicale ou d'autres maladies.

Par contre le tableau II présente un exposé schématique de la nature des troubles fonctionnels et des complications tels qu'ils se sont manifestés lors de l'autopsie. Il est évidemment inévitable qu'une telle classification, en dépit de toute objectivité vient s'appuyer en quelque sorte sur une appréciation personnelle.

Dans 75 cas la mort est due aux complications provenant le plus souvent de la tendance du cancer à la destruction avec perforation d'autres organes ou érosion des vaisseaux sanguins. Pour ce qui concerne le cancer de l'œsophage où les complications jouent un

TABLEAU I. — Causes de la mort.

	OESOPHAGE	CARDIA	ESTOMAC	PYLORE	CANAL INTESTINAL	PANCRÉAS	VÉSICULE BILIAIRE	FOIE	SOMME TOTALE
Troubles fonctionnels..........	6	4	19	14	12	15	4	2	76
Complications.................	28	6	11	9	18	2		1	75
Mort par suite d'intervention chirurgicale ou d'autres maladies......................	8	2	10	14	5	3	3		45
Somme totale.......	42	12	40	37	35	20	7	3	196

TABLEAU II. — Causes de la mort.

	OESOPHAGE	CARDIA	ESTOMAC	PYLORE	CANAL INTESTINAL	PANCRÉAS	VÉSICULE BILIAIRE	FOIE
Troubles fonctionnels.								
Localisation primitive du cancer :								2
Inanition (par suite de sténose) ou iléus....	4	2	1	3	9			
— (par suite d'insuffisance motrice).			1	3				
— avec localisation secondaire......	2	2		3				
Compression du canal cholédoque.......					1	8		
— du canal hépatique..........						1		
Perforation d'intestin à intestin au-dessus du cancer......................					1			
Localisation primitive et secondaire.......			7	3		1		
Localisation secondaire :			10	2	1	2	4	
Compression du canal cholédoque.........						2		
— de la veine cave supérieure...						1		
Complications.								
Perforation (ou propagation) dans :								
La trachée-artère........................,...	8							
La bronche........................	7							
Le poumon........................	5							
La plèvre	1	1						
Le médiastin........................	1							
La cave péritonéale	1	4	4	2	9	1		
La vessie urinaire........................					6			
Le tissu celluleux pararectal.............					1			
Pneumonie d'aspiration	3	1		1				
Bronchite purulente..................				1				
Suffocation........................	1							
Hémorragie........................	1		7	4	2	1		1
Embolie de l'artère pulmonaire...........				1				
Intervention chirurgicale...................	2	1	1	10	4	2	1	
Autres maladies........................	6	1	9	4	1	1	2	

rôle éminemment prédominant, on trouve sur 42 cas 23 perforations ou propagations constituant la cause directe de la mort en donnant lieu à la gangrène pulmonaire, à l'empyème ou aux formations d'abcès dans le médiastin. Chez 35 malades atteints de cancer du canal intestinal, la cause de la mort est 9 fois la péritonite diffuse ou circonscrite, et 6 fois des perforations dans la vessie avec cysto-pyélonéphrite ; et sur 12 cas de cancer du cardia il se trouve rien moins que 4 fois la péritonite diffuse. Pour ce qui est du cancer de l'estomac, du pylore et du côlon c'est l'hémorragie mortelle qui est caractéristique.

Dans 76 cas on croit devoir attribuer la mort aux troubles fonctionnels d'origine soit primitive, soit secondaire. Ils se manifestent le plus fréquemment dans l'organe primitivement atteint par une sténose ou une compression des conduits excréteurs, ou bien par une insuffisance motrice de l'estomac. Mais, il se peut que le cancer par ses métastases ait provoqué en même temps des troubles fonctionnels secondaires si considérables qu'ils doivent entrer en ligne de compte comme causes de la mort.

Ainsi dans un cas de cancer de l'œsophage, les métastases des ganglions lymphatiques ont comprimé et infiltré le canal thoracique, ce qui avait eu pour conséquence une métastase rétrograde du canal intestinal entier à partir du duodénum jusqu'au rectum. Il s'y trouvait une quantité de tumeurs dont les plus grosses, du volume d'un sou et ulcérées au centre, infiltraient toute la paroi, tandis que les plus petites se trouvaient seulement dans la muqueuse au bout des follicules. Dans un autre cas se trouve en outre une forte sténose de l'œsophage et une propagation du cancer dans la trachée-artère des métastases d'organes très développées dans la rate, les reins et le foie, mais surtout dans les poumons où l'on a trouvé de nombreuses tumeurs de la grosseur d'une noix sur toute la surface de la section.

Dans un cancer du cardia fortement rétrécissant se trouve, outre des métastases de ganglions et d'organes, un cancer du péritoine qui infiltre et rétrécit l'uretère, donnant lieu à une hydronéphrose.

Chez un malade souffrant d'un cancer du pancréas les métastases dans la colonne vertébrale ont déterminé une compression de la moelle. Le cancer avait son siège dans la tête, obturant le canal cholédoque. Il y avait en même temps des métastases dans les poumons, les reins et les ganglions du médiastin. De ces derniers le cancer s'était étendu avec les vaisseaux par le hile du poumon et avait infiltré sur une grande étendue le poumon gauche. Du poumon il s'était propagé par la plèvre dans la couche celluleuse située autour des vaisseaux derrière la clavicule avec compression des nerfs qui s'y trouvent. On pourrait citer nombre de cas, démontrant comment une combinaison du développement primitif et secondaire du cancer a déterminé la mort.

En outre, dans une série de cas, la localisation secondaire du cancer doit être considérée comme la seule cause de la mort, tandis que le cancer primitif est quasi-insignifiant. C'est le cas surtout du cancer de l'estomac. Dans 10 cas sur 40 le cancer primitif ne présente le plus souvent que la dimension d'une pièce de 2 francs, tandis que les métastases sont énormes. Le foie surtout est souvent en apparence complètement détruit par le cancer et, dans quelques cas, la veine porte et la veine mésentérique supérieure sont infiltrées et remplies de thromboses cancéreuses. Dans un cancer du pancréas où les métastases sont presque toujours très étendues, le cancer primitif, chez deux malades, était tout petit, chez l'un même de la dimension de deux noisettes. Ici la mort survint à la suite d'une laminectomie à cause des métastases dans les vertèbres cervicales avec compression de la moelle. On avait pris l'affection pour un sarcome. Chez l'autre, le canal cholédoque et la veine cave inférieure se trouvaient pris dans les grands ganglions rétro-péritonéaux et comprimés par ceux-ci. Par contre, dans un troisième cas, c'était la compression par les ganglions médiastinaux de la veine cave supérieure avec un hydrothorax énorme consécutif qui dominait la scène.

Toutefois ce n'est que dans les cas exceptionnels que la mort est due à la seule localisation secondaire du cancer dans les organes vitaux. Dans la grande majorité des cas ce sont soit des complications, sans doute des perforations ou des hémorragies qui déterminent la mort, soit l'évolution de la maladie dans l'organe primitivement atteint, pourvu que celle-ci amène une sténose ou une compression.

Par conséquent dans le cancer des organes de la digestion la cause de la mort est généralement de nature purement mécanique.

Les mêmes conditions physiques gardent leur valeur dans beaucoup de cas pour l'apparition du premier symptôme et la nature de celui-ci (tableau III). En premier lieu c'est le cas évidemment de la sténose sous forme de difficulté de déglutition, de vomissement ou d'iléus, mais il n'est pas rare non plus que la première manifestation de la maladie soit due à une perforation dans la trachée-artère, le médiastin, le poumon, la vessie ou le péritoine. Chez un malade atteint de cancer de l'œsophage, la perforation s'est produite dans le médiastin.

TABLEAU III. — **Nature du premier symptôme.**

	OESOPHAGE	CARDIA	ESTOMAC	PYLORE	CANAL INTESTINAL	PANCRÉAS	VÉSICULE BILIAIRE	FOIE	SOMME TOTALE
Symptômes de sténose ou d'insuffisance molrice :									54
Difficulté de déglutition............	32	C							
Forts vomissements................			·6		2 (Duodénum, Iléon.)				
Iléus..................................				1	7 (Côlon, S iliaque.)				
Symptômes de perforation.........	4		1		3 (Duodenum, S iliaque.)				10
Hémorragie......................		1	1						
Ictères					1 (Duodenum.)	2	4		7
Symptômes de gastrite chronique..	3	1	8	32	2 (Rectum, S iliaque.)	8			
— d'entérite chronique...			1		9 (Rectum, S iliaque.)				66
— de constipation.......					2 (Rectum.)				
Anémie progressive (hémorragie)...			1		2 (Côlon.)				3
Névralgie (localisation secondaire)..						2			2
Douleurs lombaires................						5			5
Symptômes indéterminés..........	2	4	13	1	6	1	1	2	30
Découvertes de l'autopsie..........	1		7	3		1	2	1	15
Cas non éclairés..................			2		1	1			4
Somme totale.......	42	12	40	37	35	20	7	3	196

C'était un homme âgé de cinquante-deux ans très bien portant jusqu'à ce qu'il eût la nuit un point violent au côté droit de la poitrine accompagné de dyspnée et de frissons. On croyait à une pneumonie. Ce n'est que quelques semaines après, qu'il éprouvait des difficultés de déglutition. Il a vécu en tout pendant un mois et demi. A l'autopsie, on a découvert un cancer ulcéré de la grosseur d'une noix dans la partie inférieure de l'œsophage avec perforation dans le médiastin, où il a été trouvé au-dessus du diaphragme un abcès assez volumineux communiquant avec un abcès de la dimension d'un poing d'enfant dans le poumon droit. Il y avait infiltration des ganglions médiastinaux, mais autrement point de métastases.

Un autre individu malade d'un cancer du rectum a souffert pendant quatre mois jusqu'à la mort de diarrhées sanguinolentes dues certainement à une perforation produite au-dessous du cancer à partir de l'S iliaque jusqu'à l'iléon.

Dans le cancer du canal intestinal, surtout du côlon et de l'S iliaque, les premiers symptômes apparaissaient sous la forme d'un iléus plus ou moins aigu. Dans le cancer du pancréas le premier symptôme consista deux fois dans de fortes attaques de névralgie causées par des métastases dans la colonne vertébrale.

Tous ces symptômes sont souvent trompeurs, et le diagnostic est rendu encore plus difficile par le fait, qu'à ses débuts, et cela se produit dans la majorité des cas, la maladie ne se déclare que par des symptômes douteux ou par ceux d'une gastrite chronique, d'une entérite ou d'une anémie progressive, comme c'était deux fois le cas pour le cancer du côlon. Même dans le cancer du pylore de forts vomissements sont rares comme symptômes de début, et ne se produisent que peu de semaines avant la mort, mais tant que la fonction motrice de l'estomac se trouve capable de forcer assez vite les obstacles obstruant le passage, nous avons devant nous des symptômes ne signalant qu'une gastrite chronique. Car c'est là une particularité du cancer de l'estomac que ce n'est que la sténose commençante et les difficultés qui en résultent dans le fonctionnement de l'estomac, avec gastrite consécutive, qui fournissent des symptômes, tandis que la maladie par elle-même, lorsque les orifices sont intacts, n'en révèle aucun, et le cancer n'est constaté qu'à l'autopsie, ou bien présente des symptômes qui sont dus aux métastases seules. Souvent le malade mange sans inconvénient. Il n'est pas rare qu'il n'y ait point ou peu de rétention, et dans quelques cas le fonctionnement chimique et moteur de l'estomac était normal peu avant la mort, bien que chez l'un de ces malades on ait trouvé à l'autopsie un cancer diffus et ulcéré sur toute la surface du grand cul-de-sac.

Dans le cancer du pancréas le premier symptôme s'était manifesté cinq fois uniquement par des douleurs lombaires, le plus souvent continues, et de temps à autre si violentes qu'il a fallu recourir à la morphine. Dans un cas le malade a prétendu que la douleur ne se faisait sentir que dans le cardia et la fosse iliaque droite; aussi l'affection était-elle prise au début pour une appendicite.

La nature du premier symptôme nous montre clairement les grandes difficultés à vaincre dans l'établissement d'un diagnostic précoce, non seulement parce que les symptômes sont fréquemment trompeurs, mais encore plus, parce que dans beaucoup de cas ils dérivent des troubles de nature mécanique dont l'évolution exige un certain temps tout comme les causes de la mort. En conséquence l'époque de la manifestation du premier symptôme ne coïncide pas en général avec le début de la maladie, mais il doit être précédé d'un état latent plus ou moins long.

Nous en aurons une idée plus nette en observant l'étendue du cancer lors de l'autopsie comparée au temps dans lequel il a fourni des symptômes. C'est le but du tableau IV dans lequel chaque groupe est indiqué isolément. Mais ce qui appelle tout spécialement notre attention ici, c'est l'étude des cas avancés à l'époque de la mort, et qui ne se sont révélés par des symptômes que pendant très peu de temps (deux mois), ainsi que les cas constatés seulement à l'autopsie (tableau V). Ceux-ci permettent de supposer, sinon avec assurance, du moins selon toute probabilité, l'existence d'un état dépourvu de symptômes, tandis que, sous ce rapport, nous ne pourrions nous attendre à aucune indication de la part des malades à l'autopsie desquels on trouve un cancer avancé ayant fourni des symptômes pendant assez longtemps.

Quinze fois la maladie a été une découverte fortuite d'autopsie, mais ce n'est que dans 11 cas que l'on a pu établir, avec quelque précision, que la maladie n'avait donné lieu à aucun symptôme et sur ce nombre il y avait 7 cancers de l'estomac où, dans 4 cas, le cancer primitif présentait des dimensions assez grandes celles du poing, de la paume de la main ou d'un œuf de poule, et avec des métastases dans les ganglions régionaux. Dans les 3 autres cas le cancer de l'estomac était un peu moins développé, et il n'y avait que peu d'infiltration des ganglions de la petite courbure. Un cancer débutant analogue se trouve quatre fois dans l'œsophage, le pylore et la vésicule biliaire. Il se présentait dans le pylore comme une ulcération à peu près de la grandeur d'une pièce de 5 francs qui n'avait pas occasionné la

TABLEAU IV. — L'étendue du cancer à l'autopsie comparée à la durée de vie à partir du premier symptôme.

DURÉE DE VIE	CANCER DE L'OESOPHAGE					CANCER DU CARDIA				
			PROPAGATION PLUS GRANDE					PROPAGATION PLUS GRANDE		
	Sans métastases	Ganglions régionaux	Hépar.	Autres organes	Ganglions	Sans métastases	Ganglions régionaux	Hépar.	Autres organes	Ganglions
1-14 jours										
1 mois		4	1	2						
2 —	1	5	2	1	1		1	1		
2- 4 —		7	2	3	2		2	1	1	
4- 6 —	3	5	1		2			2	1 (Périt.)	2
6- 8 —		1	2	2	1		1		1	
8-10 —	1						1			
10-12 —	1								1 (Périt.)	
1- 4 ans	2	3					1		1	
Découverte de l'autopsie	1									
Cas non éclairés	1	1								
Somme totale	10	26	8	8	6		6	4	5	2

DURÉE DE VIE	CANCER DE L'ESTOMAC					CANCER DU PYLORE				
			PROPAGATION PLUS GRANDE					PROPAGATION PLUS GRANDE		
	Sans métastases	Ganglions régionaux	Hépar.	Autres organes	Ganglions	Sans métastases	Ganglions régionaux	Hépar.	Autres organes	Ganglions
1-14 jours		1							1 (Périt.)	
1 mois		1	2	1	1		1			
2 —		2	6	3 (Périt.)	5	1	2	1	1 (Périt.)	1
2- 4 —		3	4	2 (Périt.)	3	1	3	3		1
4- 6 —	1	1	2	1 (Périt.)	3		2	2	2 (Périt.)	1
6- 8 —			1		1		1	1	1 (Périt.)	1
8-10 —	1		1			2				
10-12 —					1		4	2		
1- 4 ans		2	1		1		4	1	1 (Périt.)	
Découverte de l'autopsie		7	1			2	1		1 (Périt.)	
Cas non éclairés		2					2	2	1 (Pneum.)	1
Somme totale	2	19	18	7	15	6	20	12	8	5

DURÉE DE VIE	CANCER DU CANAL INTESTINAL					CANCER DU PANCRÉAS				
			PROPAGATION PLUS GRANDE					PROPAGATION PLUS GRANDE		
	Sans métastases	Ganglions régionaux	Hépar.	Autres organes	Ganglions	Sans métastases	Ganglions régionaux	Hépar.	Autres organes	Ganglions
1-14 jours	3		2							
1 mois	2									
2 —	4					1		4	1 (Pneum.)	1
2- 4 —	2	1	1	1 (Périt.)	4		2	7	4	3
4- 6 —	2	3	1	1 (Périt.)			2	2	1	2
6- 8 —	1	1		1 (Périt.)			1	2	4	
8-10 —	2	2						1		
10-12 —	1				1					
1- 4 ans	2			1	1					
Découverte de l'autopsie								1		
Cas non éclairés	2									
Somme totale	21	7	4	4	3	1	5	17	10	6

DURÉE DE VIE	CANCER DE LA VÉSICULE BILIAIRE ET DU FOIE				
	SANS MÉTASTASES	GANGLIONS RÉGIONAUX	PROPAGATION PLUS GRANDE		
			Hépar.	Autres organes.	Ganglions.
1-14 jours................					Les chiffres romains indiquent les cancers du hépar.
1 mois................					
2 —		1 I.		I.	
2- 4 —		1 I.	1		
4- 6 —	1			1 (Périt).	
6- 8 —	1				
8-10 —					
10-12 —					
1- 4 ans................		1	1	1	
Découverte de l'autopsie...	2 I.				
Cas non éclairés..........					
Somme totale........	4 I.	3 II.	2	2 I.	

TABLEAU V. — Cas de cancer très avancés à l'autopsie avec une courte durée de vie à partir du premier symptôme (jusqu'à deux mois).

	SOMME TOTALE	1er SYMPTÔME : COMPLICATION	MORT A LA SUITE D'INTERVENTION CHIRURGICALE OU D'AUTRES MALADIES	DÉCOUVERTE DE L'AUTOPSIE.
OEsophage	3	2 (Perforation.)	1 (Phlegmone du cou.)	1
Cardia..........	1		1 (Appendicite aiguë.)	
Estomac........	13	1 (Perforation.)		7 (4 assez avancés.)
Pylore..........	3	1 (Cas rappelant l'iléus.)	1 (Sténose.)	3 (2 mourants.)
Canal intestinal..	7	4 (Iléus.)	2 (Iléus.)	
Pancréas.........	4	1 (Ictère.)		1 (Cholélithiase.)
Vésicule biliaire.	1		1 (Shock p.-opérat.)	2 (Peu avancés.)
Foie............	1			1 (Cirrhose hépatique.)
Somme totale.	33	9	6	15

moindre sténose, et par conséquent ne s'était manifesté par aucun symptôme. La mort est survenue par suite d'une pneumonie croupeuse.

Les cas très avancés à l'autopsie où le malade n'a vécu que peu de temps à partir de l'apparition du premier symptôme sont au nombre de 33. Dans plusieurs d'entre eux les symptômes se sont manifestés si peu de temps avant la mort, quelques semaines ou quelques jours, que le cancer devait avoir atteint la même étendue que celle constatée sur le cadavre. Ce fait se manifeste en tout 9 fois où le premier symptôme est une perforation, une sténose ou un ictère qui rapidement a déterminé la mort. C'est ainsi que nous ne constatons pour deux malades atteints d'un cancer de l'œsophage qu'une durée de vie de trois semaines à partir de l'apparition du premier symptôme. Ni l'un ni l'autre ne se plaignaient de difficulté de déglutition que peu de jours avant la mort; l'un des deux présentait néanmoins une sténose assez marquée, tandis que chez l'autre le premier symptôme consistait dans des accès de toux avec crachats abondants, fétides vers la fin par suite d'une perforation dans le poumon ayant amené une gangrène. Il fut constaté chez l'un et l'autre un cancer très développé non seulement dans les ganglions, mais particulièrement dans les organes. Chez l'un d'eux il y avait de grandes métastases dans le foie, le cœur, la rate et l'iléon; chez l'autre, de nombreuses métastases grosses comme des haricots dans le poumon, les reins, la peau, l'estomac et le mésentère.

Dans le cancer de l'estomac, c'est-à-dire où les orifices sont restés intacts, il y en a un qui tout particulièrement est digne d'attention. Une femme âgée de cinquante-trois ans entre à l'hôpital avec une péritonite diffuse. Elle dit avoir été parfaitement bien portante jusqu'à ce moment. A l'autopsie peu de jours après on a trouvé un cancer ulcéré de la dimension de la paume de la main sur la paroi postérieure et antérieure de l'estomac. Dans un certain endroit de la face antérieure, la paroi a seulement l'épaisseur d'un papier. Les ganglions cœliaques sont infiltrés, mais il n'y a pas de métastases. Ici la durée de la vie du malade à partir de l'apparition du premier symptôme n'est que de cinq jours.

Il y a en outre 12 cas de cancer de l'estomac où la durée de vie à partir du premier symptôme est de quatre semaines à deux mois, et où le cancer montre un fort développement. Trois fois le cancer primitif se présente comme une ulcération de 3 à 4 centimètres de diamètre, mais avec des métastases énormes dans le foie et les ganglions régionaux. Une quatrième fois l'autopsie donne le même résultat, mais ici la durée de la vie est de six mois; le malade supporte toute sorte de nourriture.

Cette disposition entre le petit cancer primitif et les grandes métastases, qui au bout de très peu de temps se manifestent par une forte attaque d'ictère ou d'ascite, met hors de doute l'existence d'un état latent d'une certaine durée, d'autant plus que, comme nous venons de le constater, le cancer primitif avancé peut être complètement dépourvu de symptômes. Il serait trop long de nous arrêter ici aux 9 cas qui nous restent des cancers de l'estomac avec une vie de courte durée à partir de l'apparition du premier symptôme. Nous pouvons en citer un où le malade n'avait présenté des symptômes douteux que pendant quatre semaines. On a trouvé sur la grande courbure une tumeur ulcérée de la dimension d'une main d'enfant. Les ganglions de la petite courbure étaient de la grosseur du poing, et le foie presque complètement détruit par les métastases.

Dans le cancer du pylore, l'état latent est à coup sûr de courte durée, ne s'étendant qu'autant que le cancer ne produit pas de sténose. Toutefois une destruction ulcérative peut retarder la sténose.

Un homme âgé de cinquante-cinq ans, jouissant d'une bonne santé jusqu'à quinze jours avant la mort, eut subitement des douleurs violentes dans l'abdomen rappelant la colique et de forts vomissements qui ont continué jusqu'à la mort : soit des symptômes semblant révéler un iléus. A l'autopsie le pylore a été trouvé sténosé par un cancer, l'épiploon fortement rétréci, et tous les organes compris dans la cavité péritonéale parsemés de tumeurs cancéreures miliaires. Point de métastases lointaines.

Dans le cancer du pancréas la maladie ne s'est manifestée dans 4 cas que pendant un mois et demi à deux mois et elle était néanmoins très avancée à la mort. Tous avaient des métastases dans le foie, un seulement dans les ganglions. C'était un homme âgé de soixante-dix ans chez qui les ganglions médiastinaux étaient gros comme le poing comprimant la veine cave supérieure; de ceux-ci le cancer s'était propagé par le hile du poumon dans le poumon droit. Chez un autre il y avait en outre une carcinose péritonéale très développée. Les parois intestinales étaient à plusieurs endroits infiltrées et ulcérées par le cancer, et la veine splénique perforée et thrombosée. Dans ces cas tout porte à croire que le début de la maladie ne coïncide pas avec l'époque de l'apparition du premier symptôme.

Il est fréquent, comme on le sait, que dans le cancer du canal intestinal la maladie demeure latente jusqu'à ce qu'une sténose ait provoqué des troubles fonctionnels, ou bien qu'une perforation soit intervenue. Ainsi le premier symptôme s'est manifesté trois fois par perforation de l'S iliaque ou du rectum dans la vessie, et sept fois par un iléus. Cinq d'entre eux n'ont survécu que 3 à 13 jours à l'opération. Chez un autre la survie a été de trois semaines. Ici ce n'est que la dernière semaine que l'iléus s'est déclaré, et qu'on l'a fait disparaître par une cæcostomie; mais le malade a succombé peu de jours après par suite d'une pneumonie croupeuse.

Les 6 cas dont il s'agit font partie d'un groupe spécial de malades n'ayant eu qu'une vie très courte à partir de l'apparition du premier symptôme, et où la mort est survenue à la suite d'une intervention chirurgicale ou d'autres maladies (tableau V). Dans l'un de ceux-ci, il s'agissait d'un cancer du côlon n'ayant donné de symptômes que pendant trois jours, et où, à l'autopsie, on a découvert de fortes métastases grosses comme des noix dans le foie. Chez tous les autres le cancer ne s'était guère développé au delà de la localisation primitive, mais, comme ils ont tous succombé peu après l'apparition du symptôme de sténose, il y a lieu de supposer que la mort a été précédée d'un état latent assez long.

Dans un cancer du pylore le malade n'a survécu que peu de jours à une gastro-entérostomie. Pendant sept semaines seulement la maladie avait manifesté des symptômes de sténose avec vomissements. — Toutefois on a trouvé des métastases de ganglions très développées et une vaste carcinose péritonéale, tandis que le cancer primitif se présentait comme une petite infiltration pylorique circulaire, ulcérée et bien limitée. Il est bien vraisemblable qu'ici le début de la maladie ne coïncide pas avec le premier symptôme. Par contre, dans deux autres cas où le décès s'est produit également à la suite d'une opération, et où les symptômes — vomissements — ne s'étaient manifestés que pendant un à deux mois, on a trouvé dans le pylore une tumeur du volume d'un œuf de pigeon ou de poule, et des métastases peu importantes dans les ganglions. Ici le cancer a provoqué sans doute un rétrécissement immédiat, et partant sans avoir eu d'état latent.

Par opposition à tous ces cas de cancer très avancé où la vie à partir du premier symptôme est de courte durée, le tableau VI con-

TABLEAU VI. — Cas de cancer peu étendu avec une longue durée de vie
à partir du premier symptôme (plus d'un an).

	NOMBRE	REMARQUES
OEsophage.........	2	2 ans } mort d'inanition. 4 — }
Cardia............	2	1,2 an } mort d'inanition. 1,6 — }
Estomac..........	2	1,6 — mort d'hémorragie post-opératoire. 2 — mort de troubles fonctionnels (cachexie).
Pylore...........	3	1,6 — mort d'hémorragies réitérées. 1,9 — } mort de péritonite post-opératoire. 2,9 — }
Canal intestinal....	3	1,4 — rectum, abcès prévésical. 1,6 — } perforation dans la vessie. 2,9 — S iliaque }
Somme totale...	12	

tient un aperçu relatif à 12 malades chez qui le néoplasme n'était
que peu étendu et dont la durée de vie s'était prolongée néanmoins
à plus d'un an, dans 6 cas même de deux à quatre ans, et où la
mort, à une seule exception près, était due à l'intervention chirurgicale, ou a été amenée par des complications telles que perforations ou hémorragies ou sténose.

Nous n'avons qu'un seul cas où la cachexie soit la seule cause de
la mort. C'était un homme de quarante-cinq ans, d'apparence
cachectique et malade depuis deux ans. Au début de la maladie il
souffrait assez de vomissements qui cependant plus tard ont cessé ;
par une laparotomie explorative on a constaté la perméabilité du
pylore. Un mois avant la mort il n'y avait que peu de rétention
et la capacité sécrétrice de l'estomac se montrait être normale.
L'autopsie révélait un cancer de la dimension de la paume de la
main, ulcéré et gangréné sur la petite courbure dans le voisinage
du pylore ; des métastases grosses comme des noix dans le foie,
mais peu considérables dans les ganglions régionaux.

Chez tous les autres le développement était très limité. Chez un
seul malade atteint de cancer du cardia le néoplasme avait gagné
la plus grande partie de l'estomac, mais il n'y avait pas trace de
métastases, et chez les autres l'étendue en était très limitée. Ces
faits semblent indiquer que le néoplasme, par son assimilation, est
infiniment lent à produire une intoxication grave. Maintes fois le

malade n'était pas cachectique dans son apparence et la quantité d'hémoglobine du sang variait souvent de 80 à 100, même lorsqu'il s'agissait d'un cancer avancé.

Le tableau VII enfin concerne la durée des affections cancéreuses à partir de la manifestation du premier symptôme.

TABLEAU VII. — **Durée de vie à partir du premier symptôme.**

	OESO-PHAGE	CARDIA	ESTO-MAC	PY-LORE	CANAL INTES-TINAL	PAN-CRÉAS	VÉSI-CULE BILIAIRE	FOIE	SOMME TOTALE
Découvertes de l'autopsie.....	1	»	7	3	»	1	2	1	15
1-14 jours	»	»	1	1	5 (1)	»	»	»	7
Env. 1 mois....	4 (1) [1]	»	2	1	2 (1)	»	»	»	7
1 1/2-2 mois....	7 (2)	2 (1)	10	4 (4)	4	5	1 (1)	1	36
2-6 mois........	19 (3)	5	12	12 (2)	11 (1)	9	2	1	71
SOMME TOTALE...	30	7	25	18	22	14	3	2	121
7-12 mois.......	7	3	3	9 (3)	8 (2)	5 (2)	2	»	37
1-4 ans.........	2	2	3 (1)	4 (2)	3	»	»	»	14
SOMME TOTALE...	9	5	6	13	11	5	2	»	51
Cas non éclairés	2	»	2	3	2	»	»	»	9
SOMME TOTALE...	42	12	40	37	35	20	7	3	196

1. Les chiffres entre parenthèses indiquent le nombre des cancéreux morts à la suite d'intervention chirurgicale ou autres maladies.

Le nombre de données est, sous ce rapport, si petit que ce n'est qu'avec beaucoup de réserve que nous osons en tirer des conclusions ; toutefois il est remarquable que dans tous ces groupes la mort survienne si souvent au cours de la première moitié de l'année (121 cas). Sur les 40 cas de cancer de l'estomac, 25 meurent non seulement dans la première moitié de l'année, mais sept fois la maladie n'est constatée qu'à l'autopsie. En admettant même que la rapidité indéfinissable de l'évolution du cancer efface quelque peu la différence entre les groupes, on pourrait s'attendre à ce que la durée de la vie à partir du premier symptôme fût essentiellement subordonnée à la localisation du cancer, vu que l'époque de la manifestation du premier symptôme et celui de la mort est due si fréquemment aux troubles provoqués par voie mécanique.

Cependant s'il ne paraît pas en être ainsi la raison en est que la courte durée de vie à partir du premier symptôme dissimule souvent un état latent prolongé dont la fréquence et l'étendue dépendent très sensiblement du calibre du canal intestinal. Aussi n'est-il pas rare que le cancer de l'estomac ne se manifeste qu'à l'autopsie et celui du canal intestinal que lorsqu'il s'est développé au point de donner naissance à un iléus.

Ici un diagnostic précoce est généralement impossible et les erreurs de diagnostic sont très fréquentes.

Il en est évidemment de même pour les cas où l'état latent n'est interrompu que par une perforation ou hémorragie.

Dans les cas où le cancer siège dans l'œsophage ou dans un orifice nous pourrions nous attendre à ce que l'obstacle au passage libre des aliments, pourvu qu'une sténose ne soit pas évitée par la destruction ulcérative du cancer, ait pour effet un état latent d'une courte durée, et par conséquent une prolongation d'existence. Dans le cancer du pylore cette interprétation s'adapte à un nombre de cas.

Voilà donc où trouver les meilleures chances d'établir un diagnostic précoce et exact!

Il faut attribuer aux conditions anatomiques que la vie des malades atteints de cancer de l'œsophage soit si courte. L'œsophage est facilement perforé par le néoplasme et la perforation donne lieu aux complications déterminant très vité la mort. Dans le cancer du pancréas le nombre considérable de décès est dû tout d'abord aux troubles fonctionnels occasionnés par la fermeture des canaux sécréteurs, et en outre par la capacité du pancréas à produire des métastases.

Le diagnostic devient en conséquence extrêmement difficile.

Aussi la malignité du cancer provient-elle non seulement de la localisation et de la végétabilité excessive du néoplasme, mais autant certainement de sa croissance cachée.

Un examen sur la durée de la vie d'un malade à partir de l'apparition du premier symptôme présente beaucoup d'intérêt en ce qu'il fournit des indications relatives à l'état latent en question. Il est déterminé essentiellement par la localisation du néoplasme et continue jusqu'à ce que le cancer ait causé un trouble mécanique tel que le malade s'en aperçoive. Et la durée de la vie du malade dépend surtout de la nature et de l'importance de ces troubles.

Par conséquent de grandes difficultés s'opposent à l'établissement d'un diagnostic précoce; il importe donc d'y remédier à tout prix, non seulement par un appel au public et à l'attention des médecins, mais aussi par des stations d'examen et des ambulances pour l'assistance aux incurables.

Résumé.

Die Untersuchungen stützen sich auf 196 Fälle von Cancer in den Verdauungsorganen von dem Kommunehospital ir Kopenhagen. Sie sind vom Anfang der Krankheit bis zum Tode gefolgt, und alle sind durch Autopsie genau untersucht worden.

Es geht saraus hervor, dass die Ursachen an dem Eintritt des Todes fast immer von mechanischer Natur sind, eine Stenose, Kompressions-Icterus, Perforation oder Hemorrhagie; dass die Art der ttrsten Symptoms oftmals ebenso von mechanischen Störungen herrhrt, an welcher entweder der ursprüngliche Cancer oder seine Metastasen schuld sind; dass daher der Anfang der Krankheit und der Zeitpunkt des Eintrittes des ersten Symptoms in der Regel nicht zusammenfallen können, aber dass eine latente Periode vorausgehen muss. Die Ausdehnung deren wird im Wesentlichen von der Weite des Darmkanals bestimmt; sie ist am kürzesten durch Cancer in den Orificien, ano längsten durch Cancer in dem Ventrikel und Dickdarm. Die Lebzeit der Patienten von dem ersten Symptom ist deshalb nicht gleichdeutig mit der Dauer der Krankheit. Eine kurze Lebzeit wird oftmals nur eine lange, latente Periode decken. Die Malignität der Cancers ist also nich nur schuld an der Localisierung und Wachstumsenergie der Neubildung aber auch an der Latenz des Wachstums, weil diese Latenzperiode eine rechtzeitige Diagnose schwierig und zwar häufig unmöglich macht.

Extract.

The examinations are founded on 196 cases of cancer in the digestive organs from the municipal hospital in Copenhagen. The cases are followed up from beginning of the disease till death ensued, and all of them are thoroughly examined by autopsy.

From this it will be evident, that the reasons why death occurs are almost in every case of a mechanical nature, a stenosis, compression-icterus, perforation or hemorrhage; that the nature of first symptoms also very often originate in mechanical derangements, either owing to the primary cancer or its metastasis; that consequently the beginning of the disease and the moment of time for the first occurence of symptoms as a general rule does not coincide, but must be preceded by a latent periode. The extent of this is in als essentials decided by the width of the digestive organ; it is of shortest duration by cancer in the orifices, of longer duration by cancer in the ventricle and large intestines. The life time of the patients from the first symptoms is therefore not synonymous whith duration of the disease. Frequently a short life time will cover only a long latent period. The malignancy of the cancer is thus owing not only to the localization of new formation and energy of growth, but also to the latent of its growth, as this latent period will impede and often make it impossible to diagnosticate the diseare in due time.

LA STATISTIQUE DU CANCER

SON BUT, SES MÉTHODES D'INVESTIGATION

Par le Dr R. **LEDOUX-LEBARD** (Paris)

Sous la désignation générale de *Statistique du cancer* nous engloberons la recherche de la connaissance de toutes les *données numériques* susceptibles de se rapporter, de près ou de loin, à l'étude de cette maladie et de fournir à son sujet des *chiffres* dont *l'interprétation* incombe au *médecin statisticien*.

L'obscurité qui environne toujours les questions capitales de l'étiologie et de la pathogénie des tumeurs malignes, les difficultés qui semblent de tous côtés s'opposer à leur solution et enfermer le problème le plus palpitant de la pathologie comme dans quelque imprenable citadelle, ont incité les chercheurs à utiliser toutes les voies d'accès qui leur étaient offertes et qui pouvaient sembler capables, fut-ce par les sentiers les plus détournés, de fournir une réponse à l'une ou l'autre de leurs questions, même les moins importantes en apparence. C'est ainsi que l'étude de la statistique du cancer a semblé d'abord à quelques-uns digne d'intérêt à une époque où la médecine faisait assez bon marché de la statistique en général. Depuis, d'ailleurs, cette science a pris une revanche peut-être trop éclatante. Non pas certes que nous songions à en diminuer et l'importance et l'intérêt, mais parce que les chiffres qu'elle fournit ont presque toujours besoin d'un commentaire et d'un correctif et qu'il convient de ne pas subir sans discernement la suggestion des nombres et la trompeuse apparence de certitude mathématique dont ils sont revêtus. Et c'est là un double danger : d'une part il importe d'exercer sur les chiffres fournis par la statistique une saine et rigoureuse critique, de l'autre il faut éviter l'excès contraire et ne pas dénigrer systématiquement l'inestimable source de renseignements précieux qu'est pour nous cette science

auxiliaire. Car, pour paradoxale qu'elle paraisse au premier abord,
l'on n'en peut pas moins formuler très justement cette assertion
que la question du cancer serait bien près d'être résolue si la statistique était en mesure de donner aux demandes que nous lui
posons des réponses absolument exactes et si les méthodes qu'elle
emploie lui fournissaient des résultats certains et des chiffres comparables entre eux d'un pays à un autre. Il s'en faut malheureusement qu'il en puisse être ainsi, et, même en mettant les choses au
mieux, tant d'années s'écouleront encore avant que nos relevés
statistiques aient une valeur assez approximativement exacte pour
autoriser des conclusions fermes et s'étendent à des régions assez
nombreuses et assez vastes pour que ces conclusions soient appli-
cables d'une façon générale, que le problème du cancer sera, espé-
rons-le, résolu d'ici là par d'autres méthodes.

Mais sans nous préoccuper de ces considérations spéculatives
nous devons nous efforcer d'étendre toujours de notre mieux le
champ des investigations auxquelles la statistique est susceptible
de fournir une réponse et de perfectionner sans cesse les méthodes
qu'utilise cette science afin de tâcher d'arriver à ses chiffres toujours plus rapprochés de la vérité absolue.

C'est à l'examen de ces *méthodes*, abstraction faite des *résultats*
qu'elles nous fournissent, résultats qui sont envisagés dans les rapports de nos éminents co-rapporteurs les P^{rs} Buday et Dollinger que
doit être consacré ce travail dont on voudra bien, peut-être, excuser
la sécheresse et le peu d'intérêt immédiat en songeant à l'extrême
importance que présentent les méthodes employées pour l'obtention de résultats corrects et utilisables permettant des déductions
étiologiques ou pathogéniques bien fondées. D'ailleurs, si nous
devions envisager ici, étudier et critiquer en détail toutes les méthodes relatives à la statistique du cancer, envisagée dans ses divers chapitres, il nous faudrait un volume entier, tant le sujet s'est
développé durant ces dernières années et tant les travaux des médecins et des stastiliciens réunis ont fini par rendre complexe toute
recherche statistique établie sur des bases rigoureuses et scientifiques. Nous ne pouvons pas davantage songer à passer en revue
les importantes publications des nombreux auteurs qui ont contribué à l'établissement de cette branche nouvelle du cancer, ni étudier, même très sommairement, les enquêtes statistiques poursui-

vies au cours de ces dernières années dans un grand nombre de
pays. Nous nous bornerons donc tout simplement à passer en revue
les différentes branches de la statistique qui sont susceptibles de
nous fournir des renseignements utiles à propos des tumeurs malignes et nous indiquerons brièvement à propos de chacune d'elles
dans quelles conditions elle devrait être étudiée pour nous être à
cet effet de la plus grande utilité possible.

I. — Statistique de morbidité.

L'on avait pensé, après avoir constaté l'insuffisance des statistiques officielles de mortalité — sur lesquelles nous reviendrons
dans un instant — que l'on pourrait, par l'intermédiaire des médecins établir une statistique de morbidité relativement exacte et en
mesure de suppléer aux défauts des premières et de résoudre les
questions intéressantes et nombreuses qui se posaient relativement
à la fréquence du cancer, à son augmentation apparente ou
réelle, etc., etc. C'est un peu dans ces vues qu'avait été entreprise
en 1900 la première grande enquête de ce genre, qui, conduite par
le Comité central allemand pour l'Étude du Cancer, se proposait
de connaître tous les cancéreux existant en Allemagne un jour
donné. Des feuilles d'enquête avaient été préalablement envoyées à
tous les médecins qui avaient seulement à les remplir et à les
retourner. Malheureusement le résultat obtenu fut loin de répondre
à l'attente et l'on constata qu'un très grand nombre de médecins
ne retournaient pas les feuilles d'enquête reçues et refusaient de
participer à ce travail collectif, par manque de temps, par négli-
gence ou pour toute autre raison. Si donc la grande enquête allemande fut et reste intéressante comme tentative de ce genre et
aussi par les chiffres qu'elle a fournis et dont on a tiré tout le parti
possible, il faut bien convenir que la méthode qu'elle inaugurait ne
répondait pas entièrement aux desiderata et représentait en efforts
comme en argent une dépense hors de toute proportion avec le
bénéfice à en attendre. Les quelques autres enquêtes entreprises
peu après dans le même esprit ne furent pas plus heureuses. Puis
on s'aperçut que la morbidité donnait lieu à des causes d'erreur,
évitables peut-être avec beaucoup d'attention, mais néanmoins

gênantes pour les calculs par suite de ce fait, entre autres, que les mêmes malades étaient bien souvent soignés par plusieurs médecins et l'on constata aussi les inconvénients qu'il y avait à baser l'enquête sur la morbidité cancéreuse évaluée à *un jour* donné.

Ces tentatives furent donc en somme un enseignement très profitable, car elles firent voir à ceux qui s'occupèrent de la question de quels côtés ils devaient diriger leurs efforts pour obtenir des données plus rigoureuses et ils purent formuler, à l'exemple de Weinberg, une partie des conditions nécessaires à l'établissement de statistiques du cancer plus scientifiques.

De ces conditions, la première et l'une des plus importantes est assurément le temps, qui est l'élément indispensable si l'on veut pouvoir éliminer toute une série de causes d'erreur imputables aux hasards des coïncidences et des séries, et à tous les facteurs intermittents connus ou inconnus. Il importe donc en premier lieu que les statistiques du cancer puissent porter sur une longue série d'années.

Il faut ensuite que toutes les conditions accessoires relatives à la population et qu'il est indispensable de connaître pour les comparaisons et les calculs soient également bien établies, ce qui n'est vraiment possible que dans certains pays bien administrés et particulièrement dans certaines provinces ou dans certains petits pays (tels le duché de Bade par ex.) où l'on a recueilli avec méthode et gardé tous les éléments nécessaires.

Une solution — facile en apparence — de la question des statistiques de morbidité consistait évidemment à rendre obligatoire pour le médecin la déclaration des cas de cancer. Mais une semblable mesure serait à l'heure actuelle injustifiée, alarmerait bien inutilement les populations et causerait sans doute aussi bien des déboires aux statisticiens, car bien nombreux seraient très vraisemblablement les cas non déclarés par les médecins. Il semble donc bien qu'il faille, au moins actuellement, abandonner l'espoir d'obtenir par l'étude de la seule morbidité, des documents pouvant servir à l'établissement d'une statistique exacte du cancer.

II. — STATISTIQUES DE MORTALITÉ.

Mais ne disposons-nous pas, dans tous les pays, d'un élément précieux, qui est la statistique officielle de mortalité? Sans doute, et l'on peut dans certains cas déterminés en tirer des indications précieuses et relativement complètes (J. Bertillon, Dollinger, Weinberg, Werner, etc).; mais n'oublions pas que cette statistique ne sera utilisable réellement et avec profit que lorsque nous aurons pu la débarrasser de toute une série de graves défauts variables et plus ou moins nombreux suivant les pays, mais existant dans tous et que nous aurons procédé à des modifications sans nombre dans la technique du recensement de la mortalité.

Il ne saurait y avoir de réponse catégorique et générale à la question capitale de la fréquence de la mortalité par cancer que si *l'autopsie* était *universelle et obligatoire*, et il serait puéril de disserter aujourd'hui sur l'avenir d'une semblable éventualité qui, même en Europe, semble n'avoir actuellement aucune chance d'être adoptée dans l'un quelconque de nos grands États.

Nous en sommes donc réduits, pour obtenir nos chiffres de mortalité cancéreuse, aux données qui sont fournies aux divers services officiels de statistique (tous les pays du monde, ou à peu près, possèdent aujourd'hui des administrations de ce genre) par les médecins chargés de remplir les bulletins de décès [et il n'y a guère que les noms qui changent avec les pays], c'est-à-dire, en France, par les médecins de l'état civil d'une part et de l'autre par les médecins et chirurgiens des hôpitaux qui en tiennent lieu pour les décès survenant dans les services hospitaliers dont ils ont la charge. Est-il besoin d'insister beaucoup sur les multiples causes d'erreurs qui faussent le résultat et qui concourent, agissant presque toutes dans le même sens, à diminuer les chiffres obtenus dans une proportion que — personnellement — nous estimons considérable (cf. les intéressantes recherches de Guillot).

Les erreurs de diagnostic d'abord, pour lesquelles il ne faut pas croire, comme on l'a dit quelquefois, qu'il y ait en fin de compte compensation, le nombre de lésions non cancéreuses diagnostiquées à tort cancer devant balancer celui des lésions réellement cancéreuses et attribuées à une autre cause. Bashford et d'autres ont montré que si le fait pouvait avoir lieu pour les tumeurs externes *visibles* il cessait d'être vrai pour les tumeurs internes, cachées et qu'un très grand nombre de cancers occultes restait non diagnostiqué. Or, d'après notre expérience personnelle comme d'après celle d'un très grand nombre de médecins que nous avons interrogés à ce sujet, il arrive beaucoup plus souvent de ne pas diagnostiquer un cancer existant que d'attribuer à l'existence d'une néoplasie maligne, une affection différente. En outre, comment dépister le cancer dans les cas de mort par hémorragie (hématémèse, perforation de l'aorte, etc), par péritonite (consécutive à une perforation gastrique ou intestinale) etc., etc.?

La crainte de divulguer le cancer regardé encore par bon nombre de médecins comme un mal héréditaire et comme une tare familiale est également une source de fausses déclarations qui entre fréquemment en jeu.

Voilà, rapidement énumérées, quelques causes d'erreur entre mille qui interviennent dans les grandes villes pour fausser les résultats de la statistique. Mais que se passe-t-il alors pour les campagnes? A dire vrai dans bon nombre de pays, y compris la France, la statistique rurale n'existe pas au point de vue qui nous occupe et ne peut compter que pour les villes au-dessus de 5 000 habitants nous ne nous y arrêterons donc pas ici.

Ainsi, les chiffres donnés par nos statistiques officielles pour le cancer sont toujours inférieurs à la réalité. Il est bien difficile, pour ne pas dire impossible, en dehors de quelques cas particuliers, d'évaluer même approximativement la marge d'erreur, mais pour notre part nous dirons seulement que nous la croyons considérable et que nous ne serions nullement étonné de la voir égale ou même supérieure au tiers du chiffre fourni pour les grandes villes de France par les statistiques officielles. Et tant qu'une semblable différence existera, tant que des causes d'erreur multiples interviendront pour fausser les statistiques, il y aura quelque témérité, croyons-nous, à venir affirmer comme le font, de très bonne foi d'ailleurs mais en tablant, sans une suffisante critique, sur des chiffres toujours fatalement inexacts, l'augmentation de fréquence *absolue* du cancer.

Ainsi, en résumé nous voyons que ni les statistiques de morbidité, ni les statistiques de mortalité telles qu'elles nous sont fournies actuellement par les services officiels ne peuvent être considérées comme nous donnant des renseignements suffisamment complets et exacts, comme nous fournissant des chiffres corrects et nous permettant des déductions étiologiques ou pathogéniques quelconques, et c'est là un résultat auquel nous devions *à priori* nous attendre.

Est-ce une raison pour abandonner cette voie? Evidemment non, bien au contraire et nous devons nous employer dans la mesure de nos moyens à perfectionner ici notre technique pour obtenir un jour des approximations dont nous sommes aujourd'hui très éloignés. Nous avions déjà, en 1908, envisagé personnellement cette question devant l'Association française pour l'étude du cancer et l'on trouvera dans l'excellente thèse de Dauthuile et dans l'année 1909 du journal Cancer les résultats auxquels nous aboutissions. Disons seulement ici ce que nous considérons actuellement comme étant la marche à suivre en vue d'aboutir le plus rapidement et le plus complètement possible à un résultat appréciable.

L'on devra, croyons-nous, utiliser d'une part les chiffres donnés par les statistiques officielles et de l'autre s'efforcer de les compléter et de les contrôler par des enquêtes permanentes poursuivies auprès des membres du corps médical qui consentiront à prêter à cette œuvre utile leur collaboration effective. A cet effet une feuille d'enquête uniforme et internationale sera établie et je n'y insiste pas ici car on trouvera plus loin le projet que le Pr Meyer et moi avons l'honneur de vous soumettre. Ainsi seront unifiées déjà les enquêtes auprès du corps médical et ce sera là un très grand progrès de réalisé. Mais il ne suffit pas, il ne peut pas suffire et il perdra une très grande partie de sa valeur si nous ne pouvons faire subir aussi aux statistiques officielles des divers pays les différentes modifications qui permettent de les unifier et de les rendre comparables entre elles. C'est ainsi que la nomenclature internationale adoptée dans les statistiques de mortalité pour le cancer est défectueuse et que M. Menetrier et moi en avons proposé déjà une autre. D'autre part les calculs rapportant le nombre des cancéreux au chiffre de la population, etc., devraient être également ment tous établis suivant la même méthode et en se rapportant aux mêmes valeurs. Nous n'en finirions pas si nous voulions signaler, en entrant dans le détail, tous les points sujets à revision et il nous faudrait proposer une modification du système statistique allant de la feuille de décès jusqu'aux tableaux statistiques, ce qui ne saurait se faire brutalement ni avec rapidité et sort du cadre que nous nous sommes tracé.

III. — Statistique de répartition géographique et topographique.

Par l'emploi de quelles méthodes serons-nous renseignés sur la répartition géographique et topographique des tumeurs malignes? Évidemment nous devrons mettre à profit diverses sources de renseignements, mais c'est ici qu'il importera tout particulièrement de se montrer circonspect et d'attendre, avant d'admettre comme établie telle ou telle proposition, que la preuve en ait bien été faite, car il n'est guère de chapitre de la statistique étiologique du cancer qui ait donné lieu à plus d'erreurs et d'inexactitudes que celui-ci. Une vague assertion émise, sans aucune référence à l'appui, par un auteur se trouve ensuite répétée comme un article de foi par tous ceux qui suivent et devient bientôt un véritable dogme avant que personne ait songé à vérifier ou à contrôler ces dires parfois invraisemblables et qui, presque toujours, reposent sur cette sorte de besoin de trouver et de produire, coûte que coûte, des arguments en faveur de telle ou telle théorie pathogénique du cancer. Pour n'en donner qu'un exemple, l'on trouve ainsi consigné, dans des ouvrages datant de quelque vingt ou trente ans, que les végétariens de l'Inde sont réfractaires au cancer et que les tumeurs malignes sont inconnues en Extrême Orient et cette assertion s'est transmise d'auteur en auteur jusqu'à des ouvrages récents. Or Bashford a pu montrer par des enquêtes soigneusement menées dans les Indes anglaises, l'inexactitude de la première proposition et il suffit de connaître l'existence, au Japon, d'une Société florissante pour l'étude du cancer pour se rendre compte de l'absurdité de la seconde. Aujourd'hui encore il semble bien que l'on ait une tendance à considérer le cancer comme inexistant ou extrêmement rare là où il n'est pas encore signalé. C'est adopter un peu trop hâtivement une conclusion que rien ne justifie.

Donc, multiplions les enquêtes, demandons plus instamment aux nombreux médecins qui sillonnent maintenant les régions les plus éloignées du globe de nous rapporter ou de nous envoyer des documents statistiques nombreux et précis avant de nous prononcer, et surtout gardons-nous d'affirmer à la légère que le cancer est rare dans tel ou tel pays lorsque ce sont seulement les documents que nous possédons sur ce pays qui sont rares.

Le Dr Bashford a, dans cette voie, recueilli des documents nombreux et précieux grâce à la collaboration que lui ont apportée, sur l'ordre des pouvoirs publics, les fonctionnaires de l'empire colonial anglais. C'est là un exemple dont l'imitation nous semblerait particulièrement indiquée et nous estimons qu'en France, en particulier, les médecins du service de santé colonial et de la marine pourraient, avec l'autorisation et même sur la demande des services centraux dont ils dépendent, engager une correspondance scientifique avec l'Association française pour l'Étude du Cancer et lui transmettre les résultats de leurs observations. Peut-être y aurait-il lieu de généraliser cette mesure et d'en rendre l'adoption internationale, en faisant partager cette manière de voir par les divers gouvernements pourvus d'un service de santé maritime et colonial et nous obtiendrions ainsi non pas encore évidemment des statistiques régulières et complètes, mais du moins sans doute une documentation précieuse relativement à la répartition géographique des tumeurs malignes. (Il pourrait y avoir lieu également d'invoquer à ce sujet la collaboration effective de diverses sociétés, sociétés de médécine tropicale, sociétés de géographie, etc., pouvant entrer en ligne de compte.) Lorsque, enfin, des publications plus complètes nous renseigneront sur les néoplasmes observés chez les indigènes et dans certains pays très européanisés tels que l'Égypte, les colonies anglaises du Cap, les établissements européens d'Asie Mineure, les îles de la Sonde, etc., etc., et dans les régions complètement sauvages de l'Afrique, de l'Asie ou de l'Océanie, etc., nous commencerons à pouvoir écrire définitivement ce chapitre de la pathologie des tumeurs malignes pour lequel notre collaborateur capital sera le temps indispensable à la graduelle extension de l'intérêt porté par le monde savant à l'étude du cancer comme à la réunion d'un nombre de travaux et d'observations suffisant pour avoir une valeur et pour permettre un jugement critique basé sur des faits bien établis.

Plus intéressante encore que la répartition géographique et la répartition topographique dans un même pays, dans une même ville, dans un même village, dans une même rue, dans une même maison des cas de cancer, cela par les déductions pathogéniques qu'elle permet en servant d'argument pour ou contre telle ou telle théorie pathogénique. Mais, si les expressions de pays à cancer, de village à cancer, de rue à cancer, sont entrées depuis longtemps déjà dans le langage médical il s'en faut de beaucoup que cette terminologie usuelle réponde à des faits multiples et précis. S'il paraît exister quelques exemples incontestables d'épidémies (ou peut-être plus exactement d'endémies localisées de cancer chez les souris, il s'en faut que nous puissions être aussi affirmatifs en ce qui concerne l'espèce humaine et il conviendrait, croyons-nous, de se montrer à ce propos beaucoup plus réservé qu'on ne l'est généralement jusqu'à ce que des faits *nombreux* et *probants* aient permis d'établir définitivement et *sans contestation possible* l'existence de ces foyers cancéreux, ce qui ne nous paraît pas être le cas aujourd'hui. C'est précisément à ce sujet qui touche à la nature même du cancer et à la question de sa contagiosité, qu'une prudente réserve s'impose et qu'il est oiseux de remonter sans cesse, ainsi que cela se fait toujours, aux observations incontrôlables et sans valeur ou même puériles, de Tulpius et de quantité d'autres auteurs tout aussi vénérables mais de valeur scientifique également nulle.

C'est tout particulièrement à ce sujet que nous pouvons espérer des années qui viennent une documentation intéressante et que les diverses associations pour l'étude du cancer d'une part, les services statistiques officiels de l'autre, peuvent rendre service à la science, les premières en faisant faire sur place par des personnes compétentes une enquête complète toutes les fois qu'un groupement anormal en apparence de cas de cancer leur serait signalé par un de leurs correspondants, et les secondes en faisant établir dans toutes les villes des « casiers sanitaires des maisons » établis à l'imitation du service si remarquablement institué pour la ville de Paris, par M. Juillerat, et qui nous paraît facilement adaptable, moyennant de très légères variantes, à tous les pays.

IV. — STATISTIQUE CHIRURGICALE.

Si les diverses statistiques de morbidité, de mortalité ou de répartition géographique nous intéressent par les données qu'elles nous fournissent sur les tumeurs malignes et sur [leur étiologie, combien davantage et plus directement encore doivent nous intéresser les statistiques chirurgicales. Car ne sont-ce pas elles qui nous fournissent en l'état actuel des choses et qui nous fourniront, tant que le bistouri restera l'unique agent général de traitement, les seules données exactes que nous puissions posséder sur la curabilité du cancer, sur la fréquence et les modalités de la guérison opératoire? C'est donc à tous les points de vue un des chapitres les plus importants de la statistique du cancer que celui de la statistique chirurgicale et c'est le seul aussi qui présente un intérêt direct pour le public non médical.

Mais ici encore, ici surtout, il importe de nous défier et de redoubler de vigilance, car les causes d'erreur sont multiples et d'une nature tout particulièrement dangereuse. A celles en effet qui sont simplement dues au hasard des séries dans des statistiques portant sur un nombre de cas relativement très restreint, par opposition avec les statistiques de morbidité et de mortalité, il vient s'ajouter toutes celles — bien autrement importantes — qui dépendent uniquement de la façon dont les statistiques sont établies et qui sont malheureusement souvent pour une bonne part en relation directe avec le degré de vanité de leur auteur. Comme de plus chacun présente les chiffres à sa façon et les établit suivant une méthode à lui particulière il en résulte que toute comparaison entre les diverses publications de ce genre se trouve rendue à peu près impossible et que du même coup aussi elles se trouvent privées de la plus grande partie de leur valeur. Il est bien facile, suivant la façon dont on procède au choix des cas que l'on élimine du calcul de pourcentage des guérisons — ou que l'on y fait rentrer — de modifier celui-ci du tout au tout. Évidemment il importe assez peu, au point de vue absolu et à celui qui nous occupe, que ce chiffre soit voisin de 0 ou se rapproche au contraire de 100, mais il est du moins nécessaire qu'il reste absolument comparable à lui-même, d'une statistique à une autre, ce qui ne saurait avoir lieu que si les méthodes employées sont identiques et il est malheureusement bien loin d'en être ainsi aujourd'hui.

En somme, peu importe la méthode de calcul adoptée dans les statistiques chirurgicales, qu'il s'agisse d'opérabilité, de guérison, etc., pourvu que tout le monde sans exception adopte la même. Pour notre part celle que le Pr. Winter a proposée il y a quelques années déjà, nous paraît excellente et nous semble de nature à s'adapter à tous les cas et à rallier tous les suffrages moyennant de bien faibles modifications. Mais ce serait aux Commissions que nous proposons à la fin de ce travail d'instituer, qu'il appartiendrait d'étudier ce sujet et de proposer, après un examen attentif, telle méthode qui leur paraîtrait bonne. Souhaitons seulement qu'elles le fassent le plus tôt possible.

V. — STATISTIQUES ANATOMO-PATHOLOGIQUES.

A de nombreux points de vue les statistiques anatomo-pathologiques du cancer, c'est-à-dire les statistiques des services hospitaliers dans lesquels tous les décédés sont systématiquement et complètement autopsiés, nous fournissent de précieux renseignements et nous permettent aussi de compléter, de corriger ou d'interpréter plus exactement bien des indications des statistiques ordinaires de mortalité. Nous ne pouvons pas insister ici sur ce sujet intéressant ni entrer dans des détails qui seront mieux à leur place dans les rapports consacrés aux *résultats de la statistique* par nos éminents co-rapporteurs les Professeurs Buday et Dollinger. Qu'il nous suffise d'attirer plus spécialement l'attention sur les statistiques anatomo-pathologiques qui méritent assurément de prendre un rang des plus honorables parmi les *méthodes* destinées à nous fournir des renseignements sur la statistique des tumeurs malignes. Sans doute les « pathologistes » des hôpitaux allemands, par exemple, sont-ils mieux placés que d'autres pour se livrer le plus profitablement possible à ce genre de recherches, aussi bien les statistiques anatomo-pathologiques publiées jusqu'à ce jour l'ont-elles été presque exclusivement dans les pays de langue allemande, mais il serait vivement à souhaiter qu'en France cet exemple fût plus souvent suivi et des anatomo-pathologistes tels que M. Brault, M. Letulle et M. Menetrier, etc., entre autres, pourraient assurément, s'ils voulaient tirer parti à cet égard de leurs riches cahiers d'autopsie, apporter une importante contribution à ce chapitre.

Quant à la façon dont ces statistiques doivent être établies nous n'avons pas la prétention de la codifier ici. Elle nous paraît d'ailleurs assez indifférente en elle-même pourvu qu'il y soit procédé avec exactitude, rigueur et soin et la seule chose qui importerait essentiellement, croyons-nous, c'est que les diverses statistiques de ce genre établies par divers auteurs et dans divers pays le fussent suivant le même plan afin d'être rigoureusement comparables entre elles et de permettre d'utiliser et de comparer leurs diverses données, plan d'ailleurs bien facile à établir en prenant pour point de départ les travaux de ce genre déjà publiés et dont l'ordonnance reste à peu près toujours la même. La Commission internationale de statistique du Cancer dont nous proposons la nomination serait chargée d'en élaborer définitivement le détail et il nous semble que sur ce point il devrait être assez aisé de réaliser une entente internationale.

Mentionnons seulement encore qu'il conviendrait de joindre à ces statistiques anatomo-pathologiques, les données relatives aux hôpitaux en question qui seraient de nature à les compléter. Nous ne pouvons pas nous étendre ici sur ce point, ni envisager le détail des renseignements qu'il conviendrait de consigner dans ces *statistiques hospitalières* (dont les chiffres seraient d'ailleurs parfois bien sujets à caution) de mortalité et de morbidité, contentons-nous de les avoir signalées comme étant le corollaire obligé des statistiques anatomo-pathologiques.

VI. — Statistique du cancer chez les animaux.

L'intérêt que présente l'étude des tumeurs chez les animaux est évident et les remarquables rapports qui constituent la VIe section du présent volume illustrent suffisamment l'importance des questions de *pathologie comparce* pour que nous n'ayons nul besoin d'y insister. D'aillleurs n'est-ce pas aussi de l'étude des tumeurs animales que dérive la presque totalité des remarquables résultats acquis depuis Morau par la *pathologie expérimentale* du cancer?

Hier encore le cancer semblait à beaucoup être le triste et exclusif apanage de la race humaine et il a fallu longtemps pour convaincre

Nombre de cas observés.	1	2	3 .	4	5	6
	Espèce animale Sexe. Age. Couleur (pelage). Caractéristiques diverses.	Nom et adresse du propriétaire.	Si l'animal a été récemment acheté, nom et adresse du propriétaire précédent.	Localisation primitive de la lésion.	Propagations secondaires. Lésions de voisinage (cutanées, ganglionnaires, lymphangites, etc.) et lésions à distance (métastases.)	Y a-t-il eu simplem diagnostic clinique l'animal vivant ou firmation par une o ration, par autop. par examen histel que? Nom de l'histo giste et résultats de examen s'il a eu li

enfin la majorité de la similitude existant entre les processus néoplasiques observés chez l'animal — et en particulier chez la souris — et ceux qui apparaissent chez nous. Aujourd'hui cette question semble enfin définitivement tranchée et nous connaissons des cancers chez tous les animaux domestiques et chez la très grande majorité des divers types de vertébrés. Mais ces connaissances restent encore lacunaires, outre qu'elles auraient besoin d'être complétées par des recherches expérimentales nombreuses et une très grande quantité de matériaux précieux sont perdus pour la science, faute d'être convenablement recueillis et judicieusement étudiés. C'est ainsi que jusqu'à présent il n'a été possible d'établir de statistiques véritables d'animaux cancéreux autres que les souris et certains animaux domestiques, et que d'autre part un grand nombre d'espèces restent à étudier, surtout parmi les animaux sauvages, en ce qui concerne la répartition, ou même l'existence, chez elles, de tumeurs malignes. Il y aurait lieu semble-t-il, dans ce but, de rechercher systématiquement les néoplasmes chez tous les animaux pour lesquels il est procédé à des séries importantes d'autopsies. L'exemple des sarcomes à cysticerque étudiés ainsi chez le rat par Bridré, est là entre autres pour démontrer combien de semblables recherches peuvent être intéressantes et fructueuses malgré leur apparente monotonie. D'autre part Bashford a montré à l'Imperial Cancer Research fund de Londres, quels matériaux intéressants l'on peut rassembler, en centralisant grâce à de nombreuses et bienveillantes collaborations éparpillées sur l'ensemble d'un vaste territoire les cas rares, difficiles ou

7	8	9	10	11	12
ithéliome ou sarme, etc.	A-t-on constaté l'existence de tumeurs malignes chez les ascendants ou les collatéraux de l'animal? Dans le même élevage? Dans la même localité?	Y a-t-il lieu d'admettre une transmission ou une contagion et pour quelles raisons?	Y a-t-il à signaler des causes prédisposantes, occasionnelles, etc.? (Traumatisme, cicatrices, inflammations ou irritations chroniques, portées nombreuses, traitement arsenical prolongé, etc., etc.?)	Remarques diverses. Guérisons spontanées ou opératoires, etc.	Le propriétaire serait-il disposé à céder cet animal ou est-il possible d'obtenir les pièces anatomiques relatives à ce cas?

curieux rencontrés par des observateurs isolés et occasionnels. Mais plus que personne peut-être, notre éminent maître et ami le prof. G. Petit (d'Alfort) a concentré ses recherches sur ce sujet avec une inlassable patience et il a réuni une collection de tumeurs malignes chez les animaux probablement unique par le nombre comme par la variété.

Le *Comité bavarois pour l'étude du cancer* avait entrepris déjà il y a quelques années une enquête auprès des *vétérinaires* (Cf. R. Ledoux-Lebard, *La lutte contre le Cancer*, Th. Paris, 1906, p. 53) estimant avec raison qu'une statistique du cancer chez les animaux ne saurait, pour l'instant, s'établir qu'avec leur collaboration. Nous ne savons pas quels résultats a pu donner cette enquête en Bavière, mais nous estimons que cette tentative doit être reprise et poursuivie maintenant dans tous les pays — en y comprenant, peut-être, de plus les établissements officiels de pisciculture et les jardins zoologiques. L'Association française pour l'étude du cancer a, pour sa part, décidé sur notre proposition d'entreprendre cette enquête en France et si nous en avons remis le début c'est que nous avons cru préférable d'attendre la deuxième Conférence Internationale afin de pouvoir le cas échéant profiter de ses délibérations. Il nous semble que c'est tout particulièrement ici qu'il serait aisé d'arriver à l'adoption d'une feuille d'enquête internationale très simple, ce qui aurait l'immense avantage de permettre la comparaison et l'utilisation des matériaux fournis dans chaque pays par ceux qui auraient volontairement assumé la tâche d'être les collaborateurs du Comité national ou régional. Car ici pas plus que pour les enquêtes instituées auprès des médecins nous ne croyons à la possibilité et à l'utilité d'une enquête générale (cf. les paragraphes qui précèdent) et nous estimons que celle-ci doit être entreprise seulement une fois pour toutes dans chaque pays à seule fin de connaître ceux qui voudront mettre et leurs observations et surtout leur bonne volonté au service de la cause commune. Nous reproduisons ici à titre purement documentaire la feuille que nous avions établie pour le recensement, en quelque sorte, des animaux cancéreux, feuille qui avait reçu l'approbation de l'Association française pour l'étude du cancer, mais qui n'est d'ailleurs pas immuable et pourrait se prêter à toutes les modifications ou additions désirables.

VII. — Statistiques particulières diverses.

A côté des grandes subdivisions principales de la statistique du cancer que nous venons de passer sommairement en revue dans les paragraphes qui précèdent, nous ne devons pas omettre de mentionner maintenant un certain nombre de statistiques particulières qui, bien que d'un intérêt moins général, sont susceptibles cependant de nous fournir quelques renseignements intéressants.

1° *Assurances.* Au premier rang par leur importance, se placent aujourd'hui, comme le montrent les quelques travaux publiés principalement en Allemagne, les documents dont disposent les grandes Compagnies d'Assurances et il serait à souhaiter qu'elles voulussent bien toutes nous faire profiter, en ce qui concerne le cancer, des imposants et intéressants matériaux qu'elles possèdent.

2° *Statistiques des hôpitaux spéciaux.* Il serait vivement à désirer aussi que les quelques fondations hospitalières spécialement consacrées au cancer dans les divers pays se décident à publier intégralement et régulièrement leurs statistiques ainsi que le font déjà certaines d'entre-elles mais en adoptant également à cet effet des dispositions aussi analogues entre elles que possible.

3° *Statistiques personnelles.* Il est évidemment difficile de tracer une limite précise entre la statistique proprement dite et la casuistique, celle-ci rentrant d'ailleurs dans celle-là, mais nous estimons qu'il serait extrêmement intéressant de voir publier, à intervalles réguliers par exemple, par chacun de ceux qui s'intéressent à la question des tumeurs malignes et qui ont l'occasion d'en examiner plus que quelques cas isolés, l'ensemble des observations recueillies au hasard de la pratique hospitalière ou privée. Il semble que nous ayons peine à nous débarrasser de cette première impression d'étudiants qui nous a fait envisager les cancéreux inopérables comme des sujets à fuir, et, parce que n'ayant rien à leur faire, nous ne pouvions même pas les consoler et parce que ayant toujours vu les autres s'en désintéresser autour de nous, ayant constaté que l'on s'efforçait, dans les services, d'éviter ces malheureux incurables, qui demeuraient là longtemps, encombrant les salles d'aigus, nous ne nous sommes pas donné la peine de les examiner et nous avons cru que leur étude ne saurait rien nous apprendre.

Ceux d'entre nous, qui depuis, sont revenus de cette première impression, après avoir examiné beaucoup de cancéreux inopérables, savent, au contraire, combien cet examen est instructif et j'ajouterai volontiers, que c'est à l'étude attentive et répétée de ces malheureux incurables en évolution de récidive, presque autant qu'à l'anatomie pathologique que nous devrons demander de nous montrer la voie à suivre définitivement dans notre thérapeutique chirurgicale à venir. Mais il est bien évident que de semblables statistiques personnelles ne peuvent avoir de valeur que si les observations qui les composent sont prises exactement et avec soin, de manière à composer une collection de faits positifs. Nous ne nous y attarderons d'ailleurs pas davantage, d'autant que nous sommes arrivés là presque en dehors des limites de notre sujet.

NÉCESSITÉ D'UNE UNIFICATION DES STATISTIQUES
ET D'UNE ENTENTE INTERNATIONALE.

CONCLUSIONS.

Nous venons de passer en revue rapidement les diverses branches de la statistique du cancer et de voir que toutes sans exception voyaient leur intérêt diminué, leur importance restreinte par le manque de méthode et d'unité, par l'impossibilité où nous étions de comparer entre eux les résultats obtenus d'un pays à un autre et même, dans un pays donné, d'un auteur à un autre, sans reprendre tous les calculs et modifier ainsi tous les résultats, si bien qu'en pratique le très gros effort donné pour tous ces travaux de statistique aboutit à un résultat bien minime et assurément hors de toute proportion, le plus souvent, avec l'énergie et la peine dépensées.

Il serait cependant bien facile, croyons-nous, de remédier à cet état de choses par une unification des méthodes statistiques employées et nulle part une entente internationale ne nous paraît plus facile à réaliser sans heurt et sans froissement qu'ici et la plus grande, la plus incontestable utilité des conférences du genre de la nôtre ne réside-t-elle pas précisément dans ce que, réunissant des représentants de tous les pays, autorisés en quelque sorte par leur rang et leur valeur à prendre des engagements pour leurs compatriotes, elles permettent de mener à bien rapidement ces ententes et ces unifications qui portent après elles — à l'égal de toutes les techniques nouvelles dans les sciences d'observation — des fruits insoupçonnés?

Les diverses questions de statistique que nous n'avons pu qu'effleurer dans ce rapport sont encore trop nombreuses et trop complexes pour que notre réunion, dont le temps est terriblement mesuré, les puisse examiner et résoudre entièrement : il lui sera proposé seulement de donner son avis sur l'opportunité d'une enquête internationale permanente sur la mortalité cancéreuse, et de se prononcer sur l'adoption d'une feuille d'enquête à cet effet, que M. le Professeur George Meyer et moi avons l'honneur de lui soumettre. On en verra le modèle ci-après et l'on trouvera discuté dans l'intéressant rapport de notre confrère de Berlin tout ce qui s'y rapporte. Mais là ne devrait pas se borner croyons-nous le rôle de notre réunion et il nous paraît vivement souhaitable qu'après avoir ainsi ouvert la voie à l'élaboration d'une statistique internationale du cancer, elle assure la continuité de l'effort vers la réalisation définitive et complète de ce but. A cet effet, il nous semble qu'il y aurait lieu d'instituer, d'abord une *Commission internationale de statistique du cancer* à laquelle serait dévolue la tâche d'organiser les grandes lignes de cette entreprise scientifique, de préparer les projets d'enquête, etc., etc. Puis, dans chaque pays possédant une organisation (quel qu'en soit le nom) pour l'étude du cancer, une *Commission nationale de statistique du cancer* serait nommée par cette organisation et se mettrait en rapport avec la commission internationale. Il nous semble inutile d'entrer dans le détail des attributions respectives de ces deux commissions. Disons seulement que si chaque commission nationale pouvait centraliser et publier chaque année les différentes données statistiques relatives au cancer dans son pays, ne s'agirait-il que des données éparses dans les publications officielles, elle rendrait déjà par cela même un signalé service à tous ceux qu'intéresse la question.

Adoption de méthodes uniformes et comparables, de feuilles d'enquête établies à quelques variantes près sur le même modèle, nomination d'une commission internationale en relation avec autant de commissions nationales qu'il y a de pays participant à nos travaux, collaboration uniquement volontaire des médecins, suivant la méthode dont nous avons préconisé l'adoption devant l'Association française en 1908 et à laquelle tout le monde semble maintenant vouloir se rallier, telle nous paraît être aujourd'hui la formule à réaliser si nous voulons enfin tirer de la statistique tout ce que nous sommes en droit d'en attendre dans l'étude du cancer.

ERGEBNISSE DER KREBSSTATISTIKEN

Von Professor **J. DOLLINGER**, Budapest (Ungarn).

Dem Auftrage des II. Kongresses der internat. Vereinigung für Krebsforschung über die Ergebnisse der Krebsstatistik zu referieren entspreche ich im Folgenden :

1. *Die Krebsstatistiken*. — Der beschränkte Raum auf welchen ich angewiesen bin gebietet mir mich kurz zu fassen, mich auf die Hauptergebnisse zu beschränken und nur die wichtigtsen Fragen zu erörtern.

An der Spitze der Sammelforschungen über die Verbreitung der Krebskrankheit steht die von dem Practitioner in einer Aprilnummer im Jahre 1899 veröffentlichte Sammelforschung. Dieser folgte unmittelbar die Sammelforschung Deutschland's, der sich Holland anschloss. Im Jahre 1902 wurde in Spanien ein Versuch gemacht. Diesem reihte sich die Krebsstatistik Ungarn's vom Jahre 1904 an. Im Jahre 1907 erschien eine Ergänzung der Krebsstatistik Deutschland's. Im Jahre 1908 wurde die französische Sterblichkeitsstatistik der Krebskranken verfasst; dann folgten die Statistiken Schwedens, Norvegens, Portugals und der Vereinigten Staaten. Im Jahre 1909 folgten Griechenland, Finnland, 1910 Dänemark. Ausserdem erschienen im Jahre 1904 die Krebsstatistik von Stuttgart, Helgoland und im J. 1909 jene von Hamburg.

Die englische sowie die deutsche Statistik waren Sammelforschungen, jene Ungarns arbeitete neben den Ergebnissen der Sammelforschung auch das Sterblichkeitsmaterial von 4. Jahren auf und stellte die Ergebnisse beider Statistiken zum Vergleiche nebeneinänder. Die übrigen Statistiken haben zum Teil die Ergebnisse von Sammelforschungen, zum Teil jene der Sterblichkeitsstatistik zu ihrem Gegenstande; teils wurden auch beide aufgearbeitet.

Die deutsche Sammelforschung beschränkt sich auf die an einem Tage in Behandlung stehenden Krebsfälle, die ungarische sammelt auch jene die zwar am Tage der Sammelforschung nicht in Behandlung standen, von denen aber der meldende Arzt sicher Kenntniss hat, dass sie am Leben sind. Sie bereicherte dadurch ihr Material um mehr als die Hälfte, denn während die Zahl der in Behandlung stehenden 1633 betrug war die Zahl jener mit Krebs behafteten Kranken, von denen der Arzt Kenntniss hatte, die aber zur Zeit der Sammelforschung nicht in Behandlung standen : 1937. Es ist daraus ersichtlich, dass die Methode der Momentaufnahme der an einem Tage in Behandlung stehenden nur einen Bruchteil der Krebskranken konskribiert. Es wurde diese Methode auch darum später verlassen. Die Untersuchungszeit wird immer mehr und mehr verlängert, so z. B. in Dänemark und auch in Hamburg. Man begnügt sich nicht mehr mit der Versendung der Fragebogen und der Aufarbeitung der eingelaufenen Mitteilungen sondern es wird auch mit den Aerzten noch lange nachher im Interesse der Vollkommenheit der Statistik korrespondiert, ja man brachte es sogar zu einer kontinuirlichen Führung der Krebslisten und hoffte dadurch der wahren Zahl der Krebskranken näher zu kommen. Von anderer Seite wieder (A. Wolff, Marklissa) wurde dem Wunsche nach Anmeldungspflicht der Krebskranken Ausdruck verliehen.

2. *Die Fehlerquellen.* — Es stellten sich einer Sammelforschung über Krebskranke viele Hindernisse in den Weg.

Die Daten dazu können nur von den Aerzten geliefert werden, diese aber beteiligen sich an der Datensammlung nicht gleichmässig. Ihre Beteiligung war in Spanien 4 0/0, in Deutschland 42 0/0, in Holland 60 0/0, in Portugal 75 0/0, in Ungarn 96 0/0, in Schweden 97 0/0, in Dänemark 99 0/0. Aber selbst diese Zahlen sind nicht ausschlaggebend. Denn ein bedeutender Teil der beteiligten Aerzte schickt Fehlanzeigen. Bei einem Teile mögen Bequemlichkeitsrücksichten obwalten, ein anderer Teil deutet die Pflicht des ärztlichen Geheimnisses so, dass er nicht einmal mit den Anfangsbuchstaben gemerkte Anzeigen über seine Kranken zur Verfügung stellt.

Die ungleiche Funktion des ärztlichen Sammelapparates hat nun grosse Unterschiede in der Zahl der Krebskranken zweier benachbarten Länder zur Folge. In dem einen Lande beträgt die Zahl der Krebskranken 96 per 100 000 in dem benachbarten 9.

Auf eine ähnliche Ursache meinen wir die sehr grossen Unterschiede zurückführen zu müssen die man zwischen der Zahl der an Krebs Verstorbenen und der lebenden Angemeldeten in zwei sonst ganz ähnlichen Sammelbezirken eines und desselben Staates findet. So z. B. machten in einem Bezirke die Krebskranken 55 0/0 der in demselben Bezirke an Krebs verstorbenen aus, und in dem anderen 5 0/0; weiterhin in einer Stadt 88,9 0/0, in einer anderen 4,3 0/0.

Dazu kommt noch in manchen Fällen die Unsicherheit der Diagnose. Verwechslungen zwischen luetischen Geschwüren und Epithelialcarcinomen kommen auch vor. Noch häufiger ist aber der praktische Arzt darüber im unklaren ob er es mit einem Carcinom oder mit einem Sarcom zu thun hat.

Liegt die Geschwulst oberflächlich, so sollte hier die histologische Untersuchung entscheiden. Meines Wissens hat aber nur die dänische Krebsstatistik eine grössere Anzahl (85 0/0) von histologischen Untersuchungen vornehmen lassen. Bei den Carcinomen der inneren Organe sind natürlich diagnostische Fehlerquellen noch häufiger.

Aber auch die Indolenz der Kranken verhindert zur Zeit eine reelle Krebsstatistik. Ich liess diesbezüglich in meiner Klinik an 414 Krebskranken Untersuchungen anstellen, die ergaben dass die Hälfte der Provinzeinwohner ebenso wie der Hauptstädter erst später als nach einem Jahre — 33 Personen sogar erst nach 3 Jahren — das erste mal mit ihrer Krankheit bei einem Arzte erschienen; 20 von diesen letzteren hatten den Krebs auf einer auffallenden Stelle des Körpers wo die Krankheit jedem leicht ersichtlich war. Mehrere der Kranken lebten in der Hauptstadt umgeben von Aerzten und Krankenhäusern und liessen ihr Leiden dennoch so lange Zeit unbeachtet, einzelne sogar 6-8-10 Jahre.

Es ist daraus ersichtlich, dass von einzelnen Kranken die an Krebs leiden nicht der Arzt sondern erst der Leichenbeschauer Kenntniss erlangt und darum glauben wir, dass die Daten der Sterblichkeitsstatistik derzeit über die Verbreitung der Krebskrankheit viel genauere Angaben erteilen als die Krebsstatistiken die auf Konskription beruhen und zu derselben Ueberzeugung ist auch Weinberg (Stuttgart) gekommen.

Aber auch in der Sterblichkeitsstatistik treffen wir manche Fehlerquellen. Ich will nur einige hervorheben. Hier ist zuerst der Mangel einer sicheren Diagnose. Die 'oberflächlich liegenden Krebse werden gewöhnlich diagnostiziert, von den Krebsen der inneren Organe aber ist vor dem Tode und ohne Sektion kaum 1/4 Teil sicher erkannt.

Ausserdem werden noch in den entlegenen und armen Provinzen vieler zivilisierten Staaten die Totenscheine nicht von Aerzten sondern von Laien ausgestellt.

In demselben Masse als diese angegebenen Verhältnisse sich bessern, als Aerzte und Publikum über die Krebskrankheit aufgeklärt werden, werden auch die Krebsstatistiken verlässlichere Daten aufweisen und dazu wird dann noch die weitere Entwickelung der Technik der Krebstatistik das ihrige beitragen. Vorderhand ist es ganz unmöglich das Material der verschiedenen Krebsstatistiken einheitlich auszuarbeiten und auf diese Weise zur Entscheidung der vielen Fragen, das von den verschiedenen Statistiken zusammengebrachte Material zu verwenden.

Selbst das Verhältniss der Krebskranken zu der ganzen Bevölkerung ist nach verschiedenen Prinzipien berechnet. Hirschberg weist bei der deutschen Krebsstatistik darauf hin, dass man die Zahl der Krebsfälle nicht mit der ganzen Bevölkerung sondern nur mit der Zahl der Erwachsenen vergleichen müsse. Wir in Ungarn haben dieser Anforderung entsprochen und die Zahl unserer Krebsfälle immer auf 100,000, über 15 Jahre alte Einwohner berechnet. Anderswo geschah dieses aus verschiedenen Gründen nicht. Auch die Organgruppen sind verschieden zusammengestellt und ebenso die Altersgruppen.

Die Grundbedingung dazu, dass das Material der verschiedenen Krebstatistiken summiert werde ist eine internationale Vereinbarung bezüglich einer einheitlichen Krebsstatistik. Diese Vereinbarung darf sich nicht auf einheitliche Fragebogen beschränken, sie muss sich auch auf viele technische Fragen der Aufarbeitung des Materiales erstrecken. Am zweckentsprechendsten scheint mir die Ernennung einer aus Statistikern und Aerzten bestehenden nicht zu grossen internationalen beständigen Kommission, welche sämmtliche in den Intervallen der Kongresse auftauchende Fragen entscheiden, ihre Arbeiten hauptsächlich in den Krebszeitschriften veröffentlichen und über ihre Wirksamkeit auf dem nächstfolgenden Kongresse referieren sollte.

Vorderhand, solange dieser fromme Wunsch einer internationalen einheitlichen Krebsstatistik nicht erfüllt ist, muss ich mich im folgenden darauf beschränken nicht ganz gleichwertige Daten nebeneinander zu stellen.

Die mannigfaltigen Gesichtspunkte, die bei der Aufstellung einer Krebsstatistik in Betracht kommen, zeigen, dass nur Aerzte und Statistiker zusammen in gemeinsamer Arbeit ein gutes Werk zu Stande bringen können und dass selbst dann bei den Folgerungen aus den auf diese Weise entstandenen Tabellen dem Statistiker das ärztliche Wissen zur Seite stehen muss.

3. *Die Zahlen der Krebskranken in einzelnen Ländern.* — Die im laufenden Jahre veröffentlichte Krebsstatistik Dänemarks bringt eine Tabelle welche die Anzahl der Krebskranken von 6 Staaten enthält.

Es entfallen auf je 100,000 Einwohner in

Dänemark	42,8
Schweden	35,3
Holland	28,6
Portugal	21,9
Deutschland	21,5
Ungarn	18,5

Der Unterschied der Ziffern muss jedoch mindestens in demselben Grade auf der verschiedenen Vollkommenheit des statistischen Materiales, wie auf tatsächlichen Unterschieden im Auftreten der Krebskrankheiten beruhen. Um einen wirklich zuverlässigen Vergleich der Häufigkeit der Krebskrankheit in den verschiedenen Ländern aufzustellen, müsste man eine weitgehende Detailuntersuchung vornehmen, behufs der Erhebung des Materiales in bezug darauf, wie das entsprechende Material gesammelt wurde.

Man müsste untersuchen, wie die, speciell vom Krebs angegriffenen Altersklassen im Verhältniss zur Gesammtzahl der Bevölkerung stehen; ob sie nicht in dem einen Lande stärker vertreten sind, als in dem andern; ob nicht auch die städtische Bevölkerung in dem einen Lande zahlreicher vom Krebs befallen ist als in dem andern. Da die veröffentlichten Zählungen indessen keine eingehende Untersuchung der erheblichsten Fehlerquellen, noch der Unvollkommenheit des Materiales gestatten, würde eine Detailuntersuchung nur mangelhaft ausfallen.

Die *Sterblichkeitsstatistiken* geben im Allgemeinen bedeutend

höhere Zahlen. Ich entnehme dem Berichte von **A. Neves** über
die Krebsstatistik Portugals die Daten zur folgenden Tabelle, muss
aber gleich eingehends bemerken, dass die Berechnungen der
verschiedenen Staaten auf verschiedener Grundlage beruhen und
dass eben dieser Umstand einen Unterschied in der Zahl der auf
100,000 Einwohner berechneten Krebskranken bedingt. So z. B.
um nur einen Umstand hervorzuheben, wurden in Frankreich nur
Krebskranke jener Städte, die mehr als 5000 Einwohner zählen,
aufgenommen und da in den Städten die Zahl der Krebskranken
eine höhere ist, hebt dieser Umstand auch selbstverständlich die
Verhältnisszahl der Krebskranken.

**Zahl der Krebstodesfälle in den verschiedenen Staaten auf 100 000
Einwohner berechnet.**

LAND	ZEIT DER BERECHNUNG	VERHÄLTNISSZAHL DER KREBSKRANKEN
Brasilien	1894–5	4,1
Portugal	1902–4	21,8
Vereinigte Staaten	1890	34,0
Neu Seeland	1891	44,0
Oesterreich	1887	48,0
Tasmanien	1891	50,0
Italien	1888	61,0
Holland	1888	65,0
Sachsen	1876–85	69,0
England	1896	76,0
Schweden	1887	95,0
Ungarn	1901–4	95,0
Frankreich	1895–1904	98,0

Im Königreiche Sachsen zeigte die Sterblichkeitsstatistik von
den Jahren 1893-1903 ein fortwährendes Anwachsen der Krebssterblichkeit von 86-91, auf 100 000 Einwohner, während sich
diese Zahl in Frankreich in den mehr als 5000 Einwohner zählen-
den Städten in den Jahren 1901-1906, von 90 allmählich auf
115 erhob.

Wir sind mit unseren Krebsstatistiken noch nicht so weit, dass
wir aus ihnen auf einen Einfluss des Klimas folgern könnten. In
den tropischen Staaten ist der ärztliche Dienst bisher fast allgemein
ungeregelt, folglich können auch Sammelforschungen kaum
durchgeführt werden.

In einzelnen tropischen Ländern ist der Krebs entschieden sehr selten, da die Menschen das krebsfähige Alter zumeist nicht erreichen.

Um die grosse Zahl der an Krebs jährlich Sterbenden zu beweisen, hebt die sächsische Sterblichkeitsstatistik hervor, dass im Königreiche Sachsen im Jahre 1903 an Diphterie, Keuchhusten, Masern, Scharlach, Typhus und anderen ansteckenden Krankheiten nur 3 097 Personen starben, an Krebs hingegen 3 370, — also um 273 mehr als an den genannten Krankheiten zusammen.

4. Die Verbreitung der Krebskrankheit bei dem männlichen und dem weiblichen Geschlechte ist in den statistischen Ausweisen der Staaten fast eine konstante. Unterschiede macht hier und da die Berechnungsweise. So haben wir in Ungarn unsere Fälle auf 100,000, über 50 Jahre alte Einwohner berechnet, andere Staaten hingegen haben die Berechnung auf 100 000, ohne Berücksichtigung des Alters überhaupt ausgeführt.

Die Sammelberechnungen zeigten dass 38-39,9 0/0 der Gezählten auf das männliche Geschlecht, hingegen 60-62 0/0 das weibliche Geschlecht betrafen. Auf 100 000 Einwohner berechnet, gestaltet sich das Ergebniss der Sammelforschungen wie folgt :

	MÄNNER	FRAUEN
Deutschland	16	26,9
Portugal	20,8	26,3
Ungarn	23,0	35,C
Schweden	26,74	39,22
Dänemark	34,0	51,0

Die Sterblichkeitsstatistiken geben auf 100 000 Personen berechnet, folgende Ergebnisse :

Portugal	20,6 Männer,	25,9 Frauen.	
Schweden	75,0	— 85,0	—
Ungarn	83,0	— 107,0	—

I. **Fibiger** und **S. v. Trier** kommen in der dänischen Statistik betreffend das Geschlecht der Krebskranken zur Konklusion, dass die Krebskrankheit zwischen 35-55 Jahren viel häufiger bei Weibern als bei Männern auftritt welcher Umstand darauf beruht, dass in diesen Jahren bei Frauen Gebärmutter- und Brustkrebs am häufigsten vorkommt. Sieht man von diesen Fällen ab, so ist die Häufigkeit des Krebses im Alter von 55 Jahren bei Männern und Frauen einigermassen die gleiche, während sie in den höheren Altersklassen bei Männern ein wenig grösser ist als bei Frauen. Der Brust- und Gebärmutterkrebs ergibt ungefähr die Hälfte sämmtlicher Krebsfälle bei Weibern aus und für alle Altersklassen insgesammt kommen somit, wenn von diesen Krankheiten abgesehen wird, auf je 100 000 Weiber 25-26, auf je 100 000 Männer dagegen 35 Krebskranke.

5. *Die Verteilung zwischen Stadt und Land.* — Die Zahl der Krebskranken in den Städten im Allgemeinen ist eine höhere als auf dem Lande. Dieses Verhältniss ist schon aus der deutschen Sammelforschung ersichtlich und findet in den folgenden Statistiken Bekräftigung. In Ungarn übersteigt das Verhältniss der Krebskranken in den Städten jenes der sie umgebenden Distrikte gewöhnlich um das Drei- und Vierfache. Folgende ¡Tabelle zeigt dieses Verhältniss :

MUNICIPIUM	ZAHL DER KREBS-KRANKEN AUF 100 000 ÜBER 15 JAHRE ALTE EINWOHNER BERECHNET	ZAHL DER AN KREBS IN DEN J. 1901-6 VERSTORBENEN AUF 100 000 EINWOHNER BERECHNET
Stadt *Pozsony*	76	110
Landbezirk	30	126
Stadt *Baja*	99	134
Landbezirk	36	78
Hauptstadt *Budapest*	59	121
Landbezirk	39	89
Stadt *Kassa*	63	87
Landbezirk	26	95
Stadt *Arad*	45	133
Landbezirk	17	70
Stadt *Marosvásárhely*	86	114
Landbezirk	19	78

In Dänemark finden wir folgende Verbreitung :

Kopenhagen	54 auf 100 000 Einwohner.
In den übrigen Städten	47 — —
In den Landbezirken	38 — —

Die Ungleichheit in der Verteilung des Krebses zwischen dem männlichen und weiblichen Geschlechte tritt hauptsächlich in den Städten hervor. So entfallen in Ungarn anf 100 000 über 15 Jahre alte Einwohner im allgemeinen 23 Männer und 35 Frauen. In einigen Städten gestaltet sich dieses Verhältniss in folgender Weise :

NAME DER STADT	ZAHL DER AUF 100 000 UEBER 15 JAHRE ALTEN EINWOHNER ENTFALLENDEN KREBSFÄLLE	
	Männer.	Frauen.
Kassa	7	124
Budapest	28	88
Pécs	32	93
Temesvár	47	95
Pozsony	38	103

In Dänemark finden wir folgende Verhältnisse :

	MÄNNER	FRAUEN	MÄNNER U. FRAUEN
In Kopenhagen	34	71	54
In den übrigen Städten	35	58	47
In den Städten insgesammt	34	65	51
In den Landdistrikten	34	41	48
In dem ganzen Lande	34	51	43

Portugal zeigt folgende Verhältnisse :

DISTRIKTE	ZAHL DER KREBSKRANKEN AUF 100 000 EINWOHNER BERECHNET		
	Männer.	Frauen.	Zuzammen.
Lissabon Stadt	20,8	26,3	23,7
Königreich	13,5	16,8	15,4
Porto Distrikt	27,3	84,1	62,0
Porto Stadt	22,3	28,4	25,2
Lissabon Distrikt	73,5	91,7	82,8

Die Sterblichkeitsstatistiken zeigen uns folgende Verhältnisse. Es entfallen in Frankreich auf je 100 000 Einwohner :

```
In Paris.................................................... 100
Auf Grosstädte mit mindestens 100 000 Einwohnern....... 122
Auf Städte mit 80-100 000 Einwohnern................. 109
    —        20- 30 000      —    ..................  97
    —        10- 20 000      —    ..................  85
    —         5- 10 000      —    ..................  66
```

Die Zahl der Krebstodesfälle steigt hier mit der Grösse der Ortschaften an.

Die mitgeteilte Tabelle der ungarischen Krebsstatistik zeigt, dass auch unsere Sterblichkeitsstatistik in einzelnen Städten eine grössere Menge von Krebskranken aufweist als in den diese Städte umgebenden Landbezirken.

In Dänemark beruht in den Städten das Uebergewicht der Krebsfälle ausschliesslich darauf dass krebskranke Frauen in den Städten viel häufiger sind als in den Landdistrikten, während die Anzahl der Männer überall dieselbe ist. In Ungarn hingegen ist in Städten gewöhnlich auch die Zahl der Männer eine höhere als in den angrenzenden Landbezirken, die der Frauen übersteigt aber jene der Männer um das doppelte oder dreifache.

Radestock bezweifelt in der sächsischen Sterblichkeitsstatistik die grössere Zahl der Krebskranken im Vergleiche zu den Landbezirken. Er meint die grössere Zahl in den Städten erklärt sich daraus, dass hier der Arzt leichter zu haben ist als in der Provinz und im Sterbefalle geschieht die Leichenbeschau vom Arzte und nicht von dem Leichenweibe, wie in der Provinz wo namentlich bei älteren Leuten anstatt der Krebsdiagnose häufig Altersschwäche als Todesursache angegeben wird. Auch andere Argumente werden noch angeführt und hebt Radestock hervor dass bei der Berechnung der Verhältisszahlen immer die Zusammensetzung der Bevölkerung in Betracht zu ziehen ist. Er führt als Beispiel jene Villenorts, einer benachbarten industriellen Ortschaft an, in dem mehr Krebsfälle vorkommen als in jener Ortschaft. Die Erklärung bietet der verschiedene Altersaufbau der beiderseitigen Bevölkerung. In dem Villenorte wohnen vorwiegend ältere Rentiers und Pensionäre mit wenigen Kindern, in der Ortschaft eine vorwiegend jugendliche Arbeiterbevölkerung mit zahlreichen Kindern.

Treffen diese Argumente zu, so können wir auf eine bedeutende Zunahme der bekanntgewordenen Krebsfälle in demselben Verhältnisse zählen als auch die Provinz allmählich gute Aerzte in genügender Anzahl bekommt.

Lässt sich die grosse Anzahl der weiblichen Krebsfälle in den Städten neben der vorwiegenden Disposition des weiblichen Geschlechtes auch allein aus der leichter zugänglichen ärztlichen Hilfe erklären?

6. *Das Zunehmen der Krebskrankheit.* — Die bisherige Form der Sammel Bögen eignet sich nicht zur Entscheidung der Frage ob die Krebskrankheit wirklich im Zunehmen ist — wie das von manchen Statistikern die sich einfach auf die Tabellen stützen — behauptet wird. Ich habe vorher einige jener Fehlerquellen hervorgehoben, welche sämmtlichen Krebsstatistiken anhaften. Werden einige dieser, bei Wiederholung einer Sammelforschung auf demselben Gebiete vermindert oder ausgebessert so geht die Zahl der Krebskranken empor, denn es scheint dass die bisherigen Forschungsmetoden immer noch weniger Krebsfälle aufweisen als es in der Wirklichkeit gibt und dass wir infolge dessen bei Vervollkommnung der statistischen Erhebungen und Berechnungen auf eine Zunahme der nachgewiesenen Krebsfälle mit Sicherheit rechnen dürfen.

Folgende Tabelle zeigt die Daten der Sterblichkeitsstatistiken einiger Staaten auf je 100 000 Einwohner berechnet. Ich entnehme diese Daten dem Vorworte des Herrn Ministerialrates J. v. **Vargha** zur ungarischen Krebsstatistik.

STAATEN	JAHR DER BERECHNUNG	VERHÄLTNISS-ZAHL	JAHR DER BERECHNUNG	VERHÄLTNISS-ZAHL
England	1883	53	1903	85
Norvegen	»	50	»	93
Oesterreich	»	44	1902	74
Niederlande	»	58	1903	99
Schweiz	»	102	»	131
Deutschland	1893	59	1903	73
Italien	1888	42	1903	54
Ungarn	1898	29	1903	39

Diese Tabelle an sich selbst betrachtet, spricht jedenfalls für eine sehr grosse Zunahme der Krebskrankheit in allen Ländern. Ich muss aber hier wiederholt darauf hinweisen, dass in vielen Ländern der Totenbeschau von Laien, in manchen von den sogenannten Leichenweibern versehen wird, worauf uns **Radestock** in der sächsischen Krebssterblichkeit aufmerksam macht, und dass in der Provinz, wo viele Menschen ohne ärztliche Behandlung sterben, die Diagnose und damit die Grundlage einer Sterblichkeitsstatistik eine unverlässliche ist. In demselben Masse als diese Laien von Aerzten abgelöst werden, wird auch die Diagnose eine präzisere und es tritt in vielen Fällen an die Stelle der Altersschwäche « die Krebsdiagnose ».

Dazu kommt noch die steigende Aufnahme in die Kranken- häuser, die erhöhte Aufmerksamkeit der Aerzte und Laien für Krebs und die Fortschritte in der Diagnose des Krebses innerer Organe, ausserdem die in den Kliniken und Krankenhäusern sich fortwährend vermehrenden Sektionen durch welche zweifel- hafte Fälle sichergestellt werden. Laut den Ergebnissen der Hamburger Krebsforschung ist die Verhältnisszahl der Mor- talität an Krebs daselbst nach **E. Körber** zwischen den Jahren 1900-1908, von 10,1 auf 11,0 pro 100 000 Einwohner gestiegen, was einer Steigerung der Krebstodesfälle von 5,8 0/0 auf 7,28 0/0 sämmtlicher Todesfälle gleichkommt. Körber schliesst daraus auf eine ganz langsame Zunahme der Krebskrankheit, es liesse sich diese Zunahme auch aus dem ganz langsamen aber fortwährenden Einflusse obengenannter Umstände erklären.

Es ist mithin konstatiert, dass die statistisch nachgewiesene Zahl der Krebskranken ebenfalls zunimmt, ja es sprechen viele Gründe dafür, dass diese statistische Zunahme der Krebskrankheit nur die Folge der grösseren Aufmerksamkeit ist mit der wir uns jetzt der Krebskrankheit zugewendet haben und jener wissen- schaftlichen sowie sozialen Fortschritte die wir auf diesem Gebiete fortwährend machen.

7. *Der Einfluss der operativen Therapie auf die Krebsstatistik.* — Die ungarische Krebsstatistik vom Jahre 1904, die gleichzeitig mit der ungarischen Ausgabe auch in deutscher und französischer Sprache erschien, brachte uns ein Ergebniss, welches vom stati- stischen Standpunkte aus besonderes Interesse beansprucht. Es wurden 3 570 Krebskranke konskribiert, während die Sterblich- keitsstatistik von den Jahren 1901-04, in ähnlicher Weise ausgear- beitet, innerhalb dieser 4 Jahre eine Krebssterblichkeit von 26 942 Personen angab. Bei der Vergleichung der Daten beider Statistiken stellte es sich heraus, dass die Zahl der an Krebs Verstorbenen jene der Konskribierten bei den einzelnen Organen verschiedenemal übertrifft, so bei der Leber, bei dem Magen, bei der Niere 34-49 mal, bei dem Kehlkopfe, Oesophagus, Darmrohr 12-16 mal, bei der Gebärmutter, bei der Mundhöhle 5-6 mal, hingegen bei den Krebsen

der Brustdrüsen 1,8 mal und bei den Hautkrebsen nur 1,5 mal, während bei den Lippenkrebsen das Verhältnis ein umgekehrtes ist, denn es entfallen auf 454 Konskribierte nur 207 Verstorbene, d. i. die Zahl der in 4 Jahren an Lippenkrebs verstorbenen ist 2,1 mal geringer als die der am 15. Oktober 1904 konskribierten.

Von den Brusdrüsenkrebsen ist es bekannt, dass sie sehr häufig in inneren Organen Metastasen bilden. Ich bin dessen überzeugt, dass ein Teil jener, die laut unserer Statistik an Leberkrebs oder an Krebs des Knochensystems gestorben sind, primär an Brustdrü-senkrebs erkrankten. Aber die Hautkrebse, namentlich die des Kopfes, sowie die Lippenkrebse bilden in inneren Organen nur ausnahmsweise Metastasen. Sie töten die Kranken durch örtliche, weitgreifende Zerstörungen, durch Uebergreifen auf die regionären Lymphdrüsen, durch ihre Abscedierung usw. In unserer vierjäh-rigen Sterblichkeitsstatistik befinden sich ausser den 207 an Lippenkrebs verstorbenen noch 94 Lymphdrüsenkrebse des Halses und 125 Krebse des Unterkiefers. Von den Lymphdrüsenkrebsen des Halses ist sicher nur ein kleiner Bruchteil primärer Krebs, während die meisten wohl Metastasen von Hautkrebsen des Kopfes, von Lippenkrebsen, von Zungenkrebsen usw. waren. Ebenso müssen wir die 125 Unterkieferkrebse als örtliche Uebergreifung von Lippenkrebs, Zungenkrebs, Magenkrebs usw. auf den Unter-kiefer auffasen. Aber selbst wenn wir sie alle als von Lippenkrebsen ausgegangene Metastasen ansehen und sie mit der Zahl der Lippen-krebse addieren, selbst dann erreicht ihre Zahl (426) noch immer nicht jene der am 15. Oktober konskribierten (454) Lippenkrebse.

Es ist eine auffallende Erscheinung, dass diese geringe Differenz zwischen den Zahlen der Konskribierten und jenen der Ster-blichkeitsstatistik, sowie auch die niederen Zahlen der Ster-blichkeisstatistik im Vergleich zu den hohen Zahlen der Lebenden bei den Hautkrebsen des Gesichtes, bei den Lippen und bei den Brustdrüsenkrebsen, folglich bei jenen Krebsen vorkommt, welche am leichtesten erkannt und am häufigsten und mit dem besten Erfolge operiert werden. Die Erfolge unserer chirurgischen Tätigkeit haben sich eben bei diesen Krebsformen während der letzten Jahre infolge Ausbeutung der auf die Anatomie der Lymphwege und Lymphdrüsen bezüglichen neueren Errungen-schaften und durch die Vervollkommnung unserer operativen

Technik bedeutend gebessert. Wir haben bei dem Krebsmaterial der unter meiner Leitung stehenden Universitätsklinik — siehe **J. Steiners** Bericht darüber in der Deutschen Zeitschrift für Chirurgie, 1906 — dreijährige Recidivfreiheit als Heilung genommen, bei den Hautkrebsen des Gesichtes 38,4 0/0, bei den Krebsen der Brustdrüse 43,7 0/0. und bei den Lippenkrebsen 70,45 0/0. Heilung erzielt Ich glaube, dass die Erfolge anderer Chirurgen, die die Technik der radikalen Krebsoperationen befolgen, nicht hinter diesen Zahlen stehen.

Da nun bei den übrigen Organen die Zahlen der 4 jährigen Sterblichkeitsstatistik jene der Sammelforschung so riesig übertreffen, und da wir wissen, dass Krebse spontan doch nur ausnahmsweise selten zur Heilung kommen, so hat der Umstand, dass die Zahlen der Sterblichkeitstatistik jene der Sammelforschung bei den Hautkrebsen und bei den Brustdrüsenkrebsen um so wenig übertrifft und dass bei den Lippenkrebsen sogar ein umgekehrtes Verhältniss vorliegt, den Anschein, als wenn in diesen niedern Zahlen der Sterblichkeitsstatistik bereits die Erfolge der modernen chirurgischen Therapie Ausdruck finden würden.

Diese Folgerung hätte aber erst dann volle Berechtigung, wenn auch andere Krebsstatistiken ähnliche Ergebnisse aufweisen würden. Die deutsche Krebsstatistik vom Jahre 1900 beschränkt sich auf das Material der Sammelforschung vom 15. Oktober. Das Material der Sterblichkeitsstatistik der deutschen Bundesstaaten ist bisher, meines Wissens bezüglich des Krebses der einzelnen Organe, noch nicht ausgearbeitet. Da nun obiges Ergebniss der ungarischen Krebsstatistik, wenn es sich auch in den Krebsstatistiken anderer Staaten wiederholt, von praktischem sowie von wissenschaftlichem Interesse wäre und da die Ausarbeitung der Sterblichkeitsstatistik der Krebskrankheit, die Ergebnisse der Sammelforschung ergänzt und gewissermassen kontrolliert, so glaube ich, dass es von diesem Standpunkte aus von Wichtigkeit wäre wenn es unserer Konferenz gelingen sollte eine einheitliche Schablone auszuarbeiten nach welcher die Sterblichkeitsstatistiken der Krebskrankheit aller Staaten jährlich veröffentlicht würden.

Wie ich jetzt bei der Ausarbeitung dieses Referates sehe, fiel eine geringe Abnahme der Sterblichkeit an Neubildungen bei

Frauen, namentlich an Carcinomen der Brust und des Uterus nach Weinberg und Gastpar in der Stuttgarter Statistik auf und die Herren Autoren werfen die Frage auf ob die Vermehrung der Operationen eine Abnahme der Sterblichkeitsstatistik des Brustkrebses um ca. 13, und der Gebärmutter um 20 0/0 erklärt.

Die erste Frage dürfte sich wohl bejahen lassen. Mit zunehmender Gründlichkeit in der Beseitigung der verdächtigen Drüsen und Muskeln hat sich die Prognose der Dauerheilung wesentlich gebessert. Die bedeutende Abnahme der Sterbefälle an Lippenkrebsen, an Krebsen der Haut, des Kopfes, des Gesichtes und der übrigen Körperteile, kam in dieser Statistik noch nicht zum Ausdrucke. Sie ist in der ungarischen ganz deutlich ausgeprägt und wird auch sicher in den zukünftigen Statistiken aller Länder immer mehr hervortreten, je grössere Fortschritte wir in der Behandlung der Krebskrankheit machen.

8. *Das Alter.* — Man sollte auf den ersten Blick glauben dass man das Alter in welchem die Krebssterblichkeit den menschlichen Organismus am häufigsten befällt aus den Daten der Sammelforschungen oder der Sterblichkeitsstatistiken mit Leichtigkeit erfährt.

Die Zusammenstellung der absoluten Zahlen in Kolumnen und die Berechnung der Percentuation für jedes Alter führt aber zu Irrtümern. Um rechte Daten zu bekommen muss der Altersaufbau der Bevölkerung für eine jede Altersstufe berechnet werden und muss dann die absolute Zahl der Krebskranken auf je 100 000 der in der betreffenden Altersstufe lebenden berechnet werden.

Aus obiger fehlerhaften Berechnung wurde der Schluss gezogen, dass die Krebskrankheit im höheren Alter geringer wird, weil das vorgeschrittene Alter zum Krebs weniger disponiert. Hingegen zeigen uns die neueren Statistiken, dass die Disposition zur Krebskrankheit bis in das höchste Alter fortwährend zunimmt.

In England entfielen auf eine Million Personen :

GESCHLECHT	0-5 Jahr.	5-10	10-15	15-20	20-25	25-35	35-45	45-55	55-65	65-75 und mehr.
Männer....	32	18	18	32	49	98	386	1 282	3 050	5 432
Frauen....	26	12	12	25	39	180	918	2 328	4 045	6 135

Auch die französische Sterblichkeitsstatistik von den Jahren 1901-1906 spricht für diese Annahme, indem mehr als die Hälfte der Gesammtzahl aller Sterbefälle auf die Altersstufen über 60 entfiel und die Ergebnisse der Krebsstatistik Bayerns führen K. Kolb zu dem Schluss, dass die fortwährende Zunahme der Disposition mit dem Alter durch den Ausspruch des englischen Komités « der Krebs sei mit 70 Jahren zehnmal so häufig als mit

Die wichtigsten Lokalisationen des Krebses in den verschiedenen Ländern.

	BAYERN	SCHWEIZ	ENGLAND	UNGARN	ITALIEN	VER. STAATEN	SCHWEDEN
Männer :							
Lippen, Zunge, Mund, Speicheldrüsen	1,9	2,3	9,8	6,8	13,0	9,5	9,3
Oesophagus	4,7	12,8	6,3	2,9		?	4,6
Zusammen	6,6	15,1	16,1	9,7		—	13,9
Magen, Leber, Pankreas	65,4	65,5	36,7	65,5		57,6	61,5
Darm	5,7	3,6	7,3	6,7		?	9,4
Rektum	5,7	2,6	10,2	2,2	71,5	5,5	
Andere Verdauungsorgane	0,4	2,4	0,2	—		—	—
Zusammen	77,2	74,1	54,4	74,4		—	—
Peritoneum, Abdomen, Mesenterium	2,1	1,4	2,5	0,2		9,2	—
Zusammen	85,9	90,6	73,0	84,3	84,5	—	84,8
Frauen :							
Lippen, Mund, Zunge, Speicheldrüsen	0,7	0,4	1,2	0,7	3,9	1,7	2,2
Oesophagus	1,3	2,7	1,5	0,4		?	2,1
Zusammen	2,0	3,1	2,7	1,1		—	4,5
Magen, Leber, Pankreas	48,8	50,1	28,7	45,4		37,1	34,2
Darm	4,9	3,9	6,8	6,4		?	7,8
Rektum	2,9	2,1	5,9	1,5	49,5	3,5	
Andere Verdauungsorgane	0,9	0,1	0,2	0,1		—	—
Zusammen	57,5	56,2	41,6	53,4		—	—
Peritoneum, Abdomen	5,1	3,1	3,6	0,5		7,7	—
Zusammen	64,6	72,4	47,9	55,0	—	—	—
Weibliche Geschlechtsorgane (Uterus, Ovarien, Vagina)	19,5	22,7	24,9	33,1	29,4	29,3	21,4
Mamma	8,1	10,0	16,6	6,6	10,8	15,8	23,9
Zusammen	27,6	32,7	41,5	39,7	40,2	45,1	45,3

30 Jahren » noch nicht vollständig ausgedrükt ist; sie ist laut der bayerischen Statistik 30-50 mal so gross. Nur in Bezug auf das allerhöchste Alter über 70-75 [Jahre ist es möglich, dass die Disposition — besonders bei Männern — wieder ein wenig abnimmt. Dafür sprechen die englische sowie die preussische Statistik. Diese Ausnahme, sowie die Abnahme der Erkrankungen von Uterus und Ovarien mit dem hohen Alter liefern Beweis dafür, dass die Krebskrankheit nicht einfach eine Wirkung des Alters sein kann denn dann wäre es zu erwarten, dass sie ausnahmslos, unausgesetzt mit dem Alter häufiger würde.

9. *Die Lokalisation in den Organen.* — **Karl Kolb** hat in seiner im vergangenen Jahre erschienenen Studie über die Lokalisation des Krebses in den verschiedenen Organen, das vergleichende Material bezüglich dieser Frage von Bayern und anderen Ländern in folgenden Tabellen übersichtlich zusammengestellt. Cf. Tabelle S. 484.

	PATHOLOGISCHE INSTITUTE									
	MÜNCHEN	BERLIN								
	Rieck.	Redlich.	Feilchenfeld.	Riechelmann.	Kolozsvár Buday 1889-1905.	Rieck.	Redlich.	Feilchenfeld.	Riechelmann.	Buday.
	Männer.					Frauen.				
Lippen, Mund, Zunge, Rachen	5,1	4,9	3,6	1,8	13,4	0,8	1,0	—	—	1,4
Oesophagus	6,5	17,3	21,3	20,0	6,7	0,7	2,8	1,6	1,4	—
Zusammen	11,6	22,2	24,9	21,8	20,1	1,5	3,8	1,6	1,4	1,4
Magen, Leber, Pankreas	47,3	43,5	44,7	50,0	42,0	28,7	31,4	28,4	37,0	22,5
Darm	8,1	4,5	5,5	4,3	6,7	3,4	7,0	5,0	4,5	2,0
Mastdarm	9,4	6,7	5,1	5,1	6,7	5,3	5,6	5,5	2,3	1,0
Andere Verdauungsorgane	1,6	3,5	1,2	3,9	0,8	1,2	10,8	9,1	9,5	3,9
Zusammen	66,4	58,2	56,5	63,3	56,2	38,6	54,8	48,5	53,3	29,4
Peritoneum, Mesenterium	0,9	—	—	—	1,7	1,9	—	—	—	—
Zusammen	78,9	—	—	—	78,0	»	»	»	»	»
Uterus	—	—	—	—	—	32,7	17,4	20,5	24,6	34,3
Ovarium	—	—	—	—	—	4,3	5,6	4,7	4,0	22,5
Vagina, Vulva	—	—	—	—	—	2,4	1,4	4,4	1,4	2,9
Zusammen	—	—	—	—	—	39,4	24,4	29,6	30,0	59,7
Mamma	—	—	—	—	—	11,6	12,2	12,6	8,3	7,0

Aus dieser Tabelle ist ersichtlich, dass sich der Krebs beim Manne am häufigsten im Verdauungstrakte lokalisiert. Er nimmt für sich in den meisten Sterblichkeitsstatistiken 84,4-90, d. i. 6 0/0 sämmtlicher Fälle in Anspruch. Bei den Frauen steht auch der Krebs der Verdauungsorgane in dem Vordergrund, es wird aber seine Perzentzahl durch die Häufigkeit des Krebses in den weiblichen Geschlechtsorganen bedeutend herabgedrückt. Trotzdem ist seine Häufigkeit auch in dem Verdauungstraktus eine so grosse, dass man mit Recht sagen kann der Krebs ist in erster Reihe eine Krankheit des Verdauungskanales (**Kolb**).

Die folgende Tabelle bildet eine Zusammenstellung K. Kolb's der Ausweise pathologischer Institute über mittels Sektion beglaubigte Fälle. (Seite 485.)

Auch hier macht die Zahl der Krebsfälle in den Verdauungsorganen samt Peritoneum in München 78,9, in Kolozsvár (Klausenburg) 78,0, in Berlin 80,4 und 85,1 0/0 aus.

Bezüglich der Lokalisation in den einzelnen Organen teile ich die Erfolge der Sammelforschung und die der Sterblichkeitsstatistik der ungarischen Krebsstatistik mit.

Häufigkeitstabelle des Krebses in den männlichen und weiblichen Organgruppen gesondert, laut der Krebsstatistik vom Jahre 1904.

1. Männer.

ORGANGRUPPEN	ANZAHL DER FÄLLE	0/0
a) Verdauungsorgane ohne die Lippen 532 = 39,3 0/0.		
b) Verdauungsorgane : Unter- und Oberlippen 415 = 30,1 0/0.		
c) Verdauungsorgane mit den Lippen	957	69,4
Kopf- und Gesichtshaut	243	17,6
Knochensystem	44	3,2
Sonstige Haut	38	2,7
Geschlechtsorgane	35	2,5
Atmungsorgane	27	2,0
Harnorgane	14	1,0
Drüsen	13	1,0
Brustdrüsen	6	0,5
Nervensystem	1	0,1
	1 378	100,0

2. *Frauen.*

ORGANGRUPPEN	ANZAHL DER FÄLLE	0/0
Geschlechtsorgane	972	44,6
Brustdrüsen	496	22,8
a) Verdauungsorgane ohne die Lippen 333 = 15,3 0/0.		
b) Verdauungsorgane : Unter- und Oberlippen 39 = 1,8 0/0.		
c) Verdauungsorgane mit den Lippen........	372	17,1
Kopf- und Gesichtshaut.........................	245	11,2
Sonstige Haut............................	46	2,1
Knochensystem..........................	21	1,0
Harnorgane.................................	11	0,5
Drüsen................................	10	0,4
Atmungsorgane	6	0,3
	2 179	100,0

Häufigkeitstabelle des Krebses in den männlichen und weiblichen Organgruppen gesondert, laut der Sterblichkeitsstatistik für die Jahre 1901-1904.

3. *Männer.*

ORGANGRUPPEN	ANZAHL DER FÄLLE	0/0
a) Verdauungsorgane ohne die Lippen 9 319 = 82,8 0/0.		
b) Verdauungsorgane : Unter- und Oberlippen 179 = 1,6 0/0.		
c) Verdauungsorgane mit den Lippen........	9 498	84,4
Harnorgane.................................	496	4,4
Kopf- und Gesichtshaut......................	435	3,8
Atmungsorgane...........................	413	3,7
Drüsen	125	1,1
Knochensystem..........................	115	1,0
Sonstige Haut............................	89	0,8
Geschlechtsorgane	66	0,6
Nervensystem.............................	11	0,1
Brustdrüsen	8	0,1
	11 256	100,0

4. *Frauen.*

ORGANGRUPPEN	ANZAHL DER FÄLLE	0/0
a) Verdauungsorgane ohne die Lippen 7 995 = 54,9 0/0.		
b) Verdauungsorgane : Unter- und Oberlippen 28 = 0,2 0/0.		
c) Verdauungsorgane mit den Lippen........	7 823	55,1
Geschlechtsorgane	4 692	53,1
Brustdrüsen	934	6,6
Kopf- und Gesichtshaut......................	282	2,0
Harnorgane.................................	176	1,2
Atmungsorgane...........................	106	0,7
Drüsen	65	0,5
Sonstige Haut............................	61	0,4
Knochensystem..........................	41	0,3
Nervensystem.............................	10	0,1
	14 191	100,0

Ein detaillierterer Kommentar dazu findet sich in dem diesbezüglichen Werke. Denselben hier zu bringen würde die leider sehr enge bemessenen Grenzen unseres Referates überschreiten.

10. *Das Alter und die Organe.* — Wir haben in der ungarischen Krebsstatistik bei einem jeden Organe die absolute Zahl jener Fälle die es in verschiedenen Altersstufen laut unserer Sammelforschung und unserer Sterblichkeitsstatistik aufwies tabellarisch ausgewiesen. Diese Zahlen sind im Originale nachzulesen. Berechnungen dieser absoluten Zahlen auf je eine Million der in der bezüglichen Altersstufe lebenden Individuen finden wir in der schweizerischen und englischen Statistik. Ich teile die zwei hierhergehörigen Tabellen aus dem Werke **K. Kolb's** hier mit.

Krebsfälle in der Schweiz auf 1 Million Einwohner in den verschiedenen Altersstufen.

	0–30 Jahre	30–40 Jahre	40–50 Jahre	50–60 Jahre	60–70 Jahre	über 70 Jahre	Zus.
MÄNNER							
Magen, Leber, Pankreas..	5	125	696	2 045	4 015	4 573	652
Darm	4	17	31	91	219	241	36
Rektum	0,2	9	20	66	160	241	26
FRAUEN							
Magen, Leber, Pankreas..	5	101	504	1 386	2 750	3 404	488
Darm	4	16	38	103	183	301	38
Rektum	0,1	8	23	42	113	161	20
Uterus, Ovarien, Vagina..	5	152	477	762	781	655	221
Mamma	1	42	150	308	424	559	97

Für den Krebs des Magens, Darms, Rektums sammt Leber und Pankreas finden wir in der schweizerischen Statistik bis über 70, in der englischen bis über 85 ein fortwährendes Ansteigen der Häufigkeit bei beiden Geschlechtern. Die einzige Ausnahme bildet in der englischen Statistik der Rektumkrebs der in der Altersstufe über 85 eine etwas mindere Zahl aufweist.

In der englischen Statistik finden wir dieses fortwährende Ansteigen in den höheren Altersklassen auch bei den weiblichen Geschlechtsteilen dem Uterus, den Ovarien, der Vagina und von

Krebsfälle in England auf eine Million Personen in den verschiedenen Alterstufen

	25–35 Jahre	35–45 Jahre	45–55 Jahre	55–65 Jahre	63–75 Jahre	75–85 Jahre	über 85 Jahre	Zus.
MÄNNER								
Oesophagus	2	22	125	293	2390	358	190	47
Magen, Leber, Pankreas	28	154	555	1 505	671	2 696	1 725	272
Darm	10	32	103	277	542	631	312	55
Rektum	12	36	143	404	748	852	673	75
FRAUEN								
Oesophagus	5	14	33	57	117	135	105	15
Magen, Leber, Pankreas	23	154	574	1 464	2 505	2 636	1 775	294
Darm	9	36	128	324	609	698	557	70
Rektum	12	38	124	282	467	561	387	61
Uterus, Ovarien, Vagina	71	372	827	1 081	1 134	1 508	2 182	255
Mamma	21	173	469	720	1 002	1 443	2 123	170

diesen gesondert der Mamma, während dies in der sehweizerischen Statistik nur bei dem Mammacarcinom der Fall ist, Uterus, Ovarien und Vaginacarcinome aber bis zum 70. Jahre fortwährend ansteigen dann in ihrer Zahl etwas abnehmen.

11. *Der Beruf und die soziale Stellung.* — Beziehungen zwischen Krebs und Beruf werden fast bei einer jeden Krebsstatistik in Betracht gezogen. — Diesen Prüfungen stehen aber zahlreiche statistisch-technische Schwierigkeiten im Wege.

Noch nicht möglich ist eine Vergleichung der statistischen diesbezüglichen Ergebnisse verschiedener Länder weil die Berufsgruppierungen und die Zurechnung in ihren einzelnen Abteilungen meistens in verschiedener Weise geschieht. R. Behla hat diese Themata zum Gegenstande eines eingehenden Studiums gemacht und die folgenden Daten sind seinem Werke entnommen. B. stützt sich in seinen Folgerungen auf die preussische, schwedische und ungarische Statistik. Besonders die zwei letzteren würdigt er weil ihnen Sterblichkeitsstatistiken beigefügt sind.

Durch Untersuchungen dieser Statistiken ermittelt er dass es krebsreiche und krebsarme Berufe giebt.

Aus der preussischen amtlichen Statistik folgt, dass folgende Berufsarten krebsreich sind : häusliche Dienste, Bekleidungsgewerbe, Land- und Forstwirthscaft, Holz- und Textilindustrie, Gast- und Schankwirtschaft, Handel und Verkehr, Baugewerbe, Ladenindustrie, Industrie der Nahrungsmittel.

Krebsarme Berufe sind : Armee und Marine, Bergbau, Hütten- und Salinenwesen, polygraphische Gewerbe, Industrie der Steine und Erden, chemische und Maschinenindustrie, Industrie der forstwirtschaftlichen Nebenprodukte, Versicherungsgewerbe, etc.

Der schwedische Bericht zeigt als *krebsreiche* Gruppen : Gutsbesitzer, Waldbauern, Pächter, Ackerbauer, Holz- und Sägearbeiter, Köhler, Waldhüter, Handwerker und deren Arbeiter, Kaufleute, Gastwirte, Arbeiter unbestimmter Berufe.

Krebsarm sind folgende Gruppen : Steinhauer, Gruben- und Hüttenarbeiter, Unteroffiziere und Soldaten etc. Die Daten des ungarischen Berichtes stimmen in diesen Beziehungen mit jenen des preussischen überein.

Weiteres Vergleichungsmaterial liefern noch **R. Rosenfeld** Krebstatistik Oesterreichs; **Newsholme** in der Sammelforschung des Practitionner; D**r Butlin, Mc. Connel**, Die Krebskrankheit in den Vereinigten Staaten von Nordamerika; **A. Aschoff**, Die Verbreitung des Carcinoms in Berlin; D**r E. Gibson**. The Etiology and Nature of Carcinoma Disease, etc. Auf Grund dieses Materiales kommt **Behla** zur Schlussfolgerung, dass von einem gleichmässigen Befallen von Carcinom in den einzelnen Berufen keine Rede sein kann, denn man kann mit vollem Rechte von krebsreichen und krebsarmen Berufen sprechen.

Als krebsreiche treten hervor : Landwirte, Gärtner, Baugewerbe, Holz-, Textil-, Bekleidungs-, Reinigungs-Industrien, Gast und Schankwirthe, Maurer, Zimmerer, Schmiede, Schornsteinfeger, Gasarbeiter, Heizer, Kohlenträger, Tapezierer etc.

Krebsarme Berufe sind : Bergbau-, Stein-, Erde-, Chemie-, Metall-Industrie, polygraphische Industrie, Versicherungsgewerbe, Militär und Marine, Buchdrucker, Graveure, Schriftsetzer, Glaser, Steinmetze.

Die speciellen Berufscarcinome sind ausserdem schon lange sehr bekannt. Diese sind : der Schornsteinfegerkrebs, der Teer- und Paraffinkrebs weiterhin Krebs bei Brikkett-, Anilin-, Naphtalinarbeitern, bei Arbeitern mit Dunkerölen, bei Metallarbeitern,

Drahtziehern, bei Zigarrenarbeitern, bei Arsenikarbeitern und hierzu gesellte sich neuestens der Röntgenkrebs.

In manchen Berufen lokalisiert sich der Krebs auf bestimmte Organe und zwar bei Schornsteinfegern auf den Hodensack, bei Teer- und Paraffinarbeitern auf die Haut der Hände, bei Metallarbeitern, den Arbeitern in Spinnwebereien, in Ziegelfabriken auf die Atmungsorgane, bei den Bergwerkarbeitern in den Schneeberger Arsenikgruben auf die Lungen, bei den Anilinarbeitern auf die Blase, bei Kellnerinen und Dienstmädchen auf die Geschlechtsorgane. Was die Hautkrebse anbelangt fügt die Studie A. Meller's hinzu, dass Leute die sich mit Gartenbau und Tierzucht befassen davon besonders heimgesucht sind, während besser situirte Klassen von dem Hautkrebse mehr oder weniger verschont bleiben.

Weinberg und **Gastpard** weisen in der Stuttgarter Krebsstatistik auf den Uebelstand hin dass die Berufszählung der Lebenden keine vollkommene Einreihung gestattet. Es ist daher nicht ausgeschlossen dass bei besserer sozialer Differenzierung als sie bisher möglich war die Sterblichkeit der Aermeren an Krebs wesentlich höher erscheinen wird als bei den Wohlhabenden.

Bezüglich des Einflusses der socialen Stellung auf die *Entwicklung der Krebskrankheit* zeigen die zahlreichen Specialstatistiken, dass der Uteruskrebs mehr bei den Aermeren, der Mammakrebs mehr bei den Rentnerinnen, der Zungenkrebs bei Wohlhabenden, der Darmkrebs mehr in höheren Lebensstellungen, der Hautkrebs mehr in niederen Schichten, der Gesichtskrebs bei Bauern vorkommt.

Behla kommt zu folgenden Konklusionen :

« Beim näheren Analysieren der Eigenthümlichkeiten dieser Gruppen tritt der Unterschied zu Tage, dass wir bei den krebsarmen Gruppen so zu sagen mehr reinliche, bei den krebsreichen mehr unreinliche Beschäftigungsarten vor uns haben, oder anders ausgedrückt Berufe die wesentlich mit anorganischen Substanzen und Berufe die mit organischen, zersetzungsfähigen, faulenden, schimmligen oder kotigen Substanzen verbunden sind. » **Behla** hofft auf diese Weise durch die Statistik neue Anhaltspunkte und Bestätigungen für die Aetiologie der krebsartigen Erkrankungen zu finden und sieht einen Pilz als Krebserreger an, in dessen Leben und Gedeihen die Feuchtigkeit eine grosse Rolle spielt.

12. *Die Rasse.* — Wir verfügen bisher über ziemlich wenig verlässliches Material, welches die Pradispositionen einzelner Rassen zu beweisen berufen wäre. Bei der Vermischung der europäischen Rassen wird sich solches Material schwer aufbringen lassen. Ich machte in Ungarn einen Versuch den Einfluss der Rasse auf die Empfänglichkeit für Krebskrankheit aus der Sterblichkeitsstatistik zu ermitteln, kam aber zu keinem positiven Erfolge. Das Material dieser Forschung ist in der ungarischen Krebsstatistik veröffentlicht. Rasse und Religion stimmt am meisten bei den Juden überein und da der Verdacht besteht, dass die jüdische Bevölkerung zur Krebskrankheit besonders disponiert, da Juden mit dieser Krankheit behaftet sehr oft die Hilfe der Spitäler und der Aerzte in Anspruch nehmen, untersuchte ich daraufhin das Krebsmaterial der Sterblichkeitsstatistiken von Budapest und vom Komitate Békés. Das Ergebniss zeigen uns folgende Tabellen :

Krebsfälle der Residenzstadt Budapest nach einzelnen Religionen laut der Sterblichkeitsstatistik für die Jahre 1901-1904, im Verhältniss zur Zahl der über 15 Jahre alten Individuen und auf je 100 000 Seelen derselben Religionen. Siehe die Tabellen der nächsten Seite.

Aus diesen Tabellen ist ersichtlich, dass in den Budapester Tabellen die israelitischen Männer den vierten, die israelitischen Frauen hingegen den letzten Platz einnehmen. In der Provinz, d. h. im Komitate Békés stehen dagegen die israelitischen Männer an zweiter, die israelitischen Frauen aber auch hier an letzter Stelle.

Jene Ansicht, dass die Israeliten zur Krebskrankheit mehr disponieren, findet daher in unserer Aufnahme keine Stütze. Ja es folgt daraus, dass die israelitischen Frauen der Krebskrankheit weniger ausgesetzt sind, als die Frauen anderer Rassen.

Bezüglich der Vereinigten Staaten war man der Ansicht, dass in denjenigen Staaten in denen die grössere Anzahl von Emigranten aus Europa sich niederlässt, die Krebsterblichkeit eine höhere sei. G. Mc. Connel wiederlegt diese Behauptung auf Grund seines statistischen Materiales in der Krebsstatistik der Vereinigten Staaten Nordamerika's.

RELIGION	MÄNNER		
	Anzahl der über 15 J. alten Bevölkerung.	Einjähriger Durchschnitt der i. d. Jahren 1901-1904 an Krebs Gestorbenen.	Auf 10 000 Seelen entfallon an Krebs Gestorben.
Römisch-katholisch......	154 005	165,25	10,73
Evangelisch-reformiert...	26 566	26,25	9,99
Evangelisch Augsb. Konf.	15 149	14,25	9,40
Israelitisch.............	62 962	57,75	9,17
Griechisch-katholisch	2 887	2,25	7,79
Unitarisch.............	418	0,25	5,98
Griechisch-orientalisch...	2 989	1,50	5,02
Sonstige und unbekannt.	586	—	0,00
Zusammen.....	265 562	267,50	10,07

RELIGION	FRAUEN		
Griechisch-orientalisch...	953	2,25	23,61
Griechisch-katholisch....	2 158	3,50	16,22
Evangelisch Augsb. Konf.	14 613	21,50	15,40
Römisch-katholisch......	175 746	258,50	14,71
Evangelisch-reformiert...	25 685	36,00	14,02
Sonstige und unbekannt.	201	0,25	12,44
Israelitisch.............	56 772	69,00	12,15
Unitarisch.............	450	—	—
Zusammen	276 578	391,00	14,14

Dieselben Zahlen des Komitates Békés :

RELIGION	MÄNNER		
	Anzahl der über 15 J. alten Bevölkerung.	Einjähriger Durchschnitt dor i. d. Jahren 1901-1904 an Krebs Gestorbenen.	Auf 10 000 Seelen entfallen an Krebs Gestorbene.
Sonstige und unbekannt.	306	0,50	16,34
Israelitisch.............	2 269	2,75	12,12
Griechisch-orientalisch...	2 723	3,00	11,02
Unitarisch.............	228	0,25	10,95
Evangelisch Augsb. Konf.	32 154	29,75	9,25
Römisch-katholisch......	20 807	18,75	9,01
Evangelisch-reformiert...	31 312	25,75	8,22
Griechisch-katholisch....	305	0,25	8,20
Zusammen.... .	90 104	81,00	8,99

RELIGION	FRAUEN		
Griechisch-katholisch....	216	0,75	34,72
Evangelisch-reformiert...	30 790	29,75	9,66
Griechisch-orientalisch...	2 335	2,25	9,64
Evangelisch Augsb. Konf.	31 198	30,00	9,62
Römisch-katholisch......	20 872	20,00	9,58
Israelitisch.............	2 455	2,25	9,28
Sonstige und unbekannt.	365	0,25	6,85
Unitarisch.............	180	—	—
Zusammen......	88 444	85,25	9,64

A. **Neves** behauptet in der portugiesischen Krebsstatistik, dass in den Vereinigten Staaten auf 100 000 weisse 27, auf ebensoviele Neger hingegen nur 12 Krebsfälle entfallen und **G. Mc.** Connel sagt bezüglich der Neger folgendes :

« In den südlichen Staaten, wo die farbige Bevölkerung sehr gross ist, ist die durchschnittliche Krebsfrequenz am niedrigsten. Dies ist auch zu erwarten wenn man die geringe Sterblichkeit an Krebs in dieser Rasse kennt. In einer kürzlich erschienenen Arbeit giebt **Hyde** den Schluss, dass physiologische Pigmentierung der Haut scheinbar eine relative Immunität dieses Organes gegen den Krebs zu bedingen scheint und auch dass die farbigen Rassen augenscheinlich weniger an Krebs anderer Organe, zu leiden haben als die Weissen. Diese relative Immunität mag bedingt sein durch den Schutz den das Pigment des Integumentes gegen die aktinischen Strahlen des Lichtes gewährt. »

13. *Die Erblichkeit.* — Von direkter Erblichkeit kann nur da die Rede sein wo der Krebskranke von solchen Eltern oder Grosseltern abstammt die an Krebs gelitten haben. Bei der Häufigkeit des Krebses ist aber selbst in einem solchen Falle die Vererbung noch immer nicht direkt nachgewiesen. Selbst eine grössere Zahl dieser Fälle ist an sich noch nicht beweisend. Es müsste mit Hilfe des Alteraufbaues jener Beschäftigungs-, Organ- etc. Gruppen zuerst ausgerechnet werden in wie vielen Fällen bei den betreffenden Individuen die Krebskrankheit ohne Vererbung zu erwarten ist. Erst wenn die wirkliche Zahl der Fälle in denen die Vererbung vermutet wird diese Zahl bedeutend übertrifft, könnte man die Vererbung als aetiologisches Moment betrachten.

Es hat bis jetzt keine der Statistiken, die in dieser Richtung Forschungen anstellten, ihr Material so aufgebaut, dass man berechtigt wäre daraus spruchfähige Schlüsse zu ziehen.

In der Hamburger, ebenso wie in der ungarischen Krebsstatistik ist die Mutter häufiger als Krebsahne angesprochen als der Vater. Es genügt zur Erklärung wohl das häufigere Auftreten des Krebses beim weiblichen Geschlecht.

Infolge dieser Tatsache enthalten sich auch die neuesten Statistiken eines Urteiles. Die Statistik ist jedenfalls berufen diese Frage zu lösen. Dazu muss aber ein jeder einzelne Fall genau untersucht und von einer jeden Krebsfamilie zum Vergleiche, etwa wie es die Ergänzungskrebssammelforschung für das deutsche Reich für einige Fälle getan hat, ein Stammbaum angelegt werden. Würden diese Aufzeichnungen nach einem einheitlichen Schema durchgeführt, so wäre das die Grundlage zu einer diesbezüglichen statistischen Forschung. Aus dem bisherigen statistischen Materiale kann für diese so wichtige Frage keine giltige Antwort gezogen werden.

14. *Die Ansteckung.* — Die Möglichkeit der Ansteckung bestand in 14,3 0/0 der deutschen Sammelforschung.

Die Statistik Dänemarks bringt eine Tabelle aus welcher hervorgeht dass sehr häufig bei beiden Kranken der Krebs in demselben Organe auftrat. Am ausgesprochendsten ist das Verhältniss bei Kranken die an Magenkrebs leiden. Die Zahl der Angesteckten soll jene bedeutend übertreffen die laut einer Berechnung bei diesem zu erwarten gewesen wäre.

Ob dabei der Altersaufbau der Bevölkerung in Betracht gezogen wurde ist nicht angegeben. I. Fibiger und S. v. Trier meinen es sei nicht mit absoluter Sicherheit entschieden, dass der Krebs der Verdauungsorgane in der hier besprochenen Beziehung eine Sonderstellung einnehme. Den Zahlen nach scheint eine solche Annahme am berechtigsten beim Cancer ventriculi und dass diese Annahme richtig ist, ist um so wahrscheinlicher als sich aus den Ziffern der schwedischen Statistik ein ähnliches Verhältniss herauslesen lässt betreffs der Krebskrankheit bei näheren und ferneren Verwandten die an Cancer ventriculi leiden. Das Problem lässt sich erst durch umfassende Spezialuntersuchungen endgültig lösen.

Bezüglich der Ansteckung mit Carcinom in der Ehe stellt *Körber* die Frage in folgender Weise auf : Ist die Sterblichkeit oder Erkrankung an Carcinom bei Witwern und Witwen bzw. an Krebs gestorbenen Eheleuten über einen grösseren Zeitraum beobachtet grösser als die allgemeine Krebssterblichkeit bei den entsprechenden Altersklassen zu denen diese Verheirateten gehörten?

Laut der Hamburger Krebsstatistik ist der andere Ehegatte an Krebs in 3,9 0/0, laut der Stuttgarter in 5 0/0 und laut der deutschen Krebsstatistik in 8 0/0 der Fälle erkrankt.

Die Stuttgarter Statistik schliesst dieses Thema mit folgendem Ausspruche : Die Krebssterblichkeit der Ehegatten an Krebs ohne

Berücksichtigung des Alters war, soweit sie nach dem Tode der Krebskranken beobachtet wurde : 48 : 12 043 = 39,59 p. M. während die Gezammtsterblichkeit an Krebs 3 149 : 4 103 670 = 7. 7. p. M. betrug. Erstere war also 5,2 mal grösser als die der durchschnittlichen Krebssterblichkeit. Und doch hat sich dieser Unterschied bei Berücksichtigung des Alters in nichts aufgelöst.

Es wurden noch in einigen Statistiken Fragen bezüglich der *Ansteckung durch Verkehr* mit *Tieren* gestellt. Die eingelaufenen Daten beziehen sich aber gewöhnlich nur auf einzelne Fälle die sich statistisch nicht verwerten lassen.

15. *Die Wohnung.* — Die Krebstatistiken der Städte Hamburg und Stuttgart beschäftigten sich in letzter Zeit mit dieser Frage. Beide heben die besonderen Schwierigkeiten hervor mit denen eine reelle statistische Untersuchung dieser Frage verbunden ist. Es muss zuerst die Wohnung eruirt werden in welcher der Krebs aufgetreten ist. Dann müssen die Einwohner der Wohnung in welcher der Krebskranke lebte und gestorben ist einige Jahre hindurch beobachtet werden. Tritt der Krebs in einem Hause öfter auf, so ist in erster Reihe, nach *Weinberg* und *Gastpar*, in Betracht zu ziehen dass : « ein mehrfaches Auftreten eine reine mathematische Notwendigkeit ist, ohne dass deshalb in dem Gebäude oder in dem Zusammenleben der Bewohner eines Hauses die Ursache des Krebses gesucht werden muss ». Zu einem einwandfreien Ergebniss kann man nur dann gelangen wenn man die Sterblichkeit in den sogenannten Krebshäusern mit derjenigen der entsprechenden Gesammtbevölkerung vergleicht. Die Berechnung der Sterblichkeit an Krebs bedarf auch der Kenntniss des Alteraufbaues der Bewohner der einzelnen Häuser.

Weinberg und Gastpar beschreiben die Methode mittels welcher sie bestrebt waren die Frage über den Einfluss der Wohnung auf die Entstehung der Krebskrankheit der Lösung näher zu bringen und betonen die Notwendigkeit einer solchen auf exakterer Methodik beruhenden Untersuchung. Die Methode muss im Originale nachgelesen werden. Es ergibt sich aus ihren Untersuchungen, dass für die endgiltige Entscheidung dieser Frage auf die Berücksichtigung des Altersaufbaues der Einwohner dieser Krebsverdächtigen Häuser nicht verzichtet werden darf; ausserdem muss das Schicksal der zur Zeit des Todesfalles im Hause wohnenden Bevölkerung in den fünf Jahren nach diesem Falle auch unter Berücksichtigung der Wanderung verfolgt und die Zahl der vorgekommenen Krebsfälle vermerkt werden. Die Autoren sind der Ansicht, dass wenn die einzelnen Fälle auf diese Weise untersucht werden mit ziemlich grosser Wahrscheinlichkeit von einem Einflusse des Zusammenlebens mit Krebskranken nichts mehr übrig bleiben wird.

Bezüglich des Einflusses welchen die Hygiene der Wohnung auf die Entwicklung des Krebses ausübt, kommt *Körber* in der Hamburger Statistik zu dem Schlusse dass für den Krebs diejenigen hygienischen Momente die durch die Einflüsse der Wohnungsverhältnisse im weitesten Sinne des Wortes die allgemeine Sterblichkeit beeinflussen und speciell diejenigen welche die Tuberkulosegefahr erhöhen bei weitem nicht so stark ins Gewicht fallen.

16. *Alkohol, Tabak, Syphilis, Ulcerationen.* — Die starken alkoholischen Getränke und der Tabak spielen in der Aetiologie namentlich an den Eingangspforten für Nahrung und Luft, hauptsächlich bei Männern eine bedeutende Rolle. Ulcerationen auf syphilitischem Boden oder anderer Natur sind ebenfalls den Klinikern von lange her bekannt und dieselben können sich unter bisher unbekannten Einflüssen in Carcinome umwandeln. Der Einfluss des Gallensteintraumas auf die Bildung von Gallenblasenkrebs jener des Ulcus pepticum als aetiologisches Moment des Magencarcinomes etc., ist den Klinikern eine längst bekannte Tatsache. Es wurde von Gynäkologen der Einfluss der häufigen Geburten auf die Entwickelung des Uteruskrebses und jener des Stillens auf das Mammacarcinom eingehend untersucht. Alle diese Fragen wurden genau studiert wobei dann immer noch die gefundenen absoluten Zahlen gar nichts beweisen, sondern eine fachmännische statistische Aufarbeitung des Alters der einzelnen Individuen und des Altersaufbaues der betreffenden Bevölkerung in Betracht zu ziehen ist.

Solches Material findet sich in keiner der bisherigen Statistiken, es sei aber zu ihrem Lobe gesagt, dass sie sich bezüglich dieser Fragen entweder des Urteiles enthalten oder sich sehr reserviert erklären und auf die Ungenügsamkeit ihrer Daten hinweisen.

Bei all diesen Einwirkungen kann es sich übrigens nur um

praedisponierende Momente handeln. Die wirkliche Aetiologie des Carcinomes zu bestimmen kann nicht Aufgabe der Statistik sein. Sie gehört in das Ressort der Pathologie und der Histologie.

KONKLUSION

1. *Die Krebsstatistiken.* — Seit der Sammelforschung des Practitioner vom J. 1899 erschienen die Krebsstatistiken Deutschlands, Hollands, Spaniens, Ungarns, Schwedens, Norwegens, Portugals, der Vereinigten Staaten, Griechenlands, Finnlands und Dänemarks, ausserdem die Statistiken von Stuttgart und Hamburg.

Manche dieser sind Sammelforschungen, andere Sterblichkeitsstatistiken, während einzelne die Ergebnisse der Sammelforschung und der Sterblichkeit zur gegenseitigen Ergänzung einander gegenüber stellen.

Die ersten Statistiken waren *Momentaufnahmen* und konskribierten die an einem Tage in Behandlung Stehenden. Später erstreckten sich die Sammelforschungen auf *längere Zeit* während jetzt bereits eine *kontinuirliche Führung der Krebslisten* und die *Meldungspflicht* gefordert wird.

2. *Die Fehlerquellen der Sammelforschung* sind ungleiche Beteiligung der Aerzte, Unsicherheit der Diagnose, namentlich bei Krebsen innerer Organe, Bequemlichkeitsrücksichten, Indolenz der Kranken. *Die Fehlerquellen* der *Sterblichkeitsstatistiken* sind Mangel ärztlichen Leichenbeschaues und infolge dessen unverlässliche Diagnosen und die ungleiche Ausarbeitung des Materiales von Seite der statistischen Aemter. Die Folge davon ist, dass die Ergebnisse der verschiedenen Statistiken *keine gleichwertigen Daten* liefern und nicht allgemein vergleichend benutzt werden können. Ausserdem müssen Krebsstatistiken immer von Aerzten und Statistikern gemeinsam ausgearbeitet werden.

3. *Die Zahlen der Krebskranken in einzelnen Ländern.* — Die Sammelforschungen der verschiedenen Staaten schliessen mit sehr *divergierenden Zahlen*. Die Zahl der Krebskranken auf 100 000 Einwohner berechnet schwankt zwischen 18,5-42,5, die der Sterblichkeitsstatistiken zwischen 4,1-24,8-98,0. Die Ursache dieser grossen Unterschiede ist hauptsächlich da wo zwei benachbarte Länder auffallende Zahlenunterschiede geben, in der *ungleichen*

*Behandlung des Materiales und mehr oder weniger eifrigen Durch-
führung der Sammelforschung* zu suchen.

Bei der *Sterblichkeitsstatistik* spielt *die Zahl* der Aerzte die *die
Leichenschau bewerkstelligen* eine grosse Rolle. Ausserdem kommt
es darauf an, ob die absoluten Zahlen auf die *gesammte Bevölkerung*
oder *nur auf die über 15 Jahre alten Personen* berechnet werden.

4. *Geschlecht.* — Laut den *Sammelforschungen* entfallen durchschnittlich 38-38,9 0/0 sämmtlicher konskribierten Krebskranken
auf das männliche, 60,1-62 0/0 auf das weibliche Geschlecht; auf
100 000 Einwohner berechnet entfallen in den verschiedenen
Sammelforschungen 16-34,0 Männer und 26,9-51 0/0 Frauen.

In den Sterblichkeitsstatistiken kommen auf 100 000 Einwohner
75-85,0 Männer, 85-107,0 Frauen. Der grosse Unterschied zwischen
der Zahl der Krebse bei Männern und Frauen beruht hauptsächlich auf der Häufigkeit des Uterus- und Mammakrebses.

5. *Die Verteilung zwischen Stadt und Land.* — Die Zahl der
Krebse ist laut der Sammelforschungen ebenso wie der Sterblichkeitsstatistiken in den Städten eine grössere als in den Landdistrikten. Sie überwiegt in manchen Städten die Zahl der angrenzenden Landdistrikte um das 3-4 fache.

Von anderer Seite wird ein reeller Unterschied zwischen der
Zahl der Krebse in den Städten und auf dem Lande geleugnet
und auf diagnostische sowie statistisch technische Ursachen
zurückgeführt.

6. *Das Zunehmen der Krebskrankheit.* — Es ist Tatsache, dass die
statistisch nachgewiesene Zahl der Krebskranken in fortwährendem
Steigen begriffen ist, es lässt sich aber aus dem bisher zur Verfügung stehenden Materiale nicht mit Bestimmtheit beweisen,
dass die reelle Zahl der Krebskranken ebenfalls zunimmt; es
sprechen viele Gründe dafür, dass die statistische Zunahme des
Krebses nur Folge der grösseren Aufmerksamkeit ist, mit der wir
uns jetzt der Krebskrankheit zugewendet haben und jener wissenschaftlichen sowie sozialen Fortschritte die wir auf diesem Gebiete
fotwährend machen.

7. *Der Einfluss der operativen Therapie auf die Krebsstatistik.* —
Es stellt sich aus der Vergleichung der Sammelforschung und der
Sterblichkeitsstatistik eines Landes heraus, dass die letztere im
Vergleiche zur Sammelforschung, weniger Fälle aufweist als sich

im Vergleiche mit den Zahlen der übrigen Organe erwarten liesse. Auffallend niedere Zahlen zeigen die Hautkrebse, die Lippen- und die Mammakrebse, deren Kontingent sonst ein sehr hohes ist und chirurgisch mit bestem Erfolge behandelt werden. Es wird dieser Umstand dem chirurgischen Vorgehen zugute geschrieben. Die Sterblichkeitsstatistik einer Stadt zeigt auffallend wenige Mamma-carcinome und es wird hier derselbe Verdacht ausgesprochen.

8. *Das Alter.* — Die auf absoluten Zahlen beruhende Berechnung des Anteiles jeder Altersstufe an der Krebskrankeit führte zu irrtümlichen Schlüssen. Es musste die Zahl der Krebsfälle einer jeden Altersstufe auf die Zahl der Einwohner jeder Altersstufe berechnet werden. Bei dieser genaueren Berechnung stellte es sich heraus dass die Disposition für Krebskrankheit mit dem höheren Alter immer zunimmt.

9. *Lokalisation in den Organen.* — Beim Manne lokalisiert sich der Krebs am häufigsten in den Verdauungsorganen. Er nimmt in den meisten Statistiken 84,3-90,6 0/0 für sich in Anspruch. Bei den Frauen steht auch der Krebs der Verdauungsorgane im Vorder-grunde, er wird aber in seiner Perzentzahl durch die Häufigkeit des Krebses in den weiblichen Geschlechtsorganen bedeutend herabge-drückt. Trotzdem ist seine Häufigkeit im Verdauungstrakte der Frauen so gross, dass man mit Recht sagen kann der Krebs ist in erster Reihe eine Krankheit des Verdauungkanales. Bezüglich der Verteilung des Krebses in den einzelnen Organen sind Tabellen mitgeteilt.

10. *Das Alter und die Organe.* — Der Krebs des Magens, Darmes, Rektums, der Leber und des Pankreas erscheint bis zum höchsten Alter mit wenig Ausnahmen bei den beiden Geschlechtern in fortwährend steigender Zahl. Dasselbe Verhältniss zeigt der Krebs des Uterus, der Ovarien und der Vagina, während die Mamma nach einer Statistik ebenfalls keine Ausnahme bildet einer andern gemäss aber nach dem 70. Jahre an Häufigkeit abnimmt.

11. *Der Beruf und die soziale Stellung.* — Es wurden Versuche gemacht die Berufe in krebsarme und krebsreiche zu teilen. Die krebsarmen Gruppen wären die mehr reinlichen, die sich mehr mit anorganischen Substanzen, die krebsreichen jene, die sich mit mehr unreinlichen und organischen, zersetzungsfähigen, kotigen Substanzen beschäftigen.

Ausserdem gibt es Berufscarcinome von denen sich manche dem Berufe nach in bestimmten Organen lokalisieren.

Bezüglich der sozialen Stellung soll der Uteruskrebs mehr bei ärmeren, der Mammakrebs mehr bei Rentnerinnen, der Zungenkrebs bei Wohlhabenden, der Darmkrebs in höheren Lebensstellungen, der Hautkrebs mehr in niederen Schichten, der Gesichtskrebs überwiegend in der bäuerlichen Bevölkerung vorkommen. Die bisherigen Berufszählungen lassen aber keine vollkommene Trennung zwischen Arm und Reich durchführen. Wäre dies der Fall so dürfte möglicherweise die Sterblichkeit der Armen an Krebs, jene der Gutsituirten übertreffen. Die relativ höhere Sterblichkeit der armen Bevölkerung an Uteruskrebs ist jetzt schon wahrscheinlich.

12. *Die Rasse.* — Europa scheint für solche Studien bei seiner Rassenvermischung kein sehr geeignetes Objekt zu sein. Bezüglich des Verdachtes, dass die Juden für die Krebskrankheit empfänglicher wären, wurden Untersuchungen angestellt und Tabellen mitgeteilt welche beweisen dass diese Annahme irrtümlich sei, ja dass sogar die jüdischen Frauen dem Uteruskrebse weniger ausgesetzt wären als Frauen anderer Rassen. Die schwarzen Rassen sollen weniger zu Krebs neigen.

13. *Die Erblichkeit.* — Um bezüglich dieser Frage reelles statistisches Material zu sammeln wäre es notwendig in jedem einzelnen Falle mit Hilfe des Altersaufbaues der einzelnen Beschäftigungen, Organe etc. zu berechnen mit wie viel Wahrscheinlichkeit die betreffenden Individuen ohne Vererbung der Krebskrankheit ausgesetzt wären und erst wenn die wirkliche Zahl die zu erwartende bedeutend übertrifft dann könnte man daraus auf die Vererbung mit Recht schliessen. In dieser Richtung durchgearbeitetes Material steht bisher nicht zur Verfügung und darum enthalten sich auch die meisten Statistiken eines Urteiles.

14. *Die Ansteckung.* — Es besteht Verdacht dass bei den Krebsen des Verdauungstraktus die Ansteckung eine Rolle spielt. Bei den verdächtigen Fällen sollte aber ebenfalls der Altersaufbau der Bevölkerung in Betracht gezogen werden. Zur definitiven Entscheidung bedürfen wir noch einer sehr genauen Spezialuntersuchung. Ebenso steht es mit dem Krebs der Ehegatten. Auch bezüglich der Ansteckung durch Verkehr mit krebskranken Tieren be-

schränkt sich das vorhandene Material auf Mitteilungen von mikroskopisch nicht festgestellten Einzelfällen. Es wird ein Sün-denbock gesucht und irgend ein Tier das irgend einen Tumor oder eine Verhärtung hatte dazu auserkoren.

15. *Die Wohnung.* — Es folgt aus den Untersuchungen, dass für die endgiltige Entscheidung dieser Frage auf die Berücksichti-gung des Altersaufbaues der Einwohner dieser verdächtigten Krebshäuser nicht verzichtet werden darf. Ausserdem sollte nach einem Krebstode oder Krebsfalle das weitere Schicksal der in derselben Wohnung zu Zeit des Todesfalles wohnenden auf längere Zeit verfolgt werden. Eine Statistik gibt dem Verdachte Ausdruck, dass wenn das geschähe, wahrscheinlich von einem Einflusse des Zusammenlebens mit Krebskranken nichts mehr übrig bleiben würde. Bis jetzt sind wir nicht im Stande auf die Entwicklung der Krebskrankeit bei bis dahin Gesunden unter dem Einflusse des Zusammenlebens in einer Wohnung mit Krebskranken einen sicheren Schluss zu ziehen. Einzelne Fälle sind bei der Häufigkeit der Krebskrankeit zahlreich. Diese eignen sich aber im Lichte moderner, statistischer Forschung nicht dazu um darauf Schlüsse zu bauen.

16. *Der Alkohol, der Tabak, die Syphilis, die Ulzerationen, die Traumen, die Geburten, das Stillen,* etc. — Einzelne dieser Einwir-kungen auf die Organe spielen als prädisponierende Momente in der Entwicklung der Krebskrankeit sicher eine bedeutende Rolle. Ihre nähere Präzisierung kann in dem Rahmen allgemeiner Krebsstatistiken nicht gelöst werden. Sie ist der statistischen Spezialuntersuchung vorbehalten, welche aber zu brauchbarem Materiale für Vergleiche und für Schlussfolgerungen jedenfalls nur dann gelangen kann, wenn sie die Hilfe der modernen stati-stischen Wissenschaft in Anspruch nimmt.

SUMMARY.

1. Since the collective investigations of the Practitionner of the year 1899, the cancer statistics of Germany, Holland, Spain, Hun-gary, Sweden, Norway, Portugal, the United States, Greece, Fin-land and Denmark, besides the statistics of Stuttgart and Hamburg have been published.

Many of these represent collective investigations, others mortality statistics, while a few compare the results of collective investigations and mortality statistics for the purpose of producing an actual supplement. The former statistics were instantaneous registrations and registered all cases under treatment on a certain day. Later the collective investigation included longer periods, while now the regular drawing up of cancer lists and the announcement of cancer cases is required.

2. The sources of error of the collective investigation are : irregular cooperation on the part of the physicians, uncertainty of diagnosis especially in cancer of the internal organs, considerations of comfort, indolence of the patients.

The errors of mortality statistics are lack of medical coroners, and in consequence unreliable diagnosis and the dissimilar treatment of the material at the statistical offices. The consequence is that the results of the various statistics do not produce dates of equal value and therefore cannot be generally utilised for the purpose of drawing comparisons. Besides, cancer statistics should always be elaborated by physicians and statisticians conjointly.

3. *The number of cancer patients in the different countries.* — The collective investigations in the different states have resulted in very diverse figures. The number of cancer patients for every 100 000 inhabitants differs from 18,5-42,8, the mortality rate from 4,1-21,8-98,0. The reason for these great differences is to be found principally where two neighbouring countries produce remarkable divergencies in the figures, in the dissimilar treatment of the material and moreover in a less conscientious elaboration of the collective investigation.

In the mortality-statistics the number of physicians holding the inquests plays an important part. Besides, it is also of importance whether the absolute figures are calculated for the entire population or only for those persons over 15 years of age.

4. *Sex.* — According to the collective investigations on an average from 38-39,9 of all registered cancer patients are apportioned to the male sex and 60,1-62,0 0/0 to the female sex. For 100 000 inhabitants in the différent collective investigations 16-34,0 0/0 of men and 26,9-51,0 0/0 of women are recor-

ded. In the mortality statistics we find for every 100 000 inhabitants.

75,0-83,0 men.
85,0-107,0 women.

The great difference in the number of cancer cases between men and women is principally due to the frequency of cancer of the uterus and mammary gland.

5. *The distribution between city and country*. — According to the collective investigations as also to the mortality statistics, the number of cancer cases is greater in the city than in the country. In many cities the number of cases is greater than in that of the neighbouring districts. In many cities the number is 3-4 times larger than in the surrounding districts. It has been pointed out that the greater number of cancer cases in the cities results from the greater number of cancer cases in women. From other sources a real difference in the frequency of cancer in cities and country is questioned and traced back to mere diagnostic as well as statistic technical errors.

6. *The increase of cancer*. — It is a fact that the statistical authentical figures of cancer are continually increasing, but it cannot be determined with certainty from the material at our disposal, whether the absolute number of cancer cases is also increasing; many reasons speak for the hypothesis that the statistical increase of cancer is only the result of the greater attention which we give to cancer at the present time, and of those scientific as well as social improvements which are being continually made in this respect.

7. *The influence of operative treatment on cancer statistics*. — In comparing the collective investigations with the mortality statistics of a country, it becomes evident that the latter as compared to the collective investigations shows fewer cases than were to be expected in proportion to the figures of the other organs. Cancers of the skin, lips and mammas, the number of which is usually very large, show remarkably low figures under the surgical treatment. This fact is looked upon as a decided success of the surgical treatment. The mortality statistics of a city show remarkably low

figures for mammary carcinoma, for which the above claim is also upheld.

8. *Age.* — The calculation of the proportion for every stage of life as based on absolute figures has led to erroneous conclusions. The number of cancer cases of every age must be estimated in proportion to the number of inhabitants of that age.

With this more exact calculation it became evident that the disposition for cancer continually increases up to the greatest age.

9. *Localisation in the organs.* — In the male, cancer is most frequently localised in the digestive organs. In most statistics 84,3 90,6 0/0 are apportioned to this form of cancer. In women also cancer of the digestive organs is most conspicuous, but the percentage is decidedly reduced by the frequency of cancer in the female genital organs. Its frequency in the digestive tract of women is nevertheless so great that one is justified in saying that cancer is primarily a disease of the digestive canal. Regarding the distribution of cancer in the individual organs, tables have been compiled.

10. *Age and the organs.* — Cancer of the stomach, intestines, rectum, including liver and pancreas, seems in both sexes with few exceptions to increase in frequency up to the greatest age. The same proportion is shown to exist in uterine cancer; cancer of the ovaries and the vagina, while the mammae according to one statistic represent no exception; but even according to another statistic, it decreases in frequency after the 70 th year.

11. *Vocation and social position.* — Attempts have been made to divide the vocations in to those with few cancer cases and vocations abounding in cancer.

To the groups with few cancer cases would belong the cleaner vocations, those devoting themselves more to anorganic substances, while the vocations abounding in cancer would include those engaged more with unclean and organic, decomposing substances.

Besides professional cancers are distinguished those which in many kinds of professions are localised in certain organs. Regarding the social position uterine cancer is said to occur more frequently among the poorer classes, and mammary cancer oftener in women of the independent class, lingual cancer among the wealthy, intestinal cancer among those in higher social position. Cancer of the skin more frequently among the poorer classes, while cancer of the face predominates among the peasant populace. Thus far the various vocations do not permit of drawing any distinctions between the poor and the rich. If this were the case, the mortality of cancer among the poor would probably surpass that of those in higher positions of life. The relative greater mortality of uterine cancer among the poorer classes may now be considered as probable.

12. *Race.* — Europe does not seem to be very well adapted for have researches in the sphere of racial mixture. Regarding the supposition that the Jews are more predisposed to cancer, investigations which beeu prove that this hypothesis is erroneous, indeed made, even that Jewish women are less prone to cancer than those of other races. The black race is said to be less predisposed to cancer.

13. *Heredity.* — For the purpose of collecting authentic statistical material regarding this question, it would be necessary, with the aid of age progressions of the individual vocation, to take into account the organs, etc. the degree of likelihood with which the respective individuals without heredity are subjected to cancer infection, and not until the actual figures far, exceeded the number to be expected would one be justified in permanently taking heredity for granted. Material compiled in this sense is thus far not at our disposal, and therefore most statistics refrain from giving an opinion.

14. *Infection.* — The suspicion exists that infection plays an important part in cancer of the digestive tract. These cases should also be estimated in the above recommended manner. For the present, attention is in this sense being given to the digestive tract. But to be able to come to a definite decision, we still require a very exact special investigation. The same may be said for cancer in husband and wife. Regarding infection through intercourse with cancerous animals, the existing material is limited to announcements concerning individual cases, which ave not microscopically established. A scape-goat is searched for, and any animal which has any tumor or induration is then chosen for the porpose.

15. *Dwelling.* — Investigations prove that for the ultimate decision of this question, the age of the occupants of the most suspected

cancerous houses must be taken into consideration. Besides, after a death from cancer the further fate of those persons, living in the same dwelling at the time of the death, should be kept under surveyance. One statistic expresses the opinion, that, if all this were carried out, the effect of living together with cancer patients would probably no longer be manifested. Up to the present we are unable to draw a definite conclusion from the effect of persons hitherto healthy, of inhabiting same dwelling with cancer patients. Individual cases are, in consideration of the large spread of cancer, numerous, but these as viewed from the standpoint of modern statistical investigation, are not appropriate for drawing any definite conclusions.

16. *Alcohol, tobacco, syphilis, ulcerations, trauma, childbirth, nursing, etc.* — Several of these influences on the organs play an important part as predisposing factors in the development of cancer. A more precise definition cannot be given within the compass of the general cancer statistics, but must be reserved for the statistical special investigations. In order to have sufficiently valuable material for the comparisons and conclusions, these special investigations must utilise the aid of modern statistical sciences.

Résumé.

1. Depuis les recherches collectives du *Practitioner*, parues en 1899, ont été publiées les statistiques du cancer de l'Allemagne, de la Hollande, de l'Espagne, de la Hongrie, de la Suède, de la Norvège, du Portugal, des États-Unis, de la Grèce, de la Finlande et du Danemark, ainsi que celles de Stuttgart et de Hambourg.

Quelques-unes de ces études sont des recherches collectives ; d'autres sont des statistiques de la mortalité, tandis que d'autres enfin, mettent en présence les résultats des recherches collectives et des statistiques de la mortalité afin de les compléter les uns par les autres.

Les premières statistiques étaient des *instantanés* et énuméraient les cas en traitement à un jour donné. Plus tard, les recherches collectives s'étendirent à *un plus long espace de temps*. Actuellement, on propage la tenue de *listes courantes du cancer* et la *déclaration obligatoire*.

2. Les *sources de fautes dans les recherches collectives* sont la participation inégale des médecins à ce travail, le manque de sûreté du diagnostic, surtout pour les cancers attaquant les organes intérieurs, des considérations d'ordre secondaire (désir de ne pas s'astreindre à des travaux supplémentaires, etc.), indolence de la part des malades.

Les *lacunes et fautes dans les statistiques de la mortalité* proviennent du manque de médecins pour l'examen des morts d'où résultent des diagnostics peu sûrs, et de la façon inégale dont les données sont utilisées par les offices statistiques. Il s'ensuit que les résultats des différentes statistiques fournissent des *éléments d'inégale valeur* et ne peuvent être employés d'une façon générale et comparative. D'ailleurs les statistiques du cancer devraient toujours être élaborées simultanément par des médecins et des statisticiens.

3. *Chiffre des cancéreux dans les différents pays.* — Les recherches collectives des divers États fournissent des *chiffres très divergents*. Le nombre des cancéreux, compté sur 100 000 habitants, varie entre 18,5 et 42,8 le chiffre de la mortalité est de 4,1, 21,8, 98,0 suivant les différentes statistiques. Quelle est la cause de ces énormes divergences? C'est la *façon inégale dont on utilise les données*, dans le cas où deux pays voisins fournissent des chiffres très différents *et la manière plus ou moins zélée dont sont faites les recherches collectives*.

Pour *la statistique de la mortalité*, le *nombre des médecins* qui sont *employés à l'examen des morts* joue un grand rôle.

Il importe aussi de savoir si les chiffres absolus s'étendent à *l'ensemble de la population* ou *ne comprennent que les personnes au-dessus* de 15 ans.

4. *Le sexe.* — Suivant les recherches collectives, il y a en moyenne 38 à 39,9 0/0 de tous les cas de cancer signalés, pour le sexe masculin, et 60,0 à 62,0 0/0, pour le sexe féminin, et, comptée sur 100 000 habitants, la proportion est, suivant les diverses statistiques collectives, de 16 à 34,0 pour les hommes et de 26,9 à 51,0 pour les femmes.

Dans les statistiques de mortalité, la proportion par 100 000 habitants est de 75,0 à 83,0 pour les hommes, 85,0 à 107,0 pour les femmes.

La grande différence entre le chiffre des cancéreux parmi les hommes et parmi les femmes, provient principalement de la fréquence du cancer de l'utérus et du cancer mammaire.

5. *La répartition entre la ville et la campagne.* — D'après les recherches collectives et les statistiques de la mortalité, le nombre des personnes atteintes du cancer est plus grand dans les villes qu'à la campagne. Dans certaines villes, il dépasse de 3 à 4 fois le chiffre des districts avoisinants. On fait remarquer que la prédominance du cancer dans les agglomérations urbaines provient de l'augmentation du nombre des cas constatés chez les femmes.

Par contre, d'autres mettent en doute la réalité de la divergence relatée entre le chiffre des cancéreux à la ville et celui des cancéreux à la campagne; ils imputent la différence à des causes diagnostiques et statistico-techniques.

6. *La recrudescence des affections cancéreuses.* — C'est un fait que les chiffres fournis par la statistique du cancer vont toujours s'élevant. On ne peut néanmoins en conclure avec certitude au moyen des données que nous possédons actuellement, que le nombre réel des cancéreux augmente également, car on a des motifs sérieux d'admettre que l'accroissement statistique du cancer vient de la plus grande attention que l'on consacre maintenant à cette maladie et des progrès scientifiques et sociaux que nous faisons continuellement dans ce domaine.

7. *Influence de la thérapeutique opérative sur la statistique du cancer.* — Il ressort de la comparaison des recherches collectives avec la statistique de la mortalité d'un pays, que les chiffres fournis par cette dernière sont inférieurs à ce qu'on aurait été en droit d'attendre de la comparaison avec les données statistiques des autres organes. Les cancers de la peau, des lèvres, des seins, dont le contingent est généralement élevé, fournissent des chiffres extraordinairement bas. Il est vrai que le traitement chirurgical donne de bons succès sur ce point et c'est à cette circonstance que l'on attribue ces chiffres peu élevés. La statistique de la mortalité d'une ville indique excessivement peu de carcinomes mammaires. On l'explique par la même supposition.

8. *L'âge.* — En se basant sur les chiffres absolus pour déterminer la proportion suivant laquelle chaque âge est frappé par le cancer, on est arrivé à des conclusions fausses. Le nombre de cas des

affections cancéreuses qui revient à chaque âge doit être calculé sur le nombre des habitants de la classe d'âge respective.

On constate suivant cette façon plus exacte de calcul, que la prédisposition du cancer, s'accroît constamment jusqu'à l'âge le plus élevé.

9. *La localisation dans les organes.* — Chez l'homme, le cancer se localise le plus généralement dans l'organe digestif. La plupart des statistiques accusent ici une proportion de 84,3 à 90,6 0/0. Chez les femmes, le cancer des organes digestifs prédomine également, mais son pourcentage est diminué d'une façon très sensible par la fréquence du cancer dans les organes génitaux de la femme. Néanmoins, il est encore si fréquent dans le canal digestif des femmes, que l'on peut considérer avec raison le cancer comme étant au premier chef une maladie du canal digestif. Des tableaux indicatifs fournissent les renseignements concernant la répartition du cancer dans les différents organes.

10. *L'âge et les organes.* — Le cancer de l'estomac, de l'intestin, du rectum, ainsi que du foie et du pancréas, semblent, à très peu d'exceptions près, augmenter continuellement en nombre jusqu'à l'âge le plus avancé chez les deux sexes. La même proportion existe pour le cancer de l'utérus, des ovaires et du vagin, mais tandis que, d'après une statistique, le sein ne fait pas exception, d'après une autre, la fréquence du cancer de cet organe diminue une fois la soixante-dixième année passée.

11. *La profession et la position sociale.* — On a tenté des essais, en vue de diviser les professions d'après leur pauvreté ou leur richesse en cancer. Les groupes pauvres en cancer seraient ceux qui ont à traiter des substances plus pures, des substances organiques; les groupes riches en cancer seraient ceux qui s'occupent de substances plus impures et organiques, charbonneuses, sujettes à la décomposition.

En outre, les cancers professionnels sont mis à part de ceux qui, dans beaucoup de professions, se localisent dans des organes déterminés.

En ce qui concerne la position sociale, le cancer de l'utérus se manifesterait davantage chez les personnes pauvres, le cancer de la mamelle chez les rentières, celui de la langue dans les classes aisées, celui de l'intestin chez ceux occupant de hautes situations, le cancer de la peau dans les basses classes, et le cancer de la face surtout dans la population des campagnes. Mais les recensements par profession effectués jusqu'ici ne permettent pas de prononcer une séparation complète entre les pauvres et les riches. S'il en était ainsi, il serait possible que la mortalité des pauvres par suite du cancer surpassât celle des gens bien situés. Le surcroît relatif de mortalité dans la classe pauvre, par suite du cancer de l'utérus, est dès maintenant vraisemblable.

12. *La race.* — Le mélange des races en Europe ne semble pas faire de ce continent un objet favorable à de nouvelles études. Des recherches ont été entreprises, en vue d'éclaircir le soupçon de prédisposition plus grande du cancer chez les Juifs ; des tableaux indicatifs démontrent que cette supposition est sans fondement, et même que les femmes juives sont moins exposées que celles des autres races au cancer de l'utérus.

Les races noires seraient moins prédisposées au cancer.

13. *L'hérédité.* — Pour pouvoir réunir des documents statistiques sérieux à cet égard, il serait nécessaire dans chaque cas isolé, avec l'aide des conditions d'âge, des différentes professions, des différents organes, etc., de calculer le nombre des chances probables présentées par les individus en question, sans transmission héréditaire de la maladie du cancer. C'est seulement si le nombre réel dépassait considérablement celui présumé, que l'on pourrait alors avec raison se prononcer sur l'hérédité. On ne possède pas encore de données élaborées dans ce sens et c'est pourquoi la plupart des statistiques s'abstiennent de formuler un jugement sur ce point.

14. *La contagion.* — On soupçonne la contagion de jouer un rôle dans les cancers du canal digestif. Or ces cas devraient faire l'objet d'un calcul analogue à celui dont il a été parlé au paragraphe précédent. L'attention est attirée avant tout sous ce rapport, sur le canal digestif. Mais pour pouvoir nous prononcer d'une façon définitive, il nous faudrait encore une enquête spéciale très minutieuse. Il en est ainsi également pour le cancer des personnes mariées. De même en ce qui concerne la contagion provenant du contact d'animaux cancéreux, les documents dont on dispose se bornent à des communications concernant des cas isolés non établis par une observation au microscope. On recherche un

bouc émissaire, et on a choisi un animal ayant une tumeur ou une induration quelconques.

15. *L'habitation.* — Le résultat de l'enquête a démontré que pour la solution définitive de cette question, on ne peut se dispenser d'avoir égard aux conditions d'âge des habitants de ces maisons suspectes de cancer. En outre, il faudrait, après chaque décès dû au cancer ou après chaque cas, observer pendant un temps assez long le sort ultérieur des personnes habitant la maison au moment où le cas s'est déclaré. Une statistique insinue que si toutes ces conditions se trouvaient remplies, il ne subsisterait vraisemblablement plus rien d'une influence de la cohabitation avec des cancéreux. Jusqu'à présent, nous ne sommes pas en état de tirer une conclusion certaine concernant l'influence de la cohabitation dans un même logement que des cancéreux, sur le développement de la maladie chez des sujets parfaitement sains jusque-là. Des cas isolés sont nombreux en raison de la fréquence de la maladie du cancer. Mais, examinés à la lueur des recherches statistiques modernes, ils ne permettent pas de conclure avec certitude à cet égard.

16. — *L'alcool, le tabac, la syphilis, les ulcérations, le trauma, les naissances, l'allaitement, etc.* — Il est certain que quelques-unes de ces influences sur les organes jouent un rôle important comme agents prédisposants, dans le développement de la maladie du cancer. Le cadre restreint d'une statistique générale du cancer ne laisse pas l'espace suffisant pour préciser cette question. Elle demeure réservée aux recherches de la statistique spéciale, qui doit néanmoins, afin de réunir les documents utiles à la comparaison et aux conclusions finales, recourir à l'aide de la science statistique moderne.

METHODEN DER STATISTIK

(INTERNATIONALER FRAGEBOGEN)

Referat erstattet von Professor Dr George **MEYER** (Berlin).

Als wir, Herr Kollege Ledoux-Lebard und ich, uns an die Aufgabe, Grundsätze für eine internationale Statistik der Krebskrankheit aufzustellen, heranwagten, waren wir uns der Schwierigkeit des Unternehmens wohl bewusst und nicht im Zweifel, dass es wohl kaum möglich sein dürfte, ein allen Verhältnissen entsprechendes Vormuster für die genannten Zwecke zu schaffen. Sind doch die Bedingungen für die Erhebung einer Statistik überhaupt und insbesondere für eine Statistik des Krebses, in fast allen Ländern sehr verschiedene. Aber der Zeitpunkt ist sicherlich gekommen, jetzt den Versuch zu unternehmen, Vorschläge zu machen, denn nur dann, wenn überhaupt ein Versuch gemacht wird, kann es gelingen, auch auf diesem schwierigen Gebiete der Krebsforschung vorwärts zu schreiten.

Zur Erhebung einer Statistik der Krebskranken sind verschiedene Gesichtspunkte zu berücksichtigen. Zunächst entsteht die Frage, ob eine Statistik der Erkrankungs- oder der Todesfälle an Krebs aufgenommen werden soll.

Die Herstellung einer Statistik der Erkrankungen an Krebs hat den Vorteil, dass ein Vergleich mit den in den einzelnen Ländern vorhandenen Statistiken der Sterbefälle an Krebs sehr wichtige Anhaltspunkte für das Vorkommen und den Verlauf der Krebskrankheit im ganzen gewinnen lässt.

Aber die Schwierigkeiten für eine solche Aufnahme sind grosse. Zweierlei Wege sind hier vorhanden. Der eine ist, dass die Aerzte freiwillig einer bestimmten Stelle, z. B. ihrem Landeskomitee für Krebsforschung, über jeden in ihrer Behandlung befindlichen Fall von Krebs nach bestimmtem Vormuster Meldung erstatten.

Diese Inanspruchnahme der Aerzte ist in einzelnen Ländern,

wie die Veröffentlichungen der Ergebnisse der Statistik in der
Zeitschrift für Krebsforschung zeigen, nicht immer mit gleichmässiger Zufriedenheit empfunden worden, was in einer mehr oder
weniger starken Beteiligung der Aerzte bei diesen Aufnahmen
Ausdruck gefunden hat.

Es dürfte wohl auch nicht möglich sein, einen stärkren Anreiz
zur Beteiligung an dieser Arbeit durch eine Bezahlung der Meldungen zu bewirken, ein Vorschlag, der sich an verschiedenen
Stellen, auch z. B. in der grossen Werner'schen Abhandlung
über das Vorkommen des Krebses in Baden findet. Dia Zahl von
Krebskranken, die auf den einzelnen Arzt entfallen, ist nicht so
gross, um zu hoffen, dass das Interesse der Aerzte für solche statistischen Arbeiten, wo es nicht vorhanden sein sollte, reger
werden könnte. Abgesehen hiervon würde die Gewährung einer
Bezahlung für die Meldungen wegen der damit verbandenen
grossen Kosten nicht durchführbar sein.

Ich habe das bereits in einem Votrage auf dem Internationalen
Medizinischen Kongress in Budapest im Jahre 1909 dargelegt und
stehe auch noch heute auf dem gleichen Standpunkt, der übrigens
auch von anderer Seite geteilt wird. Ich glaube, dass die zu
geringe Beteiligung der Aerzte an diesen Fragen in einzelnen
Ländern zum Teil durch die drei von Werner genannten Gründe
bedingt ist, vornemlich durch Mangel an Zeit ausführliche statistische Vormuster auszufüllen, besonders wenn die erforderlichen
Unterlagen für die Ausfüllung fehlen. Es ist daher Sache der
Internationalen Vereinigung und der Landeskomitees für Krebsforschung, die Aerzte auf die Wichtigkeit ihrer Mitarbeit hinzuweisen und jede Gelegenheit für diesen Zweck zu ergreifen.
Wenn das immer wieder geschieht und die für die Krebsforschung
wissenswerten Punkte dargelegt werden, wird es den Aerzten
erleichtert werden, bei Beobachtung ihrer Kranken das erforderliche Material zu sammeln und bei der Ausfüllung der Fragebogen zu verwerten. Andere Gründe für die bisweilen zu Tage
getretene geringe Mitwirkung der Aerzte an den Sammelfor-
sehungen und Vorschläge zur Abhilfe werden noch darzulegen
sein.

In der heutigen Zeit kann es nicht Wunder nehmen, dass die
praktische Seite der wissenschaftlichen Forschung bisweilen

etwas zu weit und zu früh in den Vordergrund gerückt wird. Jede wissenschaftliche Forschung hat praktischen Wert für die Menschheit, wenngleich er nicht immer unmittelbar zu erkennen ist. Auf dem Gebiete der Krebskrankheit wird man sich zunächst vielfach mit einem idealen Erfolge begnügen müssen. An diesem beteiligt zu sein bietet den Aerzten, wie auf allen anderen Gebiete ihrer hehren Kunst ein Gefühl hoher Befriedigung.

Für diejenigen, die unserer Arbeit ferner stehen, ist besonders die Ansicht zu bekämpfen, dass von den Komitees bisher wenig geleistet sei, weil aus dargelegten Gründen noch nicht viel handgreifliche Ergebnisse vorliegen. Wer sich aber die Mühe nimmt, etwas mehr sich in die Krebsfrage zu vertiefen, wird dankbar die bis jetzt seit Begründung der Komitees für Krebsforschung erreichten Ergebnisse begrüssen. Und so wird auch diese Konferenz Erfolge haben, die für die Wissenschaft und auch für die Menschheit direkt segensreich wirken werden.

Es besteht ferner häufig bei Aerzten die Meinung, dass ein Einzelfall bei der grossen Menge der zu berichtenden Fälle garnicht in Betracht kommt, und dass daher nur ein oder wenige ihnen zur Beobachtung gekommene Fälle von Krebs nicht berücksichtigt zu werden brauchen. Das ist ein folgenschwerer Irrtum. Denn wenn von zahlreichen Aerzten, die je *einen* Krebsfall zu melden hätten, diese Anzeige unterlassen wird, so kann hierdurch eine starke Verschiebung des gesamten Zahlenverhältnisses die Folge sein. Das gleiche findet durch Unterlassung von Fehlanzeigen statt. Hierdurh fällt eine Zahl von Aerzten aus, von denen nicht feststeht, ob und wieviel Krebskranke in ihrer Behandlung standen. Eine Ergänzung dieser Lücken durch Wahrscheinlichkeitsberechnung liefert, wie Werner richtig hervorhebt, Ergebnisse mit zahlreichen Fehlerquellen.

Die Meldung der Erkrankungen an Krebs auf gesetzlichem Wege einzuführen, ist aus dem Grunde nicht angängig, weil pflichtmässige Meldungen von Erkrankungen nur für gemeingefährliche oder übertragbare Krankheiten gesetzlich vorgeschrieben werden können. Solange nicht einwandsfrei erwiesen ist, dass der Krebs zu diesen Erkrankungen gehört, ist daher eine solche Gesetzesvorschrift nicht einzuführen. Ferner hat die Meldung von Erkrankungen den Nachteil, dass trotz aller Vorssichtsmassregeln

Doppelzählungen vorkommen können, weil Krebskranke häufig von mehreren Aerzten hintereinander behandelt werden.

Die Aufnahme der Zahl der Erkrankungen an Krebs an einem bestimmten Tage, die sowohl in der deutschen, als in der gleichzeitig mit ihr erfolgten holländischen Sammelforschung angewendet wurde, erscheint für eine internationale Statistik nicht empfehlenswert, weil sie nur eine Momentaufnahme darstellt, die für einen internationalen Zweck nicht genügende Vergleichspunkte darbietet.

Nur durch eine über eine Reihe von Jahren sich erstreckende Zählung kann versucht werden, die statistische Seite der Krebsfrage der Lösung näher zu führen. Zu berücksichtigen sind hierbei die Zahl der Einwohner, der Gesamttodesfälle der betreffenden Länder und die Zahl der in den einzelnen Altersklassen in den betreffenden Jahren lebenden Personen. Die beiden ersten Zahlen, in Beziehung zur Zahl der Todesfälle bzw. Erkrankungen an Krebs gebracht, könnten einen Beweis für die Häufigkeit der Krebskrankheit im Zeitraum der Berichtsjahre ergeben. Aber der Einwand, dass durch die Fortschritte der Hygiene in der neueren Zeit mehr Menschen ein höheres Alter erreichen, also in ein Alter gelangen, das erfahrungsgemäss häufig von Krebs befallen wird, ist auf seine Richtigkeit nur dann zu prüfen, wenn die Zahl der in den einzelnen Altersklassen in den einzelnen Ländern lebenden Menschen überhaupt festgestellt werden kann. Das kann wohl durch die in bestimmten Zwischenräumen stattfindenden Volkszählungen erreicht werden, wenn die Auszählung der Einwohner der Länder auch nach Altersklassen ständig durchgeführt wird.

Wenn die Zahl der Einwohner eines Landes im Alter von 50 bis 60 bzw. 60 bis 70 Jahren im Laufe von 10 Jahren ständig ansteigt und die Zahl der Krebsfälle in dieser Altersklasse gleichfalls zunimmt, während bei der jüngeren Bevölkerung die Zahl der Krebsfälle nicht in gleichem Verhältnis wie in der höheren Altersklasse steigt, so wäre ein Beweis erbracht, dass die Zunahme der Krebskrankheit nur eine vermeintliche ist.

Es ergiebt sich hieraus eine weitere Erschwerung für die Durchführung einer internationalen Statistik der Krebskrankheit, da sie zunächst eine periodisch erfolgende Volkszählung mit Auszählung der Zahl der in den einzelnen Altersklassen lebenden

Personen voraussetzt. Solche Volskszählungen geschehen abe r nicht in allen Ländern mit der erforderlichen Regelmässigkeit.

Ferner wird sich ein Unterschied geltend machen, ob man eine Zählung der Krebskranken, gegen die Bedenken erwähnt wurden, oder der an Krebs Verstorbenen vornimmt, da der Verlauf der Krebskrankheit vom Auftreten der ersten Erscheinungen an bis zum Tode sich auf mehrere Jahre erstrecken kann. Das kann einen Einfluss haben, je nachdem die Zahl der mit Krebs verstorbenen Personen mit der Zahl der in bestimmten Altersklassen Lebenden oder Verstorbenen in Beziehung gesetzt wird. Diese Unterschiede werden sich bei Berücksichtigung eines grösseren Zeitraumes ausgleichen, sind aber bei der Verwertung der Statistiken wohl zu berücksichtigen.

Es erscheint nach den bisherigen Erfahrungen am zweckmässigsten eine über einen *grösseren Zeitraum sich erstreckende Zählung der Todesfälle an Krebs* nach einem gemeinsam angenommenen Vormuster in allen Ländern einzuleiten. Die erfahrungsgemäss vorgekommenen Fehlerquellen sind nach Möglichkeit zu vermeiden, ohne dass jedoch für den ersten Versuch eines so gewaltigen Unternehmens alle Fehler ausgeschlossen werden können.

Zu erwägen ist der Vorschlag vom *Präsidenten* Bumm (Berlin) den Regierungen der Länder zu empfehlen, eine einheitliche Krebsstatistik durchzuführen und bei dieser statistischen Aufnahme das von der Internationalen Vereinigung angenommene Vormuster zu benutzen.

Die Zählung der Krebsfälle wird in der Weise vorgenommen, dass jeder Arzt über jeden in seiner Praxis vorkommenden Todesfall an Krebs sogleich oder am Ende des laufenden Jahres den einzelnen Landeskomitees Meldung zugehen lässt. Der für diesen Zweck zu benutzende Fragebogen muss recht einfach gestaltet sein, nur notwendige Fragen klar und unzweideutig enthalten. Eine zu grosse Zahl von Fragen würde aus dargelegten Gründen von vornherein die Beantwortung seitens der Befragten erschweren.

Es ist das gleichfalls von der Belgischen Kommission für Krebsforschung bei der Erörterung der auszusendenden Vormuster für die Fragebogen hervorgehoben worden.

Alle — sicher sehr wichtigen — Besonderheiten, deren Beantwortung von verschiedenen Seiten vorgeschlagen wird, z. B. ob die

Wohnungen feucht oder unterkellert sind, wie und wo das Haus gelegen ist und viele andere, können bei einer internationalen Statistik, durch die mehrere Jahre hindurch die Zahl der Krebsfälle, das Alter, Beschäftigung der an Krebs Verstorbenen und andere allgemeine Verhältnisse festgestellt werden sollen, zunächst nicht berücksichtigt werden.

Bei der praktischen Organisation einer solchen Umfrage muss getrachtet werden die Arbeit für die Ausfüllenden, als auch für das das Material bearbeitende Personal möglichst einfach, deutlich und möglichst wenig zeitraubend zu gestalten. Wohl am zweckmässigsten ist es jedem Arzte zu Beginn eines Jahres eine bestimmte Menge von Fragebogen zuzusenden, damit er in der Lage ist, die einzelnen Fragen sofort, wenn er den Kranken in Behandlung nimmt, oder noch bei Lebzeiten des Kranken auszufüllen. Natürlich müssen Krankenanstalten, Kliniken u. s. w. eine grössere Zahl von Fragebogen erhalten. Durch genaue Anordnung wird es den Aerzten erleichtert Fragen, die sie später nur schwierig oder garnicht beantworten können, zu genügen.

Ich glaube, dass vielfach die Fragebogen nicht ausgefüllt und auch nicht zurückgesendet wurden, weil die betreffenden Aerzte nicht genügende Angaben machen konnten und eher gar keine als unvollständig ausgefüllte Fragebogen zurücksendeten. Ob die Fragebogen sofort nach dem Ableben des Patienten abgesendet werden, oder der einzelne Arzt die Fragebogen der in seiner Behandlung während eines Jahres verstorbenen Krebskranken sammelt und am Ende des Jahres einsendet, ist auch zu erörtern, da sich im ersteren Falle die Arbeit auf einen grösseren Raum verteilt. Diese Frage wäre in den einzelnen Ländern mit den vorhandenen ärztlichen Standesvertretungen oder sonstigen ärztlichen Vereinigungen zu lösen. Jedenfalls aber dürfen nur Fragebogen von den in der Behandlung von Aerzten *verstorbenen* Kranken abgesendet werden.

Anzustreben ist, dass in allen Ländern die Einsendung der Fragebogen portofrei für die meldenden Aertze geschieht. Ferner muss ein Arzt, falls er mehr Fragebogen, als ihm zugesendet wurden, in einem Jahre gebraucht, diesen Wunsch auf portofreier Karte ausdrücken können und ihm weitere Fragebogen zur Verfügung stehen, auch für den Zweck, dass der Arzt sich entweder Abschriften von allen oder von ihm besonders bemer-

kenswerten Fragebogen behalten will. Hierdurch wird den
Aerzten, wissenschaftlichen Instituten, Kliniken und Krankenhäusern eine Erleichterung für das Sammeln von Material gewährt.

Eine weitere Erleichterung für die Beteiligung der Aerzte ist für
Angabe von Fehlanzeigen zu schaffen. Bisher erhielten wohl
überall die Aerzte und Krankenanstalten nur Formulare zur
Meldung der von ihnen behandelten bzw. in ihrer Behandlung
verstorbenen Krebskranken. Wenn nun ein Arzt in dem für die
Sammelforschung bestimmten Zeitraum, z. B. auch während eines
Jahres keinen Krebstodesfall in seiner Praxis gehabt hat, so ist
dringend geboten, auch hiervon Mitteilung zu machen, ein besonderes Formular für diesen Zweck hat aber gefehlt. Es unterliegt
wohl keinem Zweifel, dass ein Teil der Aerzte dieser Gruppe die
Fehlanzeige erstattet hätte, wenn ein eigenes Formular hierfür
vorhanden gewesen wäre. Auf dem Fragebogen selbst hierfür ein
Feld vorzusehen, ist wegen der später erfolgenden Sonderung der
Fragebogen nicht zweckmässig. Da auf dem Fragebogen selbst
für diesen Zweck kein Platz gelassen war und dem Arzte nicht
deutlich werden konnte, wo er die Fehlanzeige bemerken sollte,
so hat sich wohl sicher aus diesem Grunde ein mehr oder weniger
grösserer Teil von Aerzten nicht an der Umfrage beteiligt.

Es ist daher angezeigt, die Fehlanzeigen auf Vormustern vornehmen zu lassen, die bereits durch ihre äussere Gestalt von den
übrigen Fragebogen sich unterscheiden, die ganz kurz zu gestalten und jedem Arzt mit den Fragebogen zuzustellen sind.

Fehlanzeigen sind unumgänglich notwendig für eine jede
Statistik, wenngleich sie eigentlich die Anzeige eines negativen
Ergebnisses darstellen. Negative Erfolge zu veröffentlichen, ist
aber für die gesamte Wissenschaft von grosser Bedeutung und
keineswegs sollte von ihnem Abstand genommen werden.

Die Annahme, dass diejenigen Aerzte, die nicht antworten,
auch keine Krebsfälle zu melden gehabt haben, ist sicherlich
unberechtigt. Berechnungen, wieviel Fälle diese Aerzte wohl in
Behandlung gehabt haben, können nur auf Vermutungen aufgebaut werden, die, wie bereits oben erwähnt, einer einwandfreien
Grundlage entbehren.

Der Inhalt der Fragebogen muss so gestaltet sein, dass in allen
Ländern ein gleichmässiges Formular geschaffen wird, da erst

hierdurch ein Vergleich der überall gewonnenen Ergebnisse untereinander möglich ist. Aber auch die äussere Form der Fragebogen soll möglichst übereinstimmen. Die Erfahrungen des einen Landes sind zweckmässig für die Vornahmen anderer zu benutzen.

Man stellt wohl am besten die Fragebogen auf leichtem Kartonpapier in genügend grossem Format her. Die Ueberschrift enthält den Namen des betreffenden Landeskomitees, ferner Raum für die Bezeichnung des Ortes, des Landesteiles bzw. des Verwaltungsbezirkes.

Man wird ein zweifaches Verfahren für die Ausfüllung anzuwenden haben. Ein Teil der Fragebogen wird durch Ausfüllung der gestellten Fragen mit *ja* oder *nein*, ein anderer durch Unterstreichen der positiv zu beantwortenden Fragen oder Ausstreichen der nicht zutreffenden Fragen zu erledigen sein. Bei einem dritten Teile sind andere Arten der Fragestellung nötig. In jedem Falle ist zu überlegen, welche der genannten Arten für den Zweck am besten sich eignet.

Eine erhebliche Fehlerquelle, die besonders bei der Aufnahme von Krebsstatistiken sich geltend macht, liegt in den bisweilen nicht sehr deutlichen Angaben der Todesursache auf den Totenscheinen. Aus verschiedenen Rücksichten wird nicht die genaue Diagnose angegeben, sondern es werden allgemeine Bezeichnungen dafür eingesetzt, z. B. chronisches Magenleiden, chronisches Verdauungsleiden oder Darmleiden, Leberleiden, chronisches Unterleibsleiden usw.

In Berlin sind jetzt zweckmässige Vormuster für die Totenscheine eingeführt und hierdurch eine Verbesserung geschaffen. Der Schein, den die Familie vom Arzt unterzeichnet der Revierpolizei übergiebt, den erstere also auch selbst liest, enthält nur eine allgemeine Angabe der Todesursache, während ein an diesem Schein abtrennbar angehefteter Abschnitt nur für statistische Zwecke benutzt wird. Er enthält die gleiche Nummer wie der erste Schein, den Geburtstag des Patienten ohne dessen Namen und ein besonderes Feld für Ausfüllung der *wissenschaftlichen* Diagnose. Diese Abschnitte werden der Behörde direkt zur statistischen Bearbeitung übermittelt.

Die Einführung zweckmässiger Totenscheine in allen Ländern, wo sie noch nicht vorhanden, ist in gleicher Weise wie die Einführung der ärztlichen Totenschau notwendig. Selbstverständlich würde diese Massregel grosse Kosten verursachen, aber erhoben muss die Forderung immer wieder werden, wenn auch ihrer Erfüllung noch grosse Schwierigkeiten entgegenstehen. Es ist aber zu hoffen, dass, wenn auf die Wichtigkeit dieser Forderung ständig hingewiesen wird, schliesslich es gelingen wird, auch nach dieser Richtung Wandel zu schaffen und so für die Statistik sicherere Grundlagen zu erwirken, auf denen weitere wissenschaftliche Arbeiten aufgebaut werden können.

Bei der Bearbeitung des Materials ist darauf zu achten, dass die Zahl der Ortsfremden genau berücksichtigt und von der Zahl der übrigen Bewohner gesondert wird. Es ist das besonders für Grossstädte und vornehmlich für die Universitätsstädte wichtig, da hier zahlreiche Kranke zur Befragung von Aerzten bzw. zur Operation sich einfinden.

Die Vorarbeiten für die Herstellung eines internationalen Fragebogens waren in der Sitzung des Vorstandes der Internationalen Vereinigung für Krebsforschung am 16. April 1909 in Berlin begonnen worden. Es wurde eine Kommission bestehend aus den Herren Behla, Kolb, Prinzing, Rahts, Weinberg, Werner und dem Generalsekretär gewählt, der ein Vormuster für einen Fragebogen mit der Bitte um Vorschläge für Ergänzungen und Abänderungen zugesendet wurde. Die Vorschläge dieser Herren wurden zusammen mit den Grundfragen den der internationalen Vereinigung angeschlossenen Landeskomitees zugestellt mit dem Bemerken, dass im Falle eine Rückantwort nicht erfolgen würde, das Einverständnis der betreffenden Landeskomitees mit den Grundfragen angenommen würde. Einzelne Landeskomitees sendeten Abänderungsvorschläge ein und zwar *Belgien, Holland, Japan, Russland, Spanien, Vereinigte Staaten von Amerika.* An den letzteren waren drei Bearbeiter beteiligt. Das Bureau der Internationalen Vereinigung hat dann in Gemeinschaft mit Herrn Ledoux-Lebard die Vorschläge für die Fragebogen weiter bearbeitet.

Ohne Weiteres ist aus den Eingängen zu ersehen, dass eine Verschiedenheit der Ansichten über die Notwendigkeit und Zweckmässigkeit einzelner Fragen besteht. Die von der genannten internationalen statistischen Kommission gemachten Vorschläge für die Fragebogen sind in der Novembernummer des Jahrgangs 1909 des « Cancer » abgedruckt und daher als bekannt vorauszusetzen.

Alle Vorschläge, die von den einzelnen Landeskomitees für Krebsforschung gemacht wurden, können hier nicht angeführt werden, da sie zum Teil Aufgaben der Sonderuntersuchungen betreffen. Zum Teil wurden die aufgestellen Grundfragen ohne weiteres angenommen, zum Teil fanden die von den Mitgliedern der Internationalen Kommission vorgeschlagenen vortrefflichen Abänderungen Beifall, oder wurden an anderen Stellen eingefügt. Spanien z. B. hat neben den Grundfragen einem grossen Teil der von der internationalen Kommission vorgeschlagenen Abänderungen zugestimmt.

Bezüglich der ÜBERSCHRIFT hat die Holländische Kommission einen Vorschlag gemacht, der in anderer Fassung von Mitgliedern der internationalen Kommission unterbreitet worden war, nämlich dass jeder Todesfall eines Krebskranken, auch wenn der Tod aus einer anderen Ursache als Krebs erfolgt ist, aufgenommen werden soll. Zu den Worten « Zählkarte für *den* Todesfall eines Krebskranken » könnte nach dem *Russischen* Vorschlage hinzugefügt werden : « Als Todesfall an Krebs ist jeder Todesfall eines Krebskranken zu verzeichnen, auch wenn der Tod aus einer anderen Ursache erfolgt ist, z. B. Selbstmord, Schlagfluss u. s. w. » Werner schlägt eine ähnliche Wendung als Anmerkung vor.

Bei der Frage nach dem NAMEN des Verstorbenen hat sich vielfach eine Unstimmigkeit bezüglich voller Namensangabe des Patienten und alleiniger Aufnahme der Anfangsbuchstaben gezeigt. Um möglichst allen Ansichten gerecht zu werden, dürfte wohl zweckmässig sein, nur Anfangsbuchstaben zu wählen, obgleich man sich wohl kaum auf den Standpunkt stellen kann, dass die volle Namensangabe auf den Fragebogen gegen das ärztliche Berufsgeheimnis verstossen würde. Die *Belgische* Kommission weist mit Recht darauf hin, dass, wenn die Namen voll angegeben würden, sie nicht in irgend einer Veröffentlichung genannt werden dürften. Von mehreren Seite wird die Zufügung des Mädchennamens bei Frauen verlangt (*Spanien*, *Vereinigte Staaten von Amerika*). Ein Mitglied der Vereinigten Staaten von Amerika wünscht Umstellung der Fragen und eine deutliche Abtrennug der Fragen nach der Person des Kranken von den ärztlichen Fragen, die wohl zu berücksichtigen ist.

Wohl alle Berichterstatter äusserten sich zur Frage über den

Beruf. Es wird gewünscht hinzuzufügen, dass der Beruf oder das Gewerbe des Verstorbenen zur Zeit seiner Erkrankung angegeben wird, oder dass nicht nur die zuletzt ausgeführte Beschäftigung, sondern die Beschäftigung « zu den verschiedenen Zeiten des Lebens » des Verstorbenen berücksichtigt wird. Besonders die *Belgische* Kommission hält genaue Angabe der einzelnen Beschäftigungen z. B. mit Paraffin, Teer, Kohle u. s. w. für zweckmässig. *Japan* wünscht bei Frauen ohne selbständigen Beruf Angabe des Berufes des Ehemannes und Angabe, ob der Patient Raucher oder Trinker war. Ferner sollen hier Angaben über die sonstige Lebensweise und Gewohnheiten stattfinden.

Die Frage nach der LETZTEN WOHNUNG kann nach dem *Holländischen* Vorschlage geändert werden, da der letzte Wohnort bereits in der Ueberschrift des Fragebogens angegeben werden soll: Besser ist es, die Wohnung « zur Zeit der Erkrankung » mitzuteilen. An dieser Stelle wird die Einfügung verschiedener Sonderfragen gewünscht, die aber in dem allgemeinen Fragebogen besser zu unterbleiben hat.

Bei der Frage nach dem SITZ UND DER ART DES KREBSES wird von der *Russischen* Gesellschaft Hinzufügung einer Frage nach dem primären Sitz der Erkrankung vorgeschlagen. Die *Japanische* Gesellschaft fügt die Frage hinzu, ob irgend eine frühere Läsion an und in dem primären Herde wahrgenommen wird.

Die Frage nach der DAUER DER KRANKHEIT glaubte die Internationale Kommission durch die Frage nach dem anscheinenden Beginn der Krankheit zu erledigen. Eine Frage nach der Dauer der Krankheit, wie sie *Russland* wünscht, ist wohl kaum zu stellen. Ein *Amerikanisches* Mitglied schlägt Hinzufügung einer Frage vor, ob mehrere Personen in derselben Zeit an Krebs erkrankten. Ein anderes *Amerikanisches* Mitglied wünscht nach dieser Frage zu ermitteln, welches die erste ausgesprochene Erscheinung des Krebses gewesen ist.

Die Frage nach den OPERATIONEN bei dem Kranken wurde sehr verschiedentlich geändert. *Belgien* schlägt vor, einzufügen, ob die Operation frühzeitig oder spät ausgeführt wurde, und ob ihr eine andere Behandlung vorausgegangen ist. Für zweckmässig wird auch angeführt, zu ermitteln, ob der Kranke eine erysipelatöse Affektion gehabt, und ob diese eine vorübergehende oder dauernde

Besserung der Neubildung bewirkt hat. *Amerika* und *Japan* wünschen einzufügen, ob neben der Operation andere Lokaleingriffe mit Rœntgen, Radium, Fulguration u. s. w. ausgeführt sind.

Eine kürzere Fassung schlägt *Russland* vor, nämlich :

« Behandlung, operative, nichtoperative, welcher Art? »

Die Frage nach METASTASEN wünscht *Belgien* zu streichen.

Eine Ergänzung der Frage nach dem TODESTAGE soll nach *Japans* Vorschlag durch die Frage nach der unmittelbaren Todesursache stattfinden.

Bei der Frage nach der Ausführung einer SEKTION oder ihres Ergebnisses wünscht *Russland* Streichung des letzteren Passus. *Japan* ändert die Frage nach dem Ergebnis ab in eine Frage nach dem Ort des primären Herdes, der Metastasen und nach dem sonstigen Hauptergebnis.

Die Frage nach den EINZELNEN URSACHEN des Krebsleidens hat umfangreiche Abänderungsvorschläge hervorgerufen. Für den zunächst vorliegenden Zweck erscheint die Beantwortung wegen der grossen Ausdehnung dieser Frage zu schwierig. Diese Frage nach den Einzelheiten der äusseren Verhältnisse der Person, der Wohnung, der sonstigen begleitenden Umstände, muss den in jedem Lande gesondert vorzunehmenden Einzelforschungen vorbehalten bleiben. Für diesen Zweck sind in jedem Lande besondere Fragen aufzustellen, die sich wohl sicherlich mit Uebereinstimmung der Mitglieder der Internationalen Kommission nach örtlichen und individuellen Verhältnissen zu richten haben.

Herr Kollege Ledoux-Lebard wird die Freundlichkeit haben, die Methoden für eine wissenschaftliche Krebsstatistik weiter auszuführen. Sein Entwurf eines Fragebogens, der im I. Jahrgang 1909 von Cancer abgedruckt ist und der eine Fülle wertvoller Anregungen enthält, ist gleichfalls in unserem Entwurf mitberücksichtigt worden. Er wird das selbst weiter erläutern.

Mögen die Bestrebungen und Arbeiten auf dem statistischen Gebiete der Krebsforschung, die eine der wichtigsten Grundlagen für die gesammte wissenschaftliche Forschung bilden, von Erfolg begleitet sein in allen Ländern zum Heil der leidenden Menschheit, zum Ruhm ärztlicher Kunst und medizinischer Wissenschaft!

(Siehe den Entwurf des Fragebogens und die Schlusssätze S. 665 und folg.)

VALEUR

DE LA FULGURATION

DANS LE

TRAITEMENT DU CANCER

PAR

Le Professeur PAUL SEGOND

Quelles que soient les imperfections du mot : *Fulguration*, il n'a pas moins, de par l'usage, un sens auquel personne ne se trompe. Quand nous disons : *Fulguration*, tout court, c'est uniquement ou peu s'en faut, le procédé de Keating-Hart que nous visons, procédé dont voici les caractères distinctifs : Opération *électro-chirurgicale* comportant *deux temps* : un *temps chirurgical* dont le *minimum* consiste dans *l'ablation de toutes les masses cancéreuses macroscopiques*, suivi d'un *temps électrique* consistant dans la projection de *longues étincelles de haute fréquence et de haute tension*. Il m'a donc paru conforme au titre même de ce travail, de laisser, en marge, les *autres modalités de l'énergie électrique* provenant des *courants de haute fréquence*.

C'est dire que je me contente de signaler le rôle thérapeutique de ces *formes atténuées de l'étincellage*, de cette *fulguration en miniature*, suivant l'heureuse dénomination de Zimmern, auxquelles on a, depuis Oudin et Rivière, souvent demandé la destruction des *petites tumeurs épithéliales cutanées*. Pour la même raison, je n'insiste pas davantage, sur ces curieux phénomènes de *thermo-pénétration* dont nous devons la connaissance première à d'Arsonval et qui sont, aujourd'hui, utilisés au point de vue chirurgical, par Nagelschmidt, en Allemagne, sous le nom de *transthermie*, et en France, par Doyen, dans le procédé qu'il dénomme : *Méthode de la voltaïsation bipolaire et de l'électro-coagulation.*

Non pas qu'il n'y ait, entre ces diverses modalités électritriques, une évidente parenté, mais, en fait, il ne s'agit que d'une parenté bien éloignée. Les *petites tumeurs épithéliales* justiciables de la *fulguration en miniature* n'ont, en effet, rien à voir avec les *gros cancers* auxquels s'attaquent la *fulguration unipolaire, la voltaïsation bipolaire ou l'électro-coagulation.* Et, de plus, le *mode d'action* de chacun de ces trois modes électriques a son *individualité* très distinctive. On peut en juger par ce que Doyen dit lui-même :

La méthode de la voltaïsation bipolaire et de l'électro-coagulation thermique réalise un « progrès énorme ». Elle agit non plus à 3 ou 4 millimètres, seulement, au-dessous de la surface fulgurée, comme les étincelles de la fulguration unipolaire, mais bien, à 4 et 8 centimètres·de profondeur. Si bien qu'en trente secondes, « *elle accomplit une destruction cent fois supérieure en volume* » à celle que peut donner l'étincellage de Keating-Hart.

Bref, l'emploi rationnel de la méthode « n'aboutit à rien moins qu'à la *disparition complète et définitive* de tous les cancers de la peau, des orifices muqueux et des cavités muqueuses accessibles, à la seule condition qu'ils soient traités assez à temps, c'est-à-dire : avant la période de généralisation ganglionnaire et viscérales ». Tout cela est en vérité fort beau, et certes, ce n'est plus de la miniature. Mais c'est trop différent des résultats connus de la fulguration pour que nous en puissions parler.

Il est, au reste, une raison meilleure encore, pour motiver la limitation de ce rapport, notamment en ce qui regarde la *voltaïsation bipolaire* et *l'électro-coagulation.* Doyen déclare, en effet, que pour assurer le succès de sa méthode, il ne suffit pas d'employer les dispositifs spéciaux qui lui ont permis de porter à leur *maximum* les effets de la *fulguration bipolaire* et de la *thermo-pénétration.* Il faut, en outre et concurremment, recourir aux procédés *d'immunisation,* de *vaccination,* qui lui sont personnels. Or, il est évident que cette adjonction de sérums variés donne à sa méthode un *caractère mixte,* qui ne lui laisse pas de place dans un travail visant uniquement la *valeur intrinsèque de l'étincelle de haute fréquence et de haute tension.* La même réflexion s'applique, en toute évidence, aux résultats que Keating-Hart demande, maintenant, à *l'influence combinée de la fulguration et de la radiothérapie.*

Depuis que Keating-Hart a fait connaître sa méthode au Congrès de Milan de 1906, la bibliographie complète de la question a pris des proportions trop grandes pour qu'elle puisse figurer ici. La seule chose qui me semble nécessaire, c'est de donner la liste des travaux tout à fait indispensables à lire. La voici :

Bergonié. — La Fulguration. Méthode de Keating-Hart pour le traitement du cancer. — *J. de Méd.* Bordeaux, 1908, p. 405-411.

Léon Bizard. — Considérations sur le traitement du cancer par la « Fulguration ». (Méthode du Dr Keating-Hart.) — Tiré à part, *Ann. de Thérap., Dermat. et Syphil.* Paris, 1908.

Bordier. — Adénites néoplasiques. Fulguration. — In *Traité de Chirurgie* de Le Dentu et Delbet, 2e édit., p. 218-219, t. XII. Paris, 1909.

Czerny (de Heidelberg). — Ueber die Blitzbehandlung des Krebses. — *München. med. Wochenschr.,* 11 février 1908, p. 265-270, n° 6.
— XXXVIIIe Congrès allemand de Chirurgie. — Berlin (14-17 avril 1909).
— *Association Française de Chirurgie,* Paris, 1909.

René Desplats (de Lille). — Un nouveau traitement médico-chirurgical du cancer. Méthode du Dr Keating-Hart. — *Bull. de la Soc. des Sciences méd. de Lille,* novembre 1907.
— Contribution à l'étude de la fulguration dans le traitement des cancers. — *Arch. d'Électr. méd.,* n° 249, 10 novembre 1908. Bordeaux.
— Les résultats éloignés de la fulguration (Rapport présenté au Congrès de Toulouse). — *Arch. d'Électr. méd., expér. et clin.,* n° 290, 25 juillet, p. 627 et suiv. Bordeaux, 1910.

Paul Devron. — Fulguration et cancer. Etude sur la méthode de Keating-Hart. — *Th. Doct.* Montpellier, 1910. — (Cette thèse contient la bibliographie complète et très exacte de la question.)

Doyen. — Sur la destruction des tumeurs cancéreuses accessibles par la méthode de la voltaïsation bipolaire et de l'électro-coagulation thermique. — *Rev. clin. de Méd. et Chir.,* n° 11, nov. 1909. Paris.

Dubois-Trepagne (de Liége). — Le traitement du cancer par l'étincelle de haute fréquence. — *Scalpel*. Liége, 1907-1908, p. 481-483.
— Fulguration, fulguro-exérèse et keating-hartisation. — Extrait des *Ann. de Méd. phys.*, 1909, 1ʳᵉ livraison. Anvers.

Duret. — Tumeur cancéreuse volumineuse de la région cervico-maxillaire considérée comme inopérable. — *Arch. d'Électr. méd.*, 10 janvier 1909, p. 36.
— Quelques considérations sur la fulguration dans les cancers. — *Arch. d'Électr. méd.*, 25 août 1909, p. 627-639.

C. Juge (de Marseille). — Chirurgie du cancer et fulguration. — Tiré à part des *Arch. prov. de Chir.*, n° 9, septembre 1908. Paris.

De Keating-Hart. — Traitement du cancer par la fulguration. — *Soc. de l'Int. des hôp. de Paris*, 27 mai 1909.
— *La fulguration et ses résultats dans le traitement du cancer, d'après une statistique personnelle de 247 cas.* — Avec 97 fig. dans le texte et hors texte. Maloine, édit. Paris, 1909.

J.-A. Rivière. — Traitement des tumeurs malignes par les étincelles et effluves de haute fréquence. — *Ann. d'Électrobiologie et de Radiologie*. Fasc. 10 oct. 1909. Paris.

Eugène Rochard. — De la fulguration dans le cancer. — *Bull. gén. de Thérap.*, t. CLVIII, 12ᵉ livraison, 30 sept. 1909, p. 441-447. Paris.

Tuffier. — Action physio-pathologique des agents physiques dans la thérapeutique du cancer. *Bull. de l'Acad. de méd.*, 25 mai 1909.

E. Albert-Weil. — La fulguration dans le cancer. *Journ. de Physioth.*, n° 75. 15 mars 1909.

A. Zimmern. — *La fulguration. Sa valeur thérapeutique. (Les actualités médicales.)* J.-B. Baillière et fils, 1 vol. in-18. Paris, 1909.
— L'étincelle électrique en médecine et la fulguraiion. — *Presse méd.* Paris, 1908, p. 803-806.
— Courants de haute fréquence et action ouloplasique (essais sur les résultats de la fulguration). — *Presse méd.*, n° 8, 27 janvier 1909.
— La fulguration dans le cancer. Son mode d'action probable. — *Tribune méd.*, n° 6, 6 février 1909.
— Valeur réelle de la fulguration. — *Tribune méd.*, n° 26, 26 juin, p. 405-406. Paris, 1909.

En outre, il faut se reporter attentivement à tout ce qui s'est dit dans les sociétés savantes et les Congrès :

Association française pour l'étude du cancer, 15 février à 19 juillet 1909, et 17 janvier à 16 juillet 1910 (sous presse).
Société de Chirurgie, depuis le 14 octobre 1908.
XXIᵉ et XXIIᵉ Sessions de l'Assoc. Française de Chir., Paris 1908-1909.
XXXVIIᵉ Congrès de Berlin, 21-24 août 1908.
XXXVIIIᵉ Congrès de la Société allemande de Chirurgie, tenu à Berlin du 14 au 17 avril 1909.

Comptes rendus de la Société de Biologie, Paris, depuis 21 novembre 1908
    jusqu'à 24 avril 1909.
XIe Congrès de Physiothérapie des Médecins de la langue française. Paris,
    13-14-15 avril 1909.
Société de Thérapeutique, 20 janvier 1908.
Société française d'Électrothérapie et Radiologie, 25 mars 1909.
Congrès international de médecine, Budapest, 1909.

Pour mettre au clair le dossier actuel de la fulguration, il
faut avant toute chose, assurément, voir dans quelle mesure les
faits s'adaptent aux assertions des fervents de la méthode nouvelle, mais, pour simple qu'il paraisse, ce travail de contrôle
ne laisse pas que d'être, en maintes circonstances, fort délicat.
Je ne crois donc pas inutile de signaler, dès maintenant, les
principaux écueils susceptibles d'égarer notre jugement.

Il y a d'abord le *trompe-l'œil des statistiques globales* et des
fameux *pourcentages* qui, sans autre base de calcul que l'accou-
plement plus ou moins prémédité de quelques maigres unités,
n'ont, la plupart du temps, d'autre valeur que de nous aider à
prendre nos désirs pour des réalités.

Une autre cause d'erreur, d'ailleurs immanquable toutes les
fois qu'on parle de guérison du cancer par un procédé quelconque, provient, en premier lieu, de ce que, trop souvent, les
promoteurs de tout procédé nouveau semblent ignorer que *les
examens histologiques les mieux faits sont parfois sujets à
revision.* Vient ensuite l'habituel oubli : soit des *guérisons très
prolongées que les opérations larges et précoces possèdent à leur
actif,* soit des succès que d'autres méthodes ont pu donner.
Quant aux *cicatrisations souvent fort belles qu'on obtenait autrefois avec les caustiques,* notamment avec la pâte arsenicale de
frère Cosme, elles sont passées sous silence, tout à fait.

Voici plus fâcheux encore : Dans l'énumération laudative des
avantages de toute nouvelle médication anticancéreuse, il
semble qu'on parte toujours de ce principe, que tout cancéreux
non traité est condamné sans appel et dans le plus bref délai.
Or, il n'est rien de plus inexact, et tout chirurgien, d'âge moyen,
pourrait citer quelques exemples rares, mais fort nets, de *survies
« extraordinaires »,* de *rémissions « étonnantes »,* ou même de
régressions « surprenantes », observées chez des *cancéreux non
traités.*

Ceci posé, abordons l'étude directe des faits et, pour conclure en toute connaissance de cause, posons-nous les questions suivantes :

A) — *La fulguration est-elle, oui ou non, une opération grave?*

B) — *Quelle est la portée de ses vertus analgésiques et hémostatiques?*

C) — *Que faut-il penser de son influence sur la cicatrisation des plaies et sur l'évolution même du cancer?*

D) — *Quels sont, enfin, ses résultats actuels?*

A. — La mortalité globale accusée par Keating-Hart est de 13 p. 100. D'autres statistiques donnent, sans doute, une mortalité beaucoup plus élevée. Mais quand il s'agit de cancer, on aurait mauvaise grâce à se montrer trop exigeant. On peut donc admettre, d'une manière générale, que la *fulguration* n'est point, à proprement parler, *une opération grave par elle-même.*

Il faut toutefois se garder de croire, comme Keating-Hart le prétend, que la fulguration « n'aggrave pas, toutes choses égales d'ailleurs, le pronostic de toute opération pratiquée chez les cancéreux ». *La vérité est qu'elle est parfois coupable de complications sérieuses et même qu'elle peut tuer sans phrase.*

A cet égard, sur trois décès auxquels j'ai moi-même assisté, deux me semblent instructifs.

L'un d'eux est celui d'un homme de cinquante-huit ans, opéré dans mon service de la Salpêtrière, le 26 novembre 1908 au matin. Intensivement fulguré après ablation d'un gros lymphosarcome du cou, il est mort le soir même à 10 heures, et je ne pense pas qu'il faille se contenter de dire, comme Keating-Hart, qu'il est mort « sans doute par lésion du pneumogastrique ». Ce qui l'a tué, c'est bel et bien l'étincellage intensif et prolongé de tous les nerfs de quelque importance qui traversent la région cervicale profonde.

L'autre fait concerne un homme jeune encore, atteint d'un cancer du rectum assez limité, mais trop haut situé pour qu'il fût possible de pratiquer une ablation par voie basse, si bien que je me proposais de pratiquer d'abord un anus artificiel. Puis, théoriquement séduit par ce qui se disait alors des succès de la fulguration dans le traitement du cancer du rectum, je renonçai à mon premier projet et je priai Keating-Hart de me prêter son concours.

La fulguration fut donc pratiquée après curettage des masses bourgeonnantes les plus friables. La paroi abdominale s'est aussitôt après l'intervention montrée dure et rétractée. L'opéré est mort le lendemain, après avoir enduré des douleurs de ventre atroces que rien n'a pu calmer. « Mort par myocardite », dit Keating-Hart, en insistant sur le grand amaigrissement du patient, sur l'absence d'élévation thermique et sur ce fait que le pouls était incomptable. Cette myocardite me laisse incrédule, et ce qui a tué le malade, c'est, j'en ai peur, la fulguration trop intensive, peut-être même trop pénétrante du péritoine.

Quant aux *complications immédiates* possibles de la fulguration, Keating-Hart, lui-même, les signale.

Ses convictions sur le rôle vivifiant de l'étincellage l'empêchent de croire au *Shock* (et en cela il a tort), mais il admet que, chez les cancéreux très affaiblis, la fulguration peut aggraver le pronostic en allongeant l'intervention. Il reconnaît enfin qu'il y a « des *précautions à prendre en certaines régions* », telles que le thorax ou les lieux de passage de nerfs importants. « Sur le thorax privé de la couche musculaire qui le recouvre, la longue étincelle produit des variations importantes du rythme et de la tension cardiaque qu'il faut surveiller attentivement. »

Pour les gros nerfs qu'il convient de ne fulgurer qu'avec respect, Keating-Hart accorde une mention spéciale au pneumogastrique. Touché par l'étincelle, ce cordon nerveux peut, dit-il, causer des troubles si graves « qu'il vaut mieux le réséquer que le fulgurer ». (Pour mon compte, j'aimerais mieux ne pas y toucher du tout.)

Dans cette liste des périls immédiats à éviter, il ne faut pas oublier l'*escharification* possible des gros vaisseaux.

Un autre inconvénient de la fulguration, c'est qu'au point de vue de *l'asepsie*, elle n'offre pas les garanties habituelles d'une opération simplement chirurgicale. *Le matériel électrique* énorme et compliqué dont elle exige l'apport dans nos salles opératoires et, surtout, les *manipulations multipliées* auxquelles se livre la main, gantée ou non, du fulgurateur sont, à cet égard, peu rassurantes.

A supposer qu'on prenne les précautions voulues pour se mettre à l'abri de toute cause d'infection (la chose est évidemment possible), il n'en demeure pas moins certain que dans les effets immédiats de l'étincellage il en est plus d'un ne permettant pas de croire avec Keating-Hart : qu'une plaie bien fulgurée soit aussi prête à se réunir par première intention que s'il n'y avait pas eu d'étincellage.

Telles sont, par exemple, les *modifications tissulaires*, bien voisines de l'escharification proprement dite, qui résultent toujours de la fulguration la mieux conduite. La *lymphorrée* souvent excessive que provoque l'étincellage parle dans le même sens. Peu importe qu'elle soit ou non toxique, comme plusieurs chirurgiens l'affirment. Peu importe qu'elle ait ou non, grâce à sa richesse en éléments polynucléaires, le rôle préservateur et phagocytaire auquel, du reste, Keating-Hart ne croit plus. Le fait seul de sa présence suffit pour que les plaies fulgurées ne soient pas assimilables à celles qui ne l'ont pas été.

Keating-Hart met volontiers les insuccès, les périls ou les simples désavantages précités sur le compte d'une *mauvaise technique*. Mais, ne déclare-t-il pas, lui-même, qu'il est impossible de donner une formule fixe du *dosage de l'étincelle* et qu'une longue expérience peut, seule, donner la possibilité de mesurer l'étincellage, de le maîtriser ou de le conduire à sa guise? Nous avons, partant, le droit de penser que la fulguration ne vaut que par le tour de main du fulgurateur et que, par conséquent, les règles de sa bonne technique sont encore loin de se recommander par leur précision. Les réserves que nous venons de formuler conservent donc leur portée.

B. — Les propriétés *analgésiques* de la fulguration ne sont pas douteuses. Elles ont été vérifiées par tous ceux qui ont fulguré ou vu fulgurer. L'effet *hémostatique* est moins flagrant, mais il est réel. Des hémorragies en nappe même abondantes s'arrêtent généralement assez bien sous l'étincellage, soit par vaso-construction, soit, comme le pense aujourd'hui Keating-Hart, par la production de petits caillots obturateurs. Les effets *hémostatiques* de l'étincellage n'ont pas en pratique une grande portée, mais il en est, on le conçoit, tout autrement de ses effets *analgésiques*. Ils ont, en maintes circonstances, soulagé des malades torturés par des souffrances que plus rien ne calmait et, par conséquent, ils donnent à la fulguration une valeur palliative indiscutable.

A propos des propriétés analgésiques de la fulguration, Zimmern fait un rapprochement digne d'être relevé. « Il y a, dit-il, dans l'analgésie, l'infiltration séreuse, la qualité de la cicatrice, trois caractères propres aux *brûlures électriques* (par contacts accidentels avec des appareils ou des fils transportant du courant à haut voltage) dont on ne saurait manquer de saisir l'analogie avec la rémission des douleurs, la lymphorrée et le mode de réparation que procure cette autre sorte de brûlure dépouillée de l'effet électrolytique et de l'effet d'arc, celle de l'étincelle de résonance. »

C. — Les *cicatrices* consécutives à la fulguration pratiquée après l'ablation au bistouri de masses cancéreuses plus ou moins volumineuses, sont *remarquables* par la *rapidité de leur formation*, leur *souplesse* et leur caractère *esthétique*. C'est, du reste, comme le spécifie Zimmern, ce que l'on peut obtenir dans toutes les brûlures électriques. La peau « se montre lisse, souple, douce au toucher, sans jamais présenter l'aspect irrégulier, chéloïdien et les tiraillements des brûlures ordinaires ».

Le fait n'est pas *constant*, tant s'en faut, mais une série d'observations très probantes démontrent qu'il est *réel en beaucoup de cas*. Ces observations établissent, en outre, que ces belles cicatrices peuvent s'obtenir aussi bien après *exérèse complète* qu'après *exérèse incomplète;* aussi bien pour des néoplasmes considérés comme *opérables*, en chirurgie courante, que pour quelques-uns de ceux dont l'étendue est telle qu'il est habituel de les considérer comme *inopérables*.

Ce sont précisément les faits de cet ordre qui ont donné la sensation d'un *fait nouveau* et qui ont valu à la méthode de Keating-Hart d'être mise à l'épreuve par un grand nombre de chirurgiens, à l'étranger comme en France, dès que la présentation, aux sociétés savantes, des opérés de Keating-Hart et de Juge eut permis la vérification des résultats obtenus.

Toutefois, après une première période d'emballement, celle du désenchantement est assez vite venue, et le revirement est, on peut le dire, général aujourd'hui. Déjà, nous avions comme un instinctif mouvement de recul, devant plus d'une exagération de langage. La *fougue cicatricielle* nous causait un entraînement médiocre et sa magique influence sur la *fonte, à distance, de nodules néoplasiques ou de masses ganglionnaires non touchées par l'étincelle*, nous mettait sur la défensive.

Puis, en Allemagne comme en France, les *insuccès* se sont multipliés, en même temps que les *accusations précises*. Parmi ces dernières, il en est, sans doute, qui relèvent trop ouvertement du parti pris. Telle est, par exemple, la *négation pure et simple* des beaux résultats cicatriciels obtenus. Par contre, il en est d'autres, il en est deux surtout, beaucoup plus troublantes.

La première vient de ce que nombre d'observations ont prouvé que, trop souvent, les belles cicatrices de la fulguration ne sont, en réalité, que des *cache-misères*. La seconde, plus grave encore, c'est que, dans plusieurs cas, lorsque l'exérèse au bistouri n'a pas été tout à fait complète, on a vu *l'évolution néoplasique s'accélérer de très évidente façon*.

J'entends bien que, pour les fervents, il ne faut voir dans tout cela que les effets d'une technique *défectueuse*, et d'un *mauvais dosage de l'étincelle*. La *courte étincelle* ne pouvant agir qu'à la manière d'un *caustique dangereux*, serait seule capable de donner un *coup de fouet* au mal, tandis que la *longue étincelle*, bien loin de jamais causer pareil méfait, aurait, tout au contraire, le secret des *actions à distance*, qui entraînent la *disparition* des infiltrations cancéreuses, même en des régions non touchées par elle.

Je n'ai certes pas la compétence nécessaire pour dire ce que valent ces affirmations. Mais il me semble bien cependant qu'une différence de quelques centimètres de longueur entre deux étincelles, constitue un argument trop court, pour réduire à néant toute contradiction.

En tout cas, quand on voit des chirurgiens comme Czerny, Abel, Nélaton, etc., affirmer que la *fulguration peut activer la marche du cancer;* quand ce sont des observateurs comme Menetrier ou Zimmern qui vérifient la réalité de ce péril, il est plus naturel, en vérité, de croire au fait qu'ils dénoncent, fût-il exceptionnel, que d'admettre l'infaillibilité des régressions

lointaines provoquées par la fulguration. D'autant que la régression de nodules néoplasiques peut s'observer en dehors de toute
fulguration et que les masses ganglionnaires dont on observe
la fonte après fulguration, peuvent très bien n'être que de simples
adénites inflammatoires.

Le seul fait qui soit de nature à faire admettre qu'il y a
vraiment, peut-être, quelque chose de *spécifique* dans l'action
cicatrisante de l'étincellage, c'est que, dans quelques cas bien
observés, les récidives locales qui se font après fulguration
semblent retardées, et, quand elles se produisent, elles offrent,
par leur allure et leur limitation, un caractère de bénignité
relative assez particulier. Ce serait précisément ces *récidives
encerclées* et *torpides* qui réclameraient les *fulgurations itéra-
tives*, vivement conseillées, en pareil cas, par Keating-Hart et
Desplats. Mais, ici encore, il y a place au doute, et Lucas-Championnière, avec sa longue expérience, n'a pas manqué d'observer
qu'il y a plus d'une analogie entre les succès de la fulguration
et ceux que donnaient autrefois l'emploi des caustiques et
surtout la pâte arsenicale de frère Cosme.

Les conditions favorables étaient de même ordre : larges
épithéliomas de la peau, cancers à marche lente, âge avancé des
sujets. Mêmes similitudes dans les résultats : création d'un sol
fibreux rebelle aux récidives *in situ*, ou, tout au moins, capable
de les encercler et de leur imprimer une torpidité de bon
augure. Possibilité de voir diminuer ou disparaître des engorge-
ments ganglionnaires. Production d'une quantité prodigieuse
de sérosité parmi les effets de la cautérisation. Action portant
sur les parties malades et respectant les parties saines.

Quant à cette action d'immunisation locale dont Keating-
Hart fait si grand cas et qui, d'après lui, permettrait, pendant
l'étincellage, de manipuler les plaies à sa guise sans risquer
d'essaimer, jamais, les germes cancéreux, elle reste purement
hypothétique.

En présence des *cicatrisations* vraiment particulières qui
suivent l'étincellage, on ne pouvait manquer d'en rechercher le
pourquoi.

Deux points de vue très différents ont, ici, dirigé les observateurs. Les uns, convaincus que la fulguration n'est, au demeurant, qu'un moyen physique de poursuivre une localisation cancéreuse, se sont contentés, sans autre arrière-pensée, d'interroger l'*histologie* des modifications tissulaires consécutives à la fulguration. Les autres, persuadés qu'il y a dans les effets de la fulguration les signes évidents, bien que mystérieux, d'une réelle *spécificité* anticancéreuse, ont épuisé la série des hypothèses possibles, pour étayer leurs espoirs. Les deux meilleurs exemples des variétés d'interprétation auxquels ces deux orientations peuvent conduire, nous sont fournis par l'opinion que Tuffier a formulée au Congrès de Bruxelles de 1908 et par celle que Keating-Hart a développée dans notre séance du 16 juillet dernier.

Tuffier, se basant sur une série de constatations histologiques faites avec la collaboration de Mauté, conclut de la manière suivante : L'étincelle n'a aucune action spécifique sur la cellule cancéreuse. Elle ne vaut que par les phénomènes réactionnels, d'ordre purement inflammatoire, qu'elle provoque au niveau du tissu conjonctif et qui finissent par étouffer les amas néoplasiques, dans les mailles d'une gangue fibreuse plus ou moins résistante. La fulguration est donc tout simplement une *méthode sclérogène*, tout comme l'air chaud à 300 ou 400 degrés.

Keating-Hart a d'abord admis que la fulguration à *dose anticancéreuse* agissait par une sorte de *stupéfaction*, de *sidération* de la cellule cancéreuse. Mais, quand il s'agit de fulguration, Keating-Hart a mieux que des convictions, il a la foi. Le caractère purement local de son interprétation première ne pouvait donc longtemps le satisfaire, et, très vite, il a eu la hantise du *fait nouveau* qui lui permettrait de donner à ses intuitions une couleur scientifique.

Or, ce fait nouveau, Keating-Hart croit l'avoir trouvé dans les expériences de Ghilarducci, expériences qu'il a répétées lui-même avec le concours de Lhermitte. Ces expériences établissent que la fulguration du sciatique chez le lapin et le cobaye provoque, dans les régions médullaires correspondant aux régions fulgurées, des lésions analogues à celles que l'on observe à la suite des traumatismes portant sur les nerfs périphériques. Et cela, sans modification aucune des cordons nerveux intermédiaires ni des ganglions spinaux.

Les hypothèses que Keating-Hart n'avait fait, jusqu'ici, qu'esquisser, ont aussitôt pris corps dans son esprit, et voici les trois propositions qui, maintenant, résument sa manière de voir :

a. — *L'étincelle donne des résultats heureux sur le cancer, sans destruction directe du néoplasme*;

b. — *L'étincelle n'a aucune action sur la tumeur elle-même, elle agit sur le tissu sous-jacent*;

c. — *Cette action est d'ordre trophique et s'exerce probablement par l'intermédiaire des centres nerveux.*

Avec cette conception, nous voici donc bien loin des providentielles *chasses de lymphe* et de la *fougue cicatricielle*, et c'est Keating-Hart lui-même qui prend le soin de nous arracher nos illusions premières! Ce sont, dit-il, *des apparences trompeuses* qui nous ont fait croire à l'action cicatrisante. Si de « larges pertes de substances ont été, sous nos yeux, comblées », ce n'était point de la *cicatrisation vraie*, ce n'était que de *l'autoplastie spontanée* par cet « énergique appel des tissus mous environnants » dont la fulguration aurait le secret. Les *courtes étincelles* ont, *seules*, la propriété de provoquer des *cicatrisations rapides*. Quant à l'*étincelle* de haute fréquence, longue de 7 centimètres, au moins, *loin d'activer la cicatrisation, elle la retarde.*

En somme, pour Keating-Hart, l'*étincelle de haute tension* à dose fulgurante, c'est-à-dire à *dose anticancéreuse*, a perdu toute vertu destructive ou cicatrisante, et les seuls effets qu'elle engendre sont d'ordre *physiologique*. Elle agit donc, en quelque sorte, à la manière de la foudre ou des courants industriels puissants, lorsqu'ils déterminent, par action dynamique à distance, des paralysies temporaires *sine materia*. Keating-Hart aurait même pu compléter la comparaison par le rappel des deux faits que Ledoux-Lebard nous a cités comme exemple de guérison de tumeur maligne par la foudre.

Rien de plus déductif, en vérité. Mais les assertions premières sur lesquelles Keating-Hart se base, sont-elles autant de vérités démontrées? Les hommes les plus compétents, je crois, ne le pensent pas. Si bien que, malgré les expériences de Ghilarducci, nous ne sommes pas convaincu. Bref, tout cela reste encore trop théorique et nous n'avons pas plus de raisons d'y croire que d'accorder, par exemple, à l'étincellage la propriété de verser des cytolisines dans le courant circulatoire, ou de précipiter les colloïdes toxiques sécrétés par certains néoplasmes.

Dans l'espèce, le mieux nous paraît être de n'exagérer ni dans un sens ni dans l'autre. Si Keating-Hart va trop loin, il n'est pas moins excessif, peut-être, de refuser aux effets de l'énergie électrique toute personnalité, et, parmi tous ceux qui ont étudié la question, Zimmern est, sans doute, celui qui reste dans la note la plus juste.

Zimmern se base d'abord sur les phénomènes inflammatoires et réparateurs très remarquables qui se produisent au niveau de toute plaie fulgurée et que nombre d'expérimentateurs ont mis en évidence (Wasielewsky et Hirschfeld, Bergonié et Tribondeau, Menetrier et Zimmern). Il s'appuie, d'autre part, sur les constatations histologiques, plus haut citées, de Tuffier et Mauté. Il arrive, de la sorte, à formuler les propositions suivantes :

L'étincelle électrique, malgré les effets destructifs qu'elle possède assurément, n'a pas, à proprement parler, d'action destructive. Elle paraît surtout apte à produire des *phénomènes réactionnels*. On ne saurait, davantage, lui concéder une action de sidération sur les éléments cellulaires. La meilleure preuve en est qu'elle peut, au contraire, les exciter et, par là même, activer la marche des tumeurs. Cette propriété trophique jusqu'ici restée dans l'ombre, peut être désignée sous le nom d'*action ouloplasique* et se retrouve dans les principales modalités des courants de haute fréquence.

En somme, conclut Zimmern, la réaction du tissu conjonctif provoquée par l'action ouloplasique de l'étincelle est, « dans la fulguration, le phénomène dominant, et l'activité cicatricielle, vraisemblablement, l'unique bénéfice de la méthode ». « Toutefois, il n'est pas illogique d'admettre » que les coulées conjonctives amenées par la fulguration, puissent offrir « sinon une barrière, du moins un obstacle à l'extension d'une repullulation *in situ* ».

D. — Les *résultats* actuels de la fulguration et les enseigne-ments qu'ils comportent, au point de vue des indications de la méthode, doivent être recherchés dans les travaux et les statistiques de ceux qui ont le plus d'expérience de la méthode. Ici, plus d'une difficulté se présente, surtout au point de vue du classement des faits.

Voici, par exemple, comment Keating-Hart divise les 247 cas constituant sa statistique personnelle intégrale, arrêtée en mai 1909 :

« *J'ai*, dit-il, *divisé mes résultats en trois catégories :*

a. — *Mes morts opératoires (immédiates ou dans un court laps de temps) ;*

b. — *Les cas soumis à un simple traitement palliatif, c'est-à-dire là où je n'ai pu appliquer ma méthode intégrale ;*

c. — *Les cas soumis au traitement curatif, c'est-à-dire ceux chez qui l'exérèse des lésions macroscopiques minimum néces-saire a pu être pratiquée, subdivisés eux-mêmes en deux catégo-ries :*

1° *Les cas où les lésions, systématiquement ou non, n'ont été enlevées qu'au plus près ;*

2° *Ceux où elles ont été enlevées largement.* »

(Que veut dire exactement Keating-Hart quand il parle du minimum nécessaire de l'exérèse? Il m'a toujours paru difficile de le préciser.)

Juge, de son côté, adopte la classification suivante :

A. — *Cas inopérables par la chirurgie pure et incurabies par tout autre moyen, traités par la méthode de la fulguration et actuellement en vie et cicatrisés (avec ou sans retouche). Ancien-neté de leur guérison (apparente) ;*

B. — *Cas à la rigueur opérables par la chirurgie pure, mais avec grands délabrements. Traités par la méthode et actuelle-ment en vie et cicatrisés ;*

C. — *Cas opérables normalement. Traités par la méthode et actuellement en vie et cicatrisés ;*

D. — *Cas inopérables et soulagés ;*

E. — *Echecs ;*

F. — *Morts d'affections intercurrentes.*

En présence de ces à peu près, la vision nette des choses est évidemment laborieuse. Pour ma part, en tout cas, sans le secours du substantiel et consciencieux rapport que René Desplats vient de présenter au Congrès de Toulouse, je ne sais trop comment je m'y serais pris, pour bien trouver le plan de clivage qui sépare des groupes à contours pareillement sinueux. Je vais donc procéder à la manière de Desplats et classer les faits publiés en trois groupes :

Premier groupe. — *Cas trop étendus pour qu'il soit possible de pratiquer, avant fulguration, une exérèse complète des masses cancéreuses macroscopiquement visibles ou tangibles.* (C'est-à-dire : cas considérés comme tout à fait inopérables en pratique.)

Deuxième groupe. — *Cas étendus dans lesquelles cette exérèse est réalisable ou semble l'être, sans qu'il soit possible de porter le bistouri en tissu sain au delà des limites présumées de l'infiltration larvée.* (Par conséquent : cas dans lesquels la seule exérèse chirurgicale ne peut donner aucun succès réel.)

Troisième groupe. — *Cas largement opérables au bistouri.*

Premier groupe. — Sur 88 cas prélevés sur les statistiques de Keating-Hart, de Juge, de Dubois-Trepagne et sur la sienne propre, Desplats trouve que 7 malades seulement ont retiré un bénéfice de la fulguration. (Obs. n°ˢ 134, 312, 358 et 130 de la statistique de Keating-Hart; obs. n° 81 de la statistique de Desplats; obs. n°ˢ 62 et 49 de la statistique de Juge.)

La lecture de ces observations ne laisse aucun doute sur la réalité des bénéfices obtenus au point de vue du soulagement des malades, du relèvement de leurs forces, de la prolongation relative de leur existence avec transformation louable ou même cicatrisation des plaies horribles et sanieuses qui les torturaient.

Mais, Desplats le reconnaît lui-même, dans la grande majorité des cas de ce premier groupe, les prétendus bienfaits de l'action à distance de l'étincellage sont plutôt rares, et les localisations secondaires non touchées « continuent à évoluer pour leur propre compte ». A supposer qu'il y ait réparation partielle ou totale, la cicatrice ainsi formée ne saurait donc jamais être, comme l'a dit Tuffier, qu'un véritable *cache-misère*.

La conclusion à laquelle on se trouve ainsi conduit est donc plus formelle encore que ne le reconnaît René Desplats; elle n'a pas, comme il le pense, d'exceptions possibles, et les premiers espoirs que nous avait donnés la valeur palliative de la fulguration sont définitivement ruinés. *Dans les cas inopérables au bistouri, il est désormais acquis que la fulguration est contre-indiquée.* Nous n'avons même plus le droit de mettre à contribution la double propriété analgésique et hémostatique de l'étincelle pour l'employer, à titre de palliatif temporaire, dans la thérapeutique du cancer utérin, ainsi que plusieurs gynécologistes l'ont cependant fait avec un certain succès.

Deuxième groupe. — Desplats a relevé 139 observations de malades fulgurés depuis un an à trois ans et plus pour des tumeurs dont les limites se sont prêtées à l'exérèse des masses cancéreuses tangibles ou visibles sans possibilité de porter le bistouri en tissu sain. Sur ces 139 cas il y a : 65 récidives dans un délai qui varie de moins un an à plus de deux ans et 73 cicatrisations qui se sont maintenues sans récidives dans un délai qui varie d'un an à un peu plus de trois ans.

Parmi les cas étiquetés « récidives moins d'un an après la fulguration », aucun n'est probant. Deux cas de cancer utérin traités par amputation du col, et n'ayant récidivé qu'au bout de cinq mois, n'ont, en effet, rien de très extraordinaire, et je ne crois pas qu'il y ait lieu de souligner beaucoup cette remarque de Dubois-Trepagne, « qu'un ostéo-sarcome de la cuisse amputée et fulgurée sur le moignon n'a récidivé que dix mois après l'intervention, alors qu'un cas superposable (même âge, mêmes lésions, mêmes conditions) a récidivé immédiatement ».

Parmi les 17 récidives observées dans la première et la deuxième années, il y a mieux à trouver. Certaines observations sont même fort curieuses. Les quatre suivantes entre autres :

Obs. 378 de la statistique de Keating-Hart : Cancer récidivé du sein; cicatrisation rapide qui a duré quatorze mois. Mort par cancer de l'estomac.

Obs. de Desplats citée à la page 633 de son rapport : Cancer du sein abandonné comme inopérable huit jours avant son intervention. Cicatrisation parfaite jusqu'à la mort causée par généralisation méningée, treize mois après la fulguration.

Obs. de Desplats citée à la page 633 de son rapport : Grave épithélioma térébrant de l'orbite. Treize mois de guérison apparente.

Obs. n° 20 de la statistique de Keating-Hart : Cancer du rectum trois fois fulguré. Le patient est aujourd'hui dans un excellent état de santé générale quatre ans après la première intervention.

Que disent enfin les cas de cicatrisations plus ou moins prolongées que Desplats range sous le titre de guérisons?

Parmi les observations qui répondent à ce groupe, il en est sans doute une qui ne signifie pas grand'chose (cicatrisation de vingt-deux mois dans un cas d'épithélioma du prépuce) et une autre des plus contestables (obs. 292 de la statistique de Keating-Hart, p. 67). Cette observation concerne, en effet, un cancer du plancher buccal développé chez une femme de soixante-cinq ans, fulgurée le 3 novembre 1908, dans le service du professeur Quénu. Keating-Hart la donne comme exemple de non-récidive actuelle, alors que Quénu affirme le contraire et que Pierre Delbet, lors de la présentation de la malade à notre Société, a eu la même impression par le toucher de la base de la langue.

Les cinq observations que Keating-Hart donne comme des cicatrisations datant de trois ans et plus ne sont pas non plus très significatives. Si l'on excepte, en effet, l'observation 42 (volumineux cancer ulcéré du sein adhérent au squelette, opéré le 22 avril 1909 et cicatrisé depuis plus de trois ans), les quatre autres ne sont pas autre chose que des exemples d'épithéliomas curables par n'importe quel procédé. (obs. n°ˢ 58 *bis*, 59, 18, 68 de la statistique de Keating-Hart).

Par contre, certains faits sont tout à fait remarquables. J'en citerai trois :

Obs. 26 de la statistique de Keating-Hart : Mme F..., soixante ans. Volumineux épithélioma pavimenteux lobulé de la région cranienne antéro-supérieure ayant envahi le frontal jusqu'au diploé. Deux métastases du péricrane. Considéré comme inopérable par plusieurs chirurgiens des hôpitaux de Marseille. Première fulguration avec curettage le 6 janvier 1907. Cicatrisation parfaite. Récidive au bout d'un an. Nouvelle fulguration le 13 février 1908, c'est-à-dire au bout de treize mois. Exérèse par le Dr Juge (de Marseille). Cicatrisation pendant un an. Nouvelle retouche le 21 février 1909. Depuis cette époque, la malade reste parfaitement cicatrisée et, en juillet 1910, elle se porte très bien.

Obs. 54 de la statistique de Keating-Hart : Mme L..., cinquante-huit ans. Épithélioma térébrant de la région orbitaire, ayant détruit l'œil et envahi les os, dont l'ethmoïde. Exérèse des parties molles par le Dr Raynaud, oculiste de Marseille, en septembre 1907, et curettage des parties osseuses quelques semaines après par le Dr Juge, les deux fois suivies de fulguration par moi. Sans récidive jusqu'en décembre 1909, époque à laquelle la malade a présenté un petit nodule dans la région sous-maxillaire qui a donné lieu à une retouche suivie de fulguration. Actuellement (juillet 1910), la malade se porte bien.

Obs. n° 9 de la statistique de Desplats, page 641 : Branchiome inopérable de la parotide dont l'auteur a présenté l'observation détaillée avec le professeur Duret au Congrès de chirurgie, en 1908, et qui reste cicatrisé depuis deux ans et cinq mois.

Mlle D. A..., trente six-ans, porte depuis quelques années une tumeur de la région parotidienne qui a considérablement augmenté de volume dans ces derniers temps et est, au moment de l'inter-vention, grosse comme deux poings, ulcérée, suintante, partout adhérente. Plusieurs chirurgiens de Paris et de Lille consultés ont refusé d'intervenir. M. le professeur Duret accepte de tenter une intervention qui a lieu le 3 février et qui consiste à extirper la tumeur par morcellement. Fulguration de la plaie opératoire à deux reprises différentes, une première fois le jour même, une seconde fois le 25 février après un léger curage, parce qu'on remarquait quelques petits bourgeons cancéreux. Cette plaie, grande comme la paume de la main, se cicatrise d'ailleurs au bout de deux mois.

Les faits de cet ordre sont évidemment remarquables. Ils suffisent à montrer que, pour les cas envisagés dans le deuxième groupe, la fulguration permet à la chirurgie d'agir, comme le dit Desplats, « *là où elle n'osait plus intervenir* ». Peut-être même confère-t-elle aux malades « *des chances de non-récidive supérieures à celles que donne la chirurgie aban-donnée à elle-même* ».

Ajoutons, toutefois, que l'indication particulière qui en résulte pour la fulguration n'a, sans doute, pas la même valeur pour toutes les localisations cancéreuses.

C'est, de préférence, pour les néoplasmes de la tête, du cou et du sein qu'il semble avantageux de recourir à l'étincellage.

Du côté du rectum et de l'utérus, certains faits établissent, il est vrai, que la fulguration a pu donner quelques résultats favorables, mais, pour ma part, ce que j'ai vu ne m'encourage pas dans cette voie. Assister à l'engouffrement successif des doigts du fulgurateur et de son électrode dans la béance d'une vulve dilatée ou d'un sphincter divulsé ; entendre, en outre, crépiter au fin fond du pelvis un feu de salve des mieux nourris, forment un ensemble opératoire qui me séduit médiocrement.

A l'égard des cancers des muqueuses, de la langue en particulier, je ne crois pas davantage à l'opportunité de la fulguration. *En somme, c'est avant tout et surtout dans les épithéliomas d'origine cutanée, dans les épithéliomas plus ou moins térébrants de la face et du cou, que la fulguration est susceptible de rendre les plus réels services.*

TROISIÈME GROUPE. — La formule actuelle de Keating-Hart, c'est que l'avenir de la fulguration est dans les opérations larges. Si bien qu'à son avis : En présence de *tout cancer dont le volume et les connexions permettent, à la fois, une ablation large et la réunion par première intention* de la plaie qui en résulte, il serait indiqué de *fulgurer toujours* avant de procéder à la suture.

Cette manière de faire a été suivie par Desplats, Juge et Pauchet. Quelles sont donc les raisons qui pourraient nous conduire à l'adopter ? Je n'en vois que deux : l'une basée sur le pouvoir anticancéreux de l'étincelle, et l'autre sur les résultats déjà obtenus. Or, comme la dose dite *anticancéreuse* de l'étincelle ne mérite en aucune façon pareil qualificatif, nous n'avons plus à discuter que sur les résultats obtenus dans les conditions précitées.

Pour établir que ces résultats sont excellents, Keating-Hart publie treize cas (5 cancers de la langue, 6 cancers du sein, 1 cancer du rectum et 1 cancroïde grave des lèvres), dans lesquels l'ablation chirurgicale large a pu être pratiquée avant l'étincellage. « Sur ces 13 malades, dit-il, je n'ai pas une récidive depuis 5 mois au moins et 11 mois au plus. »

Or, voici ce que le temps a fait de ces 13 succès. Au 1ᵉʳ août et d'après les annotations de Keating-Hart lui-même, le cancer du rectum (obs. 490), l'un des cancers du sein (obs. 472), deux des cancers de la langue (obs. 503 et 372) sont en récidive actuelle. Il en est probablement de même pour le cancer du plancher de la bouche de l'observation 292. Si Keating-Hart note la patiente comme étant encore en bon état aujourd'hui, nous avons déjà dit que Quénu et Pierre Delbet ne partagent pas du tout cette opinion. Quoi qu'il en soit de cette dernière divergence, que Keating-Hart nous aidera, sans doute, à trancher par la présentation de la malade, il est trop clair qu'il n'y a pas, dans tout cela, de quoi nous convaincre et dans les *conditions ci-dessus précisées*, nous sommes convaincus qu'*il ne faut pas fulgurer*.

S'il est nettement contre-indiqué de fulgurer les plaies qu'il est possible de réunir par première intention, peut-être faut-il se montrer moins intransigeant quand l'étendue de la perte de substance nous oblige, soit à panser à plat, soit à des autoplasties par trop complètes, soit même à ces rapprochements incomplets, sans contact direct des lèvres de la plaie, dont Keating-Hart est partisan. Quelques-uns le pensent et Zimmern, en particulier, défend sa manière de voir en termes fort persuasifs.

Mais, à supposer qu'il soit avantageux, en pareille circonstance, de mettre à contribution les propriétés ouloplasiques de l'étincelle, nous ne devons pas moins, à l'égard de cette indication particulière, conserver une réserve d'autant plus grande que, précisément, dans les gros cas précités, on est trop loin de pouvoir toujours mener le bistouri en tissu sain, pour ne pas craindre « d'inciter à la prolifération des lobules néoplasiques abandonnés dans la plaie ».

CONCLUSIONS

Les conclusions qui suivent visent exclusivement la valeur des *longues étincelles de haute fréquence et de haute tension* dans le traitement du cancer. Quant aux autres modalités de l'énergie électrique provenant des courants de haute fréquence, telles que les *petites étincelles*, la *fulguration bipolaire*, ou les phénomènes de *thermo-pénétration*, le mode d'action de chacune d'elles possède une individualité trop nette pour qu'il ait été rationnel d'en parler ici. Il en est de même pour les *méthodes mixtes* dans lesquelles ces modalités électriques distinctes se combinent soit avec la radiothérapie, soit avec la sérothérapie.

I. — La fulguration n'a point, par elle-même, d'autre gravité que celle d'une intervention un peu complexe. Elle est *en général bien tolérée*. Il faut néanmoins savoir que cette *bénignité n'a rien d'absolu*.

Chez les sujets très affaiblis, la fulguration peut être une cause certaine de shock, ne fût-ce qu'en allongeant la durée de l'intervention. Chez les sujets encore robustes, il est certain qu'au voisinage de certains organes, des gros vaisseaux, des cordons nerveux importants et des grandes séreuses, elle est capable de provoquer des complications graves ou même mortelles, soit par vulnération directe, soit par action réflexe.

Ajoutons qu'il faut en outre inscrire à son passif : 1° les difficultés du dosage de l'étincelle; 2° le matériel électrique encombrant et compliqué qu'elle exige; 3° les conditions d'asepsie défectueuse créées par les effets locaux habituels de la fulguration. (Modifications tissulaires plus ou moins voisines de l'escharification et lymphorrée.) Toutes conditions qui, dans tous les cas, exigent un très large drainage et ne permettent absolument pas de penser qu'une plaie fulgurée se prête à la réunion par première intention aussi bien qu'une plaie non fulgurée.

II. — L'étincellage est à la fois *hémostatique* et *analgésique*. Ces deux propriétés de l'étincelle avaient beaucoup d'importance à l'époque où la fulguration nous était présentée comme *La méthode des cas inopérables*, et quand nous ne savions pas encore que la fulguration, sans exérèse complète préalable, peut activer l'évolution des infiltrations cancéreuses qui ont échappé au bistouri. Ce temps-là n'est malheureusement plus.

III. — Chez les cancéraux traités par la fulguration, on observe, dans certains cas, des *cicatrices remarquables* par la rapidité de leur formation, leur souplesse et leur caractère esthétique. Ce beau résultat s'observe aussi bien après exérèse complète qu'après exérèse incomplète au bistouri; aussi bien pour des néoplasmes jugés comme opérables en chirurgie courante que pour ceux considérés comme inopérables.

Après fulguration, on peut exceptionnellement assister à la *régression* de nodules cancéreux erratiques et de masses ganglionnaires non touchées par l'étincelle. Mais ces régressions cancéreuses partielles peuvent se faire en dehors de toute fulguration, et les modifications ganglionnaires signalées (dégénérescence fibreuse, étouffement par des travées conjonctives, fonte purulente du parenchyme) pouvant porter sur des ganglions simplement enflammés, rien ne permet d'affirmer que la fulguration possède, à leur endroit, les vertus d'un agent anticancéreux.

Le seul fait qui pourrait le faire un instant supposer, c'est que, dans certains cas, notamment au niveau de la face, du sein, autour du rectum, les récidives locales se présentent sous la forme de *petits nodules* dont la limitation, l'encerclage au sein d'une gangue fibreuse plus ou moins résistante et la *torpidité d'évolution* sont autant de particularités dignes d'attirer l'attention.

Mais, ici encore, il y a place au doute, en ce sens qu'au point de vue des qualités de la cicatrisation, aussi bien qu'à celui des conditions les plus favorables au succès (origine cutanée et caractère épithélial des tumeurs, âge avancé des sujets), il existe les plus étroites analogies entre les résultats de la fulguration et ceux qu'on observait autrefois avec les caustiques, surtout avec la pâte arsenicale.

Ajoutons que les belles cicatrices observées après fulguration ne sont, en aucune manière, un gage certain de succès. En maintes circonstances, elles ne sont que des *cache-misères*. Il se peut même que la fulguration donne un véritable *coup de fouet* à l'évolution cancéreuse qui se poursuit au-dessous d'elles. Cette éventualité redoutable offre une importance capitale. On peut, dans une certaine mesure, dire qu'au fond, toute la question tourne autour d'elle.

S'il est vrai que les cicatrices observées après l'étincellage semblent, en certains cas, constituer un sol nouveau peu favorable à la production des récidives ou tout au moins capable de leur donner une limitation et une torpidité d'allure rassurantes, elles n'ont, en aucune manière, le pouvoir de les empêcher, et pas un seul fait n'autorise l'espoir qu'elles seront jamais plus définitives que les cicatrices obtenues par les caustiques, le feu, l'air chaud, la radiothérapie, le radium, l'exérèse chirurgicale simple ou les combinaisons variables de ces divers moyens.

IV. — Pour expliquer *l'action cicatrisante* de la fulguration, peut-être est-il excessif de dénier toute personnalité aux effets de l'énergie électrique et de ne voir dans la fulguration qu'une *méthode sclérogène*. L'hypothèse accordant à la « dose anticancéreuse » de la longue étincelle une *action trophique* s'exerçant par l'intermédiaire des centres nerveux est, de son côté, trop théorique encore pour être admise.

L'interprétation la plus rationnelle, pour l'instant, est de reconnaître aux principales modalités des courants de haute fréquence une action *ouloplasique* particulière qui permettrait à l'étincelle de provoquer des *cicatrisations rapides* et *esthétiques*. Peut-être même les coulées fibreuses ainsi obtenues seraient-elles, comme celles des anciens caustiques, capables de retarder les récidives ou d'atténuer leur gravité. Mais il faut être d'autant plus réservé sur ce point que, par ailleurs, nous avons la preuve que les vieilles cicatrices de brûlures constituent un terrain favorable à l'évolution du cancer.

V. — En présence des néoplasmes qui ne permettent pas l'exérèse totale des masses cancéreuses tangibles et visibles, l'étincellage est dangereux. Il peut, en effet, activer l'évolution des nodules cancéreux que le bistouri n'a pas enlevés. Par conséquent, *dans le traitement palliatif du cancer, nous devons renoncer désormais à utiliser l'étincelle, quelles que soient ses vertus.*

VI. — Dans les cas de cancers qui, sans se prêter à des exérèses avec large empiètement du bistouri en tissu sain, permettent, néanmoins, l'ablation des masses néoplasiques visibles et tangibles, la fulguration des plaies que donne cette chirurgie cependant très insuffisante procure parfois des *cicatrisations* et des *survies remarquables.*

Dans les cas de ce genre, on peut donc reconnaître que la fulguration élargit le champ de la chirurgie en lui donnant certaines chances d'être plus ou moins *salutaire*, là où elle n'osait plus intervenir. Peut-être même donne-t-elle des chances de non-récidive prolongée, supérieures à celles que donne la chirurgie abandonnée à elle-même.

Telle est à notre avis, la seule indication de la fulguration.

Les principales localisations du cancer en sont justiciables, mais c'est de préférence dans les néoplasmes de la tête, du cou et des seins qu'il est avantageux d'y recourir. Notons enfin que *c'est avant tout et surtout dans les épithéliomas d'origine cutanée, dans les épithéliomas plus ou moins ténébrants de la face et du cou que la fulguration est susceptible de rendre les plus réels services.*

VII. — En présence d'un néoplasme qu'il est possible d'opérer largement, suivant les règles de la bonne chirurgie, il est *contre-indiqué* d'allonger et de compliquer l'intervention par l'adjonction d'un étincellage quelconque.

Peut-être faut-il être moins intransigeant, quand l'étendue de la perte de substance nous oblige soit à panser à plat, soit à des autoplasties par trop complexes. Mais rien ne démontre encore la réalité de cette indication et nous devons nous montrer d'autant plus réservés à son égard, que dans les gros cas dont il est ici question, on n'a jamais la certitude d'avoir tout enlevé et, par conséquent, on doit toujours craindre de voir la fulguration donner un coup de fouet aux éléments cancéreux que le bistouri n'a pu atteindre.

Telles sont les conclusions qui, logiquement, m'a-t-il semblé, découlent de tout ce qui précède. En ce qui me concerne, je suis donc resté à l'opinion que je formulais ici même le 15 mars 1909 et que Keating-Hart a pris le soin de résumer lui-même, en publiant sa statistique l'an dernier. Je ne vois guère dans la fulguration qu'un palliatif intéressant de la douleur et de l'hémorragie, un cicatrisant remarquable, en somme un heureux adjuvant de la chirurgie, dans les cas où celle-ci, seule, est impuissante. Mais rien de plus. J'ai même fait un pas en arrière, car, pour l'instant du moins, mes souvenirs personnels de la fulguration m'ont laissé si fâcheuse impression, que j'ai renoncé à son emploi. C'est pour cela du reste, je tiens à le dire, que je n'ai pas, sans quelque scrupule, accepté la mission que le Comité de notre Association m'a fait l'honneur de me confier.

N'est-ce pas à Keating-Hart seul que je dois ma courte expérience? Pendant près d'une année, il s'est tenu à la disposition de mes malades comme à la mienne, sans jamais compter. Ces derniers jours encore, avec la complaisance dont il est si coutumier, il a, lui-même, fait le gros travail nécessaire pour que sa statistique fût à jour le 1er août. Et maintenant, je viens, en guise de remerciements, dresser, en somme, une sorte de réquisitoire contre sa méthode. Par bonheur, chirurgie et susceptibilité cardiaque font deux. Keating-Hart connaît fort bien mes sentiments pour sa personne. Il sait que je n'ai jamais contesté, un seul instant, le caractère scientifique de ses convictions et, partant, il ne saurait m'en vouloir.

Un dernier mot. Mais, dira-t-on, puisque votre travail de contrôle vous a conduit à reconnaître que la fulguration pouvait rendre service dans un groupe de cas déterminé, pourquoi ne plus obéir, vous-même, à cette indication? La question n'est pas, je le reconnais, sans être troublante. Quand on voit des hommes comme Duret prendre chaudement en main la défense d'une méthode, sans parler des chirurgiens encore assez nombreux qui conservent l'espoir d'en obtenir de bons résultats, il est, à coup sûr, risqué de faire bande à part. Et cependant, je le répète, il faudrait des faits bien nouveaux pour m'inciter à changer d'avis.

Les malades que j'ai vu fulgurer, pour de vrais cancers, sont tous morts aujourd'hui. Les faits publiés m'ont appris que dans les cas inopérables par exérèse complète, on risquait d'activer le mal en utilisant les propriétés palliatives de l'étincelle, et c'est justement à cet unique point de vue que la méthode m'ait jamais paru recommandable. L'opération, en elle-même, m'impressionne mal, non pas seulement par le matériel énorme et compliqué qu'elle exige, mais aussi et surtout par les manœuvres qu'elle comporte. Le peu que je sais des effets de l'air chaud et du radium me donne l'espérance qu'avec ces moyens d'emploi beaucoup plus simples et n'exigeant pas des tours de main extraordinaires, il sera possible d'obtenir des cicatrisations et des survies aussi remarquables qu'avec la fulguration. Toutes ces considérations n'ont-elles pas leur valeur?

Et puis, il faut bien le dire. Ne sommes-nous pas tous, plus ou moins, à la merci de nos tendances? Or, les miennes sont dans l'espèce fort accusées. En présence d'un cancer qui n'est plus à sa période de limitation initiale, je crois que l'ablation ou la destruction locale, par un procédé quelconque, n'est qu'un temps accessoire et que, la seule chose capitale, indispensable, c'est de traiter le cancéreux lui-même. En d'autres termes, si la guérison vraie du cancer devient jamais possible, ce n'est pas plus à la physiothérapie qu'à la chirurgie que l'humanité devra sa reconnaissance. La médecine seule détient le grand secret et c'est à la sérothérapie, peut-être mieux encore à la chimiothérapie, qu'il faut, sans doute, le demander.

LA THÉRAPEUTIQUE NON CHIRURGICALE

DU CANCER

PAR

THORKILD ROVSING

PROFESSEUR DE CLINIQUE CHIRURGICALE A LA FACULTÉ DE MÉDECINE
DE COPENHAGUE

Messieurs,

C'est bien clair, que tant que nous perfectionnons notre diagnostic et la technique d'opération, ce ne sera toujours qu'une petite minorité de cas, où nous pourrons, à l'aide d'opération, obtenir une guérison radicale du cancer. L'espoir de gagner de plus grandes victoires sur les tumeurs malignes dépend de la possibilité de trouver « le remède » contre le cancer. Et avec une ardeur fébrile a-t-on aussi travaillé pendant les dernières années à le trouver, comme il paraît, jusqu'ici en vain! Et il ne me semble pas étonnant, car assez sans plan, par hasard et sans critique, les recherches se sont faites jusqu'aujourd'hui. Chaque fois qu'un nouveau remède, une nouvelle méthode est lancée, même si elle est assez mal fondée sur des théories bien hasardées, — permettez-moi seulement de nommer le traitement de trypsine et la fulguration, — on se précipite partout sur l'usage probatoire du remède nouveau, laissant le précédent, qui pourtant avait produit quelque effet, à l'oubli. De grands appareils coûteux sont acquis, du temps et des forces sont perdus, de même que les chances des malades, jusqu'à ce qu'un autre remède soit lancé et détrône le précédent. Le fait, que tant de médecins intelligents prennent part dans cette chasse aveugle s'explique probablement par l'égard humain pour les malades : le besoin d'avoir un nouveau remède pour soutenir l'espoir chez les pauvres malades avec des cancers inopérables.

Je crois qu'il est temps que nous nous arrêtions dans cette expérimentation sans système, que nous donnions un coup d'œil rétrospectif, examinant avec critique, lesquels des nombreux remèdes essayés, qui en somme ont eu quelque succès réel pour ensuite expérimenter systématiquement, et sur une grande échelle, ceux qui ont donné une guérison indiscutable, soit dans un cas isolé, soit en plusieurs cas. Il me paraît que l'Association internationale pour l'étude du cancer a ici une de ses plus grandes missions, et je suis convaincu qu'elle sera d'une utilité inappréciable, si elle prend la direction des expériences thérapeutiques contre le cancer dans l'avenir, à la manière qu'elle commencera par distribuer une instruction à tous les médecins des hôpitaux du monde, qui sont en condition de faire des expériences thérapeutiques sur des malades cancéreux. Cette instruction devait fixer fermement et avec critique, lesquels des traitements parus jusqu'ici méritent d'être l'objet d'expériences continuées, et à la base de l'expérience déjà recueillie, sur la nature des maladies cancéreuses, des lois de leur développement, etc., essayer d'affermir quelles voies il faut suivre, parce qu'elles donneront lieu d'espérer d'arriver au but.

L'activité ultérieure de l'Association doit consister en examens scrupuleux de tous nouveaux moyens ou méthodes. Le résultat de cet examen doit être publié aussitôt que possible pour éviter au monde médical de perdre du temps et des frais en essayant des méthodes sans valeur.

Je devrais, à vrai dire, vous donner un rapport sur ce qui est obtenu depuis 1906, spécialement avec la thérapeutique non chirurgicale contre le cancer ; mais vous me pardonnerez si je suis très court, parce que cette période a essentiellement été dominée par les essais de trypsine et de la fulguration, dont on ose dire maintenant qu'ils se sont montrés incapables de guérir le cancer. La théorie de BEARD sur la mission de la trypsine de détruire les cellules superflues fœtales était bien vague et fantastique, mais puisqu'il fut bientôt annoncé des cas miraculeux de « guérison » de différents côtés, je me sentis obligé d'en faire usage probatoire dans une série de cas. De celles-ci, mon assistant à cette époque, M. le Dr Blegvad[1], fit des rapports au Congrès à Christiania 1907, à la réunion des chirurgiens scandinaves.

J'ai essayé le traitement par la trypsine dans 15 cas[2], avec le résultat, que dans aucun cas il ne se montra d'effet curatif sur la maladie, qui, dans la plupart des cas, s'avança sans être du tout influencée, mais dans quelques cas la maladie, au contraire, prit une marche rapide. La tumeur grandissait beaucoup plus vite, apparemment par suite du traitement.

Les injections de trypsine étaient en plus douloureuses et donnaient de fortes réactions locales, mais aussi en beaucoup de cas de graves phénomènes d'une réaction générale : des frissonnements et de la fièvre, une fois exanthème impétigineux et dans un cas des hallucinations et somnolence.

La fulguration, je n'ai jamais voulu l'essayer, parce que, d'après son caractère, il s'agit d'une cautérisation toute superficielle, qui, cela va sans dire, ne sera jamais en état de pouvoir guérir le cancer radicalement, mais qui en surplus est très mal faite pour servir de remède palliatif ou suggestif, l'usage étant si douloureux qu'il exige la narcose.

Cependant, j'ai poursuivi mes recherches sur le traitement de Röntgen des tumeurs malignes. Tous ces cas ont été publiés et traités par un de mes assistants, le Dr V. Meisen-Westergaard[3], dans sa Thèse. Je vais alors, d'autant plus que le traitement par rayons de Röntgen est traité dans un rapport particulier, très brièvement préciser pour vous les résultats de mes expériences des cinq années dernières.

I. Les rayons de Röntgen étaient actifs dans un grand

---

1. Blegvad : Rapports provisoires sur le traitement par la Trypsine des tumeurs malignes. (*Hospitalstidende*, 1907, p. 1161.)
2. Dix cas à la clinique de l'Université, cinq à ma clinique privée.
3. Meisen-Westergaard : Bidrag til Belysning af Röntgenstraalernes Virkninger paa hyperplastisk. Væv. Kobenhavn, 1909, 215 p.

nombre de cas de *petits Ulcera rodentia faciei*, mais, sans compter cela, les rayons de Röntgen semblaient plutôt avoir un mauvais effet sur les néoplasmes carcinomateux, surtout quant au carcinome du sein le traitement de Röntgen m'a semblé avoir constamment amené le développement et la croissance de la tumeur.

II. Quant aux sarcomes, j'ai vu un effet curatif bien sûr dans une minorité de cas, me trouvant d'accord avec les expériences d'ailleurs. Il est vrai que la signification de ce fait est affaiblie : 1° parce qu'il est impossible de prédire quels sarcomes il serait possible de guérir de cette manière, et 2° parce que l'effet est seulement *local*, et, par conséquent, des métastases aux organes intérieurs souvent amèneront la mort des malades, qu'on croit avoir guéris, parce que le néoplasme traité a disparu. *En deux cas de lymphosarcome sur le cou, et dans trois cas d'ostéosarcome, la tumeur traitée a complètement disparu par le traitement des rayons de Röntgen, mais seulement dans un cas le malade a survécu et paraît être guéri pour toujours.* Ce cas me semble très intéressant par cette raison dernière et par plusieurs autres, pourquoi j'en ferai un résumé bien court.

Le malade, un pêcheur de vingt-sept ans, qui avait souffert plusieurs années d'épilepsie (commençant au bras et au pied droit), entra à l'hôpital avec une tumeur proéminente en cône sur le crâne dans l'os gauche pariétal. Il se montrait à l'opération le 30 mars 1906 être un sarcome, sortant du diploé et ayant soulevé la lame externe du crâne et vers le bas ayant perforé la lame vitrée et dans une grande extension ayant attaqué la dure-mère et le corticalis du cerveau. Le sinus longitudinal était complètement oblitéré, et le tissu cortical infiltré diffusément, de sorte que toute possibilité de l'extirpation fut exclue. J'extirpai alors toute la partie osseuse correspondant à la tumeur et laissai le lambeau de peau comme une couverture mobile, qui fut élevé et réclino chaque fois qu'on fit le traitement des rayons de Röntgen. Pendant sept semaines, les irradiations directes du cerveau furent continuées, 21 irradiations en tout. *La tumeur semblait alors disparue sans traces,* et je fixai le lambeau en place par des sutures définitives.

Les attaques épileptiques diminuaient rapidement. Il fut encore traité par les rayons de Röntgen en cinq séries. 28/6-30/7 06 avec 10 irradiations, 20/8-6/9 avec 5, 15/10-19/11 06 avec 13, 3/5-10/5 07 avec 4 et ensuite du 6/11-23/11 07 avec 8 irradiations. Dans les quatre ans et demi écoulés depuis, il ne s'est montré aucun signe de récidive; l'homme est capable de travailler, et les accès épileptiques sont devenus très rares.

Il n'y a ainsi pas de doute, que le traitement de Röntgen peut amener une guérison complète dans certains cas de *sarcomes* qui sont localisés de manière qu'ils puissent être objets d'un traitement intensif, et qui n'ont pas donné de métastases dans les organes intérieurs. Il faut alors continuer d'expérimenter avec le traitement de Röntgen, spécialement avec l'intention de trouver quelles formes de sarcomes sont faites pour le traitement, et à quelles conditions celui-ci devient le plus actif. Mon cas guéri de tumeur cérébrale paraît parler en faveur de constituer, après avoir mis à nu le sarcome par une opération préliminaire, une influence directe des rayons de Röntgen. Mais, même si nous réussissons par un travail tenace, à rendre plusieurs cas accessibles à guérison par le traitement de Röntgen, ce dernier ne sera jamais « le remède » que nous désirons tant, car ce remède-là, nous exigeons qu'il soit à peu près infaillible et régulier dans son effet et qu'il agisse non seulement sur la tumeur superficielle que nous voyons, mais qu'il détruise aussi les racines profondes et les métastases éloignées.

Est-ce qu'il existe des faits qui nous indiquent en quelle direction il faut chercher un tel remède? Sans doute! Les expériences *du passé* nous montrent deux voies. Celles du présent essentiellement une troisième.

Les deux voies que les expériences du passé nous montrent sont: 1° *l'infection antagoniste*, et 2° *la thérapie médicamenteuse*, par injection de matières venimeuses qui, en circulant dans le sang et ainsi pénétrant partout dans l'organisme, peuvent tuer les germes des tumeurs.

Qu'il y ait une possibilité de guérir des tumeurs malignes par inoculation d'une infection antagoniste est constaté par une série d'*observations positives de ce fait, qu'un érysipèle accidentel peut amener une disparition complète de très grandes tumeurs malignes* et même *de sarcomes multiples.*

Déjà en 1866 (*Berlin. klin. Wochenschr.*, n° 13), W. BUSCH publia trois observations et dans les années suivantes on publia une série d'observations du même genre (Mosengeil, Hahn, Stein, Birand, Pamard, Delens, Ollier, Danchez, Volkmann, Schwimmer et pl.) si bien que BRUNS en 1888 dans son traité : *Die Heilwirkung des Erysipels auf Geschwülste* (*Bruns Beiträge*, B. III, p. 443) pouvait réunir 16 cas de tumeurs malignes, qui pour quelque temps ou pour toujours avaient disparu après un érysipèle manifesté par hasard ; 5 de ces cas concernaient des sarcomes, et, de ces cinq, trois étaient complètement guéris : un cas de *sarcomes multiples* (Busch), un mélano-sarcome du sein (Bruns) et un énorme sarcome globo-cellulaire de la bouche, du pharynx et de la cavité nasale (Biedert) ; deux cas de chéloïdes multiples, chéloïdes après brûlures, furent de même guéris par un érysipèle violent paru par hasard. Dans 4 cas de lymphosarcome du cou, la tumeur disparut complètement ou se réduisit à l'étendue d'une noix.

Dans les autres cas, il s'agit des *carcinomes*. Ici, les tumeurs diminuèrent ou disparurent complètement après l'érysipèle, mais *récidivaient dans tous les cas* tôt ou plus tard. BRUNS pense alors que c'est surtout envers les sarcomes qu'on peut espérer d'obtenir, par le traitement d'érysipèle, quelque chose de considérable, et *que l'inoculation artificielle d'érysipèle chez les malades souffrant de sarcome inopérable peut être regardée comme bien justifiée.*

Une telle inoculation d'érysipèle fut aussi essayée autrefois sur quelques malades, mais quitté aussi vite, *en partie* parce que l'injection très souvent réussissait mal, ne voulait pas prendre, soit en raison de quelque immunité des malades à l'érysipèle ou à la vitesse avec laquelle le streptocoque d'érysipèle perd sa virulence en culture ; *en partie* parce que les malades, chez lesquels l'inoculation réussit, ne se rétablirent pas, même quelquefois moururent par suite de l'érysipèle qu'on leur avait inoculé.

On cherchait alors différentes méthodes pour éviter le danger qu'amène l'érysipèle même, soit en usant seulement le *filtrat* des cultures sur bouillon du streptocoque d'érysipèle, c'est-à-dire leurs toxines, soit en injectant des cultures mortes. La seule de ces méthodes qui ait gardé une certaine vitalité, en tant qu'elle nous donne toujours de ses nouvelles, en prétendant procurer une réelle guérison des sarcomes inopérables, est le traitement de COLEY avec « Coley's fluid », préparation faite d'une culture mêlée de *bacillus prodigiosus* et de *streptocoque d'érysipèle*. Les histoires des malades guéris[1] de Coley par injections de ce « fluid » semblent très convaincantes, mais ne se laissent pas contrôler par nous. J'ai moi-même, dans les deux années dernières, pratiqué la méthode recommandée en ses publications, dans une série de 6 cas de sarcomes inopérables : dans tous, il se produisit de violentes attaques septiques : une forte fièvre, des frissons, des vomissements, de telle sorte que la vie des malades parut être en danger, et dans aucun cas je n'ai vu trace d'un effet curatif sur la tumeur. Il me semble aussi inquiétant, qu'il n'ait pas été annoncé, de quelque autre part, des cas sûrement guéris par « Coley's fluid », ce remède étant connu depuis quinze années au moins.

Quand j'ai appris[2] que les streptocoques qui se trouvent dans « Coley's fluid » depuis plusieurs années ne sont pas pris sur des malades atteints d'érysipèle, mais sont des streptocoques pyogènes ordinaires, il me parut vraiment bien douteux que l'on puisse dire de ce traitement qu'il est fondé sur l'effet de l'érysipèle sur les tumeurs; et peut-être cela explique-t-il justement son effet insuffisant. Cependant, le traitement de Coley et les résultats publiés devaient certainement être soumis à un examen solide de la part de cette association de façon qu'un jugement authentique et certain du remède puisse être sous les yeux des médecins.

Mon expérience personnelle ne me laisse pas en doute que les essais de se servir de l'antagonisme singulier entre l'érysipèle et les tumeurs malignes doivent être poursuivis

---

1. COLEY dit, dans sa dernière communication, qu'il a traité 52 cas avec succès, dont 35 sont restés guéris depuis trois ans, 28 depuis cinq années, 14 depuis dix à seize ans.

2. WILLIAM B. COLEY : The treatment of inoperable sarcoma by bacterial toxins. *Proceedings of the Royal Society of Medicine*, vol. III, n° 1, novembre 1909.

avec énergie. Personnellement, j'ai observé 2 cas de sarcomes inopérables qui disparurent complètement après un érysipèle accidentel. Dans l'un de ces cas, un énorme ostéosarcome scapulaire récidivé avec infiltration étendue des muscles, des tissus conjonctifs et de la peau, j'ai trouvé le malade *bien portant dix-sept ans après*. Dans un cas, j'ai vu *un épithéliome de la lèvre disparaître pour toujours après un érysipèle*; dans un autre cas de carcinome de la région périnéale avec des métastases aux glandes inguinales, la tumeur disparut en apparence complètement, mais récidivait peu de temps après.

L'inoculation d'érysipèle n'a réussi qu'une fois entre mes mains, mais ce cas me semble, quoique le malade mourut, d'un grand intérêt, parce qu'il démontra que l'effet de l'érysipèle n'est pas, comme la plupart le croient, seulement une destruction par inflammation localisée à la tumeur, mais qu'elle est *générale*. C'est pourquoi je vais le rapporter brièvement.

Le malade était un jardinier, âgé de vingt-quatre ans, qui s'était soumis plusieurs fois aux opérations pour un sarcome de l'avant-bras, provenant de l'aponévrose profonde dans le trigone cubital, mais la tumeur récidivait toujours et était complètement diffuse, quand il s'adressa à moi, infiltrant les muscles aussi bien sur la moitié supérieure de l'avant-bras que sur le trois quart inférieur de l'humérus. La seule possibilité d'enlèvement radical était la désarticulation du bras, mais le malade s'opposait obstinément à cette opération, en préférant la mort à une telle infirmité. Il était pourtant prêt à se soumettre à quelque autre traitement que ce fût, même le plus dangereux. Je m'offris d'essayer une inoculation d'érysipèle. Avec une culture en bouillon de streptocoques d'érysipèle âgée de deux jours, tirée directement d'un malade souffrant d'érysipèle, on lui donna la première inoculation *le 15 février* 1892, en frottant un peu de la culture dans six fissures de la peau, à une distance de 3 centimètres au-dessous de la tumeur. L'inoculation réussit mal, il ne se montra pas la moindre réaction, mais en répétant l'inoculation le 18 février avec la culture de bouillon, maintenant âgée de cinq jours, j'eus une très forte réaction positive. Le lendemain, au matin, le malade eut des frissons (temp. 40°), et il se développa un

érysipèle typique. Toute la partie du bras infiltrée par la tumeur
s'enflait énormément, et ce gonflement grandit sous le progrès
continuel de l'érysipèle jusqu'au milieu du bras. Le cinquième
jour, la vieille cicatrice se rompit, et maintenant commençait
une vive élimination de la tumeur par cette profonde ouverture
fendue. Il sembla alors que le malade allât se guérir par une
destruction totale de la tumeur, mais, peu de jours après, il eut
un fort point de côté droit de la poitrine, dyspnée, et une
matité étendue de toute cette moitié de la poitrine. Une ponction faite le 23 février montra qu'il s'était développé un grand
hématome dans la plèvre. Après l'évacuation de celui-ci, il
survint quelques jours de bien-être, et la tumeur de l'avant-
bras était tout à fait évacuée, quand le malade, vers le soir du
1ᵉʳ mars, de nouveau eut des douleurs violentes dans la moitié
droite de la poitrine, et mourut pendant la nuit. L'autopsie
montra que toute la plèvre droite était remplie de sang et des
débris de tumeurs. *Quatre métastases du sarcome* qui n'avaient
jamais donné le moindre symptôme, s'étaient gonflées tout à
fait de la même manière que le sarcome de l'avant-bras, sous
l'influence de l'infection de l'érysipèle, et s'étaient rompues et
vidées dans la plèvre, mais cela avait amené l'hémorragie du
poumon, qui causa la mort du malade.

Il est permis de croire que ce malade aurait guéri par l'érysipèle inoculé, s'il n'avait pas eu ces métastases du poumon,
de l'existence desquelles je ne me pouvais douter. Mais malgré
le triste dénouement qui en résulta, ce cas me semble au plus
haut degré engager à continuer les recherches, et *son principal
intérêt me paraît résider en ce qu'il donne la preuve la plus sûre,
que l'effet de l'érysipèle n'est nullement une nécrose causée par
une inflammation locale, mais dépend d'un effet général d'une
intoxication antagoniste au sarcome dans l'organisme.* Dans
quelque organe que se trouve un sarcome, il sera influencé par
les toxines d'érysipèle de la même manière : la tumeur se
gonfle, se crève et sera évacuée. Parmi les observations publiées
auparavant, on trouve une seule qui semble prouver la même
chose : c'est le cas de Busch, de sarcomes cutanés multiples
où aussi les sarcomes cutanés qui étaient hors du domaine de
l'érysipèle disparurent; mais on n'a trouvé aucun cas qui,

comme le mien, montre que les tumeurs dans les organes intérieurs soient influencées par l'érysipèle.

Je me permets alors de recommander énergiquement qu'on reprenne les recherches curatives avec l'inoculation d'érysipèle, sous la direction de l'Association internationale pour l'étude du Cancer. Les difficultés essentielles sont dues au manque de stabilité chez les streptocoques d'érysipèle, qui semblent perdre bien vite leur virulence ; peut-être elles sont dues aussi à la défectuosité de la technique d'inoculation. Il s'agit maintenant d'étudier et de perfectionner celle-là, et il faut collaborer avec les bactériologistes et les médecins des hôpitaux des maladies épidémiques, où seulement on trouve aujourd'hui des cas d'érysipèle, afin de procurer des cultures du streptocoque d'érysipèle, qui seront faites pour envoi.

Quant à une thérapeutique médicamenteuse, les expériences du passé dirigent notre pensée vers les préparations d'Arsenic, parce qu'on a vu bien des fois des sarcomes disparaître complètement ou partiellement pendant un traitement interne énergique avec des préparations arsenicales. Les résultats brillants d'*Erlich* sur la Syphilis avec la préparation 606 devaient à un haut degré inviter à expérimenter avec l'Arsenic aussi envers les tumeurs malignes. Mais, en somme, nous trouvons ici un champ immense de travail presque incultivé pour les études thérapeutiques du Cancer, un travail qui doit être fait d'une manière systématique et avec une énergie, qu'il faut par une critique rigoureuse et par une grande prudence empêcher de s'égarer en fausse route.

L'idée dominante, plus ou moins consciente, dans toutes les recherches thérapeutiques précédentes, c'est que les tumeurs malignes sont le *résultat d'une infection* d'une espèce encore inconnue. D'un tel point de vue, dont je suis un adhérent déclaré, les expériences du présent ramassées au terrain des autres infections, amèneront nécessairement aux essais de combattre les néoplasmes malins par la *Sérothérapie* et par la *vaccination*. Personnellement, je me suis occupé des recherches de ce genre depuis un an et demi, y ayant été amené par les résultats obtenus dans les névrites infectieuses, surtout les coli-névrites, par la vaccination par la méthode de *Wright* avec des *cultures mortes du microbe en question, cultivé du malade même.*

Ne connaissant pas *le* ou *les* microbes qui causent les sarcomes et les carcinomes, on ne peut pour leur part qu'approximativement imiter la vaccination de *Wright.* Au lieu d'une culture des microbes, il faut se contenter d'employer *le néoplasme même*, en confiance qu'il contienne toujours les micro-organismes qui ont causé la formation de la tumeur.

La méthode, d'après laquelle le néoplasme est préparé pour l'injection par mon Assistant le Dʳ *Ove Wulf* et qui est élaborée avec l'assistance bienveillante du Directeur de l'Institut de Sérum de l'État à Copenhague, le Dʳ *Thorvald Madsen*, est la suivante :

La tumeur extirpée est directement posée dans un verre cylindrique stérilisé et envoyé à l'Institut de Sérum. Ici, la tumeur est mise, à l'aide d'instruments stériles (ciseaux, couteaux et pincettes), en petites pièces pour ensuite être hachée finement dans le « Broyeur Latapie », qui auparavant est stérilisé au Lysol. La tumeur forme alors une bouillie épaisse, à laquelle on ajoute 0,9 p. 100 solution de NaCl avec 0,5 p. 100 Phénol, jusqu'à ce que le tout fasse une purée. Cette masse est secouée dans une machine électrique 10-15 minutes, après quoi la bouteille est mise bien bouchée dans la glacière pour 2-3 jours. Le tout se passe maintenant au crible à travers une gaze fine, de façon que toutes les particules les plus grosses du tissu se séparent du fluide, qui est mis en bouteille et après est réchauffé pendant une heure à 56 degrés centigrades, et ensuite est prêt à l'usage.

J'ai, depuis le 12 mai 1909, quand je commençais la vaccination chez le premier malade, employé des injections sous-cutanées du fluide ainsi préparé sur 7 malades de sarcomes et sur 10 malades opérés pour carcinome (7 cancer du sein, 1 cancer villeux de la vessie, 1 cancer de la lèvre supérieure, 1 épithélioma genæ).

Les cas sont trop peu nombreux, le temps d'observation trop court, la méthode encore trop peu variée et élaborée pour qu'on puisse en juger, mais j'ose me permettre — *sous toute réserve* — de vous faire part de l'impression, que d'abord m'ont donné mes expériences jusqu'aujourd'hui.

J'ai l'impression que la méthode est sans effet sur les carcinomes, cinq de ces malades étant morts des métastases ou de récidive. Un est très malade et les quatre autres se trouvent encore très bien, mais cela ne signifie pas grand'chose, puisque l'opération fut apparemment radicale. Mais j'ai l'espoir que la méthode aura de la valeur quant aux sarcomes.

Je fonde cet espoir surtout sur ma première observation.

Un menuisier de dix-neuf ans entra dans ma clinique le 27 février 1909 avec un ostéo-sarcome énorme du tibia qui, ayant rompu les limites de l'os, avait infiltré les muscles de la jambe. *Grands envahissements sarcomateux des glandes inguinales et cachexie prononcée.* Le 2 mars, on fit l'amputation de la cuisse. Rapidement, un récidive se développa dans le moignon, sortant de la plaie d'amputation, apparemment du périoste. Le 23 avril, on fit une réamputation incomplète et peu radicale, en se bornant de scier le bout de l'os envahi par le néoplasme, en pensant que la situation était désespérée. On laissa les tumeurs inguinales glandulaires qui avaient beaucoup grandi.

Le 12 mai 1909, le traitement de vaccination commença, qui se continua avec 18 injections de 1 à 5 centimètres cubes. Sous ce traitement, le malade s'améliora d'une manière frappante : la plaie prit un aspect frais et purifié, et était le 20 juin complètement guérie. Les tumeurs glandulaires dans l'aine disparurent complètement sous le traitement, de même que l'aspect cachectique. Jusqu'à ce jour, il est resté tout à fait bien portant sans le moindre signe de récidive.

Encore deux malades : un jeune homme avec récidive de sarcome dans la partie molle de la cuisse, et une femme avec un mélano-sarcome du foie, que j'enlevai par une résection du foie, se sont rétablis bientôt et se trouvent aujourd'hui dans un état florissant fort étonnant, jusqu'ici sans récidives au bout de respectivement neuf et cinq mois.

J'ose alors dire que les essais de guérir les tumeurs malignes et éviter les récidives par la vaccination avec néoplasmes stérilisés, méritent d'être poursuivis.

ENTWURF EINES FRAGEBOGENS

FÜR EINE INTERNATIONALE STATISTIK DES KREBSES

*Der II^{ten} Internationalen Konferenz für Krebsforschung
in Paris (Oktober 1910),*

VORGELEGT VON

Dr R. LEDOUX-LEBARD und Professor **Dr George MEYER**
Paris.   Berlin.

Name des Landes bzw. Landeskomitees : . . . .

Behörde bzw. Geschäftsstelle : . . . .

Zählkarte für einen Todesfall an Krebs [1].

Wohnort des Verstorbenen : . . . .

Verwaltungsbezirk, Kreis u. s. w. : . . . .

Staat . . . .

A. — PERSONALBERICHT.

1. *Vor- und Familienname* des Verstorbenen (nur Anfangsbuchstaben) : . . . .

2. *Geschlecht :* männlich? weiblich [2]? . . . .

3. *Tag des Todes :* . . . .

4. *Alter :* geb. den . . . . (wenn der Tag der Geburt nicht
bekannt ist, wie alt ?) . . . . . . Jahre ? . . . .

5. *Familienstand :* ledig? verheiratet? verwitwet? geschieden? . .

6. *Konfession :* . . . .

7. Welchem *Beruf* oder *Gewerbe* gehörte d . . . . . Verstorbene
zuletzt, sowie früher an? . . . .

8. *a) Letzte Wohnung* und Wohnung zur Zeit der Erkankung
(unter Angabe von Strasse, Hausnummer, Stockwerk, ob
Vorderhaus, Hinterhaus u. s. w.) : . . . .

   b) Sonstige Wohnungen in den letzten 5 Jahren vor dem Tode
(desgl.) : . . . .

[1]. Als Todesfall an Krebs ist jeder Todesfall eines Krebskranken zu zählen auch wenn der Tod aus einer anderen Ursache (Selbstmord, Schlagfluss u. s. w.) erfolgt ist.

[2]. Bei Frauen Mädchenname. Nicht Zutreffendes hier und bei den anderen Fragen bitte durchzustreichen.

B. — MEDIZINISCHER BERICHT.

9. War der Erkrankte schon jemals *vorher* ernstlich erkrankt (besonders an Tuberkulose, Syphilis)? Liegt Alkohol- oder Nikotinmissbrauch vor? . . . .

10. *a)* Primärer *Sitz und Art* des Krebsleidens (hat zur Feststellung der Art eine mikroskopische Untersuchung stattgefunden? Ja. Nein. Mit welchem Ergebnis?...) . . . . .

b) War das zuerst befallene Organ durch *vorausgegangene* Erkrankung oder Läsion verändert? Bei Rezidiven, wo war der Sitz der primären Geschwulst? . . . .

11. *a)* Wann hat die Erkrankung anscheinend *begonnen?* Im Jahre. (Wenn möglich genauere Angabe) . . . .

b) Welches war das *erste deutliche Symptom?* . . . .

12. Erkankten *mehrere Personen* in der Wohnung zu derselben Zeit an Krebs? . . . .

13. Ist das Leiden *operativ* oder lokal mit Röntgen, Radium u. s. w. behandelt? Ja. Nein . . . .

Welcher *Art* waren die Eingriffe? . . . .

Wann sind diese Eingriffe vorgenommen worden? . . . . .

Welchen Erfolg hatten die Eingriffe auf das *örtliche* und auf das *allgemeine Befinden?* . . . .

Sind *Rezidive* oder *Metastasen* aufgetreten... wo?... wann? . .

14. Hat eine *Leichenöffnung* stattgefunden? Ja. Nein. . . . . . .

Welches war ihr *Ergebnis* hinsichtlich des Krebsleidens? . .

Hat *mikroskopische* Untersuchung stattgefundens? . . . . .

Welches war ihr *Ergebnis?* . . . .

Was war anscheinend die *Ursache* des Krebsleidens. . . . .

(Krebsleiden bei Verwandten, etwaige Anhaltspunkte für Annahme, dass Uebertragung stattgefunden, für Trauma (wie lange Zeit vor Beginn des Krebsleidens?). Tragen eines Pessars, frühere Entzündungen, Magengeschwür, bei Krebs der weiblichen Genitalien Zahl der Geburten, Art der Nebenverletzungen oder operativen Eingriffe[1].

Ort. . . . . . , Datum. . . . .

Unterschrift (Stempel)

des ausstellenden Arztes.

---

1. Falls der für die Antworten vorgesehene Raum nicht ausreicht, bitte Anlagen anzufügen.

FOR AN INTERNATIONAL CANCER STATISTIC

*Presented to the Second International Conference for Cancer Research
in Paris (October 1910).*

BY

Dʳ R. LEDOUX-LEBARD   and   Professor **Dʳ** George **MEYER**
Paris.   Berlin.

Name of country or of National Committee : . . . .
Address of office : . . . .

Registration card for a death case from cancer [1].

Place of death : . . . .
District, county, etc. : . . . .
State : . . . .

A. — PERSONAL ENQUIRY.

1. *Names and surnames* of deceased (Initials only) : . . . .
2. *Sex :* masculin? feminine [2]? . . . .
3. *Day of death :* . . . .
4. *Age :* born the . . . . . . (if birthday unknown state age in
    years : aged . . . . years) . . . .
5. Unmarried? Married? Widow(er)? Divorced? . . . .
6. *Religion :* . . . .
7. Last *profession* or *trade?* . . . . . eventually former profes-
    sions or trades? . . . .
8. *a) Last dwelling* and dwelling at time of beginning of the
    disease (street, number, floor, front or back, etc.) : . .
    b) Other *dwellings* during the last five years : . . . .

1. Every death case of a patient afflicted with cancer has to be regarded as
a death case from cancer even if the death has another cause (suicide, etc.).
2. For women maiden name also.

B. — MEDICAL ENQUIRY.

9. Personal *antecedents* (especially syphilis and tuberculosis).
Drink or smoke-habit? . . . .

10. *a)* Primary *localisation* of cancer (has a microscopical examination been made? Yes. No. With which results?...). . .

    b) Was the organ primarily attacked already modified by
some *foregoing* lesions. In cases of recurrency, where
was the original seat of the tumour? . . . .

11. *a)* When has the disease apparently *begun?* In the year (state
exact date if possible) . . . .

    b) First distinct symptom? . . . .

12. Were *several people* attacked by cancer at the same period in
the same house? . . . .

13. Has the disease been treated by *operation* or locally by Roentgen rays, radium, etc.? Yes. No . . . .

  Nature of operations? . . . .

  Date of operations? . . . .

  Results of operations on *local* or *general* state? . . . .

  Production of *recurrences* and *metastases?* . . . . where

  . . . . . . and when? . . . .

14. Has *post mortem* examination been made? Yes. No. . . . . .

  Results of post mortem? . . . .

  Has a *microscopical* examination been performed? . . . . .

  Results of *microscopical* examination. . . . .

  Apparent *cause* of this case of cancer. . . . .

  Please mention cancer cases in the family, data as to possible
contagion, traumatism (how long before appearence of
disease?), causes of chronic irritation such as pessary,
ulcer of stomach, number of pregnancies, etc.[1] . . . .

     . . . . . (Place), the 19   (Date).

Signature of the Doctor :

---

1. Please add supplementary information on supplementary sheet of paper
joined to this if given space proves insufficient.

PROJET DE FEUILLE D'ENQUÊTE

POUR UNE STATISTIQUE INTERNATIONALE DU CANCER

*Rédigée et présentée à la II⁰ Conférence internationale
pour l'étude du Cancer, à Paris, 1910.*

PAR

le D* **R. LEDOUX-LEBARD** et le Professeur D* George **MEYER**
Paris.   Berlin.

Nom du pays ou du Comité national? . . . .

Adresse du bureau : . . . .

Feuille de décès par cancer [1].

Lieu d'habitation du décédé : . . . .

District, arrondissement, etc. : . . . .

État. . . . .

A. — RENSEIGNEMENTS PERSONNELS.

1. *Nom* et *prénoms* du décédé (initiales seulement) : . . . . . .

2. *Sexe :* masculin? féminin [2]? . . . .

3. *Jour de la mort?* . . . .

4. *Age :* né le . . . . (si on ignore la date de naissance,
donner l'âge en années : âgé de . . . . ans). . . . .

5. *Situation familiale :* célibataire? marié? veuf? divorcé? . . .

6. *Religion :* . . . .

7. Dernier *métier* ou *profession?* . . . . métiers ou professions
antérieures? . . . .

8. *a) Dernier domicile* et, s'il y a lieu, domicile au moment où la
maladie s'est déclarée (rue, numéro, étage, sur rue, sur
cour, etc.) : . . . .

    b) Autres domiciles durant les cinq dernières années : . . . . .

---

1. Devra être considéré comme cas de mort par cancer tout cas de mort chez un cancéreux, même lorsque la mort proviendra d'une autre cause (suicide, etc.).

2. Chez les femmes, indiquer le nom de jeune fille. On barrera simplement les indications qui ne conviennent pas.

B. — RENSEIGNEMENTS MÉDICAUX.

9. *Antécédents personnels importants* (en particulier syphilis et tuberculose). Y a-t-il eu abus d'alcool ou de tabac? . . . .

10. *a)* *Siège* et *forme histologique* de la tumeur primitive (y a-t-il eu examen microscopique? Oui... non... avec quels résultats?) . . . .

    b) L'organe primitivement atteint était-il modifié par d'autres lésions antérieures? S'il y a eu des récidives, où siégeait la tumeur primitive?. . . . .

11. *a)* *Date du début apparent* de l'affection : . . . . . . dans l'année (donnez une indication exacte, si possible). . .

    b) Quel a été le *premier symptôme* net?. . . . .

12. Y a-t-il eu *plusieurs cas de cancer* dans la *même maison*, au même moment?. . . . .

13. Y a-t-il eu *opération* ou bien un autre traitement local par les rayons X, le radium, etc. . . . .

Quelles ont été les *opérations* et *quand* ont-elles eu lieu? . . .

Quel résultat local ou général ont-elles eu? . . . .

Y a-t-il eu des *récidives* ou des *métastases?* Quand et où?. . .

14. Y a-t-il eu *autopsie* oui ou non? . . . .

Quels *résultats* a-t-elle donnés? . . . .

Y a-t-il eu *examen microscopique?* oui ou non, et avec quels résultats? . . . .

Quelle a été la *cause apparente* du cancer? . . . .

(Signalez, s'il y a lieu, les cas de cancer dans la famille; donnez les raisons d'une contagion éventuelle; indiquez les traumatismes et leurs dates, ainsi que les diverses causes d'irritation chronique, telles que port de pessaires, ulcères de l'estomac, mammites, nombre d'accouchements[1], etc.) . . . .

A. . . . . , le . . . .

Signature du médecin :

---

1. Si la place laissée pour les remarques ne suffit pas, prière de les continuer sur une feuille blanche ajoutée.

SCHLUSSAETZE ZUM REFERAT

Von Pr Dr George MEYER :

Methoden der Statistik[1]; *Internationaler Fragebogen.*

1. Die Umfragen für die Landes-Statistiken, die nach einem übereinstimmenden Vormuster herzustellen sind, haben sich auf möglichst wenige und deutliche Fragen zu beschränken.

2. Den Aerzten, Krankenanstalten und wissenschaftlichen Instituten ist das erforderliche Fragebogenmateriel zu Anfang eines jeden Jahres zuzustellen.

3. Die Umfragen über das Vorkommen der Krebskrankheit haben sich auf einen Zeitraum von mehreren Jahren zu erstrecken.

4. Es ist Sorge zu tragen, dass die Aussendung der Fragebogen und Wünsche nach weiteren Fragebogen portofrei seitens der Aerzte geschehen können.

5. Den Fragebogen sind von diesen verschieden gestaltete Vormuster für Fehlanzeigen beizufügen.

6. Im Erklärungs-Anschreiben an die Aerzte ist besonders auf die Wichtigkeit der Fehlanzeigen hinzuweisen.

7. Alle Fragen, die weiter zur Aufklärung der Krebsfrage dienen können, sind Sonder-Statistiken zu überlassen, die in kleineren Landesgebieten und da vorzunehmen sind, wo sich besonderes Interesse für die Krebsfrage zu erkennen gibt,

8. Für die Einführung zweckmässiger Totenscheine in den einzelnen Ländern ist Sorge zu tragen.

9. Es ist darauf hinzuwirken, in allen Ländern möglichst eine ärztliche Totenschau einzuführen.

10. Es ist den Regierungen zu empfehlen, eine einheitliche Krebsstatistik unter Zugrundlegung des von der Internationalen Vereinigung für Krebsforschung angenommenen Vormusters durchzuführen.

1. Siehe, S. 513.

CONCLUSIONS OF THE REPORT

By Pr Dr George MEYER (Berlin) :

On the methods of cancer statistics[1]; *International enquiry leaf.*

1. The questionaries concerning the statistics of the various countries should be established on an uniform model and should contain as few and as precise questions as possible.

2. The necessary material of enquiry leafs must be sent at the beginning of each year to the doctors, to the hospitals and to the scientific establishments concerned.

3. Inquests concerning the presence of cancer have to be extended over several years.

4. It should be seen to that the sending of the enquiry leafs and the forwarding of further sendings of these on the demand of the medical men could be carried out without involving any expense for postage.

5. Together with the enquiry leafs are to be distributed other forms of a different model for the negative announcments.

6. The importance of stating the absence of cases in this way is to be specially emphasized in the explanatory circular to the physicians.

7. All questions which may leas to further advance in our knowledge of cancer should be left to the special statistical enquiries to be conducted everywhere where special interest for the question y manifest.

8. Initable death certificates should be introduced in the variores countries.

9. It should be endeavoured to introduce in all countries as far as possible a medical death certification.

10. The various governments should be induced to take ap cancer statistics according to the standard adopted by the international Association for cancer research.

1. See, p. 513.

CONCLUSIONS DU RAPPORT

De M. le Pʳ Dʳ George MEYER (Berlin) *sur les méthodes de la statistique* [1].

(Feuille d'enquête internationale.)

1. Les questionnaires relatifs aux statistiques de pays doivent être établis suivant un modèle uniforme, en se bornant à poser des questions aussi précises et aussi peu nombreuses que possible.

2. On devra faire parvenir, au commencement de chaque année, la quantité nécessaire de feuilles d'enquête aux médecins et aux établissements hospitaliers ou scientifiques.

3. Les enquêtes relatives à la présence du cancer devront s'étendre à un espace de temps de plusieurs années.

4. Il faudra veiller à ce que les envois de questionnaires remplis ou les demandes de nouvelles feuilles puissent être effectués en franchise par les médecins.

5. Il y aura lieu d'ajouter aux questionnaires des feuilles différentes et d'un modèle spécial pour les indications négatives.

6. Dans la circulaire explicative adressée aux médecins, il conviendra d'attirer tout particulièrement l'attention sur l'importance des indications négatives.

7. Toutes les autres questions spéciales susceptibles de contribuer à l'éclaircissement de la question du cancer devront être réservées aux statistiques partielles qui devront être poursuivies sur des territoires plus restreints et dans les régions où se manifeste un intérêt spécial pour l'étude du cancer.

8. Il y aura lieu de s'inquiéter de faire adopter par les divers pays des feuilles de décès appropriées.

9. Il conviendra d'agir en sorte de faire adopter autant que possible dans tous les pays la certification médicale des décès.

10. Il y aura lieu de recommander aux divers gouvernements d'établir une statistique uniforme du cancer en se basant sur le modèle adopté par l'Association internationale pour l'étude du cancer.

---

1. Cf. ce Rapport p. 513 et suiv.

ÜBER DIE BENENNUNG DER GESCHWÜLSTE

Referat erstattet

Von D. v. HANSEMANN.

Die Benennung der Geschwülste steht mit ihrer Einteilung in innigem Zusammenhang und hat infolgedessen mit den veränderten Anschauungen über die Zusammengehörigkeit der einzelnen Geschwulstgruppen vielfach gewechselt. Zudem sind eine grosse Menge von Einzelnamen hervorgetreten, die von Autoren gewählt und z. T. neu geschaffen wurden, wenn es sich um die Beschreibung einer bisher noch nicht bekannten oder wenigstens in dieser Weise noch nicht beobachteten Geschwulst handelte. Da nun die verschiedenen Autoren von verschiedenen Standpunkten der Betrachtung ausgingen, so ist die Einteilung der Geschwülste und damit auch bie Benennung oft eine sehr verschiedene gewesen, und vor allen Dingen ist sie niemals einheitlich durchgeführt worden. Sie stellte vielmehr immer ein Gemisch historischer Tradition und neuer Zutaten dar. Die Benennung einzelner Geschwülste erfolgte sogar häufig in recht willkürlicher Weise, und manche Autoren waren wohl der Ansicht, dass wenn sie einen neuen Namen erfunden hatten, sie auch eine neue Entdeckung gemacht hätten, und so gibt es zahlreiche Geschwulstarten, die mit einer ganzen Anzahl verschiedener Namen behaftet wurden.

Es gibt auch heute noch viele, die der Meinung sind, dass die Benennung irgend einer Krankheit für das Verständnis der Krankheit ziemlich gleichgiltig sei, dass die Sprache konventionell und es infolgedessen ausreichend sei, wenn ein einmal eingeführtes Wort genügend definiert sei. Das trifft in Wirklichkeit nur zu für historisch überlieferte Namen, die für uns keine Bedeutung mehr haben, wie z. B. in erster Linie für die beiden Worte Carcinom und Sarkom. Aber dass eine falsche Namengebung auch für das Verständnis von grosser Bedeutung sein kann, geht aufs deutlichste daraus hervor, dass solche falschen Namen wiederholt auch zu unrichtigen Anschauungen und zu unrichtigem Denken geführt haben. Beispiele liessen sich dafür aus der gesamten Medizin unzählige beibringen. Ich will aber hier nur zwei anführen, die die Geschwulstlehre betreffen.

Das erste Beispiel betrifft die Bezeichnung Endotheliom. Man hat damit Geschwülste bezeichnen wollen, die von den Endothelien ausgehen. Nun bilden die Endothelien alle möglichen Wucherungen. Auch der Tuberkel ist zunächst eine endotheliale Wucherung, ebenso die syphilitischen Gummata, desgleichen all in den Tropen vorkommenden parasitären Geschwülste, wie z. B die Frambösia, die Aleppobeule, die Biscrabeule, bei uns die Bothriomykose und andere. Bei der Entstehung echter, nicht parasitärer Neubildungen aus Endothelzellen hat sich herausgestellt, dass diese Zellen imstande sind, sowohl nach Art der Bindesubstanzen mit Intercellularsubstanz zu wachsen und dadurch sarcomartige Geschwülste zu bilden, als auch sich nach Art von Epithelien aneinander zu legen, Oberflächen zu bedecken, Höhlen auszukleiden und so Geschwülste von carcinomatösem oder sogar von adenomatösem Bau zu liefern. Dazu kommt, dass über viele dieser Geschwülste auch heutzutage noch ein heftiger Streit besteht, ob sie wirklich von den Endothelien ausgehen oder nicht. Ich erwähne nur eine Anzahl Geschwülste der äusseren Haut, die kleinen carcinoiden Geschwülste des Dünndarms, die bekannten Adenochondrome der Parotis und manche anderen. Das Wort Endotheliom sagt also erstens über die Struktur des Geschwulst garnichts aus, so dass die aller verschiedenartigsten und auch in ihrer Prognose und in ihrer Aetiologie differentesten Geschwülste den gleichen Namen führen. Es stellt aber auch eine Petitio principii dar, weil damit Geschwülste histogenetisch bezeichnet werden, deren Histogenese im einzelnen Falle weder feststeht noch bewiesen werden kann [1].

---

1. In bezug auf die endothelialen Geschwülste kann man die Autoren in drei Gruppen teilen. Die erste Gruppe ist mit dem Namen sehr freigebig und rechnet auch alle diejenigen Geschwülste epithelialer Struktur da hinein, deren Zusammenhang mit den Epithelien nicht mit Sicherheit nachgewiesen werden kann. Für manche Autoren dieser Gruppe genügt es, dass eine nach dem Typus eines Carcinoms gebaute Geschwulst eine klinisch ungewöhnliche Gutartigkeit

Das zweite Beispiel bildet der Ausdruck Basalzellenkrebs. Ich habe von vornherein diesen Ausdruck aufs energischste bekämpft und auf den unlogischen Gedankengang hingewiesen, der durch seine Aufstellung herbeigeführt wurde. Indessen hat das nicht

aufweist, um die Geschwulst für eine endotheliale zu erklären. Die zweite Gruppe erkennt im Gegensatz dazu endotheliale Geschwülste so gut wie garnicht an, und noch kürzlich hat Ribbert, einer der Hauptvertreter dieser extremen Richtung, erklärt, dass die einzige Geschwulst, die man mit Sicherheit als endotheliale aufzufassen habe, die bekannte Geschwulst der Dura mater sei, die im wesentlichen aus platten, häufig koncentrisch geschichteten Zellen besteht. Gerade von dieser Geschwulst wird aber wieder von anderen Autoren behauptet, dass sie mit Sicherheit kein Endotheliom sei. Die dritte Gruppe steht gewissermaszen zwischen den beiden anderen. Sie erkennt die Häufigkeit endothelialer Geschwülste an, verlangt aber in jedem einzelnen Fall den Wahrscheinlichkeitsbeweis, dass die Parenchymzellen der Geschwulst auch wirklich von den Endothelzellen ihren Ausgang nehmen. Zu dieser letzten Gruppe bekenne ich mich persönlich. Freilich, wenn man sich auf den Standpunkt Ribberts stellt, der verlangt, dass so junge Geschwülste zum Beweise der Histogenese untersucht werden, dass man noch garnicht recht weiss, was für eine Geschwulstart es ist, dann wird man praktisch über die Histogenese niemals etwas aussagen können und dann wird es besser sein, überhaupt histogenetische Studien gänzlich beiseite zu lassen. Es unterliegt ja schliesslich keinem Zweifel, dass man noch niemals eine Geschwulst aus ihren ersten Anfängen wirklich hat entstehen sehen, und die Beweise für die Histogenese können sich deswegen niemals auf die ersten Anfänge der Geschwulst stützen, werden auch in vielen Fällen garnicht aus der einzelnen Geschwulst geschlossen werden können, sondern nur durch die Beobachtung zahlreicher Fälle gleichen Charakters gefolgert werden dürfen. Der klinische Verlauf des Falles spielt, wie das entgegengesetzten Angaben gegenüber hervorgehoben werden muss, keinerlei Rolle für die Histogenese. Wir kennen unzweifelhaft Carcinome und Sarkome, die viele Jahre häufig vollkommen gutartig waren und dann plötzlich Metastasen machen. Auf der anderen Seite sind Fälle bekannt geworden, wo Geschwülste, die man sonst gewöhnt ist als gutartige aufzufassen, sich metastasierend bösartig benommen haben. So z. B. habe ich einen Fall beobachtet eines solchen Tumors, wie ich ihn soeben von der Dura mater erwähnte, bei dem zahlreiche Metastasen entstanden waren. Auch habe ich einen Fall gesehen von Adenochondrom der Parotis mit vielen Metastasen, was nur ganz ausnahmsweise vorkommt. Für die Gutartigkeit mancher Carcinome und Sarkome lassen sich zahlreiche Beispiele anführen. Fälle wo Carcinome jahrzehntelang bestanden haben, ohne Metastasen zu machen, sind garnicht so selten. Besonders betrifft das z. B. das Ulcus rodens des Gesichtes. Aber auch Mammacarcinome derart kennt man. Das lange Ausbleiben von Recidiven nach Exstirpation eines Tumors spricht ja auch für eine relative Gutartigkeit. Man hat Fälle gesehen, wo bis zu 21 Jahren zwischen der Exstirpation und dem Recidiv gelegen haben. Vor kurzem habe ich einen Fall beobachtet, wo 27 Jahre nach Exstirpation der Mamma wegen Carcinom ein Carcinomknoten am Sternum entstand mit dem Typus eines skirrhösen Mammakrebses, während in der ganzen Zwischenzeit keine Metastasen aufgetreten waren. Andere Fälle, wo bei der Operation mit Sicherheit nicht im Gesunden operiert war und trotzdem 10 Jahre und länger kein Recidiv auftrat, sind vielfach bei typischen Carcinomen gesehen worden. Aus der Gutartigkeit einer carcinomartig gebauten Geschwulst, kann man also nicht auf ihre endotheliale Natur schliessen.

Was die epitheliale Anordnung des Parenchyms mancher endothelialer Ge-

gehindert, dass der Ausdruck immer mehr Verbreitung gefunden hat und vor allen Dingen von Chirurgen vielfach verwendet wird. Der Ausdruck Basalzellenkrebs soll gewisse Formen der Carcinome, deren Zellen den Typus der Basalzellen der Epidermis haben, anderen Epidermiscarcinomen gegenüber stellen. Nun ist es ja ganz offenbar, dass alle Epidermiscarcinome von den Basalzellen ihren Ausgang nehmen und nicht etwa die eine oder andere Form ausschliesslich. In Wirklichkeit ist man nun schon vielfach so weit gekommen, dass man infolge der falschen Namengebung die Vorstellung gewonnen hat, als wenn es Epidermiscarcinome gäbe, die von den Basalzellen ausgingen, und solche die von den Riffzellen ihren Ausgang nehmen. Der Erfinder des Wortes, Krompecher, ist sogar noch weiter gegangen und spricht auch von Basalzellentumoren in solchen Organen, deren Epithel überhaupt einschichtig ist. Hier hat also der Ausdruck überhaupt keinerlei Sinn. Man ersieht aus diesen Beispielen, dass die falsche Namengebung unmittelbar zum unrichtigen Denken verführt, und man sollte sich energisch gegen eine solche Nomenklatur wehren.

Es ist unzweifelhaft, dass die beste Nomenklatur die ätiologische wäre. Dieser Erkenntnis hat man insofern Rechnung getragen, als man alle Wucherungen, deren Aetiologie bekannt ist, von den echten Geschwülsten getrennt hat, so z. B. die Infektionsgeschwülste, die entzündlichen Tumoren, die luxuriierenden Granulome und andere. Aber was die eigentlichen Neubildungen betrifft, so wissen wir ja im wesentlichen über deren Aetiologie garnichts und sind infolgedessen ausser stande, dieses Prinzip bei der Einteilung der Namengebung anzuwenden.

Das nächst beste Prinzip ist, wie ebenfalls allgemein anerkannt wurde, das histogenetische. Man muss aber hier unterscheiden zwischen Praxis und Theorie. Theoretisch ist ohne weiteres zuzugeben, dass die Histogenese ein ausgezeichnetes Einteilungsprinzip ist. Aber wenn wir uns wirklich einmal ernstlich fragen, in wel-

schwülste betrifft, so ist dieselbe unzweifelhaft, und sie ist eine weitere Stütze dafür, dass das Wort Epithel und epithelial nicht ein bestimmtes Gewebe oder das Charakteristikum eines bestimmten Gewebes bezeichnen kann, sondern lediglich eine morphologische Eigenschaft ist, die den verschiedensten Zellarten eigentümlich sein kann. Auf diese Frage kann hier nicht näher eingegangen werden, und ich verweise in bezug auf die ausführliche Darlegung auf die betreffenden Ausführungen in meiner « Diagnose der bösartigen Geschwülste ».

chen Fällen wir tatsächlich die Histogenese nachweisen können, in
welchen sie nicht ausschliesslich auf Analogieschlüssen, auf Vermutungen oder Spekulationen beruht, so werden wir zugeben
müssen, dass ein grosser Teil der Geschwülste garnicht histogenetisch zu bestimmen ist. Dahin gehört zum Beispiel der grösste Teil
der endothelialen Geschwülste, dahin gehören auch manche Carcinome und Sarkome, ferner Osteome und Chondrome innerer
Organe, Mischgeschwülste, teratoide Geschwülste u. s. w. Man wird
ohne weiteres einsehen, dass für ein allgemein gültiges Einteilungsprinzip und infolgedessen auch für eine allgemein gültige Namengebung nur die Grundlage gebraucht werden kann, die man auch
praktisch in allen Fällen durchführen kann, und das ist allein die
Morphologie. Man kann unter allen Umständen einer Geschwulst
ansehen, ob sie adenomatösen, carcinomatösen, fibrösen, Rund-
zellen- oder sonstigen Bau hat. Vermag man über die Histogenese
etwas auszusagen, so ist es notwendig, diese Kenntnis als Beiwort
dem morphologischen Grundnamen hinzuzufügen, und ist es
möglich, etwas über die Aetiologie festzustellen, so steht nichts im
Wege, auch das dem Namen hinzuzufügen. Mit dieser kombinierten
Nomenklatur würde allen Richtungen Rechnung getragen werden[2].

Es ist das das Prinzip, das ich von jeher verfochten habe, ganz
besonders in meiner « Diagnose der bösartigen Geschwülste » und
auch noch speziell in einem Vortrage auf der Frankfurter Naturforscher Versammlung im Jahre 1896. Bei dieser letzen Gelegenheit
hat Herr Marchand gesagt, dass er diese meine Anschauung als
einen erheblichen Rückschritt betrachte. Die Folgezeit hat aber

2. Schon Virchow hat darauf hingewiesen, dass für manche Geschwülste die
morphologische Erscheinung auch gleichzeitig die Histogenese charakterisiert.
Daher entstanden die Geschwulstnamen Myom, Fibrom, Lipom, Osteom, Chondrom, Gliom u. s. w. Bei allen diesen Namen ist es naturgemäss nicht notwendig,
ein zweites Wort für die Histogenese hinzuzufügen. Dagegen wäre dies bei den
bösartigen Geschwülsten in allen Fällen notwendig, z. B. Carcinoma epider-
moidale oder Corcinoma mucosae coli mit dem Sinn, dass das Carcinom nicht
nur seinen Sitz in der Schleimhaut des Darms hat, sondern von der Schleimhaut
des Darms ausgegangen ist. Dahin würde dann weiter das Carcinoma endotheliale gehören. Das Wort Sarkom würde sich viel häufiger entbehren lassen, wenn
man statt Fibrosarkom Fibroma malignum, Osteosarkom Osteoma malignum,
Gliosarkom Gioma malignum sagen würde, was gewiss dem Sinn besser entspräche. Auch lässt sich bei diesem Prinzip der Namengebung den feineren
Details besser Rechnung tragen, z. B. wenn die Geschwulst aus bestimmten
Zellformen besteht, z. B. Friboma malignum fusicellulare periostale, oder
Myoma malignum fusicellulare ventriculi u. s. w. In bezug auf die Verwendung
der Worte Carcinom und Sarkom vergleiche man die Anmerkung 3.

gezeigt, dass meine Anschauung vollkommen richtig war, denn z. T. mit ausgesprochener Zustimung zu meiner Anschauung, oder auch ohne weitere Erwähnung derselben sind fast alle Autoren praktisch meiner Anschauung gefolgt und zu meiner Freude auch Her Marchand selbst.

In Wirklichkeit ist man nun imstande, für die Mehrzahl der Geschwülste Namen anzuführen, die die Form der Geschwülste ausdrücken. Ausnahmen bilden die beiden historich überlieferten Bezeichnungen Carcinom und Sarkom, denn in Wirklichkeit haben diese beiden Worte für uns garkeine Bedeutung mehr und müssen erst in bestimmter Weise definiert werden. Man könnte die Frage aufwerfen, ob es nicht vorteilhaft wäre, diese beiden Worte überhaupt fallen zu lassen und sie gänzlich aus der Nomenklatur zu streichen. Ich möchte das aber nicht vorschlagen, denn in Wirklichkeit hat man sich an eine Definition dieser beiden Geschwulstarten se gewöhnt und die Worte sind so verbreitet und so sehr in die Nomenklatur übergegangen, dass sie nur schwer beseitigt werden könnten. Und selbst wenn international beschlossen werden könnte, diese beiden Worte nicht mehr zu gebrauchen, so würde damit die Kontinuität des Verständnisses zwischen der Zukunft und der Vergangenheit gänzlich verloren gehen, und spätere Generationen würden nicht mehr begreifen, was in der bisher existierenden Literatur festgelegt ist. Eine solche Kontinuitätstrennung kann aber nicht wünschenswert sein [3].

3. Auch die Definition der Worte Carcinom und Sarkom hat vielfach geschwankt. Man hat auch hier die verschiedenen Einteilungsprinzipien zur Anwendung gebracht. Ich habe jedoch in meiner « Diagnose der bösartigen Geschwülste » ausführlichst gezeigt, dass es praktisch nicht durchführbar ist, die Worte Carcinom mit epithelialer Geschwulst und Sarkom mit Bindegewebsgeschwulst zu identifizieren, einmal weil epithelial nur die Situation von Zellen bezeichnet und nicht ein bestimmtes Gewebe darstellt, zweitens weil die Endothelzellen sowohl Geschwülste epithelialer als bindesubstanzlicher Natur bilden können. Es bleibt also nichts übrig, als auch die Worte Carcinom und Sarkom morphologisch zu definieren, jedoch ist man mit Recht davon zurückgekommen, alle bösartigen Geschwülste zwangsweise in die Gruppe der Carcinome oder Sarkome hineinzubringen. In der Tat gibt es eine ganze Reihe von Geschwulstarten, die nach der morphologischen oder auch nach irgend einer anderen Definition weder Carcinome noch Sarkome sind. Dahin gehören z. B. die Hypernephrome, die papillären Kystome, die Chorionepitheliome, die malignen Teratome, ganz abgesehen von den Mischgeschwülsten z. B. dem Carcinoma sarkomatodes.

Bei dieser Gelegenheit möchte ich zu dem Begriff der Mischgeschwülste bemerken, dass man sich angewöhnen sollte, nur solche Geschwülste als Mischgeschwülste zu bezeichnen, bei denen das Parenchym der Tumoren auch wirk-

Die Versuche, eine sinngemässe, von der Tradition gänzlich los-
gelöste Nomenklatur aufzustellen, sind nur selten gemacht worden, und von diesen ist eigentlich nur eine einzige bemerkenswert
und diskussionsfähig, das ist die Einteilung von Eugen Albrecht,
wie sie sich aus seinen gesamten Arbeiten über die Geschwülste
ergibt und wie sie besonders zusammengestellt sich findet im dritten Bande der Frankfurter Zeitung für Pathologie. In der Tat findet
man schon hier und dort in neueren Abhandlungen und Lehrbü-
chern Andeutungen, dass die Albrechtsche Nomenklatur wenigstens
teilweise sich Eingang verschafft. Eine zwangsweise Einführung
der gesamten Albrechtschen Nomenklatur würde aber wieder zu
unendlichen Diskussionen führen ohne irgend welchen praktischen
Nutzen. Denn auch Albrecht stand auf einem besonderen Standpunkt der Geschwulstbetrachtung, der nicht von allen Forschern
geteilt wird. Und so ist es denn im wesentlichen ein Ausdruck,
der bisher Verbreitung gefunden hat, nämlich derjenige der
Hamartome für solche geschwulstartigen Bildungen, die auf angeborener Basis in die Organe eingelagert sind, ohne eigentliche
Neubildungen darzustellen, z. B. die kleinen Fibrome der Niere,
die cavernösen Haemangiome der Leber und andere.

Was nun speziell die bösartigen Geschwülste betrifft, d. h. also
in erster Linie die Carcinome, Sarkome und viele endotheliale
Geschwülste, zu denen aber auch die Hypernephrome, die papillären Kystome, die Myelome, die Melanome und andere gehören,
so hat sich in neuerer Zeit immer mehr das Bestreben geltend
gemacht, für sie in Deutschland den Namen Krebs, in Frankreich
den Namen Cancer einzuführen. Ganz besonders ist diese Richtung
ausgebilbet worden durch die Gründung von Krebskomitees, und

lich verschiedenen Gewebsarten angehört. Man sollte aber den Namen nicht
auf solche Geschwülste anwenden, bei denen das Stroma mehr Raum als gewöhnlich einnimmt und deswegen mehr in den Vordergrund tritt, oder bei denen
zufällige Metaplasien des Gewebes stattgefunden haben. So berechtigt z. B. eine
myxoide Umwandlung des Stromas noch keineswegs zu dem Zuzatz Myxo. Ein
Fibrom mit einer solchen Umwandlung ist kein Myxofibrom, sondern ein Fibrom
mit myxoider Umwandlung. Ein Myom, in dem nach Degeneration der Muskel-
fasern Bindegewebe gewuchert ist, ist kein Fibromyom und keine Mischgeschwulst, sondern ein Myoma fibrosum. Auch ist ein Chondrom, in den Verknöche-
rungen stattgefunden haben, kein Osteochondrom und keine Mischgeschwulst.
Echte Mischgeschwülste sind die Teratome, sowohl die gutartigen wie die bösartigen, das Carcinoma sarkomatodes und eine geringe Anzahl seltenerer Tumoren, die hier nicht einzeln auzgezählt zu werden brauchen.

Kommissionen, die zu ihrer Benennung und zu ihrer Propaganda eines Stichwortes bedurften. Deswegen spricht man von internationaler Vereinigung für Krebsforschung, vom deutschen Zentralkomitee für Krebsforschung. Wir nennen uns hier die Conférence internationale pour l'étude du cancer und wir haben eine Zeitschrift, die sich Cancer nennt. In jedem Falle verstehen wir darunter nicht eine bestimmte Art der Geschwulst, die Gegenstand unseres Forschung sein soll, sondern die Summe aller bösartigen Geschwülste. Hier tritt in der Tat das Konventionelle der Sprache am stärksten hervor, und es würde das auch unbedenklich angenommen werden können, wenn sich nicht schon mehrfach daraus das unrichtige Denken abgeleitet hätte, dass diese bösartigen Geschwülste, gleichgiltig welche Struktur sie haben, ätiologisch einheitlich sind. So viel aber können wir heute schon mit voller Bestimmtheit sagen, dass das nicht der Fall ist. Das gilt ganz besonders und in erster Linie von den Sarkomen[4]. Aber auch das verschiedene Verhalten vieler Carcinome weist darauf hin, dass sie ätiologisch nicht einheitlich sein können[5]. Mit grösster Be-

---

4. Der Begriff der Sarkome ist bekanntlich noch ein ganz unabgegrenzter, und es kann keinem Zweifel unterliegen, dass wir heute noch vieles als Sarkome bezeichnen, was in Wirklichkeit garnicht zu den bösartigen Geschwülsten gehört. Das hat man am frühesten erkannt für gewisse spätsyphilitische Tumoren, die dann unter dem Namen Sarkoma syphiliticum bezeichnet worden sind. Selbst der geübteste Histologe würde in manchen Fällen nicht imstande sein, eine solche Geschwulst als syphilitsch zu erkennen und von den Sarkomen abzugrenzen. Nur die Therapie ist hier entscheidend, denn es hat sich herausgestellt, dass solche Geschwülste an und für sich durch Quecksilber nicht beeinflusst werden können, dass auch die Exstirpation derselben nicht vor Recidiven schützt, dass aber eine Exstirpation mit nachfolgender anti-syphilitischer Behandlung fast immer vor Recidiven bewahrt. Als unsicher in bezug auf die Subsumierung unter die Sarkome möchte ich auch die Myelome bezeichnen, ferner eine Anzahl von lymphatischen Geschwülsten der Lymphdrüsen, des Darms, der Milz, der Leber. Weiter dürfte hierher zu rechnen sein die eigentümliche in ihrer Beziehung zu anderen Krankheiten noch wenig geklärte Affektion der sogenannten geschwulstbildenden Osteomyelitis fibrosa. Die leukämischen und pseudoleukämischen Geschwülste werden ja heutzutage schon fast allgemein von den echten Tumoren und den Sarkomen abgetrennt. Ausserordentlich starke Schwankungen im Verlauf mancher Sarkome, die sich oft bis auf kleine Reste zurückbilden können, weisen ebenfalls darauf hin, dass hier noch Krankheiten verborgen sind, über deren Besonderheiten wir noch wenig Kenntnisse haben. Ein echtes Osteosarkom z. B., ein malignes Melanom, ein malignes Myom wird niemals in seinen Dimensionen so schwanken, wie es gelegentlich gewisse Fibrosarkome oder Lymphosarkome tun.

5. Es war schon lange zu vermuten, dass auch unter den Carcinomen sich gewisse Formen befinden, die ätiologisch durchaus uneinheitlich sind. Während wir auf der einen Seite sehen, dass Carcinome unzweifelhaft auf entzündlicher

stimmtheit möchte ich auch wieder auf den stets von mir vertretenen Standpunkt hinweisen, dass die bekannten Mäusetumoren, die so häufig Gegenstand experimenteller Untersuchungen sind und gewöhnlich unter dem Namen der Jensenschen Mäusetumoren gehen, nicht identisch sind mit den menschlichen Carcinomen[6]. Es liegt also tatsächlich in der allgemeinen Benennung

Basis sich entwickeln können, wie z. B. die Carcinome auf Lupus, diejenigen in Magengeschwüren, solche auf der Basis entzündlicher Darmpolypen, so finden wir andere, die mit Entzündungen garnichts zu tun haben. Wieder andere, die ganz offenbar auf eine Reizerscheinung zurückzuführen sind, wie z. B. die Carcinome auf Brandwunden, die Bilharziacarcinome der Harnblase, die Carcinome der Gallenblase bei alter Cholelithiasis, die Oesophaguscarcinome bei Schnapstrinkern, die Teer- und Paraffinkrebse, die Röntgenkrebse u. s. w. Wieder andere Carcinome sind ganz offenbar auf eine angeborene Disposition zurückzuführen, wie z. B. bei dem Xeroderma pigmentosum. Eine weitere Gruppe von Carcinomen lässt von allen diesen ätiologischen Momenten garnichts erkennen. Neuerdings hat auch der Umstand, dass sich manche Carcinome mit Röntgen- oder Radiumstrahlen vollständig beseitigen lassen, während andere garnicht oder fast garnicht dadurch beeinflusst werden, darauf hingewiesen, dass es sich hier um ganz verschiedene Dinge handeln kann. Der Umstand, dass auf der einen Seite durch Röntgenstrahlen Carcinome verschwinden können, und dass auf der anderen Seite solche dadurch hervorgebracht werden, weist geradezu auf isopathische Prinzipien (nicht zu verwechseln mit homöopathischen).

6. Ich weiss sehr wohl, dass ich mich mit dieser Anschauung in Widerspruch befinde mit einem grossen Teil der Forscher und zwar ganz besonders mit denjenigen, die diese Mäusetumoren zum Gegenstand ihrer speziellen experimentellen Untersuchung gemacht haben. Es ist jedoch ganz unrichtig, wenn man glaubt, dass durch die Konstatierung dieser Tatsache die vom biologischen Standpunkt so ausserordentlich wichtigen Erfolge dieser experimentellen Untersuchung herabgesetzt würden. Nur der Analogieschluss von Erfahrungen an den Mäusetumoren auf Masznahmen beim Menschen wird dadurch eingeschränkt. Aber das geschieht ja nicht allein durch die Erkenntnis der Tatsache, dass diese Mäusetumoren nicht identisch mit den menschlichen Carcinomen sind, sondern dass geschieht ja auch schon durch die Erfahrung, dass es bisher nicht gelungen ist und auch wenig Aussicht hat zu gelingen, die Tatsachen, die aus diesen experimentellen Forschungen gewonnen wurden, für die Therapie der menschlichen Carcinome zu verwerten. Ich möchte hier nochmals meine Gründe anführen für meine Anschauung, dass Jensensche Tumoren nicht identisch sind mit menschlichen Carcinomen. Erstens habe ich mich an keiner Stelle überzeugen können, dass sich diese Tumoren wirklich von der Mamma aus entwickeln. Im Gegenteil haben die kürzlich erst in meinem Laboratorium angestellten Untersuchungen von Deton gezeigt, das die Mamma neben diesen Tumoren besteht und durch die Tumoren beiseite gedrängt wird, ohne irgendwo mit der Geschwulst zusammenzuhängen. Der zweite Grund ist die histologische Struktur dieser Geschwülste, die vielfach schwankend zahlreiche Uebergänge aufweist, zuweilen sogar geradezu sarkomatösen Bau annehmen kann. Der dritte Grund ist der, dass die Geschwülste ungeheure Dimensionen annehmen, ohne Metastasen zu machen. Metastasen hat man eigentlich nur in dem Falle gefunden, wo eine Transplantation auf andere Individuen erfolgt war und eine direkte Verschleppung von Zellen in die Gefässbahn nicht ausgeschlossen werden konnte. Der vierte Grund ist, dass sich diese Geschwülste spontan zurückbilden können und zwar bis zum vollständigen Verschwinden. Beim Menschen liegt hiervon

der bösartigen Geschwülste als Krebs oder Cancer eine gewisse
Gefahr für die Logik des Denkens und der Betrachtungsweise.
Orth hat vor einiger Zeit versucht, für die Carcinome eine spezielle
Einteilung zu geben, und er sagt (Centralblatt für allg. Path. 19.
Bd, 1908) « Somit wurde die Bezeichnung der Krebse sich dann
so gestalten : Die Krebse, Carcinome teilen sich in die Unterarten
Kankroide, Adenome, am besten mit dem Zusatz maligne, und
Cancer ». Diese Einteilung würde sich in Deutschland vielleicht
unschwer einführen lassen, aber bei einer internationalen Nomenklatur der Geschwülste würde sie auf Schwierigkeiten stossen,
weil sie die Worte Carcinom und Kankroid, die rein historische
sind, neben dem morphologischen Worte Adenom vorbringen
und auf gleiche Stufe setzen mit dem Worte Cancer, das in der
übrigen Welt und speziell in Frankreich die allgemeine Bedeutung
bösartiger Geschwulste vertritt.

Es ist nun durch die Leitung der Internationalen Konferenz die
Frage aufgeworfen worden, ob es überhaupt möglich sei, eine
internationale Nomenklatur der Geschwülste einzuführen, und man
hat dabei wohl im wesentlichen an einen gleichen Vorgang in der
Zoologie gedacht. Hier haben sich in der Tat die Zoologen aller
Länder dahin geeinigt, aus der Nomenklatur der Tiere alle Synno-
nyma zu entfernen und nur noch diejenigen Namen zu gebrauchen,
die historisch die erste Benennung der betreffenden Art oder Gattung darstellten. Man hat sich also rein auf den historischen Standpunkt gestellt, hat die ältesten Namen wieder ausgegraben und zur
Anwendung gebracht, selbst wenn sie an und für sich ganz unsinnig
waren und wenn sie die verschiedenen Arten einer Gattung auch

nicht ein einziges Beispiel vor, wie ich vereinzelten entgegenstehenden Angaben
gegenüber hier noch besonders betonen muss. Wohl hat man beim Menschen
gesehen, dass kleine Metastasen vollständig nekrotisch wurden, aber man
konnte dann noch immer zeigen, dass in der Nachbarschaft oder am Rande die
Wucherungen weiter gingen. Eine wirkliche medikamentöse Ausheilung von
Carcinomen ist bisher nur durch Röntgen- oder Radiumstrahlen bei gewissen
Formen gesehen worden. Es wurde aber schon in Anmerkung 5 auseinander-
gesetzt, dass gerade diese Carcinome mit grosser Wahrscheinlichkeit eine andere
Bedeutung haben, ganz besonders in ätiologischer Beziehung. Ob nun diese
Jensenschen Tumoren endotheliale Geschwülste sind, oder nicht, will ich hier
garnicht diskutieren und darauf kommt es auch in Wirklichkeit garnicht an.
Ich persönlich bin allerdings der Ansicht, dass es endotheliale Geschwülste
sind, masze mir aber nicht an, anders denkenden Autoren diese Meinung
oktroyieren zu wollen.

weit auseinander rissen. Schon jetzt gibt es manche Zoologen, die
diesen Weg bereuen und die Schwierigkeiten einsehen, ein Tier
mit dem Namen einer Gattung zu versehen, in die die Art garnicht
hineingehört. Für die Geschwülste würde das aber noch weit
schwieriger sein, denn wir haben es hier nicht mit feststehenden
Gattungs- und Artbegriffen zu tun wie in der Zoologie. Jeder Onko-
loge weiss genau, dass fast jede Geschwulst wieder besondere
Eigentümlichkeiten darbietet, so dass schliesslich fast jedes Ge-
schwulstindividuum eine besondere Geschwulstart darstellen würde.
Bei einer neuen Namengebung würde jedesmal der Streit zu
entscheiden sein, ist diese Geschwulst schon früher irgendwo von
irgend jemand beobachtet worden, ist die Abweichung dieser speziellen Geschwulst von den früher beobachteten so bedeutend, dass
sie einen neuen Namen rechtfertigt? Oder ist man gezwungen,
sich auf den historischen Standpunkt zu stellen, die neue Erkenntnis der neuen Untersuchung preiszugeben und sich in der
Nomenklatur der historischen Ueberlieferung anzuschliessen?
Sicherlich wäre mit einer Vereinfachung der Geschwulstnomen-
klatur der Forschung ein grosser Dienst geleistet. Aber dieser Vorteil würde hinfällig werden, wenn man sich bei dieser internationalen Festlegung der Nomenklatur auf irgend einen individuellen
oder einseitigen Standpunkt stellen würde. Auch die historische
Nomenklatur erweist sich als undurchführbar oder würde wenigstens mit solchen Schwierigkeiten verknüpft sein, dass dieselbe in
keiner Weise dem praktischen Erfolge entspräche. Dazu kommt,
dass wir nicht die Machtmittel besitzen, die einzelnen Autoren zu
zwingen, sich unseren Beschlüssen anzuschliessen. Es kann also
unser Ziel nur dahin gehen, dahin zu wirken, die einzelnen Autoren
zu überreden, bei Benennung der Geschwülste sich möglichst
der Formel zu bedienen, dass in dem Namen so viel über die
Geschwulst ausgesagt wird, als praktisch ausgesagt werden kann,
d. h. also Morphologie, Histogenese und Aetiologie. Die Morphologie würde immer an die Spitze zu stellen sein, weil sie das einzige
Prinzip ist, das sich in jedem einzelnen Falle durchführen lässt,
das also niemals versagt. Die Histogenese würde an zweiter Stelle
kommen und nur in dem Falle anzuwenden sein, dass die Histogenese auch wirklich nachgewiesen ist. Das Gleiche gilt von der
Aetiologie, die an dritte Stelle zu setzen wäre. In dieser Art der

Bezeichnung würden die historischen Namen in festgelegter Definition ihre Anwendung finden können.

Nur ein Umstand würde imstande sein, mich zu veranlassen, von
diesem Prinzip abzuweichen, der nämlich, wenn es gelänge, unzweifelhaft die inneren und äusseren Ursachen der Geschwulstbildung kennen zu lernen. Dann würde man einer solchen ätiologischen Nomenklatur ebenso beistimmen können, wie es heutzutage
bei den Infektionskrankheiten im wesentlichen durchgeführt ist.

Je propose de mettre aux voix la motion suivante :

« Il faut qu'il soit nommé une commission composée de délégués de tous les pays où il y a des associations pour l'étude du
cancer, élus par ces associations. Cette commission devra soumettre à la prochaine conférence internationale pour l'étude du
cancer des propositions relatives à une unification internationale
de la nomenclature des tumeurs ».

THE CHEMISTRY OF CANCER

by S. P. BEEBE, Ph. D. M. D.

Prof. Exp. Therapeutics Cornell Univ. Med. College, New York.

Until five years ago the chemist was very little concerned in the scientific discussions regarding cancer. Since that time, however, many chemical researches have been published dealing with such questions as the metabolism of cancer patients, the nature and properties of a possible cancer toxin or specific cancer poison, the nature and cause of cancer cachexia, the properties of the ferments in cancer tissue, and various studies dealing with the chemical characteristics of cancer tissue as compared with normal tissue. These studies have appeared during a period when our knowledge of physiological chemistry has been increasing rapidly, and they have formed a part of this advance, but their chief value lies in the fact that they have served to demonstrate the difficulties of the subject and to define more sharply our limitations. Most of the chemical studies which have appeared have been inconclusive and fragmentary in character. It will be convenient to discuss the various points in the order given above.

Cancer metabolism. — Many studies regarding minor points in cancer metabolism such as the increased excretion of phenol and indican in the urine, the retention or elimination of sodium chloride, the excretion of acetone, the nitrogen balance, the relation of ammonia excretion to a possible acidosis and kindred points have been topics for discussion. There has been no characteristic cancer metabolism determined but this may be due to the incomplete character of the work. The methods of metabolism study have been wonderfully improved in the last five years, and in this period there have been no complete metabolism studies extending over a necessary period of time, on a constant diet and under suitable conditions to determine the smaller differences which may distinguish the nutritive processes of an individual harboring a malignant growth. We do not know the best form of diet to prevent nitrogen loss during the period of cachexia, nor whether the rapid growth of a tumor is at the expense of the healthy tissue. From Cramer's work upon the growth of rat tumors it appears that the new growth obtains its nitrogenous material by a sparing action on the protein metabolism. The tumor cells do not appear to grow at the expense of the tissue of the host nor do they appear to have higher affinity for nutritive material than normal cells. We need to know how far these results apply to human tumors. It is questionable whether reliable conclusions in respect to these points can be drawn from experiments on such small animals where the important questions of diet and clinical condition can be so poorly determined. Clinical observations point to the fact that in the later stages of growth in the human tumor the tumor tissue may be increasing rapidly in size at a time when the normal tissues are decreasing in size. It seems probable that nutritive relations and consequently the character of the metabolism may show variations at different periods of the tumor growth. Diet, apparently, plays an important part in the immunity of rats and mice to experimental tumors and it should be determined experimentally what proportions and forms of proteid, carbohydrate and fat favor or inhibit the development of these growths. Lewin has found that demineralization is a constant accompaniment of cachexia in cancer as it is in cachexia from other causes, but since we know that in cancer the cachectic condition is often one of rapid growth for the tumor tissue, it would seem probable that the demineralization in cancer may be of a distinctive type. Thus far, however, no phase of metabolism has been described in cancer which does not have a counterpart in noncancerous conditions.

Various investigators but especially Roger and Nicole Girard Mangin have described specific cancer poisons which cause death in small doses when injected intravenously, but wich are much less toxic when given subcutaneously or intraperitoneally. These results have not been confirmed in their entirety by other observers. There is no question that saline extracts of sterile tumors may cause severe symptoms or death when given intravenously, but so will similar extracts from normal organs. The symptoms described, such as paralysis of the extremities, multiple thromboses, dyspnæa followed by cardiac and respiratory failure may be caused by inoculating intravenously a solution of nucleoproteid from any normal organ. The saline extract from a cellular tumor contains a large proportion of this proteid, and is extremely toxic, while a similar extract prepared from a scirrhus or fibrous growth contains very little of this proteid and is correspondingly nontoxic.

It is necessary to exercise great care in studies of this sort to be certain that the tumor material is not infected. Nevertheless, from observations extended over a period of some years I am convinced that extracts from sterile tumors given either subcutaneously, intravenously or intraperitoneally are measurably more toxic per unit of nitrogen than extracts from fresh unautolized organs, but such results do not argue for a specific cancer toxin having a nature similar to the bacterial toxins. The metabolism studies which have been made do not materially add to the clinical observations in regard to the cause of cancer cachexia. Cachexia is not an invariable accompaniment of the tumor and when it does occur, it is found most often in those cases in which the nutritive processes are in some way interfered with or there is an ulcerating, infected, bleeding, painful tumor. Under such circumstances, cachexia develops as it would in case of empyema. I am of the opinion that we have not yet sufficient evidence to ascribe tumor cachexia in any measure to the proteolytic ferment absorbed from the tumor.

Buxton first introduced the study of cancer ferments and by the methods which he employed, was unable to discover any difference either qualitatively or quantitatively from normal tissue. In recent years the study of cancer ferments has been facilitated by new quantitative methods and two important questions may now be said to arise as a consequence of this study.

1. Are there characteristic ferments which serve to distinguish cancer from normal tissues?

2. Is cancerous tissue characterized by enzymes having marked heterolytic activity?

The work of Abderhalden and his pupils published within the last two years, would seem to indicate that certain of the polypeptids may be split in a different manner by extracts from tumor tissue and normal tissues. They maintain that extracts of liver from normal mice cleave dl-leucyl-glycin and glycyl-l-tyrosin slowly, while extracts from tumors act much more quickly. Also they found a heterolytic activity in comparing extracts of mouse and human tumors with normal tissues upon d-alanyl-glycyl-glycin in that the normal tissue split the d-alanin from the glycyl-glycin. Extracts of tumors cleaved the tripeptid so that glycocoll and d-alanyl-glycin were formed. This difference in enzyme activity was not present in all tumors, but always in certain tumors. In such studies as these, we are confronted by many difficulties which arise in comparing normal with tumor tissue. The normal tissue may be obtained in fresh, healthy, sterile condition, while a tumor of any size always contains some autolytic products, and the varying content of normal blood serum and leucocytes may in part account for some of the peculiarities in ferment activity. In addition there must be continually borne in mind the ever present danger of infection.

The evidence in respect to the presence of proteolytic ferments in tumor tissue having heterolytic activity is conflicting. There is no question as to the presence of autolytic enzymes, and from the work of Petry, Wolff and others, it would appear that their activity is decidedly more marked than those found in normal tissues. Since the original experiments of Jacoby, it has been believed that the autolytic enzymes have a high degree of specificity. That is, they are capable of attacking only that special type of proteid which is formed in the same organ as the enzyme. In distinction to these, the heterolytic enzymes believed by Blumenthal and his coworkers to occur in cancer may attack other organ proteids and thus be a possible factor of great significance in the development of cancer cachexia, and may help to explain the malignant, infiltrating possibilities of tumor cells. Blumenthal and Wolff have found that when measured amounts of cancer tissue and organ tissue are autolyzed separately in one series, and conjointly in another that the autolysis is always larger in the conjoined series. They interpret these results as meaning that the enzymes of the cancer have attacked the normal organ tissue. There is no satisfactory reason for not giving the exactly opposite interpretation and concluding that the tumor has been attacked by enzymes from the normal organ. In support of their contention they point out that normal tissues from carcinomatous patients autolyze more rapidly than the same tissues from other sources, perhaps because of a storage of heterolytic enzymes, and a findling somewhat similar reported by Baer and Ettinger who claim to have demonstrated a proteolytic activity of carcinomatous exudates in contrast to that shown by ascitic fluid produced from other causes.

Attempts were made by Kepinow and Hess and Saxl to verify these conclusions. The results were negative. From their investigations wnich, apparently, have been made with as much care as those of Blumenthal and his coworkers it would appear, first, that cancer tissue does not autolyze more rapidly than normal tissue equally cellular. Second, the combined autolysis of tumor tissue and normal tissue or of two varieties of normal tissue is always less than the autolyses of the two components acting separately. Tumor tissue acts like normal tissue in this respect.

From digestion experiments upon gelatin in which the proteolytic effect of the enzyme was measured with the help of the viscosimeter, Weil, working in my laboraty, has found that all tissues have some degree of proteolytic activity but that this is with a cellular tumor quantitatively greater than with normal tissue. He is not prepared to say that this excessive proteolytic activity of the tumor may not be due to leucocytic infiltration and apparently Blumenthal, has some doubts about the same point. Blumenthal, Jacoby, and Neuberg replied to the criticièms by new experiments confirming their original conclusions. Even if we grant that under the experimental coaditions a heterolytic activity may be demonstrated, we cannot reason that this is the origin of, or that it is a potent factor in tumor cachexia or tumor infiltration for in the body the cells are living and are bathed continuously with blood, circumstances wich alter entirely the possibilities of proteolytic activity. In this series of experiments we are again confronted with the difficulty of getting tumor material in uniform conditions for a just comparison, but from the evidence available it does not seem possible to conclude that heterolytic ferment activity is a distinguishing characteristic of tumor tissue.

Many attempts have been made to show specific chemical characters in tumor tissues. The first of these made by Petry, and repeated by Wolff and the writer, show that proteid material in tumor extracts has a somewhat different distribution than in normal tissues in that it has higher content of nucleoproteid, a lessened quantity of globulin and albumin and more uncoagulable proteid than is found in healthy tissue. Other facts, such as the resistance to digestion by pepsin and susceptibility to digestion by trypsin, the high content in glutaminic acid and in alanin, phenylalanin and asparginic acids, the high content in diamino acid, have been used as evidence to prove that tumor proteid has a specific character. There are two methods by which actual differences in character of the proteids may be determined; viz. either by an ultimate analysis or by biological reactions. By means of antiserum developed against the pure nucleoproteids obtained from a variety of tumors, I have been able to distinguish sharply, by means of precipitation and agglutination reactions, between tumor proteids and those from the normal organs. For instance, perfectly definite reactions serve to distinguish the proteid of a lymphosarcoma from that obtained from the liver, spleen, pancreas or thyroid, but I could not by this means distinguish the proteid of the lymphosarcoma from that obtained from the spleen in a case of lymphatic leukemia. In order to make a complete separation of the amino acids obtained on complete hydrolysis of tumor tissue by the Fisher esterification method, a large amount, not less than a kilogram of pure tumor proteid is required. Thus far no such complete hydrolyses have been made, and the portion of the work which has thus far been reported lacks confirmation.

We are not certain that tumor proteid always retains its essential characteristics. Some years ago I published results showing that in certain primary sarcomas and carcinomas, nucleohistone was not present while it was invariably present in large quantity in the metastases in the lymph nodes. From these results it would appear that the character of the proteid in a tumor may change somewhat with its environment without a corresponding change in the histological appearance.

With regard to the inorganic constituents, we know that rapidly growing tumors are relatively rich in potassium and sodium and poor in calcium, while the slow growing or partially necrotic tumors are rich in calcium and poor in sodium and potassium. We have no reason to suppose, however, that this is a condition which sharply differentiates tumor growth from other normal rapidly growing cells.

The chemical study of tumors is in its infancy. We have scarcely proceeded far enough to know where the chemical problems are, nor have the methods now available been perfected to such an extent as to enable decisive experiments to be made. There is no reason for discouragement, however. It is scarcely to be expected that in the limits of the brief period since the first chemical investigations of cancer were made that anything approaching a solution of a problem which has so long baffled the pathologists could be reached.

IMMUNITY TO CANCER

by HARVEY R. GAYLORD.

It is my purpose to consider the evidence in favour, of a passive immunity to cancer, and in so doing by agreement with my Co-referee, I shall make frequent reference to the work of English speaking investigators.

The subject of immunity in cancer is one which attracted very early attention among American workers. Leo Loeb in his earlier publications, 1901-2, found facts wich he has interpreted as evidence of the probable existence of a natural immunity against the growth of sarcoma in certain white rats. He also examined the influence of pregnancy on the growth of certain tumors, which was found to favour the growth of certain transplanted tumors but not of others. The influence of species and the growth of tumors in hybrids between white and gray rats were also studied. He also distinguished between those factors inherent in the tumor which favour or affect growth after inoculation, as compared with the susceptibility or resistance of the host. From the very beginning of his work he controlled his results with careful studies of the transplantability of the normal tissues and the reaction of the host upon the same.

In 1904, in company with my assodate, Clowes, the writer found that mice inoculated with the Jensen carcinoma after spontaneous retrogression were resistant to reinoculation with this tumor and in a series of experiments for the purpose of determining whether this immunity was a true passive immunity, believed that they had shown that this was in fact the case and that under favourable conditions the blood of recovered animals has a distinct but slight inhibitory effect upon growing tumors. The first of these facts, the resistance of animals after retrogression of tumors has been confirmed by all investigators. On the other hand the second group of experiments has been confirmed in certain quarters only. Crile and Beebe using a lympho-sarcoma of the dog, which practically nearly all investigators concede to be a true neoplasm, published in 1907, the results of transfusion experiments using the blood of recovered animals upon animals with growing tumors. They found, in conformity with our original experiments that in this tumor also the blood of recovered animals had a marked effect upon growing tumors when transfused into animals bearing them, bringing about their prompt and complete retrogression. Lewin with a sarcoma of the rat has also observed evidence of passive immunity and Von Dungern with a transplantable sarcoma of the hare has recently published like results. Why then, we might ask, have the majority of workers working both with transplantable mouse carcinoma and rat sarcoma, failed to observe evidences of passive immunity? It must have impressed all observers at the present time that the modern experimental cancer research is filled with contradictory results. For instance, Jobling in his comprehensive study of a transplantable rat tumor, in practising multiple inoculations found that in the first thirty day period, all the rats in which the primary tumor continued to grow developed secondary tumors when reinoculated and that some rats with growing tumors in the later periods did not develop secondary tumors. Gay, working with this tumor at a later period found that rats inoculated with this tumor were subject to reinoculation only *after* the period of metastases had been reached. Both of these observers are careful and accurate workers. Such an obvious difference in their findings can only be attributable to changed conditions. Many other instances might be cited of the discrepancies which surround the present stage of this investigation. Positive results gained with one tumor or in one laboratory or at one time with a given tumor are found not to be capable of repetition by other observers or the same observer at a different period. The varying factors which surround this form of investigation both known and unknow are so great that for the present the value of positive results must be considered as much weightier than the mere inability on the part of investigators to repeat the work of others or even their own observations. For this reason, in our institution we hold the opinion that passive immunity in cancer actually exists. It is not easily or always a demonstrable phenomenon. A the time of our original experiments a combination of circumstances existed which made it possible to demonstrate a slight but definite activity in the blood of recovered animals.

The experiments of Ehrlich in immunizing animals against inoculation without the development of established tumors so stimulates work in this field that, until recently almost all laboratories were engaged in testing the resistance of animals to inoculation rather than in studying the conditions which inhibit or terminate growth in transplanted tumors. It was very early determined, first by Clowes, that normal blood mixed with and injected with the material implanted had an inhibiting effect upon transplanted tumors, and this phenomenon was later carefully studied by Bashford, this was shortly followed by Schoene, Colis showed that a resistance in animals could be induced by injections of embryonic tissue and Bashford and others have more fully elucidated this problem. The data on this phase of the question have now been so well elaborated and by so many investigators that it must seem quite clear, especially in the light of the recent careful study of Peyton Rous, that the conditions which determine whether a transplanted tumor will grow in a given animal are indistinguishable from the conditions which determine the growth of normal tissue transplanted from one individual into another. For this reason, it seems possible that the factors which determine the inoculability of a tumor in a given animal are not identical with the factors which later influence the growth of such a tumor when it is once established. The principal distinguishable feature which a malignant tumor possesses when compared with successfully transplanted normal tissue, is the power of the former for limitless and destructive growth. Inasmuch as the immunity opposed to the growth of malignant tumor is not of a cytolytic character and thus not opposed directly to the cell itself; it seems highly probable that it is to that extent specific, that it may be opposed directly to this particular characteristic which distinguishes the malignant growth from normal tissue. Bashford, in a recent paper, in which he attempts to more closely define the nature of the immunity in cancer, believes that this phenomenon is strictly homogenitic, and that it is induced by the activity of living tumor cells or living tissue cells alone *in vivo*; and all evidences of immunity of the heterogenetic type are of cytolytic character and wishes in this way to distinguish the phenomena obtained by von Dungern in the transplantation of sarcoma of the German hare in rabbits from the phenomena already observed in the transplantation of tumors in animals of a likes species. He denies the existence of passive immunity, which von Dungern in a recent publication has again noted in the transplantation of his particular tumor. He has also raised the question of the true neoplastic character of von Dungern's tumor, as he has previously, done in connection with the lympho-sarcoma in dogs, in which case, however, the preponderence of scientific opinion is against him. In this connection it is interesting to note that Crile and Beebe were able to demonstrate the existence of passive immunity of homogenetic type in their transfusion experiments with the blood of recovered dogs.

This would seem to bear directly upon the arguments advanced by Bashford in connection with von Dungern's experiments, as the experiments of Crile and Beebe were entirely with animals of the same species.

The observations of the late Eugene Hodenpyl, with the peritoneal fluid of a human cancer case, tumors of which had undergone marked retrogression, indicate that the immunity to cancer may express itself heterogeneously. Hodenpyl states that the injection of the peritoneal fluid from this case caused retrogression of large transplanted carcinomata of mice. This fluid also had a marked if temporary effect upon primary carcinomata in human beings.

One of the pronounced results obtained by von Dungern has been specially quoted by Bashford as distinguishing the type of immunity obtained by him from that generally encountered under homogenetic conditions. Von Dungern found that the immune reactions in the transplanted sarcoma of the hare were very pronounced; that if he attempted a second transplantation there developed around the implanted tissue a marked cellular reaction, edema, large phagocytes and marked connective tissue activity. This reaction Bashford interprets as cytolytic; the immunity so developed is not opposed to cancer *quia* cancer, rather to the tissues of an animal of alien species. In this connection I can report the results obtained in the New-York State Cancer Laboratory in which a similar reaction occurred in primary carcinomata of mice following the injection of the pleural fluid of a stationary human cancer case. The case in question was a carcinoma of the breast in a woman, which had been twice removed, which after three years slowly recurred, possibly with nodules on the pleural surface and the development of pleural exudate. An injection of 1 cc. into each of 6 mice with primary carcinoma was followed in twenty-four hours by a marked local reaction in the tumors of these animals. They became hyperaemic, and evidently were painful to the animals as they showed evidence of distress and bit their tumors. The tumors became markedly edematous, appeared to swell, and then, following a period of 14 to 21 days, markedly retrogressed after which time they again began to grow. A repetition of this experiment in three mice with primary tumors in which the tumors were removed on the 2nd., 4th. and 6th. day showed a condition at the margin of these tumors strikingly analogous to the reaction observed by von Dungern. Edema, marked cellular activity, large phagocytes, plugging of the capillaries, etc. These experiments would appear to bear some evidence to the existence of a passive immunity, capable of heterogeneous expression. In other words, if the phenomena are sufficiently pronounced a simular result can be obtained whether we inoculate an animal with a neoplasm to which it is immune or whether we inject the body fluid of an immune animal into an animal bearing a malignant tumor, even if that animal be of a different species.

In 1908, Clowes, working with our transplantable splindle celled sarcoma of the rat succeeded in getting a reaction of fixation in the blood of animals in the early stages of growth but not in the later and Gay verified this finding in the pre-metastatic phase with the Flexner rat carcinoma and considered this reaction an evidence of anti-bodies in the blood.

In 1907 the writer reported that in the case of a slowly growing spindle celled sarcoma of the rat in which secondary and tertiary inoculations could be made to grow by inoculations on each successive sixth day, that 25 out of 40 rats so inoculated developed more than one tumor; that these multiple inoculations persisted side by side for a period equal to that usually required to kill and then all of them retrograded, leaving the animals immune. These tumors made their appearance successively, some growing as large as small hazelnuts and then remaining stationary for a period of 20 to 30 days, when all the tumors entirely disappeared in from 7 to 8 days. Of the 25 rats thus inoculated only one rat developed two tumors which grew until exitus. It was pointed out that repeated successful inoculations, therefore, might, under certain conditions bring about immunity, when one inoculation did not suffice. Simultaneously with this publication, Bridré observed a similar phenomenon in a mouse inoculated with an active carcinoma of Borrel's. In 1909 Gay, working with the Flexner rat carcinoma observed an analogous phenomenon, in fact identical with Bridré's isolated observation, that animals bearing inoculations of this tumor in the early stages of their growth were frequently made to retrogress by secondary inoculations, even when these latter failed to grow. He considered this a cure by vaccination and offered the hypothesis, not essentially original (Sticker) that malignant tumor growths might be divided into pre-metastatic and metastatic phases; in the first stage secondary inoculation being difficult and in the latter relatively easy.

Bashford takes exception to the use of the term « vaccination » in cancer. In our earliest publications, in which we noted that the recovery of an animal from an inoculated tumor left the animal immune, we stated that we considered the result obtained as analogous to vaccination and it would appear that the immunity which accompanied the growth of a tumor may be influenced favourably by a subsequent vaccination and when properly applied may lead to retrogression of the primary inoculation. This may occur when the secondary inoculation grows, or, as Bridré and Gay have shown even if the secondary inoculation is not successful.

In all the experiments above described as relating to vaccination, living tissues have been employed and we were of the opinion, as pointed out by Clowes in 1906, that the phenomena of cancer immunity could only be developed by the use of living tissue cells. Bashford and von Dungern have recently emphasized the same view. From the work of I. Levin it would appear that animals can he rendered somewhat resistant to the inoculation of malignant tumors by the use of autolysed normal tissues, even in alien species. We have recently obtained evidence that tumor tissue when not killed by heat or chemicals, but dried and ground to an impalpable powder may also be used. Results were first obtained with living tissue and were reported at the meeting of the American Association for Cancer Research in May of this year. We reported that the injection of a virulent transplanted spindle celled sarcoma of the rat in doses of 1/2 to 1/4 ccs. of living tissue will give a marked reaction in many primary tumors of the mouse and also in human beings both in carcinoma and sarcoma. This reaction is similar to that obtained with the pleural fluid of a human case in primary mouse carcinoma. It does not appear to be identical with the results obtained by Bier with injections of blood of alien species in human cancer cases. The reaction may develop in 24 to 48 hours after the first injection or may occur at the second injection when made 7 days later. There are no constitutional symptoms whatsoever, and the material when injected into normal human beings gives no reaction at all. 24 to 48 hours after such an injection the tumor becomes painful, hot and edematous; it swells and is tender on palpation. In this respect it is similar to the reaction obtained by Hodenpyl to the peritoneal fluid from a human cancer case. Following the reaction the tumors frequently retrograde. In one case in which the tumor was removed shortly after the injection, the reaction of von Dungern at the margin of the tumor was quite evident. A similar reaction has been recently obtained in a number of human cases by the injection of 10 mmg. of dried and pulverized rat sarcoma when injected subcutaneously in regions remote from the tumor both in sarcoma and carcinoma. It must be quite obvious that such a reaction has nothing in common with cytolytic phenomena. The reaction of the tissues of a human being against rat sarcoma, *qua* rat tissue, would express itself on second inoculation at the site of such an inoculation. The second inoculations are as a matter of fact, followed by somewhat increased reaction at the site of inoculation, a lump the size of a small filbert developing in the connective tissue. Inasmuch as apparently the same reaction in human cancers can also be produced by the injection of macerated human cancer, as shown by Bertrand and Coca and Gilman, Rosving, as well as by tumors of animals of alien species, it would appear that malignant tumors as such have something in common. The most striking characteristic which they have in common is the power of limitless growth. When this power is taken from it the conditions under which it retrogrades are indistinguishable from those which prevent the growth of normal tissue. It would appear then that the immunity to cancer in so far as it is specific, as the writer pointed out in 1906, is opposed rather to the destructive proliferatic power of the cancer cell, than to its proteid constituents. This immune force seems capable of expression even when the cancer tissue is that of an alien species and the marked differences found it the varying conditions by various investigators appear to be more of a quantitative than a qualitative nature.

For the reasons here enumerated we hold that the positive evidence in favour of passive immunity in cancer is such that we must ernestly pursue this line of investigation to more definitely define its nature and limitations. Enough has already been shown to clearly indicate that it is distinctly different from the passive immunity to bacterial disease, and we should guard against a constant tendency to judge the evidence of passive immunity to cancer by the standards of bacterial immunity.

ZELLTHEORIE DES CARCINOMS

von Professor Dr Max BORST (Muenchen).

Cellulär muss in letzter Linie eine jede Geschwulsttheorie sein : denn von den Zellen unseres Körpers nehmen die Geschwülste ihren Ausgang und aus körpereigenen Zellen setzen sich die vollentwickelten Geschwülste in allen ihren Teilen zusammen.

Freilich ist eine Reihe von Geschwulsttheorieen nicht cellulär im *engeren* Sinne, insofern diese Theorieen von einer Wesensverwandlung der Zelle bei der Geschwulstenstehung absehen zu können glauben — so die reinen *Reiz* — theorieen, die *Tiersch*'sche, die *Cohnheim-Ribbert*'sche Theorie.

Die im engeren Sinne cellulären Theorieen nehmen hingegen eine *primäre, fundamentale Wesensveränderung* der Körperzelle, eine tiefgreifende Umstimmung des Zellcharacters als Grundlage der Geschwulst- und damit auch der Krebsentstehung an.

Man darf getrost behaupten, dass eine derartige Auffassung vom Wesen der Geschwulstbildungen in neuerer Zeit mehr und mehr an Boden gewonnen hat. Ich will versuchen, die wichtigsten Tatsachen und Ueberlegungen, welche zu dieser Auffassung führen, kurz zu besprechen, und mich dabei, meinem Auftrag gemäss vorzugsweise an das Karzinom halten.

Man hat den Krebs mit morphologischen, chemischen, und sog. biologischen und mit experimentellen Methoden untersucht — und ist auf diesen verschieden Wegen immer wieder zu der Annahme einer Abartung der Krebszelle vom Typus der normalen Körperzelle gekommen.

Was die *Morphologie* anlangt, so sind allerdings die Versuche, ein *absolutes Specifikum* der Krebszelle aufzudecken, bisher als gescheitert zu betrachten.

Aber die morphologischen Untersuchungen zeigen doch, dass bei der Krebsentstehung die primären Vorgänge in einer ganz unabhängig von einer Bindegewebsveränderung auftretenden Verwandlung der Epitelzelle bestehen, die sich ausdrückt in der Gewinnung eines weniger differenzierten Habitus, in Vergrösserung und auch Hyperchromasie der Kerne, in Veränderungen des Protoplasmas, schliesslich oft auch in einer gleichzeitig auftretenden Verminderung oder gar Aufgabe oder auch Verwandlung der Funktion.

Ich habe weiterhin auf die *grosse Variabilität in der individualistischen Ausgestaltung der einzelnen Zellen*, besonders der *Kerne* derselben, beim Krebs hingewiesen. Auch bei den höchst differenzierten Carcinomen kann man diesen Befund erheben, *ganz unabhängig* von Ernährungsstörungen, Wachstumsbeschränkungen oder rückläufigen Processen, *durchaus gleichmässig* über die ganze Neubildung verbreitet, so dass er für mich der Ausdruck sehr bedeutender *primärer* Veränderungen des Zelllebens ist und das um so mehr, als ich bei entzündlichen und regenerativen Wucherungen *eine so durchgehende* Variabilität niemals gesehen habe.

Unter den vielfältigen Merkmalen, welche zusammen den morphologischen Typus einer Zellart ausmachen, habe ich das sinnfälligste und am leichtesten messbare herausgegriffen, indem ich, angeregt durch eine Mitteilung *Heiberg's*, die *durchschnittliche Grösse der Kerne* in den verschiedensten Carcinomen (durch *Nomikos*) mikrometrisch feststellen liess.

Eine morphologische Speficität gibt allerdings auch die Beobachtung der *durschnittlichen* Kerngrössen in Carcinomen nicht an die Hand, denn nicht *alle* Karzinome zeigen die Kernvergrösserung, und bei hyperplastichen Epithelwucherungen und gutartigen Epitheliomen können die Kerne ebenfalls stark vergrössert sein. Betrachtet man aber die *Schwankungen der Kerngrösse in einem und demselben Carcinom*, so sind sie jedesmal grösser, wie bei irgend einer anderen Form von Epithelwachstum. Hierin findet die Variabilität der individualistischen Ausbildung einen messbaren Ausdruck. Man kann dieses Untersuchungsresultat wohl nicht anders deuten als im Sinne einer primären Störung des Zell-bezw. Kernstoffwechsels im Carcinom.

Die *chemischen* und *biologischen* Untersuchungen des Krebsgewebes haben eine grosse Reihe der Forscher zu der Annahme einer Specifität des Krebses, speciell der Eiweisskörper desselben, geführt.

So wahrscheinlich diese Annahme auch ist, so fehlt doch bisher für sie eine völlig gesicherte Grundlage. Die chemische Untersuchung hat eben bisher nur mehr *quantitative* als *qualitative* Differenzen zwischen Tumorzellen und normalen Zellen feststellen können. Immerhin sprechen aber die Befunde doch deutlich genug für einen abweichenden Chemismus des Krebsgewebes. Ich muss es mir versagen, hierauf näher einzugehen.

Die sichersten Anhaltspunkte, dass es sich beim Carcinom um eine primäre celluläre Abartung handelt, gibt uns die *experimentelle* Krebsforschung an die Hand. Es ist ja allerdings durch die experimentellen Tumorverpflanzungen auch die Bedeutung der *ausserhalb* der Zellen gelegenen Factoren, der Einflüsse des « Wirtes », in helles Licht gerückt worden : man hat die Bedeutung der Rasse und der Individualität erkannt, die engen Beziehungen, welche zwischen der Ernährung des Wirtes und dem Waschstum der aufgepfropften Geschwulst bestehen, aufgedeckt (*Moreschi*) u. A. m. Aber man ist trotz alledem immer wieder zu der Ueberzeugung gekommen, dass diesen *ausserhalb* der Zellen gelegenen Einflüssen eine *untergeordnete* Bedeutung zukommt, dass die *hauptsächlichsten* Bedingungen für das maligne Wachstum *in den Tumorzellen selbst* enthalten sein müssen. Mit der Annahme der Schwächung einer Avidität der Körperzellen für Nähr- oder Wuchsstoffe kommen die Theorieen der experimentellen Geschwulstforschung allein nicht aus; es müssen die Experimentatoren immer wieder von neuem auf die primären biologischen Besonderheiten der verpflanzten Tumorzellen aufmerksam werden, die sie vielfach in einer Erhöhung der Avidität dieser Zellen zu erkennen glaubten. Wenn wir dieser letzteren Annahme auch nicht ohne weiteres folgen wollten, so ergibt sich aus den Geschwulsttransplantationen doch mit Sicherheit, dass die Tumorzellen eine *grössere selbständige Existenzfähigkeit* besitzen, welche verknüpft ist mit *grösserer Widerstandsfähigkeit* gegenüber äusseren Einflüssen. Die Krebszellen scheinen eine viel grössere Ueberlebensdauer aufzuweisen als normale Zellen, sie sind durch Hitze und Kälte, sowie durch die verchiedenartigsten Medien weniger leicht alterierbar als diese, sie sind auch gegenüber den Schädigungen, welche die Transplantation mit sich bringt, widerstandsfähiger, und zeigen gerade hierbei eine *Verminderung der biochemischen Empfindlichkeit*, welche nicht anders als im Sinne einer *geringeren Differenzierungshöhe* gedeutet werden kann. Alle Transplantationen von Normalgeweben zeigen uns die grosse Empfindlichkeit der Zellen gegenüber der biochemischen Individualität, derart, dass nur bei *Auto*transplantationen der volle Erfolg des Ein- und Anheilens, der eignen Wachstumstätigkeit und des dauernden Erhaltenbleibens des Pfropfreises eintritt. Die neuesten Gefäss- und Organtransplantationen unter Anwendung der Gefässnaht zeigen uns das aufs Deutlichste. Bei den Geschwulstgeweben gelingen hingegen homöoplastische Verpflanzungen sehr leicht, sodass die Geschwulstzelle von der Individualspecifität verloren und sich mehr der Artspecifität genähert zu haben scheint. Hier deutet sich also zweifellos ein *Mangel in der feinsten Constitution der Zelle an.*

Die Geschwulstzelle kann aber nicht nur leicht von einem auf ein anderes Individuum der gleichen Art übertragen werden, sondern sie zeigt auch bei den Uebertragungen sei es auf dasselbe oder ein anderes Individuum ein *Wachstum*, wie es verpflanzte Normalgewebe seien sie ausdifferenziert oder embryonal *niemals* aufweisen, ein Wachstum, welches zum Mindesten den Character des Excessiven, häufig des Dauernden oder gar Unaufhaltsamen an sich trägt. Diese *excessive autonome Wachstumsfähigkeit* zeigen bei Transplantationen auch die Zellen *gutartiger* Blastome; wie aus den erfolgreichen (*auto*plastischen) Verpflanzungen hervorgeht, die *Ribbert* mit einem Fibrom des Hundes erzielte. Also nur die homologen Blastome lassen bei Transplantationen die primäre biologische Differenz gegenüber den normalen Zellen deutlich erkennen. Da die Transplantationen des Fibroms auf *andere* Hunde nicht gelangen, kann man annehmen, dass die gutartigen Blastomzellen in ihrer biochemischen Constitution *weniger* vom Normalen abweichen und daher gegen homöoplastische Transplantationen empfindlicher sind, als maligne Zellen.

Die Tumortransplantationen haben uns aber noch weitere Differenzen zwischen dem Verhalten normaler und blastomatöser Zellen kennen gelehrt. Im Verlaufe fortgesetzter Transplantationen kann eine bedeutende *Steigerung der Wuchsenergie* (bezw. « Virulenz ») erzielt werden, ferner kann durch geeignete chemische und physikalische Einwirkungen auf das Geschwulstgewebe *vor* der Transplantation (nicht nur Abschwächung), sondern auch *Steigerung* der Wachtstumsfähigkeit (*Leo Loeb*, *Clowes* und *Daeslack*, *Flexner* und

Jobling u. A.) erzielt werden, was doch wieder ganz deutlich die
Abhängigkeit der Verpflanzungsergebnisse von der besonderen
Beschaffenheit der Zellen vor Augen stellt. Solche Wachstums-
steigerungen sind bei Verpflanzungen von Normalgeweben bisher
noch nicht beobachtet worden. Ferner erinnere ich an die von
Bashford u. A. gefundenen *cyklischen Schwankungen der Wuchs-
energie*, die ebenfalls etwas den Blastomzellen Eigentümliches zu
sein scheinen, jedenfalls bisher bei Transplantationen von normalen
Geweben niemals festgestellt werden konnten. Ich erinnere in dieser
Hinsicht an die Verpflanzungen *regenerirenden* Epithels und an
die transplantationen von Epithel, die *L. Loeb* ausgeführt hat.
Dass auch die *Phänomene der Krebsimmunität* für die cellulären
Theorieen der Krebsentstehung bemerkenswerte Argumente zur
Verfügung stellen, das auseinanderzusetzen würde mich hier zu
weit führen. Die Immunität scheint überhaupt cellulärer, geweblicher Natur zu sein und nicht antitoxischer Art, und die Verminderung der Specifität, welche wir durch die verschiedensten Methoden
an den Krebszellen immer wieder feststellen können, tritt uns auch
in den Versuchen über Geschwulstimmunität deutlich entgegen.

Es sprechen also morphologische, chemische und biologische
Tatsachen ganz eindringlich für eine *Eigenart der Krebszelle,* deren
Wesen sich ausdrückt einmal in verminderter biochemischer
Empfindlichkeit oder — anders ausgedrückt — in geringerer Differenzieruug, und dann in erhöhter selbständiger Existenzfähigkeit.
Das sind die *specifischen* Eigenschaften, welche die Tumorzellen
von normalen Körperzellen unterscheiden.

Man kann sich nun Gedanken darüber machen, wie die eben klar
gelegte Störung des Zellebens zu stande kommt, nicht nur im
engeren Sinne *causal*, sondern *cellular-physiologisch*. Bei Berührung dieser Frage komme ich auf die zahllosen von Berufenen und
Unberufenen aufgestellten cellulären Krebstheorieen, auf die im
Einzelnen einzugehen ich wohl um so eher verzichten darf, als es
sich vielfach um ganz vage Speculationen und wertlose Hypothesen
handelt. Ohne viel auf Specielles einzugehen, will ich daher mehr
die *allgemeinen* Gesichtspunkte der cellulären Krebstheorien hervorzuheben versuchen.

1) Hier wäre in erster Linie zu betonen, dass wir eine Theorie,
welche *nur für den Krebs* oder nur für die malignen Geschwülste

zugeschnitten ist, von vornherein abweisen müssen. Es mögen für das carcinomatöse Wachstum vielleicht besondere, wahrscheinlich sogar sehr mannigfaltige *auslösende Momente* massgebend sein — aber die *Art der cellulären Störung* kann nicht prinzipiell von der bei anderen echten Geschwülsten verschieden sein. Den Standpunkt E. *Albrecht's*, der für die gutartigen Blastome glaubt, mit entwicklungsmechanischer Betrachtungsweise auszukommen, und der erst das Problem der Malignität als ein im engeren Sinne celluläres ansieht, vermag ich nicht zu teilen. So interessant die Verfolgung entwicklungsmechanischer Probleme auch im Gebiete der Onkologie ist, so wenig trifft doch diese Richtung das eigentliche Geschwulstproblem, welches *kein Problem der Entwicklung*, sondern ganz ausschliesslich *ein Problem des Wachstums* ist. Nicht *das* interessiert uns vor allem zu wissen, *weshalb* und *wie diese* oder *jene* Structur oder Architectur entsteht, sondern weshalb das — so oder anders gebaute — Gebilde *über die Massen wächst* und dabei jene *Selbständigkeit* oder *Autonomie* zeigt, die wir bei normalen Organbildungen und bei sonstigen Wachstumsleistungen des Körpers, eben niemals beobachten. Von dieser Auffassung sind selbstverständlich alle blos *äusserlich geschwulstartigen* Missbildungen ausgeschlossen. *Erst wenn der autonome Wachstumsexcess hervortritt, wird die Missbildung zur Geschwulst.*

2) Wenn das Geschwulstproblem in erster Linie ein Wachstumsproblem ist, so ist zu einer erfolgversprechenden Bearbeitung desselben vor allem eine ausreichende Kenntnis der *Bedingungen des normalen Wachstums* nötig. Wenn wir uns hier zunächst an die Verhältnisse im fertigen Körper halten, so sehen wir hier das *Wachstum enge an die Ernährung und die Function geknüpft.* Die Tatsache, dass die funktionierende Zelle nicht nur das *ersetzt,* was sie bei der Funktion dissimilatorich verbraucht, sondern dass sie bei gesteigerter Funktion an Substanz *ansetzt,* dass sie hypertrophiert und dass sie sich nach Erreichung eines gewissen Verhältnisses von Masse zu Oberfläche teilt, stellt m. E. das Hauptproblem des Wachstums klar und deutlich vor Augen. Dass mit dieser Auffassung das Problem *in die Zelle selbst verlegt* ist, liegt auf der Hand.

3) Sehen wir so bei aller Anerkennung der Bedeutung des äusseren Bedingungskomplexes das Haupträtsel des Wachstums,

und damit auch das Geschwulsträtsel in der Zelle selbst verborgen,
so wäre nun zu fragen, ob wir uns Vorstellungen machen können
von der *Art* der cellulären Störung, die jener blastomatösen
Entgleisung des Wachstums zugrundeliegt. Hierüber können wir
leider nur Vermutungen äussern. Ob man von Erwerbung neuer
Eigenschaften durch die Geschwulstzellen oder von Verlorengehen
gewisser Qualitäten (etwa intracellulärer Hemmungen, *Werner*,
sprechen will das macht im Grunde wenig Unterschied. Die
Geschwulstzelle ist eben *eine andere geworden*, als die normale
Zelle, und diese Aenderung liegt nicht auf der Normallinie, sondern stellt eine Entgleisung aus der normalen Bahn dar. Deshalb
ist der Vergleich der Geschwulstzellen mit embryonalen Zellen
ganz ungeeignet.

Ich habe vorhin auf die sehr engen Beziehungen hingewiesen,
die bei allen Formen des physiologischen Wachstums zwischen
der funktionellen und productiven Tätigkeit der Zelle bestehen.

Wenn wir nun sehen, dass bei dem durchaus pathologischen
Wachtum, welches uns in den Blastomen entgegentritt, jene
engen Beziehungen zwischen Funktion und Wachstum gelockert,
ja z. T. ganz aufgehoben zu sein scheinen, — *die Blastomzelle zeigt
bei abnehmender Funktion nicht Atrophie, sondern im gegenteil
vermehrte Assimilation, Wucherung* — so müssen wir diesem Verhalten die grösste Bedeutung zuerkennen. Bei den Geschwulstbildungen ist nicht nur die Wachtum *auslösende* Macht der Funktion
wenig oder garnicht erkenntlich, sondern es scheint auch ihr
Wachstums *regulierender* Einfluss gestört oder gar aufgehoben.
Diese Aenderung könnte man sich so vorstellen, dass in der
chemischen Konstitution der Zelle eine, vielleicht nur geringe,
Variation zu stande käme, wodurch die Zelle für die funktionellen
Reize weniger oder u. U. garnicht mehr angreifbar wäre. Die Zelle
würde so dem wachstumbestimmenden Einflusse der Funktion
und damit überhaupt dem altruistischen Getriebe des Organismus
mehr oder weniger entzogen. Die verschiedensten Grade wären
hier denkbar. Doch ich will gleich zugeben, dass dieser Gedanke
vielleicht auch nicht mehr Wert hat, als viele anderen cellulären
Geschwulsthypothesen.

Verlassen wir den Tummelplatz der Speculation und fragen wir,
ob nicht *Experimente* vorliegen, die für die eine oder andere Art

der blastömatösen cellulären Störung sprechen. Ich komme hier auf die atypischen Epithelneubildungen zu sprechen, die *B. Fischer* u. A. mit Scharlach- und Sudanöl, *Stoeber* mit den Komponenten des Scharlach's, *Reinke* mit Aetherwasser erzielte. Da diese Epithelwucherungen nur bei Anwendung *ganz bestimmter* Stoffe einigermassen mächtig werden, kann man sich denken, dass diese Stoffe oder Producte ihres Abbaues in den Zellchemismus eingehen und zu Veränderungen desselben führen. Ganz besonders wird man zu solchen Vorstellungen hingedrängt durch die Untersuchungen meiner Schüler Dr. *Stoeber* und Dr. *Wacker*, welchen es gelungen ist, mit *Eiweissspaltproducten*, sogar mit solchen, die im menschlichen Körper physiologischer Weise vorkommen, Epithelwucherungen zu erzeugen, die an Umfang und Art (feinwurzelige Verzweigung der Epithelmassen) alles übertreffen, was seit den erwähnten Experimenten *B. Fischer's* bisher in dieser Richtung erreicht wurde. Diese am Kaninchenohr mit (in Kaninchenfett aufgelöstem) Indol und Skatol erzeugten Epithelwucherungen sind wohl *biologisch* auch noch nicht echt krebsiger Natur, aber *morphologisch* sind sie vom echten Carcinom nicht zu unterscheiden. Auch hier mag man sich ein Eingehen dieser Eiweissabbauproducte in die Zellkonstitution denken, wodurch eine Variante des specifischen Zellcharacters zu stande kommen könnte, die den Zellen ein selbständigeres Wachstum ermöglichte.

So führen auch diese neuesten Versuche, auf experimentellem Wege atypische Epithelwucherungen zu erzeugen, ebenso wie alle übrigen morphologischen, chemischen und experimentellen Arbeiten auf dem Gebiet der Geschwulstforschung zu der Ansicht, dass die Krebsbildung und die Geschwulstbildung überhaupt, auf einer primären cellulären Abartung beruht. Diese Abartung biochemisch (cellularphysiologisch) zu fassen und ihre Ursachen klar zu legen, wird die Aufgabe der Zukunft sein. Die *Ursachen* mögen sehr mannigfaltig sein und des specifischen Characters entbehren... die *Art* der cellulären Störung ist aber wohl sicherlich eine specifische. *Sie ist das eigentliche theoretische Krebsproblem.*

Schliesslich noch eine Frage! Ist es wahrscheinlich, dass die blastomatöse Zellentartung überhaupt, und die Malignität insbesondere, eine rein *erworbene* Störung darstellt oder sprechen Gründe für die Mitwirkung *angeborener* Factoren? Mir scheint, dass gewichtige

Argumente für die letztere Meinung sprechen. Auf keinem Gebiete der Pathologie dürfen wir die Bedeutung der in der individuellen Entwicklung und Organisation gelegenen Factoren übersehen, am allerwenigsten auf dem Gebiete des Wachstums. Während wir es aber bei nicht autonomen Wachstumsexcessen so bei dem *Riesenwuchs*, wohl nur mit *quantitativen* Variationen des Ausgangsmaterials zu tun haben, scheinen bei den Geschwülsten auch *qualitative* Schwankungen zu grunde zu liegen. In manchen Körpern scheint eine besondere Neigung zur Geschwulstbildung zu bestehen, eine Neigung, die lokal begrenzt, systematisch oder mehr allgemein verbreitet sein kann. Die Zellen scheinen hierbei von Hause aus qualitativ eigenartig, so zwar, dass sie scheinbar spontan oder auf Einwirkungen hin, die bei anderen Individuen ganz typische Reactionen auslösen, in der atypischen blastomatösen Weise reagieren. Der Zusammenhang von Geschwulstbildungen mit *Missbildungen*, das *erbliche* Moment, das, wenn auch nicht gerade beim Krebs, so doch bei anderen Geschwülsten sehr deutlich in die Erscheinung tritt, spricht neben anderem sehr eindringlich für die Bedeutung einer *angeborenen Geschwulstdisposition*. Selbst die moderne experimentelle Geschwulstforschung vermag ohne die Annahme dispositionneller Momente nicht auszukommen. Dass diese Disposition auch in *ausserhalb* der Zellen gelegenen Verhältnissen gegeben sein mag, wird niemand bestreiten wollen. Aber die ganze Betrachtung des Geschwulstproblems weist doch in erster Linie auf die *in den Zellen selbst verborgenen Kräfte* hin, so dass auch die fragliche angeborene Disposition vor allem eine *celluläre* sein wird. Ich habe daher die Meinung ausgesprochen, dass eine *angeborene* (u. U. auch vererbbare) *Variation des Idioplasma's der Zelle* eine wichtige Grösse in dem zur Geschwulstbildung führenden Bedingungskomplex darstelle. Auf grund des früher gesagten können wir die fragliche Zelldisposition auch *biochemisch* formulieren, indem wir von angeborener fehlerhafter molekulärer Konstitution der Zelle, insbesonderere ihrer Eiweisskörper sprechen. Damit würden Zellen gegeben sein, die auf funktionelle Reize und bei Funktion auslösenden Einwirkungen der verschiedensten Art, anders reagieren würden als normale Zellen. Bei der Entstehung von Missbildungen wäre besondere Gelegenheit zur Ausbildung derartiger

Variationen der biochemischen Structuren von Zellen gegeben, womit die Disposition missbildeter Bezirke des Körpers zur Geschwulstentartung dem Verständnis näher gerückt werden könnte.

Wie dem auch sei, mag man dem angeborenen Factor in der Geschwulstentstehung eine geringe oder sehr grosse Bedeutung beimessen, als Hauptleitsatz der cellulären Geschwulsttheorien bleibt die Annahme einer *tiefgreifenden Aenderung des Zellcharacters* bestehen. Wir sehen bei der Geschwulstbildung eine Zellrasse auftreten, die *nicht mehr altruistisch*, sondern *parasitisch* im Körper haust, und wir halten diese Verwandlung des Zellcharacters nicht für eine *secundäre* Erscheinung, sondern für *durchaus primär*, für das *eigentliche Wesen der Geschwulstkrankheit*. Möge es der Zukunft bald beschieden sein, hier tiefer einzudringen, damit ein später auftretender Referent über die Zelltheorie des Carcinoms weniger Hypothesen und mehr Tatsächliches vorzubringen vermag, als es mir vergönnt war.

München, den 21. IX. 1910.

Résumé.

Chaque théorie des tumeurs doit au fond être cellulaire, car ce sont les cellules qui forment le point de départ des tumeurs et c'est encore des cellules de notre corps même, que les tumeurs sont composées dans toute leur étendue.

Cependant il y a des théories cellulaires dans un sens plus restreint, parce que, quant à la formation des tumeurs, elles reposent sur une transformation complète de la nature de la cellule.

Les théories purement fondées sur l'irritation, la théorie de Thiersch, la théorie de Cohnheim-Ribbert peuvent se passer d'une telle hypothèse.

Les recherches morphologiques, chimiques et expérimentales parlent pour l'hypothèse d'une transformation biologique des cellules primaires.

Il est vrai que la qualité spécifique morphologique du cancer n'est pas encore trouvée, mais le carcinome commence par des transformations des caractéristiques des cellules épithéliales, et le cancer pleinement développé se distingue de toutes les autres néo-

formations épithéliales par sa grande variabilité dans le développement individuel des cellules et principalement de leur noyau.

Des variations nombreuses quant à la grandeur du noyau dans
un même carcinome indiquent une perturbation primaire de
l'échange organique des cellules.

Les méthodes de recherches du point de vue chimique et soi-
disant biologique n'ont pas pu constater non plus jusqu'à présent
une qualité spécifique absolue du cancer, mais l'hypothèse d'une
dégénérescence chimique des cellules du cancer et de leur albumine surtout devient très plausible.

Les recherches expérimentales du cancer ont mis en pleine
lumière la propriété de la cellule du carcinome.

Les différences qui se produisent dans les transplantations des
tissus normaux par opposition aux tissus des tumeurs montrent
que la cellule de la tumeur se distingue de la cellule normale par
une plus grande résistance, une vitalité augmentée et en même
temps elle diminue sa sensibilité bio-chimique [différenciation res-
treinte].

Les transplantations des tumeurs bénignes montrent aussi ces
transformations de la nature des cellules d'une manière moins
significative cependant.

Aussi l'augmentation de l'énergie de croissance produite par des
expériences et aussi les variations cycliques, qui se montrent au
cours des transplantations sont-elles des phénomènes qui ne
peuvent être observés dans les transplantations de tissus normaux.
Enfin les phénomènes de l'immunité du cancer parlent eux aussi
pour les théories cellulaires dans un sens plus restreint.

Quant aux circonstances cellulaires physiologiques qui sont le
fondement de la dégénération blastomateuse des cellules, nous ne
pouvons faire que des suppositions.

En tout cas, faut-il demander d'une hypothèse ayant pour sujet
ce problème, qu'elle ne se rapporte pas au cancer et aux blastomes
malins seulement, mais qu'elle renferme aussi les blastomes
bénins.

C'est pourquoi il n'est pas admissible qu'on se contente d'observer les tumeurs bénignes au point de vue du développement mécanique et qu'on ne voie que dans des tumeurs malignes un problème
cellulaire.

Le problème de la tumeur n'est pas un problème de développement mais de croissance. C'est l'excès autonome de la croissance qui est la marque caractéristique des tumeurs bénignes aussi bien que malignes. Des perturbations de développement, des difformités deviennent des tumeurs seulement lorsque cet excès de croissance se produit.

Comme le problème de la tumeur est un problème de croissance, il nous mène aux questions les plus profondes de la croissance même. Dans le corps pleinement différencié, nous voyons la croissance liée le plus étroitement au fonctionnement. L'irritation plastique et les défects agissent en produisant aussi des perturbations du fonctionnement.

Même si nous reconnaissons l'importance des conditions de la croissance qui se trouvent *hors* des cellules, nous devons tout de même admettre que les conditions les plus importantes de la croissance sont contenues *dans les cellules mêmes*. C'est pour cela qu'avant tout nous sommes obligés de chercher les perturbations qui mènent à la croissance de la tumeur dans les cellules mêmes. Qu'on veuille parler d'une acquisition ou d'une perte de certaines qualités par les cellules blastomateuses, toujours devons-nous supposer que les cellules des tumeurs sont devenues différentes des cellules normales, et cette transformation ne suit pas la ligne normale, mais elle marque un déraillement. C'est pourquoi la comparaison entre les cellules des tumeurs et des cellules embryonnaires n'est pas admissible.

Les rapports étroits mentionnés auparavant, qui existent entre le fonctionnement et la croissance, semblent relâchés ou entièrement accumulés, quand il s'agit d'une dégénération blastomateuse. Cela pourrait indiquer une variation dans la constitution chimique des cellules des tumeurs, par laquelle les cellules deviendraient plus ou moins inattaquables aux irritations fonctionnelles. Ainsi elles seraient soustraites à l'influence du fonctionnement, déterminant la croissance, et par cela aux relations altruistiques de l'organisme en général.

Les expériences faites pour la production de la prolifération épithéliale atypique (par l'injection de certaines substances dissoutes en huile ou graisse, par l'injection d'eau éthérée), principalement les formations épithéliales nouvelles, ressemblant au cancer, qui peuvent être produites par l'injection de produits de la dissolution d'albumine (indol, scatol), font surgir la pensée, que ces substances pourraient être reçues dans la constitution chimique des cellules, par où des variations de l'échange organique des cellules pourraient se former.

Les causes du cancer peuvent être très variées et peuvent manquer d'un caractère spécifique, la perturbation cellulaire cependant est sûrement du caractère spécifique. C'est dans sa découverte que réside le véritable problème théorique du cancer.

L'hypothèse d'une disposition blastomateuse congénitale (ou héréditaire) ne peut être rejetée.

Cette disposition peut d'ailleurs se fonder peut-être aussi en partie sur des conditions qui se trouvent hors des cellules. Cependant elle sera avant tout une disposition des cellules mêmes.

KLINISCHE DIAGNOSTIK DES KREBSES

REFERAT, ERSTATTET

von Hofrat Prof. R. PALTAUF

Von der vorbereitenden Kongressleitung aufgefordert ein Referat über die klinische Diagnostik des Krebses zu erstatten, habe ich, trotzdem bereits einige Uebersichten bestehen, welche das Thema betreffen, so von Lewin, Schöne, namentlich Witte (speziell das Magenkarzinom betreffend), es übernommen, namentlich deshalb, weil im heurigen Jahre einige neue serodiagnostische Methoden und Beobachtungen zugewachsen sind, die eine erhöhte Aufmerksamkeit beanspruchen. Ich verstand nämlich das Thema dahin, dass alle jene Untersuchungen des Blutserums und auch einiger Sekrete kritisch zusammenzufassen wären, welche auf den Nachweis irgendwelcher für den Krebs charakteristischer oder wenigstens als solcher vermeinter löslicher Substanzen gerichtet sind, um so mehr, als mir mitgeteilt wurde, dass die *Hämodiagnostik*, worunter ich alle Reaktionen mit oder auf rote (auch weisse) Blutkörperchen sowohl ihre Lyse, als verminderte Resistenz u. s. w., anbelangend verstand, ausgeschlossen bleiben sollten, da diese Gegenstand eines besonderen Referates bilden sollten. Gleichzeitig war mir auch mitgeteilt, dass sich das Referat auf Arbeiten nach dem Jahre 1900 zu beziehen hätte.

Die leitenden Gedanken zur Auffindung spezifischer Reaktion im Serum der an malignen Tumoren Erkrankten stammen zum Teil aus der Kenntnis der sogenannten *Immunitätsreaktionen*, vielleicht richtiger der allergetischen Zustände, wie solche bei der parenteralen Resorption fremden oder modifizierten Eiweisses entstehen, zum Teil aus den Kenntnissen über besondere, teilweise auch abnormale *fermentative Vorgänge* in den malignen Tumoren, welche Antifermentbildungen im Blute zur Folge haben könnten, endlich aus allgemeinen Ueberlegungen über das Verhalten des Organismus gegenüber malignen Tumoren.

Wollen wir zunächst die sogenannten Immunitätsreaktionen ins

Auge fassen, so bilden hiefür die vagen Vorstellungen eines Karzinomerregers die Voraussetzung, teils die aus der Morphologie und Biologie der Geschwülste theoretisch abgeleitete Möglichkeit vom Vorhandensein eines gegenüber dem normalen Zelleiweiss doch so weit differenten, dass die feinen biologischen Eiweissreaktionen einen Ausschlag geben könnten. Die theoretisch gänzlich unmotivierten Vorstellungen, nach denen überhaupt vom Tiere (Huhn, Schaf) stammendes, eventuell embryonales tierisches Gewebe bei malignen Geschwulstbildungen beteiligt sei, werden zwar von Kelling noch weiter vertreten; seine darauf begründeten serodiagnostischen Reaktionen waren auf der ersten Konferenz Gegenstand der Verhandlung; v. Dungern hat auf Grund eigener Untersuchungen die Unhaltbarkeit der Ergebnisse Kellings dargetan und Fulda ist zu demselben Ergebnisse gekommen.

Aber auch die späteren Untersuchungen, welche mit Hilfe der *Präzipitin* oder der *Komplementbindungsreaktion* angestellt worden sind, haben mit wenigen Ausnahmen ein negatives Resultat gehabt.

Die Versuche wurden in der Weise angestellt, dass Tiere (Kaninchen) mit Tumormaterial (Kullmann, Salomon, Ranzi, auch einige eigene, nicht publizierte Versuche) oder mit dem Serum von Karzinomträgern (Pribram, Bermach, Mertens) vorbehandelt wurden und ihr Serum nun mit Tumorextrakten oder dem Serum von Tumorkranken auf spezifische Niederschlagsbildung geprüft wurde. Mit ganz wenigen Ausnahmen tritt nie eine solche ein, das heisst eine, die nicht auch bei Zusatz von normalem Organextrakt oder normalem Serum in derselben Weise quantitativ zustande gekommen wäre.

Ausnahmen verzeichnen Mertens (dreimal unter fünf untersuchten Karzinomfällen, dagegen auch einmal positiv bei zwei sicher nicht Karzinomkranken) und Salomon in einem Falle; in diesen Einzelfällen gelang es nach Erschöpfung des Immunserums mit normalem Serum noch bei Zusatz von Karzinommaterial (Aszitesflüssigkeit, Mertens — Karzinomserum, Salomon) noch ein Präzipitat zu erzielen. Ranzi konnte auch an mit Karzinomextrakten vorbehandelten Affen ebensowenig wie bei mit Tumorextrakten injizierten Kranken spezifische Präzipitine auf Tumorextrakte erzielen.

Ranzi hat bei seinen zahlreichen, am Wiener serotherapeutischen

Institute ausgeführten Untersuchungen auch mit der *Komple-mentbindungsmethode* keine spezifischen Reaktionen erhalten, teils weil eine Anzahl von Seris Karzinomkranker und von Karzino-mextrakten an sich schon in geringer Menge komplementablenkend wirkten und teils weil einzelne normale Sera in Kombination mit Karzinomextrakten quantitativ ganz dieselbe Ablenkung erwirkten, als Karzinomsera mit Karzinomextrakten.

V. Bergmann und Keuthe, die zuerst eine Reihe von pathologischen Prozessen untersuchten, fanden ablenkende Eigenschaften im Serum karzinomatöser, Sampietro und Tesa hatten in 17 Fällen bei Anwendung von wasserigen oder alkoholischen Krebsextrakten als Antigen zwar positive Ergebnisse, die bei normalen Fällen und anderen Erkrankungen fehlten. Dagegen stehen ausser Ranzis, die Ergebnisse von Simon und Thomas, die nur in einem Bruchteil der Karzinomfälle ein positives Resultat hatten.

De Marchi (35 Falle von Epitheliomen, vier Sarkome, fünf benigne Tumoren und 39 verschiedene Krankheiten) fand die Reaktion mit Tumor-extrakten als Antigen häufig sowohl bei beginnenden als auch bei ausgedehnten Tumorbildungen negativ.

Uebereinstimmend sind Angaben, nach denen auch das Serum von Luetikern mit *Krebsextrakten* positiv reagierte, so dass z. B. Weil als Antigen bei der Wassermannschen Reaktion mit Erfolg Tumorextrakte verwendete. Neubauer, Elias, Porges und Salomon fanden entsprechend bei der Wassermannschen Reaktion Komple-mentbindung in Fällen, bei denen nicht Syphilis die Ursache war, sondern Neoplasmen, z. B. bei einem 15 jährigen Mädchen, ohne Syphilis mit einem Ovarialsarkom; als Antigen war hier alkoho-lischer Extrakt von Meerschweinchenherzen verwendet worden. Auch Gross und Volk sahen in zwei Fällen von Tumoren positive Wassermannsche Reaktion.

Wenn es also auch vorkommt, dass das Serum Karzinomkranker mit Tumorextrakten Komplement bindet, so ist die *Reaktion gewiss nicht* spezifisch, sie findet sich auch bei Luetikern und kann, wie Ravenna zeigte, auch mit Extrakten aus anderen Neoplasmen, Entzündungsherden, auch aus Organen, zustande kommen. Das-selbe schwankende Vorkommen X zeigte sich auch bei Gays Unter-suchungen mit Rattenblut bei transplantierten Tumoren; zweimal wurde eine positive Reaktion im Frühstadium der Geschwul-stentwicklung erzielt.

So ziemlich analog verhielt sich auch die *Lezithinausflockung nach Porges.*

Während Stumme unter zehn Fällen maligner Tumoren die Reaktion achtmal positiv fand, hatten Weil und Braun in 17 untersuchten Fällen achtmal ein positives, achtmal ein negatives Resultat und noch ungünstigere Schenk, der unter 40 untersuchten Fällen maligner Tumoren des weiblichen Genitaltraktes nur achtmal eine positive Reaktion erhielt; das waren gleichzeitig vorgeschrittene Fälle mit Kachexie, so dass Schenk das Auftreten der *Reaktion* mit dem *Zellzerfall* in Verbindung bringt und sie gar nicht mit der malignen Neubildung in Beziehung steht.

Eine besondere Stellung dürften die Präzipitin und Komplementbindungsreaktion mit Magensaft bei *Magenkarzinom* einnehmen.

Maragliano injizierte Kaninchen den Magensaft von an Magenkarzinom Leidenden; das Serum solcher Kaninchen wurde nun zuerst mit normalem menschlichem Serum erschöpft, so dass kein Niederschlag mehr auftrat; das davon abfiltrierte Kaninchenserum gab nun mit dem Magensaft von Magenkarzinom noch deutlichen *Niederschlag*, der *nicht* auftrat, wenn Magensaft von nicht karzinomatösen Magenerkrankungen zugesetzt wurde.

Dieses überraschende Resultat wurde unter 17 Fällen sicherer Magenkrebse 16 mal erhalten; epithelienreicher Mageninhalt und Sekret bei nicht krebsigen Geschwüren erzeugte in dem Gemisch des Kaninchenserums mit menschlichem Serum keinen Niederschlag. Diese auffallenden Resultate finde ich, so weit ich die Literatur durchsehe, nur von Serafini und Dietz wiederholt, mit teils positivem, teils negativem Resultat.

Es wäre möglich, da im Mageninhalt bei Magenkarzinom abnormale peptische Spaltungen vorkommen, dass ein solches noch antigenwirkendes Produkt menschlichen Eiveisses [1] aus dem Mageninhalte die Bildung eines spezifischen Präzipitins anregt, das, wie aus den Untersuchungen von Obermayer und Pick hervorgeht, mit dem nativen menschlichen Serumeiweiss nicht reagiert, wohl aber mit dem eben im Inhalte des mit einem

---

1. Den Übertritt von nativem menschlichen Eiweiss in den Mageninhalt bei ulzerösen Prozessen und Karzinomen im Magen haben Salomon, Pribram und Salomon durch die Präzipitatbildung mit Antimenschserum bereits nachgewiesen.

Karzinom behafteten Magens entstandenen Derivate. Es wäre nun
auch möglich, dass in den einzelnen Fällen positiver Präzipitin-
reaktion von mit Karzinomextrakten gowonnenen Kaninchenseris,
bei denen auch nach Erschöpfung mit menschlichem Serum auf
Zusatz von Karzinomextrakt ein solches durch die fermentativen
Vorgänge im Krebsgewebe entstandenes Derivat die Reaktion
vermittelt (Fälle von Mertens, Salomon, Romke). Es liegen jedoch
keine Untersuchungen vor, bei denen auf diese Möglichkeit
Rücksicht genommen wäre.

Levierato hat die Maraglianosche Untersuchung des Magensaftes mit
der Komplementbindung vorgenommen und auch positive Resultate
erhalten; als Antigen verwendete er allerdings den Extrakt aus Mammakarzinom und aus einem Hautsarkom; gleichgültig welches Antigen,
fand er bei acht Fällen von Magenkarzinom, siebenmal totale, einmal
partielle Hemmung der Hämolyse, während in sechs Fällen normaler
Magensaft oder anderer Magenkrankheiten nicht hemmte.

Diese übereinstimmenden Resultate bei der Prüfung des Magensaftes beim Magenkarzinom sind gewiss auffallend und verdienten
eine weitere Verfolgung.

Ranzi versuchte auch, die *Anaphylaxie* zur differentialdiagnose
bei malignen Tumoren zu verwenden; der eine Basis hiefür abge-
bende Tierversuch fiel aber negativ aus, indem die mit Extrakten
von malignen Tumoren des Menschen oder von Impftumoren bei
Mäusen, Ratten, vorbehandelten Kaninchen nich gegen dieselbe
Tumorgattung (Karzinom, Sarkom), sondern nur gegen das
Serum der Tierart empfindlich waren, von welcher der Tumor
stammte. Auch der Nachweis eines anaphylaktischen Reaktions-
körpers in Serum von Karzinomkranken (passive Uebertragung
der Anaphylaxie durch Injektion des Serums an Kaninchen und
Prüfung durch Injektion von Tumorextrakten) misslang ihm.

Dagegen geben Pfeiffer und Finsterer in einer Reihe von
Publikationen an, dass ihnen dieser Nachweis gelingt und dass
auf diese Weise eine spezifische Reaktion für Karzinom zu erzielen
sei.

Die Autoren injizieren Meerschweinchen von 350 g 3 bis 4 cm³ des
Serums von Karzinomkranken intraperitoneal, nach 48 Stunden gleichfalls intraperitoneal 1.5 bis 4.0 cm³ mit Buchnerschen Presse gewon-

nenen Tumorsaftes. Ausser dem Auftreten der anaphylaktischen Shockerscheinungen (selten), beobachteten sie konstant, wenn es sich um Karzinom handelte, einen Temperaturabfall von mehreren Zentigraden. Der Temperatursturz soll *nicht* eintreten, wenn unvorbehandelten Tieren der Presssaft injiziert wird oder solchen die mit normalem, respektive nicht karzinomatösem Serum vorinjiziert waren; sie legen Wert darauf, dass gleichzeitig solche Kontrollen vorgenommen werden und halten dann eine nur bei dem mit dem Krankenserum vorbehandelten und dem Krebspressaft noch injizierten Tiere auftretenden, 1.5° C überschreitenden Temperaturabfall *für spezifisch*; derselbe stellt nach Pfeiffer ein sicheres und feines Kriterium des anaphylaktischen Shocks vor. Die Temperaturerniedrigung ist nach ein bis zwei Stunden am bedeutendsten und kann im Verlauf der nächsten Stunden, wenn das Tier nicht zugrunde geht, wieder schwinden.

Ihre Untersuchungen stellten sie mit 23 Seren von Karzinom, 7 von Sarkomkranken an, 3 Seren stammten von gutartigen. Neubildungen, 14 von sicher tumorfreien Menschen.

Nach den Angaben der Autoren soll, wie gesagt, die Reaktion ganz spezifisch für *Karzinom* sein; sie kommt nicht zustande bei Sarkomserum und Sarkompresssaft, bleibt aus bei Karzinomserum und Sarkompresssaft, oder Sarkomserum mit Karzinompresssaft, ebenso wie bei den mit normalem oder von benignen Tumorenträgern stammendem Blutserum.

Ranzi konnte diese Angaben nicht bestätigen, auch nicht nach neueren noch nicht publizierten Versuchen, wenn es auch richtig ist, dass bei Anwendung inaktivierten Serums ein stärkerer Temperaturabfall nur bei den homolog sensibilisierten Tieren zustande kommt. Er hält daran fest, dass nur die Erscheinungen des anaphylaktischen Shocks, die bei intravenöser Injektion leicht zu erhalten sind, für das Vorhandensein einer Anaphylaxie beweisend sind; er hebt ferner hervor, dass nach Pfeiffer reagierende Tiere nicht antianaphylaktisch sind, was sie doch sein müssten.

Elias kommt auf Grund zahlreicher Versuche auch zum Resultat, dass der Temperaturabfall für Anaphylaxie nicht charakteristisch sei, er folge bei mit Serum vorbehandelten Tieren auch auf die Injektion mit Herz oder Leberpresssäften, mit aus diesen dargestellten Lipoiden, auch auf Injektion von Lezithin oder oleinsaurem Natron.

Es ergeben somit sowohl die Präzipitin und die Komplementbindungsreaktion, als auch die Anaphylaxie fast durchwegs negative Resultate, was mit der Tatsache völlig im Einklang steht, dass es bisher noch nie gelungen ist, mit diesen biologischen Methoden im Gewebe der malignen Tumoren ein *fremdes* Eiweiss nachzuweisen.

Nur in jenem seltenen Falle, wo tatsächlich der Tumor von einer anderen Tierart stammt, wie es bei dem auf Kaninchen überimpfbaren Hasensarkom in den schönen Untersuchungen v. Dungerns der Fall ist, konnten entsprechend der Artverschiedenheit Antikörper nachgewiesen werden u. zw. Agglutinine für Hasenblutkörperchen, keine Hämolysine und keine komplementbindenden Substanzen. Eine Ausnahme könnte nur in jenen Fällen bestehen, wo ein durch fermentative Vorgänge entstandenes Derivat des menschlichen Eiweisses als *Antigen* benützt wird (Maraglianos serodiagnostische Methode des Magenkarzinoms).

Anhangsweise sei noch der von Dungern als Grund für die bei Kaninchen zu beobachtende Immunität gegen das Hasensarkom eruierten *lokalen Ueberempfindlichkeit* Erwähnung getan; er fand nämlich bei der zweiten Transplantation starke entzündliche Anschwellungen. Dungern prüfte im Verein mit Gorowitz die Verhältnisse beim Menschen. Er fand, dass Karzinomkranke nach Injektion eines aus ihrem eigenen Tumor gewonnenen bei 56° C abgetöteten Zellbreies mit lokalem Oedem, mit Rötung und Schmerzhaftigkeit reagierten. Ranzi hatte seinerzeit bei therapeutischer Injektion von karbolisierten wässerigen Tumorextrakten an Tumorpatienten (Immunisierungsversuche gegen Rezidive) keine solche Ueberempfindlichkeit beobachten können; auch nicht Ravenna, der bei 15 sicher krebskranken Individuen kutane Injektion von Karzinomextrakten vornahm; nur in einem Falle erhielt er 12 Stunden nach der Impfung eine lokale Rötung.
Aus diesen anscheinend widersprechenden Beobachtungen lässt sich nach meinem Dafürhalten noch kein endgültiger Schluss ziehen; es wäre möglich, dass ein verschiedenes Verhalten der Krebskranken besteht, je nach dem Grade des Leidens, ob zum Beispiel Metastasen bestehen oder nicht. Bei den Fällen von Dungerns konnte letzteres der Fall gewesen sein, bei den Fällen Ranzis und der Mehrzahl „sicherer" Karzinomkranken Ravennas ersteres. Ein solches differentes Verhalten wäre nach gewissen histologischen Vorgängen zu schliessen möglich, worauf ich bei der Freundschen Reaktion noch aufmerksam machen werde. Eine gewisse Analogie zu den entgegensetzten Angaben über lokale Reaktionen bei Injektion von Krebszellen findet sich in den Angaben von Olsberg, Neuhof und Geist über eine Hautreaktion bei Karzinom infolge der Injektion menschlicher Blutkörperchen; bei Karzinomkranken entsteht

fünf Stunden nach der Injektion eine deutlich etwas schmerzhafte, scharf konturierte Area; das war in 89 0/0 sicherer oder wahrscheinlicher Karzinome der Fall, fehlte in elf Fällen, bei denen das Karzinom weit vorgeschritten war.

Ich möchte nun an dieser Stelle die Besprechung einer Reaktion anschliessen : die heuer von Ascoli *als Meiostagminreaktion* benannte Eigenschaft der gesteigerten Tropffähigkeit von Antigen und Antiserumgemischen gegenüber solchen mit Normalserum.

Ascoli fand, dass Typhusbazillenextrakt und Typhusantiserum eine erhöhte Tropffähigkeit mit einem Traubeschen Stalagmometer von zirka 56 Tropfen gemessen, aufweisen und bezieht die Erscheinung wohl mit Recht auf eine physikalischchemische Aenderung im Sinne der Verminderung der Oberflächenspannung; die reagierende Substanz ist alkohollöslich, der Alkoholrückstand gibt die Reaktion nicht.

Ausser bei Typhus erwies sich die Reaktion auch bei Tuberkulose (Izar), Lues (Izar und Usuelli) als spezifisch.

Ascoli hat nun diese Reaktion bei malignen Tumoren geprüft und gefunden, dass Tumorsera mit dem aus Tumorzellen (Rattensarkom, maligne Tumoren des Menschen) hergestellten Alkohol-Aether-Trockenextrakt, gelöst in ClNa-Lösung, in analoger Weise reagieren. Das Serum wird in 1/20-Verdünnung verwendet, das Antigen (Tumorextrakt macht mit Normalserum ausgewerteter Verdünnung), 1 cm³ Verdünnung = 9 cm³ 1/20-Normalserum, zwei Stunden bei 37° C gehalten, darf die Tropfzahl nicht über ausnahmsweise 1 1/2 Tropfen vermehrt sein. Ascoli fand in 93 von 100 Fällen maligner Tumoren positive Reaktion, das ist eine Vermehrung der Tropfzahl um 2, 3, 5 und mehr Tropfen, in 103 Fällen fiel dieselbe mit einer Ausnahme (Nierensteine) negativ aus.

Izar, D'Este (mit dem von d'Agostini und Stabilini angegebenen automatischen Tropfenzähler) Micheli und Catoretti bestätigten die Befunde; von diesen Autoren sind in 130 Fällen maligner Tumoren 120 mal positive Befunde (92.3 0/0) erhoben worden, während bei zehn Fällen gutartiger Tumoren, sowie in 129 von 130 anderen Erkrankungen die Reaktion negativ ausfiel.

Dagegen hatte Verson bei einer Nachprüfung an 18 Fällen maligner Tumoren nur in zehn Fällen (55.5 0/0) ein positives Resultat; dabei bemerkte er, dass der negative Ausfall bei

Neoplasmen der Haut relativ häufiger vorkam als bei solchen
anderer Lokalitäten; ferner war die Reaktion negativ in sechs
Fällen, bei denen die Annahme einer bösartigen Geschwulst nahe
lag und in acht Fällen, wo sicher kein Neoplasma vorlag. Verson
verwendete auch ein äther-alkoholisches Extrakt aus einer Kolloid-
struma, das in drei Fällen mit Karzinomseris positiven, von zwei
Kropfseris einmal negativen Ausschlag gab.

Ascoli und Izar formulieren folgende Schlusssätze :

1. Die bösartigen Tumoren enthalten eine spezifische, den
Lipoiden zugehörige Substanz, welche in einer Reihe von Organen
nicht oder nur in Spuren nachweisbar ist.

2. Die Sera von Tumorträgern reagieren mit diesen spezifischen
Lipoiden anders als Normalsera.

3. Die Antigene sehr verschiedener Geschwülste, wie der Karzinome und Sarkome des Menschen oder der Ratten oder der Mäuse
weisen eine grosse Aehnlichkeit auf.

Doch hält es Ascoli für fraglich, ob es sich bei den malignen
Tumoren um eine Reaktion zwischen Antikörper und Antigen
handelt, wohl aber hält er diese Anschauung für dieselbe Reaktion
bei Typhus, Tuberkulose, Pepton u. s. w. aufrecht.

Der Zweifel der Autoren in der Antikörpernatur der Reaktion findet
eine Bestätigung in der jüngsten Publikation von Micheli und Catoretti;
sie fanden im nach Ascolis Vorschrift bereiteten Extrakte aus normalem
Pankreas ein Antigen, das qualitativ und quantitativ wie die aus Neoplasmen hergestellten wirksam war. Dabei bestätigen sie die Resultate Ascolis
und ihre früheren, indem sich fast konstant bei Pankreas-Antigen und
Neoplasmaserum eine erhöhte Tropfenzahl fand, wahrend sich bei dem
Gemenge mit dem Serum von Nichtneoplasmakranken kein Unterschied
gegenüber dem Normalserum fand. Dabei soll das Pankreaspräparat
konstanter und gleichmässiger sein, als die aus Tumoren hergestellten
Antigene, sodass es sich für die praktische Vornahme der Reaktion em-
pfiehlt.

In theoretischer Hinsicht schliesst die von ihnen gefundene Wirksamkeit des Pankreasextraktes die Auffassung aus, dass es sich bei den
malignen Tumoren um eine *Antikörperreaktion im engeren Sinne des
Wortes* handle.

Die Analogie bei beiden Antigenen (Tumorextrakt und Pankreas-
extrakt) konnte die Annahme nahelegen, dass es sich in beiden Fällen
um die Wirkung von Produkten handelt, welche der fermentativen
Wirkung (Autolyse) ihre Entstehung verdanken.

Es kann aber die Reaktion Ascolis mit der später noch ausführlich anzuführenden Reaktion von E. Freund in Zusammenhang stehen. Ueber die eigentlichen Vorgänge zwischen dem Neoplasmaextrakt und dem Blutserum, über die reagierenden Körper sagt ja die Reaktion nichts.

Jedenfalls ist aber der hohe Prozentsatz übereinstimmender Resultate auffällig und verdient die Reaktion eine ausgedehnte Nachprüfung. Einstweilen fehlen aber noch alle Detailuntersuchungen, wie z. B., in welcher Phase der Krankheit, ob schon am Beginne, die Reaktion vorhanden ist, wie sie sich nach Operationen, bei Rezidiven u. s. w. verhält.

Ein anderer Weg, Aufschlüsse über die den malignen Tumoren gemeinsam spezifische Eigenschaft des raschen und unaufhörlichen Wachstums, zu erhalten, war die Erforschung des Chemismus der Geschwülste; derselbe bildet den Gegenstand eines besonderen Referates.

Hier sei nur erwähnt, dass verschiedene Tatsachen festgestellt wurden; diese folgen teils aus der Zusammensetzung der Geschwülste aus zahlreichen Zellen, wie der Reichtum an Nukleoproteid (Petry) oder Nukleohiston (Bang) oder der Abstammung der Geschwülste (Jod in den Metastasen eines Adenokarzinoms der Schilddrüse) (Ewald), oder in den Wirbelsäulentumoren eines Schilddrüsenkrebses (Gierke), oder dem jeweiligen Zustande der Tumoren, wie wenig Fett und viel Lezithin in Neubildungen mit noch nicht degenerierten Zellen und viel Fett bei vorgeschrittenem Zerfall; und wurden auch ab und zu im Gesamteiweiss von Krebstumoren Abweichungen vom normalen Gewebsmaterial gefunden, wie z. B. ein höherer Gehalt an Diaminosäuren (Bergell und Dörpinghaus), so fanden andere Autoren keine chemische Abartung (Neuberg, Wolff).

Fruchtbarer waren die Forschungen über die fermentativen Vorgänge, die sich an die zuerst von Petry (Friedr. Kraus) unter Leitung E. Freunds konstatierte Tatsache der gesteigerten *Autolyse* der Krebsgeschwülste gegenüber der normaler Organe anschlossen; diese Erscheinung wurde won Wolff, Blumenthal bestätigt und mit C. Neuberg auf *Heterolyse* infolge des vermehrten Fermentgehaltes des Krebsgewebes erweitert; so wurde ein intensiverer autolytischer Zerfall von Lebergewebe (Wolff, Blumenthal), von Lungengewebe (C. Neuberg) nach Zusatz von Krebszellen, festgestellt. Radium (C. Neuberg), weniger intensiv

Röntgenstrahlen, beschleunigen die Autolyse der Krebstumoren.

Hess und Saxl kamen zwar zu entgegengesetzten Resultaten, fanden sogar eine Hemmung, ähnlich auch Kepinow; neuerliche Untersuchungen von Blumenthal, Jakoby und Neuberg, zu die noch die von Yashimoto dazukommen, bestätigen das Vorkommen einer Heterolyse, wenn auch nicht als konstant. Im Einklang stehen die Angaben von Baer und Eppinger über ein Enzym in karzinomatöser Aszitesflüssigkeit, welches in nicht autolysierenden eiweisshaltigen Flüssigkeiten Eiweisszerfall hervorrief. Endlich wurde auch für die Krebstumoren der Mäuse eine starke Antolyse von Jensen nachgewiesen.

Wolff und Blumenthal, Yashimoto, zeigten dann noch, dass die chemische Veränderung auch im Gewebe aus der *krebsfreien Umgebung* von Tumoren vorhanden sei, indem die Autolyse von normalen Leberstücken aus einer mit Krebstumoren besetzten Leber viel beschleunigter und intensiver auftritt, als in normaler.

Darnach scheint es, als ob das Tumorgewebe Substanzen an die Gewebe und in das Blut abgebe, welche dasselbe in ähnlicher Weise im Stoffwechsel beeinflussen; in der Tat fanden Abderhalden und Medigreceanu, dass der Leberpresssaft von tumortragenden Mäusen starker Glycyl-l-tyrosin spältete, als der von normalen Mäusen. Im Blute Krebskranker fand Blumenthal auch vermehrte Autolyse und Abderhalden eine auffallend stärkere Polypeptidspaltung durch das Blutserum sarkomatöser Ratten und Hunde, gegenüber dem normaler Tiere.

Abderhalden und seine Mitarbeiter verfolgten die Heterolyse durch Geschwulstgewebe (Presssäfte), auch nach der Art der eingetretenen Spaltung; indem sie dieselben und die Presssäfte normaler Organe auf ganz bestimmte Polypeptide und Peptone einwirken liessen; in manchen, durchaus nicht in allen Fällen ergab sich ein deutlicher Unterschied, so ergab sich, dass zum Beispiel das Polypeptid d-Alanyl-glycyl-Glycin vom Presssaft au Karzinomen der Menschen und aus Tiertumoren im Gegensatz zum normalen Abbau so gespalten wurde, dass zunächst das Peptid d-Alanyl-Glycin entstand, was auf ein Vorkommen von atypisch spaltenden Fermenten in Geschwulstzellen hinweist. Abderhalden und seine Mitarbeiter weisen darauf hin, dass derartige atypische Abbaustufen in den allgemeinen Kreislauf gelangen können, toxisch sind oder dass die atypischen Fermente zur Resorption gelangen und an verschiedenen Stellen einen atypischen Abbau einleiten können, Vorstellungen, die bekannte Allgemeinerscheinungen maligner Tumoren, wie die Abmagerung, die Kachexie erklären könnten.

Auch beim Kranken wurde das Vorkommen eines peptolytischen Fermentes im Krebsgewebe nachgewiesen und zwar bei Magenkrebsen. Emmerson hat zuerst gezeigt, dass der Eiweissabbau bei Magenkarzinom viel weiter geht, als bei der normalen Magenverdauung, dass Polypeptide, Amino- und Diaminosäuren gebildet werden, wobei Aminogruppen frei werden und Salzsäure binden : Fr. Müller, Emmerson, H. Fischer stehen auch nicht an, das bekannte Salzsäuredefizit bei Magenkarzinom in dieser Weise zu erklären. Die Verschiedenheit dieses peptolytischen Fermentes zeigt sich ferner darin, dass es die von E. Fischer dargestellten Peptide, die vom Pepsin und dem gesunden Magensaft nicht gespalten werden, zerlegt, ebenso wie der Magensaft bei Karzinom.

Neubauer und H. Fischer benützten bei ihren Untersuchungen Tryptophanpeptide und fanden, dass Glyzyltryptophan durch Karzinome und Sarkome in sehr kurzer Zeit äusserst intensiv zerlegt werde, während eine solche Spaltung durch gutartige Tumoren und normales Gewebe erst in längerer Zeit und weniger intensiv zustande kommt.

Damit wurden unsere bereits älteren Kenntnisse vom Vorkommen von Tryptophan im karzinomatösen Magensafte (Erdmann und Winternitz, Glaessner, Vollhard) vertieft und konnte die von Vollhard angegebene *diagnostische Methode des Tryptophannachweises* für das Vorhandensein von Magenkrebs in andererer Weise exakter ausgebildet werden ; bei seiner Methode (Zusatz von Wittepepton zum Magensaft) fand er starke Tryptophanreaktion bei Karzinom. Neubauer und H. Fischer stellen ihre diagnostische Methode mit Glyzyltryptophan an, bei Vermeidung von Blut oder Pankreassaft; sie war in 17 Fällen von sicherem Magenkarzinom positiv und nur zweimal negativ, in 26 Fällen von sicher nicht karzinomatösen Affektionen stets negativ..

Wie bereits oben angeführt wurde, ist es nicht auszuschliessen, dass das Antigen bei der Maraglianoschen Serodiagnose des Magenkarzinoms ein durch derartige Fermente entstandenes Eiweissspaltungsprodukt ist, das nach Art der von Obermeyer und Pick, von Michaelis bezüglich der Präzipitinbildung studierten, gegenüber nativem menschlichen Eiweiss sich verschieden verhält.

Mit den fermentativen Vorgängen in malignen Geschwülsten wurde die erhöhte *antifermentative Wirkung des Blutserums* in Beziehung gebracht, die zuerst von Marcus, dann in ausgedehnten

Untersuchungen von Brieger und Trebing bei *Karzinomkranken* konstatiert wurde.

Die Kenntnis von einer Steigerung des Antifermentes im Blutserum war durch die mögliche Immunisierung mit Fermenten bereits beträchtlich entwickelt. Mit dem Bekanntwerden des proteolytischen Fermentes in den Leukozyten, wurde auch ein Schwanken des Antifermentes im Blute bei verschiedenen Krankheiten die mit reichlichem Zerfall von Leukozyten einhergehen, bekannt, wofür sich die Vorstellung entwickelte, dass mit dem Freiwerden von Leukozytenferment zunächst durch Absättigung im Blute vorhandenen Antifermentes ein Sinken, dann aber eine Vermehrung desselben zustande komme; hört die Fermentproduktion auf (Pneumonie, Sistieren einer Eiterung), so sinkt auch allmählich die Menge des Anti-leukozytenfermentes, resp. des antitryptischen Fermentes im Serum. Ascoli und Bezzola haben zuerst bei der kruppösen Pneumonie solche Schwankungen konstatiert, Wiens bei verschiedenen Erkrankungen. Marcus, der übrigens zuerst Trypsinlösungen statt Eiter zur Titrierung der antitryptischen Wirkung des Serums verwendete, beobachtete auch zuerst die besonders starke *Trypsinhemmung* durch das Serum eines *Krebskranken.*

Brieger und Trebing fanden eine deutliche Steigerung der Try-psinhemmung bei einer grossen Zahl von Karzinomfällen, aber auch bei anderen Krankheiten, namentlich bei kachektischen Zuständen. Diese Tatsache wurde nun vielfach bestätigt, wobei man mehr oder weniger geneigt war, dieses Antiferment bald dem Leukozytenzerfall in vereiternden Tumoren, bald dem auch in nicht ulzerierten Tumoren nachgewiesenen proteolytischen Fer-mente zuzuschreiben. Es blieb auch die Frage ungelöst, ob dieses Antiferment als ein Antikörper im Sinne des bei der Immunisierung aufzufassenden Antifermentes zu betrachten sei oder als eine andere hemmende Substanz; die bei akuter Erkrankung, ja unter physiologischen Verhältnissen (Glaessner) oft rasch schwankende Menge derselben spricht gegen seine Natur als Antikörper; das von Döblin angeführte Argument der Thermostabilität in mit destil-liertem Wasser verdünntem Serum scheint nicht so bedeutungs-voll, da auch Antitoxine in verdünntem oder nicht koagulablem Serum (Harnstoffzusatz Pick) erhalten bleiben. Anderseits sind wichtig die Untersuchungsergebnisse von O. Schwarz, der an die zuerst von E. Pick und Přibram konstatierte Tatsache anknüpft, dass das Serum durch Aetherextraktion die antifermentative Kraft verliert; O. Schwarz fand, dass Lipoide und in noch höherem

Masse Lipoideiweissverbindungen die verdauende Kraft der Trypsine hemmen und dass dementsprechend auch Lipoidzusatz dem
durch Aetherextraktion inaktiven Serum die hemmende Wirkung
wieder verleiht.

Gegenüber diesen Feststellungen verliert auch das von Eisner
angeführte Argument, dass es sich nicht um eine allgemeine Anti-
fermentreaktion handle, da er eine Parallelität der Hemmungskraft
gegen andere Fermente nicht fand, an Beweiskraft für eine spezifische antitryptische Wirkung, da O. Schwarz auch zeigen konnte
dass eine Hemmung der Pepsinverdauung im ätherextrahierten
Serum nicht stattfindet.

Bei diesem Stande der theoretischen Frage, welcher das *Vorhandensein* eines Antifermentes *stark bezweifeln lässt*, damit auch
der in die Erscheinung gelegten Erklärung den Boden entzieht,
dass somit die Fermente der Geschwulstgewebe mit der Hemmungs-
wirkung nichts zu tun haben, darf es nicht wundern, dass die
diagnostische Verwertbarkeit der Reaktion ziemlich allgemein
abgelehnt wird.

Herzfeld, Schorlemmer und Selter sehen in derselben direkt eine
Kachexiereaktion, was ja bereits auch Brieger geäussert hat, Jochmann
hebt die Abhängigkeit der Antifermentbildung von verschiedenen Faktoren
hervor, Becker die Häufigkeit der Reaktion bei chronischen Erkrankungen
überhaupt, namentlich bei septischen Prozessen und ihr Vorkommen bei
anatomisch gutartigen, klinisch bösartigen Geschwülsten, Landois fand
keine Erhöhung des antitryptischen Titres bei *nicht*-ulzerierten Geschwülsten und im allgemeinen bei *nicht* kachektischen Individuen,
Weinberg und Mello fanden unter 89 Karzinomkranken die Reaktion nur
bei 49 = 61 0/0; anderseits betont Braunstein doch die Tatsache, dass
Krebsfälle bei denen noch *keine* Kachexie eingetreten ist, nicht selten
durch einen vermehrten Gehalt an Antitrypsin im Blute charakterisiert
sind, was zugunsten dieser Reaktion spricht und v. Bergmann und
Bamberg möchten in der Antitrypsinbildung eine Schlussmassregel des
erkrankten Organismus gegen gesteigerte fermentative Vorgänge in den
Geschwülsten erkennen.

Nach Jochmann spricht der negative Ausfall der Reaktion in
einem zweifelhaften Falle gegen ein Karzinom, da etwa 90 0/0
der Krebsfälle gesteigerten Antitrypsingehalt zeigen und Brieger
und Trebing möchten nach einer jüngeren Publikation aus der
Höhe des Antitrypsingehaltes im Blute unter kritischer Berück-

sichtigung des klinischen Krankheitsbildes diagnostische und prognostische Schlüsse bei Kachexien, insbesonders bei Karzinom, ziehen. Das mag ja bis zu einem gewissen Grade richtig sein. Ganz objektiv beurteilt, muss man solche Formulierungen als die wohl der Wahrheit am nächsten kommenden bezeichnen, die, wie Weinberg und Mello, Eitner, Yamanuchi, trotz der ebenfalls konstatierten Antitrypsinvermehrung im Blute bei Karzinom, betonen, dass dieses Phänomen *nichts* mit der Krebskrankheit als solcher zu tun hat, sondern überall dort auftritt, wo entweder Körpergewebseinschmelzung (wahrscheinlich unter dem Einflusse der neutrophilen Leukozyten) oder überhaupt Leukozytose und damit vermehrter Untergang von Leukozyten stattfindet. Da aber nähere Untersuchungen über die Natur dieses Fermentes fehlen, so kann man nicht sagen, *weil* dabei *vermehrte Mengen* tryptischen Fermentes freiwerden, um so mehr, weil mit dem *gesteigerten Zellzerfall* ein vermehrter Gehalt an Organlipoiden im Blute verbunden ist, denen von manchen Autoren die antitryptische Wirkung des Serums zugeschrieben wird.

In der Verfolgung seiner Untersuchungen über die atypischen Fermentvorgänge beim Krebs ist C. Neuberg aber zu wichtigen und nach einer anderen Richtung hin noch interessierenden Resultaten gekommen. Er hat Versuche darüber angestellt, ob während des Lebens auch solche zur Geltung kommen u. zw. zunächst, was für chemische Veränderungen eintreten, wenn Tumor und Blut zusammenkommen. So untersuchte er jüngst die Einwirkung von Blutserum auf Krebsmaterial.

Dem Blutserum wurden aus grossen Lebermetastasen durch Ausquetschen in mit Toluol gesättigter, 1 0/0-iger ClNa-Lösung gewonnener, mit ClNa-Lösung gewaschener und zentrifugierter Krebszellen zugesetzt; geprüft wurde neben dem Karzinomserum (von Verstorbenen) normales Menschen-und Rinderserum. Die Gemenge mit 0.75 0/0-igem FlNa wurden 48 Stunden im Thermostaten belassen, hernach die Menge nicht koagulablen Stickstoffes bestimmt u. zw. nicht nur aus dem Gemenge von Karzinombrei und Blutserum, sondern auch in den gleichzeitig bei 38° C für sich digerierten und erst unmittelbar vor der Verarbeitung vermengten Portionen von Serum und Karzinomzellen.

In den mit normalem Menschenserum oder Rinderserum versetzten Karzinomzellaufschwemmungen fanden sich nach 48 Stunden die Zellen öfters fast völlig gelöst, so dass eine leicht getrübte Flüssigkeit entstanden war, während in den mit Karzinomserum digerierten Proben die Krebszellen zusammengeklebt am Boden des Gefässes, meistens fast typisch « agglutiniert » sich fanden; in den Proben der Krebszellaufschwemmung allein waren sie *nie verklumpt*.

Die Digestion von Karzinomzellen mit Rinderserum und mit normalem menschlichen Serum ergab eine grössere Menge koagulablen Stickstoffes, als die von Krebszellen mit Karzinomserum; hier unterscheidet sich die gemeinsame Digestion gar nicht von der der einzelnen Portionen, was mit dem makroskopischen Befunde, Lösung der Krebszellen in normalen Séris, nicht aber im Karzinomserum übereinstimmt.

Neuberg denkt an das Ausbleiben der Autolyse im Karzinomserum infolge seines Gehaltes an einem autolytischen Fermente, lässt es übrigens unentschieden, ob es sich hier überhaupt um autolytische Vorgänge handelt, oder um « Zytolysine ».

Dieser Befund — Auflösung der Krebszellen im Normalserum, Verklumpung im Karzinomserum — ist sehr auffallend und bemerkenswert, um so mehr, als E. Freund in der Sitzung der k. k. Gesellschaft der Aerzte in Wien vom 3. März d. J., von Untersuchungen berichtet hatte, die in einem ganz anderen Gedankengang angestellt, dasselbe Phänomen darboten.

Zur Vollständigkeit sei noch eines Befundes erwähnt, der für gewisse Aenderungen im intermediären Stoffwechsel spricht, nämlich die auffallende *Vermehrung*, scheinbar regelmässig an sogenanntem *Reststickstoff* im Harn bei Karzinom die im Zusammenhange steht mit der Ausscheidung von *Oxyproteinsäure* (Salomon und Saxl, ferner alte Untersuchungen von Freund und Töpfer, Salkowski). Salomon und Saxl fanden, dass, während normal und bei anderen Kranken die Oxyproteinsäure um 1 1/2 0/0 (1.1 bis 2.1) des Gesamtstickstoffes schwankt, von 38 untersuchten Kar zinomfällen 31 Oxyproteinsäurewerte gaben, die über 2 1/2 0/0 lagen, bis 3 1/2 0/0 anstiegen; dabei gaben noch klinisch sehr suspekte Fälle bereits hohe Oxyproteinsäurewerte.

In einer jüngst erschienenen Mitteilung kam Salkowski zu dem Resultate, dass in dem sogenannten alkoholfällbaren Kolloidstickstoff des Harns bei Karzinom der Stickstoff um zirka das Doppelte gegen die Norm vermehrt ist : er beträgt im normalem Harn vom Gesamtstickstoff ca. 3.67 bis 3.9 0/0, bei einem Uteruskarzinom 8.11 0/0, Mammakarzinom 7.45 0/0.

Auf einem anderen Wege und bei anderen Voraussetzungen unternahmen nämlich E. Freund und Frau Doktor Gisa Kaminer Untersuchungen des Blutserums Karzinomkranker; E. Freund ging von der Ueberlegung aus, dass sich die Metastasenbildung im Einzelfalle so verschieden verhalte — bald keine, bald reich-liche (dass bei der künstlichen Uebertragung unter den Tieren sich empfängliche neben unempfänglichen finden), um im Blutserum nach Substanzen zu suchen, die das einemal karzinomzerstörend, das anderemal karzinomerhaltend wirken könnten. Seine Technik war verschieden; zunächst untersuchte er das Verhalten des Serums karzinomatöser und nicht karzinomatöser Individuen auf *Tumorzellen*, später auch auf *Karzinomextrakte*.

Das Blutserum wurde in der üblichen Weise dargestellt, stammte teils von Leichen, teils von Kranken und wurde zur Konservierung mit 1,10-Volumen einer 5 0/0-igen FlNa-Lösung versetzt. Krebszellen wurden durch Auspressen von Tumorstücken mit Presstuch unter 0.6 0/0-iger Kochsalzlösung mit Zusatz von 1 0/0-igem Fluornatrium, nachheriges Zentrifugieren und neuerliches Waschen mit der ClNa-Lösung gewonnen. Die nach zwei- bis dreimaligem Waschen erhaltene Zellaufschwemmung mit dem gleichen Volumen 0.6 0/0-iger ClNa-Lösung und 1 0/0 FlNa diente zu den Versuchen. Zur Herstellung solcher Zellaufschwemmungen erwiesen sich operierte Tumoren wenig oder gar nicht geeignet, da die Zellen untereinander so verklumpten, dass sie bei der zur Anwendung kommenden Zahlmethode nicht brauchbar waren [1].

Freund und Kaminer bedienten sich sozusagen einer direkten Beobachtung, indem sie die Zellaufschwemmung in der Thoma-Zeissschen Zählkammer untersuchten, respektive die Zahl erhaltener Zellen in einer Anzahl Quadrate bestimmten.

In kleinen Eprouvetten wurden zehn Tropfen Serum mit einem Tropfen der Zellaufschwemmung und einem Tropfen Serum mit 5 p. 100-igen FlNa-Lösung gemischt und 24 Studen im Thermostaten 48° C gehalten ; nach der Herstellung des Gemisches und nach 24stündigem Verweilen im

---

1. In der zweiten Mitteilung (Wiener klin. Wochenschr. 1910, Nr, 34) bezeich-nen die Autoren die Alkalinität, insbesonders der zugesetzten Fl Na-Menge, als Ursache für die Verklumpung. Sie empfehlen Zerkleinern und Verteilen des Tumorgewebes in 1 0/0-iger Lösung von Natr. biphosphor., Durchpressen durch Gaze, Absetzen, Waschen mit 0.6 0/0-iger ClNa-Lösung und nach neuerlichem Absetzen Zusatz von 1 0/0-iger FlNa-Lösung; diese FlNa-Lösung wurde vorher unter Zuhilfenahme von Alizarin neutralisiert, wobei das Verschwinden der Violettfärbung bis auf Spuren als Grenze galt.

Thermostaten wurde die Zählung vorgenommen. Am günstigsten erwiesen sich Mischungen, die etwa 28 Krebszellen in einem Quadrate aufwiesen.

Es zeigte sich nun ein auffallender Unterschied, je nachdem das Serum von karzinomatösen Menschen stammte oder von karzinomfreien : bei Verwendung des letzteren war eine beträchtliche Verringerung der Zahl der Zellen, ja vollkommenes Verschwinden der Krebszellen zu finden, während bei der Anwendung von Karzinomseris u. zw. verschiedener Karzinome, keine Abnahme der Zahl stattfand, die *Krebszellen* blieben *erhalten*.

Es blieben die Zellen eines sekundaren Leberkrebses unbeeinflusst vom Serum an Uteruskrebs Leidender oder Vestorbener, von je einem Falle mit Mamma-, Oesophagus- und mit Epithelialkarzinom, von je einem Leichenserum von Carcinoma ventriculi und von Carcinoma ovarii. Dagegen zerstörten die Seren von zwei Fallen von *Nephritis*, von je einem Falle von *Apoplexia cerebri*, Lues, Pneumonie und die Leichenseren von Tuberkulösen und ein Fall von Kyphoskoliose die *Krebszellen*.

Dabei trat auch eine makroskopisch sichtbare Veränderung in den Röhrchen auf : die Röhrchen mit Karzinomseris blieben *trüb*, die mit karzinomfreien Seris *hellten* sich *auf;* gleichzeitig zeigten sich quantitative Unterschiede, indem bei zu dichten Aufschewemmungen, z. B. ca. 40 Zellen im Quadrate des Zählapparates, die Wirkung der karzinomfreien Sera ausblieb, die bei einer dünneren Aufschwemmung, ca. 20 Zellen im Quadrate, deutlich war.

Kontrolluntersuchungen liessen autolytische, respektive heterolytische Prozesse ausschliessen.

So blieb die Krebszellaufschwemmung in der ClNa-Lösung mit FlNa-Zusatz allein *unverändert*, ebenso verlor das auf 55° C erwärmte Serum karzinomfreier Kranker oder Leichen seine Wirksamkeit, die Zellen blieben unverändert; endlich wurden die Zellen von Organen Karzinomatöser und Karzinomfreier — es wurden Leberzellen verwendet — weder vom Serum karzinomkranker, noch von dem karzinomfreier Individuen verändert. Es kann sich demnach weder um die Wirkung eines autolytischen Fermentes in den Krebszellen handeln, das durch den Antifermentgehalt des Krebsserums paralysiert vurde, noch um ein heterolytisches Ferment im Serum, denn andere Zellen (Leber-) blieben unbeeinflusst.

Freund kam dadurch zur Vorstellung einer aktiv wirksamen Substanz im Serum von karzinomfreien Menschen, welche Krebszellen zu zerstören vermag, die *nicht dialysabel* durch *Alkohol fällbar*, durch Erhitzen auf 55° C zerstörbar und quantitativ durch Aether extrahierbar ist; die Lösung, respektive Emulsion des Aetherextraktes entfaltet fast die ganze lösende Wirkung. Die weitere Verfolgung der Substanz ergab, dass sie aus dem Aetherextrakt in Alkohol *löslich* ist. Es ergab sich auch ein Unterschied im Lezithin- und Cholesteringehalt zwischen den Seris von Karzinomfreien und von Karzinomträgern, denn es erwies sich der in letzteren (Karzinomträgern) beträchtlich vermindert gegenüber dem in dem Serum Karzinomfreier, ausserdem besass der Aetherextrakt von Karzinomserum *keine* zerstörende, respektive lytische Wirkung auf die Krebszellen. Demnach war im Lezithin der Normalsera der lösende Faktor enthalten. Ein weiterer Versuch führte Freund dann weiter zur Annahme nicht nur des Mangels der lösenden Substanz im Karzinomserum, sondern noch zu der vom Vorhandensein einer die Krebszellen sozusagen direkt « schützenden » Substanz : während nämlich das zur Hälfte verdünnte Normalserum seine lösende Wirkung noch behält, geht dieselbe in einem Gemenge von zwei Teilen Karzinomserums und drei Teilen normalen Serums *verloren*. Diese « schützende » Substanz des Karzinomserums ist durch Alkohol fällbar, aus demselben in kohlensaurem Natron lösbar, in Aether unlöslich und ist in der Euglobulinfraktion des Serums enthalten.

Noch in derselben Publikation macht Freund von einer zweiten Versuchsanordnung Mitteilung, bei der die Autoren Karzinomextrakte verwendeten; da ergab sich, dass *Karzinomserum* im Karzinomextrakt einen *Niederschlag* hervorruft, während karzinomfreies Serum die Flüssigkeit klar lässt. In dieser Niederschlagsbildung fand Freund eine weitere Stütze für die Annahme einer sozusagen « schützenden » Substanz im Karzinomserum, indem das Entstehen unlöslicher Verbindungen zwischen Bestandteilen des Serums und solchen der Zellen ein Ausdruck dafür sein konnte.

Die Untersuchungen bezogen sich auf 17 Karzinomseren, die nie Karzinomzellen zerstörten, und 17 Seren Karzinomfreier, die sich entgegengesetzt verhielten. In vier Fällen stimmte das Resultat nicht, indem bei je einem Falle von Ekzem, und von Lungentuberkulose das Serum die Karzinomzellen nicht zerstörte und in zwei Fällen Karzinomseren eine, wenn auch unvollständige Wirkung auf Karzinomzellen aufwiesen.

Eine zweite Mitteilung enthält die weitere Untersuchung über die Niederschlagsbildung im Karzinomextrakt durch Karzinomserum, welche Reaktion die Autoren für spezifisch halten.

Die *zellschützende*, *ätherunlösliche* substanz des Karzinomserums hängt
an dem im Wasser unlöslichen Euglobulinanteil, der in kohlensaurem
Natron löslich ist, dem *Nukleoprotein* und es ist gleichzeitig auch dieselbe
Substanz, welche in Karzinomextrakten die *Trübung* hervorruft. Euglobulin aus Normalserum trübt nicht.

Der wirksame Körper im Karzinomextrakt ist ein eiweissfreier, phosphorhaltiger, nicht dialysabler Körper, der nach Art der Nukleinsäure fällbar
ist.

Der Gegensatz zwischen der lytischen Substanz karzinomfreien Serums
und der zellschützenden des Karzinomserums zeigt sich auch hierbei, indem
der durch das Gemenge von Karzinomextrakt und Karzinomserum
entstandene Niederschlag durch Zusatz von Normalserum oder von
aetherlöslicher Substanz in klohlensaurer Natronlösung *wieder aufgehellt*
wirdt.

Sehr wesentlich für den Ausfall der Reaktion ist die Verdünnung des
Tumorextraktes; bei einer vier- bis fünffachen Verdünnung, die noch
deutlich trübe ist, lässt sich kaum ein Unterschied in der Wirkung der
karzinomatösen Seren erkennen; erst bei Verdünnung der Extrakte bis
zur Opaleszenz lässt der Zusatz von zehn Tropfen klaren Serums zu 3 cm³
der Flüssigkeit deutliche Trübung entstehen. Es gelingt aber, da der
wirksame Körper der Karzinomextrakte Aufkochen verträgt, durch
Kochen bei schwach saurer Reaktion, nach Filtrieren fast klare Lösungen
zu erhalten, in denen das Auftreten der Trübung viel leichter und
einwurfsfreier zu beobachten ist, so dass auf diese Weise sehr verwendbare
Resultate sich ergeben.

Freund und Kaminer halten diese *Trübungen* als für Karzinomserum *spezifisch*; sie untersuchten 54 Karzinomsera und 45 Sera
bei verschiedenen anderen Erkrankungen und erhielten mit
Ausnahme eines Tuberkulosefalles stets mit Karzinomserum
Trübung, mit dem karzinomfreien Serum *Aufhellung*.

Auch mit zwei Sarkomseris und Sarkomextrakten wurden
analoge Trübungen erhalten. Kontrollversuche mit normalen
Extrakten und Serum haben keine Trübungen ergeben.

Diese Untersuchungen Freunds beanspruchen ein *besonderes
Interesse*, zunächst einmal, weil auch Ergebnisse anderer Autoren,
teilweise mit ganz anderen Versuchsanordnungen, mit seinen
übereinstimmen; so erfuhren E. Freunds Befunde eine direkte
Bestätigung in den teilweisen Nebenbefunden C. Neubergs, die
oben mitgeteilt sind : die Aufhellung und Klärung der Karzinom-

z ellaufschwemmung im Normalserum bei Neuberg ist dasselbe wie Freunds Lyse und die Verklümpung, « Agglutination » der Karzinomzellen entspricht bei der innigen Beziehung zwischen Agglutination und Präzipitation der Niederschlagsbildung von Karzinomextrakt und Karzinomserum bei Freund, der dieselbe aus der Vorstellung von einem Unlöslichwerden von Zellsubstanzen mit Bestandteilen des Serums ableitete.

Auch die *Meiostagminreaktion Ascolis* könnte indirekt damit zusammenhängen, indem die physikalisch chemische Zustandsänderung der Lösung jeweils im Gemenge Karzinomextrakt + Normal, recte Nichtkarzinomserum und Karzinomextrakt + Karzinomserum dabei zum Ausdruck käme; allerdings unterscheidet sich das Antigen Ascolis in seinen Löslichkeitsverhältnissen von der niederschlagbildenden Substanz des Karzinomextraktes Freunds, doch könnte das auch mit der nicht so weit getriebenen Reinigung, resp. Isolierung zusammenhängen.

Dieses Zusammentreffen von übereinstimmenden Ergebnissen bei drei Forschern, teilweise mit verschiedenen Methoden, ist höchst bemerkenswert. Leider fehlen — die Untersuchungen datieren aus diesem Jahre — auch für die Freundsche Reaktion sowohl eine grössere Statistik, als auch Untersuchungen über das zeitliche Auftreten der Reaktion, über die Schwankung ihrer Intensität, sowie über ihren Zusammenhang mit Phasen der Erkrankung (Beginn, Metastasenbildung, Operation, Rezidive, Kachexie).

Freund findet in seinen Befunden den Ausdruck für eine Art *Disposition* der *Karzinomkranken*, die erworben wird, eine Annahme, die nicht ungerechtfertigt ist, insoferne, als die Pathologie zeigt, dass ausser der Altersdisposition gar nicht so selten chronische Lokalerkrankungen, Entzündungsprozesse u. s. w. (État précancereux der Franzosen) den Boden für die Entwicklung eines Karzinoms vorbereiten.

Demnach besitzt der *gesunde*, nicht an Karzinom erkrankte Mensch eine *Immmunität* gegen das Neoplasma (sein Serum zerstört Karzinomzellen), die allmählich verloren geht, vielleicht graduell und zeitlich verschieden, um schliesslich einer in manchen Fällen gewiss höchsten Empfänglichkeit Platz zu machen (universelle Metastasenbildung).

Wir sehen im Befunde Freunds zum ersten Male den Nachweis
einer auffallenden *qualitativen* Veränderung im Eiweissbestande
des Blutes,. indem das Euglobin der Karzinomatösen sich gegenüber Lipoiden anders verhält als normales. Dies zeugt von tiefer
liegenden Abweichungen im Stoffwechsel, wie wir solche für die
Karzinomentwicklung vorauszusetzen haben : denn ein grosser
Teil der Pathologen sowohl als der Kliniker hat die Anschauung,
dass eine Reihe von Faktoren und Schädlichkeiten für die Entwicklung eines Karzinoms von Bedeutung sind, dass es aber nicht
nur keine einzige, sondern überhaupt keine direkte Ursache für
den Krebs gibt. Das Euglobin des Karzinomserums könnte der
Ausdruck einer vielleicht durch verschiedene pathologische
Vorgänge zustande gekommenen Disposition sein, die dann auf
lokale Irritamente verschiedener Art die Entwicklung eines
Krebses zulässt.

Der Befund Freunds könnte ferner mit gewissen histologischen
Verhältnissen beim beginnenden Karzinom gegenüber dem bei
Metastasen in Beziehung stehen. Bei ersterem finden sich gewöhn-
lich zellige Infiltrationen im Bindegewebe, für die verschiedene
Erklärungen (Entzündung infolge Zerfalls oder retenierter Sekre-
tionsprodukte und so weiter) versucht wurden, auch die einer
Reaktion gegen das andringende, fremde Krebsgewebe.

Aehnliches findet man auch in den ersten regionären Lymphdrüsen. Jedem, der sich mit dem Aufsuchen von Karzinomkeimen
in solchen vergrösserten Drüsen beschäftigt hat, ist es gewiss aufge-
fallen, wie selten solche zu finden sind; sehr häufig findet man
entzündliche Veränderungen, selbst dann, wenn der Krebs nicht
ulzeriert war, umschrieben, in Lymphwegen, man kann aber
keine Krebszellen finden.

Anderseits fällt es bei Metastasen auf, dass derartige reaktive
Vorgänge, wie beim Beginn eines Krebses, nicht selten fehlen,
wie es bei den sekundären Krebsen der Lunge, Leber, ganz ausgesprochen bei dem Karzinom der subpleuralen Lymphgefässe usw.
der Fall ist. Ebenso verhalten sich Lymphdrüsen bei fortgeschrittenen Karzinomen; da findet man sozusagen plötzlich selbst in
kleinen Drüsen deutlich Krebszellen, in den Lymphsinus und
auch im Innern, ohne jede reaktive Veränderung. Man gewinnt
unwillkürlich den Eindruck, als ob nun der Organismus seine

Abwehrkräfte verloren hätte und damit die Krebszelle die Ueberhand erworben hat.

Nebenbei bemerkt, besteht hier ein diametraler Gegensatz zu den Verhältnissen bei der experimentellen Transplantation, wo der überimpfte und entwickelte Tumor nicht selten eine Art Schutz gegen weitere Impfungen verleiht.

Anderseits dürfte es keinem Zweifel unterliegen, dass im Anfange der Karzinomentwicklung noch gewisse Abwehrkräfte vorhanden sind : die Zunahme des Körpergewichtes, das gesunde Aussehen nach einer Operation, die eventuell völlige Heilung oder lange Pausen bis zu einer Rezidive, sprechen obenso dafür wie die lokalen Gewebsveränderungen im Bindegewebe, die beim primären Karzinom fast niemals fehlen.

DEUXIÈME PARTIE

———

DISCUSSIONS

TRAVAUX
DE LA CONFÉRENCE INTERNATIONALE
POUR L'ÉTUDE DU CANCER

Deuxième Séance.

Tenue le Samedi 1er Octobre a 2 heures de l'après-midi
dans le grand Amphithéatre de la Faculté de Médecine de Paris.

1re SECTION
Histologie et Diagnostic histologique.

DISCUSSION DES RAPPORTS
SUR LA NOMENCLATURE DES TUMEURS

Rapport de MM. le Pr Pierre Delbet (Paris), le Prof. agr. Menetrier (Paris) et le Dr Herrenschmidt (Paris) : *Essai de Nomenclature du cancer pour l'usage international*, p. 255.

Rapport de M. le Pr Geh. Rat D^r von Hansemann, *Ueber Benennung der Geschwülste*, p. 571.

M. Krompecher (Budapest). Auch meiner Meinung nach ist zur Zeit der morphologische Standpunkt bezüglich der Einteilung und der Klassifikation der Krebse der am meisten berechtigte. Ich möchte die Krebse in zwei grosse Gruppen teilen :

1) in Krebse welche aus nicht oder wenig differenzierten Zellen bestehen und 2) in solche welche aus differenzierten Zellen aufgebaut sind. Bekanntlich befinden sich an Pflasterepitheloberflächen, an der Grenze vom Epithel und Bindegewebe, wenig differenzierte Zellen, welche als Basalzellen bezeichnet werden. Dieselben ziehen sich auch auf die Cylinderzellenoberflächen und auf die Drüsen hinüber, sind aber hier schwerer erkenntlich. Sämmtliche Krebse entstehen nun durch Proliferation dieser Zellen. Je nachdem nun aber diese Zellen ihren Basalzellencharakter morphologisch beibe-

halten, oder sich zu Stachelzellen, Cylinderzellen oder Drüsenzellen differenzieren, kann man die undifferenziert-zelligen Krebse als Bazalzellenkrebse, die differenziertzelligen hingegen in Stachelzellenkrebse (Carc. spinocellulare), Cylinderzellenkrebse (Carc. cylindrocellulare) und Drüsenzellenkrebse (C. adenocellulare) einteilen. Je nachdem einer oder der Andere dieser Krebse nun Verhornung, hyaline Degeneration, Verschleimung u. s. w. zeigt, kann dieses Verhalten durch hinzufügen von keratodes, hyalinum oder myxomatodes, ausgedrückt werden. Es freut mich dass zwischen von Hansemann und mir blos bezüglich der Benennung « Basalzellenkrebs » eine Meinungsdifferenz besteht. Sollte jemand einen entsprechenden Namen ausfindig machen so bin ich gerne bereit von dieser Bezeichnung Abstand zu nehmen. Vorläufig aber drückt dieser Name, gegenüber den Bezeichnungen « Matrixcarcinom » oder « Coriumcarcinom » am besten das morphologische Verhalten aus und so ist keine Veranlassung vorhanden diesen Namen zu beseitigen. Mit der Bezeichnung Endotheliom und Peritheliom ist Vorsicht geraten da sich die sogenannten Endotheliome der Haut, der Parotis, des Magens als Krebse entpuppten und bei den « Peritheliomen » der sichere Nachweis dessen, dass diese Tumoren tatsächlich von den Perithelzellen ausgehen, kaum zu erbringen ist.

2. — M. Pierre-Nadal (Bordeaux). — La seule nomenclature possible des tumeurs est histogénétique. Une tumeur serait définie si l'on connaissait l'espèce tissulaire originelle d'une part, l'intensité du processus de déviation hyperplasique d'autre part.

Or nous ne nous entendons même pas de façon absolue sur les espèces tissulaires normales et, quand il s'agit de tumeurs, le plus grand nombre ne peut même pas être rapporté à leur tissu originel.

Prenons les mieux connues, celles de la peau. Quel est l'histologiste qui peut se vanter de démêler avec certitude les unes des autres les séries néoplasiques malpighienne, sébacée, sudoripare et pileuse? Si tant est que dans la peau ces quatre éléments seuls soient susceptibles de donner naissance à des tumeurs d'apparence épithéliale.

Que sera-ce pour les classes néoplasiques mal connues, les endothéliomes, les nævo-carcinomes, les tumeurs mixtes, les hyperné-phromes? Ici l'histologiste n'arrive à classer que par une pétition de principe : il admet sans preuve l'origine épithéliale, conjonctive, endothéliale, etc.

Il en résulte que plusieurs tumeurs, certainement différentes, sont appelées du même nom par des auteurs différents ou par le même et, inversement, que la même espèce morphologique porte divers noms inconciliables, suivant l'auteur ou le point de la tumeur examiné.

Les rapporteurs se défendent d'avoir voulu faire une nomenclature complète : ils ont fait un cadre complet et c'est déjà trop.

Il serait donc convenable de réserver les appellations basées sur l'histogénèse aux néoplasmes dont l'histogenèse est connue; quant aux autres, il faut les considérer comme des ignotomes; ils seront rangés suivant une nomenclature provisoire purement morphologique.

Chaque type morphologique serait soigneusement individualisé par l'examen de tous les points possibles de cette tumeur; ce type porterait un numéro d'ordre qui suffirait à évoquer l'espèce déterminée.

Chaque fois qu'un auteur voudrait individualiser un type néoplasique et lui donner un numéro d'ordre nouveau, il devrait faire la preuve que la tumeur en question ne mérite d'être confondue avec aucun type précédemment décrit. C'est là une règle dont la violation constante a embrouillé à plaisir l'étude des tumeurs.

Il serait enfin à souhaiter que tout auteur individualisant une tumeur nouvelle laissât comme document, non seulement une description très soigneuse de la morphologie de la tumeur, mais encore des dessins bien faits et de nombreuses préparations, documents qui pourraient être indéfiniment consultés par les chercheurs ultérieurs; la conservation de ces documents types serait naturellement confiée à la puissante organisation que constituent les Associations pour l'Étude du Cancer.

M. Paltauf (Vienne) hält in dem Referate Delbets die Bezeichnung « précancéreux » nicht für vorteilhaft, da dieselbe insinuirt dass derartige Geschwulstbildungen ein Vorstadium eines Krebses vorstellen, was so und so oft nicht der Fall ist; es ist ja durchaus

nicht entschieden dass Krebse aus anderen Geschwülsten hervor-
gehen, im Gegenteil es sind ja zweifellos chronisch-entzündliche
Processe gar nicht so selten die Basis auf der sich Krebsgeschwülste
entwickeln; man könnte ja bei der früheren Bezeichnung gutartiger Epithelialneubildungen als welche man früher im Allgemei-
nen Papillome, Adenome, etc., bezeichnet hat statt précancéreux
bleiben, denn es ist doch mehr oder weniger selbst bei den
Tumoren der Mamma selten, dass ein Carcinom sich nachweisbar
aus einem gutartigem Adenom entwickelt; noch mehr bei den
Schleimhäuten; Polypen der Nase, z. B., sind aeusserst selten
Vorläufer von Krebsen. Schwierig ist es auch den Ausdruck
Epitheliom zu gebrauchen wenn die epitheliale Natur respektiv
Abstammung eines Organes gar nicht sicher ist, wie z. B. bei den
Nebennieren; da wäre ich für die Beibehaltung des Ausdruckes
Hypernephroma und sogar benignum oder malignum oder derglei-
chen für die gutartigen resp. für die bösartigen Neubildungen.

M. von HANSEMANN (Berlin). M. H., in Details kann ich nicht
eintreten, das würde zu einer uferlosen Diskussion führen. Die
Einteilung die die Herren Delbet, Menetrier und Herrenschmidt
befürwortet haben ist gewiss sehr ausgezeichnet. Aber sie umfasst
30 Druckseiten die sich nicht in kurzer Zeit durchberaten lassen.
Aber das Eine schliesst das Andere nicht aus. Man kann, momen-
tan, für die Statistik, eine präliminarische Nomenklatur machen.
Aber ich glaube nicht dass diese in den verschiedenen Ländern
zur Anwenduug gebracht werden wird. Dazu bedarf es einer
langen Vorarbeit, weiter möchte ich noch an den Punkt errinnern
dass wir nicht eine Grenze kennen zwischen bösartigen und gutartigen Tumoren. Wir werden uns aber mit der Nomenklatur der
gesammten Geschwülste beschäftigen müssen.

M. v. PODWYSSOTZKY (Saint-Pétersbourg). — Ce serait vouloir
accomplir une tâche impossible que de chercher à trancher
aujourd'hui la grande question de la nomenclature des tumeurs.
Puisqu'il nous est encore impossible de nous baser sur l'étiologie,
la base de notre nomenclature devra nous être fournie par l'histologie et la morphologie, mais il nous faut tenir un certain compte
aussi des traditions qui font que le mot cancer comporte la signification de malignité. On pourrait dès lors, pour remédier à cette

difficulté, convenir une fois pour toutes que le terme de « cancer » n'aura pas forcément le sens d' « épithélial » et décider de ne plus employer le terme de cancer comme un substantif, mais seulement en tant qu'adjectif. Chaque tumeur serait alors cancéreuse une fois qu'elle serait devenue maligne et nous pourrions parler d'épithéliomes cancéreux, de sarcomes cancéreux, d'endothéliomes cancéreux, d'adénomes cancéreux, etc. D'autres adjectifs pourraient compléter la définition nécessaire pour chaque tumeur.

M. MALHERBE (Nantes) pense que du moment que dans le même pays on ne s'entend pas sur la classification des tumeurs, il est d'autant plus difficile d'arriver à une classification internationale.

Il croit que d'abord il y a à distinguer les tumeurs d'origine conjonctive et les tumeurs d'origine épithéliale. Il considère le sarcome comme la forme maligne des tumeurs des tissus conjonctifs. Pour les tumeurs d'origine épithéliale, il pense que les tumeurs doivent être distinguées suivant qu'elles s'éloignent plus ou moins du type de la cellule qui leur a donné naissance.

Les tumeurs à cellules épithéliales typiques donnent les papillomes, les adénomes et certains kystes.

Les tumeurs à cellules métatypiques donnent les diverses espèces et variétés d'épithéliomes.

Les épithéliums provenant des divers feuillets du blastoderme peuvent donner des néoplasmes identiques (mamelle, ovaire, vessie). Il ne faut donc pas dire que chaque espèce d'épithélium n'a que des tumeurs qui lui sont propres.

Il pense que dans un genre de tumeurs (genre épithéliome, par exemple) il y a des spécimens ayant tous les degrés de malignité possible.

Ce n'est que lorsqu'on arrive à la notion de l'espèce ou de la variété qu'il est permis de porter un pronostic à peu près identique pour des tumeurs de structure à peu près identique. Encore doit-on tenir compte du siège de ces néoplasmes, deux tumeurs de structure identique pouvant évoluer différemment dans deux organes différents.

Il recommande, jusqu'à ce que la question étiologique soit tranchée, la classification des tumeurs basée sur leur structure histologique.

M. MENETRIER (Paris). — Nous avons voulu surtout faire œuvre pratique en proposant notre nomenclature des cancers pour l'usage international. Il est certain qu'on trouvera toujours bien facilement des critiques à faire à tout projet présenté en ce sens. Mais pourtant le problème à résoudre est de ceux qui se posent journellement aux histologistes, chaque fois qu'un chirurgien leur demande l'examen d'une tumeur; et chaque histologiste le résout en donnant sa réponse, formulant un diagnostic, précisant les possibilités évolutives de la tumeur et tout particulièrement sa nature bénigne ou maligne. Pour que ces réponses soient utilisées dans des statistiques d'ensemble, il faut évidemment qu'elles soient rédigées avec des dénominations compréhensibles dans tous les pays. Dans notre projet, en donnant les termes que nous avons jugés préférables, nous avons énuméré à côté les noms usités dans les divers pays et auxquels ils nous paraissaient correspondre. Ne pourrait-on pas, même sans accepter notre projet dans son ensemble, à côté du diagnostic que chacun formulera suivant sa terminologie préférée, citer le terme correspondant de notre nomenclature comme moyen de comparaison? Il y aurait ainsi, déjà un premier résultat obtenu, qui en attendant l'établissement d'une nomenclature acceptée de vous, permettrait du moins d'utiliser dès maintenant les statistiques des divers pays.

M. PIERRE DELBET (Paris). — Je n'ai que quelques mots à ajouter à ce qui vient d'être dit ici. Notre collègue, M. Krompecher, a exprimé des idées que nous croyons très justes et qui coïncident presque exactement avec ce que nous avons pensé nous-même.

M. Paltauf nous a reproché d'employer l'expression d'états précancéreux. Sa critique serait juste si nous avions eu l'intention de dire par là que ces états précèdent presque fatalement le cancer ou doivent y conduire d'une manière inévitable. Évidemment l'expression employée dans ce sens-là serait fausse et il importe de faire la restriction. En ce qui concerne sa critique du terme d'hypernéphrome, peut-être ne l'eût-il pas faite s'il avait été jusqu'au bout du petit chapitre que nous consacrons à ces tumeurs et s'il y avait remarqué le passage concernant ce terme (Rapports, p. 273).

M. Podwyssotzky a proposé de supprimer le mot cancer pour n'employer plus que l'adjectif cancéreux qui devient alors, dans le sens qu'il lui prête, un simple synonyme du mot malin. Un épithélioma cancéreux, au sens de M. Podwyssotzky, ne sera pas autre chose, en français, qu'un épithélioma malin.

Mais de ce qui a été dit par notre co-rapporteur, M. le Pʳ von Hansemann, et par les divers orateurs qui ont pris la parole au cours de cette discussion, il me semble pouvoir conclure qu'il ne serait pas impossible d'arriver à nous entendre, je ne dis pas définitivement, sur une nomenclature complète des tumeurs portant jusque sur les moindres détails, mais bien sur les grands principes qui doivent nous guider pour l'établir. Mon ami Menetrier faisait remarquer avec raison l'intérêt qu'il y aurait à ce que les histologistes consultés par les chirurgiens, sur la nature d'une tumeur, donnent des indications comparables d'un pays à un autre et j'ajouterai à ce propos qu'un mot très défectueux, s'il était accepté universellement, vaudrait encore mieux qu'un mot excellent adopté seulement par un ou deux pays.

M. le Président. — Messieurs, je vous remercie de nous avoir fait bénéficier de cette très intéressante discussion. Je vais vous donner lecture d'une proposition de M. von Hansemann sur laquelle nous aurons à statuer :

M. von Hanseman propose *qu'il soit nommé une commission composée de délégués de tous les pays, nommés par les Associations ou les Gouvernements de ces pays. Cette commission devra soumettre à la prochaine Conférence internationale pour l'Étude du Cancer toutes les propositions relatives à l'unification de la nomenclature internationale.*

M. Menetrier (Paris). — Il est évidemment impossible que nous transformions d'un coup toute la nomenclature des tumeurs, aussi n'en est-il pas question. Mais si nous nous sommes réunis en cette conférence, n'est-ce pas pour aboutir à quelques résultats pratiques ? Si nous pouvions nous mettre d'accord pour les tumeurs les plus usuelles, les plus vulgaires et aboutir à une nomenclature adoptée par tous, nous aurions fait déjà un très grand pas et, encore une fois, il ne s'agit pas là d'une question de science, mais au contraire d'une question de pratique pure s'adressant d'abord aux questions de nomenclature indispensables pour l'élaboration ultérieure des statistiques chirurgicales.

M. Pierre-Marie (Paris) appuie la proposition de chercher

à arriver, dans la session actuelle de notre Conférence, à se mettre d'accord sur les points principaux d'une nomenclature qui servirait pour l'établissement de la statistique que tous les pays désirent voir établir.

M. Charles Monod (Paris). — M. v. Hansemann, si j'ai bien compris sa pensée, préfère pour établir une nomenclature du cancer immédiatement utilisable, ne pas renoncer au mot classique de carcinome ; tandis que MM. Delbet, Menetrier et Herrenschmidt veulent rayer ce terme du langage anatomo-pathologique et le remplacer en toutes circonstances par celui d'épitheliome.

Le malheur est que épitheliome n'est pas en Allemagne — pas plus du reste qu'en France, comme vient de nous le rappeler M. Malherbe — toujours synonyme de tumeur maligne.

Ne pourrait-on pas mettre tout le monde d'accord, en conservant provisoirement le terme de carcinome qui sert depuis longtemps pour désigner les cancers épithéliaux. La nomenclature de MM. Delbet, Menetrier et Herrenschmidt pourrait dès lors être acceptée, sans autres changements, dans tous les pays — étant donné que, en France, pour sauvegarder leur point de vue, nos anatomo-pathologistes accoleraient, entre parenthèses, à carcinome le mot épithéliome.

M. le Président. — Nous avons maintenant à statuer sur les deux propositions qui nous sont soumises et dont M. Delbet va bien vouloir résumer la première.

1re Proposition.

M. Pierre Delbet. — *Messieurs, la Première Proposition consiste à charger les rapporteurs de chercher un terrain d'entente immédiate au point de vue de la nomenclature des statistiques.*

M. le Président met aux voix *cette première proposition, qui est adoptée.*

2e Proposition.

La deuxième proposition a trait à la nomination d'une commission internationale de nomenclature chargée de soummettre ses propositions à la prochaine Conférence internationale.

M. le Président met aux voix *cette deuxième proposition, qui est adoptée,* et il prie MM. von Hansemann et Pierre Delbet de vouloir bien se charger de l'organisation de cette commission.

DISCUSSION DES RAPPORTS

SUR L'HISTOGENÈSE DU CANCER

Rapport de MM. les Drs BRAULT (Paris) et FAROY (Paris) : *Sur l'histogénèse du cancer*, p. 65.

M. KROMPECHER (Budapest). Gemeinschaftlich mit Dr. Makai untersuchten wir 17 Fälle von Magenaffektionen deren 8 das typische Bild einer gutartigen Magenhypertrophie — Linitis plastica — gaben. Zwei derselben zeigten das typische Bild des « Feldflaschenmagens » oder « Schrumpfmagens », sechs hingegen beschränkten sich auf den Pylorus. Da nun dieses Leiden von manchen (Pilliet, Chaput, Tilper, Gabby, Surry, Grossmann, Janesen, Curtis) als ein gutartiges, von anderen (Memel, Bret, Paviot) als bösartiges, namentlich krebsartiges gehalten wird, ja selbst von Endotheliomen gesprochen wird, schien es angezeigt diese Frage vergleichenderweise zu studieren. Neun weitere histologisch untersuchten Fälle zeigten nun an einzelnen Stellen das typische Bild der « Linitis plastica », an anderen hingegen, das Bild eines Adenocarcinoms, resp. soliden Krebses und Schleimkrebses. Demnach handelt es sich hierbei, der Analogie nach, um Krebse welche ihrem disseminierten Wachstum nach als disseminierte Krebse bezeichnet werden können. Diese Krebse gehen allem nach von dem wenig differenzierten Epithel der Magenschleimhaut aus. Verschleimt selbes so entstehen Schleimkrebse; erfährt hingegen deren Plasma eine vakuoläre Degeneration und zerfällt es dann so dass schliesslich blos die kleinen, an Granulationszellen — oder Lymphocytenkerne errinnernden Kerne übrig bleiben, so entstehen diese wenig differenzierten Krebse, welche keine Lebermetastasen bilden, sich hingegen mit Vorliebe längs der Serosa ausbreiten und zu diffuser oder knotenartiger Verdickung des Peritoneums führt [1]. Die Frage inwiefern es überhaupt eine gutartige Hypertrophie des Gesammtmagens giebt muss weiter studiert werden.

M. Pierre MARIE (Paris) fait remarquer que M. Curtis de Lille a ultérieurement, avec une probité scientifique digne de tout éloge, reconnu qu'il s'était trompé et a déclaré changer d'avis à la suite d'un examen plus complet de ses préparations.

M. A. THEILHABER (Munich). Virchow stellte den Satz auf dass der Krebs durch Irritation entsteht. Er führt als Beweis die Disposition der narbigen und der chronisch entzündeten Organe an. Ich glaube dass dieser Satz irrig ist. Tubenkrebse entstehen nicht nach Salpingitis. Hier haben Sie das Präparat von einer Frau die vor 25 Jahren Tubenentzündung hatte. Die linke Tube degenerierte nach 25 Jahren krebsig, doch lassen sich noch Zeichen von Hydrosalpinx nachweisen. Die rechte Tube zeigt Hydrosalpinx. Ich habe beide Tuben extirpiert.

Sie sehen dass in der rechten Tube die Gefässe Endarteritis zeigen. Ihre Wände sind verdickt, der Lumen starck verengt, häufig obliteriert. Es fehlt Rundzelleninfiltration. Wenn die Entzündung prädisponiert durch ihre Reizwirkung müssten wir Hyperämie erwarten, statt dessen haben wir Anämie der rechten Tube. Höchstwahrscheinlich zeigte die linke Tube vor der Krebsentstehung das gleiche Verhalten.

M. PIERRE-NADAL (Bordeaux). Je tiens à protester contre l'appellation d'histioïde donnée à certaines tumeurs en opposition avec les tumeurs dites organoïdes.

Toutes les tumeurs, en réalité, sont organoïdes. Cela n'est pas discuté pour les tumeurs bénignes, telles que les adénomes, sur lesquelles tout le monde est d'accord; cela est encore vrai pour les tumeurs les plus malignes qui sont reliées aux précédentes par une foule de transitions insensibles.

. La tendance organoïde du cancer se manifeste surtout dans les parties jeunes de la tumeur, dans la zone d'envahissement, dans les ganglions en particulier.

1. Unsere ausführliche Arbeit wird demnächst erscheinen.

Si elle paraît manquer parfois, c'est qu'on la cherche dans les zones centrales de la tumeur, zones de maturité ou de caducité dans lesquelles l'effort organoïde de la tumeur a été remanié par les réactions du milieu.

Le processus néoplasique est le résultat d'un trouble de la morphogénèse. Il doit être opposé à l'équilibre de l'entretien morphologique normal.

Un organe de l'embryon se développe comme un cancer; il n'est limité dans son développement que par le concours d'un certain nombre de forces absolument inconnues de nous mais que nous pouvons qualifier d'un mot : tension de morphogénèse.

Que cette tension de morphogénèse soit troublée, et au lieu de l'organe normal, fréné dans son entretien moléculaire, nous avons l'organe à développement indéfini : le cancer.

Le cancer est donc le but vers lequel tend un organe lorsque cessent d'agir sur lui les forces mystérieuses qui règlent la morphogénèse. Il se développe, comme se détend furieusement le ressort d'une horloge dont le mécanisme régulateur est brisé.

5. M. MENETRIER (Paris). — Le rapport que nous a présenté tout à l'heure notre collègue M. Brault est trop important, pour que j'aie la prétention de le discuter ici dans le peu d'instants dont je dispose, et je veux seulement faire une observation en ce ¡qui concerne la formation initiale du cancer et son début sans lésion antécédente. M. Brault semble en admettre la possibilité. C'est au contraire un des points sur lesquels j'ai le plus insisté dans mes travaux, que constamment le cancer paraît consécutif à quelque lésion ou forme morbide antérieure, dont la diversité peut s'englober sous le terme commun d'affections précancéreuses et dans lesquelles rentrent aussi bien des malformations du développement, que des états irritatifs ou inflammatoires de toute nature. En fait de semblables altérations se retrouvent dans tous les cas où l'examen est possible aux phases initiales du développement du cancer, à la condition que cet examen soit complet et ne repose pas seulement sur des commémoratifs cliniques, manifestement insuffisants, et je ne connais pas d'exemple démontré du contraire.

DISCUSSION DES RAPPORTS

SUR LA STATISTIQUE

———

Rapport de M. le Pr K. Buday (Kolozsvár) : *Ergebnisse der Statistik, insbesondere der Sterblichkeits- und Sektionsstatistik des Krebses*, p. 89.

Rapport de M. le Pr J. Dollinger (Budapest) : *Ergebnisse der Krebsstatistik*, p. 469.

Rapport du Dr R. Ledoux-Lebard (Paris) : *La statistique du cancer, son but, ses méthodes d'investigation*, p. 449.

Rapport du Pr G. Meyer (Berlin) : *Methoden der Statistik*, p. 513.

Rapport du Dr Otto (Copenhague) : *Durée des affections cancéreuses des organes de la digestion*, p. 429.

M. Pierre Delbet (Paris). Messieurs, comme vous venez de l'entendre, les conclusions des différents statisticiens qui ont pris la parole sont très pessimistes, puisqu'ils arrivent à ce résultat que nous ne pouvons rien tirer des statistiques. C'est un état fâcheux, Messieurs, dont il faut sortir.

Je n'envisagerai pas la question des grandes statistiques de mortalité parce que c'est une question sur laquelle je suis incompétent ; je voudrais dire un mot des statistiques chirurgicales.

Ce matin, ou plutôt au commencement de cette séance, quand nous avons envisagé la question de nomenclature chirurgicale, je disais qu'il fallait arriver à l'unification de nomenclatures pour que les diverses statistiques deviennent comparables. C'est pour cette raison que j'avais insisté pour que l'on arrivât à une entente le plus tôt possible.

Voilà le premier desideratum qu'il faudrait satisfaire. Mais il y a encore deux autres questions qu'il importe d'envisager. C'est d'abord la manière dont on établit les statistiques. Mon ami Ledoux-Lebard — il ne m'en voudra pas de n'être pas complètement d'accord avec lui — dit à propos des statistiques chirurgicales : Peu importe la méthode de calcul adoptée dans les statistiques chirurgicales pourvu que tout le monde adopte la même base.

Malheureusement non, il ne suffit pas que tout le monde adopte la même méthode pour que les résultats deviennent comparables, parce que lorsqu'il s'agit de cancers la statistique opératoire présente des difficultés particulières; ce n'est pas simplement une question de vie ou de mort, c'est surtout une question de récidive plus ou moins éloignée.

Lorsque nous avons opéré 50 malades, au bout de dix ans nous n'en retrouvons jamais 50; il y en a un certain nombre qui disparaissent. Quel état devrons-nous tenir des disparus?

Si nous les faisons entrer dans le nombre des morts, cela n'est pas juste; d'un autre côté, nous ne sommes pas certains qu'ils aient été définitivement guéris; nous nous trouvons donc là en présence d'une difficulté toute particulière et les chiffres auxquels nous arriverons seront très différents suivant la solution adoptée. Il y a aussi un fait dont il faut tenir compte : en Allemagne, il y a certaines grandes Universités qui sont dans de très petites villes où la population flottante est très peu nombreuse; on a les malades sous la main, et on arrive, je ne dis pas à retrouver la totalité, mais la presque totalité des malades, tandis qu'au contraire dans certaines grandes villes où la population est extrêmement flottante, c'est à peine si on arrive à retrouver 10 0/0 des malades au bout de quatre ou cinq années, de sorte que si l'on adoptait la méthode qui consiste à faire le pourcentage sur le nombre des opérés, sans tenir compte des disparus, les résultats ne seraient pas comparables, puisque dans certaines villes il y aura à peine 10 0/0 de disparus, tandis que dans d'autres villes [il y en aura 90 0/0. Il me paraît donc important que pour la rédaction de nos statistiques nous adoptions la méthode, qui consiste à défalquer les malades sur lesquels on n'a pas de renseignements sûrs. Un malade que l'on n'a pas pu suivre doit être, à mon avis, supprimé, et je crois que le pourcentage doit être fait sur le nombre des malades réduit à ceux qu'on a pu suivre.

Il y a un autre point de vue que notre collègue et ami, George Meyer a envisagé : ce sont les détails sur la thérapeutique, et ceci est très important. Il demande que l'on indique si les malades ont été soumis à la radiumthérapie, à la fulguration, etc.

Il demande également que l'on tienne compte des malades qui ont été infectés par l'érysipèle, et je crois que ceci est une motion importante; je voudrais même que l'on ajoutât que dans les statistiques chirurgicales les suites opératoires soient mentionnées, c'est-à-dire qu'il soit mentionné si les malades ont eu de l'infection ou s'ils ont guéri sans élévation de température. Je suis bien loin de chercher à infecter mes malades, mais l'on peut se demander, surtout en se référant aux statistiques anciennes, si les malades qui à la suite d'une opération présentaient des phénomènes infectieux, lorsqu'ils échappent à ces accidents, ne sont pas guéris pour plus longtemps que les autres.

Il y a là une question dont j'ai dit un mot dans mon rapport et qui est très importante, non pas, comme je le disais, que j'aie l'intention de proposer aux chirurgiens d'infecter leurs malades, mais parce que ces notions nous conduiraient à cette idée que j'ai déjà envisagée : que l'élévation de température peut être bonne dans une certaine mesure, et peut-être pourrions-nous, non pas par des infections dangereuses, mais par d'autres moyens qu'il reste à chercher, provoquer une élévation de température artificielle sans danger. Je m'arrête, Messieurs, pour ne pas prendre trop de temps à la Conférence.

M. A. THEILHABER (Munich). Bezüglich der Rassenverschiedenheit möchte ich bemerken dass ich statistiche Zusammenstellungen meiner Patientinnen gemacht habe, ausserdem die Leichenscheine der Stadt München, die Aufzeichnungen der jüdischen Cultusgemeinde in München, Nürnberg und Budapest benützte.

Danach ist der Krebs des Uterus bei Jüdinnen sehr selten. Im gegensatze hierzu war in meiner Privatpraxis das Uterusmyom meist häufiger bei Jüdinnen als bei Christinen.

Dagegen ist nach meinen Untersuchungen, die demnächst in der

Zeitschrift für Krebforschung erscheinen werden, der Krebs der
Mamma bei Jüdinnen häufiger als bei Christinen, der Mastdarmkrebs ist ebenfalls bei Juden sehr häufig. Der Krebs aller Organe
zusammengenommen ist bei Juden häufiger als bei Christen.

M. Dr. WEINBERG (Stuttgart). Je ne veux pas discuter ici sur
la nécessité d'une convention internationale relative à la statistique du cancer. Je ne partage nullement les opinions pessimistes de quelques-uns de mes confrères en statistisque et je crois
que le succès dépendra essentiellement de notre méthode de
travail. Il est quelques questions pour lesquelles nous aurons à
revenir à une collaboration internationale, afin d'arriver rapidement à réunir un matériel suffisant pour satisfaire à la loi des
grands nombres.

D'une façon générale, je crois que nous pouvons nous déclarer
d'accord avec les résultats principaux des deux rapports de
MM. le Dr. Ledoux-Lebard et le Professeur Meyer. Cependant s'il
est permis d'insister encore un peu plus sur certains détails, je
voudrais accentuer la nécessité de coopérer avec les données de la
statistique de population, pour obtenir les informations nécessaires aux comparaisons entre les malades et les totalités des
vivants et des morts. De plus les nombreuses propositions faites en
vue de corriger le modèle de questionnaire proposé me semblent
prouver qu'il serait prématuré de vouloir établir aujourd'hui définitivement un questionnaire de ce genre, sans avoir, encore une
fois, consulté préalablement l'opinion d'une commission internationale de statisticiens médicaux possédant déjà de l'expérience
dans cette voie et ayant fait, ou pouvant faire, des propositions
utiles quant aux méthodes de la statistique du cancer. Enfin il
faudrait encore souligner ce fait que notre but est d'arriver à une
statistique exacte des faits et qu'une statistique d'opinions — ou
plutôt de préjugés, — comme tendraient à l'établir certains auteurs,
ne sert absolument à rien. Il faut avouer d'ailleurs que le manque
d'un programme bien établi et sur lequel les divers auteurs soient
d'accord est une des causes du succès peu satisfaisant des
enquêtes nationales et locales entreprises jusqu'à présent. On a
posé beaucoup de questions sans se préoccuper suffisamment des
réponses. De plus il faut spécifier que la feuille d'enquête n'est pas
suffisante pour répondre immédiatement à tous nos desiderata. Il

importera de distinguer entre les besoins de la statistique clinique qui embrasse la durée de la maladie, la fréquence des guérisons et des récidives, la proportion des cas opérables et opérés et l'organe siège primitif du mal, et les besoins de la statistique étiologique qui embrasse surtout l'influence de la profession, de la position sociale, des accouchements, de l'hérédité et de l'infection.

La première peut s'établir en se basant sur les résultats obtenus, grâce aux questionnaires, tandis que la seconde a besoin, pour arriver à des résultats exacts, d'une collection supplémentaire d'informations relatives aux totalités correspondantes de vivants ou de morts contemporains, etc. Nous n'obtiendrons ces données qu'à l'aide de la statistique des recensements de la population et des dénombrements de la totalité des morts, et il en résulte que nous ne pourrons faire aucune statistique étiologique si nous ne pouvons pas répéter, dans les documents de statistique officielle, les mêmes questions que celles que nous posons pour les cas de maladie. Il y aura donc toujours des limites à cette sorte de coopération entre la médecine et les bureaux de statistique officielle, et il faudra trouver des méthodes supplémentaires pour les problèmes compliqués de l'hérédité et de l'infection par les époux ou par l'habitat. Avant d'entrer dans les détails de ce que j'ai à vous dire à ce sujet, permettez-moi de soumettre à vos votes les propositions suivantes :

1. — La statistique du cancer doit accommoder ses méthodes aux principes généralement reconnus par la statistique scientifique et envisager d'abord une exactitude parfaite;

2. — Il faut distinguer entre les questions d'ordre clinique et étiologique.

3. — Les premières, dont relèvent les questions de la durée de la maladie, des guérisons, des récidives, des cas opérables et opérés, l'organe de siège primitif, etc., peuvent se résoudre par le questionnaire seul et sont bien discutables par le plenum.

4. — Dans les questions d'ordre étiologique il faut pouvoir établir des comparaisons entre les résultats obtenus sur les expériences faites chez les malades et ceux que fournissent les totalités correspondantes de vivants ou de morts. Il ne suffit pas de calculer des pourcentages de répartition des malades par catégories, il nous faut arriver partout à des chiffres de mortalité ou de morbidité et

il faut partout tenir compte de la répartition, souvent différente, des groupes comparés. L'application de ces mêmes principes est particulièrement importante en ce qui concerne les statistiques de professions et de situations sociales.

5. — Il ne faut pas poser de questions pour les malades lorsqu'on n'est pas sûr d'avance de pouvoir, à cet égard, établir une comparaison entre les malades et la totalité de la population vivante ou morte. C'est pourquoi il faut éliminer du questionnaire les questions compliquées de l'hérédité, du cancer conjugal et des maisons à cancer.

6. — Ces questions ne se résoudront pas non plus par une enquête rétrospective. Pour les résoudre il conviendra plutôt d'établir dans chaque pays s'y intéressant des listes alphabétiques de cancéreux et des listes des maisons à cancer. Ainsi on pourra recueillir peu à peu des documents bien dignes de confiance. Mais c'est sans doute à une génération postérieure à la nôtre qu'il appartiendra de résoudre ces questions par ces moyens.

7. — Pour arriver à une statistique complète du cancer il ne faut pas imposer une déclaration obligatoire du cancer, qui serait injustifiée d'ailleurs, et qui amènerait une opposition passive de la part des médecins praticiens. Il suffirait plutôt d'imposer cette déclaration obligatoire uniquement pour les cas opérés dans les services chirurgicaux hospitaliers de toutes sortes.

8. — La question relative à la cause du cancer, dans chaque cas particulier, ne doit pas figurer sur les feuilles d'enquête, car elle n'est ni opportune ni scientifique. Elle servirait tout au plus à dresser une statistique des opinions ou des préjugés. Ce n'est pas le cas particulier qui intéresse la statistique et c'est à elle seule qu'il appartient de tirer de ses recherches sur les masses des conclusions relatives à la cause. Il importe donc de supprimer cette question.

Maintenant veuillez me permettre de vous montrer par quelques exemples pourquoi la feuille d'enquête ne saurait suffire à elle seule et comment il faut y suppléer par d'autres investigations.

Le problème le plus simple de la statistique étiologique du cancer est celui de l'âge. Ni l'âge moyen des morts, ni leur répartition relative par âge ne suffisent pour démontrer au juste l'influence de l'âge. Il faut plutôt calculer quel est l'âge auquel on court le plus grand risque de devenir cancéreux et quelles sont les variations de ce risque avec l'âge. Pour répondre à ces questions nous devrons connaître aussi bien la répartition des vivants par âges que celle des morts, et la solution de ce problème bien simple dépendra des résultats du recensement de la population sans lequel la question de l'âge des cancéreux n'aurait point de valeur statistique. C'est de même un contresens que de chercher à connaître la répartition des morts par profession, faute dont plusieurs auteurs se sont rendus coupables et que Behla a commise tout récemment encore. Ce qu'il nous faut connaître, en outre de la profession des cancéreux, c'est celle des vivants contemporains, et nous devrons en outre tenir compte des répartitions différentes, suivant les âges, des diverses professions. Enfin il est nécessaire de savoir quelle a été, aussi bien chez les morts que chez les vivants, la profession antérieure des personnes consignées comme « sans profession » et il importe que dans les deux séries (vivants et morts) les constatations relatives à ce sujet soient effectuées conformément aux mêmes principes. Sans ces précautions, les réponses à la question de profession restent sans valeur et la statistique professionnelle des femmes doit augmenter encore les difficultés qu'un questionnaire seul ne saurait suffire à éviter. Il en est de même en ce qui concerne la question de la position sociale des cancéreux.

En généralisant ces exemples, nous voyons que la statistique étiologique consiste en une série de comparaisons et de cette constatation découle cette conclusion qu'il ne faut poser, comme questions relatives aux cancéreux, que des questions auxquelles il puisse être répondu également pour la totalité des vivants ou des morts. Toute autre demande serait superflue.

En nous plaçant à ce point de vue, en ce qui concerne les questions de l'hérédité, du cancer à deux et des maisons à cancer, nous aboutirons aux résultats suivants.

La méthode que j'ai employée et qui consiste à comparer les antécédents des cancéreux mariés et ceux de leurs conjoints peut être mise en œuvre au moyen des feuilles d'enquête pour les malades cancéreux et elle se trouve ainsi praticable pour les médecins. Toutefois cette méthode ne présente qu'une importance limitée et n'est que provisoire, car elle ne s'étend pas à tous les

cas de cancer, et elle ne promet pas de faire entrer en ligne de
compte les données fournies par les enfants et la plupart des
jeunes gens, et qui sont cependant de la plus grande importance
pour ce qui est de la question de dégénérescence.

Une statistique d'hérédité comprenant tous les cancéreux, quand
on ne peut connaître aussi, en même temps, l'hérédité de toutes
les personnes mortes d'autres maladies ni comparer entre eux les
antécédents des cancéreux et non cancéreux du même âge n'a
qu'une valeur relative. Le questionnaire ne suffit donc pas non
plus pour l'hérédité.

Mais, en outre de cela, les statistiques officielles des causes de
mortalité ne se décideront pas facilement à admettre dans leurs
formulaires la question relative au cancér des parents, tandis qu'il
ne serait peut-être pas impossible d'arriver à y faire admettre une
question sur les causes de la mort des parents en général et sans
insister spécialement sur la question du cancer. D'ailleurs il faut
compter ici avec un très grand manque de précision dans diverses
directions, car d'une part les personnes âgées ne nous fournissent
pas souvent des renseignements exacts sur leurs antécédents, et
d'autre part les sujets jeunes ont encore généralement leurs parents.
Pour obtenir des données plus précises et plus complètes, nous
devons donc renoncer à résoudre le problème de l'hérédité directement par un questionnaire qui ne pourra servir qu'à étudier une
liste nationale par ordre alphabétique de nom des personnes mortes
de cancer, réunissant ainsi des matériaux pour les investigateurs
de la génération qui succédera à la nôtre. Ils pourront alors
compléter, grâce à ces données, les informations relatives aux
antécédents de leurs morts. D'ailleurs de semblables listes, tenues
d'une façon continue, sont nécessaires aussi pour l'étude d'autres
maladies, et il semble bien que les bureaux de statistique doivent
prochainement céder aux instances des hygiénistes qui réclament
l'étude des races et demandent que l'on institue les listes en question d'une façon générale et pour toutes les maladies. Dès lors
aussi ceux qui s'occupent plus spécialement de l'investigation
statistique du cancer pourront renoncer à s'occuper de la question
de l'hérédité, s'ils ne veulent pas se livrer à un travail superflu et
qui fasse double emploi.

En ce qui concerne le cancer conjugal, j'ai démontré déjà qu'il ne suffisait pas de faire la constatation du nombre relatif des cas observés chez les cancéreux mariés. Pour arriver à un résultat satisfaisant, il est plus important de connaître l'âge du conjoint survivant au moment de la mort de l'époux cancéreux et de pouvoir connaître, dans les années qui suivent, le destin de ces survivants.

A l'aide des listes alphabétiques que nous avons déjà mentionnées, il sera possible de recueillir des informations assez précises et de comparer la mortalité, chez les époux des cancéreux, à ce qu'elle est, aux mêmes âges, pour la population entière.

Nous arrivons enfin à la question des maisons à cancer qui est celle qui offre les plus grandes difficultés.

Pour savoir si le fait d'habiter avec des cancéreux suffit à augmenter les chances que l'on court, normalement, de mourir de cancer, il ne suffit pas non plus de constater la proportion des cancéreux issus de maisons ayant présenté plusieurs cas de cancer, ou bien la durée du séjour des cancéreux dans une maison donnée, et il ne suffit pas non plus d'avoir la liste des maisons habitées par un cancéreux durant les dernières années de sa vie. Dans beaucoup de cas, d'ailleurs, le médecin n'aura ni les facilités ni la bonne volonté nécessaire pour mener ces enquêtes minutieuses ; en outre, le sens de la statistique rigoureuse n'étant pas très développé chez les médecins, on ne devra pas compter sur des informations complètes et précises.

L'expérience que nous possédons sous ce rapport en Wurtemberg est, à cet égard, bien nette et bien décisive. Une enquête entreprise dans huit départements de ce pays — et je vous fais passer un modèle de questionnaire employé à cet effet (cf. le modèle reproduit ci-contre) — a déjà prouvé à mon collaborateur en statistique, le Dr Prinzing, que les informations recueillies sur les « maisons à cancer » ne sont pas assez précises pour permettre une statistique rétrospective, et qu'il faudrait même vérifier les informations obtenues par des enquêtes locales.

On ne saurait donc attendre d'une enquête internationale de meilleurs résultats quand il ne s'agit pas d'un programme bien détaillé et établi nettement, en tenant compte de toutes les causes d'erreur et d'imprécision. Un programme de ce genre devrait nous permettre de trancher la question de savoir si les habitants des « maisons à cancer » courent un risque plus grand de mourir can-

Württembergische Landeskomitee für Krebsforschung.

ZAHL-KARTE
für die Sterbefälle an bösartigen Neubildungen
im Oberamt Saulgau.

1. Vor- u. Zuname (auch Mädchenname der Frau).	
2. Wohnort und Wohnung.	
3. Geschlecht.	
4. Familienstand.	
5. Beruf und soziale Stellung.	
6. Todestag.	
7. Geburtstag.	
8. Art der Neubildung. Erster Sitz derselben. Dauer der Krankheit. Die Diagnose ist sicher — nur wahrscheinlich (Unzutreffendes zu durchstreichen).	
9. Auf welchen Befund stützt sich die Diagnose? (Sichtbarkeit, Palpation, mikroskopische Untersuchung, Operation, Section u. s. w.)	
10. Wurde eine mutmassliche Ursache bekannt? Trauma?	
11. Ging eine Radikaloperation voraus? Wo und wann?	
12. Wieviele Geburten gingen voraus?	
13. Wie lange schon in derselben Wohnung? (Bei Anstaltsinsassen Angabe des Wohnortes [Oberamts] vor der Aufnahme).	
14. Sind Krebsfälle im Hause, in der Strasse, im Orte des Gestorbenen gehäuft aufgetreten? Wenn ja, sind Beilegung eines kleinen Planes, Angaben über Grund- und Trinkwasser, über Verwandschaftsverhältnisse und ähnliches erwünscht.	
15. Bemerkungen.	

Unterschrift des behandelnden Artzes

Datum.....................

....

céreux que le risque normal de la population totale, quand on élimine l'influence de l'âge et du sexe et, pour faire ce calcul, il faut connaître, non seulement le nombre, mais aussi l'âge et les noms des divers habitants des maisons cancéreuses, afin de pouvoir les suivre assez longtemps pour être à même de comparer leur mortalité par cancer avec celle d'une population également répartie au point de vue de l'âge. Or ce sont là toutes informations que le médecin ne saurait fournir, même avec la meilleure volonté du monde, que lorsqu'il s'agit de petits villages présentant une population bien stable et qu'il connaît parfaitement. Dans les grandes villes une semblable enquête n'est possible que dans des conditions particulièrement favorables consistant en l'institution de listes de logement des habitants. A Stuttgart j'ai tenté l'expérience de compléter mes enquêtes antérieures en constatant la répartition par âges, et c'est une expérience que je compte répéter à l'occasion du recensement de 1910. Je crois que l'on parviendra à un résultat plus satisfaisant encore en déterminant, à l'aide des feuilles d'enquête, les maisons ayant eu des cas de cancer dans les 5 ou 10 dernières années précédant un recensement de la population, et en profitant des listes de recensement pour constater les noms, l'âge et la répartition par âges de la population spécifique des maisons à cancer. En poursuivant ensuite, pendant un lustre après le recensement, la destinée de ces personnes, au moyen des feuilles de cas de mort par cancer, on parviendra à calculer le risque de mort par cancer couru par cette population spécifique des maisons à cancer et l'on pourra comparer ce risque avec celui de la population totale. Mais les grandes dépenses qu'exige une enquête semblable ne permettront sans doute pas de la généraliser; aussi conviendra-t-il de la subventionner là où les conditions les plus favorables se trouveront réunies.

Cette courte démonstration des difficultés inhérentes à la statistique étiologique exacte du cancer doit suffire ici et je me permettrai de soumettre à la Commission internationale des propositions plus détaillées relativement à l'hérédité, au cancer conjugal et aux maisons à cancer. Mais je crois que je me trouverai d'accord avec vous en disant que la statistique internationale du cancer doit être, quant à ses méthodes, la plus exacte possible ou ne pas être.

4. — M. Sachs (Königsberg) (in *Vertretung Geh. Rat. Winter's*) schlägt vor die internationale Krebskonferenz möge sich der Frage einer nach dem Winter'schen Beispiel für Deutschland durchgeführten allgemeinen Operationsstatistik annehmen. Diese hat auf vier Punkte Rücksicht zu nehmen : 1) auf die primären Operationsresultate, 2) auf die Operabilität, 3) auf die Berechnung der Dauerresultate mit der ihr zu Grunde liegenden Dauer der Recidivfreiheit, 4) auf die Berechnung der absoluten Heilungszahl, eine Zahl, welche durch das Zusammenfassen aller, den Erfolg beeinflussenden Momente den wahren Erfolg einer Operation ausdrückt.

Er beantragt in einer Komission diese Frage vorzubereiten und der nächsten Konferenz zur allgemeinen Diskussion vorzulegen.

5. — M. Kolb. Zunächst einige Bemerkungen über das System der Todesursachen. Während die Krebsstatistik für die endogenen ätiologischen Einflüsse des Alters und Geschlechts ziemlich abgeschlossene Ergebnisse gebracht hat, handelt es sich nunmehr hauptsächlich um Erforschung der äusseren Einflüsse. Diese sind aber ausserordentlich mannigfaltig, sie können sich kreuzen, verstärken, aufheben und sie wirken auf die einzelnen Organe ganz verschieden ein. Es gilt sie zu sondern und ein System der Todesursachen, wie das deutsche und italienische, das mehrere Organe, die verschiedenen Einflüssen unterliegen, wie Œsophagus und Darm vereinigt, ist fehlerhaft. Das beste System ist das Englische mit etwa 50 Rubriken, dann das Schweizerische. Es wäre zu wünschen, dass die Conferenz sich dafür ausspricht dass als Minimum die Annahme des Systems Bertillon zu wünschen sei für alle Länder, die kürzere Systeme haben.

Weiter möchte ich die Notwendigkeit der Ausscheidung von Sterbe- und Wohnort für jede topographische Bearbeitung betonen.

Wenn man der Krebsstatistik ätiologische Ziele geben will, dann ist aber nicht nur ein gutes *Material* zu verlangen, sondern auch eine *richtige statistische Berechnung*. Als Massstab der Krebssterblichkeit darf nur die Zahl der Lebenden und zwar ausgeschieden nach Altersklassen dienen. Das ist bei einer Krankheit, die so wesentlich eine Funktion des Alters ist, unumgänglich nötig.

Ein warnendes Beispiel gegen die Nichtberücksichtigung des

Alters gibt die bisherige Berufsstatistik. Sie wurde nur für *alle* Erwerbstätigen oder für eine Hauptperiode der Erwerbstätigkeit berechnet, so in England für das Alter von 25-65 Jahre, in Ungarn in den Vereinigten Staaten, in Preussen, vom 15 J. an. Dass diese Berechnung auf zweifelhaftem Grunde steht, beweisst die Berechnung der Sterblichkeit nach den Berufen in Bayern auf Grund von 27 000 Todesfällen in den 4 Jahren 1905-1908.

Sie ergab für die 3 grossen Berufsabteilungen der deutschen Berufseinteilung, wenn man sogar nicht *alle* Erwerbstätigen, sondern, was schon richtiger ist, nur die Erwerbstätigen über 30 Jahren in Rechnung zieht :

Für die Industrie 2 105.

. Verkehrs Industrie, 2 343.

Landwirtschaftliche Industrie, 2 529 Krebstodesfälle auf eine Million Erwerbstätiger.

Danach wäre die Landwirtschaft am meisten befallen, dann der Verkehr, am wenigsten die Industrie.

Dass diese Reihenfolge aber ganz falsch ist, ergibt die einzig richtige Berechnung, welche die einzelnen Altersklassen für sich betrachtet oder nach Ogle und Körösi die Zahlen umrechnet unter Annahme einer gleichen Altersverteilung bei jenen drei Berufsabteilungen korrigiert.

Dann erhält die Landwirtschaft 2 428.

Die Industrie 3 472 also fast um die Hälfte mehr, der Verkehr mit Wirtsgewerbe gar 3 585.

Verlangen wir also für die Statistik die richtige *Wertschätzung* bei Erforschung des Krebses aber auch *strenge statistische Methoden.*

M. Korteweg (Leyde). — Je demande la parole pour une question assez délicate. Toute statistique exige des chiffres exacts et des notions bien limitées. Avec beaucoup de peine nous cherchons une exactitude aussi grande que possible. Mais alors, c'est à nous chirurgiens de donner le bon exemple, et cela surtout si nous dressons des statistiques personnelles, parce que tout défaut de précision nous pourrait être imputé comme si nous eussions flatté nos chiffres de propos délibéré. Plus la renommée de l'opérateur est grande et plus il doit être scrupuleux et exigeant envers lui-même.

Au dernier Congrès international de chirurgie, à Bruxelles,
M. le Dr Depage nous a donné dans son rapport sur le traitement
du cancer du sein, aussi quelques chiffres personnels. Mais ces
chiffres se présentent avec une certaine ambiguité. Je cite en
soulignant :

De 1845 à 1875 le nombre des *guérisons* après trois ans était de 9,4 0/0.
De 1875 à 1885   —   —   —   —   10   —
De 1885 à 1895   —   —   —   —.   34,3 —
De 1895 à 1905   —   —   —   est de   46,5 —

« Pour apprécier les progrès réalisés depuis quarante ans dans
le traitement chirurgical du cancer du sein, nous avons déterminé
par périodes de dix ans la proportion d'opérées *en vie* après trois
ans. Voici les résultats :

« Ma statistique personnelle comporte un total de 62 opérations
pratiquées il y a plus de trois ans; 30 malades ont *survécu* plus de
trois ans, soit une proportion de 48 0/0 ».

Mais les chiffres tabulaires sont des pourcentages de *guérisons*,
c'est-à-dire qu'au temps où l'on dressait ces statistiques, ces
malades, toutes opérées depuis plus de trois ans, étaient encore *en
vie sans récidive* ou bien *mortes sans récidive*, plus de trois ans après
l'opération. Quoique ces chiffres de pourcentage de *guérisons*
suggèrent que le chiffre de 48 0/0 du Dr Depage soit, lui aussi,
un pourcentage de guérison, la notion de ce chiffre est toute autre.
A la vérité *guérison* et *survie* après trois ans sont des choses toutes
différentes; par exemple dans la statistique de *Steinthal* (*Bruns'
Beiträge* 1905, 47, p. 230) il y a 33 cas de *guérisons* et encore toujours 8 cas de survie de plus de trois ans *avec récidive*.

Vous m'accorderez que dans le texte du Rapport la notion du
chiffre de 48 0/0 est trop incertaine. J'espère que M. le Dr Depage
me saura bon gré de poser cette question et de l'occasion à lui
donnée d'éclaircir ce chiffre par de plus amples informations.

M. George MEYER (Berlin) : Es ist erfreulich, dass im Grossen und
Ganzen nicht viel Widersprüche gegen den von uns aufgestellten
Internationalen Statistischen Fragebogen erfolgt sind. Herr Weinberg stimmt auch mit dem Entwurf des Fragebogens im Grossen
und Ganzen überein, wünscht aber noch weitere Präzisierung und
mehr Ausführlichkeit. Eine vollkommen sichere und genaue Sta-

tistik wird man unmöglich liefern können. Man soll und darf nicht
zu viel nach dieser Richtung erhoffen und auch nicht zu viel verlangen, da sonst das Ganze misslingen kann. Wenn man auch in
einem kleinen Bezirk eines Landes genaure statistische Aufnahmen
verschiedener Art erzielen kann, darf man das doch nicht für eine
internationale Statistik verallgemeinern.

M. R. Ledoux-Lebard (Paris) : L'unification internationale des
méthodes statistiques appliquées à l'étude du cancer est évidemment une question que son importance et sa complexité rendent difficile à trancher dans le peu de temps surtout dont nous disposons.
Je crois toutefois que nous ne sommes pas très loin d'un accord que
nous pourrons ultérieurement rendre plus complet et qui devra
d'ailleurs s'étendre, pour être vraiment profitable, à toutes branches
de la statistique du cancer, en tenant compte de ce fait qu'il s'agit
ici de recherches vraiment scientifiques et nécessitant une rigueur
extrême dans la méthode employée comme dans les déductions
qu'elles comportent.

I. — DISCUSSION DES RAPPORTS

SUR LE DIAGNOSTIC CLINIQUE

M. A. Pinkuss (Berlin) : *Ueber Antitrypsinreaktion.* — Seit ca 1 1/2 Jahren habe ich mich damit beschäftigt, in den entsprechenden Fällen meiner Privatklinik und denen des unter Leitung des Herrn Professor Rinne stehenden Elisabeth-Krankenhauses zu Berlin die *Brieger-Trebing'sche Antitrypsin-Reaktion* hinsichtlich ihrer Verwertung für die *Diagnose und Prognose bei Krebs* zu prüfen.

Während die klinische Beobachtung der Fälle stets von mir persönlich geschah, wurde die Reaktionsprüfung im Laboratorium der Hydrotherapeutischen Ansalt der Universität Berlin in durchaus objektiver Form vorgenommen, weil dadurch eine Sicherheit gegeben war, dass die Methode auch richtig und einheitlich gehandhabt wurde. Die Untersuchungen, die ich angestellt habe, betreffen 121 Fälle mit mehreren 100 Einzeluntersuchungen. In

Anbetracht der kurzen, mir zur Verfügung stehenden Zeit, will ich Ihnen meine Resultate nur in kurzen Zügen wiedergeben. Ein ausführlicher Bericht erfolgt später.

Die Brieger-Trebing'sche sog. Kachexie-Reaktion ist *diagnostisch* als Hilfsmittel für die Carcinomdiagnose von grosser Bedeutung *an der Hand des klinischen Krankheitsbildes.* — Unter 86 von mir genau und öfter beobachteten Fällen, unter denen auch einige Fälle von Sarcom und malignem Lymphom waren, liess mich die Reaktion nur 4 mal im Stich, also ein positiver Ausfall in 95 0/0 der Fälle. Versager können darauf bezogen werden, dass ein starker Blutverlust infolge des betreffenden Erkrankungsfalles oder infolge vorangegangener Operation stattgefunden und dadurch Verhältnisse geschaffen wurden, wie wir sie auch bei künstlich immunisierten Tieren, bei denen eine Blutentnahme vorangegangen, kennen, wo bekanntlich der Titer erheblich heruntergeht, um später wieder zu steigen; in solchen Fällen fanden wir auch dementsprechend einige Zeit nachher eine Erhöhung des vorher niedrig gewesenen Titers. Wo in zweifelhaften Fällen die Reaktionsprüfung ein negatives Resultat ergeben hat, haben wir bei Wiederholung eine Erhöhung des Titers gefunden, was also praktisch bedeutet, dass ein augenblicklich negatives Resultat bei zweifelhaften Carcinomfällen nicht immer ein solches bleibt, wie wir es ja auch zuweilen bei der Wassermann'schen Reaktion erfahren. In Fällen, wo mit grösserer Wahrscheinlichkeit Carcinom vorliegt, dennoch aber die erste Reaktionsprüfung negativ ausgefallen, ist eine Wiederholung der Reaktionsprüfung zur definitiven Entscheidung erforderlich. Bei Carcinom-verdächtigen Fällen, wo an irgendwelcher Stelle des Körpers ein Eiterprozess vorlag oder wo entzündliche Erkrankungen von Leber, Gallenblase, Magen oder Niere (hier ein Fall von Hydronephrose) vorlagen, fand ich den Titer in mehreren Fällen erhöht, obgleich es sich herausstellte, dass kein Carcinom vorlag. Die Erklärung hierfür liegt wohl in der Vermehrung des Leukocytenfermentes. In solchen Fällen ist eine Unterscheidung, ob ein maligner Tumor vorlag oder nicht, naturgemäss unmöglich.

Bei vorgeschrittenen Fällen von Carcinom, wo ein sehr hochgradiger Zustand von Kachexie vorlag, habe ich entsprechend den Angaben von Brieger einen nicht erhöhten Titer gefunden. Diesbezüglich machte ich bei einem Falle die interessante Beobachtung, dass bei einer Frau mit inoperablem Brustkrebs, die im hochgradigen Zustande der Unterernährung in das Krankenhaus kam, mit dem Rückgang der Kachexie infolge bester Pflege der Titer zeitweise wieder anstieg.

Da, wo Syphilis mit Carcinom kombiniert ist, habe ich entsprechend den Angaben aus dem Brieger'schen Institut in einigen Fällen niedrige Titer gefunden, so dass in solchen Fällen die Unterstützung bisweilen bei der Carcinomdiagnose nicht in Betracht kommt; es kommt auf das Stadium der Syphilis an, eine Beobachtung, die noch weiter ausgebaut werden wird. — Bei den 4 Fällen, wo die Reaktion nicht mit der Diagnose Carcinom übereinstimmte, habe ich keinen Grund für das Versagen, wie etwa einen der vorhergehenden, finden können, was wohl bei der so feinen biologischen Reaktion auch nicht verwunderlich ist. In 2 Fällen handelte es sich um klinisch gutartige Cystadenome der Mamma, Fälle, von denen wir allerdings wissen, dass sie zuweilen das Vorstadium von späterem Carcinom sind.

Die Bedeutung der Antitrypsin-Reaktion für die *Prognose* des Carcinom darf im allgemeinen anerkannt werden. Bei 18 Fällen, die ich nach dieser Richtung hin genau verfolgt habe, konnte ich an der Hand der Reaktion feststellen, dass die Patienten endgültig vom Carcinom befreit waren, oder dass das Auftreten von Recidiven oder Metastasen bevorstand oder eintrat. Es ist dies natürlich für die Operateure wie Patienten von der allergrössten Bedeutung; um einen prägnanten Fall herauszugreifen, so fand ich bei einer Frau mit Ischiasbeschwerden nach einige Monate vorher radikal vorgenommener Mamma-Carcinomoperation einen hohen Titer, ohne dass zunächst eine Metastase zu finden war; in der Tat konnten aber bald Beckenmetastasen nachgewiesen werden. In einen anderen Falle, wo 1 1/2 Jahren nach vorangegangener Mammaoperation eine Pleuritis auftrat, fand ich bei sonst gutem Befinden einen hohen Titer, später wurden Wirbelmetastasen nachgewiesen.

Ich möchte aber nicht unterlassen zu erwähnen, dass ich bei einer Frau, bei der 2 Jahre vorher von mir der Uterus wegen Carcinom extirpiert worden war und nunmehr 2 kleinkirschgrosse Knoten in dem vaginalen Fornixnarbengewebe gefunden wurden,

den Titer nicht erhöht fand, obgleich die Extirpation der Knoten mikroskopisch Carcinom ergab; möglich, dass der Grund hierfür darin zu suchen ist, dass es sich um einen Einschluss der kleinen Recidivknoten in dem festen Narbengewebe handelte.

Auf Grund meiner hier kurz skizzierten Erfahrungen muss die Brieger-Trebing'sche Reaktion nach vorgenommener Carcinom-operation oft wiederholt werden. Sie wird uns dann in geeigneten Fällen in der frühzeitigen Rezidiverkennung und zu demgemäss eventuell rechtzeitigen operativen Eingriffen bei Rezidiven, wo es möglich ist, unterstützen. Andererseits wird die Reaktionsprüfung die Ausführung der Operation beeinflussen können, wenn es sich um klinisch zweifelhafte Tumoren handelt, wie z. B. bei gewissen Ovarial-Tumoren, wo es doch oft auf die Entscheidung ankommt, ob ausser dem einen erkrankten Ovarium auch das andere gesunde wegen Verdächts auf Malignität zu entfernen ist.

Wenn aus dem kurz eben Gesagten die Bedeutung der Anti-trypsin-Reaktion als *Unterstützung für die Diagnose und Prognose* hervorgeht, so dürfen wir uns nicht verhehlen, dass es eine biolo-gische Reaktion ist, die, wie ich ja auch erwähnt habe, unter Umständen versagen kann, *wenn man hierbei nicht das ganze kli-nische Milieu im Auge behält.*

Im Vergleich zu den neuerdings vorgeschlagenen, aber noch nicht ergründeten Carcinomreaktionen (wie die Meiostagmin-Reaktion u. a.) hat die Antitrypsin-Reaktion den Vorzug der Ein-fachheit, so dass sie jeder praktische Arzt ausführen hann, wobei aber nicht zu vergessen ist, dass dieselbe bei jedem einzelnen Falle stets *unter Berücksichtigung des klinischen Bildes* vorgenommen werden muss.

Die genauere Beschreibung der Methode will ich zu Protokoll geben.

Beschreibung der Brieger-Trebing'schen Reaktionsmethode.

Verwendet werden *Löffler-Serum-Platten.* 80 0/0 Rinderserum mit 20 0/0 Traubenzucker, 8 Tage lang, 2 Stunden täglich, steri-lisieren bei 55°. Dann zu Platten giessen bei 80-100°.

Trypsin von Prof. Brieger selbst hergestellt in wässriger Lösung 1-300. (0,01 Trypsin- 3 ccm Wasser). Da das im Handel befindliche

Trypsin sehr ungleichmässig ist, so muss man sich eine Standard-lösung von Trypsin mit normalem Blut machen, um 4 Stunden nach der Verdauung normal hemmende Wirkung des Blutes (bei uns 4-1) zu überwinden.

Serum. Das Blut wird in capillarisch ausgezogenen U-förmigen Glasröhrchen aufgefangen, dann centrifugiert und die Glasröhren an der Grenze zwischen Blutkniken und Serum abgesägt. Das Serum wird auf einen hohlgeschliffenen Objektträger gebracht und nun tropfenweise, mittels einer 1/2 normal Platinöse mit dem Trypsin zusammen verarbeitet.

Diese *Tabelle* ist dafür :

Testplatte mit reinem Trypsin.

A.	1 Trypsin	1 Serum-	5 Trypsin-	5 Serum.
B.	2 —	1 —	8 —	4 —
C.	3 —	1 —	9 —	3 —
D.	4 —	1 —	8 —	2 —
E.	5 —	1 —	10 —	2 —
F.	6 —	1 —	12 —	2 —
G.	7 —	1 —	7 —	1 —
H.	8 —	1 —	8 —	1 —
J.	9 —	1 —	9 —	1 —
K.	10 —	1 —	10 —	1 —

Bei 4 Trypsin- 1 Serum soll bei normalem Serum Dellenbildung eintreten. Das heisst : das Trypsin soll stärker sein, als die anti-tryptischen Werte im Blutserum. Bei Carcinomatösen und Kachec-tischen ist die antitryptische Kraft erhöht, bei Luetikern und Diabetikern herabgesetzt.

SUR LE CHIMISME DES CANCERS

M. ALBERT ROBIN (Paris). — *Contribution à la composition chimique du foie cancéreux.* — Quoiqu'il existe déjà un certain nombre de travaux sur la chimie du cancer, j'ai pensé qu'il n'était pas inutile de revenir sur la question en s'adressant à un organe particulier comme le foie, et de comparer le résultat des analyses avec ceux obtenus chez l'homme sain, et dans quelques états morbides, comme la dégénérescence graisseuse d'origine alcoolique et la tuberculose pulmonaire[1].

Ce sont ces résultats et cette comparaison que j'apporte aujourd'hui, à titre de documents d'attente.

Les analyses ont été pratiquées avec l'aide de mon chef de Laboratoire, M. Bournigault, sur les cas suivants :

1° Invidu sain, agé de vingt-cinq ans, tué dans un accident.

2° Homme de trente-deux ans, alcoolique, mort par fracture du crâne, en tombant du haut d'un échafaudage.

3° Femme de soixante ans, ayant succombé à un cancer du foie. On a analysé comparativement une région complètement cancéreuse et une autre ne renfermant que de rares nodules qu'il a été possible de séparer.

4° Cinq phtisiques pulmonaires. — *a*) Homme dix-sept ans, phtisie caséeuse, ayant évolué en quatre-vingt-deux jours. — *b*) Homme, trente-deux ans, forme rapide de vingt-deux mois de durée. — *c*) Femme, vingt ans, forme rapide ayant duré trente mois. — *d*) Homme, cinquante-un ans, phtisie chronique datant de

---

1. Voyez sur la chimie des tissus cancéreux : Petry, *Ein Beitrag zur Chemie maligner Geschwülste,* — Hofmeister, *Beitrag,* 1902. — *Id. Hoppe-Seyler's Zeitschrift für physiologische Chemie,* Bd. XXVII. — H. Wolff, Ein Beitrag zur Chemie des Carcinoms, *Zeitschrift für Krebsforschung,* 1905. — S. P. Beebe, *Proceedings of the New York pathol. Society,* 1904. — *Id., Boston med. Surg. Journal,* 1907. — P. Bergell et Th. Dörpinghaus, *Deutsche Medizinische Wochenschrift,* 1905.

quatre ans. — *e*) Homme, trente-neuf ans, phtisie chronique, datant de huit ans.

Il serait trop long d'exposer ici la technique suivie, elle sera prochainement décrite dans un travail spécial.

J'ai réuni dans le tableau n° 1, les chiffres fournis par toutes ces analyses. Ils sont calculés par 1000 grammes d'organes frais.

II

Comparons successivement les divers éléments de ce tableau en insistant surtout sur le foie cancéreux [1].

1° EAU ET RÉSIDU TOTAL. — Dans le *cancer du foie*, la quantité de l'eau augmente et celle du résidu total diminue. Ces variations sont plus accentuées dans les régions cancéreuses que dans les régions relativement encore saines. La diminution du résidu total atteint 20,5 et 31,7 0/0. Toutefois cela ne semble pas être beaucoup plus important que dans la *phtisie pulmonaire* où la moyenne de nos cinq cas, donne le chiffre de 25,7 0/0.

2° RÉSIDU ORGANIQUE. — *Cancer du foie* diminution de 20,8 0/0 dans les régions saines, de 32,4 0/0 dans les régions très atteintes. — Dans la *phtisie*, la diminution moyenne est de 26,3 0/0, tandis que dans le *foie graisseux alcoolique* on trouve, par contre, une légère augmentation de 4,2 0/0.

3° MATIÈRES GRASSES. — Les modifications constatées dans le *cancer du foie* ne s'eloignent guére de la normale. Cependant, la graisse tendrait à s'élever un peu dans les parties saines, puis reviendrait à la normale dans les parties très atteintes. Chez les *phtisiques*, diminution notable de la graisse qui s'élève dans de grandes proportions chez l'*alcoolique*, ce qui était à prévoir dans les deux cas.

AZOTE TOTAL. — Dans le *cancer du foie* diminution marquée, s'accentuant avec l'évolution de la maladie. Cette diminution est de 24,7 0/0 dans les parties relativement saines est de 37,4 0/0 dans les régions envahies. — Elle est moins accentuée dans le *foie*

1. La composition chimique du *foie des phtisiques* fera l'objet d'un travail spécial sur la chimie des organes dans la tuberculose. La première partie de ce travail a paru sous le titre suivant : Composition chimique et minéralisation du poumon chez l'individu sain et chez le phtisique (Application à la Physiologie pathologique et à la Thérapeutique), *Bulletin de la Société d'Études scientifiques sur la Tuberculose*, 1907.

TABLEAU N° I. — L'analyse chimique du foie pour 1 000 du substance fraîche.

DÉSIGNATION DES ÉLÉMENTS	SUJET SAIN H. 25 ans.	ALCOOLIQUE FOIE GRAS H. 32 ans.	CANCER DU FOIE F. 60 ans. Parties peu atteintes.	Parties très atteintes.	PHTISIE PULMONAIRE H. 17 ans. PHTISIE AIGUË	H. 32 ans. PHTISIE RAPIDE 22 mois.	F. 20 ans. PHTISIE RAPIDE 30 mois.	H. 51 ans. PHTISIE CHRONIQUE 4 ans.	H. 39 ans. PHTISIE CHRONIQUE 8 ans.
Eau	697,60	687,45	759,60	793,60	791,00	786,00	774,80	763,00	761,40
Résidu total	302,40	312,55	240,40	206,40	209,00	213,90	225,20	237,00	238,60
— organique	287,20	299,26	227,41	194,21	196,52	200,77	241,82	223,49	225,93
— inorganique	15,20	13,28	12,98	12,17	12,47	13,13	13,37	13,51	12,64
Résidu organique soluble dans alcool	»	55,94	53,13	70,17	»	»	»	57,35	»
Résidu organique soluble dans éther	32,70	84,39	40,62	83,43	»	»	»	23,46	»
Résidu organique non soluble dans alcool et éther	»	155,93	133,76	90,64	»	»	»	142,68	»
Azote des matières organiques soluble dans alcool	»	5	5,43	7,21	»	»	»	6,54	»
Azote total	33,20	28,95	24,97	20,78	24,14	25,24	27,42	30,52	26,15
Soufre organique en SO^3	6,95	4,41	1,84	2,14	»	»	»	3,33	»
Chlore	1,42	1,13	0,58	1,12	1,19	1,32	1,50	0,72	1,43
Acide phosphorique	7,16	6,87	6,15	5,46	4,68	5,51	4,59	6,61	6,68
— sulfurique préformé	0,19	0,13	0,12	0,15	»	»	»	0,22	»
Chaux	0,46	0,19	0,15	0,23	traces	0,36	0,11	0,19	0,47
Magnésie	0,20	0,36	0,39	0,24	0,31	0,49	0,49	0,27	0,50
Potasse	1,99	2,01	2,44	2,35	»	»	3,64	1,45	»
Soude	1,65	1,21	1,75	2,20	»	»	1,41	1,69	»
Fer (en Fe)	1,07	0,69	0,18	0,18	»	»	»	0,59	»
Silice	»	0,0015	0,002	0,003	»	»	»	0,004	»

des phtisiques (19,9 0/0) et surtout *foie gras alcoolique* (12,8 0/0).

Un accident survenu pendent l'analyse du foie sain ne nous a pas permis de séparer les matières organiques et l'azote soluble dans l'alcool. Si l'on prend pour le *foie normale* des chiffres admis de 3 à 10 d'azote soluble dans l'alcool 0/0 d'azote total, on aurait au maximum chez le sujet sain 3 gr. 32 de cet azote soluble, ce qui constituerait, pour le *cancer du foie*, une grosse augmentation, s'accentuant encore avec l'évolution de la maladie, puisque dans les parties envahies, la proportion s'élèverait à 34,7 0/0.

La même augmentation, quoique moins élevée, s'observe dans le *foie gras alcoolique* et dans le *foie des phtisiques*. Elle implique naturellement une diminution considérable de l'azote albuminoïde et une augmentation de l'azote de désintégration.

SOUFRE ORGANIQUE. — Cette proposition est confirmée par le grand abaissement du soufre organique qui, de la normale 6 gr. 95 pour 1000, tombe dans le *cancer du foie* à 1,84 et 2,14. Ces chiffres sont beaucoup plus faibles que dans le *foie graisseux alcoolique* (4,47) et que dans le *foie des phtisiques* (3,33).

Il y a donc, dans le *cancer du foie* une accentuation très marquée dans la destruction des matières riches en souffre (albuminoïdes) ou dans la formation d'éléments sulfurés (acides biliaires).

RÉSIDU INORGANIQUE. — Tous les foies malades soumis à l'analyse sont en instance de déminéralisation, et les parties cancéreuses du foie contiennent encore moins de principes inorganiques que les parties relativement saines. Mais cette déminéralisation ne varie guère qu'il s'agisse de *cancer du foie* ou de *phtisie*.

Il est à remarquer cependant, que tous les chiffres trouvés chez les *phtisiques*, de même que leur moyenne (13,02) sont légèrement supérieurs à ceux du *cancer du foie* (12,98 et 12,17), ce qui tendrait à faire supposer que, dans ce dernier cas, la déminéralisation semble plus accentuée. Constatons encore que, sauf en ce qui concerne le *foie alcoolique graisseux*, les autres perdent relativement plus de matières organiques que de matières minérales :

Pourcentage de la perte minérale.

	FOIE CANCÉREUX		FOIE	FOIE
	I.	II.	DES PHTISIQUES	GRAISSEUX
En matières organiques totales .	20,8 1/1	32,4 1/1	26,3 1/0	+ 4,2 0/0
— inorganiques —	14,6 1/1	19,9 1/1	14,3 1/1	— 12,6 1/1

Le *foie alcoolique graisseux* est donc celui qui ce déminéralise le plus.

CHLORE. — Il diminue dans le *cancer du foie* bien plus que dans les autres affections, mais il semblerait que les parties les plus atteintes en contiendraient davantage (1,12 au lieu de 0 gr. 58, normale 1,42).

Variation du simple au double suivant les cas de *phtisie*, avec tendance moyenne à l'état stationnaire.

Diminution sensible dans le *foie alcoolique graisseux*, ce qui constitue une argumentation sérieuse contre la déchloruration que l'on voudrait imposer aux *obèses*, sous le théorique prétexte d'une rétention que les faits ne justifient pas.

ACIDE PHOSPHORIQUE. — Il diminue dans le *cancer du foie*, surtout dans les régions très infiltrées où cette diminution n'est pas moindre de 23,5 0/0.

Diminution peu sensible dans le *foie gras alcoolique*, et plus importante chez les *phtisiques*, surtout dans les formes aiguës et rapides.

CHAUX. — Diminution dans le *cancer du foie* et dans tous les autres cas, sauf chez l'un des phtisiques chroniques. Elle a presque disparu dans la forme aiguë.

MAGNÉSIE. — Elle paraît augmenter dans les parties relativement saines du *cancer du foie*, dans le *foie alcoolique graisseux* et chez les *phtisiques*, sauf dans un cas rapide où elle demeure normale.

POTASSE. — Très augmentée dans le *cancer du foie* quelle que soit la région analysée. — L'augmentation atteint 18,4 0/0. — Ne varie pas dans le *foie alcoolique*. — Très variable chez les *phtisiques*.

SOUDE. — Augmente sensiblement dans le *cancer du foie*, surtout dans les régions envahies. — Varie peu chez les *phtisiques*. — Diminue dans le *foie alcoolique*.

FER. — Dans le *foie cancéreux*, diminution tellement considérable qu'elle constitue un des traits essentiels de l'analyse. — De même, chez l'*alcoolique* et le *phtisique*, malgré un abaissement moins important.

SILICE. — Quoique n'ayant pas de comparaisons avec l'état normal, il n'empêche que les chiffres trouvés dans le *cancer du foie* et la *phtisie* sont plus élevés quand on les met en regard de celui trouvé dans le *foie gras alcoolique*.

III

Pour donner leur valeur réelle aux résultats précédents, il importe de les comparer avec ceux qui proviennent de l'examen des chiffres obtenus pour 100 de substance sèche, car ceux-ci permettront de préciser les modifications survenues dans la constitution de ce qui reste du tissu hépatique vrai. J'ai réuni dans le tableau n° II les analyses ainsi calculées.

Il y a de notables différences entre les résultats du calcul par 1000 d'organes frais ou par 100 de substance sèche.

Voici celles qui me paraissent avoir quelque importance :

L'azote total est à peine diminué dans le *cancer du foie*, augmenté chez les quatre *phtisiques* et sensiblement abaissé dans le *foie gras alcoolique*. Mais nous retrouvons partout l'augmentation de l'azote soluble dans l'alcool.

Les graisses sont augmentées partout, sauf dans un cas de *phtisie*, ce qui s'accorde avec le dosage pour 1000 d'organe frais.

Le résidu inorganique est augmenté dans tous les cas, sauf dans le *foie gras alcoolique*.

Se soufre organique est diminué dans tous les cas.

Le chlore diminue dans les parties relativement saines du *cancer du foie* et tend à s'accumuler dans les parties les plus malades. Il est augmenté chez quatre *tuberculeux* et s'abaisse dans le *foie gras alcoolique*.

L'acide phosphorique tend à augmenter dans le *cancer du foie*, surtout dans les parties très malades. Chez les *phtisiques*, il augmente dans trois cas, et tend à diminuer dans les deux autres. Il varie peu dans le *foie gras alcoolique*.

L'acide sulfurique préformé varie peu, sauf dans un cas de *phtisie*.

La chaux diminue partout, sauf chez deux *phtisiques*.

La potasse augmente beaucoup dans le *cancer du foie* et chez deux *phtisiques*.

La magnésie augmente dans tous les cas.

La soude augmente dans le *cancer du foie* surtout dans les parties très malades.

Le fer diminue partout.

TABLEAU N° II. — L'analyse chimique du foie pour 100 de substance sèche

DÉSIGNATION DES ÉLÉMENTS	SUJET SAIN H. 25 ans.	ALCOOLIQUE FOIE GRAS H. 32 ans.	CANCER DU FOIE Femme 60 ans. Parties peu atteintes.	Parties très atteintes.	PHTISIE PULMONAIRE H. 17 ans. PHTISIE AIGUË	H. 32 ans. PHTISIE RAPIDE	F. 20 ans. PHTISIE RAPIDE	H. 51 ans. PHTISIE CHRONIQUE	H. 39 ans. PHTISIE CHRONIQUE
Résidu organique	94,975	95,750	94,600	94,100	94,030	93,860	94,060	94,300	94,700
— inorganique	5,025	4,250	5,400	5,900	5,970	6,140	5,940	5,700	5,300
Matières organiques solubles dans alcool	»	17,900	22,100	34,000	»	»	»	24,200	»
Matières organiques solubles dans éther	10,850	27	16,900	16,200	»		«	9,900	»
Matières organiques non solubles dans alcool et éther.	»	50,850	53,600	»	»	»	»	60,200	»
Azote des matières organiques soluble dans alcool	»	1,600	2,258	3,491	»	»	»	2,760	»
Azote total	10,986	9,264	10,386	10,071	11,550	11,800	12,180	12,880	10,060
Soufre organique en SO³. . .	2,299	1,411	0,765	1,080	»	»	»	1,405	»
Chlore	0,470	0,364	0,242	0,546	0,570	0,620	0,670	0,303	0,600
Acide phosphorique.	2,367	2,200	2,558	2,648	2,240	2.580	2,040	2,788	2,800
— sulfurique préformé. .	0,062	0,044	0,050	0,073	»	»	»	0,092	»
Chaux.	0,152	0,062	0,062	0,113	traces	0,170	0,050	0,080	0,199
Magnésie	0,065	0,115	0,162	0,104	0,150	0,090	0,180	0,115	0,212
Potasse	0,658	0,637	1,018	1,140	1,670	»	1,620	0,611	»
Soude.	0,546	0,389	0,728	1,068	0,430	»	0,630	0,715	»
Fer	0,353	0,222	0,074	0,089	»	»	»	0,252	»
Silice	»	0,005	0,010	0,015	»	»	»	0,020	»

La SILICE paraît s'élever dans le *cancer du foie* et chez un *phtisique*.

IV

Il importe maintenant de synthétiser parmi les résultats les deux groupements analytiques précédentes, ceux qui présentent quelque concordance, et d'en tirer des indications sur la nature des processus chimique dont le foie est le siège dans les trois états morbides en cause.

1° FOIE CANCÉREUX.

A. — *Hydratation* marquée du tissu hépatique, atteignant 8,8 0/0 dans les parties relativement saines et montant jusqu'à 13,7 0/0 dans les régions très infiltrées. Par conséquent, diminution de la quantité de parenchyme de l'organe et dans ce que l'on pourrait appeler son coefficient d'activité normale, si l'on prenait le poids de ce parenchyme comme témoin de cette activité.

B. — Ce stroma, considéré à l'état sec, a subi des modifications de composition qui portent sur ses principes organiques et sur ses principes inorganiques.

La *désintégration des matières albuminoïdes* est accrue, si l'on en juge par :

a) la diminution de l'azote total, diminution qui se retrouve — quoique à un faible degré — dans la notation p. 100 d'organe sec.

b) l'augmentation des matières azotées solubles dans l'alcool :

c) la diminution du soufre organique.

d) l'augmentation de la graisse.

C. — Ce qui reste du parenchyme hépatique tend à s'enrichir en certains *principes inorganiques* et à s'appauvrir sensiblement en d'autres.

A. — Les *principes inorganiques relativement fixés* en plus grande quantité sont :

	PARTIES SAINES	PARTIES TRÈS ATTEINTES
a) la *potasse*	+ 50 0/0	+ 73 0/0.
b) la *soude*	+ 33 —	+ 95 —
c) la *magnésie*	+ 140 —	+ 60 —
d) l'*acide phosphorique*	+ 8 —	+ 11 —

B. — Les *principes organiques déficients* sont :

	PARTIES SAINES	PARTIES TRÈS ATTEINTES
a) le *fer*	— 80 0/0	— 75 0/0.
b) la *chaux*	— 60 —	— 26 —

C. — Quelques principes inorganiques, tels que l'*acide sulfurique préformé*, qui est un élément de désintégration, et le *Chlore*, semblent diminuer dans les parties relativement saines et augmenter légèrement dans les parties très infiltrées, de sorte que ces dernières paraîtraient posséder une capacité de fixation minérale un peu plus étendue que les premières, puisque, non seulement, elles fixeraient l'acide sulfurique préformé et le Chlore que celles-ci ne fixent pas, mais encore parce qu'elles fixeraient une plus grande quantité de principes inorganiques totaux que les parties saines. Il n'y a d'exception que pour la *Magnésie*.

Enfin, il est important d'imiter spécialement sur le grand déficit du *fer* dans les deux cas.

2° FOIE des PHTISIQUES.

A. — On y retrouve l'*hydratation* avec une moyenne de 7,7 0/0 en plus que dans le foie normal. Elle est plus accentuée dans les formes aiguës que dans les chroniques.

B. — La *désintégration azotée* est moins élevée que dans le foie cancéreux, si l'on s'en rapporte à la plus grande teneur du foie des phtisiques en azote, à la moindre diminution du soufre organique et à la quantité de la graisse qui est un peu inférieure à la normale.

C. — On retrouve ici la *surminéralisation* du parenchyme hépatique (en moyenne 11,5 0/0). Celle-ci porte spécialement sur l'*acide phosphorique* (deux cas avec abaissement), l'*acide sulfurique préformé*, la *magnésie*, la *potasse* (un cas avec léger abaissement) et particulièrement la *silice*.

Le *fer*, au contraire, est en sensible diminution, quoique moindre que dans le *foie cancéreux*.

3° FOIE GRAS ALCOOLIQUE.

a) Pas d'*hydratation*, les parties déficitaires sont remplacées par la graisse.

b) Sensible *désintégration azotée* avec diminution du *soufre organique* et augmentation de la graisse.

c) *Déminéralisation*, portant sur tous les éléments inorganiques, sauf la magnésie et la potasse.

V

Je me garderai bien de tirer des chiffres et des rapports qui précèdent des indications sur la physiologie pathologique et le traitement du cancer, d'autant qu'il serait d'abord nécessaire de faire porter les analyses sur un plus grand nombre de cas pour bien établir la fixité des variations que j'ai trouvées.

En outre, il n'apparaît pas qu'aucune de ces variations aient une valeur spécifique dans le cancer, puisqu'elles s'observent pour la plupart, à un degré plus ou moins élevé, dans le foie des phtisiques.

On pourrait peut-être tabler sur la plus grande quantité de l'azote soluble dans l'alcool, constatée dans les régions très infiltrées, et sur la plus grande fixation des principes inorganiques par les mêmes régions. Mais le premier fait souligne seulement la plus grande aptitude de la cellule cancéreuse à se désintégrer, ce qui n'est pas contesté. Quant au second fait, avant d'en tirer une conclusion quelconque relative à quelque traitement de l'assolement du cancer, il faudrait déterminer d'abord, si cette fixation des principes inorganiques est un acte de défense des tissus ou une manifestation de la cancérisation. Et cela, nous ne le savons pas.

Toutefois, quelques faits doivent être retenus, comme je le disais au commencement, à titre de documents d'attente :

1° L'hydratation du Stroma hépatique.

2° La surminéralisation relative portant spécialement sur la magnésie, la potasse et le soude.

3° La déminéralisation relative en chaux et surtout en fer.

4° La surminéralisation plus grande des tissus cancérisés, en chlore, en potasse et en soude.

Mais de tous ces faits, l'un me paraît dominer tous les autres, c'est la déminéralisation en fer.

M. Joseph Thomas (Paris). — *Étude comparative des activités amylolytique, stéaptasique et protéolytique des extraits de tissus normaux, de tumeurs bénignes et de tumeurs malignes.*

J'ai entrepris une série d'expériences dans le but de rechercher s'il existait, au point de vue de leur teneur en ferments, des différences essentielles entre les tissus d'organes normaux et ceux des tumeurs bénignes et malignes. Les extraits des uns et des autres ont été préparés, de façon identique, par dessication rapide de l'organe, dans le vide sulfurique, à très basse température. Les organes sont, aussitôt après leur ablation, débarrassés de toutes les substances étrangères (graisse, tendons, aponévroses, etc.) à l'aide d'instruments stérilisés. Ils sont ensuite passés, à plusieurs reprises, dans de l'eau distillée, bouillie et refroidie, pour enlever toute trace de sang, puis broyés et pulpés dans l'appareil de Latapie. Les pulpes sont étendues en couches très minces sur des plaques de verre et desséchées dans le vide sulfurique.

1° L'étude de l'ACTIVITÉ AMYLOLYTIQUE nous montre une fluidification presque *immédiate* de l'empois d'amidon sous l'influence de certains extraits (pancréas, intestin, thyroïde, cerveau).

Après quatre heures d'étuve, le contenu des matras est fluidifié, sauf ceux renfermant les extraits de cancer, de fibrome, de thymus et de poumon.

Après six heures d'étuve, les résultats sont identiques.

Si, pour tuer la diastase, on porte ensuite les matras, à l'étuve à 120°, pendant 20 minutes et qu'on fasse alors les dosages de glucose à la liqueur de Fehling, on remarque que, quelle que soit la dose d'extrait de cancer utilisée (0 g. 10, 0 g. 50, 1 g.) la liqueur de Fehling n'est pas réduite. Les autres extraits semblent suivre une courbe ascendante, mais il y a rarement proportionnalité.

Avec 0 gram. 10 d'extrait, le calcul en glucose donne :

```
Extrait de pancréas. . . . . . . .  2 g. 64
    —      intestin . . . . . . . .  1 g. 71
    —      placenta. . . . . . . .  1 g. 05
    —      poumon . . . . . . . .  0 g. 27
    —      thymus . . . . . . . .  0 g. 143
    —      fibrome . . . . . . . .  0 g. 088
    —      cancer. . . . . . . . .  ne réduit pas la liqueur de Fehling.
```

L'extrait de cancer paraît donc être dépourvu de toute activité amylolytique.

2° L'*activité stéaptasique*. Pour mesurer celle-ci, je me suis servi de solution suivante :

```
Solution de monobutyrine à 1 p. 100 . . . . . . . . .  20 cm³
Extrait. . . . . . . . . . . . . . . . . . . . . . . .  0 g. 20
```

(On laisse 25 minutes à contact à 30°. On filtre et on prélève dix centimètres cubes de liqueur filtrée. L'acidité est titrée avec une solution décinormale de soude.)

L'acidité, évaluée sur dix centimètres cubes, en acide butyrique
($C^4H^8O^2$), est la suivante :

```
Extrait de pancréas. . . . . . . . . . . . . . . . . . . . 0,0114
   —      ovaire . . . . . . . . . . . . . . . . . . . . 0,0061
   —      foie . . . . . . . . . . . . . . . . . . . . . 0,0052
   —      fibrome . . . . . . . . . . . . . . . . . . . . 0,0036
   —      testicule . . . . . . . . . . . . . . . . . . . 0,0026
   —      rein . . . . . . . . . . . . . . . . . . .  ⎫
   —      sang . . . . . . . . . . . . . . . . . . .  ⎬ — 0
   —      hypophyse . . . . . . . . . . . . . . . . .  ⎭
   —      cancer . . . . . . . . . . . . . . . . . . .
```

La quantité d'acide butyrique formé par 10 centim. cubes est
donc, d'une façon générale, assez faible, à l'exception de celle
fournie par l'extrait de pancréas. L'extrait de fibrome est au milieu
de l'échelle, au-dessous des extraits de pancréas, ovaire, foie,
placenta, intestin, cerveau, au-dessus des extraits de muscle,
mamelle, testicule, bile, poumon.

Les extraits de rein, sang, hypophyse, cancer, sont totalement
dépourvus de pouvoir stéaptasique.

3° L'*activité protéolytique*. Celle-ci a été recherchée sur la fibrine
sèche, la caséine, le gluten sec.

Avec la fibrine sèche, on voit que, seul, l'extrait de pancréas
donne une déviation polarimétrique accentuée ($-4°,2$), ainsi
qu'un extrait de 0 gram. 46. L'extrait de cancer fournit un extrait
sec extrêmement faible (0 gram. 005).

Avec la caséine, les déviations sont légèrement plus accentuées
et les poids d'extrait sec plus élevés. L'extrait de cancer, par
exemple, donne un poids d'extrait sec : 0 gram. 04. Mais il donne
cependant, par rapport aux extraits des organes normaux ou des
tumeurs bénignes, le plus faible poids d'extrait sec.

Avec l'albumine d'œuf cru, en présence de l'acide chlorhydrique,
le précipité donné par l'extrait de cancer est aussi abondant que
celui donné par les extraits d'organes normaux.

D'une façon générale et dans les conditions de l'expérience,
l'extrait de fibrome doit être rangé parmi les extraits à activité
diastasique faible. Quant à l'extrait de cancer, il paraît dépourvu
de toute activité. Il ne réduit pas, en effet, la liqueur de Fehling,
est sans action sur les solutions de monobutyrine et c'est lui
qui donne, en présence de la fibrine sèche, de la caséine et du
gluten, le plus faible poids d'extrait sec. Il semble donc être cons-

titué, au point de vue chimique, par du tissu indifférent et ses propriétés paraissent devoir être considérées comme négatives.

M. Blumenthal (Berlin) : *Ueber die Chemie der Krebskrankheit.* — Vor fünf Jahren habe ich gezeigt, dass der Zusatz von Krebsgeschwulst zu Leberbrei die Autolyse der Eiweisskörper erheblich vermehrt. Diese Autolyse ist aber eine atypische, wie Neuberg zuerst nachgewiesen hat, sie bleibt gewöhnlich bei der Albumosenbildung stehen, während sonst der Eiweissabbau weiter geht. Diese Untersuchungen sind dann bekanntlich besonders von Hess und Saxl bestritten worden, doch konnten Neuberg und ich nachweisen dass ihren Versuchen bestimmte Fehler anhafteten. Es erübrigt sich umso mehr auf diese Diskussion einzugehen als Fischer und Neubauer und namentlich Abderhalden und seine Mitarbeiter unsere Angaben für den Abbau der Polypeptide vollständig bestätigt haben. Unter dem Einfluss von Krebsgewebe werden die Polypeptide nicht nur weit stärker als durch normale Gewebe sondern auch in atypischer Weise gespalten. Die Störungen der fermentativen Processe im Krebsgewebe sind aber nicht beschränkt auf die Eiweissspaltenden Fermente. Auch die Wirkung der Katalase zeigt sich, wie Brahn und ich festgestellt haben, in hohem Masse vermindert. Diese Tatsachen beweisen, dass die enzymatischen Vorgänge in der Krebszelle eine Veränderung von der Norm aufweisen, die wohl nur auf einer Veränderung der Enzyme selbst beruhen kann.

Nun entsteht die Frage, gehen diese entarteten Krebsenzyme aus dem Krebsgewebe heraus in die Circulation und entfalten dort und in anderen Organen ähnliche Störungen des Stoffwechsels?

Solche Störungen sind zuerst für die Organe, in denen sich die Tumoren entwickelt hatten, nachgewiesen worden. So fanden wir in den noch gesunden Teilen der Krebsleber eine bedeutende Abnahme der Katalasewirkung. Ebenso zeigt sich, wie in den Geschwülsten selbst, die Autolyse des Organs vermehrt, die die Geschwülste enthalten. Abderhalden bestätigte dies für das peptidspaltende Ferment. Das gleiche liess sich von uns für entfernte, d. h. für das Blut und solche Organe Krebskranker nachweisen, die gar nicht vom Krebs befallen waren. Wir sehen also, dass tatsächlich von dem Krebsgewebe Substanzen ausgehen, die den

Stoffwechsel anderer Organe beeinflussen und etwa in ähnlichem
Sinne wie er in der Krebsgeschwulst sich vollzieht. Wir haben es
also beim Krebs mit einer allmähligen Entartung des Gesammt-
stoffwechsels zu thun. Sie wird verursacht durch die Krebsfermente.

Diese Entartung ist aber sicherlich nicht von Anfang an
vorhanden. Wir müssen daran festhalten, dass in den meisten
Fällen von Krebs die Kachexie sich nicht von Anfang an einstellt
und in vielen Fällen auch dann noch nicht vorhanden ist, wenn
klinisch die Bösartigkeit der Affektion über jeden Zweifel
erhaben ist. Es ist daher kein Einwand gegen meine Anschauungen, wenn nicht bei beginnenden Krebsen die atypisch reagi-
renden Fermente, namentlich die eiweissspaltenden Fermente
gefunden wurden, sondern dies spricht gerade für dieselben. Dazu
kommt noch, dass sicherlich, ehe die Krebszelle im Stande ist, ihre
Bösartigkeit zu entfalten, eine Anzahl von Hemmungseinrichtungen
des Organismus überwunden werden müssen. Zuerst haben
v. Leyden und Bergell solche Schutzstoffe in der gesunden Leber
nachgewiesen, während sie in der Krebsleber vermisst wurden.
Neuerdings sind im Blute Gesunder solche Stoffe von Freund, Frl.
Kaminer, und von Neuberg gefunden worden, die Krebszellen
agglutinieren bez. auflösen. Diese Wirkungen sind mit Blutserum
Krebskranker nicht zu erzielen. Es zeigt sich also, dass im Blut
und in der Leber beim Gesunden Stoffe, welche auf die Krebszellen
schädigend einwirken, vorhanden und beim Krebskranken ausser
Wirkung gesetzt sind.

Die chemische Entartung, welche sich in den Krebszellen
nachweisen lässt, führt also früher oder später zu einer Abartung
des gesammten Stoffwechsels im Organismus, wobei die Schutz-
einrichtungen, die derselbe gegen das Wachstum von Krebszellen
von Hause besitzt, immer mehr und mehr überwunden werden.

Sie sehen also, dass die chemischen Forschungen uns den
Mechanismus der Bösartigkeit des Krebses erkennen lassen. Ich
glaube behaupten zu dürfen, dass wenigstens ein Teil der Ursachen
der Bösartigkeit der Krebszelle jetzt genügend aufgeklärt ist. Ich
behaupte nicht, dass die Frage erschöpft ist und dass wir alle
Details kennen, aber wir arbeiten nicht mehr mit lauter Unbekannten oder mysteriösen Begriffen. Es ist vielmehr gelungen die
Atypie der Krebsfermente aufzufinden und so eine Erklärung für
die unheilvolle Tätigkeit der Krebszellen zu geben.

SUR L'ENSEIGNEMENT PROFESSIONNEL COMPLÉMENTAIRE ET L'ÉDUCATION DU PUBLIC

M. Beclère (Paris). — Je n'ai qu'à applaudir les deux rapports qui viennent de vous être présentés et dont les conclusions me paraissent parfaitement acceptables. Je viens simplement ici répondre à un des vœux exprimés par les deux rapporteurs, et en particulier à un vœu exprimé par M. le Pr Winter, qui demande que de petites feuilles pour l'instruction du grand public non médical soient rédigées et distribuées à ce public.

J'ai, en raison d'un service de radiothérapie, que je dirige à Saint-Antoine, eu l'occasion de voir un grand nombre de personnes atteintes de cancer et il m'a semblé que dans l'esprit de beaucoup de ces personnes, il existait des idées fâcheuses qu'il fallait détruire.

Une de ces idées ancrées dans l'idée du public, est celle de l'hérédité du cancer, c'est-à-dire du cancer considéré comme maladie dont l'apparition et dont l'évolution sont fatales. Des idées absolument semblables existaient autrefois pour la tuberculose et nous savons aujourd'hui que la tuberculose est une maladie de cause externe, ce qui n'empêche pas qu'il y ait des prédisposition hérédi-taires. Il peut y en avoir aussi pour le cancer, mais on ne peut pas dire que ce soit une maladie qui se transmet nécessairement par hérédité, et on ne peut pas dire que l'apparition de cette maladie soit fatale chez les descendants de personnes atteintes de cancer, voilà donc une idée qu'il faut détruire.

Une autre idée qu'il faut également détruire dans le public, c'est que c'est une maladie générale, dont les tumeurs cancéreuses ne sont que des manifestations. Cette idée fait que beaucoup de malades acceptent l'opération le jour où la tumeur du sein par exemple qu'ils portent est devenue gênante, douloureuse mais ils ne l'acceptent pas avant, car ils croient qu'il s'agit d'une maladie générale que l'on ne détruit pas plus que l'on ne détruit un arbre en coupant une branche exubérante. Voilà encore une idée qu'il faut détruire et pour arriver au fait, je vais vous lire, si vous le voulez bien, les instructions populaires très courtes, qui tiennent sur le verso et le recto d'une feuille, que j'ai cru devoir rédiger et je vous les soumets, afin que vous puissiez les apprécier.

Instructions utiles à tous sur la curabilité
et le traitement du cancer.

I. — Le cancer *n'est pas*, comme on l'a supposé longtemps, une maladie de tout l'être, une maladie générale, constitutionnelle, *une maladie dans le sang*.

Il n'est aucunement prouvé non plus que le cancer soit une maladie transmissible des parents aux enfants, en un mot une maladie héréditaire.

Les descendants des personnes atteintes de cancer ne sont certainement pas voués d'une manière fatale à cette maladie.

II. — Il est aujourd'hui scientifiquement démontré que *le cancer est primitivement une maladie locale, toute locale*, comme le vulgaire cor aux pieds.

A son début, c'est une toute petite grosseur, une tumeur minuscule microscopique, qui, peu à peu, à la manière d'un parasite, grandit et se multiplie.

Plus tard, des parcelles microscopiques se détachent de la tumeur primitive et sont portées par la circulation dans des organes plus ou moins éloignés où elles donnent naissance à des tumeurs secondaires, à des tumeurs-filles.

Le plus souvent, ce sont ces tumeurs-filles qui font la gravité du cancer.

Le cancer est comparable à une mauvaise herbe dont quelques brins apparaissent dans un tout petit coin de jardin et qui, si on les laisse pousser et se multiplier, se propagent de proche en proche et finissent par envahir le jardin tout entier.

III. — Il est prouvé que dans un grand nombre de cas, *le cancer est curable, parfaitement curable*.

IV. — On ne connaît actuellement qu'un seul traitement efficace du cancer, *c'est le traitement local par la suppression ou la destruction des tumeurs cancéreuses.*

V. — La suppression d'une tumeur cancéreuse ne donne une guérison durable et définitive qu'à la condition d'être *absolument complète.* Si la suppression n'est pas complète, s'il reste la moindre parcelle microscopique de la tumeur, il est à craindre qu'elle repousse sur place et donne naissance à des tumeurs-filles.

VI. — Cette suppression a d'autant plus de chances d'être complète qu'elle est pratiquée plus tôt.

En principe, il faudrait supprimer une tumeur cancéreuse le jour même où on découvre son existence.

Attendre, c'est donner le temps à quelque parcelle microscopique de la tumeur primitive d'envahir un organe profond et d'y devenir le germe d'une tumeur-fille, inaccessible au traitement.

Une tumeur cancéreuse est comme un parasite malfaisant et dangereux : *on ne la découvre et on ne la supprime jamais trop tôt.*

VII. — Malheureusement, *le début d'une tumeur cancéreuse ne se manifeste par aucune douleur*, par aucune gêne. C'est souvent par hasard qu'on découvre son existence et, quand elle se révèle par quelque trouble, même léger, elle existe déjà depuis assez longtemps.

Toute grosseur, toute dureté, toute saillie nouvelle, toute plaie persistante, toute perte de sang ou tout écoulement insolite doit donc aussitôt éveiller l'attention et, sans attendre qu'il survienne de la douleur ou de la gêne, conduire à consulter le médecin.

VIII. — Seul un médecin expérimenté est capable de reconnaître si une tumeur est cancéreuse ou menace de le devenir. Seul, il est capable de choisir le traitement qui convient le mieux à chaque cas particulier.

IX. — Le meilleur moyen de supprimer rapidement et complètement une tumeur cancéreuse, c'est de l'enlever par une opération chirurgicale.

X. — Grâce au progrès de la chirurgie, l'enlèvement des tumeurs cancéreuses se fait aujourd'hui le plus souvent *sans douleur et sans danger.*

XI. — La chaleur, les caustiques chimiques, les rayons X, le radium, l'électricité, entre des mains expérimentées, sont aussi des agents de destruction des tumeurs cancéreuses.

Ils détruisent très facilement les petites tumeurs de la peau, mais se montrent moins efficaces contre les tumeurs situées sous la peau ; en ce cas leur emploi ne permet que par exception d'éviter l'opération.

Ils sont utiles surtout pour compléter l'œuvre du chirurgien en détruisant les parcelles microscopiques de la tumeur qui n'ont pas pu être enlevées.

XII. — L'emploi *très précoce* de ces divers moyens ce *traitement local*, isolés ou combinés, est actuellement seul capable d'assurer, dans un grand nombre de cas, la suppression ou la destruction complète de la tumeur cancéreuse primitive, avant la naissance des tumeurs-filles, c'est-à-dire la guérison durable et définitive du cancer, *maladie primitivement toute locale*.

Hôpital Saint-Antoine (consultation du Dʳ Béclère).

M. A. PINKUSS (Berlin). — M. H. Gestatten Sie mir zur Frage der Volksaufklärung einige Worte auf Grund grösserer Erfahrungen, die ich in Berlin in dieser Hinsicht gewonnen habe.

Die Centralkommission der Krankenkassen von Gross-Berlin, welche der massgebende Faktor für alle die Arbeiterbevölkerung betreffenden hygienischen Fragen ist und nicht nur die geschäftsführende Institution für die Krankenkassen von Gross-Berlin und der Provinz Brandenburg mit ca 1 200 000 Mitglieder ist, sondern deren Einfluss sich auch auf die gesamten Krankenkassen Deutschlands, ca 2 000 Kassen mit ca 7 Millionen Mitgliedern und dadurch indirekt auf deren Familienangehörige erstreckt, hatte mit aufklärenden populären Broschüren betr. Bekämpfung der Geschlechtskrankheiten, der Tuberkulose, des Alcoholmissbrauches gute Erfahrungen gesammelt. Die Zunahme der Erkrankungsfälle an Krebs gab ihr daher, im Jahre 1905, Anlass sich mit mir behufs Aufklärung ihrer Mitglieder über die Krebskranheiten in Verbindung zu setzen, und so erhielt ich aus verschiedenen Beratungen zwischen dieser Centrale der Krankenkassenvertretung und mir, eingedenk der mir wohl bekannten Bestrebungen Winters, die Anregung eine populäre Broschüre, das *sogen. Krebs-Merkblatt*, für die Mitglieder der Krankenkassen zu verfassen, welche ich

Ihnen hier zugleich in französischer und englischer Bearbeitung zu überreichen mir erlaube. Ich hatte damals die Aufgabe, ein solches Krebs-Merkblatt zu verfassen, übernommen, nachdem ich mit dem damaligen Vorsitzenden des Berliner Krebs-Komitees, dem anzugehören ich die Ehre hatte, Herrn Geh. Medizinalrat Professor von Leyden Rücksprache genommen, der diesen Plan durchaus billigte, wenngleich es nicht im Auftrage des Komitees geschah.

Auch wir hatten ursprünglich wegen der etwaigen Verursachung von sogen. Krebsangst grosse Bedenken; unsere Erfahrungen haben uns aber belehrt, dass diese Befürchtung grundlos war.

Die Broschüre wurde bald in vielen Tausenden von Exemplaren unter den Krankenkassenmitgliedern verbreitet, indem dieselbe teils unentgeltlich verteilt wurde, teils durch Ankündigungen in den Kassenlokalen den Mitgliedern deren Anschaffung zu einem minimalen Preis von 10 Pfennigen (bei grösseren Bezug erhalten die einzelnen Kassen die Broschüre zu 8 bezw. 6 Pfennigen) anempfohlen wurde; bald auch geschah es, dass die Centralkommission die Broschüre an Private abgeben musste.

Gleichzeitig mit der Verbreitung der Broschüre begann die Centralkommission in den hygienischen Vortrags Cyklen, welche auf ihre Veranlassung in allen Bezirken von Gross-Berlin im Winter gehalten werden, eine Einrichtung, welche bald auch in anderen Städten Deutschlands eingeführt wurde, *populäre Vorträge über die Krebskrankheit* halten zu lassen. Und wenn schon die bei der Centralkommission einlaufenden Berichte lehrten, dass diese Einrichtung von Vorträgen über alle möglichen hygienischen Fragen grossen Anklang fanden, so waren es vor Allem die Krebsvorträge vor Frauen, welche grosses Interesse und Teilnahme erweckten. Die Folge hiervon war, dass ich bald die Aufforderung erhielt auch in privaten Vereinigungen von Frauen u. Mädchen der niederen Bevölkerung die Einrichtung von populären Vorträgen über die Krebskrankheit in die Hand zu nehmen, was dann auch fortdauernd mit grossem Erfolge geschah. Wenn ich nun auch nicht zahlengemäss die Erfolge der Aufklärung nachweisen kann, so lehren doch die Erfahrungen der Krankenkassen bezw. ihrer Beamten, dass die Aufklärungen über den Krebs durch das Krebsmerkblatt und die entsprechenden Vorträge das Interesse der Mitglieder für

das eigene Wohl, aber auch für das Wohl ihrer Familienangehö-
rigen in steigendem Masse erregen. Die Broschüre ist nun durch
die Centralkommission bezw. die Kassenvorstände nicht nur in
Gross-Berlin sondern über ganz Deutschland verbreitet. Ihrer
weiten Verbreitung stehen nur oft gewisse Hindernisse im Wege :
das ist die Kostenfrage und die Vorschriften der Aufsichtsbehörden auf Grund der gesetzlichen Bestimmungen.

Wiewohl die Krankenkassen ein grosses Interesse für die pro-
phylaktischen Massnahmen zur Verhütung von Krankheiten bewäh-
ren, so sind doch ihre materiellen Mittel für diese Bestrebungen
nur beschränkte bezw. gar nicht vorhanden. Wenn die Kassenvorstände und ihre Aufsichtsbehörden den engen gesetzlichen
Standpunkt vertreten, so ist es ihnen nicht möglich Kassengelder
für Vorbeugungsmassnahmen zu verwenden. Und hier könnten
die Bestrebungen der Konferenz fördernd eingreifen : auf der
einen Seite Verhandlung mit den Aufsichtsbehörden, auf dass die
Ausgabe von Mitteln für die Verbreitung solcher Broschüren nicht
beanstandet werde, andererseits Unterstützung der Kassen durch
Darbietung von Geldmitteln hierfür. Die Komitees der einzelnen
Länder müssten mit der Vertretung der Krankenkassen (in
Frankreich besitzen die freien Hilfskassen eine Centrale in Paris)
bezw. wo solche Institutionen nicht vorhanden sind, mit der
entsprechenden Arbeitervertretung in Verbindung treten, um die
Herausgabe und Verbreitung von Krebsmerkeblättern und die
Einführung von diesbezüglichen Vortrags-cyklen zu erwirken.

Die weitere Verbreitung einer solchen Krebsbroschüre nach
etwaiger Neu-Redigierung durch die Komitees könnte einen
massgebenden Einfluss für die erfolgreiche Aufklärung des
Volkes behufs Bekämpfung der Krebskrankheit ausüben.

M. le Dʳ SACHS (Königsberg). — Ich habe die von Herrn Professor Winter inaugurierte Form der Volksaufklärung und ärztlichen Fortbildung historisch untersucht und ihre Ausdehnung
festgestellt. In Deutschland haben sich fast alle gynäkologischen
Fachgesellschaften und viele allgemeine medizinische Vereinigungen Winter's Vorschlägen angeschlossen. Im Auslande ist die
Lage, besonders in Oesterreich, Ungarn, Schweiz, Niederland,
Belgien, Russland, Italien, Dänemark, Norwegen und Amerika

ungefähr die gleiche. Durch Rundfragen konnte ich einen Einblick in die Erfahrungen der einzelnen Länder und Gesellschaften erhalten. Ich erlaube mir der Konferenz die Resultate meiner Untersuchungen zu überreichen (*Zeitschrift für Krebsforschung*). Bei Aerzten ist die Hauptsache die klinische Ausbildung, späterhin Fortbildungskurse und Vorträge in Vereinen, ergänzend können Broschüren wirken. Diese haben aber nur Wert wenn sie von wissenschaftlichen Gesellschaften ausgehen, von Privatärzten ausgesandte werden stets mit Misstrauen aufgenommen, man warf ihnen Patientenfang und ähnliches vor.

Um eine Gewähr für gleichmässige Verteilung zu erhalten scheint es unabweisbar, dass die Broschüren von einer Centralstelle, am besten vom Staate abgesandt werden. Auch bei der Ausbildung des niederen Heilpersonals ist neben dem ersten Unterricht nötig eine Dauerwirkung durch Wiederholungskurse zu erreichen.

Ueber die Aufklärung des Publikums gingen die Meinungen am meisten auseinander. Das Gespenst der Krebsfurcht schreckte manche Gesellschaft von umfassenden Schritten ab. Der Erfolg lehrte aber dass sie nicht so ernste Nachteile im Gefolge hatte. Im Gegensatz dazu meint Kocher z. B. : Die Krebsfurcht scheint uns ein sehr nützliches Mittel um die Kranken frühzeitig zum Arzt zu bringen. Jedenfalls ist nach der Ansicht der grossen Mehrzahl aller Antworten, die wir erhalten, die Krebsfurcht nicht so ernst aufzufassen, dass wir deshalb auf die grossen Vorteile verzichten die eine Weiterverbreitung der Kenntnis von den Krebssymptomen im Publikum gewährleistet. Die Mittel hierzu waren Artikel in Tageszeitungen. Vorträge in Volksgesundheitsvereinen und Mahnworte, die entweder durch Standesbeamte oder anderswie in die Hände der Frauen gelangten. Mehr als überall zeigte es sich hier, dass das A und O einer jeden wirkungsvollen Propaganda in der dauernden Wiederholung liegt. Tageszeitungen sind daher nicht so wertvoll wie Volkskalender und dergl., besonders da diese mehr von den niederen Volksklassen gelesen werden. Am wirksamsten aber ist hier das Merkblatt, das auch hier am besten mit staatlicher Hilfe allen Frauen über 20 Jahren in die Hände gegeben wird. Private Vereinigungen versagen hierbei, wie eigene Erfahrungen uns gelehrt haben. Der gewiss sehr interessante

Vorschlag Raymond Laroch's, die Billets der elektrischen Bahn, die Anschlagsäulen und Frauentoiletten dazu zu benutzen, um kurze Hinweise anzubringen, wird wohl nur geringen Beifall grösserer Kreise finden. Ein von Boas früher gemachter Vorschlag wird neuerdings von Müller, Königsberg, durchgeführt, der auf die poliklinischen Erkennungskarten für die Patienten entsprechende Thesen aufdruckt. Sicherlich ist dies ein sehr wertvolles Hilfsmittel zur Verbreitung, besonders wenn der Vorschlag verallgemeinert, d. h. von allen Aerzten ausgeführt wird.

Fasse ich mit einem kurzem Worte die Erfahrungen zusammen, die das historische Studium dieser Frage uns gegeben hat, so muss ich darauf hinweisen, dass bei allen Methoden für die Aerzte, für das Heilpersonal und für das Publikum das wichtigste die fortgesetzte Wiederholung ist, das dauernd erneute Wiederauffrischen des Gedächtnisses; denn die Indolenz des Publikums ist gross und sie ist leider bisweilen auch vorhanden bei den Hebammen und bei den Aerzten.

M. le Professeur Pierre Delbet (Paris). — Je voudrais simplement ajouter quelques mots :

J'ai été très vivement frappé, comme tout le monde, par les statistiques de notre collègue Winter.

En France nous n'avions pas de statistique d'opérabilité, et celle que je vous présente ici est très courte. Je l'ai établi pour les malades qui se sont présentés dans mon service, depuis que je suis chargé de la clinique chirurgicale de Necker; j'ai tenu compte seulement des cancers vulgaires, de ceux qui ne peuvent pas donner lieu à des difficultés cliniques : les cancers du testicule, du sein, de l'utérus, du rectum, de la face.

Dans l'espace d'un an il est entré dans mon service de clinique 90 malades, atteints de ces cancers, 65 0/0 étaient inopérables. Au point de vue du cancer de l'utérus, nous sommes encore plus malheureux qu'à Heidelberg, car sur 24 cancers de l'utérus, qui se sont présentés cette année, 15 0/0 seulement étaient opérables.

M. le Professeur v. Podwyssotzky (Saint-Pétersbourg). — Pour compléter les indications fournies par MM. Winter et Monod dans leurs rapports je crois devoir rappeler que c'est la Société de Gynécologie de Saint-Pétersbourg et la Société nationale Russe pour l'Étude du Cancer qui ont introduit peut-être pour la première fois l'usage des consultations gratuites réservées aux malades pauvres, pour le diagnostic précoce du cancer. Il serait bien temps de recommander aux États et aux municipalités — qui ne pensent jamais assez à la prévention chez les malades pauvres, en particulier de la classe ouvrière — de généraliser l'usage dans les grandes villes de ces stations gratuites pour les affections gynécologiques qui donnent le plus de cas de cancer et de les mettre sous la direction de médecins compétents en anatomie pathologique.

S. E. M. le Professeur CZERNY (Heidelberg). — Ich erkenne die guten Erfolge der Winter'schen Bestrebungen willkommen an, emphfehle aber für die Merkblätter blos Dinge auszusprechen die wirklich allgemein feststehen. Wenn zum Beispiel die Probeexcision empfohlen wird, so darf man nicht vergessen, dass manche Forscher (z. B. Bainbridge) davor gewarnt haben da manchmal durch dieselbe maligne Tumoren den schon wiederholt besprochenen « coup de fouet » bekommen und dadurch verschlimmert werden können. Da auch bei erfahrenen Aerzten manchmal die Frühdiagnose versäumt wird so ist, glaube ich, von den Fortschritten unserer Kenntnisse über die Frühdiagnose und von der besseren Ausbildung der Aerzte das meiste zu erwarten.

M. George MEYER (Berlin). — Die von Herrn Winter angegebenen Vorschläge sind von grosser Bedeutung. Wichtig ist aber, dass neben diesen Bestrebungen eine Verbesserung der Versorgung der Krebskranken, besonders der inoperablen stattfindet.

In verschiedenen Ländern ist bereits zum Teil seit langer Zeit Beachtenswertes in dieser Hinsicht geschaffen, in andern Ländern aber wenig vorhanden. Die Verbesserung der Versorgung der Krebskranken, insbesondere der inoperablen ist bedeutungsvoll, denn wenn auf die Erscheinungen des Krebses und seine frühe Erkennung aufmerksam gemacht wird, so muss auch Gelegenheit zur Unterbringung der Krebskranken zu ihrer Behandlung und zur Erleichterung ihrer Leiden gegeben sein, falls sie nicht mehr zu operieren sind. Für diesen Zweck sind jetzt eine Reihe von Verfahren vorhanden, deren weiterer Ausbau dringend notwendig ist.

Excellenz Czerny hat angegeben, dass besonders auf dem Lande, wo Krankenanstalten und Aerzte nicht immer reichlich vorhanden sind, das Personal des Roten Kreuzes mit eingreifen soll. Dieser Gedanke ist auch für die Vorschläge von Winter sehr wohl zu berücksichtigen. Durch die in allen Ländern weit verzweigte Organisation des Roten Kreuzes dürfte es möglich sein, nicht nur die Versorgung und Verpflegung der Krebskranken besonders auf dem Lande besser wie bisher zu gestalten, sondern auch für die Verbreitung der Kenntnis über die Krebskrankheit und für die frühe Erkennung in besserer Weise zu sorgen, sowohl durch mündliche Belehrung als durch Merkblätter.

M. R. LEDOUX-LEBARD (Paris). — Nous croyons que dans cette lutte contre le cancer par le diagnostic et le traitement précoces, tous les moyens devront être employés simultanément, chacun les appropriant au milieu dans lequel il a l'occasion d'agir. Par des feuilles d'avis et des brochures, des placards et des affiches, des articles de journaux ou de revues, des livres, par des conférences on pourra atteindre toutes les classes et s'efforcer de les renseigner. Enfin il nous semble qu'il y aurait lieu de faire figurer quelques notions sur le cancer dans le programme des cours d'hygiène prévus pour les établissements d'instruction des garçons et surtout des filles.

4ᵉ SECTION

Thérapeutique.

Rapport de M. le Pʳ KORTEWEG (Leyde) : *Thérapeutique chirurgicale du cancer*, p. 1.

Rapport le M. le Pʳ PIERRE DELBET (Paris) : *Thérapeutique chirurgicale des cancers*, p. 121.

Rapport de M. le Pʳ ROVSING (Copenhague) : *Thérapeutique non chirurgicale*, p. 553.

Rapport de M. le Pʳ PIERRE MARIE (Paris) et M. le Dʳ J. CLUNET (Paris) : *Radiothérapie des tumeurs malignes*, p. 153.

Rapport de M. le Pʳ PAUL SEGOND (Paris) : *Valeur de la Fulguration dans le traitement du cancer*, p. 525.

Rapport de M. le Dʳ E. VIDAL (Angers) *Sérothérapie des tumeurs malignes*, p. 293.

Rapport de M. le Dʳ RÉCAMIER (Paris) : *Traitement des malades inopérables et questions d'assistance*, p. 165.

N. B. — Nous nous sommes efforcés de notre mieux de grouper les discussions, mais nous ferons remarquer que la plupart des manuscrits qui nous ont été remis visent simultanément plusieurs rapports. Il nous a donc été impossible d'établir un ordre bien rigoureux et cela d'autant plus que le classement fourni par la succession des orateurs n'était pas davantage praticable, les discussions ayant été scindées pendant la conférence suivant les nécessités du moment.

LA THÉRAPEUTIQUE CHIRURGICALE
LA THÉRAPEUTIQUE NON CHIRURGICALE
ET LA RADIOTHÉRAPIE.

M. Pierre Nadal (Bordeaux). — En matière de traitement chirurgical du cancer il semble que l'histologiste ait le droit de se faire entendre, puisque c'est au nom de l'histologie et de l'anatomie pathologique qu'ont été en ces dernières périodes proposées toutes les modifications de techniques opératoires.

Les méthodes actuelles, pour si audacieuses et si bien réglées qu'elles soient, ne donnent pas au chirurgien entière satisfaction; s'il en est ainsi, c'est qu'elles ne sont pas des méthodes véritablement rationnelles.

Le traitement chirurgical du cancer pèche actuellement par trois points.

1° Le chirurgien ne se préoccupe pas assez de l'avenir de la plaie opératoire qui constitue une véritable lésion précancéreuse et par conséquent un danger permanent pour le sujet qui la porte.

2° Il ne tient aucun compte de la physiologie pathologique de la propagation cancéreuse, mais seulement de sa physiologie normale.

Je m'explique : La propagation du cancer est dirigée par deux facteurs : A) un déplacement mécanique du germe cancéreux transporté d'un point à un autre, B) une question de terrain; — je laisse là le terrain, nous n'en sommes encore qu'à lui soupçonner une action.

Quant au déplacement d'ordre mécanique, il est au moins curieux que l'on oublie de faire jouer le rôle le plus grand aux actions mécaniques les plus importantes subies par la tumeur, telles que traumatismes diffus, telles que frictions et massages systématisés, telles enfin que le formidable traumatisme opératoire.

Je ne dis pas qu'on ne redoute pas le traumatisme et j'ai maintes fois entendu mon maître, le professeur Chavannaz proclamer à ses élèves et aux malades le danger de toute manipulation, et sa terreur des thérapeutiques d'attente (frictions avec des pommades, etc.), mais je veux dire que la connaissance intime de leurs effets *ne guide pas comme elle le devrait les techniques chirurgicales.*

3° Le troisième et dernier reproche que je ferai à la chirurgie cancéreuse, c'est d'oublier l'ensemencement fatal du champ opératoire et de ne faire rien de méthodique pour y remédier. (Quelques chirurgiens cependant sont au-dessus de ce reproche et le professeur Delbet lui-même nous dit employer la teinture d'iode pour acancériser le champ opératoire.)

Examinons successivement ces trois points.

1° La cicatrice opératoire, avons-nous dit, constitue une menace pour l'avenir et, bien avant que la menace devienne une réalité, il faut réextirper cet ensemble de tissus suspects par une intervention complémentaire.

Mais ici nous devons préciser, car il y a deux façons bien différentes d'agir.

L'une consiste à faire une première intervention aussi complète que possible ; alors la seconde intervention sera réduite à peu de chose à cause des récessus extrêmement profond de la cicatrice qu'il sera pour ainsi dire impossible de poursuivre et de contourner en totalité. Cette seconde intervention augmenterait certainement les chances de guérison définitive mais les augmenterait de façon insignifiante; la plus grande partie des surfaces affrontées, cicatrisées et partant suspectes échappant à la réextirpation secondaire. Cette façon de procéder n'apporterait aux malades qu'un bénéfice dérisoire et ce n'est pas elle que je vous propose.

Je pense au contraire que la première intervention doit se borner à l'extirpation rapide et économique du bloc macroscopique de la tumeur sans décollement de tissu, sans dissection profonde; la seconde intervention pourra avoir, elle, l'amplitude maxima que permettront les dispositions anatomiques de la région intéressée.

Je pense toutefois que les sutures doivent toujours être possibles sans autoplastie.

Dans cette façon de procéder *la première plaie sera à vrai dire bien plus sûrement et bien plus abondamment infectée*, mais la réextirpation de cette première plaie cicatrisée pourra cette fois être complète et d'une pièce.

La plaie définitive, la seule avec laquelle le malade ait à compter, au lieu d'être ensemencée par la source d'infection fort riche qu'est la tumeur cancéreuse sera seulement exposée à des chances d'infection bien moindres, puisque la masse de seconde extirpation sera très pauvre en éléments cancéreux, d'ailleurs immobilisés pour le moment dans des produits de réaction.

En d'autres termes avec la méthode actuelle c'est du cancer pur que le chirurgien brandit sur la plaie définitive dont il va laisser la dangereuse cicatrice à son malade. Avec la méthode que je vous propose, le chirurgien épuisera ce premier risque d'infection sur une cicatrice provisoire et au moment de la construction de la plaie définitive le danger d'infection sera réduit à quelques cellules cancéreuses rares, éparses dans une cicatrice, englobées et immobilisées dans des coagulats divers; il y aura eu *dilution du cancer en tissu sain*.

Dans des cas exceptionnels, lorsque les conditions anatomiques le permettraient, il serait théoriquement avantageux de pousser cette dilution plus loin, c'est-à-dire de pratiquer deux ou plusieurs réextirpations successives.

2° En ce qui concerne les actions mécaniques, le chirurgien doit faire l'histoire mécanique de son malade, ce qui l'éclaire sur l'existence de généralisation en puissance ou au contraire l'encourage à l'intervention malgré l'apparence inquiétante des lésions locales.

Il devra aussi faire le diagnostic avec les yeux et non pas avec les mains, quitte à le préciser le jour de l'intervention sur une zone déjà préparée en champ opératoire et le bistouri près de sa main. Il devra éviter l'aseptisation mécanique brutale de la peau, procédé trop généralement employé qui *constitue actuellement la cause capitale des échecs de la chirurgie cancéreuse*; il faudra y substituer les bains, les pansements antiseptiques, la teinture d'iode, l'iode acétone.

3° En ce qui concerne l'ensemencement du champ opératoire,

on fera quelque chose pour y détruire les cellules cancéreuses essaimées.

Les moyens sont innombrables. Nous ne parlerons pas de la fulguration qui prétend à mieux ni de la thermocautérisation longue, forcément incomplète, parfois dangereuse au voisinage d'organes importants. On peut employer l'alcool pur, la teinture d'iode, les antiseptiques divers; nous donnerions la préférence à une solution forte de chlorure de sodium à 10 0/0 et à température assez élevée. Le choc osmotique qui en résulte et qui fripe la cellule cancéreuse *in vitro* d'une façon presque instantanée, est certainement très suffisant pour éteindre sa vitalité.

J'ai déjà abordé ailleurs quelques-unes des questions qui se rattachent à la propagation du cancer et à la thérapeutique chirurgicale :

Journal de médecine de Bordeaux, 1909 (avril-novembre); 1910 (30 janvier-20 mars); *Société anatomique de Paris*, 1910 (juillet); *Association française pour l'étude du cancer*, 1910 (juillet).

M. Béclère (Paris). — Monsieur le Président, Messieurs, vous permettrez à un médecin de prendre la parole dans ce débat sur le traitement chirurgical du cancer. Je m'y crois autorisé par ce que vient de vous dire M. le Pr Korteweg de la règle adoptée par lui de soumettre méthodiquement à la radiothérapie toutes ses opérées du cancer du sein. Je m'y crois autorisé surtout par le rapport de M. le Pr Delbet. Il vient de nous démontrer avec quelle fréquence le chirurgien laisse en place, après son intervention, des éléments cellulaires néoplasiques que le bistouri n'a pu enlever et c'est à bon droit qu'il a insisté sur la nécessité de ce qu'il appelle le *traitement combiné*, c'est-à-dire sur la nécessité de chercher à diminuer le nombre des récidives par l'adjonction à l'acte opératoire d'autres méthodes thérapeutiques.

Je ne ferai que mentionner la radiothérapie immédiatement jointe à l'acte opératoire, je veux dire les irradiations de Röntgen pratiquées sur la surface cruentée, avant la réunion des lèvres de la plaie. A ceux que le sujet intéresse je rappellerai qu'en 1907, au 20e congrès de l'Association française de chirurgie, la question de l'influence des rayons de Röntgen sur les tumeurs malignes fut mise à l'ordre du jour et que deux rapports sur cette question furent confiés l'un à un chirurgien, le Dʳ Maunoury de Chartres, qui manie avec une égale maîtrise le bistouri et les rayons de Röntgen, l'autre à un médecin, celui qui a l'honneur de vous parler. Dans son rapport le Dr. Maunoury mit en lumière les avantages qu'il avait retirés des irradiations de Röntgen au cours même des interventions opératoires, avant la suture des lèvres de la plaie, ou immédiatement après ces interventions, quand il ne lui était pas possible d'enlever tous les tissus morbides et qu'au lieu de réunir les lèvres de la plaie, il remplissait celle-ci de gaze stérilisée pour la soumettre plus directement, à intervalles réguliers, à toute une série de nouvelles irradiations.

Je veux vous parler seulement de la radiothérapie pratiquée, après les opérations régulières avec suture, dans le but de prévenir les récidives. Il est un fait incontestable et incontesté, c'est qu'après l'ablation des néoplasmes du sein, la radiothérapie est toute-puissante pour faire disparaître les récidives qui apparaissent sur la cicatrice ou dans son voisinage sous la forme de nodosités indurées du derme. Cette médication est capable aussi de faire disparaître les nodosités sous-cutanées de récidive, le succès est cependant loin d'être aussi constant que pour les noyaux intra-dermiques. Enfin, alors même que la récidive occupe les ganglions sus-claviculaires, il n'est pas exceptionnel que la radiothérapie en triomphe et là fasse disparaître. Ce n'est pas à dire toutefois que cette disparition des récidives cutanées, sous-cutanées ou ganglionnaires, soit la preuve d'une guérison définitive. Trop souvent il ne s'agit que d'une guérison partielle et temporaire, trop souvent les malades finissent par succomber à de nouvelles localisations plus profondes contre lesquelles la radiothérapie demeure impuissante.

Cependant, à tenir compte de ces résultats même partiellement et temporairement favorables de la radiothérapie contre des récidives locales inopérables, une question se pose, celle de savoir si plutôt que d'attendre l'apparition de ces récidives pour soumettre ces malades à la radiothérapie, il n'est pas préférable d'instituer ce traitement d'une manière systématique aussitôt après l'opération, chez tous ceux à qui vient d'être enlevé un néoplasme, spécialement après l'ablation des néoplasmes du sein. Dans ce dernier cas, les irradiations ne doivent pas être dirigées seulement sur la cicatrice et sur la région axillaire, mais encore sur la région sus-claviculaire, à laquelle le chirurgien s'est gardé de toucher si la palpation ne lui a pas révélé de ganglions perceptibles, mais qui peut cependant contenir déjà des cellules néoplasiques, germes des récidives futures.

Je crois, pour ma part, que cette pratique est formellement indiquée et j'ai l'habitude, devant mes élèves, de résumer mes préceptes à ce sujet de la manière suivante :

« Si je découvrais aujourd'hui, chez une personne de mon entourage, l'existence d'un néoplasme du sein, je la conduirais demain au chirurgien en lui demandant de pratiquer l'ablation large du néoplasme, mais je n'attendrais pas demain pour lui faire une irradiation aussi intense que possible de la région sus-claviculaire ; je ferais cette irradiation dès aujourd'hui dans la crainte que déjà des éléments néoplasiques aient envahi les ganglions sus-claviculaires et je la renouvellerais, à intervalles réguliers après l'opération, sur la même région, dans l'aisselle et sur la cicatrice. »

Cette pratique que je recommande est adoptée déjà par plusieurs chirurgiens, au nombre desquels je suis heureux de compter M. le Pr Korteweg et M. le Pr Delbet, mais il faut bien le dire, elle n'est pas encore adoptée par tous les chirurgiens ni même par la majorité d'entre eux. C'est pourquoi je fais appel aux chirurgiens qui en ont l'expérience pour leur demander s'ils ne pensent pas avec moi que la radiothérapie post-opératoire, en vue de prévenir les récidives, doit être érigée en règle générale.

Encore faut-il que cette radiothérapie post-opératoire ne soit pas dangereuse pour le malade, qu'elle ne risque pas, comme on l'en a accusée, à mon avis, sans preuves, de donner un coup de fouet au cancer, d'en précipiter, la marche et d'en provoquer la généralisation. A la discussion de cette question si importante, les dangers de la radiothérapie, j'ai consacré tout un chapitre de mon rapport à l'Association française de chirurgie en 1907 et je l'ai terminé par cette proposition : « Pour conclure, je crois jusqu'à preuve du contraire que l'excès de dose est le seul danger de la radiothérapie et que, appliquée au traitement des tumeurs malignes, la radiothérapie bien dosée n'est jamais nuisible ».

Cette conclusion je m'y tiens encore aujourd'hui, et la lecture du récent rapport MM. le Pʳ Pierre Marie et le Dʳ Clunet, touchant les actions des rayons X sur les tumeurs malignes, n'a en rien modifié mon opinion sur l'innocuité de la radiothérapie bien dosée.

Je crois que les indications de la radiothérapie sont actuellement ce qu'elles étaient il y a trois ans et vous me permettrez de répéter textuellement ce que j'écrivais à la fin de mon rapport de 1907 :

« Quand une tumeur maligne est opérable, elle doit être immédiatement opérée et l'intervention du chirurgien est préférable, en règle générale, à la radiothérapie. Il n'est guère à cette règle que deux exceptions d'ordre très différent.

« D'une part, pour les épithéliomas de la peau qui n'ont pas dépassé le derme, spécialement pour ceux de la face, il est permis de préférer la radiothérapie, en raison de l'excellence de ses résultats esthétiques.

« D'autre part, les sarcomes opérables peuvent être avec avantage soumis à titre d'essai à la radiothérapie, dans tous les cas où l'intervention ne paraît pas immédiatement nécessaire. C'est le seul moyen de savoir s'ils n'appartiennent pas au groupe des sarcomes ultra-sensibles que la radiothérapie suffit à guérir.

« En dehors de ces deux indications spéciales, voici les trois grandes indications de la radiothérapie :

« En présence d'un néoplasme à ses débuts, dont la nature maligne est encore incertaine, et plus généralement toutes les fois que l'ablation d'un néoplasme est volontairement différée par le chirurgien ou temporairement repoussée par le malade, la radiothérapie est indiquée.

« Après l'ablation de toutes les tumeurs malignes, la radiothérapie est indiquée dans le but de prévenir les récidives. Les irradiations doivent être dirigées non seulement sur la région opératoire, mais sur la région des ganglions qui en dépendent.

« Si la radiothérapie n'est pas pratiquée, comme il convient, aussitôt après l'opération, elle doit l'être du moins au premier signe de récidive.

« Enfin contre toutes les tumeurs malignes jugées inopérables la radiothérapie est indiquée. C'est la seule médication rationnelle et le palliatif dont il y a le plus à attendre. »

Je renouvellerai en terminant le vœu que j'exprimais il y a trois ans, celui de voir un jour, dans les hôpitaux de Paris, un pavillon exclusivement réservé au traitement du cancer et composé de deux services à la tête desquels un chirurgien et un médecin radio-thérapeute, étroitement unis dans l'œuvre commune, travailleront de concert à étendre contre ce redoutable mal les limites de notre action et de notre puissance.

M. A. THEILHABER (Munich). — Nur ein Theil der Recidive nach Krebsoperationen entsteht nach meiner Auffassung durch zurück-lassen von Krebspartikeln. Ein anderer Teil der Recidive entsteht in folge der localen Disposition, die zum primären Tumor Veran-lassung gab. Diese Disposition wird verursacht, meines Erachtens, durch die schlechte Ernährung des Gewebes. Die nach einiger Zeit eintretende Atrophie der Operationsnarbe steigert diese schlechte Ernährung.

Es wird also bessere Ernährung der Narbe vielleicht die Frequenz der Recidive vermindern.

Um die Ernährung der Narbe zu bessern habe ich künstliche Hyperæmie (Stauung, heisse Umschläge, etc., bei Uteruscarci-nomen, vaginale heisse Einspritzungen, heisse Sitzbäder, Oopho-rin, etc.) angewandt.

Die Resultate sind noch nicht spruchreif. Ich erwähne mein Vorgehen desshalb, weil vieilleicht einzelne Kollegen sich zur Nachprüfung dieses Verfahrens entschliessenwerden.

M. LEDOUX-LEBARD (Paris). — Je voudrais simplement, Messieurs, attirer et retenir un instant votre attention sur l'expression de *coup de fouet donné à une tumeur*, que nous employons volontiers parce qu'elle fait image et qu'elle semble traduire à nos yeux la réalité d'une marche accélérée du néoplasme que nous observons. Mais, ne nous y trompons pas, cette marche accélérée n'est bien souvent à mon sens que la marche normale de l'affection arrivée à un moment déterminant de son évolution naturelle. Ensuite n'ou-blions pas que tout traumatisme, toute irritation peut être la cause occasionnelle de la marche tout à coup rapidement envahissante d'un néoplasme.

Toutes les fois que l'on nous entretient d'une thérapeutique quel-conque — bonne ou mauvaise — l'on cherche à en faire la critique en disant qu'elle a semblé donner un coup de fouet à tel ou tel cas de cancer. Cette façon d'envisager les choses nous paraît à la fois injuste et illogique. Injuste d'abord parce que toute intervention thérapeutique peut être soupçonnée de provoquer à l'occasion ce coup de fouet, mais que de plus l'évolution à marche rapide peut s'observer dans le cancer en dehors de toute thérapeutique. Illogique ensuite, parce que dans ces conditions il faudrait, pour accuser une méthode de donner un coup de fouet à l'évolution des lésions avec quelque apparence de raison, déterminer quelle est au juste la fréquence de ces cas à marche rapide, d'abord en dehors de tout traitement, puis sous l'influence des divers traitements connus. C'est alors seulement qu'on pourrait dire que telle ou telle d'entre elles paraît posséder une action sous ce rapport. Pour notre part d'ailleurs nous sommes bien persuadés qu'à ce point de vue toutes les thérapeutiques se valent, ou à peu près, et nous croyons surtout que le plus souvent le « coup de fouet » en question se serait produit en abandonnant l'affection à elle-même. Les cas dans lesquels nous avons eu personnellement l'occasion d'observer brusquement une évolution rapide de néoplasmes à marche jusque-là assez lente sont au nombre de six. Trois d'entre eux étaient des squirres du sein. Parmi ceux-ci qui duraient tous depuis plusieurs années, l'un reçut des injections de quinine, peu après le début desquelles il se mit à évoluer avec une surprenante rapidité, tandis que les autres présentèrent la même marche rapide sans aucun changement dans le traitement, qui ne consistait depuis des mois qu'en applications antiseptiques ou calmantes.

M. Caan (Heidelberg). — Permettez-moi, messieurs, de vous donner un petit résumé des expériences qui ont été faites sur la radiothérapie des tumeurs malignes au Samariterhaus à Heidelberg. En ce qui concerne le traitement avec les rayons X des tumeurs malignes, nous devons constater que l'effet de l'irradiation des tumeurs situées plus profondément n'a pas été aussi satisfaisant que nous l'avions espéré, contrairement à l'irradiation des tumeurs superficielles et ulcérées. Ainsi que le Dr Werner et moi avons publié en détail, le traitement avec les rayons X chez la plus grande majorité des malades n'était pas le seul procédé appliqué, mais au contraire dans la règle une thérapie combinée fut introduite, qui, suivant le cas, consistait en irradiation avec le radium, la fulguration, la thermopénétration, les injections d'Antimeristem Schmidt, d'acide formique, de choline, d'Arsacetin, etc. Nous aussi, nous avons pu constater que non seulement les sarcomes et les carcinomes et les formes différentes de ces deux espèces de tumeurs réagissent entièrement d'une manière différente sur le traitement des rayons X, mais aussi que, malgré l'intensité du point de départ et du dessin histologique des tumeurs, la sensibilité des rayons X peut être soumise à de grandes variations. Des guérisons dans le vrai sens du mot nous n'en avons pas vu, pour cela la durée d'observation est trop courte; par contre nous avons pu remarquer dans plusieurs cas, surtout dans des cas de récidive de carcinome mammaire et du rectum, une influence favorable en ce sens que des infiltrations et de petites nodosités se dégonflaient, des ulcérations guérissaient et les maux subjectifs diminuaient considérablement. Et ici sans doute l'effet calmant était le changement le plus précieux dans l'état subjectif, et si les résultats du traitement avec les rayons X des tumeurs malignes, situées plus profondément, ne sont point en harmonie avec la peine que l'on s'est donnée, ce fait seul justifie déjà la suite de ces expérimentations. Les tumeurs dans le voisinage de la cavité buccale nous ont donnée les expériences les plus défavorables, car ces tumeurs en règle générale présentaient après l'irradiation une surcroissance, un développement sur les glandes voisines, une ulcération plus étendue, une aggravation dans la gêne de la déglutition, dans le fonctionnement de la langue, de la respiration, etc. On aurait dit que les tumeurs étaient seulement excitées, mais pas retenues dans le développement. Je ne peux pas entrer ici dans des détails ultérieurs, pas plus que sur la fixation des doses, sur les méthodes différentes d'augmenter la sensibilité du tissu pathologique par sensibilisation. Contrairement à l'effet moins favorable de l'irradiation sur les tumeurs plus profondes, nous obtenions des résultats plus brillants dans le traitement des cancers de la peau, des tumeurs superficielles ulcérées respectivement en irradiant dans des plaies ouvertes et ulcérées. Par cette raison nous sommes occupés maintenant de faire l'examen de la proposition de Charles Beck (New-York), qui fait l'irradiation directe des tumeurs de l'estomac après dégagement de la tumeur par laparotomie, obtenant des résultats brillants, à ce qu'il prétend.

Il est à désirer que l'éloignement des tumeurs opérables dans toutes les conditions se fasse d'une manière chirurgicale ; néanmoins d'après nos expériences la thérapie des rayons X comme traitement postérieur est recommandable sous tous les rapports. A l'avenir la thérapie par les rayons X des tumeurs malignes comme adjuvant d'autres méthodes de traitement, avec lesquelles elle peut être combinée, subira certainement une extension de sa limite d'action.

M. OSCAR WYSS, (Zurich). — Zur Discussion des Vortrags der Herren Prof. Marie u. Clunet möchte ich folgendes hinzufügen. Vor 5 Jahren hatte ich Gelegenheit vier Röntgenkarzinome zu untersuchen und ich habe 1906 meine Resultate darüber in der Festschrift Krönlein mitgeteilt. Ich kam zu dem Schlusse, dass die Röntgenstrahlen durchaus für das Entstehen dieser Karzinome, die einen äusserst malignen Charakter zeigen, verantwortlich gemacht werden müssen; ausserdem fand ich bei der mikroskopischen Untersuchung in den Gefässen des etwas tiefer gelegenen Bindegewebes sehr starke Veränderungen vom Charakter der Endarteritis proliferans, welche die Gefässlumina sehr stark verengten und zum Teil den Verschluss der Gefässe herbeiführten. Ganz analoge Veränderungen konnte ich neuestens an einem 5ten Röntgenkarzinom in noch viel praegnanterer Weise konstatieren.

Diese Gefässverengerungen und Verschlüsse brachte ich nun mit der Entstehung der Röntgenkarzinome in Zusammenhang und zwar in der Weise, dass ich mir sagte : durch die allmähliche Obliteration der Gefässe werden die Epithelzellen allmählich vom Blutstrom (Serum) abgeschlossen, isoliert, zumal dann, wenn schon entzündliche oder narbige Veränderungen des subepitelialen Gewebes bestehen. Welches nun die Ursachen des abnormen Wachstums der Zellen sind, ob Nahrungsreize oder die Veränderung der osmotischen Druckverhältnisse oder ob andere biologische Gesichtspunkte in Frage kommen, kann nicht entschieden werden. Weitere Untersuchungen an ganz kleinen Karzinomen und Kankroiden der Haut unbekannter Aetiologie liessen mich die bei Röntgenkarzinomen gefundenen Gefässveränderungen arteriosklerotischer Natur in einem grossen Prozentsatz ebenfalls finden. Allerdings muss ich bemerken, dass die Untersuchungen

häufig recht schwierig sind, oft fehlt genügendes subkarzinoma-
töses Gewebe, oft hat der kleine Tumor selbst schon zu viel Bindegewebe zerstört.

Gerne hätte ich, wenn es mir die Zeit erlaubt hätte, Experimente
mit Röntgenbestrahlung normaler Haut bei Tieren zur Erzeugung
von Karzinomen gemacht, weil ich mir sagte : Das Röntgenkarzinom beim Menschen ist eigentlich als ein experimentelles
primäres Karzinom zu betrachten. Zu meiner grossen Freude habe
ich im Mai dieses Jahres in der Semaine Medicale die wichtige
Beobachtung der Herren Marie und Clunet gelesen, und es
war mir von höchstem Interesse ihren gestrigen Demonstrationen
beiwohnen zu dürfen. Nicht weniger hat es mich gefreut, auch
von Herrn Prof. Brault zu vernehmen, dass er die Isolierung der
Epithelzellen als das Massgebende betrachtet. Ebenso die Mitteilung Prof. Teilhabers, dass auch er in der mangelnden Blutzufuhr
das Hauptmoment sieht bei der Entartung der Epithelzellen.

Ich hätte nun folgende Bitte speciell an die Herren Prof. Marie
und Clunet, bei ihren späteren Experimenten speciell darauf zu
achten, ob sich an den Gefässen unter den praekarzinomatösen
Zuständen nach Röntgenbestrahlung nicht ähnliche Veränderungen nachweisen lassen, wie die von mir beschriebenen. Allerdings müssen diese Veränderungen mühsam gesucht werden, da
sie zuweilen nur in bestimmten Abschnitten der Gefässe vorhanden
sind.

MM. Anton Sticker et Edmund Falk (Berlin). — *Traitement
du cancer inopérable par le ferment combiné au radium.*

1. Le cancer inopérable peut être amélioré et parfois guéri par
l'emploi méthodique du radium.

2. L'action du radium est accentuée par la combinaison au ferment.

3. Le véhicule le plus favorable est le charbon de bois, qui, de
toutes les variétés de charbon, possède le pouvoir d'absorption
le plus élevé aussi bien pour le ferment que pour l'émanation de
radium.

4. La préparation que nous avons réalisée est une combinaison
du charbon de bois à la trypsine (carbenzyme), avec le baryum-
carbonate de radium.

M. O. PASTEAU (avec la collaboration de MM. Wickham et Degrais). — *Cancer de la prostate et radium.* Sans explication préalable, je veux d'abord rapporter dans tous ses détails l'observation suivante. Les constatations répétées faites à l'examen du malade d'une part, la marche de l'affection et le résultat obtenu d'autre part, en paraîtront sans doute assez intéressants pour mériter de fixer l'attention.

J'en tirerai pour terminer quelques conclusions thérapeutiques.

Depuis 1905 le malade, alors âgé de quarante-neuf ans, constate un peu de fréquence de la miction, avec une sensation de gêne marquée au niveau du périnée, surtout après l'usage de la bicyclette. Ces symptômes s'accentuent peu à peu et l'amènent en septembre 1907 à un examen de la vessie (pour calcul) et de la prostate ; on ne constate rien de bien particulier : la miction a lieu deux ou trois fois par nuit et un nouvel examen, négatif comme le premier, est fait en novembre 1908.

Après cet examen, la première miction est légèrement teintée de sang, comme après le premier examen d'ailleurs. Mais en avril 1909 il est constaté que l'urine contient parfois, et sans cause déterminée, un peu de sang ; l'examen histologique démontre la présence de globules rouges et de cellules épithéliales de la vessie et de l'urètre. Il existe en même temps un peu de douleur bien localisée sur le côté gauche de la verge, irradiant parfois vers la région inguinale ou même vers la face antérieure de la cuisse. Cette douleur est plus marquée dans les mouvements de flexion du bassin en avant.

En septembre 1909 une cystoscopie est pratiquée à Londres par le Dʳ Nitch, chirurgien de l'hôpital Saint-Thomas. On porte le diagnostic de néoplasme inopérable de la vessie et le 30 septembre je suis appelé par le Dʳ Wickham à voir le malade avec le Dʳ Nitch.

La cystoscopie est faite à nouveau : les urines sont claires, l'urètre est souple et le cystoscope numéro 23 passe sans difficulté ; la vessie n'est pas sensible et peut être examinée à loisir : je constate la présence d'une tumeur à surface irrégulière, non déchiquetée, recouverte de la muqueuse non ulcérée, plus rougeâtre cependant que normalement. Cette tumeur, dont les bords sont assez nets, fait une saillie notable de plus d'un demi-centimètre d'épaisseur. Elle est allongée obliquement, et s'étend depuis le bord du col à droite jusqu'au niveau de l'orifice urétéral droit. Elle n'est pas pédiculée, mais soulève la muqueuse en masse ; à son pourtour il n'existe aucune modification de l'aspect normal de la muqueuse vésicale. La vessie est d'ailleurs partout saine. Les orifices urétéraux sont normaux, cependant le droit paraît un peu plus large que le gauche ; cela tient sans doute à un peu plus d'épaisseur de la muqueuse à son niveau et à une certaine gêne de la circulation veineuse. Enfin en faisant le tour du col avec le cystoscope, on constate qu'il existe des petites bosselures arrondies sur le bord latéral droit et un peu plus profondément dans la vessie à ce niveau, sur une longueur de un centimètre environ. Ces bosselures sont régulières et bien lisses.

En présence de ces symptômes, je porte le diagnostic de néoplasme prostatique ayant poussé un prolongement dans la cavité vésicale, et après avoir vidé complètement la vessie, je pratique le toucher rectal.

La prostate est peu volumineuse, mais dure, bosselée, irrégulière, fixe, plus épaisse dans son lobe droit, où on la délimite moins facilement.

On ne constate pas d'engorgement ganglionnaire.

Le diagnostic de néoplasme de la prostate est acceptée par le Dr Nitch et le Dr Degrais qui assistaient à cet examen. En présence de ce diagnostic et de la propagation du néoplasme du côté de la vessie, je conseille de s'abstenir de toute intervention opératoire et de faire des applications de radium.

Une première série d'applications est faite les 2, 5, 11, 19 octobre.

La technique employée fut la suivante : le radium, contenu dans un tube d'argent attaché par un fil métallique, est introduit à l'intérieur d'une sonde en gomme béquillée jusqu'à ce que l'extrémité de ce tube affleure le premier œil de la sonde; quand il est arrivé en ce point, on le fixe en enroulant autour de la sonde la partie restante du fil qui sort au niveau du pavillon [1].

1. Pour ceux qui n'ont pas encore employé cette technique j'ajouterai les remarques suivantes :

Il est nécessaire d'introduire, comme je viens de le dire, le tube d'argent contenant le radium dans la sonde et de l'y fixer avant tout cathétérisme. Si en effet on essayait d'introduire le tube de radium dans la sonde déjà mise en place, on ne pourrait pas y arriver, car au niveau de la coudure de l'urètre postérieur, le tube buterait et ne pourrait pas aller plus avant; il resterait arrêté au niveau de la portion membraneuse et ne pourrait en tout cas pas être placé dans le trajet prostatique du canal.

Il est nécessaire que le tube de radium ne soit pas vu dans l'œil de la sonde de façon à ce que les rayons soient arrêtés par l'écran que constitue la sonde elle-même.

Si cette protection n'est pas suffisante on peut employer des sondes à parois plus épaisses; mais elles ont l'inconvénient d'avoir aussi un calibre plus grand extérieurement, alors que le calibre intérieur reste le même et ne permet pas d'introduire un tube plus chargé de radium. On peut également ajouter sur tout le pourtour de la sonde un revêtement de caoutchouc, sous la forme d'une chemise plus ou moins épaisse bien exactement ajustée. On peut avoir enfin des sondes dont la composition variable peut constituer des écrans plus ou moins perméables, sur la valeur desquels une expérimentation préalable permet d'être fixé.

Les sondes à employer peuvent très bien être des sondes béquillées ordinaires ou bien des sondes à un seul œil situé sur la béquille. Pour des applications intra-vésicales il existe d'autre part des sondes béquillées qui peuvent contenir le tube de radium dans l'intérieur même de la portion béquillée; mon ami Minet en a présenté l'année dernière des modèles au Congrès de l'Association française d'urologie.

Enfin il est nécessaire que le tube de radium ne remplisse pas complètement la lumière de la sonde, pour permettre la mise au point comme je le dis d'autre part. Pratiquement les sondes béquillées n° 17 laissent passer facile-

Puis la sonde est introduite suivant les règles ordinaires du cathétérisme, et jusqu'à ce que le liquide qui est dans la vessie sorte par le pavillon; on met la sonde au point et alors on sait que l'œil de la sonde est exactement au niveau du col. Suivant qu'on veut laisser le radium agir à l'intérieur de la cavité prostatique ou à l'intérieur de la vessie au pourtour du col, on déplace plus ou moins la sonde et on arrive ainsi à savoir exactement où est situé le tube de radium. La sonde est alors fixée à demeure suivant les procédés ordinaires et laissée en place le temps voulu. Pour retirer la sonde, aucune précaution particulière n'est à indiquer spécialement. Un lavage peut être fait ou non suivant les circonstances, et le malade peut se lever immédiatement après sans inconvénient.

Ici, j'ai employé pour ces applications, sur les conseils et d'après les indications de M. Degrais qui a suivi le malade avec moi pendant toute la durée du traitement, pour la première séance un tube de 2 cgr., puis pour les trois autres, un tube de 5 cgr. Les sondes sont restées à chaque reprise pendant deux heures consécutives dans le canal, ou plutôt dans la vessie, immédiatement en arrière du col, pour cette première série d'applications.

Une cystoscopie faite le 16 octobre, après les trois premières applications, montrait déjà une notable diminution de la tumeur vésicale. Le toucher rectal, pratiqué à nouveau le 21, ne permettait pas de constater de différence avec ce qui avait été constaté à l'examen précédent. Le malade cessa tout traitement le 23 octobre et rentra chez lui.

Voici d'autre part les résultats immédiats constatés par le malade (qui est médecin) :

L'application du radium ne cause immédiatement aucune sensation de chaleur, de brûlure, de douleur quelconque; aussitôt après l'ablation de la sonde, il existe un besoin impérieux d'uriner; pendant vingt-quatre heures, la miction reste fréquente, toutes les demi-heures d'abord, puis toutes les heures, mais ne provoque aucune douleur.

En décembre, le malade revient pour une nouvelle série d'applications. Il n'y a rien de bien particulier à noter dans son état, si ce n'est que la douleur qu'il avait déjà signalée avant tout traitement sur le côté gauche de la verge, loin de disparaître ou de diminuer, semble au contraire plus nette; elle est limitée en un point très précis et revient périodiquement, cessant complètement dans les intervalles; elle se montre presque toujours immédiatement avant la miction, pour se continuer pendant toute

---

ment le tube de radium contenant 5 cg. de bromure de radium pur et sont encore assez perméables pour que le liquide vésical sorte autour du tube d'argent.

Au début nous avons employé des tubes d'argent dont la paroi avait 5 dixièmes de mm. d'épaisseur. Plus tard, voulant utiliser un rayonnement plus complet, nous avons pris des tubes d'argent de 3 dixièmes de mm. d'épaisseur (les plus minces actuellement pour garder une solidité suffisante), qui laissés un temps identique n'ont pas amené une plus grande irritation locale.

la durée de celle-ci; mais elle semble avoir tendance à apparaître même en dehors de la miction; elle survient une quinzaine de fois par jour s'irradiant du côté interne de la cuisse et dans l'aine gauche.

Une urétroscopie est faite le 18 décembre pour connaître l'aspect de la région prostatique; l'instrument employé est celui de Goldschmidt; l'uretère est distendu pas l'irrigation et on se rend parfaitement compte de l'état des parties. Il n'y a aucune ulcération, peu de rougeur, sauf du côté droit. De ce côté la paroi semble soulevée par des lobulations assez régulières, arrondies, dont l'une se continue manifestement avec une bosselure qu'on voit faire saillie dans la vessie sur le bord du col du côté droit. Pas de saignement pendant l'urétroscopie; à la suite de l'ablation de l'appareil il vient seulement au méat quelques gouttes sanglantes.

Les applications sont faites les 23 décembre, 2, 6, 11, 15, 20 janvier. Quelques lavage de la vessie avec la solution de nitrate d'argent à 1 p. 1000 ont été faites dans les jours intercalaires.

Toutes les applications, sauf la dernière, ont été faites dans la traversée prostatique et pas dans la vessie.

A partir de la séance du 2 janvier, les douleurs du pénis ont disparu; la douleur au moment de la miction persista d'abord mais à la fin du traitement la miction était normale, non douloureuse.

Cependant la miction se fait toutes les trois heures environ.

Entre temps l'état général était excellent; soit à la suite du traitement, soit à la suite du repos ou du régime, soit à la suite de toute autre cause indéterminée, les forces ont augmenté et le malade peut dire qu'il « se sent un autre homme ».

Le 13 février un examen cystoscopique, qui pour des raisons extra-médicales avait été retardé, a été fait avec M. le Dr Nitch de Londres.

Il fut ainsi aisé de constater que la tumeur vésicale avait complètement disparu; sa place était nette et on n'y voyait aucune saillie; la muqueuse y paraissait saine, peut-être un peu plus blanchâtre que normalement. Cette zone lisse se continuait depuis le col jusqu'à l'orifice urétéral droit, qui restait toujours un peu plus fendu que celui du côté opposé. Partout la muqueuse vésicale était saine. D'autre part, en examinant la partie latérale droite du col, on retrouvait les petites saillies arrondies signalées au premier examen cystoscopique et à l'examen urétroscopique, mais ces saillies étaient beaucoup moins développées que primitivement. La muqueuse était normale comme précédemment.

Le toucher rectal permettait de constater que la prostate avait nettement diminué de volume; son lobe droit avait le même volume que le lobe gauche; il ne paraissait plus lobulé au toucher bimanuel; il était toujours de consistance ferme, mais moins dur et, en tout cas, paraissait avoir retrouvé sa mobilité normale par comparaison avec ce qu'on constatait du côté opposé.

Vers le milieu de mars, survint une sensation de gêne au niveau de l'ancien point douloureux à gauche du pénis; et une nouvelle série d'ap plications de radium fut faite les 5, 9, 14 et 19 avril, une fois dans la vessie et trois fois dans la traversée prostatique. Tout se passa comme précédemment, et rien n'est à signaler jusqu'en juin, moment où apparut à nouveau un peu de douleur sur la partie latérale gauche de la verge, au début de la miction. Le malade fut de nouveau soumis à l'action du radium les 26 juin, 1 et 4 juillet.

Les applications furent toujours faites pendant deux heures et avec un tube de 5 cgr., comme précédemment.

Quand je vis le malade pour la dernière fois, la vessie était toujours dans le même état, il n'y avait toujours plus trace de la tumeur qui avait d'abord été trouvée trop étendue pour permettre une intervention efficace, puis qui avait ensuite été reconnue comme une propagation à la vessie d'un néoplasme de la prostate. Le toucher rectal permettait de constater que la glande était petite, non bosselée, et avait même presque disparu. Certainement on se trouvait en présence d'une prostate « trop petite » pour l'âge du malade et qui n'était anormale que par son très petit volume, non par sa consistance, ni par son manque de mobilité; l'état général était aussi bon que l'état local; la miction se faisait normalement; il persistait seulement, et d'une façon intermittente, un peu de douleur bien localisée sur la partie latérale gauche de la racine de la verge, surtout au début de la miction quand celle-ci avait dû être retardée.

Je veux être le premier à faire une critique sévère de cette observation.

Sans doute, si l'évolution de la maladie s'était poursuivie régulièrement, si la tumeur constatée au cystoscope à plusieurs reprises avait augmenté de volume, si les bosselures ligneuses de la prostate perçues au toucher rectal avaient progressé, et s'étaient étendues en immobilisant de plus en plus toute la glande, il faudrait admettre qu'il s'agit bien d'un cancer prostatique et je ne vois pas quelle objection on pourrait faire à ce diagnostic. Mais l'évolution de la maladie s'est arrêtée; la tumeur vésicale a disparu totalement; la prostate s'est assouplie, s'est mobilisée et a diminué progressivement de volume, au point de devenir plus petite qu'à l'état normal.

Pour toutes ces raisons on a peine à admettre le diagnostic de cancer, car ce serait admettre en même temps qu'on a assisté sinon à une guérison complète (on ne pourra le savoir qu'à très longue échéance), du moins à une régression extraordinaire d'une tumeur maligne.

La conclusion finale sera donc qu'il ne s'agissait pas ici d'un cancer de la prostate, puisque d'autre part aucun examen histologique, aucun biopsie, n'est là pour affirmer la nature maligne de l'affection.

J'ai fait toutes ces objections moi-même pour éviter à d'autres la peine de les formuler.

Je veux cependant insister sur deux points qui me paraissent avoir leur importance au point de vue pratique, le seul qu'il soit possible d'envisager dans le cas particulier.

1° La preuve vraie de l'*existence d'un cancer de la prostate* serait celle qui serait tirée de l'étude des coupes en série de tout l'organe supposé malade. *En pratique cet examen est impossible et il faut se contenter des preuves fournies par la clinique.*

2° *Quand le diagnostic clinique de cancer de la prostate a été porté, la chirurgie paraît impuissante* à amener la guérison radicale. La propagation est beaucoup trop rapide ainsi que je l'ai montré dans ma thèse (Etat du système lymphatique dans les maladies de la vessie et de la prostate) qui date de 1898.

Que reste-t-il donc à faire dans un cas semblable?

Je viens de rapporter en détail une observation où tous les signes cliniques du néoplasme prostatique se trouvaient réunis : augmentation de volume de la prostate, consistance ligneuse, bosselures irrégulières, fixité, propagation de la tumeur à la vessie. Je ne parle pas de l'absence des ganglions; il est classique qu'on ne peut pas toujours sur le vivant en constater l'existence. Le malade a été examiné par des chirurgiens habitués à la clinique urinaire, il a été suivi de près. Or le traitement par les applications de radium a amené la disparition de la tumeur sans autre intervention.

Il me paraît donc raisonnable de conclure que : *Quand on aura fait le diagnostic clinique de cancer de la prostate, c'est-à-dire d'une tumeur inopérable et devant fatalement amener la mort plus ou moins rapidement, il est indiqué de recourir au traitement de la tumeur par le radium* suivant la technique que j'ai établie ci-dessus en collaboration avec MM. Wickham et Degrais.

M. le Dr CONTAMIN (Lyon). — 1° *Action des rayons X sur les tumeurs expérimentales de la souris.*

Avec MM. Nogier et Jaubert de Beaujeu nous avons étudié, dans le laboratoire du professeur Courmont, l'action des rayons X sur les tumeurs de la souris.

Nous avons irradié : 1° des souris porteuses de tumeurs; 2° des cellules cancéreuses isolées de la souris après ablation.

I. — ACTION DES RAYONS X SUR LES SOURIS PORTEUSES DE TUMEURS.

Nous avons procédé à nos expériences de la façon suivante : aux pattes de la souris, on nouait des attaches que l'on faisait pénétrer dans des encoches pratiquées sur les bords d'un carton sur lequel l'animal était ainsi étalé, face dorsale ou ventrale, suivant les cas. A l'aide de lames de plomb souples, fenétrées exactement suivant la dimension de la tumeur, on protégeait le corps de la souris. Une tumeur un peu volumineuse faisait ainsi saillie hors de l'ouverture pratiquée dans la lame de plomb qui, de cette façon, se trouvait elle-même maintenue et, dans la suite, permettait d'apprécier les progrès de la régression. Plutôt que par des schémas nous avons cru plus simple d'exprimer en poids l'efficacité du traitement. La souris à tumeur était donc pesée soigneusement avant les irradiations et, les jours suivants, on notait les différences de poids des animaux traités, comparativement aux animaux cancéreux dont l'évolution de la tumeur n'était pas inquiétée.

Trois souris pouvaient être irradiées en même temps. Elles étaient placées à 12 centimètres de l'anticathode d'une ampoule Chabaud à eau; longueur d'étincelle entre 9 et 12 centimètres; intensité de 0,8 milliampère; filtre d'aluminium de 2/10 de millimètre.

Nous avons ainsi irradié :

1° Des souris inoculées depuis quinze à vingt jours, porteuses de petites tumeurs;

2° Des souris inoculées depuis trente jours environ, porteuses de tumeurs très volumineuses, parfois égales à la souris elle-même;

3° Des souris inoculées depuis deux ou trois mois, porteuses de tumeurs de petit volume (grosse noisette) qui restaient dans un état stationnaire.

Les premières ont sous l'effet des rayons X résorbé leur tumeur et ne sont pas mortes.

Les secondes ont (parfois après une seule séance d'une heure, sans filtre) résorbé leur tumeur.

Cette résorption était activée si l'on répétait les séances tous les jours ou tous les deux jours, et si l'on interposait une lame de plomb entre la tumeur et le carton support, afin de donner lieu à la formation de rayons secondaires.

EXEMPLE D'EXPÉRIENCE.

1re irradiation de trois souris le 1er décembre 1909. Temps : une heure.

Poids des souris le 1er décembre	30 g.	25 g.	24 g.
2e séance d'une heure le 3 décembre.			
Poids le 3 décembre	25 g.	21 g.	22 g.
3e séance d'une heure le 5 décembre.			
	20 g.	18 g.	20 g.

Les deux premières souris meurent le 6 décembre, la troisième le 12 décembre.

Sans présenter toujours cette rapidité de régression, il est constant qu'en une semaine, une souris à tumeur très volumineuse résorbe — si la mort ne vient pas trop vite — une masse considérable de tissu cancéreux.

On assiste à une fonte de cette néoformation et les souris sont méconnaissables. Il importe de les isoler, car ces souris meurent infailliblement du sixième au septième jour, sont très affaiblies et fréquemment dévorées, si on ne les soustrait pas au voisinage d'animaux plus vigoureux.

Enfin, les mêmes doses d'irradiation n'ont eu sur les troisièmes (tumeurs anciennes stationnaires) aucun effet appréciable, ni sur la tumeur, ni sur l'état général de ces souris.

En résumé nous pouvons dire :

1° Que l'action des rayons X est d'autant plus efficace que le tissu de la tumeur est plus jeune et plus prolifique;

2° La résorption d'une tumeur un peu volumineuse entraîne la mort de l'animal, probablement par intoxication.

Étude histologique des tumeurs en voie de résorption.

Nous avons surtout expérimenté avec la tumeur B. Cette tumeur est un épithélioma glandulaire, à disposition lobulaire, à stroma peu abondant.

Après irradiation, on constate qu'il s'est formé, au sein de la tumeur, des cavités kystiques; les cellules épithéliales se sont tassées au voisinage du kyste comme refoulées par leur contenu, celui-ci étant le plus souvent hémorragique. Dans le reste de la tumeur, on constate que le stroma est notablement plus abondant, si bien qu'il subdivise les lobules épithéliomateux en infimes lobules ou même en menus groupes de *cellules* épithélioïdes.

II. — ACTION DES RAYONS X SUR LES CELLULES CANCÉREUSES ISOLÉES DE L'ANIMAL.

Nous avons dans ce cas procédé de la façon suivante. La tumeur enlevée sur une souris vivante était découpée, broyée, étalée sur des lames de carton, de plomb ou d'aluminium. Ces lames servant de support aux menus fragments de tissu cancéreux étaient ensuite exposées à l'irradiation des temps égaux ou très différents. Après l'irradiation on les émulsionnait avec du sérum physiologique, et on pratiquait leur inoculation avec une seringue de 2 cm³. à large orifice.

EXPÉRIENCE I. — Tumeur irradiée pendant trente minutes. Chaque lot de quinze souris (d'un poids d'environ 230 gr.) a reçu approximativement 5 gr. de tumeur, soit irradiée, soit intacte.

	1ᵉʳ LOT	2ᵉ LOT	3ᵉ LOT
Distance de l'anticathode	10 cm.	10 cm.	Témoins
Etincelle équivalente	6 cm.	17 cm.	Pas d'irrad.
Milliampère	1,3	0,4	»
La tumeur absorbe du rayonnement incident[1]	50 0/0	10 0/0 [2]	»
Poids du lot un mois après l'irradiation	240 gr.	290 gr.	380 gr.
Succès de l'inoculation	0	10 sur 15	14 sur 15

1. La quantité de rayons X absorbée a été déterminée par la méthode de l'électromètre (Jaubert de Béaujeu).
2. Filtre d'aluminium de 2/10ᵉ de millimètre.

EXPÉRIENCE II. — Approximativement, mêmes conditions physiques d'irradiation. Temps d'exposition : vingt minutes.

Trois lots de douze souris : 1ᵉʳ lot, témoins, pas d'irradiation ;

2ᵉ lot, fragments placés sur lame de carton; 3ᵉ lot, fragments placés sur lame de plomb.

Résultats. — 1ᵉʳ lot (témoins), 8 succès sur 12; 2ᵉ lot (carton). 3 succès sur 12 (tumeurs petites); 3ᵉ lot (plomb), 0 succès.

Dans l'expérience I le poids des souris témoins est particulièrement élevé, ce qui marque un contraste plus frappant avec les deux autres séries; dans l'expérience II, on voit l'influence des rayons secondaires sur la virulence des cellules (3ᵉ lot).

Nous pouvons dire en résumé :

1° Les rayons X agissent directement sur les cellules cancéreuses elles-mêmes;

2° Cette action influence davantage l'énergie de croissance de ces cellules que leur aptitude à l'inoculation [pourcentage peu diminué, mais tumeurs peu prolifiques, voir 2ᵉ lot];

3° Les rayons X agissent d'autant plus qu'ils sont plus absorbés.

2° *Immunisation de la souris vis-à-vis de la greffe du cancer.*

Nous avons à l'aide des rayons X fait résorber des petites tumeurs de souris, puis réinoculé ces souris avec la même tumeur. Nous avons généralement constaté leur immunité.

Quand nous avons prélevé du tissu de tumeur, en voie de résorption sur l'animal, que nous l'avons broyé et inoculé à des souris neutres en vue de les immuniser, nous avons constaté parfois la formation de tumeurs, mais presque jamais une résistance sensible de ces animaux à la réinoculation.

L'irradiation directe de cellules cancéreuses broyées, puis l'inoculation de celles-ci à l'animal, nous a permis de constater que l'on pouvait obtenir de cette façon une immunité active vis-à-vis de la greffe du cancer.

En somme, nous avons constaté :

1° L'*immunité* à la réinoculation des souris ayant résorbé des tumeurs dont elles étaient porteuses;

2° La *résistance* des souris ayant résorbé des tumeurs convenablement irradiées. Cette résistance nous a semblé être fonction, a) de la quantité des cellules introduites; b) de la qualité de ces cellules; c) de l'intervalle de temps laissé entre l'inoculation préventive et la réinoculation.

M. DESNOS (Paris). — *Sur le traitement des tumeurs de la vessie et de la prostate par le radium.*

Je ne retiendrai votre attention que quelques minutes sur quelques détails du traitement du cancer de la vessie et de la prostate par le radium.

J'ai appliqué le radium au traitement des tumeurs de la vessie dans 5 cas. Dans le premier, il s'agissait d'un cancer inopérable qui avait déjà été traité par la cystostomie peu de temps avant. J'avais fait une taille hypogastrique, pour pallier aux douleurs violentes que présentait le malade; j'ai eu l'idée d'introduire par la fistule hypogastrique une ampoule de radium de 5 centigrammes et de la porter au contact du néoplasme à 5 ou 6 reprises après quelques jours d'intervalle. Le résultat a été à peu près nul; il est vrai que le malade était déjà presque cachectique. Si le résultat définitif n'a pas été bon, cependant j'ai observé là un phénomène qui s'est produit dans tous mes autres cas, c'est la diminution des hémorragies.

L'autre malade avait, lui aussi, subi une taille hypogastrique; j'ai procédé de la même manière, mais j'ai obtenu des résultats excellents, et après trois ou quatre applications de doses de radium de 5 centigrammes, j'ai assisté successivement à la cessation des hémorragies, phénomène initial dans le processus thérapeutique, puis à la disparition des douleurs; enfin les urines sont devenues limpides et je me suis cru autorisé à fermer la vessie. Il y a presque six mois de cela et aujourd'hui je n'observe aucun symptôme de récidive de la tumeur.

Dans les trois autres cas, j'ai agi par l'urètre. L'instrumentation dont je me suis servi au début est des plus simples: à l'intérieur d'une sonde-béquille de gomme n° 22 je fais glisser une ampoule de radium jusqu'à l'extrémité de cette sonde, que je conduis par l'urètre jusque dans la vessie; je l'y enfonce plus ou moins suivant le siège de la tumeur que le cystoscope m'a permis de préciser. Plus tard j'ai fait construire des sondes dans le tissu même desquelles on incorpore une petite lame d'aluminium sur un seul côté, pour permettre de filtrer les rayons du radium et de moins intéresser les parties de la vessie qui ne sont pas cancéreuses.

Les trois malades ainsi traités étaient porteurs de tumeurs infiltrées et inopérables: chez l'un le résultat a été médiocre; j'ai obtenu cependant ce que je considère comme une action particulière du radium, c'est-à-dire la cessation des hématuries. Dans les deux autres cas le résultat a été meilleur et même très bon dans un cas, car l'ensemble des symptômes a disparu : la cystoscopie a permis de reconnaître .non pas une disparition complète de la tumeur, mais tout au moins un affaissement et surtout une disparition des franges épithéliales; au lieu de les voir flotter, je n'ai plus constaté qu'une sorte de tronc peu élevé. L'évolution de la maladie s'est arrêtée pendant plusieurs mois.

Pour la prostate, les résultats ont été moins brillants: chez deux malades, il s'agissait de lésions avancées, c'est-à-dire que non seulement la prostate, mais le bas-fond de la vessie étaient envahis. Chez le premier sujet j'ai appliqué le radium par l'urètre; j'ai eu tort, car la sonde a produit une irritation et une véritable aggravation des symptômes, la maladie a suivi son cours sans que le radium ait rien modifié; dans le second cas de maladie confirmée et avancée, j'ai fait l'application par le rectum, au moyen d'une sonde rectale au centre de laquelle une ampoule de 5 centigrammes était introduite; je ne puis pas dire que le résultat ait été bien brillant, il y a eu cependant une diminution sensible de la quantité de sang rendu après chaque opération.

Chez les autres malades, les lésions étaient sinon au début, du moins peu avancées; la prostate présentait des noyaux indurés incontestables, à part de petites hématuries, mais il n'y avait pas d'autres symptômes que ceux d'une hypertrophie prostatique, c'est-à-dire : rétention incomplète et mictions fréquentes. Dans ces cas j'ai obtenu, après des applications multiples de radium, les mêmes résultats que ceux que j'obtiens dans un grand nombre de cas d'hypertrophie de la prostate : diminution de la rétention et de la fréquence, etc., mais très peu de chose au point de vue de l'atrophie des noyaux, elles paraissent avoir aussi quelque avantage dans le cancer de la prostate.

Je dois dire, à l'actif de la méthode, que deux de ces cas sont déjà assez anciens et remontent à deux ans et demi; depuis le traitement par le radium la maladie n'a presque pas fait de progrès; les noyaux sont restés stationnaires.

En résumé, pour les tumeurs inopérables de la vessie, je crois que les applications du radium constituent un moyen précieux.

Sans aucun doute le traitement chirurgical conserve le premier rang, mais les résultats que j'ai obtenus doivent encourager à appliquer le radium, après l'exérèse d'une tumeur; je ne puis pas apporter de conclusions quant aux cancers de la prostate, je crois que la question est tout entière à réserver. Néanmoins, j'ai cru devoir relater ces faits qui sont plutôt encourageants.

Dʳ G. Forsell (Stockholm). — *Quelques expériences sur la radium-thérapie des tumeurs cancéreuses.*

Les résultats excellents qu'ont obtenus les médecins français *Wickham, Degrais* et *Dominici* par la radiumthérapie des néoplasies bénignes et malignes sont connus de tout le monde.

Mais leur technique de *filtrage variable* des rayons de *grandes quantités de radium* n'est encore employée que par un petit nombre d'auteurs et au moins en dehors de la France on ne semble pas évaluer suffisamment le grand progrès qu'a vraiment fait la radiumthérapie par le travail ingénieux, patient et dévoué de ces savants français.

Voilà pourquoi un rapport de nos expériences à Stockholm sur la radiumthérapie des cancers me semble motivé.

Après des études chez les docteurs Wickham et Dominici, au mois d'octobre 1909, j'ai pu disposer, par des dons volontaires de philanthropes, d'une quantité de radium de 8 cg. d'une valeur de 32 000 fr.

Pour me procurer le radium comme dans l'appréciation chirurgicale des cas traités et pour les interventions chirurgicales, j'ai eu l'aide précieuse de M. le professeur John Berg.

Je veux donc brièvement présenter mes impressions sur l'effet de la radiumthérapie dans 38 cas de cancer.

Sur les néoplasies le radium a un effet *semblable* à celui des rayons X. *Mais dans la plupart des cas j'ai trouvé que la radiumthérapie avec la technique de Wickham et de Dominici est décidément plus efficace que les rayons X*, quoique j'aie travaillé avec les rayons X depuis dix ans et en aie des effets aussi bons que les résultats autre part obtenus.

Quant aux *cancers plus superficiels de la peau*, la radiumthérapie et les rayons X ont presque de la même valeur. Le radium enfin donne dans ces cas des cicatrisations très belles.

Comme exemples de l'effet de la radiumthérapie, j'ai l'honneur de vous présenter les photographies de trois de mes premiers cas, chacun caractéristique pour sa catégorie.

Dans le traitement des cancers des *lèvres* et de la *bouche*, le radium est très supérieur aux rayons X.

Les petits cancers des lèvres se sont vite fondus sous le radium avec une cicatrisation apparente superbe.

Pour tous ces cas j'ai employé en général les appareils plans, décrits par Wickham, d'une activité de 100 à 500 000 unités avec des applications de vingt-quatre à soixante-huit heures. Le filtrage y a lieu par des lames de nickel d'une épaisseur de 0,5 à 2 mm. d'épaisseur.

Quelques tumeurs sous-cutanées, par exemple une maladie de Paget, des récidives du cancer du sein, un cylindrome de l'orbite, un myosarcome de la région parotidienne, ont diminué ou ont disparu, au moins pour un certain temps, même dans des cas où les rayons X n'ont eu qu'un effet nul ou peu important.

Dans d'autres cas, avec des tumeurs plus malignes, plus étendues et moins limitées, l'effet a été très superficiel et transitoire, mais les douleurs se sont beaucoup améliorées aussi dans ces cas-là. Dans les cancers sous-cutanés j'ai obtenu l'effet le plus profond en employant les tubes de *Dominici*, enfoncés dans la tumeur. Les tubes à un cgm. de sulfate de radium pur, poussés profondément à l'intérieur de la tumeur avec des précautions aseptiques minutieuses, y restaient plusieurs jours, même des semaines.

Aux tumeurs malignes plus profondes on ne peut pas attendre de chaque application un effet de longue durée.

Il faut faire des applications répétées dans des parties différentes de la tumeur jusqu'à sa disparition et la surveiller soigneusement.

Par les méthodes de traitement de *Wickham* et de *Dominici* la radiumthérapie des cancers a vraiment fait un grand progrès.

Mais le radium pourtant n'est pas du tout un remède universel et infaillible du cancer. Cela se comprend de soi-même parce que *l'effet destructif du radium est entièrement local.*

Dans les cancers superficiels et moins malins on reçoit ainsi, comme dans les néoplasies bénignes de la peau, un effet frappant et de belles cicatrisations, quoique on doive être réservé dans l'appréciation de la persistance des cicatrisations obtenues.

Dans les cancers sous-cutanés profonds et plus malins la radiumthérapie ne peut encore que prétendre être une méthode *palliative*. Mais à ce point de vue elle est dans plusieurs cas de grande valeur.

M. DELBET (Paris). — Messieurs, je serai extrêmement bref, mais je voudrais cependant dire un mot à M. Béclère, je voudrais lui dire que je suis très heureux de voir que les conclusions auxquelles il est arrivé sont conformes à celles exposées dans mon rapport sur la radiothérapie avant et après l'opération. J'ajouterai que d'après les recherches que j'ai déjà communiquées au congrès de Buda-pest, et que nous avons poursuivies ici, avec la collaboration de mon chef de laboratoire, M. Herrenschmidt, le mode d'action du radium est superposable au mode d'action des rayons X, mais pratiquement il y a une différence considérable : on manie diffé-remment un tube de radium et les rayons X.

Dans les lésions en surface, les rayons X sont plus commodes et plus actifs, puisqu'on peut les employer d'un seul coup sur de grandes surfaces, tandis que lorsqu'il s'agit de lésions profondes, le radium a une supériorité incontestable.

Tout à l'heure, il a été question de technique et M. Forsell nous a parlé de la technique de Wickham et de Dominici, associant les deux noms de ces auteurs.

Ce n'est pas parce qu'ils ont travaillé simultanément qu'il en résulte qu'ils soient arrivés à la même technique, il y a même des différences notables entre leurs deux méthodes.

Ce qui appartient à Dominici, c'est la filtration systématique des rayons du radium. Dominici emploie des parois métalliques d'une épaisseur variable suivant le métal même dont il se sert, de manière à arrêter la totalité des rayons alpha et une partie des rayons béta, qui sont les plus destructeurs. Au contraire, M. Wickham n'emploie pas systématiquement la filtration, il l'emploie seulement dans certains cas et, à ce point de vue, il y a, dans la pratique de ces deux auteurs, une différence très marquée.

Quant à l'introduction des tubes de radium très actifs dans l'épaisseur même des tumeurs, je ne crois pas qu'elle appartienne à M. Dominici. Il y a quelques années j'ai demandé un tube à

M. Dominici et lorsque je lui ai dit que j'avais l'intention d'introduire ce tube dans l'épaisseur du néoplasme et de l'y laisser vingt-quatre heures, M. Dominici déclina toute responsabilité sur ce qui pourrait arriver et déclara que, si j'employais cette technique, je devais le faire sous ma propre responsabilité.

Je ne revendique pas d'ailleurs la priorité de cette technique, elle avait été employée en Amérique. J'ai seulement fait construire un trocart qui en rend l'application facile.

C'est elle qui est couramment employée dans mon service. Je ne dispose pas d'une quantité de radium suffisante pour traiter les petites lésions superficielles qui peuvent être guéries autrement. Nous ne traitons guère par le radium que les lésions profondes, très graves et dans ce cas-là nous avons obtenu des résultats incontestables. Si quelques membres de la Conférence s'intéressent à cette question, mes internes pourront leur montrer dans mon service quelques malades qui sont en traitement.

Je m'empresse d'ajouter que je n'ai pas guéri un seul malade. Le plus beau résultat que nous ayons obtenu — la malade est encore dans le service, vous pourrez la voir, — c'est dans un cas de cancer de l'utérus. La malade est entrée au mois de mai 1909, il y a donc seize mois, avec un énorme cancer de l'utérus absolument inopérable. Elle était dans un état de cachexie si avancée que tout le monde pensait qu'elle ne vivrait pas six semaines. Elle a été traitée uniquement par le radium, le bistouri n'est intervenu que pour faire les prélèvements nécessaires aux examens histologiques successifs. Seize mois après son entrée à l'hôpital, cette malade qui était inopérable, qui présentait tous les signes de cachexie, est très bien portante et vous pourrez l'examiner. Si vous n'étiez pas prévenus, je crois qu'aucun de vous ne pourrait faire le diagnostic de cancer de l'utérus.

Il ne reste plus au fond du vagin scélrosé qu'un petit orifice, mais si l'on se livre à un examen plus approfondi, on voit que cet orifice conduit dans une cavité de 3 à 4 centimètres, cavité encore ulcérée et, lorsque l'on fait des prélèvements des parois de cette cavité, on y trouve des cellules épithéliales. Donc, cette malade ne peut pas être considérée comme guérie.

J'ajoute que les résultats du radium sont extraordinairement inégaux, sans qu'on puisse savoir pourquoi. Chez certains malades on obtient des résultats admirables extrêmement rapides, tandis que chez d'autres on n'obtient rien.

Je me suis efforcé de chercher si l'explication de ces différences de résultat ne pouvait pas être fournie par la forme histologique du néoplasme, je parle des épithéliomas uniquement.

Je me suis livré à cette étude dans mon laboratoire, et je suis arrivé à cette conclusion qu'on ne pouvait pas établir de relations entre la forme histologique du néoplasme épithélial et l'action du radium sur lui.

Il y a des épithéliomas typiques qui ont résisté à l'action du radium et il y en a d'autres, tout à fait atypiques, qui ont été au contraire très sensibles.

En terminant, je retiendrai votre attention sur un point particulier. Dans plusieurs cas j'ai observé la succession des phénomènes suivants : On fait une première application de radium, on enfouit un tube dans la tumeur et on obtient après cette première application un résultat surprenant, une fonte de la tumeur; on croit qu'on va arriver à la guérison et l'on continue à faire les applications de radium. Puis ce radium qui au début avait été extrêmement efficace ne produit plus aucun effet; il semble qu'il y ait une accoutumance de la tumeur au radium. Je ne me charge pas d'interpréter ces faits, mais il est certain que des tumeurs qui se modifient avec une extrême rapidité au début sous l'influence du radium lui deviennent ensuite tout à fait réfractaires. Aussi, je crois qu'il y a avantage quand on le peut à frapper un grand coup dès le début, c'est-à-dire à employer des tubes très forts, à les employer en très grand nombre, à larder en quelque sorte la tumeur avec ces tubes et à les laisser vingt-quatre ou quarante-huit heures en place.

Un mot que j'ai oublié de placer tout à l'heure. Je vous ai parlé de la filtration des rayons, c'est-à-dire en somme de la suppression des rayons alpha et bêta. Cette filtration a certainement des avantages lorsque l'on doit agir au travers de tissus sains, mais il est fort douteux que ces filtrations aient des avantages lorsque l'on introduit le radium dans l'épaisseur même des néoplasmes. Pour ma part, je ne me crois pas autorisé à diminuer l'action des 4 cgr. 1/2 de radium que je possède et je n'emploie pas la filtration.

Mes tubes sont bien entourés de métal parce qu'il faut leur

donner une certaine solidité, mais les gaines de métal que j'emploie ont 2/10 de millimètre d'épaisseur, c'est-à-dire que je les fais réduire au minimum nécessaire pour qu'ils aient la solidité voulue.

M. FORSELL (Copenhague). — Je ne veux faire que quelques remarques sur les objections présentées par M. Delbet, quant à ma communication sur la radiumthérapie. J'ai parlé d'une méthode de Wickham et d'une méthode de Dominici, je sais que M. Wickham a employé une technique différente de celle de M. Dominici. En général, je sais qu'il a employé un filtrage avec des lames de plomb de 2/10 à 2 millimètres d'épaisseur, il a donné une grande importance à ce filtrage dans tous ses traitements. M. Dominici a, dans des cas que j'ai vus, employé des tubes d'argent contenant 1 à 5 centigrammes de sulfate de radium pur; dans tous les cas que j'ai vus, qui étaient spécialement des cas du cancer de l'utérus, il enfonçait le tube dans la tumeur.

La différence qui existe entre sa technique et la mienne, c'est que je fais rester beaucoup plus longtemps les tubes dans la tumeur, une semaine, deux semaines, dans un cas presque trois mois. Quant aux résultats obtenus, je suis de l'avis de M. le Pr Delbet, que pour les cancers superficiels, on peut obtenir des cicatrisations et des guérisons avec une autre méthode, mais je suis persuadé que le radium est dans plusieurs cas décidément supérieur aux rayons X, spécialement pour les cancers des lèvres.

J'ai traité des cas de cancer des lèvres qui sont maintenant très bien cicatrisés, depuis plusieurs mois. J'ai travaillé dix ans avec les rayons X, et jamais je n'ai eu un seul cas guéri de cancer des lèvres. J'ai eu quelques cas qui ont été beaucoup améliorés, mais jamais un cas n'a été cicatrisé complètement.

J'ai parlé des méthodes de Wickham et de Dominici, bien que je sache que l'on a filtré des rayons X avant Wickham et qu'on a enfoncé des tubes de radium avant Dominici, parce que Wickham et Dominici ont travaillé systématiquement avec méthode. ·

M. CAAN (Heidelberg). — Le traitement des tumeurs malignes au Samariterhaus avec le radium fut dans la règle, comme je l'ai déjà indiqué, combiné avec l'emploi des rayons X. Nous employions, lorsqu'il s'agissait de l'irradiation directe des petites nodosités multiples (récidive de carcinome mammaire), une préparation de bromure de radium, provenant de la fabrique de quinine de Braunschweig (la préparation pesant 10 milligrammes se trouve dans une capsule de cautchouc, dont l'ouverture supérieure, applicable sur les petites nodosités, était fermée par une petite plaque d'aluminium) ou une préparation de chlorure de radium-baryum, fournie par la direction autrichienne des débits de produits de mines, contenant 10 0/0 de chlorure de radium. Nous avons réussi à réduire les nodosités ne dépassant pas la grandeur d'une noisette.

Le traitement des tumeurs malignes profondes avec le radium fut introduit de manières différentes. De l'eau contenant de l'émanation de radium (de l'eau Radiogen de la Société Radiogen de Charlottenburg respectivement de l'eau contenant de l'émanation de radiol de Kreuznach, ces deux produits avec environ deux mille unités Mache par litre) fut employée de préférence chez des malades souffrant de tumeurs du tube digestif ou de la vessie, comme boisson ou comme lavage. Des tumeurs carcinomateuses ulcérées furent traitées avec de la poudre contenant du radium. Une variété d'irradiation radioactive de longue durée est réalisée par les coussins de radiol de Kreuznach, qui contiennent du radiol et produisent une quantité relativement grande d'émanation, ainsi que l'ouate radifère du Pʳ Engler de Karlsruhe, imprégnée d'une solution de bromure de radium diluée. La partie principale de la radiumthérapie des tumeurs malignes profondes est constituée par les injections de substances radioactives émulsives, qui, vu leur résorption lente, agissent comme une sorte de dépôt d'irradiation. Pour ces injections nous employons les ampoules fabriquées par la Société Radiogen de Charlottenburg, qui contiennent 2 centimètres cubes d'émulsion de 2 0/0 de carbonate de radiumb-aryum, en plus les ampoules de Radiol, préparées par le pharmacien, Dʳ Aschoff de Kreuznach, dont le contenu est composé comme suit : 10 grammes de radiol de haute valeur, 1 gramme de gélatine, 0,8 grammes de chlorure de sodium, de l'eau distillée ad 100 grammes. Dans ces derniers temps nous faisions usage quelquefois d'ampoules plus fortes, fabriquées par la Société de Radium Richard Keil à Dresden. Ici il s'agit de chlorure de radium-baryum, injecté sous forme de carbonate finement pulvérisé. Dans cette préparation dont l'effet toxique (le baryumchlorid actif!) est donc éloigné d'un sel carbonique, on emploie des parties égales d'eau et de gomme arabique comme véhicule. Enfin nous usons encore des solutions de bromure de radium pur, préparées avec une solution de sérum artificiel.

Malheureusement, les espérances qu'avaient fait naître nos premiers essais, ne furent pas tout à fait réalisées. J'ai déjà parlé au congrès des naturalistes à Salzburg l'année passée des succès passagers, et malheureusement il en a été toujours ainsi dans la plus grande majorité des cas. Les cas de lymphome malin, qui réagissaient excellemment d'après le traitement combiné de radium et de rayons X, contrairement au traitement de rayons X simple, récidivaient plus tard eux aussi. Nous avons eu des succès relativement favorables dans plusieurs cas de carcinome mammaire récidivant, qui montraient un certain arrêt après le traitement par le radium. D'un grand intérêt furent aussi plusieurs cas d'exsudations de la plèvre cancéreuse, revenant toujours après la ponction, dans lesquelles après une injection ou plusieurs injections de radium dans la plèvre l'exsudation ne se renouvelait pas du tout ou bien revenait très tard. D'un effet frappant étaient dans plusieurs cas de tumeurs cancéreuses les résultats du traitement par des coussins de radium. En dehors de l'effet calmant, dans quelques cas les tumeurs diminuaient considérablement, quelques-unes avec des réactions fébriles. L'effet des injections de radium dans les tumeurs se révélait soit dans une induration du tissu conjonctif des tumeurs, soit dans la liquéfaction de la masse néoplasique. Malgré des essais relativement nombreux, il ne m'est pas possible de rapporter aujourd'hui des succès brillants avec le traitement par le radium. La cause réside souvent dans les mauvaises conditions où se trouvent les malades qui suivent le traitement au Samariterhaus, et aussi dans nos préparations de radium elles-mêmes qui sont trop faibles pour engager le combat avec succès contre le cancer. En tout cas le résultat de nos expériences nous donne le droit de continuer nos travaux dans cette direction.

VALEUR DE LA FULGURATION
DANS LE CANCER

M. DE KEATING-HART (Paris). — Messieurs, pour répondre à armes égales aux attaques dirigés par M. Segond contre ma méthode, il me faudrait une éloquence que je ne possède pas, et le droit de faire de l'esprit. Le respect que je dois à mon vénéré adversaire me réduit à n'employer contre lui que des arguments scientifiques, et encore l'importance des questions traitées est telle qu'il me faudrait un volume entier pour y répondre complètement. Après l'avoir remercié de sa courtoisie dans l'appréciation de mes travaux, je me contenterai donc de répondre seulement à quelques points importants de son rapport :

1° Qu'est-ce que M. Segond conteste à ma méthode, la fulguration? Il lui conteste une innocuité parfaite. Je ne connais pas beaucoup de méthodes absolument innocentes, et du reste, il le reconnaît lui-même, cette méthode généralement est bien tolérée.

Que l'étincelle à haute fréquence tombant sur le nerf pneumo-gastrique, puisse déterminer des troubles de la respiration et du cœur, cela n'est pas niable. Depuis longtemps, je m'abstiens d'appliquer des étincelles de haute fréquence sur le nerf pneumo-gastrique : il n'y a qu'a éviter en principe d'y toucher au cours d'une fulguration.

En dehors de cela, M. Segond a parlé d'un cas où peut-être il y aurait eu une action malheureuse de l'étincelle sur le péritoine. Le péritoine n'était pas apparemment ouvert; comment ai-je pu l'atteindre à travers le rectum? C'est le seul point que l'on puisse discuter. Quant aux autres cas et d'après ma technique personnelle — car je ne puis accepter de discuter sur des techinques autres que les miennes, — je n'ai jamais eu de conséquences graves aux applications normales de la fulguration. Je puis donc dire avec M. Segond que la fulguration est généralement bien tolérée.

M. Segond accuse cette méthode de donner, dans certains cas, des coups de fouet au cancer, dans les masses qu'elle n'avait pas détruites. Je dois dire, messieurs, que je ne connais pas encore ces cas-là.

J'aperçois ici mon confrère le docteur Desplats, qui est un habile fulgurateur. Je crois qu'il pense comme moi : il n'a jamais eu un cas de fulguration qui ait activé la prolifération néoplasique.

Je ne dis pas que cela ne puisse pas arriver. Mais sur un nombre très considérable de cas que je connais, avec une pratique normale, cela n'a pas été observé.

Je vous prouverai même, au contraire, que dans certains cas, quoique l'on ait laissé du cancer dans une plaie, dans des zônes peu éloignées de la région fulgurée, on a obtenu de bonnes cicatrisations pour un temps encore assez long. Il est certain qu'il ne s'agit pas de guérisons définitives, mais quand on a obtenu des résultats stables ou de tels cas, c'est tout ce que l'on peut demander.

M. Segond abordant le côté théorique de la méthode : se demande comment l'étincelle agit.

Je diffère complètement, à ce sujet, d'autres applicateurs de ma méthode, et en particulier de mon excellent collègue M. Zimmern. On a prétendu que la fulguration donnait un coup de fouet au cancer, c'est un point douteux, je l'ai déjà dit et je ne veux pas entrer dans des détails aujourd'hui. A côté de cela il m'est arrivé, sans avoir déterminé la moindre plaie, et en fulgurant certains petits cancers, d'obtenir des regressions. Or, je n'avais pas déterminé de réactions fibreuses, je ne crois pas à la réaction fibreuse dans ce cas-là ; je ne dis pas que cela ne puisse pas se produire dans une certaine mesure, mais en principe je l'écarte, croyant plutôt à une action sur le système nerveux. D'ailleurs vous trouverez dans le prochain Bulletin du Cancer la façon dont je conçois la chose.

Le Pr Guillarducci de Rome m'a éclairé sur certaines effets que je supposais sans les avoir contrôlées. M. Guillarducci en projetant des étincelles sur des sciatiques de lapin a produit, sans dégénérescence du filet nerveux, des modifications correspondantes de la moelle épinière qui vont de la simple chromatolyse jusqu'à la nécrobiose des éléments cellulaires.

On peut donc considérer que l'étincelle de haute fréquence a une action qui ne se borne pas à la plaie qu'elle frappe, mais qu'elle a des réactions sur les centres nerveux.

M. Lhermitte, l'histologiste bien connu et le chef du laboratoire à la Salpètrière, de M. le Pʳ Rémond, a bien voulu reprendre avec moi les expériences de Guillarducci, et nous avons remarqué que les moelles épinières présentaient des réactions, alors que les examens histologiques représentaient les nerfs comme étant absolument intacts.

Donc il est permis — je ne dis pas qu'il soit sûr, — mais il est permis de supposer que réellement le trophisme est modifié par l'étincelle.

En outre de cela il y a des faits cliniques curieux, qui peuvent nous éclairer sur le mode d'action de l'étincelle de haute tension.

Si, par exemple, nous fulgurons des plaies dont les lèvres ne se rapprochent pas facilement, parce qu'il y a trop peu de tissu, nous n'obtenons pas une cicatrisation rapide, mais une cicatrisation lente; nous avons une plaie torpide, alors qu'elle est saine. Il y a donc une stupéfaction locale déterminée par l'étincelle.

Il est un fait que nous avons aussi établi, c'est que, indépendemment de sa constitution propre, le cancer est d'autant plus grave, qu'il se développe sur un organisme plus vivant, plus jeune, plus activement nourri. Le terrain a donc son importance. Et si, avec l'étincelle, j'obtiens une modification telle de ce terrain qu'il ait peu de tendance à se nourrir, on conçoit qu'ensuite le cancer lui-même ait peu de tendance à se développer à nouveau sur un sol aussi stérile.

Voilà, messieurs, comment je conçois l'action de la fulguration. Je ne prétends point dire que c'est là quelque chose de certain et de démontré, mais il est naturel de chercher une cause aux effets que nous avons remarqués, et c'est dans ce sens que j'ai cru devoir l'entrevoir.

Messieurs, je n'insiste pas plus longtemps. Je voudrais simplement vous faire constater quelques erreurs de fait qui se sont glissées dans le rapport de M. Segond, soit par inattention, soit parce que M. Segond a pu être mal renseigné.

M. Segond vous a cité le cas d'un cancer de la langue fulguré et dont l'opération n'avait pas donné de bons résultats; or je puis vous dire qu'aujourd'hui ce malade est encore parfaitement guéri; je vous présenterai cette malade qui est depuis deux ans sans récidive.

A côté de ce que me conteste M. Segond, que m'accorde-t-il? Il m'accorde des choses qui sont très importantes.

La fulguration est, en général, bien tolérée, dit-il. Il reconnaît ses propriétés analgésiques et hémostatiques et celle de donner de belles cicatrisations même en milieux cancéreux.

Messieurs, j'appelle votre attention sur ce point qui est très important. M. Segond me dénie le droit d'appliquer la fulguration à des cas inopérables parce qu'il considère qu'elle peut donner des coups de fouet. Cela a été dit mainte et mainte fois, mais nous n'en avons pas eu d'exemples. M. Nélaton en a publié un cas, mais j'ai su par la suite que les étincelles employées dans l'opération étaient des étincelles très courtes. Or, je m'élève contre l'emploi des étincelles courtes parce que, d'après mes recherches, j'ai vu que l'étincelle courte était un moyen de surexcitation de la vitalité cellulaire, normale ou anormale.

Il ne faut donc pas faire un reproche à ma méthode d'échecs dus à une technique condamnée par l'auteur.

M. Segond a dit que la fulguration pouvait agir là où la chirurgie n'osait plus intervenir, dans les cas étendus où la seule exérèse chirurgicale ne peut donner aucun résultat. Il a ajouté que les chances de non-récidive peuvent être supérieures à celles de la chirurgie abandonnée à elle-même. Il m'accorde aussi que la fulguration a pu donner de bons résultats dans les cancers du rectum et de l'utérus. En somme ce que m'accorde M. Segond c'est presque tout ce que j'ai toujours revendiqué. Le seul point qu'il me conteste, c'est le droit d'intervenir sur les cancers qui ne sont pas opérables du tout.

Eh bien, vous avez entre les mains ma brochure et vous pourrez y voir un cas qui est très typique à ce sujet. Il s'agissait d'un cancer du sein qui avait récidivé en cuirasse qui, une fois traité par la fulguration, a présenté l'aspect de la guérison. La malade avait été soumise à toutes sortes de traitements, à la radiothérapie, aux traitements par les caustiques et seule la fulguration a donné des résultats satisfaisants. Cette femme était depuis trois ans en état de cachexie et son état général était très mauvais ; l'état local l'était encore plus.

Les travaux de Richter prouvent que les cancers utérins, même inopérables, sont guéris par la fulguration. Je rappellerai aussi, en passant, certains avantages que M. le Pʳ Czerny a bien voulu reconnaître à ma méthode.

« Nous ne connaissons, a-t-il dit, pas d'autres moyens de faire d'une tumeur cancéreuse douloureuse et fétide une plaie non douloureuse, à granulation bonne, si ce n'est l'ablation chirurgicale suivie de la fulguration. » J'aurais voulu pouvoir citer ses paroles en allemand afin qu'il ne puisse y avoir aucune contestation.

Je m'arrêterai surtout sur ce fait que l'on a reconnu que je pouvais intervenir avec beaucoup de chances de succès dans des cas où la chirurgie ne donnait plus de résultats. M. Czerny a même été jusqu'à m'accorder des résultats que d'autres moyens ne pouvaient plus donner, et je considère cela comme un double hommage dont je le remercie profondément. (Applaudissements.)

J'ajoute que j'ai conduit là 5 cas de cancer graves fulgurés qui sont à votre disposition. Ces malades sont en excellente santé depuis deux ans et demi et plus.

M. Desplats (Lille). — Dans son très intéressant rapport, M. le Pʳ Segond a bien voulu rappeler que j'avais moi-même traité la même question des Résultats de la fulguration il y a deux mois au congrès de Toulouse.

Il a fait mieux puisqu'il a adopté ma classification et qu'il s'est basé sur la documentation que j'avais réunie et cependant les conclusions auxquelles nous aboutissons ne sont pas identiques. Vous connaissez celles de M. Segond, permettez-moi de vous rappeler les miennes.

La fulguration, disais-je, *élargit le domaine de la chirurgie* en lui permettant d'opérer, avec chance de succès, des malades qu'elle abandonnait.

Elle donne à l'opéré *des chances de non-récidive prolongée supérieures à celles que donne la chirurgie abandonnée à elle-même.*

Pour que mes conclusions s'éloignent ainsi de celles de M. Segond, serais-je tombé dans un des écueils susceptibles

d'égarer notre jugement sur la valeur de la fulguration et dont
M. Segond signale 5 principaux?

1° *Trompe-l'œil des statistiques globales.* J'ai cherché moi-même à
éviter cet écueil et, si j'ai donné tour à tour des statistiques de
cancers inopérables anatomiquement, de cancers graves opérés par exé-
rèse supposée complète des lésions macroscopiques, j'ai pris soin
d'ajouter que c'est en pesant les faits beaucoup plus qu'en les
comptant qu'on arriverait à se former une conviction sérieuse.

Or, si l'on veut bien peser les faits on trouvera dans les mémoires
qui nous ont servi à nous documenter un grand nombre de cas
très graves que la chirurgie se refusait à toucher et qui restent cicatrisés depuis un à trois ans.

2° En présence de ces cas, qui d'ailleurs ont tous subi le contrôle
de l'examen histologique, faut-il invoquer cette seconde objection
que les examens histologiques les mieux faits sont parfois sujets à
revision?

Elle pourrait être valable pour un ou deux de nos cas, mais quand
l'examen histologique est partout d'accord avec ce que la clinique
faisait craindre, il faudrait admettre que tous les éléments d'appréciation nous ont trompés à la fois.

3° Je me suis gardé d'oublier que les opérations larges et précoces
possèdent à leur actif des guérisons prolongées et je n'ai pas fait
état dans mon rapport *des cas opérés par une chirurgie large et pré-*
coce, jugeant que le succès pourrait, en pareil cas, être attribué avec
autant de justesse au bistouri qu'à l'étincelle.

4° Quant aux résultats obtenus par les autres méthodes, que
M. Segond voudrait voir comparer avec les résultats de fulguration, je ne comparerai que ce que je connais bien personnellement,
la radiothérapie et la fulguration. Depuis sept ans déjà, je pratique
la radiothérapie et j'en ai obtenu de beaux succès dans des épithéliomas de la peau d'ailleurs peu étendus en profondeur, dans
quelques cas de sarcome, dans les adénies, dans les leucémies.
Est-ce là le même domaine que celui de la fulguration? et j'ajouterai : la radiothérapie peut-elle être employée dans les mêmes conditions que la fulguration immédiatement après l'intervention
chirurgicale? Je sais que la chose a été faite, mais que doivent dire
alors les chirurgiens de la complication de l'appareillage?

5° Il n'y a pas de chirurgien, ajoute M. le Pr Segond, qui ne puisse signaler des cas exceptionnnels, du genre de ceux dont font mention les fulgurateurs.

C'est bien là le nœud de la question et il s'agit seulement de savoir si ce qui était exceptionnel hier n'est pas devenu beaucoup plus fréquent après la fulguration.

Je veux m'abriter ici sous l'autorité d'un maître à qui une longue expérience permet un jugement réfléchi et que M. Segond ne contestera pas puisqu'il a parlé de lui en termes élogieux : M. le Pʳ Duret m'a dit et répété souvent qu'il consentait à opérer des malades à la limite de l'opérabilité, parce qu'il avait observé dans sa carrière quelques succès encourageants; mais jamais il n'avait observé en trois ans le nombre relativement considérable de cicatrisations durables que nous avons observées dans des cas qui n'inspiraient qu'une confiance très limitée.

Je crois donc, messieurs, comme avant le rapport de M. Segond pouvoir maintenir mes conclusions.

Pour ce qui concerne les tumeurs inopérables, j'ai dit dans mon rapport que je n'étais pas particulièrement favorable à la fulguration dans ces cas; mais ce n'est pas que je craigne un coup de fouet auquel je n'ai jamais assisté, c'est plutôt par crainte des effets d'une intervention chirurgicale dans ces cas.

M. Faix (de Tours). — Ayant eu depuis la retentissante publication de ses créateurs l'occasion d'expérimenter la fulguration dans le traitement du cancer, j'ai tenu à prendre part à la discussion du remarquable rapport de M. le Pʳ Segond.

J'apporte ici le résultat de 37 cas où la fulguration a été pratiquée après intervention chirurgicale sur des malades atteints de néoplasies malignes diverses.

Ces malades ont été opérés par moi personnellement à peu d'exceptions près, encore ai-je servi d'aide dans tous les cas où je ne suis pas intervenu moi-même.

C'est vous dire que j'ai soigné et suivi ces malades en toute connaissance de cause.

La fulguration a été pratiquée dans tous ces cas par le Dʳ Bizard (de Paris), qui appliquait la technique à lui enseignée par le promoteur de la méthode en employant des étincelles de 4 à 5 cm. avec des soins aussi complets que possible tant au point

de vue électrique qu'aseptique. Ces cas se décomposent ainsi :
1° Epithéliomas d'origine externe propagés à l'orbite, 8, qui ont donné :

Décès immédiats par complications pulmonaires. 2
Récidives immédiates malgré plusieurs interventions et fulgurations. 2
Sans récidive après 14 mois 1
— — 22 — 2
— — 13 — 1

.(Voir observations et figures *in Revue de chirurgie*, 10 juin 1910, et *in Procédé nouveau d'exentération de l'orbite dans les cas de tumeurs malignes diffuses*, par Ed. Babiaud, Thèse Paris, 1910.)

2° Épithéliomas du cuir chevelu, 2 : ayant donné :

Décès opératoire (étendue des lésions) 1
Sans récidive depuis *deux ans* 1

(Voir *Bulletin de la Société Française de Dermatologie et de Syphiligraphie*, novembre 1909.)

3° Épithéliomas du nez, 2.
Résultats :

2 guérisons depuis 2 et 3 ans. 2

(Voir *Gazette Médicale du Centre*, novembre 1909.)
4° Épithéliomas des lèvres, 2.
Résultats :

Décès opératoire (étendue des lésions) 1
Récidive rapide malgré interventions et fulgurations répétées . 1

5° Cancer utérin, 1.

Récidive immédiate. Mort rapide.

6° Cancer du vagin, 1.

Récidive immédiate. Mort rapide.

7° Cancers du sein, 11.

Décès immédiats par infection. 3
Récidives rapides 5
Restées guéries un an et perdues de vue. 3

(Voir observations et figures *in Gazette médicale du Centre*, juillet 1910.)

8° Cancer de l'oreille propagé au temporal, 1.

Mort de tuberculose aiguë intercurrente.

9° Cancers des membres, 2.

Sarcome de l'avant-bras. } Récidives rapides 2
Épithéliomas de la jambe. }

10° Cancers de la langue, 4.

Récidives rapides 2
Guérison depuis 19 et 21 mois 2

11° Epithéliomas cutanés, 2.

Récidive rapide 1
Guéri un an et perdu de vue. 1

En résumé, que nous avait-on promis au nom de la fulguration?
Possibilité d'opérations incomplètes.

Innocuité du procédé ;

Fougue de cicatrisation ;

Action certaine sur les cellules cancéreuses empêchant la rédidive.

En face de ces promesses, quel est le bilan de notre pratique même après une renonciation rapide aux exérèses incomplètes?

Nous avons sur nos 37 cas relevé des *accidents infectieux post-opératoires*.

Accidents infectieux post-opératoires.

2 pour orbites, entraînant la mort en 48 heures dans les 2 cas.
1 pour cancer des lèvres (vu l'étendue des délabrements, on doit négliger
ce cas au point de vue statistique).
7 pour cancers du sein avec 3 morts rapides
1 pour cancer de la langue

Soit 10 cas sur 37.

La *cicatrisation* a été aussi lente que par la chirurgie seule et a duré des mois entiers dans bien des cas.

Enfin la récidive, chez les survivants, soit 24, est survenue avant deux ans dans :

2 cas pour les orbites, presque immédiatement.
1   —   lèvres,   —
1   —   utérus,   —
1   —   vagin,   —

5 cas de récidive pour les cancers du sein, encore parmi ces malades en avons-nous perdu de vue 3 que nous mettons au profit de la fulguration.

2 récidives rapides pour cancer des membres.
2   —   —   de la langue.
1   —   —   de la peau.

Soit 13 cas sur 24.

En faisant abstraction des malades décédés de complications intercurrantes étrangères à leur néoplasme et à la fulguration, combien nous reste-t-il de guéris?

4 orbites après 13, 14 et 22 mois.
1 épithélioma du cuir chevelu, 2 ans.
2   —   du nez, 2 et 3 ans.
3 seins que nous n'avons pas revus, restés guéris *un an*.
2 cancers de la langue, après 19 et 21 mois.
1 cancer de la peau resté guéri un an et perdu de vue.

Ce ne sont pas là des résultats bien surprenants et nombreux sont les cas où, sans l'aide de la fulguration, on en obtient de semblables et même de meilleurs.

Je conclurai donc en proclamant pour ma part la faillite de la fulguration dans les cas où je l'ai employée : elle m'a paru ne pas reculer les limites d'opérabilité, aggraver parfois le pronostic immédiat et ne pas améliorer le pronostic éloigné, en un mot je la tiens pour plus nuisible qu'utile.

M. A. Zimmern (Paris). — *Valeur de la fulguration et de la radiothérapie.*

Il faut vraiment avoir une envie irrésistible d'intervenir dans le débat pour demander la parole à la suite des remarquables rapports sur la radiothérapie et la fulguration que nous venons d'entendre.

À vrai dire, les éminents Rapporteurs ne font pas la partie bien belle ni à la radiothérapie, ni à la fulguration.

D'autre part, en entendant mon maître, Pierre Delbet, proclamer qu'il n'y a que la chirurgie qui ait fait ses preuves, je me demande avec anxiété quel courant d'opinion vont créer au dehors parmi les médecins, et même dans le grand public ces brèves sentences émises sur les méthodes physiques par notre conclave.

Laissons pour l'instant la question de la radiothérapie sur laquelle nous reviendrons tout à l'heure.

Les conclusions du rapport de M. Segond sont peut-être moins sévères que sa profession de foi quand il déclare qu'il renonce définitivement à la fulguration — ce que je m'explique aisément après la série de cas malheureux dont il nous a entretenus.

Il est cependant des chirurgiens — des chirurgiens considérés — qui continuent à expérimenter la méthode : c'est donc que tout jugement sur la fulguration est fonction de l'impression personnelle.

On a essayé de dégager la valeur de la fulguration au moyen de statistiques, et, au Congrès de Toulouse, Desplats vient de présenter, à cet égard, un travail aussi impartial que consciencieux, mais les conclusions qu'il émet ne sont encore une fois que des impressions.

Moi-même, j'ai quelque peu vécu la fulguration et près de 50 fois j'ai amené l'étincelle sur le champ opératoire. Comme tout le monde j'ai eu des morts, des récidives et des cas heureux. Ce qui m'a permis de me faire également une opinion personnelle sur la méthode.

Mais l'esprit scientifique ne s'accommode pas d'impressions.

Pour accorder droit de cité à une méthode thérapeutique, il faut des données physiologiques précises sur les effets de l'agent thérapeutique, il faut savoir que cet agent coagule, comme la diathermie, ou provoque la dégénérescence cellulaire comme le rayonnement rœntgénien, et, en outre, il faut savoir quelle est la dose nécessaire pour produire cet effet.

Dans les deux exemples que je viens de choisir, il s'agit de modalités de l'énergie isolées : la chaleur, la radiation X. L'étincelle électrique par contre est une modalité fort complexe.

Si nous admettons avec Trowbridge et Oudin que l'étincelle résulte de la rupture brutale d'une chaîne d'atomes, avec projection, d'électrons animés de vitesse et dégagement d'énergie mécanique calorifique, lumineuse, nous nous trouvons utiliser un agent thérapeutique compliqué, dont les effets sont forcément différents suivant la prédominance de l'une ou l'autre modalité énergétique. Si l'étincelle est courte et fournie, c'est l'action thermique qui domine : si elle est longue, mince, violente, fortement descriptive, c'est un phénomène d'excitation qui en résulte.

La cicatrisation d'ulcérations atones, le bourgeonnement de

plaies torpides, la production de bandes fibreuses à la surface d'une plaie fulgurée, comme l'ont montré Tuffier et Mauré, cette tendance à la cicatrisation, sont l'effet du traumatisme produit par le choc des électrons.

Il n'est pas douteux que les électrons ont d'autres propriétés, mais celles-ci nous échappent encore à l'heure présente, et je ne veux retenir pour le moment que l'action ouloplasique, comme je l'ai appelée.

Si l'on prend comme exemple le cancer de la peau, celui où la fulguration paraît avoir perdu le moins de terrain, si dans le cancer cutané la récidive se produit malgré l'étincelle, ce n'est pas sur la cicatrice elle-même, mais sur ses confins, en dehors des limites de la plaie fulgurée. C'est ce qui m'a amené à considérer la fulguration comme capable, chez un sujet dont les tissus sont susceptibles de réagir, comme capable de créer un sol conjonctif ou fibreux, un sol de défense contre la repullulation locale.

J'ai toujours rattaché à cette propriété de l'étincelle les résultats de la fulguration et mes conclusions ne diffèrent pas aujourd'hui de celles de mes précédentes publications.

J'ai la conviction profonde que si la fulguration se fût attaquée à ses débuts aux cancers très largement opérables, au lieu de prétendre guérir des cas désespérées, son sort eût été tout différent. Son rôle comme adjuvant de la chirurgie eût été plus modeste.... mais l'impression meilleure.

En ce qui concerne la radiothérapie, il ne peut plus être question d'impression ; les travaux de Ménétrier, Marie, Clunet, etc., vérifient anatomiquement d'une façon formelle qu'à petites doses, et que pour des néoplasmes profonds ou peu sensibles, la radiothérapie devient dangereuse.

Il faut, pour précipiter l'évolution de la cellule néoplasique et l'amener en quelques semaines à la mort, des doses fortes. Or, nos moyens d'action ne nous permettent pas jusqu'ici de faire absorber une quantité suffisante de rayonnement aux couches profondes et d'autre part, aussi, bien qu'il y ait des tumeurs extrêmement sensibles à l'action des rayons, comme les sarcomes, il en est d'autres qui exigent pour leur destruction des doses considérables qu'il nous est impossible d'administrer sans altérer le tégument.

Les lois de la radio-biologie nous obligent à admettre, et l'anatomie pathologique le démontre, que l'insuffisance de doses est susceptible d'exciter la prolifération. C'est aujourd'hui le sentiment de tous les radiologistes qu'il ne faut pas irradier les tumeurs étendues dans la profondeur. De ce chef, il ne resterait guère à l'actif de la radiothérapie que les néoplasmes inopérables en raison de l'action analgésique remarquable des rayons X et les néoplasmes tout à fait superficiels pour lesquels, du reste, un électricien préférera l'étincelle de haute fréquence en raison de l'avantage que présente cette dernière sur la radiothérapie, agent seulement cytolisant d'inciter à la prolifération conjonctive.

Le véritable domaine de la radiothérapie, d'après nos connaissances actuelles, celui où elle est capable de lutter victorieusement contre le processus néoplastique, c'est le domaine prophylactique. C'est encore une loi radiobiologique qui nous enseigne que la cellule néoplastique est d'autant plus vulnérable qu'elle est plus jeune, qu'elle est plus éloignée du stade adulte, du type à fonction élevée dont elle dérive.

Or, cette période de vulnérabilité maxima est déjà depuis longtemps dépassée lorsque apparaît le premier symptôme physique de la récidive locale. Il s'ensuit que pour agir avec le maximum de chances de succès, c'est dans la période préclinique de la récidive qu'il faut irradier.

Si je me permets d'insister sur ce point, c'est que, en dépit du vœu, si souvent formulé par les radiologistes, il n'est encore que bien peu de médecins qui aient mis systématiquement en pratique l'irradiation post-opératoire et, par post-opératoire, nous voulons entendre, non pas l'irradiation extaporanée complétant l'acte chirurgical, se faisant dans la salle d'opération, la plaie ouverte, avec le surcroît de garanties qu'elle offre à l'égard de la récidive, surcroît de garantie qui ne devrait pas être négligé, mais les irradiations sans cesse renouvelées sur la cicatrice et destinées à faire avorter la repullulation.

La raison physiologique nous paraît actuellement imposer cette conduite d'une façon formelle, et engager la responsabilité de quiconque ne la prescrirait pas.

M. NAGELSCHMIDT (Berlin). — *Fulguration et diathermie.* — Je ne parlerai ni de l'action du radium, incontestable mais trop lente vis-à-vis de la croissance des tumeurs, ni de la radiothérapie. Je rappellerai seulement la même observation que celle que vient de citer M. Delbet pour le radium : il y a des cancers qui réagissent bien à la radiothérapie jusqu'à un certain point, et puis avancent avec une vigueur irrésistible malgré la continuation du traitement.

J'insisterai seulement, en quelques mots, sur la fulguration et la diathermie. D'abord, je tiens à préciser bien clairement mon opinion concernant la thérapie par la devise suivante : Opération, intervention chirurgicale dans tous les cas accessibles et le plus tôt possible.

La diathermie ou électro-coagulation, comme on l'appelle ici en France, que je préconise, n'est qu'un nouvel instrument chirurgical qui a certains avantages, que je me permettrai de vous citer tout à l'heure.

Quant à la fulguration, il est temps de fermer les actes, en disant qu'elle a manqué à sa promesse. A-t-elle une action spécifique sur le cancer? Est-il prouvé qu'elle a eu des succès? Du tout. Le résultat de la fulguration dépend absolument de l'habileté du chirurgien : si l'on opère bien et que l'on ait de la chance, le malade guérit ou la vie est prolongée.

Que l'on fulgure après ou non, c'est à peu près indifférent, souvent nuisible.

Je ferai une simple observation : M. Keating-Hart avoue que la fulguration stimule les cellules cancéreuses à une pullulation démesurée si on l'applique à la tumeur elle-même. Quel chirurgien saurait enlever un cancer sans laisser dans la plaie des cellules cancéreuses vivantes ou bien exprimées par les manipulations sur les tumeurs ou sous forme de racines se propageant loin dans les tissus, et ces cellules ne seraient-elles pas stimulées?

Puis je nie les effets lointains de la fulguration. J'ai fulguré des lapins une fois, plusieurs fois, jusqu'à trois semaines, tous les jours pendant une à 30 minutes sans effet central, et cela était heureux : du moins si la fulguration n'aidait point, elle n'était pas nuisible.

Je reconnais à la fulguration une action cicatrisante bonne et une lymphorrée abondante. Les deux derniers effets de la fulguration, la cicatrisation et la lymphorrée, sont rudimentaires en comparaison des effets de la diathermie.

La diathermie agit sans étincelle, sans contraction musculaire, sans bruit, par une petite table roulante que vous voyez en bas, par de minces fils qu'on ne pourrait guère appeler « tuyaux » et qu'on peut très aisément toucher.

Son effet d'électro-coagulation n'est peut-être pas le plus important, aussi les maladies internes en tirent-elles grand profit sur de certaines indications.

Bornons-nous ici aux applications chirurgicales : nous avons en main un nouvel instrument qui nous permet de chauffer des tissus à grande profondeur, d'une façon dosable et localisable.

Le paquelin chauffe aussi et coagule. Quelle est la différence? La température du paquelin est de plusieurs centaines de degrés, il carbonise superficiellement tandis qu'à une certaine profondeur il se barre lui-même son chemin par les escarres.

Dans la diathermie, l'électrode est froide et l'action aussi profonde et égale qu'on voudra. Il est possible de coaguler à une profondeur de 10 ou 15 centimètres.

Quels sont les avantages de la diathermie? Il y a des cas de cancer qui sont techniquement inaccessibles au bistouri qu'on peut détruire par la diathermie, qui permet d'arriver aux recoins les plus cachés dans l'os, etc.

Un avantage très important est dans la stérilisation locale : cellules, bactéries, toxines sont aisément et complètement détruites. Il se fait, en outre, une réaction intense du tissu éliminatoire qui a la tendance opposée à résorber des masses mortifiées et à faire sortir par le haut de la lymphe des cellules cancéreuses contenues dans le voisinage. L'action hémostatique est de la plus grande utilité; nous pouvons éviter toute perte de sang pendant l'opération, même sur des organes parenchymateux qui saignent facilement.

La dissémination des cellules cancéreuses pendant l'opération est impossible, car les canaux lymphatiques et sanguins sont coagulés tous à la fois.

La diathermie n'a rien de spécifique contre le cancer; les résultats dépendent en grande partie de la technique, qui n'est pas très facile. L'action est toujours purement locale, la méthode n'est pas sans danger, on peut facilement nuire quand l'action est trop forte.

Pour M. Delbet, je vous ferai remarquer que son désir d'élever la température du corps sans nuire est facilement réalisable par la diathermie. On peut élever la température locale et générale au moyen de la diathermie.

Nous possédons donc un nouvel instrument qui devrait remplacer, d'après de certaines indications, le bistouri. On ne devrait pas couper à travers des tissus cancéreux ou adjacents qu'après les avoir stérilisés par la diathermie.

Je tiens à remercier M. Doyen d'avoir réinventé et introduit en France ma méthode : malheureusement il a toujours oublié de citer la grande peine que j'ai eue à lui expliquer au congrès de Budapest, en 1908, dans des entretiens de plusieurs heures, la différence entre la diathermie et la bi-voltasation qu'il a pratiquée seule jusqu'à ce jour.

SÉROTHÉRAPIE DES TUMEURS MALIGNES

M. WILLIAM B. COLEY (New-York). — *On the treatment of inope-rable sarcoma, by the mixed toxins of erysipelas and bacillus prodigiosus*. In the brief time allotted me in this discussion I can do hardly more than emphasize the results that have been obtained by the mixed toxins in the treatment of hopeless inoperable cases of sarcoma.

Up to the present time I have had 37 cases of inoperable sarcoma, in which the tumors disappeared under the use of the injections of the mixed toxins of erysipelas and bacillus prodigiosus. The utmost effort has been made to trace the after history of these patients, with the following results :

```
7 patiens have remained alive and well from 15 years to 17 3/4
7        —           —           —         10 to 15 years.
17       —           —           —          5 to 10  —
6        —           —           —          3 to 5   —
```

That is, 37 patients were alive and well from 3 to 7 3/4 years, and 31 of these were alive frome 5 to 7 3/4 years.

While I cannot enter into the discussion of the nature of the action of the toxins, it is very important to know that this action is not a local one but systemic, as proven by the fact that in many cases the injections were made into healthy tissues far remote from the tumours.

As to the correctness of the diagnosis of these cases, they were practically all selected cases i.e., selected by the leading surgeons of America as hopeless inoperable cases. In nearly all of these cases, with three or four exceptions the clinical diagnosis was confirmed by a careful microscopical examination, in most cases, not merely by one, but by several of the highest authorities in pathology in America. To still further eliminate all chances of error in diagnosis, in a very large number of the cases there was a history of repeated recurrences after operations. If any further evidence were needed to establish the diagnosis, it is furnished by the small number of cases in which, after a complete disappearance of the tumors, under the toxin treatment, the disease afterwards recurred locally or generally, to cause the death of the patient.

The following cases are in point :

1) A spindle sarcoma of the neck and tonsils, almost complete disappearance after repeated injections of living cultures of the streptococcus of erysipelas, ending with a severe attack of erysipelas.

Patient well for eight years and finally dying from a local recurrence.

2) Sarcoma of the back, with extensive metastases in the groin. Entire disappearance under the mixed toxins. Well over three years. Finally died of abdominal metastases.

3) Round cell sarcoma of the mesentery of the small intestine, the size of a child's head. Microscopical examination by Professor W. F. Whitney, of the Harvard Medical School.

Entire disappearance for two months under the toxin's treatment; recurred in one year, causing death in a few months.

4) Very vascular round cell sarcoma of the chest wall and pleura. Microscopical examination by Dr J. C. Bloodgood. Disappearance under two months' treatment. Recurred in seven months, proving quickly fatal.

5) Very large osteo-sarcoma of the ilium. Entire disappearance ; local recurrence in seven months. Very rapid growth of tumour, causing death the following year from exhaustion.

Indications for the use of the mixed toxins :

I have never advocated toxins as a substitute for operation, but from the very beginning have limited to inoperable sarcoma. In recent years, after a large number of totally inoperable and hopeless cases of sarcoma, had been permanently cured by the toxins, I believed these results warranted extending the method to a preliminary trial two or three weeks before operation, in those cases of sarcoma of the long bones, in which operation meant the sacrifice of the limb. This opinion would seem to have been justified by the fact that at the present time there are upwards of fifteen cases of

sarcoma of the long bone, in which the limb as well as the life of
the patient has been saved by such preliminary treatment with the
toxin. I have not advocated the use of the toxins in inoperable
carcinoma, for the reason that, although they have a marked inhibitory action in carcinoma, the effect is usually temporary ; very
rarely curative.

The objections that other men have used the effort and failed to
get the same good results that I have obtained, is being rapidly ans-
wered· by the large and increasing number of successful cases that
are constantly being obtained by other surgeons in America as well
as in Europe. There have now been more than one hundred successful cases treated by other men. I have personnally had only a
little over 40 0/0 of successes in inoperable sarcoma. I personally
believe it is just as much the duty of the surgeon to adopt and learn
as far as possible how best to carry out any method of treatment
that offers a chance of saving the lives of even 40 0/0 of patients
otherwise absolutely hopeless; as it was his former duty to continue
to operate on cases of cancer of the breast which did not show even
5 0/0 of final cures. There is, I believe much more reason to hope for
improved results from the toxin treatment in sarcoma by reason of
improved methods of preparation or administration, than there was
to expect the greatly improved results that followed the operative
treatment due to the great advantages in surgical technique in operations of cancer of the breast.

By far the greatest field for use of toxins in the future, in my
opinion is one which is just beginning to be recognized, viz :
their routine administration after operation in all cases of sarcoma. If such a measure is systematically carried out, I confidently
believe (and my opinion is confirmed by a large amount of experimental evidence) that in a very considerable number of cases, a
recurrence otherwise certain would be avoided. For details of successful cases; the description of the methods of the preparation of
the toxins ; the technique of administration and duration of treatment, I refer you to my paper read before the Royal Society of Medicine, in London in 1909, and published in full in the transactions
of the Society in November 1910.

M. Caan (Heidelberg). — S'il m'est permis de me prononcer sur

le traitement des tumeurs au Samariterhaus à Heidelberg par le
sérum ou d'après les mots du Dr Vidal hier, plutôt par la toxine,
je veux dire d'abord que nos expériences avec la toxine de Coley
ou avec la préparation de Sanfélice sont trop restreintes, pour
pouvoir en déduire des indications. Nos essais s'étendent seulement sur l'immunisation active avec les ressources de la propre
tumeur, extirpée par l'opération, recommandée par le P^r von
Dungern, et plus loin sur les injections avec l'Antimeristem de
Schmidt. Quant à l'immunisation active, les tumeurs furent désa-
grégées directement après l'opération et ensuite chauffées pendant
une demi-heure à une température de 60°. D'abord nous com-
mençâmes par de petites doses, jusqu'à 10 cm³ en tout; dans les
derniers temps nous injectâmes, quand nous avions du matériel
suffisant, de plus grandes quantités, jusqu'à 100 cm³ en doses frac-
tionnées de 20 cm³. Nous n'avons pas pu observer des guérisons
comme celles rapportées par les Drs Coca et Gilman de Manila,
mais nous avons cru voir une influence favorable dans quelques
cas. En tout nous disposons d'environ 20 cas. Ainsi une grande
nodosité récidivante chez une malade qui avait subi l'opération du
cancer du sein, disparut non seulement, mais la malade est restée
jusqu'à présent, il y a un an, parfaitement libre de récidive. Il
faut ajouter que la malade avait souffert après l'opération d'un
érysipèle, une chose qui avait peut-être contribué au bon succès.
Dans un autre cas, une masse de glandes cancéreuses de la région
inguinale, grosse comme un petit poing, était extirpée et injectée
après quelques jours par voie sous-cutanée. Il s'agit d'un malade
avec cancer récidivant du rectum. Quand, quelques semaines plus
tard, dans le voisinage, une autre masse de glandes fut extirpée,
l'examen histologique de ces glandes montrait une nécrose entière
du tissu cancéreux. Aussi l'état subjectif du malade fut amélioré sensiblement. Je veux encore faire mention que le sérum
des malades cancéreux, tel que ascite, tel que exsudation de la
plèvre, a été injecté de nouveau directement après la ponction à
ces mêmes malades par la voie sous-cutanée, sans en avoir observé
une influence remarquable sur l'état général des malades.

Nos expériences faites avec l'Antimeristem de Schmidt n'ont pas
donné de résultats suffisants pour que nous puissions porter un jugement concluant. L'Antimeristem consiste, selon Schmidt, en des

cultures pures modifiées d'un parasite cultivé de tumeurs humaines appartenant à la classe des mycetorsen et vivant ensemble avec une certaine espèce de fungus, le Mucor raccmosus. Il ne s'agit donc pas d'un sérum dans le vrai sens du mot, mais plutôt d'une toxine et, selon Schmidt, d'une toxine spécifique, laquelle par immunisation graduelle, analogue à l'action de la tuberculine, devait mettre le corps en état de combattre le foyer de la maladie et de la détruire par ses propres moyens. Je ne peux pas entrer ici dans des détails compliqués concernant la technique, etc., c'est plutôt mon but de faire un rapport sommaire sur nos expériences et nos essais thérapeutiques. Le Dʳ Schmidt a reçu de plusieurs côtés des rapports sur la guérison du cancer; en ce qui concerne nos essais, nous avons dans les 50 cas, traités jusqu'à présent, aussi peu de résultats de guérison certaine qu'avec le traitement par les rayons X et le radium. Il est vrai que la durée d'observation a été sans doute trop courte dans ces cas. Et d'autre part les conditions des malades ont été très souvent des plus mauvaises, de sorte que de prime abord on ne devait pas attendre grand'chose. Toutefois nous avons cru observer dans quelques cas une influence favorable. Un fait qui plaide en faveur de l'Antimeristem consiste, dans bien des cas, en ce qu'il existe à la suite de son emploi une réaction locale inflammatoire, alors que l'injection a été pratiquée dans une région choisie. En outre j'ai réussi, comme j'ai déjà proposé le 2 juillet devant le comité d'étude du cancer du grand-duché de Bade, à obtenir une réaction diagnostique par voie sous-cutanée, dans laquelle l'Antimeristem servait comme point de départ. Quoique nous ne puissions pas jusqu'à présent apporter encore des cas certains de guérison du cancer après le traitement par l'Antimeristem, et quoique nous sachions parler simplement d'une influence favorable dans quelques cas, cette circonstance seule suffira à faire entreprendre des essais plus nombreux avec des malades se trouvant dans de meilleures conditions.

M. DE PACE (Brindisi). — Je profite bien volontiers de l'opportunité que vient de m'offrir cette haute assemblée pour rapporter brièvement sur un cas de cancer végétant du col de l'utérus, remplissant tout le vagin, et disparu ensuite sans aucun traitement *in loco* médico-chirurgical.

Le rapport que j'ai l'honneur de vous faire, j'avais déjà fait à la Société Lancisiana des Hôpitaux de Rome le 25 février 1904 et même au Congrès national d'Obstétrique et de Gynécologie de Gênes de 1908. Mais il ne figure pas dans les relatifs comptes rendus, à cause de la censure de la Commission de la presse, m'étant réservé d'illustrer ensuite certains points très importants.

Il s'agissait d'une femme de soixante ans environ, atteinte d'un énorme cancer végétant de la *portio*. A cause de son âge et des mauvaises conditions générales, je la dissuadais de l'opération radicale : mais pressé d'elle-même à quelque traitement que ce soit, ensuite au prélèvement d'un morceau de tumeur, je lui pratiquai une série d'injections hypodermiques de quinine à 50 0/0, d'après la méthode de Jaboulay.

La malade, après quarante jours de soins, durant lesquels j'avais constaté d'abord une diminution des pertes fétides puis leur cessation, ne se fit plus revoir.

S'étant représentée à une année de distance (à ma grande surprise car je la croyais décédée), je fus étonné de constater que la masse néoplasique remplissant auparavant le vagin, avait disparu. Le col et le corps de l'utérus étaient réduits aux plus petites proportions par atrophie sénile : du col il n'existait quasi plus trace.

L'examen au spéculum faisait voir sur les vestiges de la lèvre postérieure, un morceau de muqueuse de couleur plus rouge que normalement, à mon jugement siège d'une cicatrice récente. L'orifice extérieur était très étroit, au point de permettre d'y pénétrer avec une sonde fine qui s'enfonçait jusqu'à 3 centimètres environ.

Je m'assurai qu'il s'agissait réellement d'un cancer à l'aide de l'examen histologique du fragment prélevé, exécuté dans différents instituts cliniques et contrôlé même par le Pr Schrön.

Je poursuivis alors des recherches dans le but de m'expliquer le fait, si possible. En effet il résulta de l'histoire clinique, que cette femme, quelques mois avant de se présenter à l'observation, et portant sa tumeur en évolution, avait été mordue par un chien hydrophobe et soignée à Boulogne dans l'Institut antirabique.

Aussitôt de retour, je lui pratiquai les injections de quinine, et presque une année après la tumeur n'existait plus. La possibilité d'avoir échangé le fragment prélevé étant écartée, il restait à se faire différentes hypothèses :

Ou qu'il s'agissait d'un de ces cas très rares d'involution spontanée de la tumeur quelquefois constatés ou bien que la néoplasie avait subi l'action : du virus rabique avec son degré normal de virulence, ou bien du vaccin antirabique (chacun pour son compte ou associé à la quinine) ou de la substance nerveuse seule injectée en nature. D'abord personne n'aurait pu donner sa valeur à l'une ou à l'autre hypothèse sans des épreuves cliniques et un rigoureux contrôle anatomique et microscopique.

Quant à une éventuelle influence exercée sur la tumeur par l'inoculation du virus rabique (associé ou non à la quinine), l'idée était du toute neuve comme à présent. En général pouvait trouver son appui dans le fait plusieurs fois constaté, d'importantes modifications vérifiées dans le développement consécutif des cancers et des sarcomes à la suite des infections accidentelles (érysipèle).

Étaient déjà connues les observations de Bruns, de Fehleisen, de Durante, les essais de cure faits par plusieurs, observés le Coley, avec l'inoculation de cultures virulentes filtrées de streptocoque érysipèlateux et bacillus prodigiosus.

Quant à ce traitement par la quinine si bien apprécié par Jaboulay et par l'école de Lyon, on pourrait, peut-être, retenir que son administration apportàt une amélioration de l'état général et de l'état local des cancéreux.

J'ai dit *peut-être*, parce que Talamon, Taupini, Setti et moi-même eûmes occasion de nous convaincre que la quinine souvent reste absolument insuffisante sinon dangereuse.

C'est pour cela qu'il fallait beaucoup expérimenter.

Auparavant, sous l'impression du cas présenté à mon observation, je ne pus imaginer les différentes et grandes difficultés des recherches de ce genre et je crus la tâche d'une relative simplicité, au moins cliniquement.

Et j'attendais de sortir d'une certaine aire qui semblait mystérieuse, révélant dans tous les particuliers ce que m'arriva, ce que je pensai, et ce que je fis, après avoir accompli une certaine série d'expériments soit même en privé, demandant ensuite le contrôle aux instituts scientifiques.

Aussitôt je suis entré dans la conviction de m'être entièrement trompé, et alors je me suis conseillé avec mes Maîtres et Confrères amis, qui m'ont donné beaucoup d'encouragement et d'offres et pour ça je sens le devoir de les remercier avec cœur d'élève respectueux et de confrère sincère.

Même avec leur aide les difficultés augmentaient toujours et enfin je me trouvai à peine en gré d'indiquer sur un seul point de la question : c'est-à-dire injecter à des cancéreux émulsion de moelle rabique atténuée d'après la méthode Pasteur.

On a soigné les suivants 9 malades (dont deux par moi).

D'après le conseil du Pr. de Blasi de l'Institut d'Hygiène de l'Université de Rome, les injections à pratiquer à chaque malade devaient être plutôt nombreuses (50 à 80). Ce système fut appliqué seulement aux cas 2 et 8. Le cas 9 reçut vingt injections d'émulsion de moelle épinière normale.

Je vais exposer brièvement les observations, en répétant *ad literam* ce qu'ont rapporté les confrères pour ceux qu'ils ont soignés.

Obs. I. Cancer du foie, quelques semaines avant le décès. Ils vint pratiquer un nombre très limité d'injections, sans aucune influence (Dr Zandotti, Rome).

Obs. II. Cancer intra-cervical, inopérable selon les plus hardis chirurgiens de Rome, en très graves conditions, avec pronostic fal à quelques mois de l'observation, hémorragies très fortes, douleurs, etc.

Dès les premières injections on constata une très sensible amélioration et progressive, suppression des douleurs et des hémorragies, élimination des morceaux de tumeur nécrosés, modification de l'état général jusqu'au point que la malade, après 15 jours, se trouva en condition de pouvoir retourner à son métier de cuisinière d'où s'était éloignée à cause des graves souffrances.

Cet état, avec tendance à l'amélioration, a continué pour beaucoup de temps. La malade a subi environ 10 injections avec un repos de 8 à 10 jours pendant lesquels se représentaient les douleurs et les pertes de sang, jamais si fortes comme auparavant. Elle est décédée après environ deux ans et demi pendant lesquels elle a joui d'une relative bonne santé jusqu'à lui permettre le pèlerinage à Loreto et d'accomplir le long voyage en discrètes conditions (Dr Zandotti, Rome).

Obs. III et IV. Cancer de l'utérus à forme végétante très avancé, quelques mois avant le décès. En ces deux cas on a obtenu une relevante amélioration dans les premiers dix jours : amélioration extraordinaire, incroyable, avec élimination de gros morceaux de tumeur, arrêt des douleurs et de l'hémorragie, amélioration des fonctions respiratoires, digestives, etc.

Après ce bref temps, la maladie a repris sa marche, et en trois ou quatre mois on a eu la mort chez les deux malades (Pʳ Montuoro, Palerme).

Obs. V. Épithélioma de la face. La marche de la maladie a été très brève sans aucun avantage par les injections (une dizaine environ).

Obs. VI. Cancer intra-cervical très avancé. Chez cette malade les injections furent suspendues après 20 jours par sa propre volonté. Pendant le traitement on constata que le sang et la sécrétion fétide avaient disparu, les douleurs diminué. La malade est décédée après un mois (Dʳ De Pace, Brindisi).

Obs. VII et VIII. Cancer de la *portio*. Le premier trop étendu, inopérable. Après quelques injections la malade refusa d'être soignée et ne fut plus revue; l'autre pas trop avancé. La malade eut de 30 à 40 injections, il y a environ deux ans. Elle vit encore, mais dans de mauvaises conditions. Il ne m'a pas été possible d'avoir des renseignements sur des modifications vérifiées dans les divers symptômes pendant le traitement (Clinique obstétricale de Rome).

Obs. IX. Cancer de la paroi antérieure du vagin (périurétrale) ulcéré, étendu au fornix antérieur et à la portio. La miction est difficile et quasi tous les jours il faut sonder la malade. On lui pratique 30 injections d'émulsion de substance de moelle épinière normale sèche en double série; une de vingt et l'autre de dix à intervalle d'une semaine. Ensuite elle refuse d'être soignée. Pendant le traitement on vérifie une amélioration dans les conditions générales : la malade perd continuellement ses urines. Meurt après trois ou quatre mois de la cure.

A quoi ont-elles servi ces tentatives qui ont touché seulement un point de la cure, même en manière incomplète? Autorisent-elles à porter un jugement sur cette méthode vers laquelle je fus porté par hasard? Je ne le pense pas. Presque en toutes les malades, outre l'élémination de gros fragments de tumeur on constata, dès les premières injections, une favorable influence sur les conditions générales, sur la crase de sang, et spécialement sur les symptômes douleur et hémorragie : ce qui continua pour un certain temps après lequel la maladie reprit sa marche inexorable.

En quelqu'une (obs. II) on observa un énorme ralentissement de l'évolution.

Mais admettant même que le virus rabique associé ou non à la quinine, ou les injections d'émulsion de moelle épinière normale eussent une action cytolytique ou bien X sur les cellules néoplasiques, est-ce que la même action devaient-ils expliquer sur les cancéreux in extremis, en pleine cachexie, dans les sujets condamnés quelques mois après le traitement entrepris? Est-ce qu'agissent sérums et médicaments en vogue, comme le sérum Behring, le mercure, la quinine, si employés trop tard? Non seulement : mais est-il le même expérimenter dans les diverses variétés de cancer, dans les infiltrés ou dans les végétants? Est-elle unique l'étiologie?

Voilà la grande difficulté retenue par moi, insurmontable, difficulté, la plupart, morale; qui m'a décidé de ne plus attendre à ce qu'il m'arriva, dans l'espoir qui ne tarderont à sortir de la clinique et du laboratoire les conclusions désirées. Certainement quelque difficulté inhérente à l'action de la méthode ne pourra être vaincue tout de suite même dans les instituts scientifiques, car il n'est pas honnête exécuter un traitement douteux avec la perte d'un temps très précieux sur des sujets atteints de cancer au début et passibles d'un heureux traitement chirurgical.

Mais il faudra absolument expérimenter sur les animaux.

Je ne sais la valeur que pourra avoir la méthode comme simple opothérapie nerveuse, non seulement de la moelle, mais même de la cervelle, étendue possiblement à diverses espèces.

Certainement l'emploi des liquides organiques dans les tumeurs malignes, n'est pas neuf. Dès Arloing et Courmont qui les premiers, en 1895, employèrent le sérum normal d'âne, et Beard qui préconisa le traitement du cancer par des injections de trypsine, il y a une série d'essais avec le suc de sureau, le suc de ganglions lymphatiques, l'extrait de glande thyroïde, etc.

A présent Fichera, de la Clinique chirurgicale de Rome, injecte tissus d'embryons ou de fœtus, homogènes, autolisés, avec des résultats tout à fait merveilleux. Delle Chiari de Naples emploie du sérum normal de chiennes avec résultat encourageant en deux cas.

Il me semble pouvoir admettre une certaine analogie entre les résultats de ces derniers auteurs et les miens, et inférer qu'il y a encore une autre route à suivre et bien définie pour le traitement du cancer : l'opothérapie.

M. BERTRAND (Anvers). — *Essais de traitement du cancer par le cancer.* — Les résultats des inoculations de cancer de la souris à des souris peuvent différer notablement suivant les variantes apportées à la technique, ce qui a contribué à troubler quelque peu les premiers expérimentateurs. C'est ainsi que le pourcentage de succès peut subir de notables oscillations suivant qu'on inocule les souris par simple implantation sous la peau d'un petit fragment de tumeur, ou qu'on leur injecte une émulsion en eau salée, de cellules cancéreuses. Cette dernière technique est celle qui donne les résultats les moins favorables. Chez les quelques souris qui, sur un total d'une centaine d'inoculations, se montrent propices au développement d'une greffe cancéreuse, on assiste fréquemment à la régression d'une tumeur qui n'évolua que durant une quinzaine de jours, et dont la disparition laisse alors l'animal réfractaire à une ou plusieurs inoculations ultérieures. Tous ceux que passionnent les études expérimentales sur le cancer de la souris sont aussi unanimes à reconnaître qu'une inoculation cancéreuse suivie d'un résultat négatif confère presque régulièrement à l'animal une immunité durable. Malheureusement, l'explication du mécanisme de cette immunité nous échappe encore, et force nous est jusqu'ici de nous rabattre sur des hypothèses.

Nous savons par l'étude de la cytolyse que l'introduction, dans un organisme, de cellules qui lui sont étrangères, y provoque la formation d'anticorps spécifiques pour le genre de cellules qui lui ont donné naissance. L'idée de la formation chez les souris inoculées, d'anticorps élaborés par phénomène de cytolyse, devait se présenter à l'esprit. Bien que non démontrée, cette idée de l'immunité acquise par formation d'anticorps est envisagée favorablement par quelques expérimentateurs; elle est rejetée par la majorité d'entre eux, dont quelques-uns admettent plutôt que si les cellules inoculées n'ont pu se développer chez leur nouvel hôte, c'est parce que leur avidité pour les substances nécessaires à leur nutrition était inférieure à celle des cellules normales.

L'hypothèse de la formation d'anticorps satisfaisait cependant assez bien l'esprit dans l'interprétation du phénomène de la régression de tumeurs à évolution éphémère, peu de temps après leur inoculation sous forme d'émulsion. Dans pareil cas, en effet, on pouvait supposer qu'une cellule ou un petit groupe de cellules ayant réussi à prendre racine et à se multiplier, les autres cellules auraient par leur cytolyse provoqué la formation d'anticorps venant constituer assez rapidement une barrière à l'envahissement du néoplasmé et forcer ensuite sa régression.

La seconde hypothèse fait entrevoir la possibilité de l'existence d'un terrain cancéreux, et cette idée aussi satisfaisait l'esprit des expérimentateurs. Si lors d'une première inoculation d'une tumeur spontanée à une centaine de souris, on n'observe guère qu'un pourcentage de succès se chiffrant par quelques unités, c'est que, vraisemblablement, quelques rares souris seulement constituaient un terrain convenable pour une greffe cancéreuse. Si après quelques passages de souris à souris, on voit le pourcentage des inoculations positives augmenter considérablement, c'est que l'augmentation de virulence de la tumeur a dominé le facteur terrain, celui-ci ne tardant probablement pas à se modifier, comme c'est le cas d'ailleurs chez l'homme. Ne voyons-nous pas en effet chez l'homme cancéreux, se produire un abaissement progressif du taux d'excrétion de l'urée, une élévation de la densité du sang en rapport avec la présence de sucre dans ce liquide, tous signes qui témoignent d'une perturbation profonde du chimisme général de l'organisme. Il n'entre pas dans nos intentions de traiter ici la question de l'immunisation cancéreuse chez la souris. Cette étude a déjà donné lieu en France, en Allemagne, en Angleterre et aux États-Unis, à de nombreux et imposants travaux. Presque tous sont consignés dans le « Third Scientific Report on the Imperial Cancer Research Fund », auquel nous renvoyons le lecteur désireux de se documenter sur ce passionnant problème.

Quant à la question du terrain cancéreux, elle constitue une étude qui reste presque entièrement à faire. Quatre éléments peuvent déjà jusqu'ici être pris en considération dans cet ordre d'idées : la déminéralisation de l'organisme, l'exaltation de la fonction glyco-génique, l'augmentation habituelle de la densité du sang en rapport avec la présence du sucre circulant dans ce liquide, la diminution du taux d'excrétion de l'urée. Il reste à établir si ces modifications du chimisme de l'organisme sont consécutives à l'évolution des tumeurs cancéreuses et se trouvent sous la dépendance des sécrétions du cancer, ou si elles précèdent l'évolution de la néoplasie.

Odier, de Genève, a cru pouvoir tirer du fait de l'abondance relative du sucre dans le sang des cancéreux, la conclusion que l'absence de glycose de ce sucre était due à la diminution du ferment glycolytique du sang. Partant de cette idée, il a traité un certain nombre de cancéreux par des injections de ferment glyco-lytique et dit avoir assisté à la régression d'un certain nombre de tumeurs malignes. Nous n'avons pu être aussi heureux dans les diverses tentatives que nous avons faites dans ce sens, à l'exception d'un cas de tumeur diagnostiquée cancéreuse du pancréas, qui à trois reprises et à plusieurs mois d'intervalle a obéi d'une façon remarquable aux injections de ce ferment. Nous pûmes nous rendre compte chaque fois, par les examens cliniques et radiosco-piques, de la diminution considérable du volume de cette tumeur. Mais ce que nous avons pu constater comme Odier, c'est l'élévation rapide du taux d'excrétion de l'urée chez les malades traités par les injections de ce ferment. Pour ce motif, il nous semble qu'il pourrait y avoir avantage à associer la pratique de ces injections à n'importe quel traitement du cancer.

Bien qu'il ne soit point démontré, comme nous l'avons dit, que l'immunisation obtenue chez les animaux par la résorption de cellules cancéreuses injectées soit sous la dépendance de la formation d'anticorps, il nous a semblé qu'il était logique de tenter le traitement de malades cancéreux par des injections d'émulsion de cellules cancéreuses. Il est entendu qu'il ne nous est pas venu à l'esprit d'inoculer à des patients du cancer vivant; nous nous sommes servis, pour nos essais, d'émulsion de cancer finement broyé jusqu'à dilacération de ses cellules. Il est absolument démontré qu'une greffe cancéreuse ne peut réussir qu'à la condition que les cellules cancéreuses inoculées soient intactes.

Voici l'histoire d'une malade que nous avons soumise à pareille expérimentation : Marie A..., quarante-cinq ans, mère de six enfants, employée au service de la propreté publique de la ville d'Anvers. A subi l'amputation du sein gauche pour cancer, le 20 août 1908. L'opération a été faite par le D^r van Havre au service du Dr Lambotte à l'Hôpital Stuyvenberg ; au commencement de janvier 1909, l'opérée s'aperçut de l'apparition, dans la cicatrice, de trois nodules de volume variant entre celui d'un pois et celui d'un haricot ; on ne constate pas de récidive ganglionnaire. La malade a le teint pâle ; elle n'élimine que 15 grammes d'urée en vingt-quatre heures. C'est dans ces conditions qu'elle nous est présentée à l'hôpital Stuyvenberg par le Dr Durlet qui avait remplacé le D^r van Havre au quartier des femmes. Il se passe une quinzaine de jours avant que cette personne ne se décide à venir nous trouver comme il lui avait été conseillé. A ce moment, les petites récidives de néoplasmes ont déterminé une effraction de la peau et font preuve d'une vive exubérance.

Nous instituons le traitement comme suit : De quatre en quatre jours, alternativement injection du ferment glycolytique et d'une émulsion de cancer du sein recueilli aseptiquement et finement broyé, dans le broyeur aseptique de Borrel. De nombreux examens microscopiques nous avaient assuré de la bonne qualité de ce broyage. L'inconnu en face duquel nous nous trouvions nous commandait d'avancer avec prudence ; nos injections d'émulsion comportaient des doses minimes, quelques dixièmes de centimètre cube, que nous augmentions graduellement mais pas suffisamment, comme nous pûmes l'établir par la suite. Loin de constater dans l'état de la malade la moindre amélioration, nous assistions à une évolution rapide de la néoplasie. Six semaines après le début du traitement, cette personne nous échappe ; nous nous doutâmes que l'absence d'amélioration avait enlevé toute confiance à la malade, et nous-même nous nous étions déjà consolé de notre échec. Cette absence pourtant n'avait pas été voulue, car la malade nous revient au bout de deux mois dans un très triste état. Les nodules du début sont devenus d'exubérants choux-fleurs, l'urée est tombée à 10 grammes *de die*. La pauvre femme ne sait plus lever le bras gauche, ce qui l'empêche de continuer ses fonctions de balayeuse de rue. Elle nous raconte qu'ayant perdu sa fille aînée, elle avait dû elle-même s'occuper de ses enfants en bas âge, ce qui ne lui avait plus donné le loisir de quitter la maison.

Nous reprenons le traitement dans les mêmes conditions que précédemment ; sur les tumeurs sont appliquées des compresses d'eau salée. Au bout d'un mois, nous constatons un temps d'arrêt dans l'évolution de la maladie, puis un affaissement progressif mais lent des masses végétantes. Le 15 juin, l'excrétion d'urée est montée à 25 grammes par 24 heures. Au commencement de juillet, la malade nous échappe de nouveau pendant un mois ; la maladie d'un de ses enfants la retient de nouveau chez elle ; elle nous revient au commencement du mois d'août ayant perdu tout le bénéfice antérieurement acquis ; de plus, il existe devant le sternum et empiétant sur la partie droite de la poitrine, un semis d'une dizaine de petits nodules sous-cutanés du volume d'un pois. Le Dʳ Fremie, médecin de l'Administration communale de la ville d'Anvers, qui devait fournir chaque mois à la malade un certificat de congé, pour maladie, me propose de demander la mise à la retraite de ma malade. Je le prie de patienter encore un peu. Nous reprenons le traitement d'une façon plus intensive en portant les inoculations d'émulsion cancéreuse jusqu'à un, puis, progressivement jusqu'à deux centimètres cubes. Il ne se produit aucune réaction locale ni générale. Au bout de trois semaines, la malade m'annonce que les mouvements du bras recommencent à se faire plus librement. Les nodules d'apparition récente s'effacent, et à partir de ce moment l'amélioration progresse de façon appréciable. L'émission d'urée étant de 35 grammes en 24 heures, nous cessons les injections de ferment glycolytique. A partir du 15 octobre, la rétrocession des néoplasmes marche rapidement. A chacune des visites hebdomadaires que nous fait encore la malade, nous sommes frappés de la rapidité avec laquelle s'effectue la fonte cellulaire. La malade a repris des couleurs et est complètement guérie le 5 novembre 1909.

Cette personne qui a été observée au cours du traitement par plusieurs confrères, et que j'ai le plaisir de présenter aux membres de la conférence, ne montre plus actuellement aucune trace d'infiltration néoplasique.

J'ai en traitement depuis deux mois une autre personne présentant une tumeur du sein gauche avec début d'adhérence à la peau, et qui refuse toute intervention chirurgicale. La diminution de volume de cette tumeur est déjà très manifeste.

J'ai traité également pendant six semaines un homme atteint d'une volumineuse tumeur de la prostate pour laquelle plusieurs médecins et moi-même avaient porté le diagnostic de cancer. Les injections ont été faites chez lui à doses minimes; comme aucune amélioration n'était survenue dans son état, ce malade avait cessé de venir me voir.

A quoi attribuer la guérison de la malade dont l'histoire a fait l'objet de cette communication? Est-ce à la formation dans ses tumeurs d'anticorps spécifiques ou est-ce à un autre processus? Je n'ai pas pu trancher cette question; mais ce qui est certain, c'est que cette personne doit sa guérison aux injections d'émulsions cancéreuses. Et c'est ce qui m'a engagé à publier ce cas, afin d'attirer sur lui l'attention de tous ceux qui s'occupent du cancer expérimental. Nous allons poursuivre nos expérimentations qui se sont montrées absolument inoffensives, et en varier les données. C'est ainsi qu'en dehors de la répétition exacte de nos premiers essais : traitement de cancer du sein par une émulsion de cancer du sein, nous allons soumettre une série de cancers de différents organes au traitement d'émulsions cancéreuses issues d'organes dissemblables; nous allons opposer, à des épithéliomes et à des carcinomes, des émulsions de cellules sarcomateuses et vice versa.

Mode de préparation de l'émulsion de cellules cancéreuses : La tumeur qui servira à la préparation de l'émulsion est prélevée et recueillie aseptiquement; on en fait un examen histologique rapide à l'aide du microtome à glace. Les noyaux cancéreux sont séparés, grossièrement broyés et mis à sécher dans le vide sulfurique. Les morceaux desséchés sont pesés, puis finement broyés dans le broyeur aseptique de Borrel ou dans un mortier en agathe. Pendant la dernière partie de l'opération de broyage, on ajoute à la poudre obtenue, du sérum physiologique dans la proportion de 1 c.c. de sérum par centigr. de poudre. On centrifuge rapidement, quelques tours seulement, pour éliminer les cellules de tissu conjonctif qui gagnent rapidement le fond des tubes du centrifugeur. L'émulsion obtenue est conservée à la glacière, répartie de préférence dans des ampoules qui ne sont retirées de la glacière qu'au moment de l'emploi.

TRAITEMENT DES MALADES INOPÉRABLES
ET QUESTIONS D'ASSISTANCE

M. Rovsing (Copenhague). — M. Récamier a, dans son rapport, recommandé la fondation d'hôpitaux spéciaux pour les cancéreux; moi je ne crois pas qu'ils soient nécessaires ou seulement désirables ni au point de vue scientifique, ni au point de vue charitable; on a vu en effet que des travaux expérimentaux significatifs dans l'étude du cancer sont faits dans des laboratoires qui ne sont pas rattachés à des hôpitaux pour les cancéreux, et nous avons ces jours-ci écouté les rapports sur de nombreux essais dans le traitement du cancer, faits dans les hôpitaux chirurgicaux ordinaires. Et quant aux motifs charitables ceux-ci devraient plutôt nous repousser que nous inciter à la fondation de ces hôpitaux, car le point de vue principal dans le traitement des cancéreux inopérables doit être de laisser le malade ignorant ou seulement douteux de la nature vraie de sa maladie, et c'est impossible, quand on l'admet dans un hôpital spécial pour les cancéreux, un hôpital qui peut-être de plus porte le mot cancer dans son nom.

Mais quand même les motifs scientifiques ou charitables indiqueraient l'érection des hôpitaux pour les cancéreux, ce que je pense décidément qu'ils ne font pas, il serait nécessaire de se poser encore une question, savoir : est-ce que les malades cancéreux ont plus besoin d'aide que les autres malades aux maladies chroniques (les apoplectiques, les cardiaques, les malades aux rhumatismes chroniques, etc.), car s'ils ne l'ont pas, nous n'avons pas le droit de les favoriser, en exigeant la fondation des hôpitaux spéciaux pour eux. Nous avons, dans le comité danois pour l'étude du cancer, fait cette question comme objet d'une examination exacte, occasionnée par un projet d'établir par des contributions bienfaisantes une fondation destinée à soutenir les pauvres cancéreux; nous fîmes une enquête chez tous les médecins ou les associations de médecins de notre pays, et une des questions que nous leur adressions était justement celle-ci : Est-ce que les malades cancéreux ont plus besoin d'aide que les malades atteints d'autres maladies chroniques? Tous les médecins en chef du Danemark nous ont répondu et deux nous ont répondu purement : « Non », les soixante dix-sept (77) pour cent, et du grand nombre des autres médecins, qui nous ont répondu, les quatre-vingt trois (83) pour cent nous ont aussi purement répondu : « Non ». Ces réponses sont pour moi une cause de plus pour ne pas désirer des fondations spéciales pour les cancéreux. S'il y a dans les hôpitaux besoin de plus de place pour les cancéreux, il faut qu'on agrandisse les hôpitaux ordinaires, ou qu'on bâtisse des hôpitaux pour les malades avec maladies chroniques de différentes natures.

M. R. LEDOUX-LEBARD (Paris). — Les arguments que l'on a fait valoir de différents côtés contre la fondation d'hôpitaux spéciaux réservés aux cancéreux ne nous paraissent pas inattaquables. Les fondations de ce genre qui existent dans nombre de pays étrangers depuis de longues années se montrent extrêmement utiles et n'ont jamais provoqué la crainte des malades, bien au contraire. Nous croyons donc que les objections faites au nom de la sentimentalité ou plutôt de la sensiblerie sont spécieuses puisque la pratique montre leur irréalité. (D'ailleurs n'existe-t-il pas aussi partout des « asiles d'incurables » ainsi désignés au su de tous sans que cette appellation ait jamais effrayé personne?)

Quant à savoir si les cancéreux sont plus ou moins dignes d'intérêt que d'autres malades c'est affaire d'appréciation personnelle.

Pour nous nous estimons qu'il y a lieu d'entreprendre contre le cancer une campagne analogue à celle qui a été menée contre la tuberculose, campagne d'instruction et de traitement à la fois, dont les hôpitaux et les dispensaires spéciaux seront un des facteurs les plus importants.

Étiologie et Pathogénie Expérimentale.

DISCUSSION DES RAPPORTS SUR

L'IMMUNITÉ

Rapport de M. le Pʳ ᴠᴏɴ Dᴜɴɢᴇʀɴ (Heidelberg) : Immunität, p. 343.

Rapport de M. le Dʳ H. R. Gᴀʏʟᴏʀᴅ (New-York) : Immunity to Cancer, p. 591.

M. Cᴏɴᴛᴀᴍɪɴ (Lyon). — *Recherches sur l'immunité chez la souris.* — Quand on pratique chez la souris des greffes en série de tumeurs de souris, on a généralement à chaque série d'inoculation un certain nombre d'animaux « négatifs » c'est-à-dire chez lesquels la greffe ne prolifère pas.

Il convient de distinguer dans quels cas on constate cette résistance chez l'animal. En effet cette résistance peut n'être que relative, c'est-à-dire que l'animal « négatif » ne s'est montré résistant que parce que la greffe employée n'avait pas les qualités nécessaires, appropriées à son développement sur l'organisme de cet animal. C'est ainsi qu'une souris blanche d'origine Française, « négative » à l'inoculation d'une tumeur de souris blanche récemment envoyée d'Allemagne par exemple, aurait été sans doute, et dans ce fait pourra se montrer encore « positive » à l'inoculation d'une tumeur cultivée depuis déjà un certain temps sur des souris blanches, Françaises, de même origine que la souris greffée. Les expériences de Nègre ont montré qu'une alimentation déterminée pouvait en quelque sorte donner rapidement à une souris les caractères d'une race. Ainsi, dans certains cas, il ne s'agit pas de résistance véritable, d'immunité de l'animal inoculé, celui-ci ne s'est montré résistant que parce que le tissu greffé ne lui convient pas, n'est en somme pas « virulent » pour cet organisme. Ce même animal aurait pu se montrer positif à l'inoculation d'une tumeur virulente pour lui parce que celle-ci a été cultivée sur des souris de sa race, du même élevage, même alimentation... Cependant même quand on transplante une tumeur de souris, sur des souris du même élevage, recevant la même alimentation, etc... quand en somme la culture de tissu cancéreux est bien adaptée au terrain que fournit l'organisme souris, l'animal porte-greffe, on constate encore à chaque série d'inoculation un certain nombre d'animaux négatifs. Il s'agit dans ce cas d'une résistance réelle, et cette résistance que l'on constate spontanément peut aussi être expérimentalement provoquée.

Spontanément, il nous a semblé que cette résistance était liée chez l'animal à toute cause de débilité générale, souris trop jeune ou trop âgée, souris malingre présentant un point de suppuration, en voie de gestation ou d'allaitement. Parfois cette résistance n'est que passagère, c'est-à-dire que la croissance du fragment greffé sera de ce fait seulement retardé, quand l'animal aura repris un meilleur état général on verra alors le fragment se développer. Dans la plupart des cas assurément, on ne saurait dire pourquoi tel animal a été résistant, mais d'une façon générale nous avons observé que la débilité, était une cause favorable à l'apparition spontanée du cancer et défavorable à la bonne prolifération d'une greffe.

Expérimentalement, nous avons constaté la résistance, l'immunité des souris porteuses de petites tumeurs jeunes, dont nous avions entraîné la résorption par les rayons X. Nous avons constaté l'immunité d'une façon constante des souris ayant résorbé une tumeur de la grosseur d'une petite noisette, ce qui n'a entraîné qu'exceptionnellement la mort de l'animal. Une souris ayant résorbé une petite quantité de tissu de tumeur est donc immunisée vis-à-vis des réinoculations de cette même tumeur. Nous avons expérimenté avec la tumeur B, du laboratoire de M. Borrel, c'est cette même tumeur que nous avons employée pour la réinoculation dès que la tumeur avait disparu et aussi de temps en temps, plusieurs semaines après, avec d'autres tumeurs mais beaucoup moins virulentes que la tumeur B. Nous n'avons obtenu aucun succès de réinoculation. Nous avons cherché à provoquer la résistance d'autres souris, en prélevant sur l'animal une grosse tumeur déjà en cours de rétrocession après irradiation, en la broyant, puis en l'inoculant par émulsion à tout un lot de souris, ou encore par l'inoculation au trocart de petits fragments. Par ce dernier procédé d'inoculation au trocart nous avons obtenu parfois des tumeurs volumineuses, plus rarement par l'émulsion, mais la réinoculation de ces souris préparées ne nous a pas permis de constater une résistance certaine.

Nous avons obtenu des résultats beaucoup plus satisfaisants pour un autre procédé. Après avoir prélevé sur l'animal une tumeur volumineuse, nous l'avons coupée, broyée, et irradiée directement en ayant toujours soin d'en conserver des fragments pour l'inoculation d'un lot de souris témoin. Pour l'irradiation les fragments étaient étalés en couche mince sur des lames de carton, de plomb ou d'aluminium stérilisées, et recouvertes d'un papier filtre. Après l'irradiation, les fragments émulsionnés dans du sérum physiologique étaient inoculés avec une seringue à large orifice d'une capacité de 2 cm³. Voici un exemple de nos expériences qui ont porté sur 800 souris environ — inoculées par lot de 12, 15 ou 20 souris.

Exp. I. — Temps d'irradiation, trente minutes, deux lots de 15 souris. Chaque lot reçoive environ 5 gr. de tissu. Absorption.

EXPÉRIENCE I.

15 souris pesant 230 g.	15 souris pesant 230 g.
Quantité inoculée........... 5 g.	Quantité inoculée........... 5 g.
Absorption.............. 50 0/0	Absorption........ 10 0/0 (filtré)
Résultats............. 0 tumeurs	Résultats.. 5 tumeurs sur 15 souris

Réinoculation

240 g.	290 g.
	Témoins................... 227
Résultats.............. 3 sur 15	Résultats............. 12 sur 15
270 g.	Poids.................. 360 g.

EXPÉRIENCE II.

12 souris	12 souris	12 souris
	Irradiation 20 minutes	
Lame de carton.		Lame de plomb.
Résultat .... 8 sur 12	0 succès	Témoins

Réinoculation

6 succès	7 succès

Nous n'avons pas toujours obtenu des résultats semblables aussi nets que ceux de l'expérience I, il nous est même arrivé de constater parfois comme une hypersensibilité des animaux ainsi préparés dans un but d'immunisation. Mais c'est qu'il n'est pas toujours facile d'expérimenter dans des conditions parfaites, les animaux employés comme témoins ne sont pas toujours d'un âge égal et leur inoculation ne donne pas toujours du 100 pour 100. Nous n'exprimerons donc nos conclusions qu'avec certaines réserves, quoiqu'ayant pratiqué nos expériences sur un lot important d'animaux distribués, nous l'avons dit, en lots de 10 ou 15 souris.

Pour qu'une souris soit immunisée dans les conditions expérimentales que nous venons d'exposer, il faut qu'il se produise un début de prolifération, nous avons parfois constaté dans les premiers jours comme un plastron faisant supposer que la tumeur allait se développer, mais ce plastron résorbé quand nous avons réinoculé ces souris, nous avons presque toujours constaté leur immunité.

Quand la tumeur a été irradiée plus vigoureusement soit du fait d'une exposition plus prolongée, soit du fait de l'interposition d'une lame de plomb ou d'aluminium (donnant lieu à la formation de rougeurs secondaires) nous avons constaté soit l'absence de résistance soit l'hypersensibilité? Les cas d'hypersensibilité ont été cependant surtout marqués quand la réinoculation a été faite un certain temps (plus d'un mois) après l'inoculation préventive.

En somme, nous avons constaté :

L'*immunité* à la réinoculation des souris ayant résorbé sous l'influence des rayons X des tumeurs dont elles étaient porteuses.

La résistance des souris ayant résorbé des tumeurs convenablement irradiées. Cette résistance est semble-t-il fonction :

de la quantité de cellules introduites ;

de la qualité de ces cellules ;

de l'intervalle de temps laissé entre l'inoculation préventive et la réinoculation.

M. BRAUNSTEIN (Moscou). — Was die erworbene Immunität anbetrifft, so ist von verschiedenen Autoren festgestellt, dass ähnlich wie sich fremde Tierarten refraktär verhalten, können schon Rassenverschiedenheiten innéralb der Art Resistenz gegen

Tumorbildung bedingen. Ich habe ähnliche Beobachtungen mit Uebertragung Berliner Krebsmäusetumoren auf Moskauer Mäuse gemacht. Der von Michaelis in Berlin fortgezüchtete Stamm eines Mäuseadenocarcinoms konnte von mir auf Moskauer Mäuse nicht überimpft werden, obgleich der Impferfolg Berliner Mäuse, die ich nach Moskau brachte, 50 0/0 betrug. 8 Generationen hat der Berliner Mäusetumor durchgemacht bis er auf Moskauer Mäuse in gleichem Procentverhältniss, wie auf Berliner, übertragen werden konnte. Es muss betont werden, dass die parallele Ueberimpfung des Tumors auf Berliner Mäuse, die sich in Moskau befanden ausgeführt wurde. Die Ueberimpfung auf Moskauer Mäuse ist mir gelungen zu einer Zeit der Virulenzsteigerung des Berliner Tumors bis 80-90 0/0 Ausbeute. Es ist interessant, dass in einer Versuchsreihe, wo ich noch negative Resultate bekam, es mir gelungen ist das Berliner Adeno-carcinom einmal bei einer Moskauer Maus zu übertragen. Das Wachstum war sehr langsam und der Tumor nicht gross. Als die Maus starb und ich den Tumor mikroskopisch untersuchte, fand ich einen Uebergang des Adeno-carcinoms in eine Sarkomähnliche Geschwulst. Man sieht auf dieser Tafel, wie die Krebszellen sich in die Länge gestreckt haben und das Stroma verschwunden ist. Das Bild erinnert vielmehr an ein Sarkom, als an Karcinom. Nachdem ich das Berliner Mäusecarcinom durch 18 Generationen bei Moskauer Mäusen durchgeführt hatte, habe ich versucht die Impfung wieder auf Berliner Mäuse, die in Moskau gezüchtet wurden auszuführen. Der Tumor ging ebenso an wie bei Moskauer Mäusen. Was die Virulenzsteigerung bei meinen zahlreichen Versuchen im Verlaufe von 5 Jahre anbetrifft, so habe ich dieselbe Beobachtung, wie Bashford gemacht : nachdem die Virulenzsteigerung einen gewissen Grad erreicht hat ist sie wieder zum Abfall gekommen.

M. Petroff (de Saint-Pétersbourg). — J'ai exécuté un nombre assez considérable d'expériences, concernant l'immunité vis-à-vis du cancer expérimental de la souris.

Mes conclusions au sujet du principe même de cette immunité sont en parfait accord avec le point de vue du P^r von Dungern.

Des examens systématiques au microscope, comparatifs de la croissance des tumeurs dans les organismes de souris normales et immunisées nous ont démontré à ma collaboratrice Mlle Myslowska et à moi une réaction cellulaire plus prononcée sur les dernières. que sur les premières. J'ai pu aussi réaliser un certain degré d'immunité à l'aide d'injections, de substances qui accroissent la leucocytose générale et notamment à l'aide de l'acide nucléinique.

Il se peut bien que, dans certains cas au moins ce soit bien cette réaction cellulaire qui empêche le stroma et les vaisseaux de pénétrer dans le transplant et d'assurer sa prolifération, phénomène qui a été signalé par l'école de M. Bashford.

DISCUSSION DES RAPPORTS SUR

LA PATHOGÉNIE DU CANCER

Rapport de M. le D* BORREL (Paris) : *Parasitisme et Tumeurs,*
p. 193.

Rapport de M. le P* BORST (Munich) : *Zelltheorie des Carcinoms,*
p. 601.

M. PIERRE-NADAL (Bordeaux). — Quoi qu'en dise M. Borrel, l'ère
des raisonnements en matière d'étiologie cancéreuse n'est pas
close, et la meilleure preuve que j'en puisse avoir, c'est que
M. Borrel lui-même ne défend la théorie infectieuse du cancer qu'au
moyen de raisonnements extrêmement audacieux.

J'ose dire que les recherches si passionnantes qui nous ont été
rapportées ne font que fortifier la notion de lésion précancéreuse
et leur portée se réduit à prouver l'influence irritative des gros
parasites que nous pouvions prévoir à priori.

La théorie infectieuse du cancer est née d'un raisonnement par
analogie fondé sur des ressemblances grossières entre le cancer et
les infections néoformatives, nodulaires, telles que la tuberculose.
En réalité ce raisonnement bactériologique est une erreur. Les
analogies supposées n'existent pas.

Une tuberculose hépatique par exemple sera identique à elle-
même à peu de chose près qu'elle succède à une tuberculose
pulmonaire, osseuse, rénale, testiculaire. Le cancer secondaire du
foie portera au contraire, pour l'histologiste exercé, l'empreinte de
l'organe original; c'est là une objection capitale sur laquelle le
professeur Durante a suffisamment insisté.

Autre remarque : Quand naît un foyer de cancer nous le voyons
d'abord ressembler à un foyer infectieux, et se propager de proche
en proche par transformation des tissus voisins; mais bientôt la

scène change et le microbe hypothétique ne peut plus se propager ne peut plus transformer les cellules voisines ; ne peut plus se comporter en somme comme un microbe indépendant ; le parasitisme cellulaire se manifeste seul désormais.

M. Bridré nous fait remarquer que cela peut s'expliquer par une immunité locale, soit, mais c'est encore là un cas où la théorie infectieuse doit être recousue d'hypothèses, et où le fait brut parlerait contre elle.

Ainsi le cancer *ne ressemble pas aux infections que nous connaissons* — mais, nous dira-t-on, connaissons-nous toutes les infections, et il n'y en a-t-il pas d'autres types que nous ignorons, avec lesquelles le processus cancéreux présenterait les plus grandes analogies ? — Quoi de plus simple en effet que d'invoquer l'existence *hypothétique* du processus infectieux ressemblant au cancer, et auxquels par suite le cancer ressemblerait !! Encore une hypothèse de complaisance sortie de la bouche même de M. Borrel un jour où il eut l'extrême amabilité de me montrer sa collection de faits.

En résumé les recherches de M. Borrel et de son école nous ouvrent toute grande une voie féconde, mais que nous ne voudrions pas voir transformer en un cul-de-sac. Si la théorie infectieuse du cancer n'est pas rigoureusement échec et mât, du moins les arguments rationnels lui sont-ils contraires, et les faits restent muets à son égard : Le macro-parasitisme ne lui a pas fait faire un pas de plus. Elle doit encore rester sur la défensive et ne peut échapper aux objections qu'au moyen d'hypothèses très compliquées et très osées.

G. Durante (Paris). — *Pathogénie des épithéliomas.* — Le terme du *Cancer* n'a plus de signification précise étant synonyme tantôt de « tumeur maligne », tantôt d'épithélioma. On devrait lui substituer les termes d'*épithélioma* pour les tumeurs malignes d'origine épithéliale, de *sarcome* pour celles dérivant du tissu conjonctivo-vasculaire et employer celui de *tumeurs malignes* pour celles dont l'origine est indéterminée.

Si l'épithélioma, en tant que prolifération maligne d'un épithélium est relativement facile à reconnaître, il n'en est pas de même du *sarcome.* Celui-ci répond en effet à des caractères histologiques qui n'impliquent nullement une origine et une nature identique dans tous les cas. On confond sous ce terme des tumeurs très diverses. Bien des sarcomes utérins ne sont que des myomes embryonnaires, comme certains sarcomes des nerfs sont des névromes embryonnaires vrais. Il est même des tumeurs ayant les caractères histologiques des sarcomes qui sont des épithéliomas embryonnaires ainsi que nous l'avons vérifié à diverses reprises. Enfin certaines inflammations subaiguës d'origine irritative ou infectieuse qui ne donneront jamais lieu à des métastases réalisent parfois exactement ce type histologique. Les classer parmi les sarcomes : ranger parmi les sarcomes la réaction conjonctive qui entoure par exemple un corps étranger ou un parasite, c'est revenir de cinquante ans en arrière à l'époque où les tubercules, les gommes et l'actinomycose étaient confondues avec les néoplasmes. En pratique la classe sarcome est un pot-pourri où il faudrait mettre un peu d'ordre avant de chercher à l'utiliser pour l'étude délicate de la pathogénie des tumeurs malignes.

Nous n'aurons donc en vue que les seuls épithéliomas.

Les hypothèses émises pour expliquer leur pathogénie peuvent être réunies sous deux groupes :

1º Les uns admettent un *agent extrinsèque spécifique*, agent microbien ou autre, qui aurait la propriété de transformer la cellule normale en cellule cancéreuse. Cette hypothèse est controuvée par les métastases qui reproduisent toujours le type du foyer primitif et ne suscitent jamais, en les infectant à leur tour, la prolifération néoplasique de l'organe où elles vont se greffer.

2º La plupart placent dans la cellule épithéliale elle-même la cause initiale du cancer, mais cherchent vainement une cause spécifique entraînant sa prolifération néoplasique. Hallion, Dor ont proposé l'hypothèse du rajeunissement karyogamique, mais nous voyons dans les lésions les plus diverses des cellules se diviser ou fusionner entre elles sans qu'aucun néoplasme en soit la conséquence.

Nous croyons qu'il faut voir ici non pas le résultat d'un agant spécifique, mais d'un simple concours de circonstances. La question nous semble plus simple si l'on quitte le point de vue *cellulaire* trop étroit où l'on se place habituellement.

Les lésions cellulaires individuelles sont peu nombreuses, banales et se réduisent aux dégénérescences diverses, phagocytose, prolifération et régénération. Plus riches en variétés sont les réactions des tissus les uns vis-à-vis des autres, et en considérant l'épithélioma à ce point de vue *tissulaire* sa pathogénie nous semble se simplifier.

Nous sommes une *symbiose des tissus* variés et il est inutile d'insister sur l'aide que se portent mutuellement le tissu épithélial et le tissu conjonctif. Mais s'ils s'entr'aident, ils s'opposent aussi l'un à l'autre, se font équilibre; le tissu épithélial résiste à l'exubérance du tissu conjonctif, comme celui-ci s'oppose à l'invasion du premier. Sans connaître exactement encore le mécanisme de cet équilibre, nous savons cependant qu'il est en rapport avec la vitalité relative des cellules et par conséquent de leur nutrition.

Que sous l'influence d'un agent irritant quelconque l'épithélium prolifère activement, il tendra à envahir le tissu conjonctif sousjacent. Mais celui-ci réagira et se défendra d'autant mieux qu'il a été en général excité également par le même agent. Ainsi se réaliseront les papillomes, les adénomes, tumeurs bénignes.

Mais si cette défense conjonctive est insuffisante, les cellules épithéliales prendront pied dans le tissu conjonctif d'autant plus facilement qu'il s'agit d'éléments jeunes. Ceux-ci donneront naissance à d'autres éléments qui s'acclimateront plus facilement encore à leur nouveau milieu. Ainsi se constituera, par accoutumance, une variété spéciale de cellules épithéliales ayant acquis la propriété de végéter dans les espaces conjonctifs, ayant acquis, en quelque sorte, une virulence spéciale vis-à-vis des éléments conjonctifs contre lesquel elles lutteront désormais victorieusement.

Dès lors la cellule néoplasique est créée et l'on comprend que, transportée par voie lymphatique ou sanguine, elle puisse se greffer au loin pour former des métastases, ou que inoculée à un animal de même espèce elle continue à y proliférer.

La *prolifération épithéliale* initiale qui en elle-même n'a rien de cancéreux peut être provoquée par des causes diverses les plus banales (traumatismes répétés, frottements, ulcérations, infections chroniques, parasites, etc., etc). Mais à côté de ces causes chirurgicales, il en est de médicales moins connues. Nous avons pu constater que dans certaines conditions que nous avons pu déterminer, l'oblitération des vaisseaux fœtaux entraîne dans le placenta une sorte de suralimentation du syncytium d'où sa prolifération active et la formation de la môle hydatiforme, véritable adénome placentaire si souvent cause du déciduome malin. Il est donc des causes nutritives ou trophiques d'origine vasculaire susceptibles de déterminer une prolifération active de l'épithélium.

Quant à la *défense insuffisante du tissu conjonctif* ses causes sont mal connues. Elle peut relever de causes locales (nature de l'irritation épithéliales, radiodermite) ou générales (âge, dénutrition, disparition des fibres élastiques chez l'individu âgé, etc., etc.). C'est ici que l'*hérédité* pourrait intervenir. Cette défense insuffisante est en tous cas facile à constater.

C'est encore dans le placenta que nous avons pu vérifier l'exactitude de ce facteur important. Si l'on examine comparativement la caduque dans la môle bénigne et dans le déciduome malin on peut constater, dans la première, une défense intense de la caduque épaissie et infiltrée de petites cellules rondes comme dans le voisinage d'un corps étranger à éliminer. Dans le déciduome, au contraire, l'infiltration de défense est infiniment moins marquée est parfois à peine appréciable. Cette différence est assez nette pour que nous ayions pu faire, dans quelques cas de môle, au moyen des débris enlevés à la curette, un pronostic qui s'est réalisé.

La prolifération des éléments épithéliaux acclimatés dans le tissu conjonctif est plus ou moins active. Lorsqu'elle est très active les cellules épithéliales affectent une forme de plus en plus embryonnaire. Elles peuvent ainsi perdre presque complètement leurs caractères histologiques, prendre l'apparence de cellules banales, et c'est ainsi que l'on a pu confondre avec des sarcomes des épithéliomas très embryonnaires.

Ce point est important à noter aujourd'hui où l'on voit des expérimentateurs signaler la transformation de tumeurs épithéliales en sarcomes.

Nous ne croyons donc pas à un agent spécifique quelconque de l'épithélioma qui nous semble relever des causes banales dont la coexistence seule est peu fréquente (hyperactivité de l'épithélium sans réaction suffisante ou avec hypoactivité du tissu conjonctif).

Nous croyons comme Ménétrier que les tumeurs malignes sont l'aboutissant d'états pathologiques multiples. Thiersch et Waldeyer regardaient l'épithélioma comme résultant du trouble des rapports unissant les tissus épithélial et conjonctif.

Nous insistons pour notre part sur la *non défense du tissu conjonctif* qui nous paraît ici la cause efficiente importante de la transformation maligne.

Des deux facteurs du problème (prolifération épithéliale et impotence conjonctive) dépendent la marche et la durée du néoplasme. Si le tissu conjonctif réagit et se défend un peu, la marche sera lente (squirrhe). La marche rapide des épithéliomas chez les jeunes sujets vient de ce qu'à cet âge les épithéliums prolifèrent plus activement.

Au point de vue *thérapeutique*, il semble que l'on puisse, en dehors de l'exérèse, agir sur les deux facteurs : détruire les cellules épithéliales ou susciter une défense conjonctive.

La *destruction épithéliale* est peut-être réalisée par certains procédés électriques, par le radium, les rayons X, etc., etc. Cette question est encore à l'ordre du jour.

Il en est de même de la sérothérapie par laquelle on peut espérer obtenir une cytolyse spécifique des cellules épithéliales.

Mais, sans parler des guérisons spontanées rares, l'excitation conjonctive peut être revendiquée par certaines infections (érysipèles) qui ont amené des guérisons; par les cautérisations actives très étendues qui permettent parfois une longue survie à des cancers utérins inopérables. Nous avons aussi remarqué l'épaisseur et la densité des cicatrices obtenues par Keating-Hart, ce qui, en dehors de toute action spécifique de la fulguration, pourrait avoir une influence sur les résultats constatés.

En pratique il y aurait lieu de chercher à suivre les deux indications et à l'égard de la seconde, peut-être vaudrait-il mieux ne pas chercher une réunion trop rapide et une cicatrice trop esthétique.

M. VON HANSEMANN (Berlin) betont noch einmal, dass die Zellen der Geschwülste nicht embryonale sind. Die Entdifferenzierung die zur Anaplasie führt, geht nicht denselben Weg zurück, den die Differenzierung der embryonalen Zellen vorwärts genommen hat. Embryonale Zellen sind solche, die in der Differenzierung begriffen sind. Anaplastiche Zellen dagegen sind solche, die ihren besonderen Weg rückwärts gegangen sind und keinerlei prospective Potenz mehr besitzen, wie die embryonalen Zellen. Ausgenommen sind allein die Zellen gewisser teratoïden Geschwülste. Daher ist dringer zu wünschen, dass der Ausdruck : « Embryonale Zellen » für die Krebszellen nicht gebraucht werde.

M. KOLB (Munich). — Gegenüber den immer noch bestehenden Zweifeln welche auch in einem Referate dieses Congresses ausgedrückt worden sind ist es an der Zeit mit Entschiedenheit auszusprechen, dass die Statistik die grossen Verschiedenheiten in der Häufigkeit des Krebses in den einzelnen Ländern und Orten sowie in den einzelnen Zeiten *unzweifelhaft festgestellt hat und dass jede Theorie der Entstehung des Krebses, welche diese Verschiedenheit nicht erklärt eine mangelhafte ist.*

Nur ein Beispiel. Es liegen Beobachtungen vor, welche sich in Bayern, Würtemberg, Baden, dann in der Schweiz auf eine Zeit von 20 bis 25 Jahren und etwa eine viertel Million Krebstodesfälle stützen und etwa die Hälfte dieser Fälle ist in vollkommen fehlerfreier Weise, mit Berücksichtigung der Altersklassen bearbeitet worden. Sehen wir selbst ab von der Gesammtbetrachtung des ganzen Gebietes hoher Krebssterblichkeit welches sich durch alle diese Staaten, ja noch so weit bis Wien, von Genf an, zum Norden der Alpen erstreckt und beobachten wir nur die einzelnen Staaten, welche doch gleiche Erhebung des Materials und gleiche Bearbeitung desselben innerhalb ihrer Grenzen gewährleisten, so findet man in allen, Jahr für Jahr, dieselbe Trennung in krebsarme und krebsreiche Landesteile. In Bayern hat z. B. der Süden in einem Jahre ein, im anderen 1 1/2mal mehr Krebstodesfälle als der Norden.

In neuester Zeit hat *Werner* in einem grossen Werk diese bisherigen Ergebnisse für Baden für volle 25 Jahre bestätigt. Wenn man nun auch nicht, mit *Haviland,* der den Boden verantwortlich macht oder Boden *und* Haus beschuldigen will, so kann man doch gar nicht anders, als dem vorsichtigen Ausspruch *Werner's* zustimmen, dass der Krebs und seine Häufigkeit von einem am Orte haftenden Agens beeinflusst wird und dass dieses Agens sich am besten und leichtesten durch Annahme von Krebsparasiten erklären lasse.

Diese Erklärung, wenn auch am wahrscheinlichsten, wäre übrigens nicht die einzig mögliche. Das Agens des Bodens könnte z. B. auch ein Toxin sein, wie das supponierte Struma Toxin das auch Beziehungen zu besonderen geologischen Formationen hat. Man hat weiter an Radioaktivität und anderes gedacht.

Wie dem sei, jedenfalls ist es nicht erlaubt eine Tatsache bezweifeln zu wollen, weil sie zur Zeit nicht zu erklären ist.

M. Durante félicite M. Borst de son intéressante étude sur la cellule cancéreuse dont il retient surtout les caractères suivants : Diminution ou disparition des substances différenciées, et augmentation de leur résistance.

Cette disparition des substances différenciées est en rapport avec les modifications apportées dans le fonctionnement cellulaire. L'augmentation de la résistance cellulaire est la base du principe des tumeurs malignes.

Si dans la symbiose entre le tissu conjonctif et le tissu épithélial, le premier vient à faiblir alors que le second prolifère sous l'influence d'une cause banale, ce tissu conjonctif résistant mal pourra être envahi par quelques éléments épithéliaux qui, grâce à cette moindre dépense, pourront y vivre. Par cela même ces cellules ou leurs descendantes s'acclimateront à ce nouveau milieu. Il se passe ici, ce qui se passe pour tel microbe qui, ne pouvant vivre chez tel animal adulte, y parvient lorsqu'on le fait passer au préalable par un animal jeune moins résistant.

Par acclimatement dans un tissu conjonctif moins résistant la cellule épithéliale finit par devenir en quelque sorte virulente même pour le tissu conjonctif normal. Dès lors la lutte n'est plus possible et les greffes peuvent par métastase aller s'effectuer dans les divers points de l'organisme.

Ainsi les caractères propres de la cellule épithéliomateuse s'expliquent facilement par la greffe en un point moins résistant où elle acquiert par acclimatement l'hyperactivité biologique qui la caractérise.

M. Loewenstein (Frankfurt a. M.). — M. H., Ich habe die Ehre Ihnen eine Anzahl von Kopien nach mikrophotographischen Aufnahmen zu zeigen. Es handelt sich um Epithelwucherungen, resp. Papillome der Blase, zum Teil auch der Niere, des Ureters und der Harnröhre der weissen und schwarzweissen Laboratoriumsratte.

Die ersten dieser Bilder sah ich bei Tieren, die wenige Tage nach Versuchen mit Einspritzung von Benzidin, Anilin und Theer, zur Sektion kamen; selbstredend öffnete ich daraufhin andere

Tiere desselben Stammes ohne jeden vorausgehenden Versuch und fand die gleichen Bilder.

Epithelveränderungen sicher krankhafter Natur und in eigentümlichen Beziehungen hierzu einen Parasiten : eine Art Trichodes, zur Gruppe der Helminthen gehörend.

Aber nur ein einziger meiner vier Rattenstämme zeigte die Infektion, diese aber so, dass ich mit Recht sie als endemische betrachten kann.

Die Bilder sind das Resultat der Untersuchungen von 8 Fällen von Blasenpapillomen und 5 mehr diffusen starken Epithelwucherungen, gefunden bei einer Zal von 43 Ratten, von denen 23 den Parasiten zeigten.

Aber, meine Herren, wir werden hier den Parasiten oder seine Eier auch in anderen Organen als der Blase sehen und ich möchte glauben dass das Vorkommen von Papillomen und Wucherungen in der Blase, die keine Wurmstadien zeigt, während dieselben in Niere oder Urether oder Urethra zu finden waren, dadurch erklärt werden kann, dass nicht nur der Parasit und seine Embryonen und Eier, sondern auch Ausscheidungs- und Stoffwechselprodukte als die Wucherungen bedingende Reize angesprochen werden müssen. (Demonstration der Bilder.)

Nur auf ein Moment möchte ich noch aufmerksam machen. Ich finde sehr häufig, besonders da wo ich allerjüngste Stadien der Epithelzellen infektieren sehe oder Eidegerinnungen, in deren unmittelbarer Nähe Blutgefässe und oft von diesen bis zur Fundstelle der Parasiten, eine deutliche Blutkörperchenstreuung, die wohl deutlich den Weg der Einwanderung des Wurmes aus den Gefässen ins Gewebe zeigt.

In Verbindung mit dieser Beobachtung dürfte vielleicht das Vorhandensein von Epithelveränderungen in Organen und Stellen, die keinen Parasiten nachweisen liessen, während derselbe in einiger Entfernung in Nachbargebieten zu finden war, uns darauf hinweisen dass es vielleicht von Bedeutung sein könnte bei unseren Untersuchungen auch die Peripherie der malignen Tumoren, insbesondere auch die die eintretenden Gefässe umgebenden Gewebe aber auch der Nachbargewebe des erkrankten Gebietes zu durchforschen und vor allem auch Serien zu schneiden.

Was die Parasiten und deren Embryonen und Eier angeht, so

glaube ich dass wir hier wohl ein Material haben, dass zu weiteren Versuchen mancherlei Art geradezu herausfordert, wobei ich aber auch auf die Möglichkeit hinweisen möchte, dass es vielleicht doch einen Unterschied in der Wirkung der Parasiten auf das Gewebe zeigen könnte, je nachdem wir diese Versuche mit normalen und gesunden oder irgendwie acut oder chronisch auf verschiedene Reizung hin veränderte Gewebe machen.

J. BRIDRÉ. — *Parasites et cancer.* — Mon excellent maître, M. le professeur Borrel, m'a fait l'honneur de rappeler, dans son rapport, les observations que j'ai eu l'occasion de recueillir tant à Tunis qu'à Alger et que j'ai présentées, en collaboration avec le Dr Conseil, dans deux notes à l'Association française pour l'étude du Cancer.

Permettez-moi de vous rapporter plus complètement ces observations qui confirment pleinement la théorie de M. Borrel sur l'étiologie des tumeurs malignes.

Sur un total de 8 000 rats autopsiés, nous avons trouvé 11 rats porteurs de sarcomes du foie. Dans tous ces cas, moins un, les tumeurs primitives renfermaient le *Cysticercus fasciolaris.* Chez 3 rats, des noyaux de généralisation existaient dans différentes parties de l'abdomen. Enfin, avec l'une des tumeurs, nous avons réalisé deux passages par greffe.

Deux observations méritent d'attirer plus spécialement l'attention : l'une, montre un sarcome suspendu à un lobe du foie, affectant la disposition en pendeloque assez fréquente chez les kystes à cysticerque; la tumeur s'est développée aux dépens de la capsule de Glisson et a donné lieu à une multitude de noyaux secondaires dans tout l'abdomen. Le cysticerque est logé en plein tissu sarcomateux, à l'extrémité de la tumeur la plus éloignée du lobe hépatique.

L'autre, présente un plus grand intérêt encore : elle tend à montrer, d'une part, que l'absence ou plutôt la non-constatation de la présence d'un cysticerque dans un sarcome du foie chez le rat, n'infirme pas l'hypothèse qu'un tel parasite ait été l'un des facteurs initiaux de la tumeur. En effet, nous voyons, dans un même foie, cinq petites tumeurs à cysticerque, dont trois, très rapprochées, se sont accolées pour en former une seule, trilobée;

ce sont cinq petits sarcomes dont les kystes intérieurs renferment chacun un petit corps blanchâtre dont la nature ne peut être définie par un examen superficiel, mais où l'examen microscopique fait reconnaître la tête invaginée du *C. fasciolaris*, avec sa double rangée de crochets. Les parasites morts étaient en voie de désagrégation et il est probable que si le rat avait été sacrifié quelques semaines plus tard, on n'eût constaté, à l'autopsie, que trois sarcomes, dont un plus volumineux, et que les coupes de ces tumeurs n'eussent révélé la présence d'aucun parasite.

D'autre part, au point de vue de l'étiologie des tumeurs malignes, cette observation offre un intérêt de premier ordre. Si l'on considère les dimensions à peu près identiques des différents néoplasmes, l'état semblable de désagrégation dans lequel se trouvaient les cysticerques, on est amené à penser que les cinq parasites provenaient d'une même ingestion et avaient une origine commune.

Les cinq parasites ont donné naissance, individuellement, à des tumeurs du même type histologique (sarcomes à cellules fusiformes) et ces tumeurs indépendantes ont évolué parallèlement. La communauté d'effet doit résulter d'une communauté de cause. Cette même cause appartient-elle aux cellules de l'hôte, cellules qui, douées d'une sensibilité particulière vis-à-vis du *C. fasciolaris*, auraient réagi d'une façon identique sous une même influence? Une telle conception semble en contradiction avec le fait suivant, deux fois observé : un cysticerque normal situé dans le voisinage d'une tumeur à cysticerque. Ou bien, la cause commune est-elle inhérente aux helminthes? Cette hypothèse me paraît la plus vraisemblable. Mais une autre question se pose : le cysticerque est-il capable, à lui seul, de donner naissance au sarcome? Non, car il serait étrange que cinq parasites eussent pu produire, chez un même rat, cinq tumeurs, alors que des centaines d'autres, chez des rats différents, ne donnent lieu à aucune réaction. Il y a donc autre chose et cette autre chose est, sans doute, comme le pense M. Borrel, un virus inconnu apporté et inoculé par les parasites.

Quoiqu'il en soit, il est logique de dire qu'il existe, chez le rat, des sarcomes du foie, dont l'apparition est intimement liée à la présence, dans cet organe, du *Cysticercus fasciolaris*. Si nous avions un intérêt quelconque à prévenir ces lésions, leur prophylaxie, très simple en principe, pourrait se borner à préserver les rats de l'ingestion d'œufs du *Tænia crassicollis*.

Et la conclusion suivante, d'ordre plus général, ressort de ces faits et de ceux que M. Borrel a exposés :

En attendant que l'expérimentation ou de nouvelles observations aient déterminé le rôle exact des helminthes ou des parasites externes dans la genèse des tumeurs malignes, une mesure de prophylaxie anticancéreuse semble déjà indiquée et immédiatement applicable, *c'est la lutte contre les parasites animaux responsables.*

M. FICHERA (Rome). — I. *L'action des produits d'autolyse fœtaux homogènes sur les tumeurs malignes.* — Dans le cours des recherches sur la biologie des tumeurs, j'avais eu occasion d'expérimenter l'action des produits d'autolyse fœtaux homogènes sur des rats ayant des tumeurs. En employant une souche de sarcome fuseau-cellulaire très virulente, au point de provoquer la mort dans la généralité des animaux et en faisant les injections de produits d'autolyse dans les premiers dix jours environ, j'étais arrivé à déterminer l'involution et la disparition du néoplasme dans un pourcentage remarquable.

Cette constatation, mise en rapport avec les observations sur les propriétés immunisantes des tissus embryonnaires fœtaux contre les tumeurs et sur la rareté des tumeurs spontanées dans le premier âge m'a persuadé d'entreprendre des essais sur l'homme.

Après avoir préparé les produits d'autolyse des embryons et de fœtus humains de deux à six mois, je commençai à les inoculée, d'abord deux ou quatre fois par semaine, en doses de deux à trois centimètres cubes.

Les injections à distance dans les tissus sains ne provoquent aucune réaction et sont tolérées sans manifestation ; les injections locales, dans les tissus néoplasiques, produisent souvent une élévation de la température, avec frissonnements et céphalée qui tombe en peu d'heures, rougeur, turgescence, et parfois une transsudation abondante suivie quelquefois de la fluctuation de la tumeur. Le traitement entrepris sur 39 individus atteints de tumeurs inopérables, dont 7 seulement sans intervention préalable parcequ'ils s'étaient présentés trop tard, et 32 qui avaient des récidives, fut interrompu au commencement par 14, à cause du temps et de la résidence, et continué régulièrement par 25. Chez ceux-ci se sont effectuées des modifications cliniques et anatomiques qui ont rejoint la plus haute expression dans 7 cas : trois épithéliomes du sein avec des métastases multiples, un cancer du rectum, un adénocarcinome de la thyroïde, un sarcome à petites cellules de la main, un mélanome des parois abdominales.

Vue la brièveté d'observation, on ne peut attribuer une valeur durable à ces cas, ni parler d'un résultat définitif ; je me limite donc à relever dans la marche : des ralentissements, des arrêts et en quelques cas la disparition de l'intumescence néoplasique.

Quant à la structure, on l'a étudiée moyennant des excisions répétées, confrontées avec le répertus primitif obtenu indistinctement dans tous les 39 cas pour en établir le diagnostic microscopique. Les modifications les plus profondes et les plus étendues se trouvèrent dans les 7 cas que j'ai relevés plus haut et elles se présentèrent aussi à la suite des injections à distance, comme dans l'adénocarcinome thyroïdien et dans l'épithéliome du rectum.

Elles consistent dans la cytolyse rapide et diffuse des cellules néoplasiques, dans l'infiltration leucocytaire et dans l'invasion de cellules plasmatiques ; ces phénomènes sont accompagnés de la présence de nombreux macrophages et de la prolifération conjonctive et vasale vivace.

On établit ainsi d'un côté la nécrobiose des cellules néoplasiques, de l'autre la substitution cicatricielle de manière si remarquable que dans quelques cas des excisions renouvelées sur différents points donnent des repertus de tissu conjonctif dans les diverses phases, jusqu'à la sclérose. Seulement l'étude ultérieure basée sur une casuistique abondante et sur l'examen prolongé pourra établir si dans les cas les plus favorables on peut considérer comme définitives la disparition de la masse néoplasique et par conséquent les modifications cliniques.

Je m'arrête aux faits principaux qui consistent, en premier lieu, dans le comportement divers des injections générales, non suivies de phénomènes immédiats, appréciables, et les injections locales, suivies immédiatement des symptômes décrits ; et un second lieu dans la cytolyse des éléments néoplasiques et dans la substitution du conjonctif.

Je passe à la démonstration des changements structuraux moyennant les projections des différents cas.

II. — *Études comparatives sur la biologie des greffes embryonnaires et néoplasiques.* — Depuis quelques années, j'ai entrepris des expériences dirigées à étudier la biologie des greffes de tissus embryonnaires comme aussi celle des greffes de tissus néoplasiques. J'ai fait mes recherches sur les rats, en préparant et en inoculant la bouillie d'embryons et de fœtus, pris de l'utérus gravide moyennant l'hystérectomie, et la bouillie de tumeurs de trois souches de sarcome fuseau-cellulaires, de deux d'épithéliome glandulaire de la mamelle et d'un adénocarcinome des glandes sébacées.

Toutes les recherches ont été accomplies en associant l'étude microscopique à l'observation objective. J'ai eu soin surtout d'examiner sous le double point de vue biologique et morphologique : 1) la marche des greffes, la prise le développement suivi de leur involution spontanés ou de la mort de l'animal porteur; 2) l'influence de température extrême 0°-44°; 3) les façons diverses de se comporter et les différentes structures des greffes homogènes et hétérogènes; 4) l'importance du siège de la greffe par rapport au sort des différents tissus; 5) l'influence de la grossesse et la différence du repertus selon que l'on fait ou non l'hystérectomie; 6) le sort des divers éléments qui constituent la bouillie embryonnaire et néoplasique; 7) les modifications déterminées dans la réceptivité de l'hôte, par suite des procédés d'immunisation, avec des greffes préventives; 8) les effets des autolyses fœtaux ou néoplasiques homogènes sur les greffes en voie d'accroissement; 9) les propriétés du sérum du sang des animaux soumis à des traitements divers.

De toutes ces expériences sortirent des éléments nombreux et concordants qui, en se complétant toujours de plus en plus, me poussèrent à un rapprochement plus strict et portèrent à la démonstration : 1) que beaucoup de phénomènes sont communs tant à la biologie des tissus embryonnaires et fœtaux qu'à celle des tissus néoplasiques; 2) que beaucoup de réactions générales ou locales de l'organisme hôte s'effectuent dans chacun des deux cas; que des agents complexes montrent également leur pouvoir dans les deux circonstances.

De la somme de constatations réciproques, j'ai tiré quelques corollaires qui méritent une mention particulière.

En effet, en employant des tissus certainement aseptiques et en des conditions d'asepsie rigoureuse, on a observé des phénomènes dont on croyait qu'ils auraient pu se manifester seulement en présence de germes.

Contemporairement a été démontrée la nécessité de la présence d'éléments cellulaires intègres pour la prise de toutes greffes.

D'autre part, il a été facile de changer les aptitudes de réceptivité de l'hôte vers la greffe en employant des tissus normaux et, encore de plus, il est devenu possible d'exercer une influence sur la prise déjà luxuriante, moyennant des produits cellulaires. Ces faits ont ébranlé l'opinion de ceux qui voient indispensable la présence de microorganismes pour comprendre quelques chapitres de la biologie des tumeurs, et ont infirmé la doctrine de l'étiologie parasitaire. Une autre série non moins riche et valide de faits a découvert toujours mieux l'analogie de propriété entre les tissus normaux, surtout de l'embryon ou du fœtus et les tissus néoplasiques.

Il suffit de rappeler l'affinité ou même l'identité : 1) du comportement des dérivés des différents feuillets germinatifs dans les bouillies, soit de l'embryon, soit du fœtus vis-à-vis des températures hautes ou basses; 2) l'issue des greffes soit embryonnaires soit néoplasiques pendant la grossesse de l'hôte; 3) l'état réfractaire conféré aux animaux sensibles envers des tumeurs très virulentes aussi bien par des tissus normaux que néoplasiques; 4) l'action régressive, cytolytique exercée par des autolyses fœtaux homogènes sur les greffes, soit embryonnaires, soit néoplasiques.

Ces faits, que j'ai ailleurs exposés en détail étendent le domaine des lois de la biologie cellulaire en y faisant entrer beaucoup de caractères des tumeurs, en réduisant ceux qui semblaient être des néoformations en dehors des limites communes des processus progressifs, dans les limites de la pathologie cellulaire. Certainement les néoplasmes restent toujours individualisés par des caractères propres, définis; mais à l'aide des acquisitions scientifiques récentes, ils viennent d'être considérés de la même manière que les autres productions pathologiques et les autres aberrations du développement, indépendants des agents parasitaires.

Même l'attribut essentiel de l'accroissement indéfini suivi de la mort ne paraît pas inéluctable avec cette constance rigoureuse, infaillible dont il a été marqué. Aujourd'hui, non seulement les cliniciens, mais aussi quelques anatomo-pathologues illustrent des cas de guérison, bien que partielle, des tumeurs malignes, de façon que la description des changements dans les symptômes est prouvée par des repertus histologiques. Cependant, il s'agit d'observations exceptionnelles qui augmenteraient bientôt si l'on voulait reconnaître aux tissus conjonctifs cicatriciels, dans l'épaisseur des tumeurs, les caractères de territoires de substitution.

On ne peut méconnaître que par égard à l'homme on ne trouve pas encore dans la chaîne des néoblastomes les anneaux d'union pour distinguer et relier sans aucune hésitation des tumeurs virulentes totales, des tumeurs avirulentes et des tumeurs à involution spontanée, différenciation que l'on peut faire aisément chez les animaux.

Pendant que ces lacunes tendent à disparaître, l'étude comparative des greffes embryonnaires et néoplasiques comprise et faite dans la manière exposée, conduit vers cette orientation et encourage les tentatives à approfondir les recherches qui ont pour but de mettre toujours plus en évidence et la nature des conditions par lesquelles l'organisme humain pareillement à celui des animaux en général, puisse modifier sa disposition envers les tumeurs ou exercer une influence sur leur biologie.

J'illustre les faits principaux par les projections respectives.

SUR LES TRAUMATISMES ET LES TUMEURS

Rapport de M. le prof. Thiem (Kottbus) : *Trauma und Geschwulst-bildung*, p. 401.

Rapport de M. le prof. agr. Bérard (Lyon) : *Traumatismes et Cancer*, p. 355.

M. Lœwenstein (Frankfurt a. M.). — In einer umfassenden Arbeit über Unfall und Krebskrankheit, die alle einer berechtigten und sicher sehr notwendigen Kritik standhaltenden Fälle aus der mir zur Verfügung gestandenen Litteratur, sowie eine grosse Anzahl neuer Fälle insbesondere des Heidelberger Samariterhauses untersucht verfüge ich nunmehr über 271 Fälle die unbedingt in ätiologisch wirksamen Zusammenhang mit acutem Trauma zu bringen sind.

Sehr interessante Schlüsse konnte ich zunächst aus den Sanitätsberichten ziehen :

Ich fand bei 534 692 mechanischen Verletzungen 147 Tuberkulosen des Knochen und Gelenke sowie des Hodens, die 2 0/0 aller auf Tuberkulose zu beziehenden Erkrankungen darstellen und nahezu 25 0/0 der Tuberkulosen der Gelenke, Knochen und Hoden.

Für die gleiche Zahl der Verletzungen und die gleichen Zeitabschnitte finde ich 39 posttraumatische Krebse unter 241 Fällen von Krebs überhaupt, also 16 0/0.

Anders ausgedrückt, auf 100 000 mechanische Verletzungen folgen in 30 Fällen Tuberkulose und in 7 Fällen Krebse.

Wir dürfen hierbei nicht vergessen dass wir es hier nur mit jungen kräftigen Leuten zu thun haben, die vor und zur Zeit des Eintrittes in den Dienst sicher nicht kränklich gewesen waren und die, vom Tage des Unfalles an, in genauer ärztlicher Beobachtung und Kontrolle gestanden haben, während sie, bis zu diesem Tage keinerlei Zeichen von Erkrankung boten.

Das Unfallsereigniss selbst ist sehr häufig nur leichterer Natur und in einer nicht unbeträchtlichen Anzahl (19 Fälle) ohne gröbere sicht- und fühlbare erste Unfallsfolgen, wie Blutunterlaufungen, Schwellung und äussere Verwundung, ja auch ohne grössere Schmerzen oder Funktionsbeeinträchtigungen. Sonst handelt es sich meistens um einen ziemlich schweren Fall, Stoss, Schlag, Biss-, Riss-, oder Quetschwunden und, was wohl nicht ohne Bedeutung ist : in einem recht grossen Prozentsatz aller traumatischen Fälle (25 0/0) ist der erste traumatische Effekt (Fraktur, Bluterguss, traumatisch eingedrungene Fremdkörper etc.) noch im Krebstumor selbst aufzuweisen.

Was nun die äusserst wichtige Frage über die Beziehungen der späteren Krebsentwicklung zu den sofortigen Folgen des Unfalls und die damit enge zusammenhängenden zeitlichen Verhältnisse zwischen beiden angeht, so lehren uns unsere Fälle folgende Möglichkeiten :

a) Die Verletzung geht anfangs spurlos vorüber aber nach einiger Zeit entsteht eine mehr oder weniger rasch wachsende Schwellung an der ehemals verletzt gewesenen Stelle ;

b) Zuerst treten Schmerzen an der Verletzungsstelle auf und dann erst beginnt eine Schwellung ;

c) Die der Verletzung folgenden, d. h. unmittelbar folgenden Schmerzen, bleiben dauernd bestehen und erst später tritt eine Schwellung dazu ;

d) Die sonstigen Erscheinungen von Schmerzen und Schwellung dauern an und nehmen langsam oder rascher zu.

e) In der durch das Trauma gesetzten Wunde entsteht eine Wucherung, die später als krebsig erkannt wird.

f) In der Unfallsfraktur bildet sich statt eines Kallus ein Krebs, oder ein solcher entsteht im Kallus.

g) Vom Trauma getroffener Muttermale, Warzen oder Narben wuchern zu Krebsen heran ;

h) Aus einem makroskopisch nicht diagnostizierbarem Bluterguss entsteht ein Tumor ;

i) Um einem Fremdkörper der traumatisch eingedrungen ist entsteht ein krebsiges Gewebe.

221 Mal fand ich Sarkome, 50 Mal Karzinome. 59 0/0 aller Sarkome wurden diagnostiziert innerhalb eines halben Jahres post Trauma; 34 0/0 aller Karzinome innerhalb derselben Zeit.

Die Diagnose Krebs post Trauma war also möglich in 53 0/0 aller Krebse innerhalb eines halben Jahres, in 75 0/0 innerhalb eines Jahres nach dem Unfall.

Ein Vergleich mit 120 Rezidiven nicht traumatischer Krebse des Samariterhauses nach operativen Eingriffen erzielt deren Diagnostizierbarkeit innerhalb eines Jahres in 77 0/0 aller Fälle.

Die Kürze der Zeit gestattet mir nicht hier weitere Resultate meiner vergleichenden Tabellen zwischen traumatischen, nicht traumatischen und Rezidiven scheinbar im Gesunden operierter Krebse, wiederzugeben, genug die oft zu hörende Behauptung, dass falls ein Krebs nach einem Trauma zur Beobachtung kommt, immer schon vor Eintritt des Unfalls ein maligner Tumor bestanden haben *muss*, scheint mir nach unseren Vergleichen nicht haltbar, wobei ich natürlich erwähnen muss, dass nach dem heutigen Stande unseres Wissens kein Mensch es negieren kann, dass in mikroskopisch kleinsten Anfängen schon eine Tumoranlage vorhanden war. Aber worin besteht diese und wie sieht sie aus?

Versprengte Keime sind keine mit dem Dynamit der Zerstörung geladene Bomben, durch combinierte chemische und traumatische Reizungen von Kaninchenohren konnte ich solche Keimversprengungen experimentell erzeugen, aber sie sind, wie Sie sehen, nicht progressiven Charakters, sondern zeigen sehr schön den Stempel ihrer vergänglichen Existenz, d. h. sie lassen sehr schöne hyaline Degeneration oder cystische Umwandlung erkennen.

Es ist hier nicht am Platze die Theorien wie wohl ein Trauma einen Krebs nach sich ziehen kann zu erörtern; die Tatsache, dass wir einen solchen Zusammenhang als möglich und unter Umständen recht wahrscheinlich anerkennen müssen, ist nicht als Konzession zu betrachten, die wir aus Mitleid zu unseren Unfallskranken im Interesse ihrer selbst und ihrer Hinterbliebenen, bei gewissen Voraussetzungen, zu geben berechtigt sind, weil wir die eigentliche letzte Ursache der Krebsentstehung noch nicht kennen, sondern sie ist meiner Auffassung nach, unter den bis heute bekannten, einen Krebs möglicherweise nach sich ziehenden Veranlassungen als eine der einleuchtendsten zu bezeichnen.

Sicher tuts das Trauma allein nicht, es muss noch was dazu kommen; was? das möge uns eine nahe Zukunft lehren!

Für den Praktiker und Gutachter kommen nicht Theorien in Frage sondern die Beantwortung der Anfrage ob ein ihm vorliegender Fall von Krebs zurückgeführt werden kann auf ein vorausgegangenes Trauma. Meine hierfür aufgestellten Thesen lauten :

Wir sind dann berechtigt von einem posttraumatischen Krebse zu sprechen wenn

1) Der glaubhafte Nachweis eines erlittener Unfalles erbracht ist, sei es durch den Patienten oder durch unsere Untersuchungsergebnisse beim Beginn oder beim Abschluss derjenigen Erkrankung die als Krebs sich offenbarte;

2) der Unfall nach Art seines Herganges geeignet war eine Verletzung desjenigen Organes herbeizuführen das später als Sitz der krebsigen Erkrankung in Frage steht;

3) Unfallsereigniss — Vorläufer des Krebses — und der Krebs selbst untereinander in klarer und plausibler Beziehung stehen und

4) die auf den Krebs zu beziehende Erkrankung nach dem Trauma entstanden ist und zwar in einer Zeit die einen Zusammenhang wahrscheinlich erscheinen lässt, bei voller Berücksichtigung ihrer klinischen und pathologisch-anatomischen Eigenart.

Diese vier Bedingungen *muss* jeder Fall erfüllen, der von uns höchst wahrscheinlich als posttraumatisch und durch das Trauma verursacht erklärt werden soll.

Alle übrigen Momente : von vornherein als *schweres* zu betrachtendes Trauma, gefolgt von beträchtlichen primären Störungen, eine Symptomenkette vom Trauma an in ununterbrochner Folge bis zum Krebs, das Vorhandensein von anatomischen Residuen des Unfalls an der später krebsig veränderten Stelle und endlich das Auftreten des Krebses im jugendlichen Alter und ohne hereditäre Belastung der Familie des Verunfällten, sie alle haben für die prinzipielle Frage nur geringere Bedeutung, sie bilden unterstüzende Momente bei der Beantwortung, keine bedingende.

DISCUSSION DES RAPPORTS SUR
LA PATHOGÉNIE COMPARÉE

Rapport de M. le prof. G. Petit (Alfort) : *Généralités sur les tumeurs malignes des animaux domestiques*, p. 207.

Rapport de Mlle la doctoresse Marianne Plehn (Munich) : *Ueber Geschwülste bei niederen Wirbeltieren*, p. 221.

Rapport de M. le prof. Jensen (Copenhague) : *Von echten Geschwülsten bei Pflanzen*, p. 243.

M. Gaylord (New-York). — In discussion of Dʳ Marianne Plehn's paper on carcinoma in cold-blooded animals, Dʳ Gaylord stated that for the past three years he has been conducting experimental studies and investigations into the occurrence of epidemics of carcinoma of the thyroid in salmonoids. The results of these investigations some of which have been published from time to time and others still are to be incorporated in a monograph, led to the following conclusions :

The early stages of this disease are indistinguishable from goiter. The tumors begin to infiltrate early. They may make their first appearance in the floor of the mouth or at the junction of the gills. They are frequently multiple and grow to great size. They infiltrate the skin, vessel walls, muscle, cartilage and bone. The infiltration of the muscle is not significant as the thyroid in the teleosts is widely distributed in small deposits, often between the muscle bundles. It has been claimed that because the gland in teleost, is not encapsulated this accounts for the very marked infiltration of the surrounding structures. This undoubtedly has to do with the infiltration in the early stages. When the growth has reached the status of a carcinoma it infiltrates the vessel walls, bone and cartilage and in the later stages of the disease this argument is not of force.

The disease is prevalent in the hatcheries of the United States occurring endemically (probably not less than 75 0/0 of all hatcheries containing salmonoids) and breaking out from time to time in epidemics. The severity of the disease and the characteristics of the lesions vary somewhat in different epidemics. In an epidemic studied in one hatchery in 1908, 3 500 fish died in the course of the summer with large tumors, over 50 0/0 of which presented the appearance of carcinoma microscopically. In the same hatchery the following year 3 000 fish died with similar lesions. In an epidemic studied in 1909 in another locality the mortality was not so high but over a thousand fish were found with infiltrating tumors often of great size. Microscopically these presented more the appearance of simple goiter than those above referred to. Where the disease starts in the uppermost ponds or tanks it will progress with the water through the ponds supplied by it. Where the disease occurs low down it has never been found to progress upwards against the water stream. Where ponds are connected from above downward, as is commonly the case, the percentage of affected fish increases from above downward, the ratio of the percentage of affected fish being in one hatchery in the upper pond nul the next pond 3 0/0, next below 8 0/0, next below 15 0/0, next below 24 0/0, bolloni pond 84 0/0. As the fish in the stream above the ponds and in the uppermost ponds were not affected it is quite clear that the disease is not due to the character of the water supplying the pond, but is the result of conditions created in the ponds and that these conditions become worse as the water flows downward from pond to pond. Fish taken from the infected ponds and placed under better hygienic conditions will recover often to the extent of 50 0/0 of visible tumors. The remaining 50 0/0 de not recover. Spontaneous recovery goes on in the ponds where the disease is prevalent and it is not uncommon to find fish coming down with the disease and fish recovering in the same pond. Fish that have spontaneously recovered de not reacquire the disease. It has been found that entire lots of fish are immune to the disease although placed in ponds in which the fish in the ponds immediately above and below them are infected. Whether this is a state of natural immunity or acquired by spontaneous recovery has not yet been determined.

During the summer of 1910 dogs brought from elsewhere into the hatchery above named and given the water, especially the muddy water from the bottom of the most infected ponds, in five weeks developed marked goiter in every case. Water and muddy water from this pond schipped to Buffalo, a distance of 700 miles, causes marked enlargement of the thyroid in rats.

Goiter in human beings in rural districts in the State in wich this hatchery is located is increasingly prevalent.

In the light of Bircher and Wilms' experiments with ther water from a goitrous well in Switzerland, from which the disease is acquired by human beings, and in which they showed that both dogs and rats could be given goiter, it would appear that the disease of goiter and carcinoma of the thyroid in salmonoids is the same disease as that of mammals and human beings. As carcinoma of the thyroid in salmonoids occurs in fisch living under wild conditions, at least in civilized areas (one never hears of the disease in the wildernesses in Canada or the northwestern states of the United States), it would appear that the disease is introduced into the hatcheries and there under favorable conditions for propagation develops into epidemic form. The agent causing the disease may be limited to certain ponds in a given hatchery and be absent in others.

As David Marine has shown, iodine placed in the water has a definite effect upon the earlier stages of this disease. We have also found that fisch with the disease kept in running water to which is continuously added potassium iodide in a concentration of $1 : 5\,000\,000$, show after a few days distinct histological changos. The active preliferation of the glandular tissue ceases, the epithelium becoming flattened and the alveoli filled with colloid. From similar results obtained in mammals, Marine has deduced certain theoretical conclusions in which he attributes a specifie affect upon the thyroid to iodine. To determine this point we treated under similar conditions fish with visible tumors and in the early stages of the disease, in water to which was added bichloride of mercury in a

concentration of 1 : 5 000 000, and find that all the changes produced
by iodine are produced more effectively and in less time by mercury.
We have seen a tumor of 7 mm. in diameter completely disap-
pear in the course of 40 days exposure to 1 : 5 000 000 of mercury.
From these results we conclude that the action of iodine upon the
thyroid is not specific. Similar results can be obtained with mercury
and probably with other chemicals.

The occurence of epidemics of the disease; the fact that it increases with the water flowing from pond to pond; the fact that it is
created in certain ponds and is not the result of the original constituents of the water ; the fact that fish recover spontaneously and
are then immune; that it can be markedly influenced possibly
cured by iodine and mercury, both well known antiseptics, create
the impression in our minds that this is an infectious disease and
we cannot see, in the observations of Wilms (that water capable of
giving the disease in mammals can be passed through a Berkefeld bougie and that the activity of the agent is destroyed at 80° C),
any contra-indication to this impression. If the disease is infectious
then the agent belongs to that large class of filterable viruses, and
inasmuch as it is active at low temperatures, that of most trout
streams being about 10 or 12° C, it would not be surprising that such
a virus would be destroyed at 80° C. We are still impressed with
the evidence in favor of this disease being infectious.

M. Borst (Munich). — Mich errinnert die von Frl. Plehn beschriebene papilläre Geschwulst an die Coccidiosis der Kaninchenleber,
wo wir auch mit Parasiten ausgefüllte Cysten mit starken papillären Wucherungen haben. Nur sind es in der Leber präformierte
Hohlräume — die Gallengänge — von deren Wand die papillären
Wucherungen ausgehen, während in den Fällen beim Fisches sich
wohl erst um die Auskleidung einer Fistel und eines durch die
Parasiten neugeschaffenen Hohlraumes mit dem Oberflächenepithel
handelt, und von diesem sekundär epithelialisirten Hohlraum
gehen dann die papillären Wucherungen aus. Um eine echte
Geschwulst handelt es sich hier wie dort nicht, sondern um
entzündliche, irritative Hyperplasie, wie sie uns auch von anderen
Stellen her vielfach bekannt ist.

M. von Hansemann (Berlin) hält die Entstehung papillärer Cysten

für eine ganz allgemein verbreitete Erscheinung. Genau so wie bei
den von Frl. Plehn beschriebenen Gebilden entsteht auch die Cysti-
tis cystica beim Menschen wo man sehr häufig papilläre Wucherungen findet.

M. Sabrazès (Bordeaux). — A propos des divers rapports qui nous
ont été présentés je désirerais vous soumettre quelques considérations.

Au sujet du parasitisme, dans le cancer, je rappellerai notre cas
de sarcomatose généralisée, chez un cheval de quatre ans : en
pleine tumeur, dans les plans musculo-aponévrotiques envahis, se
trouvaient des kystes sarcosporidiens à tous les degrés de leur
évolution.

Pour ce qui est de l'étude des réactions histologiques aux
rayons X, on ne tient pas compte d'un facteur qui n'est certes pas
négligeable : l'invasion microbienne des tumeurs traitées, primitivement ou secondairement ulcérées à leur surface. Tandis que les
cellules néoplasiques et les globules blancs sont mis à mal par les
rayons X, les microbes, indifférents à ces radiations, ainsi que nous
avons contribué à l'établir, pullulent extraordinairement dans les
tissus en nécrobiose. L'histologie des cancers irradiés ne saurait
méconnaître ce facteur.

Dans le rapport sur le cancer des animaux domestiques je n'ai
trouvé aucune mention des publications relatives aux tumeurs
malignes du chat, à la mélanose du cheval blanc, à la fibrosarco-
matose du cheval exécutées à Bordeaux, dans mon laboratoire.

Enfin je terminerai en faisant quelques rapprochements entre les
hyperplasies leucémiques et les néoplasies malignes.

A l'occasion des recherches faites par M. Weinberg, dans le service de M. Delbet, sur la réaction de Wassermann, chez les
malades porteurs de tumeurs malignes, je dirai que cette réaction,
pratiquée par nous depuis deux ans dans une dizaine de cas de
leucémie, a toujours été négative.

On a rapproché, disais-je, les leucémies des néoplasies malignes :
leur évolution fatale, les caractères histologiques des organes héma-
topoïétiques intéressés, l'abondance des leucoblastes et des hémo-
blastes en mitose dans les foyers et parfois même dans la circulation, les répercussions à distance (encore qu'assez différentes des

métastases vraies) constituent autant de présomptions qui légitiment ces rapprochements.

Dans le rapport de MM. Delbet, Ménétrier et Herrenchmidt, les leucémies sont cataloguées au milieu des affections néoplasiques; de même dans les revues bibliographiques sur le cancer. Cette communication n'est donc pas déplacée ici dans la discussion des rapports sur les traumatismes et le cancer.

En effet, comme à l'origine de certaines tumeurs, de même, chez les leucémiques, on trouve parfois un violent traumatisme antérieur : ébranlement général dû à une chute, choc ou pression brutale sur la rate, contusions suivies d'hémorragies profuses, traumatismes des os.

Or l'origine ostéo-médullaire des leucémies va s'accréditant de plus en plus.

Les injures subies par le squelette, les violences portant sur le tissu osseux, les fractures sont-elles vraiment susceptibles d'être incriminées dans la pathogénie de certaines leucémies?

Les recherches que nous poursuivons sur ce terrain presque inexploré nous permettent de répondre par l'affirmation. Donnons un aperçu de ces recherches :

Cliniquement nous avons observé deux cas où, avant l'apparition de la leucémie, il y avait eu fracture d'un os long : les circonstances étaient telles qu'il y avait là plus qu'une coïncidence.

Dans une première observation, relative à une homme d'une soixantaine d'années, une leucémie chronique à microlymphocytes survint insidieusement après une fracture de la clavicule gauche; des ganglions, particulièrement développés, surplombaient le cal.

Dans une seconde observation, une fracture de cuisse non exposée, chez un homme de vingt et un ans, fut suivie à brève échéance d'une leucémie rapide myéloïde, du type macrolymphoïde, avec mitoses nombreuses dans le sang circulant. Le rapport entre la fracture de cuisse et la leucémie parut d'emblée si frappant qu'il en résulta une action en justice chez un accidenté du travail. Ce cas se dénoua par la mort, six mois moins six jours après la fracture. Or cet homme était bien portant auparavant. Quelque temps après l'accident, alors qu'il était placé dans une gouttière, la fracture ayant été très bien réduite sous le chloroforme, on le vit devenir pâle et s'affaiblir; deux mois après, des ganglions apparurent au cou, la rate s'hypertrophia considérablement, le sternum fut douloureux à la pression, le nombre des globules blancs dépassa 200 000 par millimètre cube; un purpura hémorragique terminal résista à toutes les médications; *in extremis* le sang contenait des streptocoques.

La constation de ce cas m'a incité à examiner ce qui se passe, après une fracture, et dans le sang circulant au niveau de la solution de continuité osseuse. De ce que l'on sait déjà et de ce que nous avons vu nous-même on peut tirer les déductions suivantes : le bouleversement dans la structure de la moelle osseuse et du périoste, provoqué par la fracture et par les phénomènes réactionnels qui la suivent peuvent être considérés comme un acheminement *possible* vers une hyperplasie leucémique : la moelle diaphysaire devient rouge, fœtale, dans la région fracturée. Le docteur Charbonnel, chef de clinique de M. Demons, qui a pratiqué une quinzaine d'interventions chirurgicales, dans des fractures non exposées, nous a fourni des segments de moelle osseuse de périoste prélevés une à deux semaines après l'accident qui avait déterminé la fracture : périoste et moelle sont en pleine activité.

Le sang, dans les fractures des os longs, accuse de la polynucléose avec ou sans myélocytose. Très rarement on note une véritable myélécine : globules rouges nucléés, myélocytes, éosinophiles, mastzellen apparaissent si nombreux qu'on croirait à une leucémie myéloïde. Mais dans un cas où l'auteur a fait de nombreux examens en série il a vu la myélémie s'effacer progressivement au fur et à mesure que le cal se formait; finalement le sang est redevenu normal.

Il est plus exceptionnel encore de voir, comme chez nos deux malades, ces modifications des organes hémotopoïétiques et du sang *persister et s'accroître* pour aboutir à des leucémies confirmées.

Je n'ai pas besoin de faire ressortir en terminant l'intérêt doctrinal et médico-légal de ces cas.

M. G. Petit (Alfort). — Rien n'est évidemment plus critiquable que mon Rapport sur les tumeurs malignes des animaux domestiques, mais c'est à dessein que je m'en suis tenu à de pures *généralités*. Je n'avais pas à étudier les sarcomes mélaniques davantage que les autres tumeurs, et bien que le sujet me soit très familier.

Du reste, j'ai, en passant, opposé la malignité de ces tumeurs chez l'homme à leur bénignité relative chez le cheval, où elles sont extrêmement communes, et j'en ai même déduit l'idée d'une sérothérapie antinéoplasique possible, à l'aide du sérum de cheval mélanique.

Ces réserves faites, nul plus que moi ne rend hommage à la haute valeur des recherches du distingué professeur agrégé Sabrazès.

DISCOURS DE CLOTURE

prononcé à l'issue de la Séance tenue le 5 octobre 1910,
de 4 à 6 heures de l'après-midi
dans le petit amphithéâtre de la Faculté de Médecine de Paris.

Par S. E. M. le Pr CZERNY,

Président de l'Association Internationale pour l'Étude du Cancer.

Messieurs,

Nous voici arrivés au terme de la IIe Conférence de l'Association internationale pour l'Étude du Cancer. Dans huit séances, nous avons entendu 29 rapports; et à peu près 91 savants ont pris part aux discussions sur la pathologie et la thérapie du cancer. Il n'est pas encore possible de juger laquelle de nos communications acquerra le plus d'importance et sera de longue durée. Mais chacun de nous a augmenté le trésor de sa science, chacun a puisé, pour ses travaux, des idées nouvelles; chacun a trouvé — et cela est peut-être plus important encore — de nouveaux collègues et des amis, ce qui rend le combat des idées plus fertile et moins tranchant. Je crois que nous pouvons constater un succès complet de cette conférence et je suppose que vous acquiescerez à la décision qu'a prise l'assemblée des membres, de faire siéger la prochaine et IIIe Conférence de notre Association à Bruxelles, d'où M. Debaisieux et M. Willems nous ont apporté une invitation du gouvernement de la Belgique. Comme le Bureau de notre Association doit se réunir chaque année, nous avons décidé de nous rencontrer à Dresde au cours de l'année prochaine, peut-être à la fin du mois de Juillet, et d'inviter ceux de nos membres s'intéressant à l'exposition internationale d'Hygiène qui y sera installée l'année prochaine à la même époque. Si des découvertes très importantes ont été faites jusque-là, il y aura moyen d'en donner communication dans une réunion libre.

J'ai l'agréable devoir d'adresser à l'Association française pour l'Étude du Cancer les remerciements les plus chaleureux pour nous avoir invités à venir à Paris, puis pour avoir assuré le plein succès de notre assemblée, par son travail assidu et son zèle infatigable, ainsi que par l'accueil cordial que nous avons trouvé auprès d'elle-même, et, par son intervention, dans toute la grande ville de Paris. Nous remercions sincèrement le vénéré président, M. Bouchard, le vice-président, M. Barrier, de même que Messieurs les secrétaires, le professeur Pierre Delbet et M. Ledoux-Lebard. Nous exprimons également notre reconnaissance à nos excellents trésoriers M. le baron de Rothschild et M. von Hansemann.

Pour ma part, j'ai à remercier de l'aide très précieuse que j'ai trouvée auprès du vice-président de notre Association, M. Pierre Marie et auprès du secrétaire général, M. George Meyer. Agréez, Messieurs, l'expression de notre profonde gratitude et veuillez l'accepter aussi au nom des nombreux messieurs qui, par votre intervention, ont tant contribué à notre succès.

Last not least, permettez-moi d'adresser mes remerciements à tous les savants qui par leurs rapports, leurs disscussions et même par leur seule présence ont donné une grande importance à nos travaux.

Je crois pouvoir le dire : nous avons fait notre devoir; le temps fera son œuvre!

Au revoir, Messieurs!

TABLE ALPHABÉTIQUE PAR NOMS D'AUTEURS

(Les chiffres imprimés en caractères gras indiquent les *Rapports*
présentés à la Conférence.)

TABLE DES MATIÈRES

Première Partie.

Rapports présentés à la deuxième Conférence Internationale pour l'Étude du Cancer.

DEUXIÈME PARTIE.

Discussions.

ERRATA

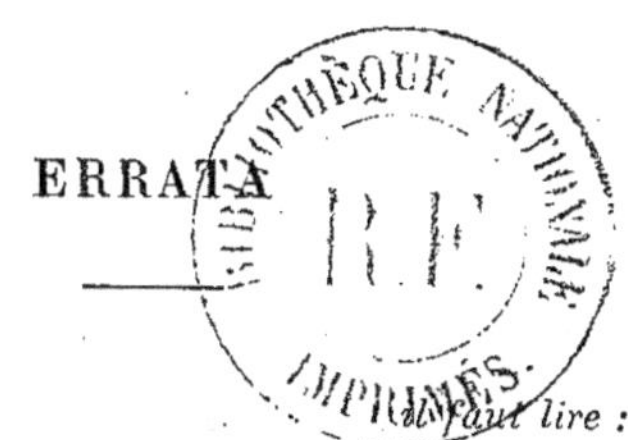

Pages.	*Au lieu de :*	*Il faut lire :*
4.	Brun's Beiträge, 1904, p. 43......	Brun's Beiträge, 1904, t. 43.
5.	Langenbecks Archiv, 1909, p. 90.	Langenbecks Archiv, 1909, t. 90.
	Brun's Beiträge, 1905, p. 45 et p. 665........................	Brun's Beiträge, t. 45, p. 665.
6.	Annals of Surgery, 1907, p. 243 et 48......................	Annals of Surgery, 1907, II, p. 43 et 48.
7.	Rosenstern, Langenbecks Archiv, 1910, p. 194..................	Rosenstern, Langenbecks Archiv, 1910, 92, p. 494.
	Brun's Beiträge, 1987, p. 18.......	Brun's Beiträge, 1897, t. 18.
8.	Brun's Beiträge, 1902, p. 34......	Brun's Beiträge, 1902, t. 34.
9.	Brun's Beiträge, 1904, p. 43 et 172.	Brun's Beiträge, 1904, t. 43, p. 172.
22.	(fin du 1er alinéa du résumé allemand) als nicht ganz verschieden........................	als ganz verschieden...
23.	(dernière ligne du bas) contesting the usefulness..............	consenting the usefulness...
221.	(4° ligne à partir du haut) Publikationen sum Teil.............	Publikationen zum Teil...
222.	Dernier alinéa. Tout cet alinéa doit être transporté après le tableau de la p. 223-24, dans le paragraphe III. Poissons.	
401.	(11° ligne) Es sind dabei Zu Berücksichtigen.................	Es sind dabei zu berücksichtigen...
	(5° ligne à partir du bas) bezüglich seines Zeitlichen. Ablaufes.....	bezüglich seines zeitlichen Ablaufes.
402.	(4° ligne) auszüben als auch deese.	auszuüben als auch diese...
	(5° —) der Fpithelzelle........	der Epithelzelle...
	(6° —) lagischem Zusammenhanger......................	logischen Zusammenhange...
725	(4°ligne) M. FORSELL (Copenhague).	M. FORSELL (Stockholm).

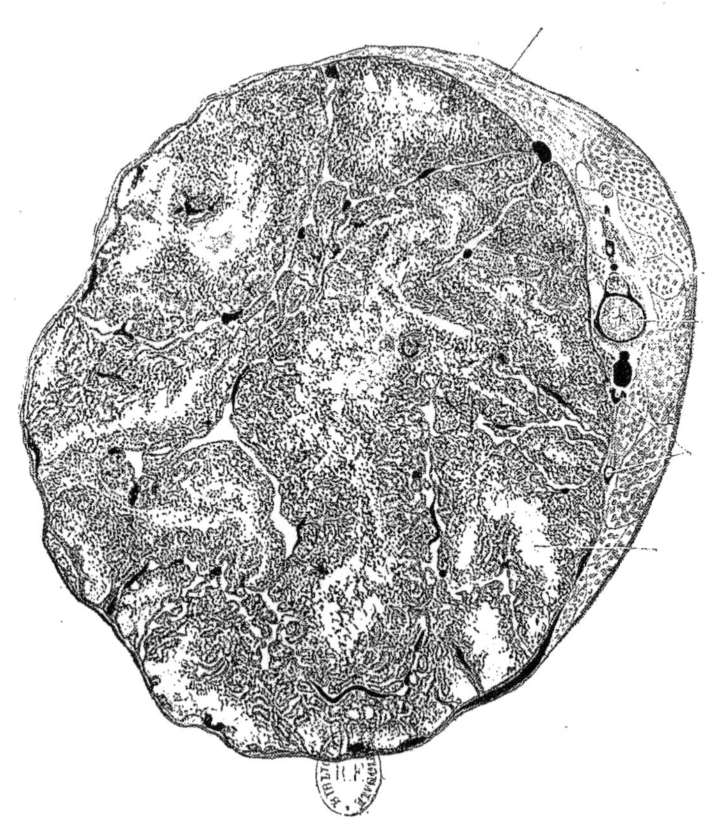

Papilläres Adeno-Kystom. Leuciscus Spec.
Erreger : *Myxobolus piriformis*
Leicht schematisiert, Schnitt durch den ganzen Körper in der Region des Tumors.

LIBRAIRIE FÉLIX ALCAN, 108, boulevard Saint-Germain, PARIS (6e).

LA REVUE DU CANCER

(1re année 1911)

PUBLIÉE SOUS LES AUSPICES

DE L'ASSOCIATION FRANÇAISE POUR L'ÉTUDE DU CANCER

PAR

le Dr LEDOUX-LEBARD

AVEC LA COLLABORATION DE MM.

J. CLUNET, A. HERRENSCHMIDT, F. LE DANTEC, G. PETIT, J. THOMAS

ABONNEMENT D'UN AN : France, 15 francs; Étranger, 18 francs.

BULLETIN

DE

L'ASSOCIATION FRANÇAISE

POUR

L'ÉTUDE DU CANCER

(4e année 1911)

PUBLIÉ PAR MM.

Pierre DELBET   **R. LEDOUX-LEBARD**
SECRÉTAIRE GÉNÉRAL   SECRÉTAIRE DES SÉANCES

ABONNEMENT D'UN AN : France, 15 francs; Étranger, 18 francs.
ABONNEMENT aux deux publications réunies : France, 25 francs; Étranger, 30 francs.

Coulommiers. — Imp. PAUL BRODARD. — 5-11.